TRAITÉ D'ANATOMIE HUMAINE

ANATOMIE DESCRIPTIVE — HISTOLOGIE — DÉVELOPPEMENT

PAR

L. TESTUT

PROFESSEUR D'ANATOMIE A LA FACULTÉ DE MÉDECINE DE LYON

Avec la collaboration, pour une partie de l'Histologie et l'Embryologie

De G. FERRÉ (de Bordeaux) et L. VIALLETON (de Lyon)

TOME TROISIÈME — 2e FASCICULE

APPAREILS DE LA DIGESTION ET DE LA RESPIRATION

PREMIÈRE ET DEUXIÈME ÉDITIONS

AVEC 209 FIGURES DANS LE TEXTE DESSINÉES PAR G. DEVY
DONT 115 TIRÉES EN PLUSIEURS COULEURS

PARIS
OCTAVE DOIN, ÉDITEUR
8, PLACE DE L'ODÉON, 8

1893

PRIX DU TOME III COMPLET — SE PAYANT D'AVANCE — 30 FRANCS
La fin du tome III, qui terminera l'ouvrage, sera remise aux souscripteurs dans les premiers mois de 1894.

ÉVREUX, IMPRIMERIE DE CHARLES HÉRISSEY

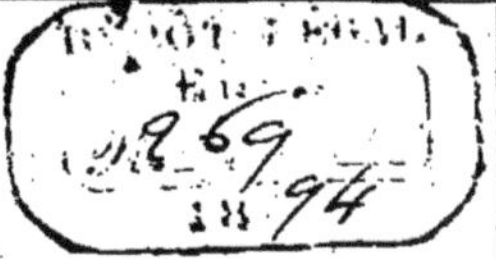

TRAITÉ
D'ANATOMIE
HUMAINE

ANATOMIE DESCRIPTIVE — HISTOLOGIE — DÉVELOPPEMENT

PAR

L. TESTUT

PROFESSEUR D'ANATOMIE A LA FACULTÉ DE MÉDECINE DE LYON

Première et deuxième éditions

TOME TROISIÈME — 3e ET DERNIER FASCICULE

APPAREIL URO-GÉNITAL (Anatomie et Histologie, par L. Testut)
EMBRYOLOGIE (par L. Vialleton)

AVEC 250 FIGURES DANS LE TEXTE DESSINÉES PAR G. DEVY
DONT 138 TIRÉES EN PLUSIEURS COULEURS

PARIS
OCTAVE DOIN, ÉDITEUR
8, PLACE DE L'ODÉON, 8

1894

TRAITÉ
D'ANATOMIE HUMAINE

TRAVAUX DU MÊME AUTEUR

De l'action topique de l'hydrate de chloral sur la muqueuse de l'estomac; Mémoire in-8° de 60 pages, Bordeaux, 1875, avec une planche en chromolithographie.

Recherches expérimentales sur le M'Boundou au Gabon; in-8° de 60 pages, Paris, 1878, avec 13 gravures sur bois.

De la symétrie dans les affections de la peau, étude physiologique et clinique sur la solidarité des régions homologues et des organes pairs; Thèse inaugurale, in-4° de 500 pages, Paris, 1876.

Couronné (médaille d'argent) par la Faculté de médecine de Paris.

Vaisseaux et nerfs des tissus conjonctif, fibreux, séreux et osseux; Thèse présentée pour le concours d'agrégation (*Section d'Anatomie et de Physiologie*); Paris, 1880, in-4° de 250 pages, avec 4 planches en lithographie.

De l'action du chloral dans le traitement de l'éclampsie puerpérale; in-4° de 200 pages, Paris, 1877, avec une planche en chromolithographie.

Mémoire couronné par l'Académie de médecine de Paris.

Mémoires sur la portion brachiale du nerf musculo-cutané; in-4° de 60 pages tirage à part des *Mémoires de l'Académie de médecine de Paris*, 1884.

Contribution à l'anatomie des races nègres : dissection d'un Boschiman; in-4° de 48 pages, tirage à part des *Nouvelles Archives du Muséum d'histoire naturelle* de Paris, 1884, avec 3 planches en lithographie.

Le long fléchisseur propre du pouce chez l'homme et chez les singes; tirage à part du *Bull. de la Soc. zoologique de France*, 1883, avec une planche en chromolithographie.

Les anomalies musculaires chez l'homme expliquées par l'anatomie comparée, leur importance en anthropologie; un volume in-8° de 858 pages, Paris, 1884.

Ouvrage couronné par la Société d'Anthropologie de Paris (Prix Broca, 1883), par l'Institut de France (Prix Montyon, 1885) et par la Faculté de médecine de Paris (Prix Chateauvillars, 1885).

Qu'est-ce que l'homme pour un anatomiste; leçon d'ouverture du cours d'Anatomie à la Faculté de médecine de Lyon, tirage à part de la *Revue scientifique*, 1887.

L'apophyse sus-épitrochléenne chez l'homme; vingt-deux observations nouvelles, tirage à part du *Journ. internat. d'Anatomie et de Physiologie*, 1889, gr. in-8° de 60 pages, avec deux planches en chromolithographie.

Myologie des Fuégiens; in-4° de 50 pages, tirage à part de la *Mission du cap Horn* (en collaboration avec le Dr Hyades).

Recherches anthropologiques sur le squelette quaternaire de Chancelade (Dordogne); tirage à part du *Bull. de la Soc. d'Anthropologie de Lyon*, 1889, gr. in-8° de 122 pages, avec quatorze planches, dont quatre en photogravure.

Anatomie appliquée à la médecine opératoire : les anomalies musculaires considérées au point de vue de la ligature des artères; in-4° de 60 pages, avec douze planches en chromolithographie, Paris, 1892.

Anatomie de l'utérus pendant la grossesse et l'accouchement : section vertico-médiane d'un sujet congelé au sixième mois de la gestation, grand in-folio de 24 pages, avec six planches en chromolithographie, grandeur nature, Paris, 1893, (en collaboration avec M. Blanc) [O. Doin, éditeur].

ÉVREUX, IMPRIMERIE DE CHARLES HÉRISSEY

LIVRE IX

APPAREIL URO-GÉNITAL

L'appareil uro-génital comprend, comme son nom l'indique, l'ensemble des organes qui se rattachent aux deux importantes fonctions urinaire et génitale. — La *fonction urinaire* a pour but de rejeter au dehors, avec l'urine, des matières azotées et autres substances non volatiles (voy. *Urine*), qui s'amassent dans le torrent circulatoire à la suite de la désassimilation et qui, si elles n'étaient pas expulsées, jetteraient dans les différentes fonctions une perturbation profonde. L'appareil urinaire acquiert ainsi la signification d'un vaste émonctoire, chargé, au même titre que les poumons et les glandes sudoripares, de débarrasser nos tissus des matériaux de déchets provenant des combustions organiques. — La *fonction génitale*, encore appelée *fonction de reproduction*, a pour but la conservation de l'espèce : c'est cette fonction par laquelle les êtres vivants se multiplient en donnant naissance à d'autres êtres semblables à eux.

Quelque différentes que soient ces deux fonctions dans leur nature, les appareils organiques qui leur sont dévolus présentent dans les premiers stades de leur développement des relations intimes et, même chez l'adulte, nous voyons un même conduit, le canal uréthral de l'homme, servir à la fois au passage de l'urine et du sperme. Ainsi se trouve justifiée la classification anatomique, qui réunit en un seul système les deux appareils urinaire et génital et dans un même livre tout ce qui se rattache à leur description.

Les organes urinaires, abstraction faite du canal de l'urèthre qui est plus court chez la femme que chez l'homme, nous présentent une disposition analogue dans les deux sexes, et nous pourrons les étudier dans un seul et même chapitre. Mais il n'en est pas de même des organes génitaux, lesquels diffèrent du tout au tout chez l'homme et chez la femme.

La génération sexuée qui, comme on le sait, est le mode de reproduction de tous les êtres un peu perfectionnés, de tous les vertébrés notamment, exige le concours de deux éléments : l'ovule et le spermatozoïde. Ces deux éléments, tous les deux essentiels, sont cependant d'une valeur bien différente et leur part respective dans la fonction de reproduction peut se traduire par cette formule bien simple que nous aurons à développer en embryologie : l'ovule, fécondé par le spermatozoïde, donne naissance à un germe qui, en se développant, constituera plus tard un être morphologiquement semblable aux générateurs. — Chez un grand nombre d'invertébrés, les deux éléments précités, l'ovule et le spermatozoïde, sont portés par le même sujet qui, pour cette raison, est dit *bisexué* ou *hermaphrodite*. — Mais, chez tous les vertébrés, ils sont produits par deux sujets distincts, dont l'un, celui qui fournit le spermatozoïde, est appelé *mâle*, l'autre, celui qui porte l'ovule, prend le nom de *femelle*. Les deux sexes sont, dans ce cas, nettement tranchés et, dans les espèces animales qui présentent ce caractère, chacun des sujets est dit *sexué* ou *unisexué*.

L'appareil sexuel, comme tous les autres appareils, se complique au fur et à mesure que l'animal devient lui-même plus parfait. — Chez les vertébrés inférieurs, les corps glandulaires qui produisent les spermatozoïdes et les ovules constituent à eux tout seuls l'appareil tout entier. Ovules et spermatozoïdes tombent au fur et à mesure de leur production dans la cavité générale du corps; puis, ils s'échappent au dehors par des orifices qui sont situés sur la paroi abdominale, les pores abdominaux. — Si nous nous élevons dans la série, nous voyons apparaître, à titre d'annexes des glandes génitales, des conduits spéciaux qui les relient à l'extérieur, véritables canaux excréteurs par lesquels s'écoulent, les spermatozoïdes chez le sujet mâle, les ovules chez le sujet femelle. — Si nous nous élevons encore, nous voyons dans les espèces qui s'accouplent lors de la fécondation, l'appareil génital acquérir un nouveau perfectionnement par le fait de l'adjonction aux organes précités d'organes, dits copulateurs, ayant pour fonction l'introduction des spermatozoïdes dans les voies parcourues par l'ovule.

Placé au sommet de l'échelle zoologique, l'homme présente dans son appareil génital tous les perfectionnements sus-indiqués et nous trouverons chez lui, à la fois sur le sujet mâle et sur le sujet femelle, des glandes génitales chargées de produire les éléments essentiels de la fécondation, des canaux excréteurs dans lesquels cheminent ces éléments et, enfin, des organes copulateurs. Ces différents organes sont naturellement tout différents chez l'homme et chez la femme et, contrairement à ce qui a été fait jusqu'ici, nous serons obligé de les étudier séparément dans l'un et l'autre sexe.

A l'appareil génital nous rattacherons les *mamelles*, organes glandulaires destinés à sécréter le lait. Sans doute, ces glandes se trouvent situées, du moins chez l'homme, sur un point très éloigné des organes génitaux; d'autre part, elles n'ont avec ces derniers organes aucune communauté d'origine. Mais il n'en est pas moins vrai qu'en assurant pendant un certain temps l'alimentation du nouveau-né, les mamelles deviennent une annexe importante de cet appareil dont la fonction, définie plus haut, a pour but la conservation de l'espèce. Nous lui consacrerons un chapitre à part.

Enfin, dans un cinquième et dernier chapitre nous donnerons une description générale du *péritoine*, qui présente avec les organes génitaux et urinaires, chez l'adulte comme chez l'embryon, des relations si intimes.

CHAPITRE PREMIER

ORGANES URINAIRES

L'appareil urinaire se compose essentiellement de deux parties : 1° un organe sécréteur, le *rein*, qui préside à l'élaboration de l'urine; 2° un système de canaux excréteurs, qui recueillent ce liquide au fur et à mesure qu'il est sécrété par les reins et le rejettent ensuite dans le milieu extérieur. Cet appareil excréteur, très long, irrégulièrement calibré, se subdivise à son tour en trois segments, qui sont : 1° un premier canal, le *conduit excréteur du rein*, qui recueille l'urine à sa sortie de la glande et la conduit dans la vessie; 2° la *vessie*, sorte de réservoir dans lequel s'accumule l'urine jusqu'au moment où elle est expulsée au dehors ; 3° un deuxième canal, l'*urèthre*, qu'on désigne quelquefois sous le nom de *conduit excréteur de la vessie* et qui fait communiquer le réservoir urinaire avec l'extérieur.

Aux reins, nous rattacherons, à titre d'annexes, les *capsules surrénales*. Ces derniers organes, bien que ne prenant aucune part à la fonction urinaire, présentent avec les reins, tant chez l'embryon que chez l'adulte, des relations suffisamment intimes pour justifier un pareil rapprochement.

ARTICLE I

REINS

Au nombre de deux, l'un droit, l'autre gauche, les reins sont des organes glanduleux et très vasculaires, auxquels incombe l'importante fonction d'élaborer l'urine. Ils constituent ainsi la partie fondamentale de l'appareil urinaire. Après quelques considérations générales sur leur *situation* et leurs *moyens de fixité*, sur leur *nombre*, sur leur *direction*, sur leur *volume* et leur *poids*, sur leur *coloration* et leur *consistance*, nous étudierons successivement: 1° leur *conformation extérieure* et leurs *rapports ;* 2° leur *conformation intérieure* et leur *constitution* anatomique ; 3° leurs *vaisseaux* et leurs *nerfs* ; 4° leur *stroma conjonctif et musculaire*.

§ 1. — Considérations générales

1° Situation et direction. — Les reins occupent la région postérieure de l'abdomen. Ils sont couchés sur les côtés du rachis, à la hauteur des deux

52*

dernières vertèbres dorsales et des deux premières lombaires (fig. 1524, A et A'). Le rein droit est ordinairement situé un peu plus bas que le gauche, probablement à cause de la présence du foie, qui, en pesant sur lui, tend à le refouler du côté de la fosse iliaque.

Les reins sont allongés dans le sens vertical. Mais leur grand axe est loin d'être exactement parallèle au plan médian : il s'incline sur ce plan de haut en bas et de dedans en dehors. Il en résulte que les deux reins sont convergents en haut ou, en d'autres termes, se trouvent plus rapprochés à leur extrémité supérieure qu'à leur extrémité inférieure : en effet, tandis que la distance horizontale qui sépare l'une de l'autre les extrémités supérieures est de 6 ou 7 centimètres, celle qui sépare les extrémités inférieures s'élève à 10 ou 11 centimètres. Si nous voulons maintenant rapporter cette obliquité des reins au plan médian, nous pourrons dire, avec Morris et Récamier, que le bord interne du rein est séparé de la ligne des apophyses épineuses par un intervalle qui mesure 2 centimètres 1/2 en haut et, en bas, 3 centimètres 1/2 à 4 centimètres.

2° Moyens de fixité, capsule adipeuse. — Les reins sont maintenus en position tout d'abord : 1° par leurs vaisseaux, qui sont relativement très courts et qui les relient à l'aorte abdominale et à la veine cave inférieure; 2° par le péritoine pariétal, qui, en recouvrant la plus grande partie de leur face antérieure, les applique fortement contre la paroi abdominale.

A l'action des vaisseaux et du péritoine vient s'ajouter, comme un nouveau moyen de fixité, une enveloppe conjonctive qui entoure l'organe dans toute son étendue. Cette enveloppe, que l'on peut appeler *fascia rénal*, est une dépendance de la couche celluleuse qui, sous le nom de *fascia propria*, double le feuillet pariétal du péritoine. Elle est formée de la façon suivante : en arrivant au niveau du bord externe du rein, le fascia propria se divise en deux feuillets, un feuillet antérieur qui s'étale sur la face antérieure du rein, un feuillet postérieur qui passe sur sa face postérieure, entre cette face et la paroi abdominale. Ces deux feuillets, parvenus au niveau du bord interne de l'organe, se rejoignent et se reconstituent en une lame unique qui va, plus loin, envelopper l'aorte et la veine cave. Ils se réunissent de même à la partie supérieure et à la partie inférieure du rein, de manière à constituer à ce dernier un sac complet.

Ce sac périrénal est presque entièrement formé chez le fœtus par du tissu conjonctif : à peine aperçoit-on çà et là, irrégulièrement disséminés, quelques lobules adipeux d'une couleur gris jaunâtre. Il en est de même dans les premières années qui suivent la naissance. Mais vers l'âge de dix ans, les éléments conjonctifs sont envahis par la graisse, dont la couche augmente graduellement et atteint parfois chez l'adulte une épaisseur considérable, 2 ou 3 centimètres et même plus. Ainsi transformé, le fascia rénal, véritable atmosphère graisseuse jetée tout autour de l'organe, prend le nom de *capsule adipeuse du rein.*

La capsule adipeuse du rein (fig. 1493, 1'), quoique constante, varie beaucoup avec l'embonpoint du sujet : elle est ordinairement plus développée chez la femme que chez l'homme. De plus, la graisse périrénale ne se répand pas uniformément sur toute la surface extérieure de l'organe : la couche qu'elle forme est plus considérable sur sa face postérieure que sur sa face antérieure, plus considérable aussi autour de son extrémité inférieure qu'autour de son extrémité supérieure. Mais c'est surtout au niveau de ses bords, l'externe principalement, qu'elle présente son maximum d'épaisseur. Au hile, elle se pro-

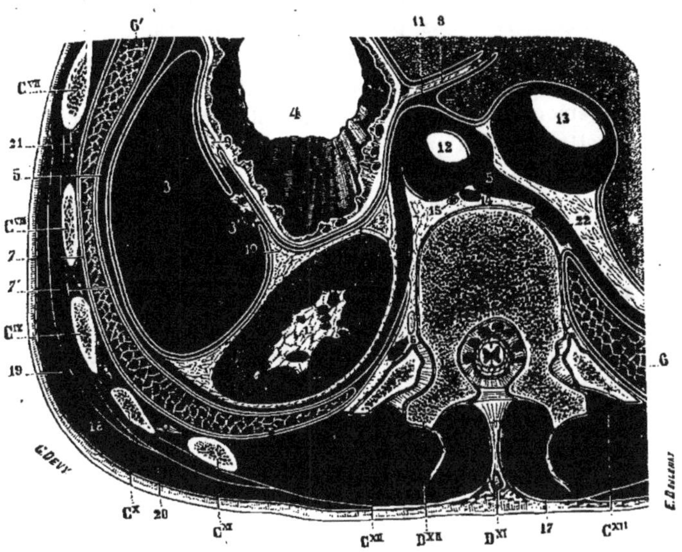

Fig. 1493.

Coupe horizontale du tronc passant par la douzième vertèbre dorsale, à 18 millimètres au-dessous de son bord supérieur (sujet congelé, face supérieure du segment).

DXII, douzième vertèbre dorsale. — DXI, apophyse épineuse de la onzième. — CVII, CVIII, CIX, CX, CXI, CXII, septième, huitième, neuvième, dixième, onzième et douzième côtes.

1, rein, sectionné un peu au-dessous de son extrémité supérieure, avec 1', sa capsule adipeuse. — 2, capsule surrénale. — 3, rate, avec 3', son hile. — 4, estomac. — 5, diaphragme. — 6, poumon droit, 6', poumon gauche. — 7, feuillet pariétal et 7', feuillet viscéral de la plèvre. — 8, épiploon gastro-hépatique. — 9, épiploon gastro-splénique. — 10, ligament pancréatico-splénique (la queue du pancréas est située un peu au-dessous de la coupe). — 11, arrière-cavité des épiploons. — 12, aorte. — 13, veine cave inférieure. — 14, grande azygos. — 15, canal lymphatique. — 16, grand sympathique. — 17, masse sacro-lombaire. — 18, grand dorsal. — 19, grand oblique. — 20, petit dentelé postérieur et inférieur. — 21, vaisseaux et nerfs intercostaux. — 22, une artère intercostale, coupée en long.

longe dans le sinus et y comble tout l'espace laissé libre par les vaisseaux et par la portion correspondante du bassinet. Tuffier, auquel nous devons une bonne description de la capsule adipeuse du rein, insiste avec raison sur l'aspect différent qu'elle présente sur le vivant et sur le cadavre : « Sur le cadavre, dit-il, nous sommes habitués dans les autopsies à trouver une couche graisseuse compacte, facile à dissocier et à déchirer avec les doigts. Il en est tout autrement sur le vivant. La graisse forme alors une sorte de masse fluide, dans laquelle le doigt se perd, qui fuit sous la pression sans se laisser dissocier, qui se déchire dans les mors d'une pince et qui présente une mobilité désespérante. En vain perçoit-on, à travers cette mince couche dépressible, le plan résistant formé par le rein ; l'index, comme les instruments, n'arrive qu'avec difficulté jusqu'à l'organe... C'est surtout à son extrémité inférieure qu'il est difficile de le séparer : il existe là des faisceaux fibreux qui vont du rein au cæcum et qui rendent particulièrement pénible la dénudation. »

On conçoit sans peine qu'une telle accumulation de graisse tout autour des reins contribue puissamment à les fixer dans la position qu'ils occupent. Mais on conçoit aussi que, si cette graisse vient à disparaître sous une influence quelconque, le rein, remplissant mal alors sa loge celluleuse démesurément agrandie, relié aux parois de cette loge par de simples travées conjonctives lâches et peu résistantes, jouisse d'une certaine mobilité et puisse même, abandonnant peu à peu sa position normale, venir flotter plus ou moins librement dans la cavité abdominale. Telle est, dans bien des cas, l'origine de cette affection qu'on désigne, en pathologie, sous le nom de *rein mobile* ou de *rein flottant*.

L'observation nous apprend que ces déplacements accidentels des reins sont beaucoup plus fréquents chez la femme que chez l'homme. C'est ainsi que sur 35 cas de déplacement réunis par Fritz en 1859, nous trouvons 30 femmes et 5 hommes seulement. Les statistiques plus récentes de Rosenstein (1870) et de Ebstein (1875), parlent dans le même sens : la fréquence de l'affection chez la femme est de 82 p. 100 dans le relevé de Rosenstein, de 85 p. 100 dans celui de Ebstein. Les statistiques nous démontrent, d'autre part, que le rein droit se déplace beaucoup plus souvent que le gauche : sur les 35 cas de Fritz, 19 se rapportent au rein droit, et 4 seulement au rein gauche; dans les autres cas, le déplacement était bilatéral, mais moins prononcé pour le rein gauche que pour le rein droit. La fixité moindre du rein droit est due vraisemblablement à l'action du foie qui repose sur lui et qui, en s'abaissant à chaque inspiration, tend à le refouler en bas. Quant à la prédisposition toute particulière de la femme à présenter des reins flottants, elle s'explique par le développement plus considérable qu'acquiert chez elle la capsule adipeuse périrénale, par l'influence des grossesses répétées et peut-être aussi par l'action du corset.

De ces déplacements accidentels des reins qui surviennent à un âge plus ou moins avancé, mais toujours après la naissance, il convient de rapprocher les déplacements congénitaux, constituant l'*ectopie rénale*. Le rein déplacé ou ectopique se rencontre sur les points les plus divers : 1° au-devant de la colonne lombaire, un peu au-dessous de sa position normale; 2° sur l'angle sacro-vertébral ou sur la symphyse sacro-iliaque; 3° sur le détroit supérieur du bassin ; 4° dans le bassin lui-même, en avant ou en arrière du rectum, etc.

Le déplacement peut être unilatéral ou bilatéral. Quand il est bilatéral, les deux reins sont ordinairement fusionnés, soit par leur extrémité inférieure (ce qui est le cas le plus fréquent), soit par leur extrémité supérieure : ils revêtent ainsi la forme d'un croissant ou d'un fer à cheval couché sur la colonne lombaire (*rein en fer à cheval*), dont la concavité regarde en haut dans le premier cas, en bas dans le second. Dans des cas beaucoup plus rares, les deux reins se fusionnent à la fois par leur extrémité supérieure et par leur extrémité inférieure, constituant ainsi ce qu'on pourrait appeler le *rein annulaire*. Dans tous ces faits de fusion plus ou moins complète des deux reins, on croit tout d'abord avoir affaire à un rein unique. Mais un examen plus attentif, en mettant sous les yeux de l'observateur un double hile et un double uretère, établit par cela même la dualité réelle de l'organe.

Il est à remarquer que dans les déplacements, soit congénitaux, soit accidentels, la capsule surrénale n'accompagne jamais le rein, mais conserve invariablement sa position habituelle.

Le déplacement congénital du rein se distingue toujours du déplacement accidentel par un ensemble de caractères dont les principaux sont les suivants. — Le rein congénitalement déplacé est fixe, tandis que le rein accidentellement déplacé est plus ou moins mobile et même flottant. — Le premier est plus ou moins altéré dans sa forme générale, tandis que le second conserve sa configuration normale. — Lorsque le rein se déplace pour venir flotter dans la cavité abdominale, son pédicule vasculaire s'allonge en raison même de l'étendue du déplacement; mais, quel que soit l'allongement de ce dernier, l'artère et la veine rénales présentent avec l'aorte et la veine cave les mêmes relations qu'avant le déplacement, je veux dire qu'elles naissent sur leur point habituel. Or, il n'en est pas de même pour le rein congénitalement déplacé : celui-ci reçoit son artère du tronc le plus voisin, de l'extrémité inférieure de l'aorte, de l'une des iliaques, de la sacrée moyenne. J'ai actuellement sous les yeux un nouveau-né dont le rein droit, situé sur la symphyse sacro-iliaque, reçoit trois artères différentes, l'une provenant de l'iliaque primitive du même côté, les deux autres fournies par l'iliaque primitive du côté opposé. De même, la veine rénale, au lieu de remonter jusqu'à la partie moyenne de la veine cave inférieure, vient s'ouvrir dans la portion initiale de ce dernier vaisseau ou même plus bas, dans l'une des veines iliaques. — Enfin, dans les cas de déplacement congénital, l'uretère est relativement court, d'autant plus court que le rein est plus abaissé.

3° **Nombre.** — Les reins, avons-nous dit plus haut, sont au nombre de deux, symétriquement placés de chaque côté de la colonne vertébrale. Exceptionnellement, on rencontre un rein supplémentaire, qui se trouve situé, soit à côté de l'un des reins normaux, soit sur la ligne médiane entre les deux reins. Par contre, la littérature anatomique renferme un certain nombre de cas bien observés, où il n'existait qu'un seul rein. Ce rein unique est tantôt à gauche, tantôt à droite (mais le plus souvent à droite), occupant sa position habituelle ou plus ou moins déplacé. L'absence de l'un des deux reins est non seulement compatible avec la vie, mais le plus souvent elle est sans conséquence physiologique appréciable. Celui des viscères qui existe est ordinairement hypertrophié et, à lui tout seul, il suffit amplement à la fonction urinaire.

4° **Volume.** — Les dimensions du rein varient suivant les sujets; mais ces variations sont moins étendues que pour les autres viscères. Chaque rein présente, en moyenne, 12 centimètres de longueur, sur 7 centimètres de largeur et 3 centimètres d'épaisseur. Son volume est de 130 à 150 centimètres cubes. Nous ferons remarquer, au sujet des dimensions du rein, que ces dimensions ne sont pas exactement les mêmes pour le rein droit et le rein gauche. Le rein droit est ordinairement plus large que le rein gauche; par contre, ce dernier est à la fois plus long et plus épais. Toute compensation faite, le rein gauche est le plus volumineux des deux : il présente de 10 à 25 centimètres cubes de plus que le rein droit.

5° **Poids.** — Le poids du rein varie naturellement avec ses dimensions. Pourteyron, qui a examiné à ce point de vue spécial les reins de 86 sujets (65 hommes et 21 femmes), est arrivé aux chiffres suivants : 140 grammes pour le rein de l'homme et 125 grammes pour le rein de la femme; soit une différence de 15 grammes en faveur du sexe masculin.

Le poids spécifique est de 1,035 chez le nouveau-né, de 1,050 chez l'adulte.

6° **Couleur et consistance.** — Le rein nous présente une coloration rouge brun, tirant un peu sur le jaune. Mais cette teinte fondamentale prend des nuances diverses suivant l'état de la circulation de l'organe : rouge foncé dans les cas de congestion ou de stase sanguine, elle pâlit et devient d'un gris rougeâtre quand le viscère est plus ou moins exsangue.

Le rein a une consistance ferme, beaucoup plus ferme que celle du foie et de la rate. Il résiste beaucoup mieux que ces derniers viscères, soit aux chocs traumatiques, soit aux tractions directes. Nous avons déjà vu, à propos du foie, que la face inférieure de cet organe se déprime au niveau du rein et se moule exactement sur lui (empreinte rénale), tandis que le rein ne présente à sa surface extérieure aucune trace d'empreinte hépatique.

§ II. — Conformation extérieure et rapports

Allongé de haut en bas, aplati d'avant en arrière, convexe en dehors, fortement échancré en dedans, l'organe sécréteur de l'urine a été comparé, fort justement du reste, à un haricot dont le bord concave ou hile serait tourné en dedans. Quoique toujours conformé sur le même type, le rein présente néanmoins quelques variétés : c'est ainsi que, suivant les rapports réciproques de sa longueur et de sa largeur, nous avons les *reins allongés* et les *reins larges* ou *reins courts;* suivant que ses deux faces sont très rapprochées et à peu près planes, ou bien très écartées l'une de l'autre et fortement bombées, nous avons les *reins plats* et les *reins globuleux*. Parfois, l'extrémité supérieure étant très développée, l'extrémité inférieure se termine en une sorte de pointe, et l'organe, dans son ensemble, revêt alors la forme d'une pyramide triangulaire (*rein triangulaire*). Ces variétés morphologiques, on le voit, sont peu importantes et le rein, à quelque variété qu'il appartienne, nous présente toujours : 1° deux faces, l'une antérieure, l'autre postérieure; 2° deux bords, l'un interne, l'autre externe; 3° deux extrémités, que l'on distingue en supérieure et inférieure.

1° Face antérieure. — La face antérieure, légèrement bombée, unie et régulière chez l'adulte, plus ou moins bosselée chez le fœtus, regarde en avant et un peu en dehors. Le péritoine, en se portant de la colonne vertébrale sur la paroi abdominale postérieure, revêt cette face dans la plus grande partie de son étendue. Quant à ses autres rapports, ils varient suivant que l'on considère le rein droit ou le rein gauche (fig. 1496) :

a. *Pour le rein droit*, elle est en rapport : 1° avec la face inférieure du foie qui repose sur elle dans ses trois quarts supérieurs et qui lui est intimement unie, dans bien des cas, par un repli péritonéal très variable dans ses dimensions, le *ligament hépato-rénal;* 2° avec le côlon ascendant et la portion initiale du côlon transverse, qui répondent à son quart inférieur; le côlon ascendant est immédiatement en contact avec le rein par sa partie postérieure; plus rarement, il lui est relié par un méso (voy. *Côlon*); 3° avec la deuxième portion du duodénum, qui descend verticalement le long de sa partie interne, en croisant à angle droit, au niveau du hile, les vaisseaux rénaux ou leurs divisions; 4° enfin avec la veine cave inférieure qui, en gagnant son orifice diaphragmatique, s'incline un peu en dehors et croise obliquement la partie toute supérieure du rein.

b. *Pour le rein gauche*, la face antérieure répond successivement : 1° en haut, à la queue du pancréas, qui repose habituellement sur son quart supérieur; 2° en haut et en dehors, à la rate (fig. 1493,3); 3° en bas, à la portion terminale du côlon transverse et au côlon descendant, qui s'appliquent contre sa moitié inférieure ou ses deux tiers inférieurs, avec ou sans méso.

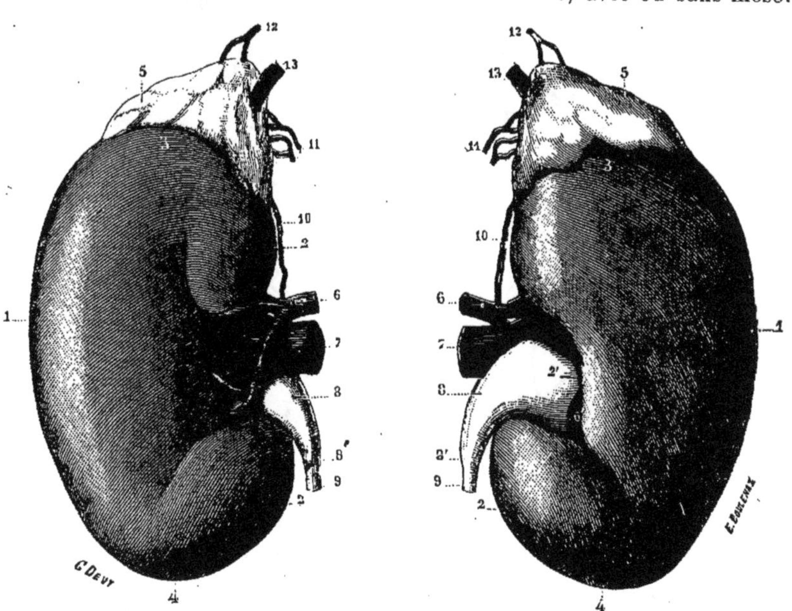

Fig. 1494.
Le rein droit, vu en place par sa face antérieure.

Fig. 1495.
Le même, retourné et vu par sa face postérieure.

1, bord externe. — 2, bord interne, avec 2', le hile. — 3, extrémité supérieure. — 4, extrémité inférieure. — 5, capsule surrénale. — 6, artère rénale et ses divisions. — 7, veine rénale. — 8, bassinet, avec 8', son collet. — 9, uretère. — 10, artère capsulaire inférieure. — 11, artère capsulaire moyenne. — 12, artère capsulaire supérieure. — 13, grande veine capsulaire.

Remarquons, en passant, que le côlon descendant présente avec le rein gauche des rapports beaucoup plus étendus que ceux du côlon ascendant avec le rein droit et que, d'autre part, le côlon descendant est à la fois un peu plus externe et un peu plus profond que le côlon ascendant. Le premier, en effet, longe pour ainsi dire le bord convexe du rein gauche, tandis que le second répond plus spécialement à la face antérieure du rein droit (fig. 1356). La face antérieure du rein gauche est enfin en rapport, dans sa partie laissée libre par les viscères précités, avec la grosse tubérosité de l'estomac, dont elle est séparée seulement par l'arrière-cavité des épiploons.

2° **Face postérieure**. — La face postérieure, à peu près plane, regarde en arrière et en dedans (fig. 1497 et 1498) :

a. *En bas*, au-dessous de la douzième côte, elle repose sur le muscle carré des lombes, dont elle est séparée par le feuillet antérieur de l'aponévrose du transverse et par trois branches nerveuses qui sont le dernier nerf intercostal et les deux premiers nerfs lombaires. — Le rein déborde toujours en dehors

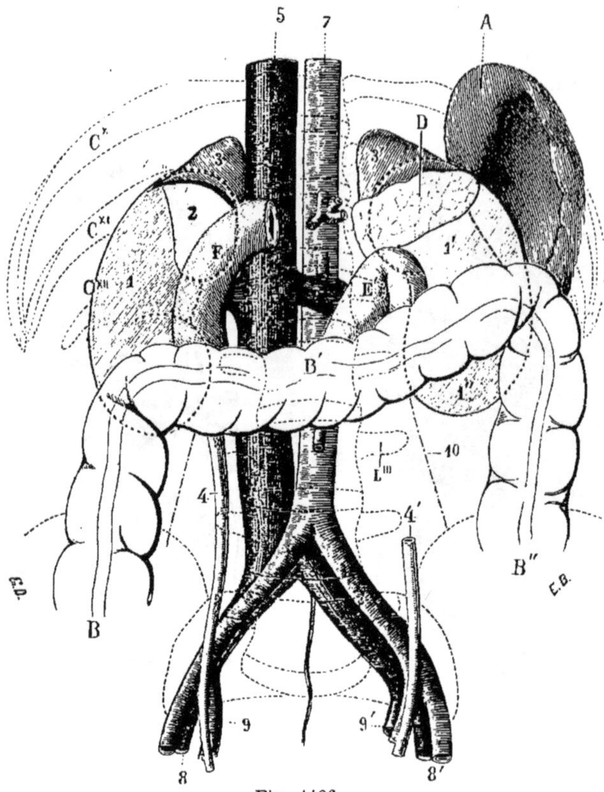

Fig. 1496.

Rapports de la face antérieure des reins (*demi-schématique*).

Cx, Cxi, Cxii, les trois dernières côtes. — Liii, troisième vertèbre lombaire.

A, rate. — B, côlon ascendant. — B', côlon transverse. — B'', côlon descendant. — D, queue du pancréas. — E, deuxième portion du duodénum. — E', quatrième portion du duodénum.

1, partie du rein droit recouverte par le péritoine (*en rose*). — 1', 1'', parties du rein gauche également recouvertes par le péritoine pariétal (*en rose*). — 2, zone où le rein droit est directement en rapport avec le foie (sans péritoine) et limitée par l'insertion du ligament hépato-rénal. — 3, 3', capsules surrénales droite et gauche. — 4, 4', uretères droit et gauche. — 5, veine cave inférieure. — 6, veine rénale gauche. — 7, aorte. — 8, 8', vaisseaux iliaques externes. — 9, 9', vaisseaux iliaques internes. — 10, ligne indiquant le bord externe du grand psoas.

le bord externe du muscle précité : il répond alors aux muscles larges de l'abdomen et plus particulièrement au muscle transverse. — La face postérieure du rein est entièrement dépourvue de revêtement péritonéal : la disposition contraire, c'est-à-dire celle où l'on voit le péritoine tapisser cette face et la rattacher à la paroi abdominale au moyen d'un méso, est tout à fait exceptionnelle.

b. *En haut*, au-dessus de la douzième côte, le rein repose sur le diaphragme qui le sépare de cette douzième côte, du dernier espace intercostal et du cul-de-sac inférieur de la plèvre ou sinus costo-diaphragmatique. Nous avons déjà décrit, à propos des plèvres (p. 775), les rapports que présente le sinus costo-diaphragmatique avec les côtes; nous n'y reviendrons pas ici. Nous nous contenterons de rappeler (fig. 1497) : 1° que le sinus costo-diaphragmatique commence, du côté du rachis, au niveau du bord supérieur de la première lombaire, à 10 ou 15 millimètres par conséquent au-dessous de la tête de la douzième côte; 2° qu'à partir de ce point, il se porte en dehors et un peu en bas, rencontre le bord inférieur de la douzième côte à 8 ou 9 centimètres de la ligne des apophyses épineuses, croise successivement sa face interne et le dernier espace intercostal, et aborde la onzième côte à 11 ou 12 centimètres de la ligne épineuse; 3° qu'il présente là son point le plus déclive et qu'il se dirige ensuite, par un trajet d'abord horizontal, puis obliquement ascendant, vers la base de l'appendice xiphoïde.

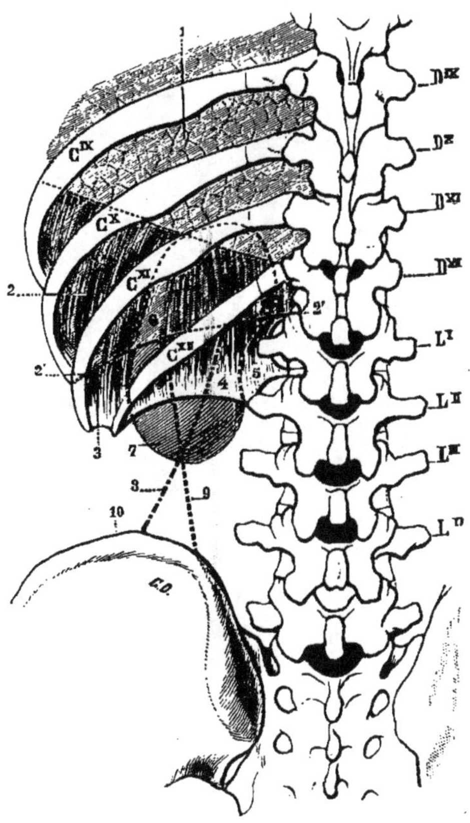

Fig. 1497.

Rapports de la face postérieure du rein (sujet de trente-deux ans, côté gauche).

1, poumon, avec 1', son bord inférieur. — 2, plèvre pariétale avec 2', sinus costo-diaphragmatique inférieur (*en violet*). — 3, diaphragme. — 4, ligament cintré. — 5, arcade du psoas. — 6, hiatus costo-diaphragmatique. — 7, rein (*en rouge*); sa partie cachée est indiquée par une ligne pointillée. — 8, bord externe du carré des lombes. — 9, bord externe des muscles spinaux. — 10, crête iliaque.

CIX, CX, CXI, CXII, neuvième, dixième, onzième et douzième côtes. — DIX, DX, DXI, DXII, neuvième, dixième, onzième et douzième vertèbres dorsales. — LI, LII, LIII, LIV, première, deuxième, troisième et quatrième vertèbres lombaires.

La douzième côte est malheureusement très variable dans ses dimensions, et les rapports de la plèvre avec la douzième côte varient naturellement avec la longueur de cette dernière. — Si la côte est *longue*, et c'est la disposition de beaucoup la plus fréquente (quatre fois sur cinq d'après Récamier), les rapports en question sont ceux que nous venons d'indiquer : la face interne de la douzième côte est tapissée par la plèvre jusqu'à 9 centimètres de la ligne épineuse environ, à peu près dans ses deux tiers internes; elle est extra-pleurale dans son tiers externe. — Si, au contraire, la côte est *courte* (6 ou 5 centimètres et au-dessous), elle est tout entière en rapport avec la séreuse, et le sinus costo-diaphragmatique, quel que soit le point de la côte où on le considère, est toujours situé au-dessous d'elle en pleines parties molles.

Nous devons faire remarquer encore, à propos des rapports du rein avec le cul-de-sac pleural dans la région de la douzième côte, que les fibres diaphragmatiques qui répondent immédiatement à la face postérieure de l'organe forment une lame excessivement mince, barrière peu résistante qui se laissera facilement refouler ou même traverser par les collections périnéphrétiques. Mais ce n'est pas tout : immédiatement en dehors du faisceau de fibres qui vient s'insérer sur l'arcade du psoas, au niveau de l'apophyse transverse de la première lombaire, la cloison diaphragmatique présente une interruption, un véritable hiatus triangulaire à base inférieure, dans l'aire duquel le rein se trouve directement en contact avec le cul-de-sac inférieur de la plèvre (fig. 1498,6). L'existence de cet *hiatus diaphragmatique*, déjà signalé par Farabeuf, par Récamier; par Tuffier et Lejars, acquiert en pathologie rénale une importance considérable : elle nous explique nettement la possibilité, pour une lésion inflammatoire du rein, de se propager à la plèvre et, pour les collections purulentes périnéphrétiques, de s'ouvrir en pleine cavité pleurale sans avoir à perforer le diaphragme.

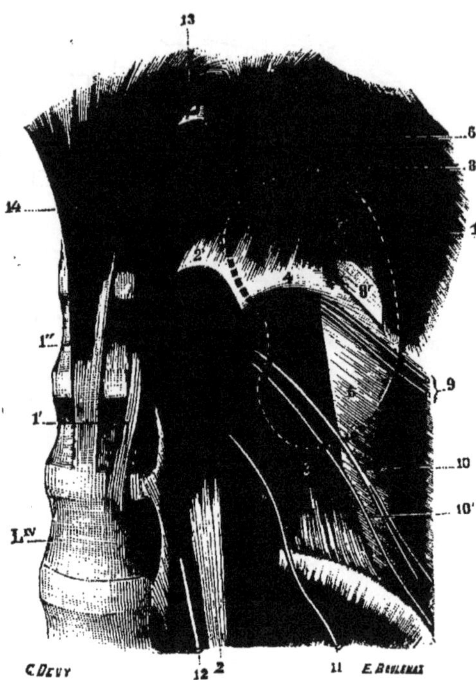

Fig. 1498.

L'hiatus costo-diaphragmatique, vue antérieure : la ligne pointillée rouge indique le contour du rein.

1, diaphragme, avec 1' et 1'', ses deux piliers. — 2, petit psoas, avec 2', arcade fibreuse du psoas. — 3, carré des lombes. — 4, ligament cintré du diaphragme. — 5, transverse de l'abdomen. — 6, hiatus costo-diaphragmatique. — 7, plèvre diaphragmatique, visible à travers cet hiatus. — 8 et 8', onzième et douzième côtes. — 9, douzième nerf intercostal. — 10, 10', nerfs abdomino-génitaux. — 11, nerf fémoro-cutané, — 12, nerf génito-crural. — 13, œsophage. — 14, aorte. L^{IV}, quatrième lombaire.

3° **Bord externe.** — Le bord externe du rein, convexe et assez régulièrement arrondi, déborde un peu, par sa partie inférieure, le bord externe du carré des lombes et des muscles spinaux. On est toujours sûr de le rencontrer dans l'angle aigu, ouvert en bas et en dehors, que forment ces derniers muscles avec le bord inférieur de la douzième côte (fig. 1497). A droite, il répond au foie dans la plus grande partie de son étendue; à gauche, à la rate et au côlon descendant.

4° Bord interne. — Le bord interne ou bord concave repose sur le muscle psoas. Arrondi en haut, arrondi également en bas, il présente à sa partie moyenne une échancrure, toujours très nette, que l'on désigne sous le nom de *hile du rein :* c'est, en effet, par cette échancrure que passent tous les organes, vaisseaux, nerfs et canal excréteur, qui se rendent au rein ou qui en partent (fig. 1494 et 1495).

Le hile a la forme d'une fente à direction verticale. Elle présente 3 ou 4 centimètres de hauteur et est limitée par deux lèvres : l'une antérieure, ordinairement convexe; l'autre postérieure, rectiligne ou légèrement concave. De ces deux lèvres, la postérieure, comme nous le montre nettement la figure 1499 (3 et 4), est un peu plus rapprochée de la ligne médiane que l'antérieure; autrement dit, le hile empiète sur la face antérieure du rein, plus que sur sa face postérieure.

Des différents organes qui traversent le hile et dont l'ensemble constitue le *pédicule du rein*, la veine rénale occupe le plan le plus antérieur. Vient ensuite l'artère rénale et, en arrière de l'artère, le bassinet et l'uretère.

5° Extrémité supérieure. — L'extrémité supérieure du rein, arrondie et mousse, répond à la face interne de la onzième côté. Elle est coiffée par la capsule surrénale.

6° Extrémité inférieure. — L'extrémité inférieure est un peu moins volumineuse que la supérieure; elle est aussi, comme nous l'avons fait remarquer plus haut, plus éloignée de la ligne médiane. Elle répond ordinairement à l'apophyse transverse de la troisième vertèbre lombaire. La distance qui la sépare de la crête iliaque est, en moyenne, de 5 centimètres pour le côté gauche, de 3 centimètres et demi à 4 centimètres pour le côté droit. Elle repose sur le psoas et le carré des lombes.

§ III. — Conformation intérieure, sinus du rein

Le hile du rein, que nous avons vu plus haut occuper la partie moyenne du bord interne de l'organe, n'est qu'un simple orifice. Il nous conduit dans une excavation profonde, qui lui fait suite immédiatement et qu'on désigne sous le nom de *sinus du rein*. Cette excavation renferme, environnée par une graisse molle qui est une dépendance de la capsule adipeuse, les divisions des vaisseaux rénaux et les canaux d'origine de l'appareil excréteur.

Si nous enlevons tous ces organes, le sinus, ainsi vidé, nous apparaît sous la forme d'une excavation rectangulaire, aplatie d'avant en arrière et circonscrite de toutes parts, excepté au niveau du hile, par le parenchyme du rein. Pour en prendre une notion exacte, il convient de l'examiner sur deux coupes du rein l'une horizontale, l'autre frontale. La première (fig. 1499,2) nous renseigne sur sa largeur et sa profondeur : sa largeur mesure de 10 à 12 millimètres; sa profondeur est de 30 à 35 millimètres, soit la moitié environ de la largeur du rein. La seconde (fig. 1500) nous apprend que les deux parois supérieure et inférieure du sinus s'écartent l'une de l'autre au fur et à mesure qu'elles s'éloignent du hile; autrement dit, la hauteur du sinus, au niveau de son fond, est beaucoup plus considérable qu'au niveau du hile.

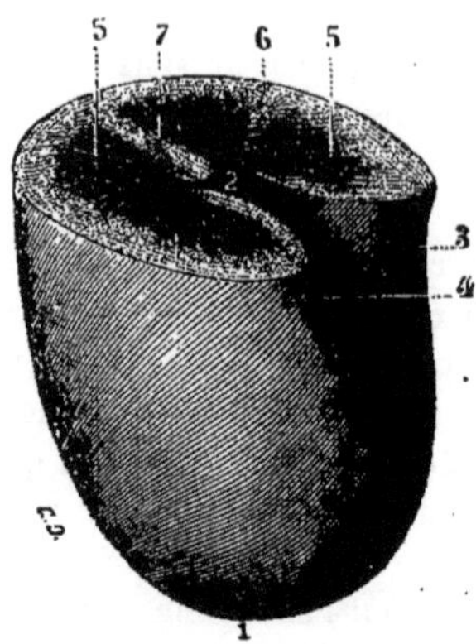

Fig. 1499.
Le sinus du rein droit, vu sur une coupe horizontale.

(On a enlevé les vaisseaux, le bassinet, les calices et la graisse qui entoure ces différents organes, pour bien montrer la forme et la profondeur du sinus.)

1, extrémité inférieure du rein. — 2, sinus. — 3, sa lèvre postérieure, plus rapprochée de la ligne médiane que 4, sa lèvre antérieure. — 5, 5, substance médullaire. — 6, substance corticale. — 7, une colonne de Bertin.

Les parois antérieure et postérieure du sinus, suivies du hile vers la profondeur, sont d'abord lisses et unies. Mais bientôt elles se hérissent de nombreuses saillies qui, comme nous le verrons plus loin, sont de deux ordres : les unes, disposées en cône, représentant les sommets des pyramides de Malpighi, ce sont les *papilles;* (fig. 1500, 6) les autres, arrondies et alternant régulièrement avec les précédentes, sont constituées par la substance corticale du rein (*colonnes de Bertin*) qui, à ce niveau (fig. 1500, 3), fait comme hernie dans la cavité du sinus.

§ IV. — Constitution anatomique

Le rein est, parmi les viscères, l'un de ceux qui au premier abord nous paraissent le plus complexes. C'est aussi l'un de ceux qui ont été le mieux étudiés, et sa constitution anatomique, grâce aux travaux relativement récents de Schweiger-Seidel, de Kölliker, de Ludwig et de Heidenhain, est aujourd'hui assez bien connue. Il se compose, comme le foie et la rate, d'une enveloppe fibreuse et d'un tissu propre. — L'*enveloppe fibreuse*, que l'on désigne encore sous le nom de capsule fibreuse ou de membrane propre, de coloration blanchâtre, mince, mais résistante, épaisse de $0^{mm},1$ à $0^{mm},2$, revêt régulièrement toute la périphérie de l'organe. Arrivée au hile, elle s'engage dans le sinus, qu'elle tapisse également dans toute son étendue et au fond duquel elle se continue avec la tunique conjonctive des calices et du bassinet. Extérieurement, l'enveloppe fibreuse du rein est en rapport avec la capsule adipeuse, à laquelle elle est unie par des tractus conjonctifs et par des vaisseaux. Intérieurement, elle repose sur le tissu propre du rein et lui adhère à l'aide d'une multitude de prolongements, également conjonctifs, qui s'enfoncent dans l'épaisseur de l'organe. Ces derniers prolongements sont très déliés; ils se déchirent à la moindre traction et, de ce fait, permettent toujours à l'anatomiste et au chirurgien de séparer assez facilement le parenchyme rénal de son enveloppe. Histologiquement, la capsule fibreuse du rein se compose de faisceaux de tissu conjonctif, auxquels viennent se mêler quelques fibres élastiques. — Le *tissu propre* constitue la partie essentielle du rein, le rein proprement dit. Pour procéder avec méthode à l'étude de sa constitution anatomique, nous décrirons tout d'abord l'aspect qu'il présente sur des coupes macroscopiques. Puis, prenant un tube urinifère que nous supposerons isolé, nous étudierons ses différentes portions, en le suivant pas à pas depuis son origine dans la substance corticale jusqu'à sa terminaison dans le sinus. Nous indiquerons enfin, dans une description synthétique, quelles sont les relations des divers segments de ce tube urinifère avec les différentes zones de l'organe.

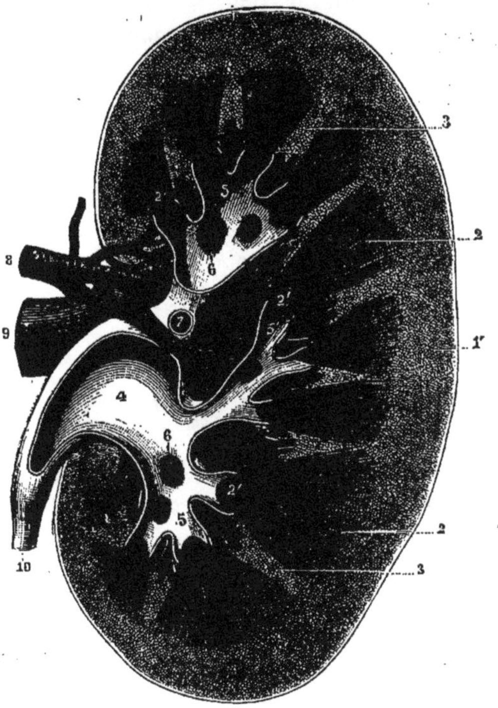

A. — Aspect du rein vu en coupe

Si l'on incise le rein parallèlement à ses deux faces, en allant de son bord convexe vers le hile (fig. 1500), on constate, en jetant les yeux sur la surface de coupe qu'il est constitué par deux substances d'aspect bien différent : l'une centrale ou médullaire ; l'autre périphérique ou corticale.

Fig. 1500.

Coupe du rein droit, intéressant en partie le bassinet et les calices (segment antérieur de la coupe, vu par sa face postérieure).

1, substance corticale. — 2, pyramides de Malpighi, avec 2', papilles. — 3, colonnes de Bertin. — 4, cavité du bassinet. — 5, 5, 5, calices — 6, papilles situées sur un plan antérieur à celui de la coupe. — 7, coupe d'un calice recevant la papille d'une pyramide située dans le segment postérieur de la coupe. — 8, artère rénale, avec 8', sa branche postérieure. — 9, veine rénale. — 10, uretère.

1° Substance médullaire. — La substance médullaire, encore appelée *substance tubuleuse*, se dispose tout autour du sinus du rein. Elle est remarquable par sa fermeté, sa consistance et une coloration rouge plus ou moins foncé. Au premier coup d'œil, on constate qu'elle est formée par un certain nombre de petites surfaces triangulaires (fig. 1500,2) dont la base regarde en dehors. Chacun de ces triangles est la coupe d'une formation conique, que l'on désigne sous le nom de *pyramide de Malpighi*.

a. *Description des pyramides de Malpighi.* — Les pyramides de Malpighi sont au nombre de 5 ou 6 sur la coupe sus-indiquée, mais il en est d'autres, plus postérieures ou plus antérieures, qui n'ont pas été intéressées par la section et qui, par conséquent, ne sont pas visibles sur cette coupe. On en compte 10 à 12, en moyenne, pour le rein tout entier. Elles sont toutes orientées d'une façon telle que leur grand axe ait la direction d'un rayon du rein.

— Chacune d'elles nous présente trois éléments : 1° une *surface extérieure*, arrondie comme l'est la surface extérieure d'un cône ; 2° une *base*, dirigée en dehors, fortement convexe et assez mal délimitée du côté de la substance corticale ; 3° un *sommet*, qui, sous le nom de *papille* (fig. 1500,2'), fait saillie dans la cavité du sinus. — Les pyramides de Malpighi se distinguent en *pyramides simples* et en *pyramides composées :* les pyramides simples sont celles qui, comme leur nom l'indique, ne se divisent pas et constituent un cône régulier ; les pyramides composées sont celles qui se divisent en deux ou trois pyramides secondaires, lesquelles, parfaitement isolées au niveau de leur base, viennent se réunir au voisinage du sinus sur un sommet commun. Les pyramides composées, suivant le nombre de leurs divisions sont dites bifides, trifides, multifides : elles se rencontrent de préférence dans la zone antérieure et postérieure du rein ou à ses extrémités. Les pyramides qui appartiennent à la zone moyenne de l'organe et qui rayonnent vers le bord externe, sont ordinairement des pyramides simples.

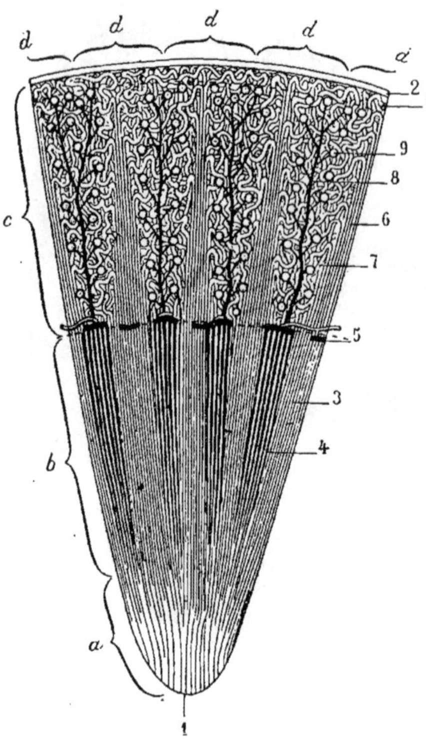

Fig. 1501.
Schéma de la structure du rein (coupe allant du bord convexe au bord concave).

a, zone papillaire. — *b*, zone limitante. — *c*, zone corticale. — *d*, *d*, *d*, *d*, *d*, la base de cinq lobules.

1, papille. — 2, capsule fibreuse. — 3, stries claires de la zone limitante, formées par des tubes urinifères. — 4, stries foncées, formées par les vaisseaux droits. — 5, voûte vasculaire sus-pyramidale. — 6, pyramides de Ferrein ou rayons médullaires. — 7, labyrinthe, avec 8, vaisseaux interlobulaires et 9, corpuscules de Malpighi. — 10, couche sous-capsulaire.

b. *Leur division en deux zones.* — Ludwig distingue aux pyramides de Malpighi deux régions ou zones. De ces deux zones, l'une interne, forme la zone papillaire ; l'autre, externe, est dite zone limitante.

La *zone papillaire* (fig. 1501,*a*), de coloration claire, forme ces saillies coniques ou mamelonnées qui, sous le nom de papilles ou de mamelons, se projettent dans la cavité du sinus. Les papilles mesurent de 6 à 8 millimètres de longueur en moyenne. Elles sont, comme les pyramides de Malpighi, au nombre de 8 à 12 et se disposent dans le sinus en trois rangées : une rangée antérieure, une rangée postérieure et une rangée moyenne, lesquelles répondent aux pyramides antérieures, postérieures et moyennes. Il convient d'ajouter que ces rangées ne sont jamais parfaitement linéaires et, d'autre part, que dans chaque rangée les intervalles qui séparent les papilles sont fort inégaux. —

Du reste, les papilles elles-mêmes sont loin de se ressembler entre elles et chacune d'elles reflète pour ainsi dire le mode de constitution de la pyramide à laquelle elle fait suite. Celles des pyramides simples sont particulièrement saillantes et assez régulièrement coniques. Celles qui appartiennent à des pyramides composées sont à la fois plus volumineuses, moins saillantes et moins régulières : elles sont un peu allongées pour les pyramides bifides, trifoliées pour les pyramides trifides, etc. — Considérée isolément, chaque papille rénale nous présente une base et un sommet. La base fait corps avec la pyramide; à son niveau se voit assez souvent une sorte d'étranglement circulaire, le *col de la papille*, sur le pourtour duquel vient s'insérer le calice correspondant. Le sommet, qui répond au point le plus saillant de la papille, est arrondi et mousse. Il nous présente une série de petits orifices, les *pores urinaires* (fig. 1502), de $0^{mm},1$ à $0^{mm},2$ de diamètre, dont l'ensemble constitue l'*area cribrosa* de la papille (*Porenfeld* des anatomistes allemands). Le nombre de ces orifices est très variable : Müller en a compté, chez l'homme, de 10 à 24 pour les papilles simples, de 30 à 80 pour les papilles composées. Ils sont, suivant les cas, arrondis, ovalaires, en forme de fente. La plupart d'entre eux se disséminent d'une façon irrégulière à la surface même de l'*area cribrosa*; d'autres sont situés, par groupes de 2 à 4, dans le fond de petites fossettes plus ou moins infundibuliformes, dont le diamètre mesure de $0^{mm},6$ à $0^{mm},8$ de diamètre (Müller). Quoi qu'il en soit, qu'ils soient superficiels ou plus ou moins dissimulés dans le fond d'une fossette, tous ces orifices répondent à la terminaison des tubes urinifères et constituent une sorte de pomme d'arrosoir par où s'écoule l'urine en passant des conduits urinifères dans les calices. Même sur le cadavre, en pressant latéralement les papilles, on voit sourdre à la surface de l'*area cribrosa* des gouttelettes d'urine.

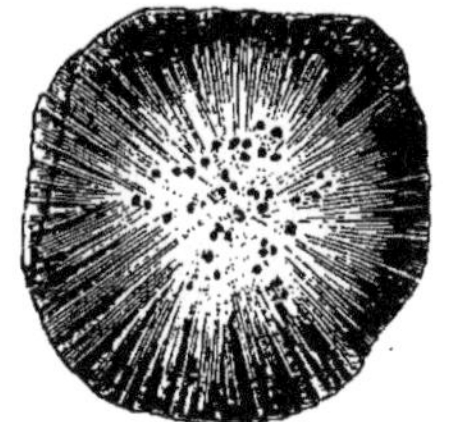

Fig. 1502.
Area cribrosa d'une papille rénale, chez l'homme (d'après Müller).

La *zone limitante* (fig. 1501, *b*) fait suite à la zone papillaire et s'étend de là jusqu'à la base de la pyramide. Elle se distingue de la zone papillaire, tout d'abord par sa coloration qui est plus foncée. Mais elle s'en distingue encore et surtout en ce qu'elle est striée dans le sens de la longueur, présentant à l'œil une série de rayons alternativement pâles et colorés. Les *rayons clairs* ou *pâles* (3), disons-le tout de suite, sont formés par des tubes urinifères (tubes de Bellini), à direction rectiligne, intimement accolés les uns aux autres. Quant aux *rayons foncés* ou *colorés* (4), ils comprennent des vaisseaux, principalement des veines : ce sont les *vaisseaux droits* de Henle. Les rayons pâles et les rayons colorés occupent toute la hauteur de la zone limitante. Arrivés à la base des pyramides, ils se prolongent en grande partie dans la substance corticale : nous verrons tout à l'heure ce qu'ils y deviennent.

2° **Substance corticale.** — La substance corticale a pour attributs distinctifs une consistance moins ferme que celle de la substance médullaire et une coloration plus ou moins jaunâtre, tranchant nettement sur la coloration rouge foncé des pyramides. Elle se dispose tout autour de la substance médullaire, remplissant exactement tout l'espace qui sépare cette dernière de l'enveloppe fibreuse du rein. Mais ce n'est pas tout : elle s'insinue entre les pyramides de Malpighi et descend ainsi jusqu'au sinus, sur les parois duquel elle forme des saillies plus ou moins arrondies, alternant sur les coupes avec les saillies papillaires (fig. 1500,3). Ces prolongements que la substance corticale envoie entre les pyramides ont été parfaitement décrits par Bertin en 1744, d'où le nom de *colonnes de Bertin* sous lequel les désignent aujourd'hui la plupart des anatomistes. Les colonnes de Bertin entourent complètement la surface extérieure des pyramides, la papille exceptée. Vues en coupes longitudinales, elles sont pour la plupart renflées à leurs deux extrémités, étroites à leur partie moyenne ; elles revêtent ainsi l'aspect d'un sablier.

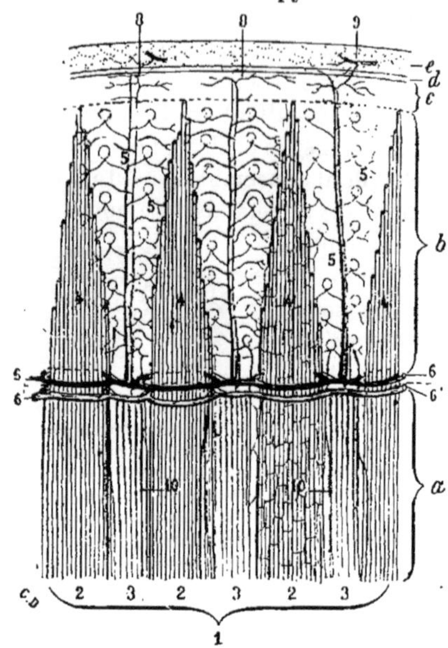

Fig. 1503.
Schéma de la circulation du rein.

a, zone limitante. — *b*, zone corticale. — *c*, couche sous-capsulaire. — *d*, capsule fibreuse. — *e*, capsule adipeuse.
1, un segment d'une pyramide de Malpighi, avec 2, 2, 2, ses stries claires et 3, 3, 3, ses stries foncées. — 4, pyramides de Ferrein. — 5, labyrinthe, avec les corpuscules de Malpighi. — 6, 6', voûte artérielle et voûte veineuse sus-pyramidales. — 7 et 7', artère et veine interlobulaires. — 8, étoiles de Verheyen. — 9, anastomoses des veines interlobulaires avec les veines de la capsule adipeuse. — 10, vaisseaux droits (les artères proviennent des branches efférentes des glomérules ; les veines se jettent dans la voûte veineuse).

La substance corticale proprement dite, celle qui s'étend de la base des pyramides à la capsule fibreuse du rein, se compose de deux ordres de formations, entièrement différentes par leur aspect extérieur et par leur constitution anatomique : ce sont les *pyramides de Ferrein* et le *labyrinthe*.

a. *Pyramides de Ferrein*. — Les rayons pâles des pyramides de Malpighi, arrivés à la base de la pyramide, se prolongent dans la substance corticale en suivant dans cette substance la même direction rayonnée que dans la substance médullaire. C'est à ces prolongements, constitués comme les rayons pâles par des tubes urinifères à direction rectiligne et intimement accolés, qu'on donne le nom de *pyramides de Ferrein* (*rayons médullaires* de Ludwig). Leur nombre est considérable : il varie de 400 à 500 pour chaque pyramide. Considérées isolément, les pyramides de Ferrein se dirigent exactement en sens radiaire et, comme elles diminuent peu à peu de largeur au fur et à mesure qu'elles s'élèvent dans la substance corticale, chacune d'elles revêt la forme d'un cône très allongé, dont la base répond à la pyramide de Malpighi et dont le sommet, plus ou moins aigu, se rapproche beaucoup de l'enveloppe fibreuse du rein, mais sans jamais l'atteindre (fig. 1501, 6 et 1503, 4).

b. *Labyrinthe.* — Les pyramides de Ferrein sont séparées les unes des autres par des espaces dont la largeur augmente naturellement au fur et à mesure que celle des pyramides diminue : vus en coupe longitudinale (fig. 1501, 7), ils ont la forme d'un triangle dont la base regarde la capsule fibreuse du rein et dont le sommet repose sur la pyramide, dans l'angle aigu que forment deux pyramides voisines en s'écartant réciproquement l'une de l'autre. Ces espaces sont comblés par une substance, d'une coloration rose jaunâtre, à laquelle Ludwig a donné le nom de *labyrinthe*. D'autre part, elle se prolonge jusqu'à la capsule fibreuse et remplit tout l'intervalle qui sépare cette capsule du sommet des pyramides de Ferrein. Il résulte d'une pareille disposition que les pyramides de Ferrein sont entourées sur tout leur pourtour, leur base exceptée, par la substance qui forme le labyrinthe. Nous devons ajouter que c'est au labyrinthe que viennent aboutir les rayons colorés de la pyramide de Malpighi.

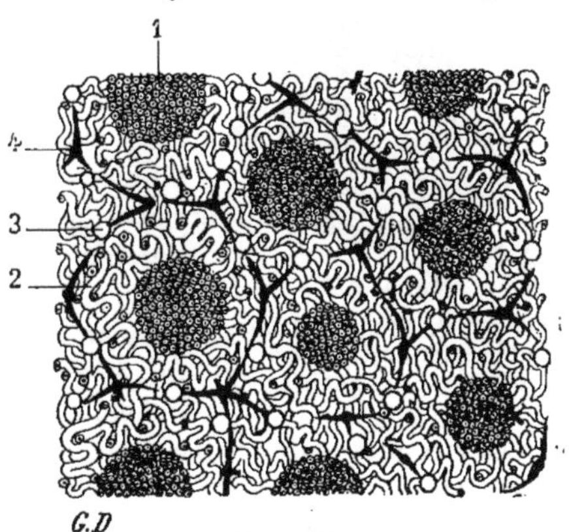

Fig. 1504.
Coupe transversale du rein passant par la substance corticale (schématique).

1, pyramides de Ferrein ou rayons médullaires. — 2, labyrinthe, avec 3, corpuscules de Malpighi. — 4, espaces interlobulaires, avec les vaisseaux interlobulaires.

Le labyrinthe est constitué, comme nous le verrons tout à l'heure, par des vaisseaux et par des tubes urinifères à direction variable. On y distingue, à la loupe ou à l'œil nu, un semis de petites granulations rougeâtres, que l'on désigne sous le nom de *corpuscules de Malpighi* (1501,9). Ces corpuscules, assez régulièrement sphériques, mesurent, chez l'homme, de 0mm,2 à 0mm,3 de diamètre. Nous verrons plus loin quelles sont leurs relations, d'une part avec les tubes urinifères, d'autre part avec les vaisseaux du labyrinthe. Qu'il nous suffise d'indiquer ici que leur mode de dissémination n'est pas quelconque, qu'ils occupent au contraire une situation parfaitement déterminée et qu'ils se disposent sur les flancs des pyramides de Ferrein en séries régulières, que l'on voit très nettement sur des coupes, soit longitudinales, soit transversales, de la substance corticale. Sur des coupes longitudinales (fig. 1503, 3) chaque pyramide présente à droite et à gauche une série longitudinale de huit à dix corpuscules. Sur des coupes horizontales (fig. 1504) ces corpuscules se disposent tout autour des pyramides, qu'ils entourent comme dans une sorte de couronne ; on compte encore, sur ces dernières coupes, de huit à dix corpuscules pour chaque pyramide.

3° **Lobulation du rein.** — Comme le poumon et le foie, le rein se décompose en une série de segments plus petits, appelés *lobes*, ayant chacun, tant au point de vue morphologique que fonctionnel, la même valeur que l'organe tout entier.

Cette lobulation du rein est très manifeste chez certains mammifères, notamment chez les cétacés, chez l'ours, chez la loutre, où les lobes sont entièrement distincts et s'attachent en forme de grappe sur les branches d'origine du canal excréteur. Chez d'autres mammifères, les lobes, quoique indépendants fonctionnellement, se soudent par une partie de leur surface. Leur base seule est isolée et, comme cette base répond à la surface extérieure de l'organe, celle-ci est formée par un nombre plus ou moins considérable de bosselures qui répondent chacune à un lobe distinct. Telle est la disposition que nous rencontrons chez le phoque, le bœuf, l'éléphant.

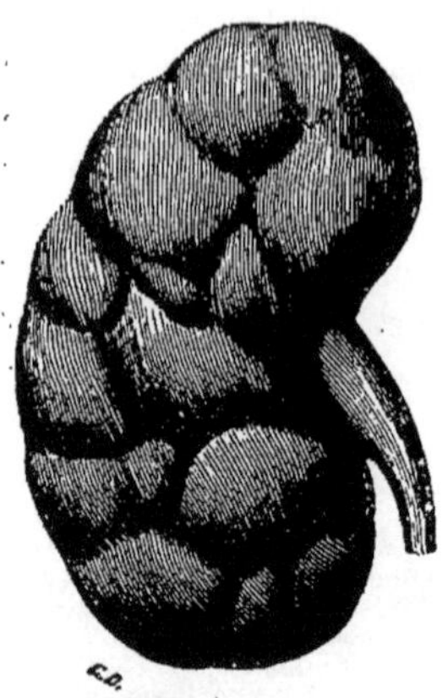

Fig. 1505.
Rein fœtal, avec ses bosselures extérieures (rein droit vu par sa face antérieure).

L'homme lui-même nous présente un rein bosselé durant toute la période fœtale (fig. 1505) et, à ce moment, la lobulation du rein est tout aussi manifeste chez lui que chez les mammifères précités. Mais, tandis que, chez ces derniers, la disposition en question persiste pendant toute la vie, elle s'atténue chez l'homme au fur et à mesure qu'il s'éloigne de la vie fœtale : les bosselures s'affaissent; les sillons circulaires qui les circonscrivent deviennent de plus en plus superficiels et finalement la surface extérieure du rein, d'irrégulière qu'elle était, revêt cet aspect lisse et uni qui la caractérise chez l'adulte. Dès l'âge de cinq ou six ans, bien souvent plus tôt, il ne reste plus ordinairement aucune trace extérieure de la lobulation primitive. Les lobes rénaux, cependant, ne sont fusionnés qu'en apparence et, bien que leurs limites extérieures aient disparu, ils n'en persistent pas moins avec toute leur indépendance fonctionnelle. Morphologiquement, chacun d'eux est constitué par une pyramide malpighienne et par toute la substance corticale qui est en relation avec cette pyramide. De ces deux éléments, le premier est central ; le second est périphérique et recouvre le précédent sur tout son pourtour, excepté au niveau de la papille. Sur une coupe longitudinale du rein, la limite séparative des différents lobes est assez bien indiquée par des lignes en rayon, qui seraient menées par le sommet de la portion saillante des colonnes de Bertin et qui, de là, aboutiraient à la capsule fibreuse. Du reste, à la période embryonnaire et fœtale, aux lieu et place des rayons sus-indiqués, se trouvent des cloisons conjonctives qui dépendent de l'enveloppe fibreuse de l'organe et qui, à ce moment, établissent nettement les limites respectives des lobes. Ces cloisons, véritables espaces interlobaires, disparaissent ensuite au cours du développement.

Les lobes du rein sont en nombre égal à celui des pyramides de Malpighi, soit huit à douze pour chaque rein. Ils se subdivisent à leur tour en un grand nombre de *lobules*, 400 à 500 en moyenne pour chaque lobe. Chacun de ces lobules est constitué par une pyramide de Ferrein et par toute la portion de l'écorce qui dépend de cette pyramide (fig. 1501 et 1504). Le lobule est donc exactement constitué comme le lobe : il possède un élément central qui est une émanation de la substance médullaire et une partie périphérique qui est formée par de la substance corticale. Ici encore la substance corticale entoure la pyramide de Ferrein sur tout son pourtour, excepté au niveau de sa base, laquelle est pour le lobule ce qu'est la papille pour le lobe. Sur les coupes longitudinales du rein, les limites respectives des lobules sont indiquées par des lignes en rayon qui passent entre les pyramides, en plein labyrinthe par conséquent, et à égale distance des deux pyramides voisines. Ces limites ne sont pas seulement conventionnelles comme celles des lobes. Elles sont indiquées par des vaisseaux à direction radiaire (fig. 1503,7 et 7'), que nous décrirons dans le paragraphe suivant sous le nom, parfaitement justifié, de *vaisseaux interlobulaires*.

B. — Tube urinifère

Nous venons de voir que chaque rein se divise en lobes et ceux-ci en lobules. Mais nous pouvons aller encore plus loin dans cette dissection systématique du rein. Les lobules, en effet, sont essentiellement formés par un certain nombre d'éléments tubuleux, *tubes urinifères*, *tubes urinipares*, qui tous sont constitués sur le même type et ont la même valeur. Chacun de ces tubes fonctionne isolément et, à lui tout seul, il constitue pour ainsi dire un rein complet, un rein en miniature. Il nous suffira donc de l'étudier dans sa disposition et dans sa structure pour avoir une idée générale et suffisamment exacte de l'organe tout entier.

1° Disposition du tube urinifère. — Chaque tube urinifère, considéré isolément (fig. 1506) prend naissance au niveau d'un corpuscule de Malpighi et se termine à l'un des orifices de l'area cribrosa de la papille. Sa longueur est de 6 à 8 centimètres en moyenne. Dans ce long trajet, il change plusieurs fois de direction et subit dans son diamètre de nombreux changements sur lesquels il importe d'être bien fixé.

Tout d'abord, au sortir du corpuscule, il nous présente une partie rétrécie que l'on désigne sous le nom de *col* (2). — Au col fait suite un conduit beaucoup plus large, fortement flexueux et plus ou moins enroulé sur lui-même. Ce dernier caractère lui a valu son nom : ce sont les *tubuli contorti* (3). — Après avoir décrit ces flexuosités, le tube urinifère, abandonnant brusquement la région du glomérule où il a pris naissance, se porte en ligne droite vers le sinus du rein. Arrivé à une certaine distance de la papille, distance qui varie beaucoup pour chacun d'eux, il s'infléchit sur lui-même en décrivant une anse à court rayon et remonte, parallèlement à sa direction première, du côté de la capsule fibreuse. Cette portion du tube urinifère, on le voit, a la forme d'une anse dont les deux extrémités sont situées dans la zone corticale et dont la partie moyenne descend jusqu'au voisinage du sinus : c'est l'*anse de Henle* (4). — Des deux branches de l'anse de Henle, l'une, la *branche descendante* (4'), est très étroite, presque filiforme ; l'autre, la *branche ascendante* (4''), est notablement plus volumineuse. Le tube urinifère se rétrécit donc à l'extrémité distale des tubuli contorti et s'élargit de nouveau pour constituer la branche ascendante de l'anse de Henle. Toutefois le point où se fait cette augmentation de calibre est très variable : tout en occupant le voisinage de la portion moyenne de l'anse, il est situé, comme nous le montre la figure ci-contre, tantôt sur la branche descendante, tantôt sur la branche ascendante. La partie moyenne de l'anse, autrement dit le point où se réfléchit le tube urinifère pour changer de direction, est constitué par la portion large dans le premier cas, par la portion grêle dans le second.

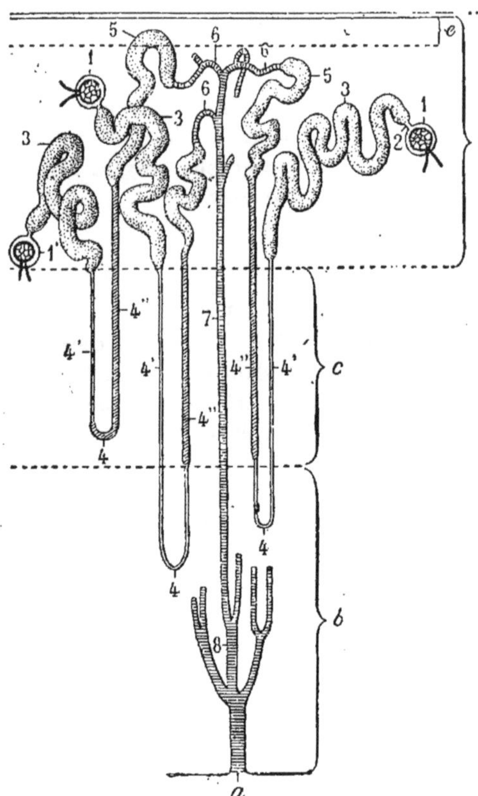

Fig. 1506.
Schéma montrant la configuration et le trajet des tubes urinifères.

a, papille. — *b*, zone papillaire. — *c*, zone limitante. — *d*, zone corticale. — *e*, couche sous-capsulaire. — *f*, capsule fibreuse du rein.
1, glomérule de Malpighi. — 2, col du tube urinifère. — 3, tubuli contorti. — 4, anse de Henle, avec 4', sa branche descendante, 4", sa branche ascendante. — 5, pièce intermédiaire. — 6, canal d'union. — 7, tubes collecteurs du premier ordre. — 8, tubes collecteurs du second ordre.

Parvenus dans les couches superficielles de l'écorce, les tubes urinifères décrivent de nouveau quelques flexuosités, qui rappellent assez bien celles des tubuli contorti : cette nouvelle portion flexueuse (5) prend le nom de *pièce intermédiaire* (*Schalstück* de SCHWEIGER-SEIDEL). Elle est continuée par un tube plus étroit, mais encore un peu flexueux, appelé *canal d'union* (6). Le canal d'union est très court ; il s'abouche dans un dernier segment du tube urinifère, le *canal collecteur* (7), lequel descend en ligne droite dans la pyramide de Ferrein d'abord, puis dans la pyramide de Malpighi et, de là, vers le sommet de la papille où il s'ouvre dans les calices (fig. 1506, *a*). Dans les pyramides de Malpighi, les canaux collecteurs prennent le nom de *tubes de Bellini*.

Jusqu'aux canaux collecteurs, les tubes urinifères conservent leur individualité, je veux dire qu'ils ne s'anastomosent jamais entre eux, qu'ils ne présentent avec les tubes voisins d'autres rapports que des rapports de contiguïté. Il n'en est pas de même pour les canaux collecteurs. Tout d'abord un même canal collecteur reçoit à son origine dans la zone corticale plusieurs tubes urinifères, comme on le voit sur la figure 1506. Puis, au fur et à mesure qu'ils descendent dans l'épaisseur des pyramides malpighiennes, les canaux collecteurs (*tubes de Bellini*) se réunissent les uns aux autres à la manière des veines, pour former des canaux de plus en plus volumineux, mais de moins en moins nombreux (fig. 1507). C'est ainsi que les 4000 ou 6000 canaux collecteurs que l'on rencontre à la base d'une pyramide de Malpighi ne forment plus au sommet de cette pyramide que 15 à 20 conduits, ayant chacun son orifice dans l'area cribrosa. Chacun de ces derniers conduits, canaux collecteurs principaux, résume donc, en moyenne, 250 à 300 canaux collecteurs primitifs.

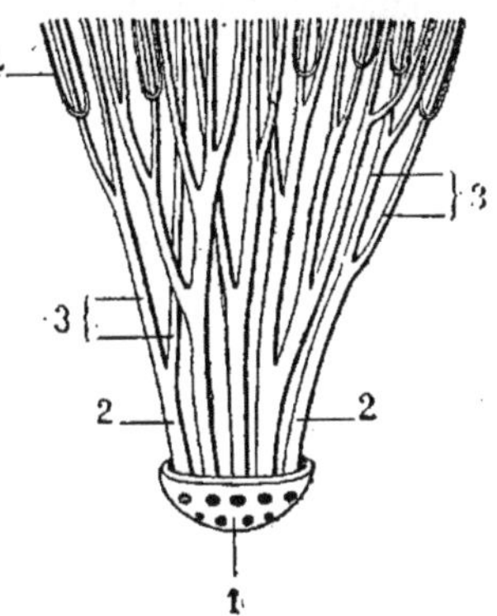

Fig. 1507.
Les tubes de Bellini, vus sur une coupe parallèle à leur direction (*schématique*).

1, une papille rénale (area cribrosa). — 2, tubes de Bellini. — 3, 3, 3, leurs branches de bifurcation. — 4, anses réunissant les branches descendante et ascendante des tubes de HENLE.

Les tubes de Bellini mesurent, au niveau de l'area cribrosa, de $0^{mm},2$ à $0^{mm},3$ de diamètre. Mais, par suite de leurs bifurcations successives, ce diamètre se réduit rapidement, à $0^{mm},1$ d'abord, puis à $0^{mm},05$, dimensions que présentent les canaux urinifères à la base de la papille et qu'ils conservent ensuite, sans modifications bien sensibles, dans toute la hauteur de la pyramide malpighienne. Dans l'écorce, les canaux collecteurs mesurent en moyenne de 40 à 45 μ de diamètre.

2° Structure microscopique du tube urinifère. — Les divers segments du tube urinifère que nous venons de décrire ne diffèrent pas seulement par leur trajet, par leurs dimensions et leur configuration extérieure. Ils diffèrent aussi et surtout par leur structure.

a. *Corpuscules de Malpighi.* — Le corpuscule de Malpighi se compose essentiellement de deux parties, une enveloppe et un contenu : l'enveloppe porte indistinctement les noms de capsule de Bowman ou de capsule de Müller ; le contenu est formé par le glomérule vasculaire ci-dessus décrit. — La *capsule de Bowman* est une membrane hyaline, mince et transparente, mesurant de 1 à 2 μ d'épaisseur. Elle revêt la forme d'une sphère creuse, se moulant exactement sur le paquet de vaisseaux qu'elle renferme à son intérieur. De ses deux pôles, l'un, le *pôle urinaire*, donne naissance au tube urinifère ; l'autre, le *pôle vasculaire*, livre passage aux deux vaisseaux afférent et efférent du glomérule. La face externe de la capsule de Bowman répond au labyrinthe. Sa face interne est tapissée dans toute son étendue par un épithélium aplati, fort mince, à contours polygonaux. L'existence de ces cellules épithéliales est nettement révélée par les imprégnations d'argent, soit qu'on plonge le rein dans une solution argentique (CHRZONSZCZEWSKY), soit qu'on injecte cette solution dans l'artère rénale. Leur épaisseur mesure, chez le porc (Kölliker), de 20 à 30 μ. — Le *glomérule* est formé, comme nous le verrons plus loin, en étudiant les artères du rein, par un paquet de capillaires flexueux et enroulés sur eux-mêmes. L'endothélium qui revêt leur surface et limite leur lumière ne s'imprègne pas par l'argent, et l'on sait que c'est là le caractère de l'endothélium des vaisseaux en voie de formation. Hortolès en a conclu avec raison que les capillaires du glomérule conservent chez l'adulte leur état embryonnaire et que leur épithélium, non différencié en cellules distinctes, acquiert la signification d'un endothélium à noyaux multiples, tout à fait analogue à celui qui forme la paroi d'un réseau vaso-formatif. Nous rappellerons en passant, à propos des vaisseaux du glomérule, que le vaisseau efférent est plus grêle que le vaisseau afférent et nous ajouterons que, tandis que le vaisseau afférent présente jusqu'à son entrée dans la capsule une couche continue de fibres musculaires annulaires, le vaisseau efférent ne possède de fibres annulaires qu'au voisinage de la capsule, autrement dit, il a tous les caractères d'un capillaire non musclé. Cet anneau musculaire (fig. 1508,9), jeté sur le vaisseau efférent juste au moment où il sort de la capsule, est une sorte de sphincter et il en remplit probablement toutes les fonctions : comme tel, il est susceptible d'augmenter ou de diminuer, par ses alternatives de contraction et de relâchement, la pression sanguine dans les canaux situés en amont, dans le glomérule par conséquent, et, par suite, de régler la filtration urinaire au niveau de ce glomérule.

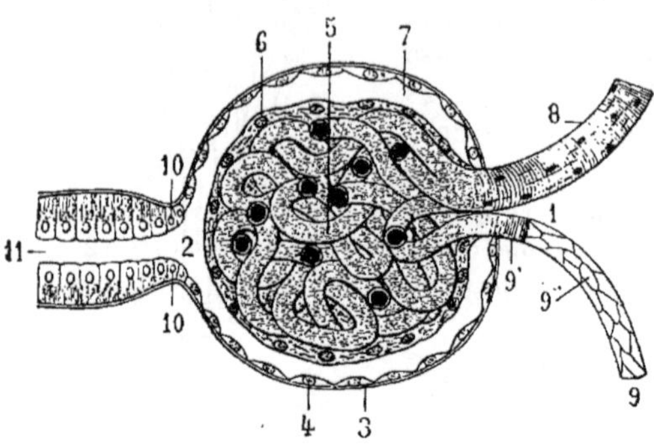

Fig. 1508.
Coupe méridienne d'un corpuscule de Malpighi (*schématique*).

1, pôle vasculaire. — 2, pôle urinaire. — 3, capsule de Bowman, avec 4, son revêtement épithélial. — 5, paquet glomérulaire, avec 6, ses noyaux périphériques. — 7, cavité de la capsule. — 8, vaisseau afférent, avec sa tunique musculeuse continue. — 9, vaisseau efférent, avec : 9', ses fibres musculaires localisées sur sa portion initiale et formant sphincter; 9'', son endothélium. — 10, col, avec son épithélium de transition. — 11, tube urinifère, avec sa membrane propre et son épithélium en bâtonnets.

Les rapports intimes du glomérule avec la face interne de la capsule de Bowman sont d'une étude difficile et cette question, qui est encore loin d'être résolue, a soulevé parmi les histologistes de nombreuses controverses. — Pour les uns (Henle), la capsule et son revêtement épithélial est simplement perforée par les deux vaisseaux afférent et efférent, et le paquet glomérulaire est à nu dans la cavité de la capsule. — Pour d'autres, au nombre desquels il convient de citer Isaacs, Seng, Frey, Gegenbaur, le glomérule est revêtu sur toute sa surface par une couche d'épithélium pavimenteux qui, au niveau du point où les vaisseaux afférent et efférent pénètrent dans la capsule, se continuerait directement avec l'épithélium capsulaire. Ces deux feuillets épithéliaux, feuillet capsulaire et feuillet glomérulaire, appliqués l'un contre l'autre et se fusionnant réciproquement au niveau du pôle vasculaire, rappellent exactement dans leur ensemble une petite membrane séreuse, dont le feuillet viscéral serait représenté par le feuillet glomérulaire, le feuillet pariétal par le feuillet capsulaire (fig. 1508). Cette manière de voir a pour elle l'appui des faits embryologiques, lesquels nous montrent le paquet vasculaire, qui sera plus tard le glomérule, refoulant devant lui l'extrémité renflée du tube urinifère au lieu de le perforer et, finalement, se trouvant entouré d'un double feuillet, comme l'est la tête dans un bonnet de coton. — En fait, CARUS a parfaitement rencontré, sur le triton, une couche épithéliale à la surface du glomérule. SCHWEIGER-SEIDEL, sur un fœtus humain de six mois, a constaté lui aussi la présence d'une double couche épithéliale dans le corpuscule de Malpighi. De son côté, KÖLLIKER, auquel j'emprunte les deux citations précédentes, a observé un épithélium distinct sur le glomérule de l'embryon du bœuf. HEIDENHAIN a fait la même observation et, pour lui, l'épithélium glomérulaire, non seulement recouvrirait la surface extérieure du glomérule, mais pénétrerait même jusque dans les anfractuosités qui séparent les vaisseaux.

L'existence à la surface du glomérule d'une couche épithéliale, distincte de la couche qui revêt la capsule, n'est donc pas douteuse, du moins chez l'embryon ; car jusqu'ici, je ne sache pas qu'on l'ait retrouvée chez l'adulte. Peut-être que sa mise en évidence présente alors des difficultés nouvelles, dont les histologistes n'ont pu encore triompher. Peut-être aussi a-t-elle complètement disparu.

RENAUT et HORTOLÈS se rangent à cette dernière opinion. Pour eux, la partie réfléchie de la capsule de Bowman et de son revêtement épithélial disparaît par régression au cours du développement et il n'en reste aucune trace chez l'adulte. On trouve bien, autour du glomérule et dans les sinuosités qui séparent les capillaires, de nombreux noyaux, mais ces noyaux n'ont rien de commun avec le revêtement épithélial primitif, d'origine capsulaire. Ils appartiennent aux cellules plates de la gaine conjonctive qui entoure les vaisseaux et qui, à ce niveau, se sont étalées jusqu'à se confondre par leurs bords. Les capillaires du glomérule, malgré la disparition de la couche épithéliale qui les revêtait à la période embryonnaire, ne sont donc pas entièrement à nu dans la cavité capsulaire. Ils sont entourés par des cellules conjonctives considérablement élargies et soudées par leurs bords, autrement dit, par une lame protoplasmique semée de noyaux.

Au niveau du pôle urinaire, l'épithélium plat qui tapisse intérieurement la capsule de Bowman se prolonge sur le premier segment du tube urinifère, le col (fig. 1508,10). Mais, en même temps, il augmente de hauteur et revêt peu à peu tous les caractères de l'épithélium cylindrique qui tapisse les tubuli contorti.

b. *Tubuli contorti.* — Les tubuli contorti se composent d'une tunique externe, tapissée intérieurement par un épithélium caractéristique. — La *tunique externe* ou *membrane propre* est la continuation de la membrane de Bowman. Comme cette dernière, elle est mince, hyaline, partout homogène. — L'*épithélium* est formé par une seule rangée de cellules cylindriques, mesurant de 10 à 20 μ de hauteur. Ces cellules présentent des caractères spéciaux qui ont été bien décrits en 1874 par HEIDENHAIN. Tout d'abord, elles sont très volumineuses et, en occupant la plus grande partie de l'espace délimité par la membrane propre, elles ne laissent au centre du conduit qu'une lumière fort étroite (fig. 1509,4). Leurs noyaux sont ordinairement peu visibles et elles-mêmes sont peu distinctes les unes des autres. Quant au protoplasma, il est très différent, suivant qu'on considère sa portion superficielle ou axiale et sa position profonde ou basale : sur le premier point, il est clair, transparent, finement granuleux ; sur le second, il est trouble et de couleur sombre ; de plus, il présente un système de stries ou de bâtonnets, qui se dirigent pour la plupart parallèlement à l'axe transverse du conduit et qui ont valu aux cellules épithéliales en question le nom de *cellules à bâtonnets*. Ces bâtonnets, vus sur une coupe longitudinale du tube urinifère (fig. 1509,A), sont parallèles les uns aux autres. Sur une coupe transversale (fig. 1509,B), ils affectent une disposition rayonnée. Enfin, sur des cellules vues de face, ils ne nous montrent que leurs extrémités et nous apparaissent alors sous la forme de tout petits cercles ou de simples points. C'est vraisemblablement au niveau des tubuli contorti que s'effectue le passage des principes spécifiques de l'urine, le glomérule ne laissant filtrer que la portion aqueuse.

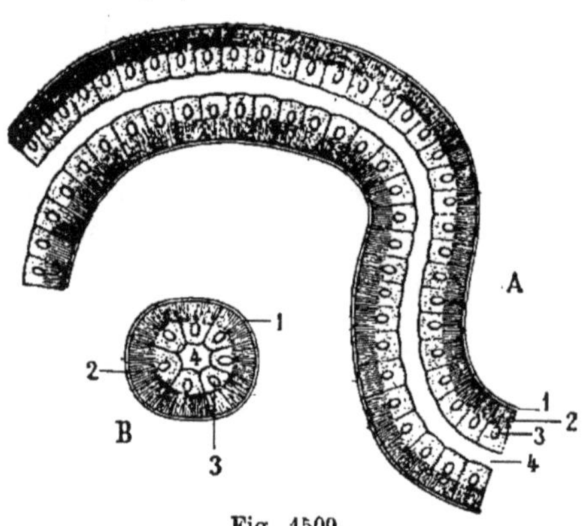

Fig. 1509.
Un tube contourné : A, vu en coupe longitudinale ; B, vu en coupe transversale.

1, paroi propre hyaline. — 2, épithélium trouble ou en bâtonnets, strié dans sa portion profonde, finement granuleux dans sa portion superficielle. — 3, noyau. — 4, lumière du conduit.

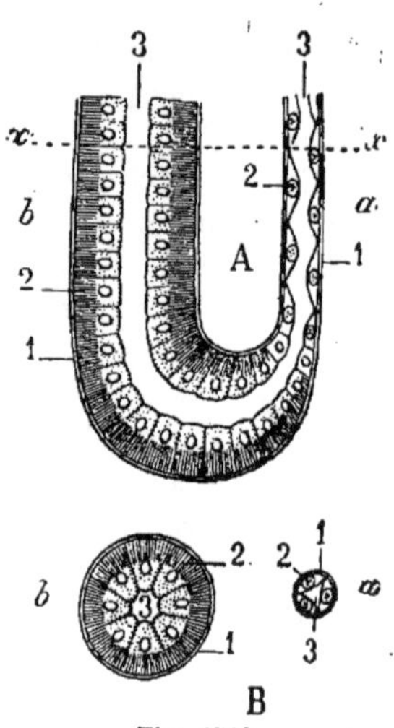

Fig. 1510.
Les deux branches descendante et ascendante de Henle : A, vues en coupe longitudinale ; B, vues en coupe transversale.

a, branche descendante. — *b*, branche ascendante.
1, membrane propre. — 2, épithélium. — 3, lumière du tube.
x x, plan suivant lequel est faite la coupe représentée dans la figure B.

c. *Anse de Henle*. — L'anse de Henle se compose, comme les tubuli contorti auxquelles elle fait suite, d'une membrane propre hyaline et d'un épithélium. Cet épithélium diffère beaucoup suivant qu'on le considère dans la portion grêle ou la portion large de l'anse. — Sur la *portion grêle* ou *portion descendante* (fig. 1510,A et B), ce sont des cellules claires, fortement aplaties, se soulevant plus ou moins au niveau de leur noyau. Elles présentent la plus grande analogie avec les cellules endothéliales des vaisseaux sanguins, et il est parfois bien difficile, sur une coupe horizontale des pyramides de Malpighi, de distinguer une branche descendante de Henle d'un vaisseau artériel ou veineux coupé en travers. — Sur la *portion large* ou *portion descendante*, l'épithélium change du tout au tout : c'est un épithélium cylindrique, trouble, à bâtonnets. Il présente exactement les mêmes caractères morphologiques que sur les tubuli contorti et, probablement aussi, jouit des mêmes fonctions.

d. *Pièce intermédiaire.* — Dans la pièce intermédiaire, nous retrouvons encore une membrane propre hyaline et un revêtement épithélial. L'épithélium est constitué ici par des cellules claires, transparentes, de forme cubique, tenant le milieu entre l'épithélium plat et l'épithélium cylindrique.

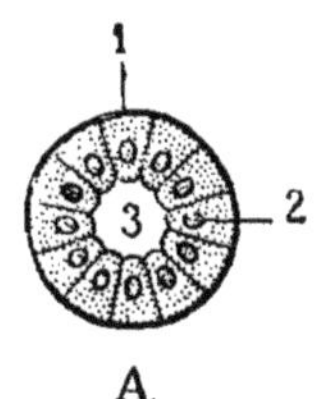

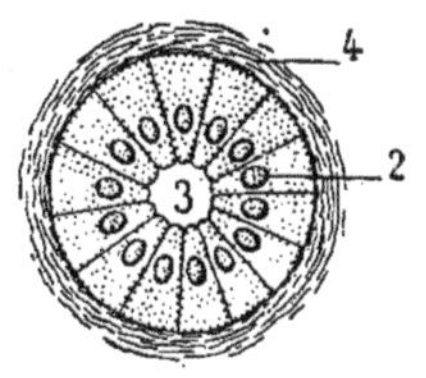

Fig. 1511.

Canaux collecteurs, vus en coupe transversale : A, canal collecteur de l'écorce ; B, gros canal collecteur de la papille.

1, membrane propre à simple contour. — 2, épithélium. — 3, lumière du canal. — 4, tissu conjonctif de la papille formant, dans la figure B, la paroi propre du canal.

e. *Canaux collecteurs.* — Les canaux collecteurs, depuis leur origine jusqu'à leur terminaison, nous présentent, comme épithélium, des cellules claires et transparentes, à contours nettement délimités, disposées comme précédemment en une seule rangée. — Dans les canaux collecteurs de petites dimensions, dans ceux notamment qui font suite aux canaux d'union, ces cellules sont légèrement aplaties, mesurant à peine de 8 à 12 μ de hauteur. Si l'on veut bien se rappeler que le diamètre du conduit est de 40 à 55 μ, on voit que la lumière centrale est relativement très large. — Au fur et à mesure que l'on descend et que le tube urinifère, par suite des nombreux affluents qu'il reçoit, augmente de calibre, les cellules épithéliales augmentent peu à peu de hauteur et, au niveau de la papille, revêtent le type franchement cylindrique. — Les canaux collecteurs possèdent encore dans la plus grande partie de leur étendue, comme les autres segments du tube urinifère, une membrane limitante hyaline. Toutefois, cette membrane est ici beaucoup plus mince, plus délicate et ne présente jamais (Frey) qu'un simple contour. Elle disparaît même d'une façon complète sur les gros canaux collecteurs qui cheminent dans la zone papillaire : à leur niveau (fig. 1511, B), les cellules épithéliales reposent directement sur le tissu conjonctif interstitiel de la papille.

C. — Rapports respectifs des divers segments du tube urinifère et des différentes zones du rein

L'examen d'une coupe longitudinale du rein (fig. 1501) nous a appris que cet organe était constitué par trois zones concentriques. D'autre part, nous venons de voir, en étudiant un tube urinifère à l'état d'isolement, que ce tube se compose d'un certain nombre de segments, ayant chacun une direction et une structure particulières (fig. 1506). Nous devons maintenant, pour compléter les notions jusqu'ici acquises, reporter la figure 1506 sur la figure 1501, c'est-à-dire indiquer quelle est exactement la situation qu'occupent, dans les différentes zones du rein, les divers segments du tube urinifère. Cette étude complémentaire, qui du reste sera fort courte, nous fournira tous les éléments pour interpréter comme elles le méritent toutes les coupes du rein, qu'elles soient transversales ou longitudinales, qu'elles portent sur la substance médullaire (fig. 1512) ou sur la substance corticale (fig. 1504).

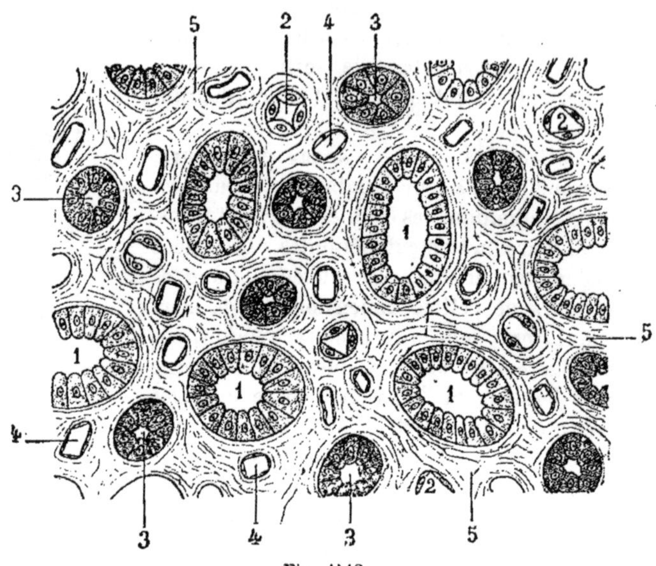

Fig. 1512.
Coupe transversale du rein, passant au niveau de la zone limitante.

1, tubes de Bellini. — 2, branche descendante de l'anse de Henle. — 3, branche ascendante de l'anse de Henle. — 4, vaisseaux sanguins. — 5, stroma conjonctif.

a. Les *canaux collecteurs* occupent tout d'abord la pyramide de Malpighi, où ils forment les rayons pâles, et qu'ils parcourent en ligne droite depuis le sommet jusqu'à la base (tubes de Bellini). Puis, ils passent dans la substance corticale, au sein de laquelle ils constituent les pyramides de Ferrein. Ils s'étendent ainsi, en suivant toujours une direction radiaire, jusqu'au voisinage de la capsule, mais ne l'atteignent pas.

b. Les *canaux d'union* et les *pièces intermédiaires* qui leur font suite sont situés de préférence dans la couche toute superficielle de la substance corticale, dans cette couche que l'on pourrait appeler sous-capsulaire. Mais on les trouve aussi, quoique en moins grand nombre, sur les côtés des pyramides de Ferrein, depuis leur sommet jusqu'au voisinage de leur base.

c. Les *tubuli contorti* se disséminent un peu partout dans la zone corticale, à partir de la couche sous-capsulaire jusqu'au voisinage de la zone limitante.

d. Les *corpuscules de Malpighi*, qui, comme on le sait, donnent naissance aux tubuli contorti, occupent la même situation que ces derniers. Ils se disposent en séries régulières tout autour des pyramides de Ferrein. Nous avons déjà vu plus haut que ces séries glomérulaires sont orientées en sens radiaire sur les coupes longitudinales du rein, tandis que, sur les coupes transversales, ils forment des espèces de couronnes, au centre desquelles se trouvent les coupes des pyramides de Ferrein. Chacune de ces couronnes nous présente de 8 à 10 glomérules, ce qui nous indique que chaque pyramide de Ferrein présente, le long de sa surface extérieure, 8 ou 10 séries longitudinales de glomérules. Si nous songeons, d'autre part, que chacune de ces séries, vue en coupe longitudinale, comprend également de 8 à 10 glomérules, il nous est facile d'en conclure, par une simple multiplication, que chaque pyramide de Ferrein, autrement dit chaque lobule rénal, possède de 80 à 100 glomérules et autant de tubes urinifères.

e. Quant aux *anses de Henle*, elles appartiennent à la zone corticale par leur portion initiale et par leur portion terminale, c'est-à-dire par le commencement de leur branche descendante et par la terminaison de leur branche ascendante. Par le reste de leur étendue, elles occupent les colonnes de Bertin et, dans les pyramides de Malpighi, la zone limitante et la partie supérieure de la zone papillaire. Aussi dans les coupes, soit longitudinales, soit transversales, portant sur ces deux dernières zones (fig. 1512) rencontre-t-on toujours trois ordres de tubes, savoir : 1° des tubes de Bellini, reconnaissables à leur épithélium clair; 2° des branches ascendantes de Henle, caractérisées par leur épithélium trouble en bâtonnets; 3° des branches descendantes de Henle, que l'on distinguera toujours des deux ordres de tubes précédents, grâce à leur faible diamètre et à leur épithélium clair et aplati.

§ V. — Vaisseaux et nerfs

1° Artères. — Le rein est un organe très vasculaire. Chacun d'eux reçoit une artère volumineuse, l'artère rénale correspondante. L'artère rénale, branche de l'aorte (voy. Angéiologie, t. II, p. 139), se porte transversalement vers le bord interne du rein. En atteignant le hile, souvent même avant de l'atteindre, elle se divise en quatre branches que nous distinguerons, d'après leur direction, en supérieure, moyenne, inférieure et postérieure. — La *branche supérieure* se rend à l'extrémité correspondante du rein. — La *branche moyenne* et la *branche inférieure* sont principalement destinées au tiers moyen et au tiers inférieur de sa moitié antérieure. — Quant à la *branche postérieure* (fig. 1500,8'), elle contourne d'avant en arrière et de haut en bas la face postérieure du bassinet, longe quelque temps la lèvre postérieure du hile et finalement disparaît dans la profondeur du sinus. Elle se rend aux deux tiers inférieurs de la moitié postérieure de l'organe.

A peine entrées dans le sinus, les branches précitées de l'artère rénale se divisent et se subdivisent en branches secondaires, lesquelles, suivant un trajet plus ou moins divergent, forment par leur ensemble un large éventail, dont la forme et la hauteur sont exactement celles du sinus lui-même (fig. 1500). Les dernières divisions de l'éventail artériel se dirigent vers les saillies que forment dans le fond du sinus les colonnes de Bertin. Là, elles pénètrent dans ces saillies par leur partie moyenne et chacune d'elles se partage presque aussitôt en deux rameaux divergents, qui se portent par un trajet oblique sur les deux pyramides les plus voisines (fig. 1513). Il convient d'ajouter cependant que, très fréquemment, la bifurcation précitée s'effectue au-dessous des saillies des colonnes de Bertin, auquel cas les rameaux qui résultent de cette bifurcation gagnent les côtés des pyramides malpighiennes en pénétrant dans le parenchyme rénal, au niveau des sillons circulaires qui entourent les papilles.

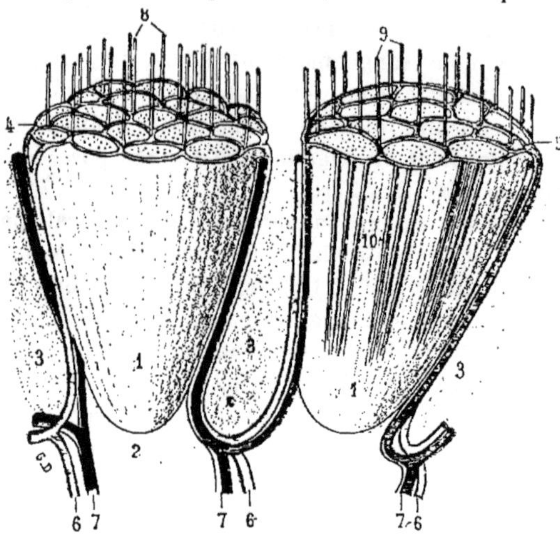

Fig. 1513.

Schéma, montrant le mode de constitution des voûtes vasculaires sus-pyramidales.

1, 1, deux pyramides de Malpighi. — 2, sinus du rein. — 3, 3, 3, colonnes de Bertin. — 4, voûte artérielle. — 5, voûte veineuse. — 6, 6, 6, branches artérielles de la rénale. — 7, 7, 7, branches veineuses. — 8, artères interlobulaires. — 9, veines interlobulaires. — 10, veines droites (*venæ rectæ*).

Quoi qu'il en soit, chaque pyramide malpighienne reçoit de sources différentes et au voisinage de son extrémité inférieure, quatre ou cinq artères qui cheminent ensuite à sa surface parallèlement à son axe, en se dirigeant vers sa base par conséquent. Ces *artères péripyramidales* sont destinées à l'un des lobes du rein, à celui qui répond à la pyramide qu'elles entourent : de ce fait, elles acquièrent la signification d'*artères lobaires*. Arrivées à la base de la pyramide, elles s'inclinent les unes vers les autres et, en même temps, fournissent chacune un certain nombre de ramifications, qui, en s'anastomosant avec les ramifications similaires des artères voisines, forment un vaste réseau. Ce réseau, qui coiffe à la manière d'une calotte ou d'une voûte la base de la pyramide, est désigné sous le nom de *voûte artérielle sus-pyramidale* ou tout simplement de *voûte artérielle* (fig. 1513,4). Ses mailles ont une direction transversale par rapport à l'axe de la pyramide et chacune d'elles entoure, à la manière d'un collier, la base d'une pyramide de Ferrein.

Ainsi constituée, la voûte artérielle sus-pyramidale nous présente une convexité qui est tournée du côté de la surface extérieure du rein, et une concavité qui regarde le sinus. — Par sa concavité, elle n'émet aucune branche, contrairement aux assertions de quelques anatomistes qui font provenir de la voûte un certain nombre d'artères descendantes destinées à la pyramide.

Nous verrons tout à l'heure que les artères de la pyramide ont une origine toute différente. — De sa convexité, au contraire, s'échappent, le plus souvent à angle droit, une multitude de branches qui se portent en ligne droite vers la capsule fibreuse du rein en suivant une direction radiaire. Ces branches cheminent constamment, en plein labyrinthe, entre deux pyramides de Ferrein et à égale distance de l'une et de l'autre. En d'autres termes, elles sont situées à la limite même de deux lobules : de là, le nom d'*artères interlobulaires* sous lequel les désignent avec raison la plupart des auteurs (fig. 1503, 7).

Les artères interlobulaires, encore appelées *artères radiées*, se terminent au niveau de la capsule fibreuse du rein en fournissant un certain nombre de ramuscules qui, pour la plupart, se distribuent à cette capsule. D'autres la traversent pour venir se perdre dans l'atmosphère cellulo-graisseuse qui entoure le rein. Mais ces rameaux, que l'on pourrait appeler terminaux, sont bien peu importants comparativement aux rameaux collatéraux. Chemin faisant, en effet, les artères interlobulaires abandonnent latéralement, de distance en distance, mais cependant à des intervalles assez réguliers, des rameaux transversaux qui, après un court trajet, pénètrent dans les corpuscules de Malpighi, sur un point exactement opposé à celui qui donne naissance au tube urinifère : ce sont les *artères glomérulaires* ou *vaisseaux afférents du glomérule*, ainsi appelés parce qu'ils forment le glomérule (p. 826). Les glomérules de Malpighi sont comme suspendus chacun à un rameau latéral de l'artère interlobulaire, et cette dernière, avec l'ensemble des glomérules qui lui appartiennent, ressemble assez bien à une branche chargée de fruits (fig. 1501 et 1503).

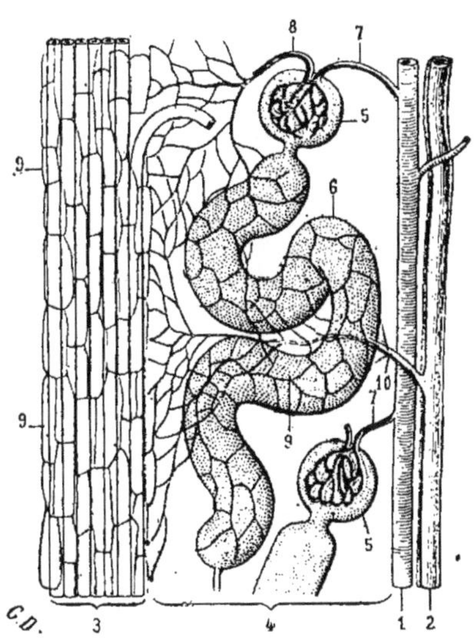

Fig. 1514.

Figure schématique, représentant le glomérule avec son vaisseau afférent et son vaisseau efférent.

1, artère glomérulaire. — 2, veine glomérulaire. — 3, pyramide de Ferrein. — 4, labyrinthe. — 5, 5, corpuscules de Malpighi. — 6, un tube urinifère (portion flexueuse). — 7, vaisseau afférent du glomérule. — 8, vaisseau efférent. — 9, 9', réseaux capillaires de la pyramide de Ferrein et du labyrinthe. — 10, un affluent de la veine interlobulaire.

Après être entrée dans le corpuscule, en traversant la capsule de Bowman, chacune des artères glomérulaires se divise en cinq ou six rameaux, lesquels se résolvent à leur tour en des faisceaux de capillaires, dont l'ensemble constitue le glomérule proprement dit. Ces capillaires, remarquables par les flexuosités qu'ils décrivent, s'enlacent étroitement sans jamais s'anastomoser entre eux. Finalement, ils se réunissent de nouveau en un vaisseau unique, qui sort du glomérule exactement sur le point qui a donné entrée au vaisseau afférent : c'est le *vaisseau efférent du glomérule* et l'observation démontre, comme nous l'avons déjà fait remarquer plus haut, qu'il est toujours moins volumineux que l'afférent. Ce vaisseau efférent, bien que provenant de capillaires, n'est pas une veine, mais une artère. Le paquet de capillaires qui constituent le glomérule se trouve ainsi interposé entre les deux artères et, de ce fait, acquiert la signification d'un *réseau admirable* ou *réseau artériel bipolaire*.

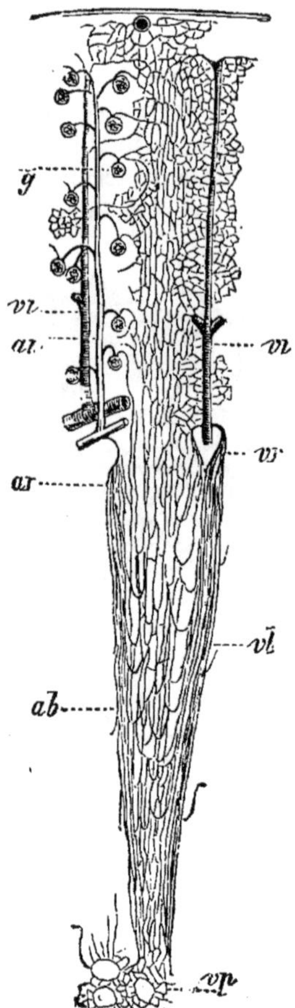

Fig. 1515.
Vue d'ensemble des vaisseaux du rein (d'après LUDWIG).

ai, artère interlobulaire. — *vi*, veine interlobulaire. — *g*, corpuscule de Malpighi — *vs*, étoile veineuse de Verheyen. — *ar*, artères droites. — *ab*, groupe d'artères droites. — *vr*, veines droites. — *vb*, groupe de veines droites. — *vp*, réseaux vasculaires de la papille.

Voyons maintenant ce que devient le vaisseau efférent.

En quittant les glomérules de Malpighi, les vaisseaux efférents (fig 1514,8) se dirigent, les uns vers les tubuli contorti, les autres vers la pyramide de Ferrein, et, se divisant de nouveau comme le font les artères ordinaires, ils se résolvent en un riche réseau capillaire dont les mailles entourent tous les tubes urinifères qui occupent la substance corticale. La substance corticale tout entière (labyrinthe et pyramides de Ferrein) est donc irriguée par les vaisseaux efférents glomérulaires ; tout les auteurs sont d'accord sur ce point. En ce qui concerne la substance médullaire, les opinions sont partagées. Tous les anatomistes admettent bien, dans l'épaisseur des pyramides de Malpighi, l'existence de vaisseaux artériels, qui cheminent parallèlement à ces canaux et qui, en raison de leur direction rectiligne sont appelés *arteriæ rectæ ;* mais les divergences commencent quand il s'agit d'indiquer leur origine. Pour les uns, les arteriæ rectæ proviennent, au même titre que les artères similaires des pyramides de Ferrein, des vaisseaux efférents du glomérule, principalement de ceux qui sortent des glomérules les plus rapprochés de la base des pyramides. Pour d'autres (ARNOLD), elles naîtraient en amont des glomérules de Malpighi, soit des artères interlobulaires, soit de la cavité de la voûte artérielle. Enfin, d'après une opinion mixte (BEALE, KLEIN), elles seraient fournies, comme nous le montre la figure 1515, à la fois par des efférents glomérulaires et par des branches de la rénale placées en amont du glomérule.

De ces trois opinions, la première est soutenue par KÖLLIKER : c'est celle qui me paraît la plus acceptable. Elle a pour elle ce fait qu'en poussant une injection dans l'artère rénale, on arrive à remplir toutes les artères de la voûte, toutes les artères de l'écorce, y compris les rameaux les plus déliés des branches interlobulaires, sans remplir une seule des arteriæ rectæ. Ce fait ne se produirait certainement pas si les arteriæ rectæ naissaient, comme les artères interlobulaires, de la voûte artérielle. Il faut de toute nécessité qu'un obstacle, infranchissable pour le liquide injecté, se dresse entre les artères remplies par l'injection et les artères respectées par elle. Or, cet obstacle n'est vraisemblablement que le glomérule de Malpighi. Les arteriæ rectæ naissent donc en aval de l'obstacle et, dans ce cas, ne peuvent provenir que des vaisseaux efférents.

Quoi qu'il en soit de leur mode d'origine, les arteriæ rectæ forment tout autour des canaux collecteurs de l'urine, tant dans la zone papillaire que dans la zone limitante, un réseau capillaire à mailles quadrilatères et allongées dans le sens même de la longueur des tubes urinifères. Ce réseau s'étend jusqu'à la papille et, au niveau de l'area cribrosa, forme comme une sorte de collier à chacun des orifices des canaux excréteurs (fig. 1515, *vp*).

Les artères du rein n'ont nullement le caractère terminal que leur attribuent à tort certains auteurs. Si la voûte artérielle, considérée seulement à la base de chaque pyramide, semble constituer à ce niveau un système indépendant, il faut reconnaître qu'elle est en relation par ses origines avec les voûtes artérielles du voisinage, les artères qui pénètrent dans le parenchyme rénal se divisant toujours pour se rendre au moins à deux voûtes différentes. De plus, les artères interlobulaires d'un lobe quelconque communiquent constamment au cours de leur trajet, soit en pleine substance corticale, soit dans l'épaisseur de la capsule, avec les artères interlobulaires des lobes voisins. C'est grâce à ces anastomoses qu'on arrive à injecter la plus grande partie de la substance corticale ou même l'écorce tout entière, en ne poussant l'injection que dans une seule des branches artérielles du sinus.

Nous devons ajouter que l'artère rénale, tout en étant l'artère principale du rein, n'est pas la seule voie que suit le sang artériel pour arriver à cet organe. Outre quelques artères anormales qui sont loin d'être rares et qui abordent le rein par l'une ou l'autre de ses deux extrémités, on observe constamment dans la capsule adipeuse un certain nombre d'artérioles, qui proviennent le plus souvent des lombaires et des capsulaires et qui sont en relation avec les réseaux du rein, soit parce qu'elles pénètrent directement dans cet organe en traversant son enveloppe fibreuse, soit parce qu'elles s'anastomosent dans l'épaisseur de la capsule adipeuse avec les rameaux des branches interlobulaires, signalés ci-dessus, qui se distribuent à cette capsule. Ce sont là de véritables *artères rénales accessoires*, et, si elles sont pour ainsi dire négligeables dans les conditions normales, elles sont susceptibles, dans certains cas donnés, de se dilater peu à peu et de devenir ainsi une voie collatérale importante.

2° Veines. — Le système veineux du rein se dispose à peu de chose près comme le système artériel. Toutefois il existe entre ces deux systèmes un certain nombre de différences et ces différences sont assez importantes pour que la circulation veineuse mérite une description particulière. A cet effet, nous décrirons séparément : 1° les *veines du rein proprement dit;* 2° les *veines de la capsule adipeuse*.

A. Veines du rein proprement dit. — Le parenchyme rénal nous présente tout d'abord une voûte veineuse, la *voûte veineuse sus-pyramidale*, qui occupe exactement la même situation que la voûte artérielle (fig. 1513,5). Elle diffère seulement de cette dernière en ce que ses branches sont plus volumineuses et plus anastomosées. A cette voûte aboutissent deux ordres de veines, les unes descendantes, les autres ascendantes. — Les *veines descendantes* sont les *veines interlobulaires*. Elles prennent naissance au niveau de la capsule par des veinules très fines, qui suivent tout d'abord au-dessous de la capsule une direction transversale. On les voit, sur des reins injectés ou simplement congestionnés, constituer des groupes distincts, composés chacun de cinq ou six branches, qui se dirigent vers un centre commun à la manière de rayons convergents (fig. 1516,3) : elles forment ainsi, dans leur ensemble, des espèces d'étoiles connues sous le nom d'*étoiles de Verheyen*. C'est du sommet de ces étoiles que partent les veines interlobulaires. De là, elles se dirigent en ligne droite vers la substance médullaire, en suivant le même trajet que les artères homonymes (il n'y a qu'une veine pour chaque artère), et, arrivées à la base des pyramides, s'ouvrent dans la convexité de la voûte veineuse. Chemin faisant, elles se grossissent d'un grand nombre d'affluents, qui proviennent du réseau capillaire de la substance corticale et notamment des tubuli contorti et des pyramides de Ferrein. — Les *veines ascendantes* (fig. 1513,10), situées dans les pyramides de Malpighi, tirent leur origine des réseaux capillaires qui entourent les tubes de Bellini : ce sont les *venæ rectæ*. Elles suivent, mais en sens inverse, la même direction que les artères homonymes. Ce sont elles principalement qui, sur les coupes longitudinales du rein, constituent les stries foncées ou rayons colorés de la pyramide. Les venæ rectæ augmentent de volume au fur et à mesure qu'elles s'éloignent de la papille et, finalement, viennent s'ouvrir à angle droit dans la concavité de la voûte veineuse.

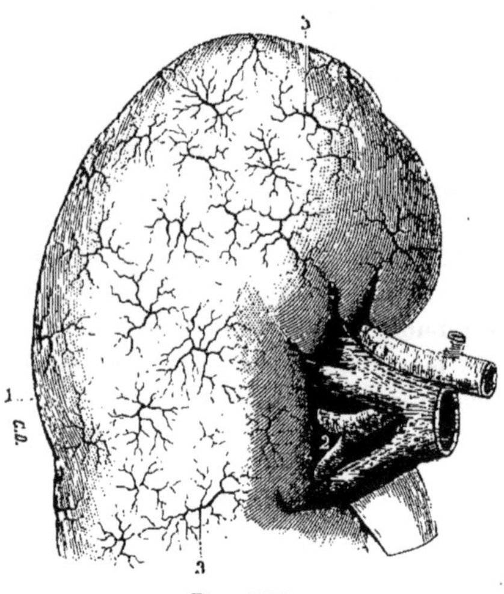

Fig. 1516.
Les étoiles veineuses de Verheyen, vues sur la face antérieure du rein (rein droit).

1, bord externe du rein. — 2, hile, avec les vaisseaux rénaux. — 3, 3, étoiles veineuses.

La voûte veineuse sus-pyramidale est, comme on le voit, le rendez-vous de la presque totalité des veines du rein. — Sur son pourtour, prennent naissance des branches volumineuses qui s'infléchissent en bas et en dedans et descendent vers le sinus en longeant la surface de la pyramide correspondante : ce sont les *veines péripyramidales* ou *veines lobaires*. Elles cheminent côte à côte avec les artères de même nom. Au cours de leur trajet, elles reçoivent quelques affluents des colonnes de Bertin et finalement s'échappent du parenchyme rénal pour arriver dans le sinus (fig. 1513,7). — Là, elles se réunissent les unes aux autres, en formant des branches de plus en plus volumineuses, les *branches veineuses du sinus*. Ces branches sont situées ordinairement en avant des branches artérielles correspondantes ; dans bien des cas cependant, on les voit s'entre-croiser obliquement avec ces dernières et venir se placer en arrière d'elles. — A leur tour, les branches veineuses du sinus se condensent en un seul tronc, la *veine rénale*, qui est toujours située en avant de l'artère homonyme et qui vient, après un trajet très court et plus ou moins transversal, s'ouvrir dans la veine cave inférieure.

Toutes les veines rénales, quels que soient leur calibre et leur situation, sont avalvulaires.

B. Veines de la capsule adipeuse. — La capsule adipeuse du rein est parcourue par des veines nombreuses, les *veines capsulo-adipeuses*, qui se dissimulent pour la plupart dans l'épaisseur de la masse graisseuse, mais qui deviennent très visibles quand elles sont injectées ou simplement congestionnés. Elles forment en avant et en arrière du rein un vaste réseau dont les mailles, très larges et très irrégulières, s'allongent de préférence dans le sens transversal. En dehors, elles se condensent en une longue arcade, qui se dispose parallèlement au bord externe du rein et à laquelle nous donnerons le nom d'*arcade veineuse exorénale*. Geberg (1885), dans la capsule rénale du chien, a signalé l'existence d'anastomoses directes entre les veines et les artères. Considérées à un point de vue général, les veines capsulo-adipeuses sont ordinairement très développées, trop développées pour que nous puissions admettre qu'elles prennent naissance exclusivement dans la capsule adipeuse du rein, qui par elle-même est physiologiquement peu importante et par cela même peu vasculaire. Elles proviennent en grande partie des réseaux voisins ou bien elles s'y rendent : elles relient ainsi ces réseaux les uns aux autres et constituent, suivant les besoins de la circulation veineuse, un centre de dérivation dont il importe de connaître les connexions.

1° *Connexions avec la veine rénale*. — Tout d'abord, nous voyons quelques rameaux, issus de la partie interne du réseau capsulo-adipeux, se diriger vers le hile du rein et se jeter dans la veine rénale ou dans l'une de ses branches. Ces rameaux m'ont paru constants et parfois très volumineux : je les ai toujours trouvés plus développés sur la face antérieure du rein que sur sa face postérieure.

2° *Connexions avec le réseau intra-rénal*. — Le réseau capsulo-adipeux communique ensuite, à travers l'enveloppe fibreuse du rein, avec le réseau veineux intra-rénal. Ces relations sont établies par deux ordres de vaisseaux : 1° par des *vaisseaux centripètes*, qui, de la capsule adipeuse, se jettent dans les étoiles de Verheyen et de là dans les veines interlobulaires ; 2° par des *vaisseaux centrifuges*, qui, prenant naissance dans les couches superficielles de la substance corticale, viennent s'ouvrir dans les veines de la capsule adipeuse. Ces derniers vaisseaux, dont les origines et la terminaison ont été nettement précisées par Steinach, constituent de véritables *veines rénales accessoires*. Leur calibre est de $0^{mm},8$ en moyenne et on les observe indistinctement sur tous les points de la surface extérieure du rein. Ces veines rénales accessoires communiquent largement, dans l'épaisseur même du rein avec les réseaux d'origine de la veine rénale principale et on conçoit sans peine que, dans les cas de compression ou d'oblitération de ce dernier vaisseau, le rein pourra encore se débarrasser de son sang veineux par une voie détournée, en le rejetant dans le réseau de sa capsule adipeuse. Ainsi s'explique l'engorgement des veines capsulo-adipeuses dans tous les cas où il existe quelque obstacle dans la circulation de la veine rénale ou de la veine cave inférieure.

3° *Connexions avec les autres réseaux du voisinage.* — A son tour, le réseau capsulo-adipeux peut se débarrasser de son sang veineux, quelle qu'en soit la provenance, par de nombreuses voies. Ces voies de dégagement ont été étudiées avec le plus grand soin par Tuffier et Lejars et c'est à leur mémoire publié dans les *Archives de Physiologie* de 1891, que j'emprunte la plupart des détails qui suivent :

a. Au niveau du point où le côlon est en rapport avec le rein, se voient, entre l'un et l'autre de ces deux organes, de nombreux vaisseaux veineux qui, en haut, communiquent avec les réseaux de la capsule adipeuse et qui, en bas, se jettent dans les veines coliques et, de là, dans la veine porte. Ces vaisseaux forment deux groupes : les uns, très fins mais d'une richesse extrême, cheminent à la face profonde du péritoine et appartiennent à cette séreuse ; les autres, plus volumineux et plus profonds, sont situés dans le tissu cellulo-adipeux qui sépare le côlon de la face antérieure du rein.

b. Nous avons vu plus haut que les veines capsulo-adipeuses forment le long du bord externe du rein une longue arcade, l'arcade veineuse exorénale. — En haut, cette arcade se termine dans les veines surrénales. En outre, elle communique toujours, par un ou deux rameaux, avec les diaphragmatiques inférieures. — Du côté opposé, elle s'incline en bas et en dedans, entre en relation avec le réseau veineux de l'uretère et vient se terminer dans les veines spermatiques. Veines spermatiques et veines uretériques communiquent à leur tour, au niveau de leurs origines, avec le système des iliaques et même avec le système porte.

c. Sur la face postérieure du rein, les veines capsulo-adipeuses se jettent dans les veines pariétales de la région lombaire, lesquelles sont en relation, en haut avec les azygos et, en bas, avec les veines du bassin. De plus, elles communiquent en arrière avec le réseau veineux sous-cutané par de nombreuses et larges anastomoses, qui perforent le muscle carré des lombes ou contournent son bord externe. Ces veines anastomotiques, sur lesquelles a insisté tout récemment Renaut (*Bull. de l'Acad. de Méd.*, 1890), rappellent jusqu'à un certain point les branches perforantes qui, au niveau des membres, unissent à travers l'aponévrose le réseau profond et le réseau superficiel.

d. Nous ajouterons un dernier détail : le douzième nerf intercostal, les nerfs grand et petit abdomino-génital, qui cheminent à la face postérieure du rein, sont accompagnés par des veines qui leur appartiennent en propre. Ces veines, véritables *venæ nervorum*, forment ordinairement un plexus dont les mailles enlacent le cordon nerveux et pénètrent même dans son épaisseur. Or, ce plexus péri-nerveux, qui communique en dedans avec la veine lombaire ascendante et en dehors avec les branches de la veine ilio-lombaire, reçoit de nombreux affluents issus de la capsule adipeuse du rein. Voilà donc, pour le dégorgement du rein, une nouvelle voie dérivative. Nul doute qu'elle soit, elle aussi, distendue et gorgée de sang dans tous les cas de gêne apportée à la circulation de la veine rénale, et ainsi s'expliquent sans doute (TUFFIER et LEJARS), par une congestion des nerfs précités, bien plutôt que par une compression directe, ces névralgies lombaires que l'on voit survenir, comme un symptôme à peu près constant, dans les thromboses des veines cave ou rénale.

En résumé, dans les cas d'oblitération de la veine rénale, une circulation suppléante peut s'établir, grâce à laquelle le sang veineux du rein se jette dans le réseau de sa capsule adipeuse et, de là, rejoint la circulation générale en suivant l'une quelconque des quatre voies suivantes : 1° en haut, les veines surrénales et diaphragmatiques inférieures; 2° en bas, les veines uretériques et spermatiques; 3° en arrière, le réseau sous-cutané de la région lombaire ; 4° enfin, le plexus qui entoure le douzième nerf intercostal et les deux nerfs abdomino-génitaux.

3° Lymphatiques. — Le système lymphatique du rein a été étudié, en 1864, par LUDWIG et ZAWARYKIN. Il est constitué tout d'abord par de simples espaces lymphatiques, que l'on trouve un peu partout dans les différentes zones de l'organe, mais qui sont surtout développés dans le labyrinthe, entre les tubuli contorti et les vaisseaux sanguins. Ils sont plus rares dans les pyramides de Ferrein, plus rares encore dans les pyramides de Malpighi, où l'on n'en rencontre guère qu'au voisinage des vaisseaux droits. Des espaces analogues, communiquant tous entre eux, existent dans l'épaisseur même de la capsule fibreuse du rein.

Dans les espaces intertubulaires précités, LUDWIG et ZAWARYKIN avaient remarqué, à la suite d'une injection interstitielle de nitrate d'argent, un réseau de figures découpées en jeu de patience, qu'ils avaient considérés comme des cellules endothéliales caractéristiques des voies lymphatiques. Ces figures existent en effet. Elles ont été retrouvées, par HORTOLÈS, dans des conditions analogues. Mais, pour ce dernier auteur, elles auraient une signification tout autre : elles représenteraient les bases des cellules épithéliales des tubuli contorti, vues par transparence à travers la paroi propre du conduit urinifère.

Le système lacunaire du rein et de sa capsule donne naissance à de véritables vaisseaux lymphatiques, possédant une paroi propre et parfois même de véritables valvules. Ces vaisseaux se distinguent en superficiels et profonds. — Les *lymphatiques profonds* se dirigent vers le sinus, en s'accolant aux vaisseaux sanguins. Dans le sinus, on en trouve ordinairement 4 ou 5, un pour chaque division de l'artère rénale. Ils se rendent aux ganglions du groupe lombaire qui sont le plus rapprochés du hile. — Les *lymphatiques superficiels* cheminent à la surface de l'organe, comme leur nom l'indique. Ils se dirigent vers le hile et, comme les précédents, se jettent dans les ganglions lombaires.

4° **Nerfs.** — Les nerfs proviennent du plexus solaire et du petit splanchnique. Ils se rendent au rein en s'accolant aux artères et en formant autour d'elles de riches plexus, sur les mailles duquel se développent toujours un certain nombre de petits ganglions. Dans l'épaisseur du rein, ils cheminent encore à côté des branches artérielles. On a pu les suivre jusque sur les artères interlobulaires, mais pas au delà. Leur mode de terminaison nous est encore inconnu.

§ VI. — Stroma conjonctif et musculaire

Tous les éléments histologiques que nous venons de décrire, corpuscules de Malpighi, tubes urinifères, vaisseaux et nerfs, sont plongés dans une gangue conjonctive qui constitue comme la charpente du rein. A cette gangue conjonctive vient s'ajouter, mais sur certains points seulement, un certain nombre de fibres musculaires lisses.

1° **Eléments conjonctifs.** — Décrit pour la première fois en 1842 par Goodsir, rejeté ensuite par von Wittich, le stroma conjonctif du rein a été décrit à nouveau et presque à la même époque par Isaacs, en 1857, et par Arnold Beer, en 1859. Depuis la publication des deux mémoires d'Isaacs et de Beer, le tissu conjonctif du rein est admis par tous les histologistes et a été du reste étudié dans tous ses détails à une date plus récente par Ludwig, par Kölliker et par Schweiger-Seidel.

Le tissu conjonctif du rein n'est pas uniformément répandu sur tous les points de l'organe. Sur la papille et dans la zone dite papillaire, c'est un tissu nettement fibrillaire, et les fibrilles, pour la plupart, se disposent circulairement autour des canaux urinifères. Ces fibrilles deviennent de plus en plus rares au fur et à mesure qu'on s'éloigne de la papille et, dans la substance corticale, on ne trouve plus, en fait d'éléments conjonctifs, que des cellules étoilées ou fusiformes, dont les prolongements viennent se fixer à la paroi des tubes urinifères et des vaisseaux sanguins (Schweiger-Seidel). Ce tissu ressemble beaucoup, suivant la remarque de Kölliker, à la substance conjonctive des centres nerveux, ainsi qu'au réticulum de la rate. Les fibrilles conjonctives reparaissent au voisinage de la capsule fibreuse du rein, et cette capsule peut être considérée histologiquement comme une partie du stroma conjonctif du rein, qui se serait condensé à la périphérie de l'organe de façon à lui former une véritable membrane enveloppante.

Nous devons signaler enfin la présence, dans le corpuscule de Malpighi, de cellules conjonctives analogues à celles qui ont été décrites par Schweiger-Seidel entre les tubes urinifères de la substance corticale. Ces cellules, déjà signalées par Isaacs et décrites plus récemment par A. Key, unissent les uns aux autres les capillaires flexueux du glomérule. Il résulte des observations de Klebs que ce tissu conjonctif intra-glomérulaire peut être le siège d'une inflammation localisée (*glomérulo-néphrite* de Klebs) et, de ce fait, l'existence de ce tissu acquiert en pathologie une importance toute particulière : sous l'influence du processus inflammatoire, en effet, les cellules conjonctives se multiplient ; elles compriment graduellement les capillaires du glomérule, les rendent plus ou moins imperméables au courant sanguin et, du même coup, suppriment le phénomène de filtration urinaire qui se produit à leur niveau.

2° Eléments musculaires. — Henle, en 1868 (*Anat. des Menschen*, t. II), a décrit, tout autour des papilles rénales, des fibres musculaires lisses qui se continuent en bas avec la couche musculeuse des calices, du bassinet et de l'uretère. Ces fibres se disposent sur deux plans (fig. 1517) : les unes, profondes, sont longitudinales ; les autres, superficielles, affectent une direction circulaire. Les premières pénètrent un peu dans le parenchyme rénal ; les secondes s'arrêtent au niveau ou un peu au-dessus de la réflexion des calices et forment là un faisceau volumineux (3), auquel Henle a donné le nom de *muscle annulaire de la papille*.

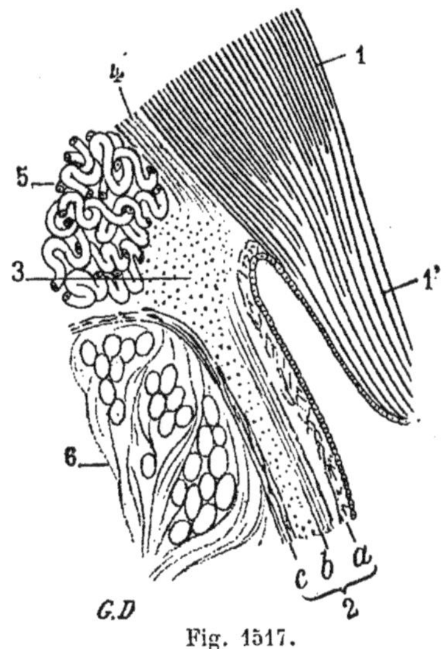

Fig. 1517.
Coupe longitudinale d'un calice avec sa papille correspondante (*schématique*).

1, pyramide de Malpighi, avec 1', sa papille. — 2, paroi du calice, avec : *a*, sa muqueuse ; *b*, sa couche musculaire ; *c*, sa couche conjonctive. — 3, muscle annulaire de la papillen. — 4, fibres musculaires de la pyramide. — 5, colonne de Bertin, avec ses tubes urinifères. — 6, graisse du sinus.

A son tour, Eberth, en 1872, a signalé l'existence, à la surface du rein de l'homme, d'une nouvelle couche de fibres musculaires lisses formant un réseau à larges mailles et envoyant quelques prolongements dans la substance corticale.

Plus récemment, Jardet, tout en confirmant les données fournies par Henle et Eberth sur les fibres musculaires superficielles et sur le muscle annulaire de la papille, a décrit un nouveau groupe de fibres musculaires qui, partant de la papille, remontent vers la base de la pyramide et y forment un réseau au niveau de la voûte artérielle. Du reste, elles ne dépassent pas les limites de la pyramide et Jardet, pas plus que Henle, pas plus que Eberth, n'a rencontré d'éléments musculaires dans la substance corticale. Un autre fait mis en lumière par les recherches de Jardet, c'est que les fibres musculaires intra-rénales, de même que celles du bassinet, s'hypertrophient dans les inflammations chroniques du rein et peuvent former alors, au voisinage ou même tout autour des artères, des faisceaux plus ou moins volumineux.

§ VII. — Urine

1° Propriétés générales de l'urine. — Le rein sécrète, par un mécanisme dont l'étude relève de la physiologie, un liquide chargé de sels minéraux et de déchets azotés qui résultent de l'activité chimique de nos tissus aussi bien que de la destruction progressive des substances quaternaires introduites dans l'économie à titre d'aliment.

A l'état physiologique, l'urine sert de véhicule, à peu près exclusif, aux produits azotés de la désassimilation. Toutes les causes qui modifient l'intensité ou la nature de cet ordre de phénomènes nutritifs, retentissent sur la composition chimique de l'urine. A l'état pathologique, le rein élimine encore des composés chimiques très divers, sucres, albumines, acétone, ptomaïnes, toxines, pigments, sans parler des ferments solubles ou figurés, des éléments histologiques empruntés au sang, à la lymphe ou aux voies urinaires, des parasites de toute nature, etc., etc.

C'est de la dépendance étroite qui relie la composition chimique des urines aux variations normales ou pathologiques de la nutrition que découle toute l'importance de l'urologie comme procédé d'investigation ou comme élément de diagnose.

a. L'urine est un liquide aqueux, de coloration assez variable, qui peut aller du jaune ambré le plus pâle (hystérie) au rouge sang (hématurie) ou même au brun presque noir (alkaptonurie et intoxications phénoliques), en passant par la gamme des jaunes plus ou moins foncés.

b. Normalement, au moment de l'émission, l'urine est limpide; mais très souvent, quelques heures après la miction, elle abandonne du mucus ou des dépôts uratiques de couleur jaune rougeâtre, des sédiments cristallins (oxalate de chaux, etc.). Dans quelques états pathologiques, la limpidité fait place à un trouble plus ou moins accusé (catarrhe vésical, chylurie).

c. La consistance des urines est celle des solutions salines faibles, et par conséquent, se rapproche beaucoup de celle de l'eau pure, sauf dans l'albuminurie. Le liquide mousse alors très facilement.

d. L'odeur de l'urine est une odeur *sui generis* qui, chez l'homme soumis à une alimentation mixte et de composition moyenne, rappelle souvent l'odeur de l'amande amère légèrement affadie. Sous l'influence de causes nombreuses qui relèvent de l'alimentation, des processus pathologiques ou des médications diverses, l'urine peut présenter des odeurs très différentes : odeur spéciale due au méthylmercaptan ou sulfhydrate de méthyle $CH^3.SH$. après l'ingestion des asperges; fétidité plus ou moins accusée dans les cystites graves, le cancer de la vessie, les fermentations putréfactives intravésicales ; odeur aromatique après l'administration du copahu, du cubèbe, du safran; odeur de violette, sous l'influence de l'essence de térébenthine, etc., etc.

L'urine conservée plusieurs jours à l'air perd son odeur propre et exhale l'odeur ammoniacale, déterminée par la fermentation de l'urée : elle se trouble alors par suite de la précipitation des carbonates et phosphates terreux. Quelquefois même, dans le catarrhe vésical, quand les ferments uréiques ont envahi la vessie, l'urine sent l'ammoniaque immédiatement après la miction; elle est trouble et fait effervescence avec les acides.

e. Le poids spécifique de l'urine normale varie de 1,020 à 1,022 chez l'homme ; il est un peu plus faible chez la femme, 1,018 à 1,020. Comme tous les autres éléments urologiques, la densité subit d'ailleurs des variations notables déterminées par la proportion et la nature des ingesta solides et liquides, aussi bien que par les troubles morbides. Le poids spécifique s'élève dans la fièvre, l'albuminurie, généralement dans toutes les affections qui s'accompagnent d'oligurie ; il s'abaisse au contraire après l'attaque hystérique, dans le diabète sucré, dans tous les cas de polyurie, quelle qu'en soit l'origine.

La détermination du poids spécifique est un élément urologique important ; car il permet de calculer, avec une approximation suffisante, le poids des matériaux fixes de l'urine en multipliant par 2,2 les deux derniers chiffres de la densité mesurée à + 15°. Soit, pour vingt-quatre heures par exemple, une émission de 1,200 centimètres cubes d'urine de poids spécifique 1,016 : on aura, comme résidu fixe $16^{gr} \times 2,2 = 35^{gr},2$ par litre et, pour les 1,200 centimètres cubes qui représentent l'excrétion de la journée, $35,2 \times 1,2 = 42^{gr},2$. Ce chiffre exprime le poids total des matériaux fixes de la dénutrition minérale et azotée dans un cycle de vingt-quatre heures.

f. Examinées au polarimètre, les urines affectent un pouvoir rotatoire qui, à l'état normal, est toujours lévogyre quoique peu marqué ± 0°0′ à — 0°5. La rotation à gauche peut s'élever notablement dans le coma diabétique, l'albuminurie, certaines affections parasitaires du testicule (L. Hugounenq). Sous l'influence du sucre, le pouvoir rotatoire change de signe et la rotation dextrogyre peut atteindre un chiffre très élevé.

g. Chez l'homme et les carnivores, l'urine est normalement acide. Cette acidité augmente par le régime carné et, comme conséquence de ce principe, dans l'abstinence, la fièvre, tous les états pathologiques qui s'accompagnent de l'autophagie des tissus. Au contraire, chez les herbivores et chez l'homme soumis à une alimentation exclusivement végétale qui introduit dans l'économie des acides organiques, ceux-ci subissent une combustion complète, se résolvent en eau et en acide carbonique, lequel s'élimine par le rein à l'état de carbonate de potassium. C'est à la formation de ce dernier sel qu'est due la réaction alcaline des urines à la suite de l'alimentation végétale. Sans parler de l'introduction directe des alcalis dans l'organisme, d'autres causes peuvent du reste provoquer l'alcalinisation des urines, entre autres la fermentation intravésicale de l'urée, qu'on observe si fréquemment dans les cystites.

Evalué arbitrairement en HCl, le degré d'acidité de l'urine normale oscille généralement entre $1^{gr},15$ et $2^{gr},3$ par vingt-quatre heures. Mais en réalité, le principe acide qui dans l'urine fait virer les réactifs indicateurs, n'est pas l'acide chlorhydrique ; la réaction acide provient de l'équilibre instable et variable d'ailleurs avec la température, la dilution et autres conditions physiques et chimiques, qui s'établit dans le liquide urinaire entre plusieurs éléments constituants : acide urique, urate acide de sodium, phosphate monosodique PO^4H^2Na. Il faut voir dans ce dernier sel le principal agent de l'acide des urines, mais non le seul : il coexiste d'ailleurs la plupart du temps avec une petite quantité de phosphate disodique PO^4HNa^2, dont la réaction alcaline est masquée par l'acidité du sel prédominant. Néanmoins, et par exception, ces deux phosphates peuvent se trouver dans la même urine en quantité exactement équivalente; ils exercent sur les réactifs indicateurs leur action respective et indépendante l'une de l'autre, le phosphate monosodique se comportant comme un acide, le phosphate disodique comme un alcali : l'urine bleuit alors le papier rouge et rougit le papier bleu de tournesol, elle a une réaction *amphotère*.

h. L'urine, entraînant tous les produits de déchets minéraux et azotés de l'économie, doit exercer à priori une action toxique, que l'expérience confirme pleinement. BOUCHARD a calculé que 1 kilogramme d'homme adulte élimine en vingt-quatre heures une quantité suffisante pour tuer 450 grammes de cobaye. A l'état pathologique, la toxicité urinaire peut s'élever bien au-dessus de ce chiffre.

L'action physiologique des poisons urinaires n'est pas une, et BOUCHARD a montré que les urines recueillies pendant l'état de veille exerçaient des effets narcotiques alors que l'urine du sommeil est surtout convulsivante.

La toxicité urinaire ne relève pas non plus d'un seul agent chimique : les éléments toxiques sont certainement nombreux et si l'on peut citer en première ligne les sels de potasse, il ne faut pas se dissimuler que la plupart, parmi les autres, sont chimiquement fort mal déterminés.

i. Ajoutons, pour terminer cette étude générale, que l'excrétion urinaire, très variable elle aussi, oscille en moyenne, en France tout au moins, entre 1,250 et 1,400 centimètres cubes pour l'homme adulte ; chez la femme ces chiffres doivent être diminués de 100 à 200 centimètres cubes environ. Rapportée au poids du corps, l'excrétion urinaire s'élève pour les deux sexes à 21 centimètres cubes par kilogramme et par jour.

Égale à 12 centimètres cubes, le premier jour après la naissance, l'excrétion urinaire s'élève à 65 centimètres cubes le dixième jour et s'accroît ensuite rapidement. L'enfant de douze ans sécrète, à poids égal, deux fois plus que l'adulte : chez le vieillard, au contraire, l'excrétion tombe presque aux chiffres de la première enfance.

A tous les âges et dans toutes les conditions, l'excrétion urinaire est sous la dépendance d'un grand nombre de facteurs. Au premier rang, il faut citer l'ingestion des liquides : le thé, le café, le champagne, la bière provoquent la diurèse ; c'est surtout à l'usage presque exclusif de cette dernière boisson que les Anglais et les Allemands doivent les chiffres fort élevés de leurs excrétions urinaires, supérieures de 150 à 300 centimètres cubes à celles des Français.

D'autres causes interviennent aussi pour augmenter notablement le volume de l'urine : l'action du froid sur la circulation périphérique, certains phénomènes nerveux (attaque hystérique, anxiété, joie).

Au contraire des actions précédentes, l'abstinence des boissons, les températures estivales élevées, les marches, les exercices violents, la sudation qui en est la conséquence, la diarrhée, les vomisssements répétés diminuent notablement le chiffre de l'excrétion urinaire et peuvent le faire tomber bien au-dessous d'un litre par jour.

Un grand nombre d'états pathologiques (intoxications, fièvres graves) se compliquent d'oligurie et aboutissent, par conséquent, au même résultat.

2° Composition chimique de l'urine. — Laissant de côté, pour le moment, tout ce qui a trait à l'élimination des substances particulières qu'une alimentation spéciale, les processus pathologiques sans nombre ou les médications diverses peuvent faire apparaître dans l'urine, nous donnerons la composition chimique moyenne d'une urine humaine, rapportée au litre et à l'excrétion de vingt-quatre heures :

			Par litre	Par 24 heures
I. — EAU			956cc	1243cc
II. — MATÉRIAUX ORGANIQUES	a. *Corps azotés.*	Urée	25g,37	33g,00
		Acide urique	0,40	0,52
		— hippurique	0,50	0,65
		Créatinine	0,80	1,00
		Xanthine et analogues	0,04	0,05
		Pigments et matières extractives	4,5	5,85
		Mucus, pepsine	Petites quantités	Pet. quant.
	b. *Corps aromatiques.*	Phénolsulfate	0,017 à 0,051	0,021 à 0,063
		Indoxylsulfate	0,004 à 0,019	0,005 à 0,022
		Skatoxylsulfate	Traces	Traces
		Acide paraoxyphénylacétique	0,010 à 0,020	0,012 à 0,024
	c. *Corps ternaires.*	Acides gras fixes ou volatils	0,010	0,012
		Acide oxalique	0,015	0,018
		Glycérophosphates	Traces	Traces
		Glycose, acide lactique, etc.	0,001	0,012
III. — CORPS MINÉRAUX		Chlorure de sodium	10,5	13,65
		Sulfates alcalins (soude, potasse)	3,1	4,03
		Phosphates calciques	0,31	0,40
		— magnésiens	0,45	0,58
		Phosphates alcalins (soude, potasse)	1,43	1,86
		Sels ammoniacaux	0,70	0,91
		Silice	Traces	Traces
		Fer	Traces	Traces
		Azotates	Traces	Traces
		Gaz (O, CO^2, Az)	»	»

Nous passerons successivement en revue les plus importants de ces composés :

A. MATIÈRES ORGANIQUES. — Les matières organiques que renferme l'urine se distinguent, comme nous le montre le tableau ci-dessus, en corps azotés, corps aromatiques et corps ternaires :

a. *Corps azotés.* — Le rein étant la voie d'élimination à peu près exclusive des déchets azotés, ces derniers forment le groupe le plus important des principes immédiats de l'urine.

L'*urée* ou *carbodiamide* $H^2Az\text{-}CO\text{-}AzH^2$ corps neutre, incolore, en beaux prismes solubles dans l'eau et l'alcool, est l'élément urinaire le plus important. Malgré le nombre de théories qui s'efforcent d'expliquer sa formation, on n'est pas encore fixé sur les réactions qui donnent naissance à l'urée. On peut cependant rapporter l'origine de cette amide : 1° A la décomposition par hydrolyse des albumines qui, préexistant dans les tissus ou introduites dans l'économie par l'alimentation, donnent naissance à de l'urée par suite de la présence dans leur molécule d'un groupement générateur Az—CO—Az... 2° A la combinaison de l'acide carbonique avec l'ammoniaque provenant de la destruction intraorganique des substances albuminoïdes ($CO^2 + 2AzH^3 = H^2O + H^2Az - CO - AzH^2$). La théorie suivant laquelle le foie serait le siège de cette transformation n'est pas encore absolument établie, bien que l'urée diminue considérablement dans les lésions du foie (SCHMIEDEBERG).

Quelle que soit la théorie qu'on admette, la production de l'urée est étroitement liée à la désassimilation des substances quaternaires ; elle n'en est pas seulement le témoin, elle en donne la mesure. C'est ainsi que l'excrétion de l'urée augmente par le régime carné, diminue par une alimentation végétale, mais ne s'abaisse jamais jusqu'à zéro, même par le jeûne absolu.

L'urée augmente sensiblement à la suite du travail musculaire, après l'administration du phosphore, des sels organiques d'ammoniaque, dans la fièvre, après l'ablation des tumeurs abdominales, sans doute à la suite de l'autophagie des liquides albumineux épanchés et des tissus mortifiés en voie de résorption.

L'*acide urique* $C^5H^4Az^4O^3$ est une poudre blanche, cristalline, fort peu soluble dans l'eau et dont les sels alcalins eux-mêmes se dissolvent mal. — L'acide urique ne saurait être considéré comme un produit de désassimilation incomplète des albumines ; il provient plus vraisemblablement de la décomposition des nucléines qui constituent les noyaux cellulaires, bien qu'on ne l'ait jamais rencontré dans les végétaux où abondent cependant les nucléines et leurs produits de dédoublement (xanthine, adénine et autres composés voisins de l'acide urique). — La production d'acide urique s'élève par une alimentation riche en viandes, dans la fièvre, chez les goutteux, les rhumatisants et surtout les leucémiques.

L'*acide hippurique* $CO^2H - CH^2.AzH.C^7H^5O$. ou *benzoylglycocolle* est en prismes incolores peu solubles. Il provient de l'union, dans le rein, de l'acide benzoïque introduit par l'alimentation végétale avec le glycocolle, produit de dédoublement des albumines. Tout ce qui augmente dans l'alimentation la proportion d'acide benzoïque élève l'excrétion d'acide hippurique.

La *créatinine* $C^5H^7Az^3O$ se présente sous la forme de prismes incolores très solubles, fortement alcalins. Elle provient vraisemblablement de la créatine de la viande; car, par le régime lacté exclusif, elle disparaît complètement. Elle augmente, au contraire, par l'exercice musculaire prolongé.

Les *corps xanthiques* comprennent la *xanthine* $C^5H^4Az^4O^2$ et la *sarcine* ou *hypoxanthine* $C^5H^4Az^4O$, corps vaguement cristallisés, peu solubles, et qui paraissent provenir de la désassimilation de la nucléine. L'urine n'en renferme d'ailleurs que des traces.

Au nombre des pigments urinaires figure l'*urochrome*, pigment jaune très voisin de l'urobiline et qui provient certainement de cette substance, d'autres pigments voisins (*urobiline*, *urolutéine*, etc.).

L'urine renferme encore des principes complexes fort mal connus et désignés sous le nom générique d'*extractifs*.

On y trouve enfin une trace de ferment soluble voisin de la pepsine et de la mucine, matière albuminoïde qui par hydrolyse fournit un hydrate de carbone voisin des gommes et des sucres (Lœbisch).

b. *Corps aromatiques.* — Ils ont tous un caractère commun : ce sont des produits ultimes de la putréfaction intestinale des substances albuminoïdes, combinés ultérieurement à l'acide sulfurique pour donner de véritables éthers, comme le *sulfate acide de phényle* $HO - SO^2 - OC^6H^5$.

Le plus important de ces dérivés est l'*indogène* ou *acide indoxylsulfurique* $C^8H^6AzO.SO^3H$. C'est ce corps qui, en s'oxydant à l'air, donne naissance au pigment rouge des urines. Oxydé plus énergiquement, il fournit l'indigo des teinturiers.

L'*acide skatoxylsulfurique* $C^9H^8AzO.SO^3H$ est un homologue du précédent et présente les mêmes propriétés.

Ces combinaisons, découvertes et étudiées par Baumann, ont été l'objet d'un grand nombre de recherches. On sait qu'elles augmentent en même temps que les putréfactions intestinales, et les variations de leur excrétion rénale mesurent l'intensité de ces putréfactions.

En même temps que les composés précédents, on a découvert dans l'urine la présence de plusieurs acides-phénols, dont le plus important est l'*acide paraoxyphénylacétique* $HO - C^6H^4 - CH^2 - CO^2H$ qui se rattache, par la tyrosine dont il provient, à la destruction hydrolytique des matières albuminoïdes. Certains sujets, qui ne présentent d'ailleurs aucun trouble pathologique, émettent une urine qui se colore fortement en brun ou en noir quelques heures après la miction. Bœdecker, qui a signalé le premier ce phénomène curieux, l'a désigné sous le nom d'*alkaptonurie*. Les travaux récents de Kirk, Wolkow et Baumann (*Zeitschr. f. physiol. Chem.*, Bd. XV, 228) ont établi que la matière chromogène de ces urines, l'*alkaptone* par conséquent, était constituée par des acides phénols, l'*acide homogentisique* $^2(HO) = C^6H^3 - CH^2 - CO^2H$ et l'*acide uroleucique* $^3(OH) \equiv C^6H^2 - CH^2 - CO^2H$.

c. *Corps ternaires.* — Ils sont fort peu abondants dans l'urine qui reste presque complètement étrangère à l'élimination des déchets de l'alimentation ternaire.

Le plus important est l'*acide oxalique* $C^2O^4H^2$ qui préexiste dans un grand nombre de végétaux alimentaires, provient du dédoublement des albumines et sans doute aussi de l'oxydation incomplète des hydrocarbonés. Il se rencontre presque toujours à l'état d'oxalate calcaire.

Quant aux autres composés ternaires, *acides gras*, *acide lactique*, *acide phosphoglycérique*, *glycose*, *alcool*, *acétone*, *inosite*, *acide glycuronique*, ils n'existent qu'à l'état de trace, douteuse pour plusieurs d'entre eux ; encore peut-on dire que leur présence dans l'urine n'est pas absolument constante. Ce sont des corps échappés à la destruction totale que subissent dans l'économie les aliments ternaires. Sauf pour le glucose et l'acide oxalique, on ne sait presque rien de précis sur leurs variations pathologiques.

B. Composés minéraux. — La plupart d'entre eux reconnaissent deux origines : l'alimentation et la désassimilation des tissus dont ils font partie intégrante.

C'est ainsi que le *chlorure de sodium* en particulier provient du sel alimentaire aussi bien que des modifications chimiques dont le plasma sanguin est le siège. Ce qui le prouve c'est la diminution et quelquefois la disparition complète des chlorures, dans les maladies fébriles aiguës, tout spécialement dans la pneumonie : leur réapparition dans l'urine constitue au contraire un des meilleurs symptômes de la défervescence.

Les *phosphates*, eux aussi, proviennent des aliments et de l'usure des albumines de nos tissus riches en phosphore telles que les nucléines. L'excrétion phosphorique est particulièrement élevée après un repas de viande, à la suite de l'activité intellectuelle intense et du travail physique prolongé. La phosphaturie s'accuse encore dans la méningite, le rachitisme, l'ostéomalacie, au début de la tuberculose, dans quelques affections du système nerveux, dans certaines dyscrasies telles que le diabète phosphatique de Teissier.

L'*acide sulfurique* existe dans l'urine sous trois états : 1° les sulfates de l'alimentation et de l'usure organique ; 2° l'acide sulfurique combiné aux corps aromatiques étudiés plus haut; l'origine n'en est pas exactement fixée; 3° enfin des composés organiques sulfurés encore inconnus et où le soufre est engagé sous forme de combinaison très stable, difficilement oxydable (Salkowski, Lépine et Guérin). Une part de cet acide sulfurique revient à l'oxydation du copule sulfuré qui entre dans la constitution des albumines.

Une faible partie de l'*ammoniaque urinaire* préexiste dans quelques aliments : mais on peut dire que la part qui revient à la désassimilation des tissus dans la génèse de cet alcali est prépondérante. L'ammoniurie est en effet exagérée dans les maladies fébriles et dans toutes les affections qui s'accompagnent d'une désassimilation intense.

Les autres composés minéraux n'entrent qu'à l'état de traces insignifiantes dans l'urine normale.

Pour compléter les indications précédentes, nous passerons rapidement en revue les éléments anormaux qui, à la suite d'un grand nombre d'états pathologiques, traversent le rein et passent dans l'urine :

1° Ce sont d'abord des albumines et en premier lieu : la *sérine du sang*, souvent mélangée de *globuline* (albuminurie transitoire, lithiase rénale, mal de Bright, troubles circulatoires, etc., etc.); la *fibrine* (hématurie); les *albumoses* ou *propeptones* (ostéomalacie, néphrite aiguë); les *peptones* (carcinomes, processus pyogènes, pneumonie, exsudats pleuraux, grossesse, atrophie aiguë du foie, intoxications par le phosphore, etc.); les *mucines* et *nucléo-albumines* (cystite, etc.).

2° Parmi les corps ternaires, nous signalerons tout d'abord, comme l'élément le plus important, le *glycose* ou *dextrose*, $C^6H^{12}O^6$ (glycosurie alimentaire, glycosurie transitoire, diabète sucré); la *lactose* $C^{12}H^{22}O^{11}$ (nourrices au moment du sevrage); l'*inosite* $C^6H^6.(OH)^6$ (diabète, albuminurie, polyurie avec lésions médullaires); plus rarement la *dextrine*, l'*érythrodextrine*, le *glycogène* $C^6H^{10}O^5$, le *laïose* (?) (diabète); l'*acétone* C^3H^6O (diabète, coma diabétique, états fébriles, psychoses, troubles digestifs, etc., etc.); l'*acide diacétique* ou *acétylacétique* $C^4H^6O^3$ et l'*acide β-oxybutyrique* lévogyre $C^4H^8O^3$ (coma diabétique).

3° Plus rarement, on constate l'élimination rénale de *graisse*, la chylurie (affections parasitaires du sang), cachexies, phtisie pulmonaire, pyohémie, phosphorisme aigu, affections diverses du foie et du pancréas); l'apparition, très rare d'ailleurs, d'un beau corps sulfuré cristallisant en belles lamelles hexagonales, la *cystine* $C^6H^{12}Az^2S^2O^4$ ne paraît s'accompagner d'aucun trouble pathologique notable; la *leucine* $C^6H^{13}AzO^2$, la *tyrosine* $C^9H^{11}AzO^3$ s'éliminent à la suite des lésions hépatiques graves.

4° Signalons encore un certain nombre de diamines la *putréscine* ou *tétraméthylène-diamine* $C^4H^{12}Az^2$; la *pentaméthylène diamine* ou *cadavérine* $C^5H^{14}Az^2$, qui sont de véritables ptomaïnes; les *hyposulfites*, l'*hydrogène sulfuré*, l'*acide carbonique* libre non dissous (*pneumaturie*); certains corps indéterminés qui donnent avec l'acide diazobenzol-sulfurique la *diazo-réaction d'Ehrlich.*

5° Comme complications de quelques états pathologiques, on voit apparaître dans l'urine du sang en nature avec tous ses éléments histologiques et chimiques : globules, albumines, hémoglobine plus ou moins modifiée (hématurie, pyurie, méthémoglobine). L'élimination des pigments biliaires est au moins aussi fréquente ; celle des acides biliaires l'est beaucoup moins.

6° L'urine peut encore servir de véhicule à un grand nombre d'êtres vivants, levures, bactéries, *Micrococcus ureæ*, *Micrococcus ochroleucus*, *Orchiococcus urethræ* (L. Hugounenq et J. Eraud), *Bacillus septicus*, *Staphylococcus pyogenes aureus*, *Urobacillus liquefaciens*, etc., etc.; d'autres parasites plus élevés en organisation, *Filaria sanguinis hominis*, *Distomum hæmatobium*, *Billharzia*, etc., etc.

7° Enfin, rappelons pour terminer que presque tous les médicaments introduits dans l'organisme s'éliminent par le rein et se retrouvent dans l'urine après avoir subi des modifications quelquefois complexes et dont l'étude, d'ailleurs très longue, ne saurait trouver place ici.

A consulter, au sujet des reins : Isaacs, Journ. de physiol., 1858; Beer, *Die Bindesubstanz der Niere*, etc., Berlin. 1859; Ludwig und Zawarykin, *Zur Anat. der Niere*, Wien. Akad. Sitzungsb., Bd. 48, 1864; Schweiger-Seidel, *Die Niere des Menschen und der Säuger*, Halle 1865; Gross, *Essai sur la structure microsc. du rein*, Strasbourg, 1868; Ludwig, Article *Rein* du Stricker's Handbuch, 1871; Pourteyron, *Etude comparative sur l'anatomie et la pathologie des deux reins*, Th. Paris, 1872; Eberth, Med. Centralbl., 1872; Heidenhain, Arch. f. mikr. Anatomie, 1873; Reineberg, *Bidrag till Kännedomen om glomeruli Malpighi hos människan*, Nord. medic. Ark., 1879; Henschen, *Akad. Afhandl. in Upsala*, 1879; Hortolès, *Rech. histol. sur le glomérule et les épithéliums du rein*, Arch. de Physiol., 1881; Browicz, *Zur Struct. der Gefässe in Malpighi'schen Knäuel*, Krakau, 1881; Cornil, *Note sur le passage du bleu de Prusse à travers les cellules du rein*, Gaz. méd. 1881; Müller, *Das Porenfeld des Nieren des Menschen u. einiger Haussäugethiere*, Arch. f. Anat. u. Physiol., 1883; Callais, *Ectopie rénale*, Th. Paris, 1883; Brouillot, *Sur l'épithélium sécréteur du rein des batraciens*, C. R. Acad. des Sc., 1883; Steinach, *Studien über den Blutkreislauf der Niere*, Sitz. d. Wien. Akad. 1884; Geberg, *Ueber directe Anastomosen zwischen Arterien u. Venen in der Nierenkapsel*, Internat. Monatschr. f. Anat. u. Physiol., 1885; Steiger, *Beiträge zur Histol. der Nieren*, Virchow's Arch., 1886; Marchese, *Le anomalie dei reni in rapporto alle anomalie della colonna vertebrale nell'uomo*, Bull. Accad. de med., Roma, 1886; Jardet, *Présence dans les reins, à l'état normal et à l'état pathologique, de faisceaux de fibres musculaires lisses*, Arch. de Physiol., 1886; Kostjurin, *Das glatte Muskelgewebe der Nieren und seine Bedeutung als Harnableiter*, Arch. f. experim. Pathol., 1888; Hedinger, *Ueber den Bau der Malpighi'schen Gefässknauel der Niere*, Th. Breslau, 1888; Little, *The depht of the Cortex of the Kidney*, Journ. of Anat. and Physiol., 1888; Récamier, *Etude sur les rapports du rein et leur exploration*, Th. de Paris, 1889; Golgi, *Annotaz. intorno all'istologia dei reni dell'uomo*, etc., Rendic. R. Accad. dei Lincei, 1889; Tuffier, *La capsule adipeuse du rein au point de vue chirurgical*, Rev. de Chir., 1890; Rothstein, *Zur Kenntniss des Nierenepithels*, Verhandl. des biolog. Vereins im Stockholm, 1891; Tuffier et Lejars, *Les veines de la capsule adipeuse du rein*, Arch. de Physiol., 1891.

ARTICLE II

CAPSULES SURRÉNALES

Les capsules surrénales sont des organes d'apparence glanduleuse occupant la partie supérieure et postérieure de la cavité abdominale. Leurs fonctions, dans l'organisme, sont encore énigmatiques. On sait qu'Addison, en 1855, a rattaché à l'altération de ces organes une affection, qui depuis porte son nom (*maladie d'Addison* ou *maladie bronzée*), et qui est essentiellement caractérisée au point de vue symptomatique par une anémie profonde et une coloration foncée des téguments. Tout récemment ABELOUS et LANGLOIS ont conclu de nombreuses expériences que les capsules surrénales, véritables glandes à sécrétion interne, élaboraient une substance qui, transportée dans le torrent circulatoire par les veines ou les lymphatiques, avait pour effet de neutraliser ou de détruire des poisons à type curarisant, lesquels se produisent normalement au cours du travail musculaire. La signification morphologique des capsules surrénales n'est guère mieux connue. GEGENBAUR, en se basant sur certaines relations embryologiques qui existent entre le sympathique abdominal et les capsules surrénales, a cru devoir décrire ces derniers organes comme une dépendance du grand sympathique. Mais nous verrons plus loin que, si ces relations sont indéniables pour la portion centrale de la capsule surrénale, elles n'existent nullement pour sa portion corticale, laquelle dérive manifestement du mésoblaste comme le rein lui-même. En tenant compte de ce dernier fait, en tenant compte aussi des rapports intimes qu'elles présentent chez tous les mammifères avec les reins, nous décrirons les capsules surrénales à la suite de ces derniers organes.

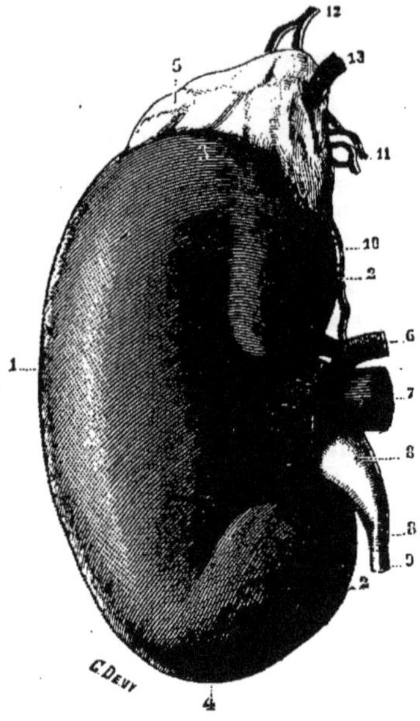

Fig. 1518.

Le rein et la capsule surrénale du côté droit, vue antérieure.

1, bord externe. — 2, bord interne, avec 2', hile. — 3, extrémité supérieure. — 4, extrémité inférieure. — 5, capsule surrénale. — 6, artère rénale et ses divisions. — 7, veine rénale. — 8, bassinet, avec 8', son collet. — 9, uretère. — 10, artère capsulaire inférieure. — 11, artère capsulaire moyenne. — 12, artère capsulaire supérieure. — 13, grande veine capsulaire.

§ I. — CONSIDÉRATIONS GÉNÉRALES

1° Situation et moyens de fixité. — Au nombre de deux, l'une droite, l'autre gauche, les capsules surrénales sont situées au-dessus des reins, ce qui leur a valu leur nom. De là encore le nom de *reins succenturiés*, sous lequel les avait désignées CASSERIUS. Les relations du rein avec la capsule surrénale se bornent à ce simple rapport de contiguïté. Il n'existe entre les deux organes aucune connexion physiologique et, si nous ne connaissons rien ou presque rien des fonctions des capsules surrénales, nous savons tout au moins que ces fonctions ne se rattachent nullement à l'uropoïèse. Du reste, dans les cas où le rein se trouve déplacé, soit accidentellement, soit congénitalement, les capsules n'en conservent pas moins leur situation normale.

Les capsules surrénales sont maintenues en position par les vaisseaux qui leur arrivent ou qui en émergent, par les filets nerveux qu'elles reçoivent et surtout par une multitude de faisceaux conjonctifs qui, partant de sa surface, viennent se fixer d'autre part sur les organes voisins, sur le foie, sur le diaphragme, sur la veine cave inférieure.

2° Dimensions et poids. — Les capsules surrénales mesurent 30 millimètres de hauteur, sur 25 millimètres de largeur et 5 ou 6 millimètres d'épaisseur. Elles pèsent habituellement de 6 à 7 grammes. Leur poids spécifique est de 1,016 d'après KRAUSE, de 1,033 d'après HUSCHKE.

Ces chiffres ne représentent bien entendu que des moyennes qui, dans bien des cas, seront ou trop élevées ou trop faibles. Les capsules surrénales, en effet, varient beaucoup dans leur développement, et l'observation démontre qu'en dehors de toute influence pathologique, les plus petites sont aux plus volumineuses comme le chiffre 1 est au chiffre 2. Ces organes sont relativement plus développés chez le fœtus et surtout chez l'embryon que chez l'adulte. D'après GOTTSCHAU, elles augmenteraient de volume, du moins chez les mammifères (lapines), pendant la période de gestation.

Nous ajouterons que les deux capsules surrénales sont rarement égales : celle de droite, probablement à cause de la compression qu'exerce sur elle le foie, est ordinairement un peu moins volumineuse et pèse un peu moins que celle du côté opposé.

3° Couleur et consistance. — Vues extérieurement, les capsules surrénales nous présentent une coloration brun jaunâtre, tirant plus ou moins sur le rouge dans les cas de stase sanguine. Sur des coupes de l'organe, cette coloration est toujours un peu plus foncée, surtout à la partie centrale : cette dernière, par suite de l'altération cadavérique, prend même dans certains cas une teinte franchement noirâtre. Les capsules surrénales ont une consistance assez molle, un peu inférieure dans la plupart des cas à celle du thymus ou de la thyroïde.

§ II. — CONFORMATION EXTÉRIEURE

La capsule surrénale a la forme d'un cône, dont la base serait dirigée en bas et qu'on aurait fortement aplati d'avant en arrière. Elle coiffe le rein à la manière d'un bonnet phrygien. On lui considère deux faces, deux bords, une base et un sommet (fig. 1518,5).

1° Face antérieure. — La face antérieure, légèrement concave ou convexe, mais le plus souvent concave, nous présente, un peu au-dessous de sa partie moyenne, un sillon curviligne, qui se dirige tantôt transversalement, tantôt obliquement de haut en bas et de dedans en dehors (fig. 1522,*b*). Ce sillon, tantôt superficiel, tantôt plus ou moins profond, constitue ce qu'on appelle le *hile*. C'est à son niveau, en effet, que pénètrent un certain nombre de branches artérielles et qu'émerge la veine principale de l'organe ou veine centrale. — A gauche, cette face est recouverte par le péritoine et répond successivement au bord postérieur de la rate, à la grosse tubérosité de l'estomac et, dans un grand nombre de cas, à la queue du pancréas. — A droite, elle est en rapport, avec ou sans interposition du péritoine, avec la partie la plus reculée du foie (fig. 1519) et nous avons déjà décrit, sous le nom de *facette surrénale*, l'empreinte que forme la capsule sur la face inférieure de ce dernier organe.

2° **Face postérieure.** — La face postérieure, moins étendue en hauteur que la précédente, plane ou légèrement convexe, un peu tournée en dedans, repose directement sur la portion lombaire du diaphragme, en regard de la dixième vertèbre dorsale. Elle répond, par l'intermédiaire du muscle diaphragme, tout d'abord au cul-de-sac inférieur de la plèvre (sinus costo-diaphragmatique), puis, sur un plan plus postérieur, aux dixième et onzième côtes et à l'espace intercostal qui les sépare.

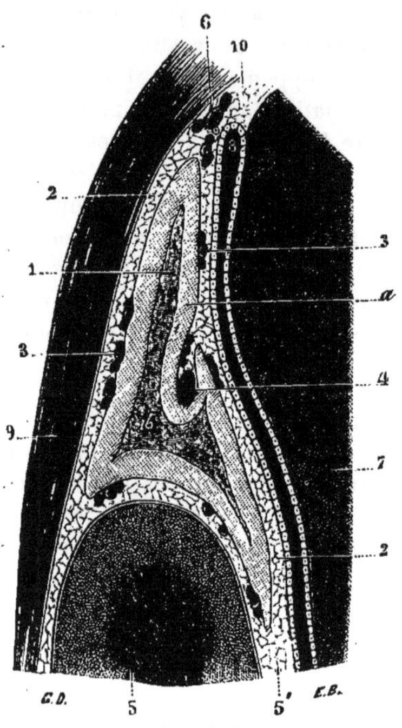

Fig. 1519.

Coupe verticale et antéro-postérieure de la capsule surrénale droite : segment interne de la coupe.

1, capsule surrénale, avec : *a*, sa substance corticale ; *b*, sa substance médullaire. — 2, enveloppe cellulo-adipeuse. — 3, 3, artères capsulaires. — 4, veine centrale. 5, rein, avec 5', sa capsule adipeuse. — 6, artère diaphragmatique supérieure. — 7, foie. — 8, feuillet inférieur du ligament coronaire. — 9, diaphragme. — 10, tissu cellulaire rétro-hépatique.

3° **Bord externe.** — Le bord externe, convexe, régulier ou plus ou moins sinueux, se dirige obliquement en bas et en dehors. Comme la face postérieure, il repose sur le diaphragme.

4° **Bord interne.** — Le bord interne, presque vertical, est en rapport, à droite avec la veine cave inférieure, à gauche avec l'aorte. Il répond, en outre, au plexus solaire et tout particulièrement aux ganglions semi-lunaires.

5° **Sommet.** — Le sommet regarde en haut, en dedans et un peu en avant. — Quand la capsule surrénale est très étendue verticalement et franchement conique (*type conoïde*), ce sommet est nettement marqué. — Quand, au contraire, la capsule est peu élevée, étendue surtout en largeur (*type semi-ovoïde*), il est arrondi et plus ou moins effacé : les deux bords antérieur et postérieur se confondent alors, sans ligne de démarcation aucune, sur le point le plus élevé de la glande, et n'en forment plus pour ainsi dire qu'un seul, le *bord supérieur* de certains auteurs.

6° **Base.** — La base est une surface concave reposant sur l'extrémité supérieure du rein, à laquelle elle est unie par un tissu cellulaire lâche. Cette surface n'est pas horizontale, mais taillée obliquement de haut en bas et d'arrière en avant. Il en résulte que la capsule surrénale descend beaucoup plus bas sur la face antérieure du rein que sur sa face postérieure.

§ III. — Constitution anatomique

Envisagées au point de vue de leur constitution anatomique, les capsules surrénales se composent, comme les reins, d'une enveloppe conjonctive et d'un tissu propre (fig. 1520).

1° **Enveloppe conjonctive.** — Les capsules surrénales sont enveloppées sur tout leur pourtour par une enveloppe conjonctive, assez mince, mais très résistante. — Ses couches superficielles, confondues avec les diverses couches celluleuses du voisinage, se chargent chez l'adulte d'une quantité plus ou moins abondante de graisse. L'organe tout entier baigne alors dans une atmosphère cellulo-graisseuse, qui fait suite à celle du rein. — Par sa surface intérieure, l'enveloppe conjonctive de la capsule surrénale envoie dans l'épaisseur de l'organe une multitude de cloisons lamelleuses, qui marchent en sens radiaire et qui, en s'unissant les unes aux autres par leurs bords, forment un système de canaux à coupe hexagonale, que l'on a comparés aux alvéoles d'une ruche d'abeilles. C'est dans ces alvéoles, longues de 2 millimètres à 2 millimètres et demi, larges de 35 à 45 μ, que se disposent les éléments propres de la substance corticale. Les cloisons conjonctives précitées s'étendent sans interruption dans toute l'épaisseur de la substance corticale. Arrivées à la limite interne de cette dernière, elles se résolvent en de minces filaments conjonctifs, qui pénètrent dans la substance médullaire et la traversent dans tous les sens.

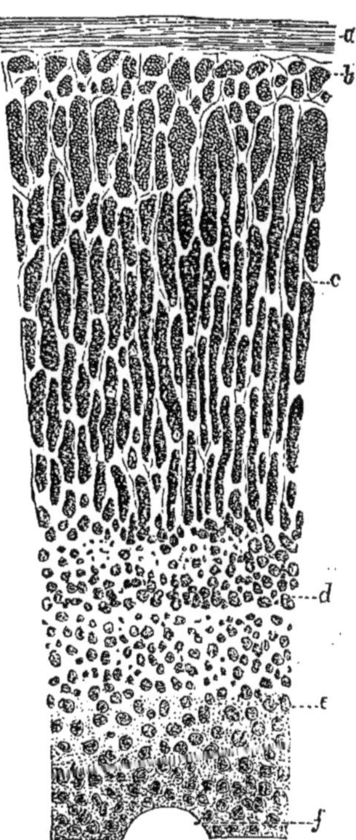

Fig. 1520.
Coupe transversale de la capsule surrénale de l'homme (d'après (Eberth).

a, enveloppe conjonctive. — *b*, *c*, *d*, zone glomérulaire, zone fasciculée et zone réticulaire de la substance corticale. — *e*, substance médullaire. — *f*, une grosse veine.

2° **Tissu propre.** — Le tissu propre de la capsule surrénale comprend deux substances bien distinctes, l'une périphérique ou corticale, l'autre centrale ou médullaire.

a. *Substance corticale.* — La substance corticale (fig. 1520, *b*, *c*, *d*) a une coloration jaunâtre, une consistance relativement ferme, une épaisseur variant de 1 millimètre à 1 millimètre et demi. A elle seule, elle représente environ les deux tiers de la capsule surrénale.

Elle est constituée par des amas de cellules, tassées les unes contre les autres et remplissant exactement les alvéoles conjonctives ci-dessus décrites. Ces amas cellulaires, vus sur des coupes transversales de l'organe, diffèrent d'aspect suivant les régions où on les considère. Immédiatement au-dessous de l'enveloppe extérieure, dans les couches les plus superficielles par conséquent, ils nous apparaissent sous la forme de petites masses sphériques, séparées les unes des autres, par de minces cloisons conjonctives (*b*). Plus bas, ce sont des cordons continus (*cylindres corticaux* de Kölliker), régulièrement disposés en sens radiaire (*c*). Plus bas encore, tout contre la substance médullaire, ce sont encore des cordons cylindroïdes : mais ici, ils sont orientés un peu dans tous les sens et, de plus, ils s'anastomosent fréquemment entre eux de façon à former dans leur ensemble une sorte de réseau (*d*). Cette variété dans l'aspect des amas cellulaires qui constituent l'élément essentiel de la substance corticale, a permis de diviser cette substance en trois zones, savoir : une *zone externe* ou *glomérulaire ;* une *zone moyenne* ou *fasciculée;* une *zone interne* ou *réticulaire*. De ces trois zones, la moyenne est de beaucoup la plus importante comme nous le montre la figure 1520. Les deux autres, l'externe et l'interne, sont relativement fort minces.

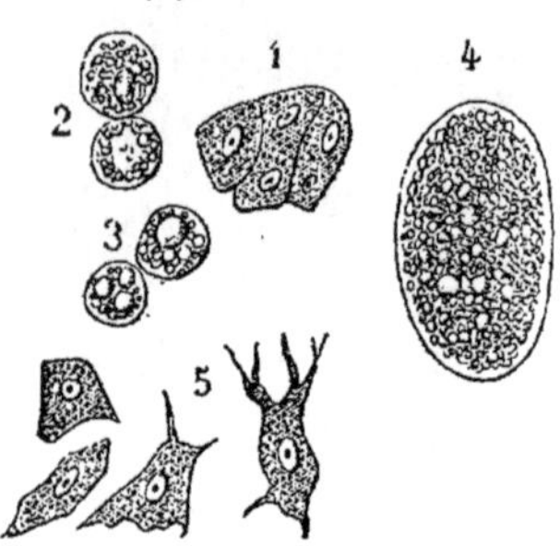

Fig. 1521.
Cellules de la capsule surrénale de l'homme (d'après Kölliker).

1, cinq cellules de la pointe d'un cylindre cortical, remplies d'une substance pâle. — 2, cellules pigmentées de la zone réticulaire. — 3, cellules contenant de la graisse, provenant d'une substance corticale colorée en jaune. — 4, grosse vésicule remplie de graisse, provenant d'une capsule semblable. — 5, cinq cellules de la substance médullaire, avec leurs prolongements.

Considérées isolément (fig. 1521), les cellules de l'écorce sont pour la plupart polyédriques, se correspondant exactement par de petites facettes planes. Leur diamètre varie de 15 à 20 μ. Elles contiennent, outre un noyau volumineux (de 5 à 10 μ), des molécules albuminoïdes et des granulations graisseuses. Ces granulations graisseuses sont habituellement peu abondantes. Dans certains cas, cependant, leur nombre est tellement considérable qu'elles remplissent complètement les cellules et que ces dernières, pour employer une comparaison de Kölliker, ressemblent à des cellules de foie gras (fig. 1521, 4). Les cellules de la zone réticulée renferment en outre des granulations pigmentaires, ce qui donne à cette zone une coloration brune plus ou moins prononcée.

Ecker avait cru voir autour des amas cellulaires précités une membrane propre et, de ce fait, il avait considéré ces amas comme de véritables culs-de-sac glandulaires. Mais cette prétendue membrane n'a été retrouvée par aucun histologiste, et l'opinion d'Ecker n'a plus aujourd'hui qu'un intérêt purement historique.

b. *Substance médullaire.* — La substance médullaire, entièrement incluse dans la précédente (fig. 1520, *e*), représente le tiers seulement de la capsule surrénale. Son épaisseur varie, suivant les points examinés, de 1/4 de millimètre (voisinage des bords) à 2 ou 3 millimètres (partie centrale). Elle se distingue de la substance corticale par sa coloration qui est grisâtre ou brun foncé, par sa vascularisation qui est plus riche, par sa consistance qui est plus faible et surtout par sa grande friabilité. Après la mort, elle s'altère avec la plus grande rapidité, se ramollit et se transforme parfois en une substance diffluente. Si, dans ces conditions, on sectionne l'organe, on rencontre à son centre une sorte de cavité remplie de liquide : c'est vraisemblablement à des observations de cette nature, considérées à tort comme représentant l'état normal, que les capsules surrénales sont redevables du nom impropre sous lequel on les désigne encore aujourd'hui. Les noms de *corps surrénaux* ou d'*organes surrénaux* seraient bien préférables.

Histologiquement, la substance médullaire se compose, comme la substance corticale, d'un stroma conjonctif et d'éléments cellulaires. — Le stroma est une sorte de réseau très fin, très délicat, formé par les filaments conjonctifs, signalés ci-dessus, qui représentent les terminaisons des cloisons alvéolaires de la substance corticale. — Quant aux cellules, elles remplissent les mailles de ce réticulum.

Les cellules de la substance médullaire mesurent en moyenne de 25 à 30 μ : elles sont, par conséquent, plus volumineuses que celles de la substance corticale. Elles diffèrent encore de ces dernières par leur forme, en ce que leur contour est anguleux, émettant le plus souvent, comme les cellules nerveuses des centres, des prolongements simples ou plus ou moins ramifiés (fig. 1521, 5). Elles en diffèrent enfin par leur réaction chimique : elles se colorent en brun foncé sous l'influence du bichromate de potasse, tandis que cette substance est sans action sur les cellules de l'écorce.

Capsules surrénales accessoires. — On observe fréquemment (10 fois sur 42 autopsies, R. May) des capsules surrénales accessoires, dont le volume varie ordinairement de celui d'une tête d'épingle à celui d'un pois.

On les rencontre dans trois régions principales : dans les reins, dans la zone du sympathique abdominal, au voisinage des glandes génitales. — Dans les reins, des glandes surrénales accessoires ont été signalées par Rokitansky, par Grawitz, par Moglia. Pillet (1890), sur un vieillard de l'hospice d'Ivry, a rencontré un fragment de capsule surrénale, aplati et mince comme une pièce de cinquante centimes, situé sous l'enveloppe fibreuse du rein. — Le plexus solaire est le siège de prédilection des glandes surrénales accessoires : elles se développent, suivant les cas, autour des ganglions semi-lunaires, dans leur épaisseur (un cas de Jaboulay), sur les rameaux qui en partent, etc. Stilling, qui en a fait une étude minutieuse chez le lapin, chez le chien et chez le chat, les considère comme constantes. Elles sont, en outre, fort nombreuses et une fois, sur un jeune chat, il en a compté plus de trente. Elles sont arrondies, ovalaires ou plus ou moins allongées. Leur volume est également très variable : certaines sont à peine visibles à l'œil nu, tandis que d'autres atteignent jusqu'à 1 centimètre de diamètre. — En ce qui concerne les capsules surrénales accessoires développées au voisinage des glandes génitales, on les rencontre : chez la femme, dans l'épaisseur des ligaments larges, à côté de l'organe de Rosenmüller ou du paroophore de Waldeyer (observations de Marchand, de Chiari, de Grawitz); chez l'homme, dans la région de l'épididyme. Dagonnet, en 1885, a rencontré une glande surrénale accessoire dans l'épididyme du côté droit chez un enfant, et tout récemment Pillet a communiqué à la Société anatomique le fait d'une nouvelle capsule surrénale accessoire, observée par lui dans le méso-épididyme d'un nouveau-né. Il est à noter que les débris surrénaux qui constituent ce troisième groupe se développent, non pas dans les glandes génitales elles-mêmes, mais bien dans les portions d'origine wolffienne qui les avoisinent. Ce fait est important et nous en donnerons l'explication tout à l'heure.

Parmi les capsules surrénales accessoires, un certain nombre présentent exactement la même structure que les capsules normales. Comme ces dernières, elles possèdent deux substances, l'une centrale, l'autre corticale. D'autres, au contraire, sont constituées par une seule de ces substances et les observations histologiques nous démontrent que, tandis que les capsules accessoires développées au voisinage des glandes génitales ne comprennent dans leur masse que de la substance corticale, celles qui se trouvent situées dans la zone du sympathique se composent exclusivement, dans la plupart des cas, de substance médullaire.

L'embryologie et l'anatomie comparée nous expliquent ce double fait d'une façon on ne peut plus satisfaisante. — L'embryologie, tout d'abord, nous apprend que les deux substances fondamentales des capsules surrénales ont une origine toute différente : la substance médullaire dérive du système nerveux sympathique; la substance corticale provient, comme le corps de Wolff, du mésoblaste. La capsule surrénale se compose donc embryologiquement, de deux parties, une *partie nerveuse* et une *partie mésoblastique*, dont l'une est enveloppée et l'autre enveloppante. — L'anatomie comparée, à son tour, confirme pleinement cette manière de voir. Chez les élasmobranches, comme l'a établi Balfour, les deux parties, non seulement se développent isolément, mais restent séparées : les capsules surrénales comprennent chez eux « une série de corps pairs dérivés du grand sympathique et un corps impair d'origine mésoblastique ». Chez les amniotes, l'organe nerveux et l'organe mésoblastique, originellement distincts, se réunissent ensuite, au cours du développement, pour constituer la capsule surrénale mixte, telle que nous la rencontrons chez tous les mammifères.

Ces faits éclairent d'une vive lumière l'histoire des capsules surrénales accessoires chez l'homme, et l'on comprend maintenant : 1° comment il se fait que des capsules surrénales accessoires, composées exclusivement de substance corticale (partie mésoblastique), se rencontrent au voisinage des glandes génitales, à côté des débris ou des dérivés du corps de Wolff, qui les a entraînées; 2° comment il se fait que des capsules surrénales accessoires soient si fréquentes dans la zone du sympathique abdominal et que ces dernières soient, pour la plupart, exclusivement formées par de la substance médullaire (partie nerveuse).

L'existence des capsules surrénales accessoires a, en physiologie expérimentale et en anatomie pathologique, une importance considérable. Elle nous explique l'impossibilité, pour l'expérimentateur, de détruire complètement toutes les formations surrénales : s'il peut enlever ou détruire sur place les capsules normales, celles qui coiffent les reins, il ne réussira pas à atteindre les nombreuses capsules accessoires qui occupent la zone du sympathique, et ces dernières, ainsi respectées, pourront parfaitement augmenter de volume et suppléer, d'une façon plus ou moins complète, celles qui ont été détruites. Comme conséquence, l'anatomo-pathologiste qui rencontrera à l'autopsie la dégénérescence des capsules surrénales sur un sujet qui n'aura présenté de son vivant aucun des symptômes de la maladie d'Addison, ne sera nullement autorisé à conclure de ce fait à la négation de toute relation pathologique entre cette affection et la dégénérescence des capsules surrénales. Il aura pour devoir d'examiner attentivement s'il n'existe pas dans les régions sus-indiquées, principalement dans la zone du plexus solaire, des capsules surrénales surnuméraires présentant cette hypertrophie que Stilling a appelée fort justement *hypertrophie compensatrice* et qui est susceptible de suppléer les capsules altérées ou détruites.

§ IV. — Vaisseaux et nerfs

Les capsules surrénales possèdent une richesse de vascularisation et d'innervation, peu conciliable avec l'opinion émise par certains auteurs qu'elles ne seraient, chez l'adulte, que des organes rudimentaires. Elles dénotent chez elles, au contraire, une fonction réelle qui, pour être encore mal connue, n'en est pas moins très active.

1° **Artères.** — Les capsules surrénales reçoivent trois artères, dites *capsu-*

laires, que l'on distingue, d'après leur origine comme d'après leur mode de distribution, en supérieure, moyenne et inférieure (fig. 1522). — La *capsulaire supérieure* (7), branche de la diaphragmatique inférieure, aborde l'organe au voisinage de son sommet et descend ensuite le long de son bord externe. — La *capsulaire moyenne* (8), branche de l'aorte abdominale, l'atteint au niveau de son bord interne et se ramifie sur ses deux faces; elle envoie toujours un ou deux rameaux dans le sillon qui représente le hile. —

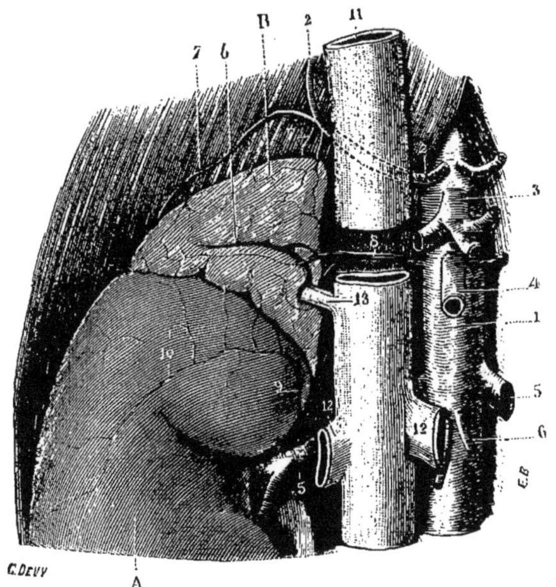

Fig. 1522.
Circulation de la capsule surrénale.

A, rein droit. — B, capsule surrénale droite, avec *b*, son sillon antérieur.
1, aorte. — 2, artère diaphragmatique supérieure. — 3, tronc cœliaque. — 4, artère mésentérique supérieure. — 5, artères rénales. — 6, artères spermatiques. — 7, artère capsulaire supérieure — 8, artère capsulaire moyenne — 9, artère capsulaire inférieure. — 10, artères capsulo-adipeuses. — 11, veine cave inférieure. — 12, veines rénales. — 13, veine centrale de la capsule.

La *capsulaire inférieure* (9), née de l'artère rénale ou de l'une de ses branches, se porte vers la capsule en suivant un trajet obliquement ascendant et se distribue principalement à la région de la base.

Les ramifications de ces trois artères, après s'être anastomosées entre elles à la surface de l'organe, pénètrent dans son épaisseur en suivant les cloisons conjonctives ci-dessus décrites et s'y résolvent en un riche réseau capillaire, lequel est un peu différent dans la substance corticale et dans la substance médullaire. Dans la substance corticale, les capillaires, larges de 6 ou 7 μ, forment de larges mailles allongées en sens radiaire, dans le sens des alvéoles par conséquent. Dans la substance médullaire, les vaisseaux sont plus larges et, d'autre part, les mailles qu'ils forment sont arrondies et très serrées.

2° Veines. — Du réseau sanguin de la substance médullaire naissent de nombreuses veines qui, en se réunissant les unes aux autres, constituent une veine unique, la *veine centrale* de la capsule. Cette veine traverse d'arrière en avant la substance corticale, en reçoit un certain nombre d'affluents et débouche à la face antérieure de la capsule surrénale au niveau du hile (fig. 1522,13). Elle se jette finalement, à gauche dans la veine rénale, à droite dans la veine cave inférieure. — Indépendamment de ce tronc veineux, *tronc principal*, la surface de la capsule donne naissance à d'autres veines, beaucoup plus petites, de provenance corticale. Ces *veines capsulaires accessoires*, toujours très variables par leur nombre, par leur volume et par leur situation, suivent plus ou moins le trajet des artères et aboutissent, les unes aux veines diaphragmatiques, les autres aux veines rénales. — Les veines des capsules surrénales sont remarquables par le développement considérable de leur tunique musculaire. GRANDRY a même signalé depuis longtemps déjà, sur la veine centrale, la présence d'une couche de fibres musculaires à direction longitudinale.

3° Lymphatiques. — Les lymphatiques, bien injectés par STILLING (1887), sont considérés par ce dernier auteur comme constituant les canaux excréteurs des capsules surrénales. Ils forment de riches réseaux, à la fois dans la substance médullaire et dans la substance corticale. Les troncules et les troncs qui en émanent suivent en général le trajet des vaisseaux. Arrivés à la surface extérieure de l'organe, ils se dirigent en dedans et en bas : un certain nombre d'entre eux se mêlent aux lymphatiques superficiels du réseau ; les autres aboutissent à un ou deux ganglions qui sont situés un peu au-dessus de la veine rénale. Nous ajouterons que les ganglions, auxquels se rendent les vaisseaux lymphatiques des glandes surrénales, se distinguent des ganglions voisins par leur richesse en pigment.

4° Nerfs. — Les nerfs qui se rendent aux capsules surrénales, soit isolément, soit en suivant les vaisseaux, sont extrêmement nombreux. KÖLLIKER, rien que d'un seul côté, en a compté jusqu'à trente-trois, dont huit mesuraient de $0^{mm},50$ à $0^{mm},25$, cinq de $0^{mm},15$ à $0^{mm},10$, sept de $0^{mm},08$ à $0^{mm},07$ et treize de $0^{mm},06$ à $0^{mm},05$. La plus grande partie de ces nerfs émanent du plexus solaire et du plexus rénal. D'autres, mais en plus petit nombre, seraient fournis directement, d'après BERGMANN, par le pneumogastrique et par le phrénique.

Les nerfs capsulaires abordent l'organe par son bord interne et par sa moitié inférieure. Ils traversent la substance corticale en suivant, comme les vaisseaux, la direction des travées conjonctives et viennent se terminer dans la substance médullaire où ils forment un riche réseau.

Sur le trajet des filets nerveux, comme aussi sur les mailles de leur réseau intra-médullaire, se disposent de nombreux ganglions uni- ou pluri-cellulaires. HOLM a même signalé des cellules nerveuses en liberté entre les éléments propres de la substance médullaire. Les cellules nerveuses, ainsi annexées aux nerfs capsulaires, sont arrondies ou oblongues, mesurant, d'après MŒRS, de 48 à 80 μ de longueur sur 21 à 71 μ de largeur.

Le mode de terminaison ultime des nerfs capsulaires ne nous est pas encore connu.

A consulter, au sujet des capsules surrénales, parmi les travaux récents (1880-1892) : MITSUKURI, *On the development of the suprarenal bodies in Mammalien*, Quat. Journ. o micr. Sciences, 1882; JANOSIK, *Bemerk. über die Entwick. der Nebenniere*, Arch. f. mikr. Anat., 1883; RAUBER, *Zur feineren Structur der Nebennieren*, Dissert. von Rostock, 1881; GOTTSCHAU, *Ueber Nebennieren der Säugethiere, speciel über die des Menschen*, Sitz. d. phys.-Med. Gesellsch. zu Würzburg, 1882; DU MÊME, *Ueber die Nebennieren der Säugethiere*, Biol. Centralbl., 1883; DU MÊME, *Structur u. embryon. Entwicklung der Nebennieren bei Säugethieren*, Arch. f. Anat. u. Physiol., 1883; CHIARI. *Zur Kenntniss der accesor. Nebennieren des Menschen*, Prager Zeitschr. f. Heilkunde, 1884; WELDON, *On the suprarenal bodies of Vertebrata*, Quat. Journ. of micr. Sc., 1885; BALFOUR, *Traité d'embryologie*. trad. franç., 1885; DAGONNET, *Zeitschr. f. Heilkunde*, vol. VI, Prague, 1885; DOSTOIEWSKY, *Ein Beit. zur mikrosk. Anat. der Nebennieren bei Säugethieren*, Arch. f. mikr. Anat., 1886; MINOT, *Morphology of the suprarenal capsules*, Proc. of the american Assoc. for the advanc. of Sc., 1885; CANALIS, *Contrib. à l'étude du développ. et de la pathol. des capsules surrénales*, Internat. Monatsschr. f. Anatom., 1887; STILLING, *Zur Anat. der Nebennieren*, Virchow's Arch., 1887; DU MÊME, *Ueber die compensatorische Hypertrophie der Nebennieren*, Virchow's Arch. vol. 118, 1889; DU MÊME, *A propos de quelques expériences sur la maladie d'Addison*, Rev. de méd., 1890; GUARNIERI et MAGINI, *Etudes sur la fine structure des capsules surrénales*, Arch. ital. de biologie, 1888; TIZZONI, *Ueber die Wirkungen der Extirpation der Nebennieren auf Kaninchen*, in Beitr. zur path. Anat. de Ziegler, 1889; JABOULAY, *Capsules surrénales accessoires dans un ganglion semi-lunaire*, Lyon méd., 1890; PILLET, *Débris de capsules surrénales dans les organes dérivés du corps de Wolff*, Progrès médical 1891; DU MÊME, *Capsules surrénales dans le plexus solaire*, Bull. de la Soc. anat. de Paris, 1891; ALEXANDER, *Untersüch. über die Nebennieren u. ihre Beziehungen zum Nervensystem*, in Beitr. z. pathol. Anat. de Ziegler, 1891; MARCHAND, *Beitr. zur norm. und pathol. Anat. der glandula carotica und der Nebenniere*, Intern. Beitr. zur wissensch. Medicin, 1891.

ARTICLE III

CANAL EXCRÉTEUR DU REIN

L'urine, à sa sortie des papilles du rein, est recueillie par de petits cylindres membraneux appelés *calices*. Les calices, toujours très courts, se réunissent les uns aux autres, pour former un réservoir commun qui est le *bassinet* lequel, à son tour, est continué jusqu'à la vessie par un long canal, l'*uretère*. Nous envisagerons, tout d'abord, ces trois segments du canal excréteur du rein, au point de vue de leur conformation extérieure et de leurs rapports. Nous étudierons ensuite leur mode de constitution anatomique, leurs vaisseaux et leurs nerfs.

§ I. — MODE DE CONFORMATION ET RAPPORTS

1° Calices. — Les calices (fig. 1523,3) revêtent la forme de petits tubes membraneux, dont la longueur est en moyenne de 1 centimètre, la largeur de 6 à 12 millimètres. Leur nombre est ordinairement égal à celui des papilles elles-mêmes; dans certains cas, cependant, il lui est inférieur d'une ou de deux unités, par ce fait que l'on voit deux papilles voisines s'ouvrir dans un seul et même calice. En examinant à ce point de vue onze moules de bassinets avec leurs calices, j'ai compté en moyenne 9 calices par bassinet, avec un maximum de 13 et un minimum de 7.

Chacun d'eux, considéré isolément, nous présente : 1° deux surfaces, l'une intérieure, l'autre extérieure; 2° deux extrémités, que l'on distingue, d'après le cours de l'urine en supérieure et inférieure.

a. La *surface intérieure* des calices, lisse et unie, est continuellement baignée par l'urine.

b. La *surface extérieure* est en rapport, sur tout son pourtour, avec la graisse molle qui remplit le sinus et aussi avec les dernières ramifications de l'artère et de la veine rénales.

c. L'*extrémité supérieure* répond à la base de la papille correspondante, à laquelle elle adhère intimement (fig. 1517). Quant à la papille, elle s'engage dans l'extrémité supérieure du calice en le fermant complètement comme le ferait un bouchon conique.

d. L'*extrémité inférieure* est toujours moins large que la supérieure, d'où il résulte que le calice n'est pas régulièrement cylindrique, mais ressemble plutôt à un tronc de cône. Cette extrémité inférieure s'ouvre dans la cavité du bassinet. Toutefois, les calices ne se jettent pas isolément dans leur réservoir commun. Ils se réunissent préalablement par groupes de trois ou quatre pour former des canaux collecteurs plus volumineux, auxquels on donne le nom de *grands calices* ou *bras du bassinet*.

Ces grands calices varient beaucoup dans leurs dimensions : les plus longs que j'ai observés mesuraient 26 millimètres, les plus courts 3 ou 4 millimètres seulement. Leur longueur moyenne est de 12 à 18 millimètres. On en rencontre ordinairement trois, que l'on distingue en supérieur, moyen et inférieur (fig. 1523). — Le *grand calice supérieur* ou *bras supérieur du bassinet* se dirige obliquement de haut en bas et de dehors en dedans. Il recueille les calices qui, au nombre de 3 ou 4, répondent à la partie supérieure du rein. — Le *grand calice inférieur* ou *bras inférieur du bassinet*, obliquement ascendant, est formé comme le précédent par la confluence de 3 ou 4 calices qui proviennent de la partie inférieure de l'organe. Comparé au grand calice supérieur, il est plus court, mais presque toujours plus volumineux. — Le *grand calice moyen* ou *bras moyen du bassinet* tire son origine des deux papilles qui répondent à la partie moyenne du sinus. Il se distingue des deux autres par son volume qui est beaucoup moindre et par son trajet qui est plus ou moins horizontal. Quant à sa terminaison, il vient s'ouvrir, tantôt à la partie moyenne du bassinet, tantôt dans l'un des deux grands calices supérieur ou inférieur, mais le plus souvent dans l'inférieur. Ce dernier mode de terminaison me paraît être de beaucoup le plus fréquent et, comme on le voit, le nombre des grands calices se trouve réduit dans ce cas à deux seulement, l'un supérieur, l'autre inférieur.

2° **Bassinet.** — Le bassinet, qui fait suite aux calices, a la forme d'un entonnoir membraneux, aplati d'avant en arrière, dont la base regarderait en haut et en dehors et dont le grand axe serait obliquement dirigé de haut en bas et de dehors en dedans. Sa hauteur est, en moyenne, de 20 à 30 millimètres ; sa largeur, mesurée au niveau de la base, varie de 15 à 20 millimètres. Il est situé immédiatement en arrière de l'artère rénale et forme par conséquent le dernier plan, le plan le plus postérieur, du pédicule du rein.

Configuration extérieure. — Considéré au point de vue de sa configuration extérieure, le bassinet nous présente deux faces, l'une antérieure, l'autre postérieure, deux bords, un sommet et une base.

a. Le *sommet* se continue avec l'uretère, le plus souvent par une transition insensible. Sur quelques sujets, cependant, la limite respective des deux

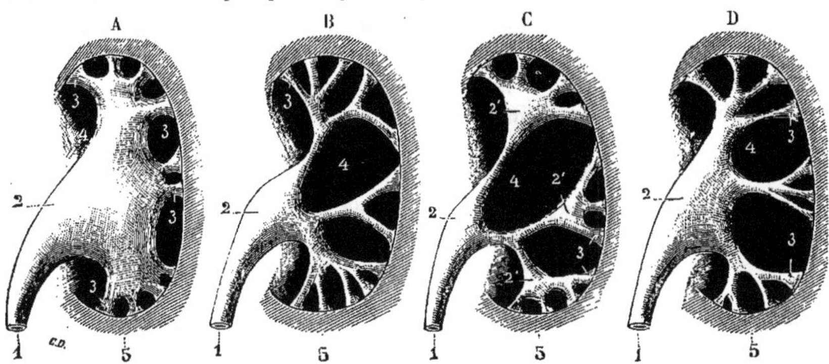

Fig. 1523.

Figure demi-schématique montrant les différentes formes du bassinet : A, bassinet ampullaire; B, bassinet ramifié; C, bassinet ramifié avec formation de bassinets secondaires aux confluents des calices ; D, bassinet à trois bras.

1, uretères. — 2, bassinet. — 2', 2', bassinets secondaires (dans la figure C). — 3, calices. — 4, sinus du rein. — 5, substance médullaire du rein.

organes est marquée par un léger étranglement auquel on donne le nom de *collet du bassinet.*

b. La *base* regarde le fond du sinus. Sa partie moyenne est concave. Ses deux extrémités supérieure et inférieure se projettent en dehors, en formant ce qu'on appelle les *cornes du bassinet.* C'est aux cornes du bassinet qu'aboutissent, comme nous le montre la figure 1523, les deux grands calices supérieur et inférieur.

Les grands calices, nous l'avons dit plus haut, sont très variables dans leur longueur et, si nous y revenons ici, c'est pour indiquer que ces variations entraînent toujours, pour le bassinet, des modifications morphologiques importantes. Le point où le bassinet se continue avec l'uretère étant à peu près invariable, et, d'autre part, le sinus du rein ayant toujours la même profondeur, on conçoit sans peine que la longueur du bassinet sera inversement proportionnelle à celle de ses bras ou grands calices : aux longs calices correspondra un bassinet court et, vice versa, un bassinet très long, très ample, très développé en un mot, sera la conséquence d'une réduction dans la longueur de ses grands calices.

Dans le premier cas, le bassinet, se divisant au niveau de sa base en deux prolongements tubuleux (grands calices), lesquels se subdivisent à leur tour en quatre ou cinq prolongements plus petits, est dit *ramifié* (fig. 1523, B). Dans le second, les grands calices étant très réduits et n'existant pour ainsi dire pas, le bassinet s'avance jusqu'au voisinage des papilles et remplit entièrement toutes les cavités du sinus : il est dit *ampullaire* (fig. 1523, A). Nous devons ajouter que bassinet ramifié et bassinet ampullaire sont deux types extrêmes entre lesquels se déroule toute une série de types intermédiaires. Parmi les nombreuses variétés qui se rattachent au bassinet ramifié, nous indiquerons celle-ci : sur les points où les calices se réunissent pour former les grands calices (*confluents des calices*), se voit une espèce de renflement en forme d'ampoule triangulaire, qui constitue un véritable bassinet secondaire et qui est relié au bassinet principal par le grand calice auquel il donne naissance (fig. 1523, C). Dans les cas de ce genre, le bassinet principal est ordinairement fort atténué; il peut même disparaître entièrement et l'anomalie alors peut en imposer pour un uretère bifurqué dont les deux branches de bifurcation auraient chacune son bassinet propre.

c. Les *deux faces* du bassinet se distinguent en antérieure et postérieure. Elles sont planes quand le bassinet est vide, plus ou moins bombées quand il est distendu par l'urine ou par une injection.

d. De ses *deux bords*, l'un est supérieur, l'autre inférieur. Tous les deux se dirigent obliquement de haut en bas et de dehors en dedans. Toutefois, cette obliquité est beaucoup plus marquée pour le bord supérieur que pour le bord inférieur, ce dernier se rapprochant beaucoup de l'horizontale.

Rapports. — Le bassinet est situé en partie dans le sinus, en partie en dehors de lui. De là sa division en deux portions, l'une intra-rénale, l'autre extra-rénale :

a. La *portion intra-rénale* baigne comme les calices dans la graisse molle du sinus. Elle est en rapport : 1° en avant, avec les divisions successives de l'artère et de la veine rénales; 2° en arrière, avec la paroi du sinus, dont elle est séparée, chez quelques sujets, par la branche postérieure de l'artère rénale. Cette branche artérielle est constante; seulement, dans les cas de bassinet court, elle contourne, non ce dernier, mais son bras supérieur.

b. La *portion extra-rénale* est beaucoup plus considérable que la précédente : elle représente à elle seule la plus grande partie du bassinet. — En avant, elle répond au péritoine et à la lame antérieure de la capsule adipeuse, dans l'épaisseur de laquelle cheminent les premières divisions des vaisseaux rénaux. La face antérieure du bassinet est en outre en rapport, à droite, avec la deuxième portion du duodénum. — En arrière, elle repose sur la lame postérieure de la capsule adipeuse et, par son intermédiaire, sur le muscle psoas. Legueu fait remarquer avec raison que la face postérieure du bassinet, dans sa position extra-rénale, est constamment dépourvue d'un contact vasculaire. Elle est donc, sur ce point, facilement accessible.

3° Uretère. — L'uretère (οὐρητήρ, de οὖρον urine) est cette partie du conduit excréteur de l'urine qui s'étend du bassinet à la vessie. Sa longueur est de 26 à 29 centimètres pour le côté gauche, 1 ou 2 centimètres en moins pour le côté droit.

Configuration extérieure. — L'uretère revêt la forme d'un long cylindre membraneux, un peu aplati d'avant en arrière, mesurant en moyenne 5 ou 6 millimètres de diamètre. Son calibre, toutefois, n'est pas exactement uniforme : légèrement rétréci à son extrémité supérieure, il présente une dilatation fusiforme dans sa partie moyenne et une nouvelle diminution de

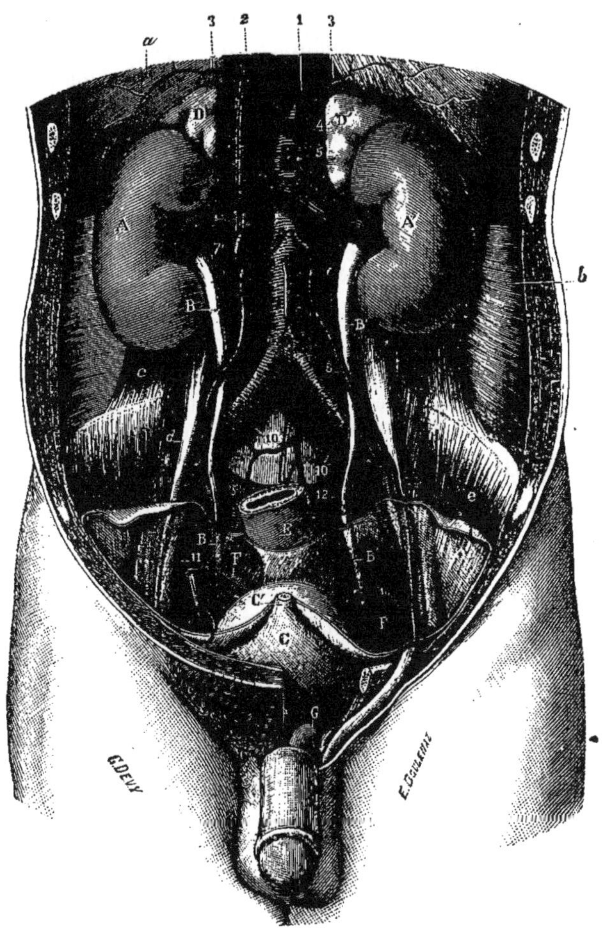

Fig. 1524.
Les deux reins et leurs conduits excréteurs, vus en place.

A, A', reins droit et gauche. — B, B', uretères. — C, vessie urinaire à demi distendue, avec C', coupe de l'ouraque. — D, D', capsules surrénales. — E, portion prérectale du côlon ilio-pelvien. — F, F', canaux déférents. — G, corps caverneux gauche.

1, aorte. — 2, veine cave inférieure. — 3, artères diaphragmatiques inférieures. — 4, tronc cœliaque, réséqué à son origine. — 5, artère capsulaire moyenne. — 6, artère mésentérique supérieure. — 7, 7', vaisseaux rénaux droits et gauches. — 8, vaisseaux spermatiques. — 9, artère mésentérique inférieure. — 10, vaisseaux iliaques primitifs.

calibre, mais peu accusée, dans ses deux derniers centimètres (Hallé). Il convient d'ajouter que ses parois sont très extensibles et que, sous l'influence d'une gêne quelconque apportée au cours de l'urine, il peut se dilater et acquérir ainsi un calibre souvent très considérable : Cruveilhier l'a vu atteindre la grosseur de l'intestin grêle.

Trajet. — Du sommet du bassinet où il prend naissance, l'uretère se porte verticalement en bas, vers l'angle de bifurcation de l'artère iliaque primitive. Là, il descend dans le bassin; puis, obliquant en dedans, il gagne la partie inférieure de la vessie, traverse obliquement sa paroi et vient s'ouvrir dans sa cavité à l'angle latéral correspondant du triangle de Lieutaud (fig. 1525,2). — A leur extrémité supérieure, les deux uretères sont séparés l'un de l'autre par un intervalle de 7 ou 8 centimètres; cet intervalle, au niveau de l'orifice vésical, se trouve réduit à 2 centimètres. Considérés dans l'ensemble de leur trajet, les deux uretères suivent donc, l'un par rapport à l'autre, une direction convergente. — Leur trajet abdominal est assez bien indiqué, d'après Tourneur, par une ligne verticale passant par le point de jonction du tiers interne de l'arcade crurale avec ses deux tiers externes. Son extrémité supérieure répondrait à l'intersection de cette verticale avec la douzième côte. Quant à l'extrémité inférieure de sa portion abdominale, qui repose, comme nous l'avons dit plus haut, sur l'angle de bifurcation de l'artère iliaque primitive, elle serait située un peu au-dessus du point où cette même verticale est croisée par la ligne horizontale qui réunirait l'une à l'autre les deux épines iliaques antéro-supérieures.

Rapports. — L'uretère présente des rapports importants. Nous les examinerons séparément pour sa portion abdominale, sa portion pelvienne et sa portion vésicale :

a. Dans sa *portion abdominale* (= 12 ou 13 centimètres); l'uretère repose sur le muscle psoas (fig. 1524, B et B'), dont il est séparé par une simple lame cellulo-fibreuse. En avant, il est recouvert par le péritoine, qui le sépare des anses de l'intestin grêle. Les vaisseaux spermatiques le croisent à angle aigu ; les vaisseaux utéro-ovariens, chez la femme, longent son côté interne. Tout à fait en bas, il est plus ou moins recouvert, à gauche par le côlon ilio-pelvien, à droite par le segment terminal de l'iléon et la portion correspondante du mésentère.

b. Dans sa *portion pelvienne* (= 13 ou 14 centimètres), l'uretère décrit dans son ensemble une longue courbe dont la concavité regarde en haut, en dedans et en avant. Il chemine sur les parois de l'excavation, contre laquelle il est appliqué par le péritoine pelvien, doublé à ce niveau d'une couche plus ou moins épaisse de tissu cellulo-adipeux. Chemin faisant, il longe le côté antérieur des vaisseaux hypogastriques et croise successivement, sous des angles divers, les vaisseaux obturateurs, l'artère ombilicale ou le cordon fibreux qui la remplace chez l'adulte et le canal déférent. Après avoir croisé ce dernier canal, il s'insinue entre la vessie et le fond de la vésicule séminale, et bientôt après disparaît dans l'épaisseur de la paroi vésicale (fig. 1572,6).

Ces rapports sont ceux de l'uretère chez l'homme ; ils sont naturellement tout différents chez la femme. Chez elle, l'uretère, du détroit supérieur du bassin, se porte verticalement en bas, en suivant la même direction que les vaisseaux hypogastriques, qui cheminent sur son côté externe. Il contourne tout d'abord, avec les vaisseaux précités, le bord postérieur de la fossette ovarienne (voy. *Ovaire*). Puis, obliquant un peu en avant et en dedans, il se dirige vers le bord inférieur du ligament large, dans lequel il disparaît. Dans le bord inférieur du ligament large (fig. 1622,12), l'uretère rencontre l'artère utérine et, avec elle, se porte vers le col utérin. L'artère, accompagnée d'une ou de deux veines, est toujours placée en avant de l'uretère et lui est intimement unie par ce tissu dense, à la fois conjonctif et musculaire, qui forme la base des ligaments larges. Arrivés à 10 ou 15 millimètres du col (fig. 1653), l'artère utérine (1) et l'uretère (2) se séparent, la première pour s'infléchir en haut (crosse de l'utérine) et gagner le bord correspondant de l'utérus, le second pour continuer son trajet descendant vers la base de la vessie. L'uretère se rapproche ainsi graduellement du col utérin, atteint bientôt le cul-de-sac latéral du vagin, le croise obliquement, passe alors sur la face antérieure de ce dernier organe et, finalement, s'engage dans la paroi vésicale. Le canal excréteur de l'urine effectue ainsi, sur la paroi antérieure du vagin, un parcours de 15 à 18 millimètres.

c. Dans sa *portion vésicale*, enfin (= 10 à 15 millimètres), l'uretère est contenu dans l'épaisseur de la paroi vésicale. Tout d'abord il traverse obliquement la tunique musculeuse, à laquelle il est intimement uni grâce à un échange réciproque de fibres. Puis, arrivé sur la face interne de la tunique musculeuse, il glisse entre cette dernière tunique et la tunique muqueuse et vient s'ouvrir dans le bas-fond de la vessie par un orifice ovalaire ou en forme de fente (fig. 1529,3). Dans sa portion toute terminale, l'uretère a sa paroi supérieure exclusivement constituée par un repli de la muqueuse vésicale, lequel, sous l'influence de la moindre pression venue d'en haut, s'applique plus ou moins fortement contre la paroi postérieure (*valvule de l'uretère*). Il résulte d'une pareille disposition que l'urine passe avec la plus grande facilité de l'uretère dans la vessie, sans pouvoir refluer de la vessie dans l'uretère.

§ II. — Constitution anatomique

Le conduit vecteur de l'urine présente une structure qui est à peu près la même pour chacun de ses trois segments. Il se compose essentiellement de trois couches, qui sont en allant de dehors en dedans : 1° une couche conjonctive ; 2° une couche musculeuse ; 3° une couche muqueuse.

1° Tunique conjonctive. — La tunique conjonctive, encore désignée sous le nom d'adventice, se compose de fibres de tissu conjonctif diversement entre-croisées, auxquelles vient se joindre un certain nombre de fibres élastiques. — Elle se continue en haut, au niveau de l'orifice supérieur des calices avec l'enveloppe fibreuse du rein. — En bas, en atteignant la vessie, elle se confond en grande partie avec la couche celluleuse qui enveloppe cet organe En partie aussi, elle se prolonge autour de l'uretère qui, grâce à elle, reste isolé de la paroi vésicale et conserve ainsi plus ou moins son individualité au milieu des nombreuses couches musculaires qu'il traverse. Il convient d'ajouter, cependant, que les vaisseaux qui cheminent dans cette gaine conjonctive communiquent à la fois avec le réseau de l'uretère et celui de la vessie.

2° **Tunique musculeuse**. — La tunique musculeuse représente à elle seule la moitié environ de l'épaisseur de la paroi. Elle est constituée par des fibres musculaires lisses, disposées sur deux plans : un plan profond, formé par des fibres longitudinales ; un plan superficiel, comprenant des fibres circulaires. Ces deux plans se continuent sans interruption sur toute la longueur du conduit vecteur de l'urine ; ils sont toutefois beaucoup moins développés sur les calices que sur le bassinet et l'uretère. Sur la moitié inférieure de l'uretère ou sur son tiers inférieur seulement, il s'ajoute aux deux plans précités un troisième plan situé immédiatement en dehors des fibres circulaires et formé, comme le plan profond, par des fibres longitudinales. A ce niveau, la tunique musculeuse de l'uretère se compose, en réalité, de deux couches de fibres longitudinales, les unes internes, les autres externes, séparées par une couche intermédiaire de fibres circulaires.

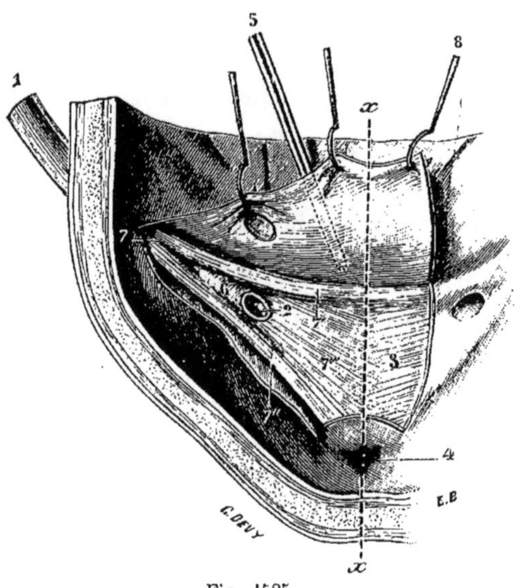

Fig. 1525.

Mode de terminaison de l'uretère dans la vessie (enfant de dix ans, vessie vide).

1, uretère du côté droit. — 2, son abouchement dans la vessie. — 3, trigone de Lieutaud. — 4, col de la vessie. — 5, bas-fond. — 6, fibres circulaires de l'uretère. — 7, fibres longitudinales, avec : 7', son faisceau supérieur (bourrelet interurétérique) ; 7'', son faisceau inférieur ; 7''', son faisceau moyen éparpillé en éventail sur les fibres propres du trigone. — 8, muqueuse vésicale isolée et érignée.

Nous avons vu plus haut, à propos des reins (p. 481 et fig. 1517), comment se comportent les fibres musculaires de l'uretère au niveau de la papille. Nous n'y reviendrons pas ici.

Du côté de la vessie, la tunique musculeuse de l'uretère se prolonge avec ses deux ordres de fibres dans l'épaisseur de la paroi vésicale. — Ses fibres circulaires se terminent sur le pourtour de l'orifice uretérique. — Ses fibres longitudinales, beaucoup plus longues, s'étalent sur le trigone vésical immédiatement au-dessous de la muqueuse. Sur un enfant de dix ans, dont la vessie était entièrement vide et possédait, de ce fait, une paroi fort épaisse, j'ai vu ces fibres longitudinales se partager nettement sur la paroi supérieure du conduit (fig. 1525,7), à 12 ou 15 millimètres en amont de l'orifice uretérique, en deux faisceaux divergents, l'un supérieur, l'autre inférieur : le faisceau supérieur (7'), se dirigeant en dedans, se réunissait sur la ligne médiane avec celui du côté opposé, formant ainsi, à la limite postérieure du trigone, un cordon transversal que nous décrirons plus loin, à propos de la vessie, sous le nom de *bourrelet interuretérique*; le faisceau inférieur (7''), obliquant en bas et en dedans, longeait le bord correspondant du trigone et descendait ainsi jusqu'au col de la vessie, formant comme le précédent une sorte de bourrelet arrondi. Entre ces deux faisceaux, les fibres inférieures de l'uretère s'étalaient en un large éventail (7''') et recouvraient, avec leurs homologues du côté opposé, toute la surface du trigone.

3° **Tunique muqueuse.** — La muqueuse du conduit vecteur de l'urine, lisse et unie, de coloration grisâtre, prend naissance sur les papilles rénales, où elle fait suite à l'épithélium des gros canaux collecteurs du rein et au stroma conjonctif qui les entoure. Elle revêt tout d'abord la surface des papilles, depuis le sommet jusqu'au col. Là, elle se réfléchit en bas pour tapisser la surface intérieure des calices et, au delà des calices, la surface intérieure du bassinet et de l'uretère. Arrivée à la vessie, elle se prolonge, en conservant tous ses caractères morphologiques, jusqu'à l'orifice uretérique et, à ce niveau, se continue avec la muqueuse vésicale. La muqueuse du conduit vecteur de l'urine se compose comme toutes les muqueuses : 1° d'une couche profonde ou chorion ; 2° d'une couche superficielle ou épithéliale, à laquelle sont annexées quelques glandes rudimentaires.

a. *Chorion.* — Le chorion muqueux est très mince sur les papilles et sur la partie supérieure des calices, où il ne mesure que 15 ou 20 μ de hauteur. Il s'épaissit peu à peu, au fur et à mesure qu'il s'éloigne du rein, et atteint, sur l'uretère, un quart de millimètre ou même plus. Sa face externe répond à la tunique musculeuse; sa face interne, entièrement dépourvue de papilles, sert de base à l'épithélium.

b. *Epithélium.* — L'épithélium mesure en moyenne de 60 à 70 μ de hauteur. C'est un épithélium mixte ou polymorphe. Il est formé par plusieurs assises de cellules, très différentes de forme et de volume suivant le point où on les considère. Les plus profondes, celles qui reposent directement sur le chorion, sont petites et arrondies. Celles qui occupent la couche moyenne revêtent une forme cylindrique ou conique. Enfin, les plus superficielles, celles qui avoisinent la lumière du conduit sont aplaties, parfois lamelleuses, à contours arrondis ou polygonaux.

c. *Glandes.* — La question des glandes uretériques est encore très controversée. A côté des auteurs qui rejettent formellement leur existence, il en est d'autres qui les décrivent comme constantes. Hamburger et Bianchi les ont rencontrées chez un grand nombre de mammifères et chez l'homme. Leur existence n'est donc pas douteuse. Ces glandes, toutefois, sont peu nombreuses; elles peuvent même manquer sur quelques sujets et, quand elles existent, elles occupent exclusivement le bassinet et la partie toute supérieure de l'uretère. D'autre part, elles sont toujours de petites dimensions et se présentent sous une forme tout à fait rudimentaire : elles ne sont habituellement que des follicules très courts ou même de simples bourgeons épithéliaux sans lumière centrale. Bianchi, tout en admettant que ces bourgeons épithéliaux ressemblent beaucoup à des glandes, a émis l'hypothèse qu'ils pourraient bien n'être que les vestiges des invaginations des premières générations de tubes droits, qui disparaissent plus tard.

§ III. — Vaisseaux et nerfs

1° Artères. — Les artères destinées au conduit excréteur de l'urine proviennent de plusieurs sources : 1° pour le calice et le bassinet, des divisions de l'artère rénale ; 2° pour la portion abdominale de l'uretère, des artères spermatiques ou utéro-ovariennes ; 3° pour sa portion pelvienne, des branches de l'hypogastrique qui cheminent dans son voisinage, notamment des artères vésicales.

Ces branches artérielles sont toujours de petit calibre. Elles se ramifient dans les différentes tuniques de l'uretère et se terminent dans les couches superficielles du chorion muqueux, où elles forment, immédiatement audessous de l'épithélium (Engelmann), un réseau à mailles très étroites.

2° Veines. — Les veines des calices et du bassinet forment en arrière de ce dernier organe un plexus, *plexus veineux rétro-pyélique*, qui est ordinairement très développé et qui est en relation à la fois avec la veine rénale, les veines capsulo-adipeuses postérieures et les veines de la portion initiale de l'uretère. — Les veines de la portion abdominale de l'uretère aboutissent, pour la plupart, aux veines spermatiques ou utéro-ovariennes ; tout à fait en haut ; cependant, elles entrent en relation, comme nous l'avons déjà vu, avec le réseau de la capsule adipeuse du rein. — Enfin, les veines qui proviennent de la portion pelvienne se condensent ordinairement en un ou deux troncules qui, suivant le trajet du conduit, viennent se jeter, soit dans l'iliaque interne, soit dans l'iliaque primitive.

Les veines uretériques, dans les conditions normales, sont peu développées. Mais, dans les cas de compression ou d'oblitération de la partie inférieure de la veine cave, elles se dilatent peu à peu et finissent par acquérir un développement considérable. Elles constituent ainsi une voie dérivative importante, par laquelle le sang veineux du bassin remonte dans la veine rénale et, de là, dans la partie supérieure de la veine cave restée perméable.

3° Lymphatiques. — Les lymphatiques du canal excréteur du rein sont encore mal connus. Sappey, qui a réussi à les injecter chez le cheval, n'a pu observer que le réseau musculaire ; mais il n'est pas douteux que la tunique muqueuse possède aussi son réseau. Les lymphatiques du bassinet aboutissent à un ganglion placé en arrière de ce réservoir ou, quand ce ganglion fait défaut, aux ganglions du hile du rein. Ceux qui proviennent de l'uretère se dirigent en dedans vers les ganglions lombaires.

4° Nerfs. — Les nerfs proviennent du plexus rénal, du plexus spermatique et du plexus hypogastrique. Ils suivent le trajet des artères et nous présentent çà et là, dans la tunique conjonctive, de petits ganglions microscopiques (Engelmann, Obersteiner, Frey). Ils se distribuent, les uns aux fibres musculaires, les autres à la muqueuse. Leur mode de terminaison ne nous est pas encore connu.

Voyez, au sujet du conduit vecteur de l'urine : Engelmann, *Zur Physiologie des Ureters*, Pflüger's Arch., 1869; Bouvin, *Over den bouw en de beweging der ureteres*, Utrecht, 1869; Freund u. Joseph, Berlin. Klin. Wochenschr., 1869; Hirtl, *Das Nierenbecken der Säugethiere u. des Menschen*, Akad. d. Wiss., Wien, 1870; Holl, *Zur Topographie des weibl. Harnleiters*, Wien. med. Wochenschr., 1882; Tourneur, *Uretérite et périuretérite*, Th. Paris, 1886; Ricard, *De quelques rapports de l'artère utérine à propos de l'hystérectomie vaginale*, Semaine médicale, 1887; Hallé, *Uretérile et pyélite*. Th. Paris, 1887; Lloyd, *Practical observations on kidney stone and kidney mobility*, The Practitioner, 1887; Pérez, *Exploration des uretères*, Th. Paris, 1888; Pantaloni, *La portion pelvienne des uretères chez la femme*, Th. Paris, 1889; Legueu, *L'anatomie chirurgicale du bassinet et l'exploration intérieure du rein*, Annales de Guyon, 1891.

ARTICLE IV

VESSIE

La vessie est un réservoir musculo-membraneux, destiné à recueillir l'urine, au fur et à mesure que la lui apporte l'uretère, et à la conserver jusqu'au moment où, le besoin d'uriner se faisant sentir, ses parois se contractent pour chasser ce liquide dans l'urèthre et, de là, à l'extérieur. Ce réservoir, intermédiaire aux uretères et à l'urèthre, est un organe constant dans la classe des mammifères. Il dérive, comme nous le verrons plus tard, de la partie inférieure du pédicule de l'allantoïde, la partie supérieure du pédicule s'oblitérant progressivement pour constituer l'ouraque.

§ I. — Considérations générales

1° Situation. — La vessie est située dans l'excavation pelvienne, immédiatement en arrière des pubis. Pendant la vie fœtale, son sommet s'élève constamment au-dessus de la symphyse et la portion supérieure de l'organe occupe en réalité la cavité abdominale. Cette disposition s'observe encore chez le nouveau-né, et elle serait même, d'après les recherches de Takahasi, plus prononcée que chez le fœtus. Mais, après la naissance, nous voyons la portion abdominale de la vessie s'atténuer graduellement ; le réservoir urinaire perd peu à peu le contact avec la paroi abdominale et, chez l'adulte, il se dissimule entièrement, dans la plupart des cas, derrière la symphyse. Il se produit donc, au cours du développement ontogénique, une sorte de descente de la vessie dans l'excavation pelvienne. Mais ce mouvement de descente est plus apparent que réel : il s'explique avant tout par ce double fait que, chez le fœtus, le bassin est encore peu développé, que la symphyse notamment est beaucoup moins élevée qu'elle le sera plus tard, tandis que la vessie, sans atteindre les dimensions qu'elle nous présente chez l'adulte, a une forme beaucoup plus allongée et possède un diamètre vertical relativement plus considérable. Le mot de descente, appliqué à la vessie pour expliquer ses changements de situation par rapport à la paroi abdomino-pelvienne, n'est donc pas parfaitement exact. Toutefois, il ne faudrait peut-être pas le rejeter entièrement : il me paraît assez rationnel d'admettre, en effet, qu'au moment où le sujet s'habitue peu à peu à l'attitude bipède, la vessie, semblable en cela aux autres viscères abdominaux et sous l'influence de son propre poids, descend en réalité dans l'excavation pelvienne.

2° **Moyens de fixité.** — La vessie est fixée à sa partie inférieure par sa continuité avec l'urèthre et par l'insertion d'un certain nombre de ses faisceaux musculaires à la prostate, urèthre et prostate qui sont eux-mêmes intimement unis au plancher pelvien. — A sa partie supérieure, elle donne naissance à trois cordons fibreux, l'un médian l'ouraque, les deux autres latéraux résultant de l'oblitération des artères ombilicales, lesquels, d'autre part, vont s'insérer à l'ombilic et rattachent ainsi le pôle supérieur du réservoir urinaire à la paroi abdominale antérieure. — En avant, la vessie est fixée encore au bassin osseux par deux faisceaux musculaires qui émanent de sa tunique moyenne et qui, sous le nom impropre de *ligaments antérieurs de la vessie* ou *ligaments pubo-vésicaux*, viennent s'attacher à la face postérieure des pubis. — Enfin, le péritoine, qui recouvre à la manière d'une calotte les faces postérieure et latérale et qui se réfléchit ensuite tout autour d'elle pour devenir pariétal, lui constitue, au niveau de sa ligne de réflexion, comme une sorte de ligament annulaire, qui l'unit successivement au rectum (l'utérus chez la femme), à la paroi antérieure de l'abdomen et aux parois latérales du bassin.

Le réservoir urinaire, on le voit, possède de nombreux moyens de fixité et on conçoit difficilement qu'il puisse s'échapper de la cavité pelvienne. On l'a vu cependant, dans des cas fort rares il est vrai, remonter dans la fosse iliaque et faire hernie, soit à travers le canal inguinal, soit à travers l'anneau crural.

3° **Forme et direction.** — Durant la vie intra-utérine, la vessie, comme nous l'avons déjà fait remarquer plus haut, revêt l'aspect d'une poche allongée verticalement, fusiforme ou conique. Cette forme allongée s'observe encore chez le nouveau-né (fig. 1528) et dans les premières années qui suivent la naissance. Puis, elle va en s'atténuant et le réservoir urinaire prend peu à peu la forme globuleuse ou ovoïde qui le caractérise chez l'adulte.

Chez ce dernier, du reste, la vessie diffère beaucoup, quant à sa configuration extérieure, suivant qu'elle est vide ou distendue par l'urine. — A l'*état de vacuité* (fig. 1526, A), elle se présente sous deux aspects principaux, constituant le *type aplati* et le *type sphérique*. Dans le premier cas, la vessie, fortement aplatie d'avant en arrière, a la forme d'un triangle dont le sommet regarde en haut et en avant et dont les deux faces sont l'une postéro-supérieure, l'autre antéro-inférieure. Dans le second cas, elle est plus ou moins arrondie, sphérique ou piriforme. — A l'*état de plénitude* (fig. 1526, B), elle revêt la forme d'un ovoïde dont la grosse extrémité serait postéro-inférieure et dont le grand axe, plus ou moins parallèle à l'axe de l'excavation, se dirigerait obliquement de haut en bas et d'avant en arrière.

Des trois diamètres de l'ovoïde vésical, le vertical est le plus long. Viennent ensuite, par ordre décroissant, le diamètre transversal et le diamètre antéro-postérieur. Le diamètre transversal l'emporte parfois cependant sur le diamètre vertical et cette disposition, créant un nouveau type, le *type*

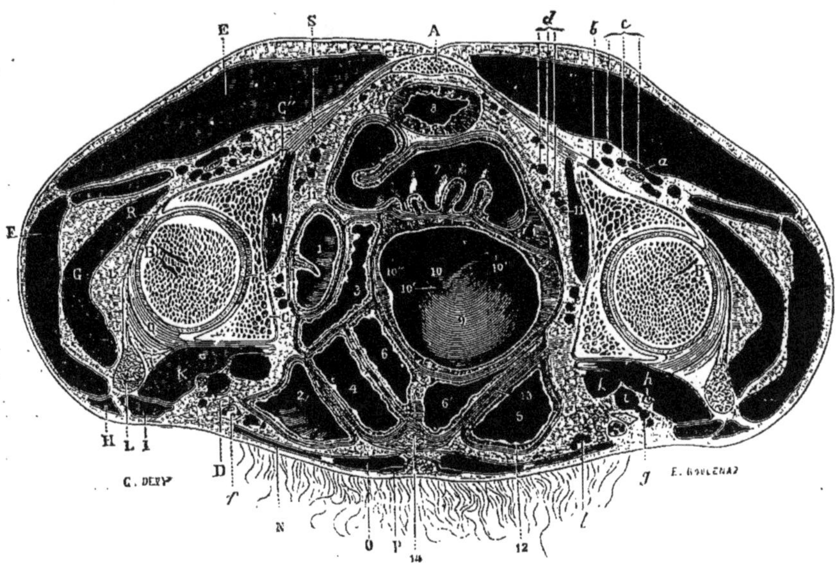

Fig. 1526.
La vessie vue sur une coupe horizontale du bassin, passant à 8 centimètres au-dessous du promontoire (sujet congelé).

A, sacrum. — B, tête fémorale, avec B', son cartilage d'encroûtement. — C, os iliaque, avec C', acetabulum et C'', épine sciatique. — D, coupe de l'arcade crurale. — E, muscle grand fessier. — F, muscle moyen fessier. — G, muscle petit fessier. — H, tenseur du fascia lata. — I, couturier. — K, muscle psoas-iliaque. — L, tendon direct du droit antérieur de la cuisse, avec L', son tendon réfléchi. — M, obturateur interne. — N, muscles latéraux de la paroi abdominale. — O, droit antérieur de l'abdomen. — P, pyramidal. — Q, capsule articulaire. — R, bourrelet cotyloïdien. — S, ligament sacro-sciatique.

1, 2, anses intestinales vides. — 4, 5, 6, 6', anses intestinales remplies de matières fécales et refoulant la vessie. — 6'', coupe d'un repli formant éperon entre les deux segments 6 et 6', de la même anse. — 7, côlon ilio-pelvien. — 8, rectum (les flèches indiquent le cours des matières; la réunion des deux segments du gros intestin se fait sur un plan supérieur à celui de la coupe). — 9, vessie. — 10, trigone de Lieutaud, avec : 10', l'orifice de l'urèthre, 10'', les orifices des uretères dont on voit la coupe en 11, en dedans du muscle obturateur interne. — 12, péritoine pariétal. — 13, brides formant cloison, s'élevant de la paroi abdominale antérieure et séparant les deux anses intestinales adjacentes. — 14, espace prévésical.

a, nerf sciatique. — *b*, artère honteuse interne. — *c*, vaisseaux fessiers inférieurs. — *d*, vaisseaux iliaques internes. — *e*, vaisseaux obturateurs. — *f*, cordon inguinal. — *g*, vaisseaux circonflexes iliaques. — *h*, nerf crural. — *i*, artère iliaque externe. — *k*, veine iliaque externe. — *l*, vaisseaux épigastriques.

transversal, serait particulièrement fréquente chez la femme. Barkow, en effet, ne l'aurait observée que 2 fois sur 7 chez l'homme, tandis que chez la femme, il l'aurait rencontrée dans plus de la moitié des cas. Le mode de genèse de ce type transversal n'a pas encore été expliqué d'une façon satisfaisante, et il en est de même de sa plus grande fréquence chez la femme. On a invoqué, pour cette dernière, l'influence de la grossesse; mais une pareille explication est difficilement conciliable avec ce fait que le type en question se rencontre quelquefois chez l'homme. Barkow attribuait cette atténuation du diamètre vertical de la vessie chez la femme à des contractions fréquentes des faisceaux longitudinaux postérieurs de cet organe, contractions qui se produiraient en même temps que celles du conduit utéro-vaginal; cette hypothèse n'a pas plus de valeur que la précédente et la même objection lui est applicable. Enfin, nous signalerons l'opinion éminemment suggestive de Henle, qui considérait cet élargissement de la vessie, chez la femme, comme un caractère sexuel congénital, en rapport avec les dimensions transversales de son bassin.

Quoique pair et médian, l'ovoïde vésical ne se développe pas toujours d'une façon exactement symétrique. Comme tous les organes mous, il se laisse déprimer par les anses intestinales qui pèsent sur lui, surtout quand elles sont remplies de matières fécales. La vessie, dans ce cas, se déforme et devient plus ou moins asymétrique, comme le démontre nettement la figure 1526, représentant une coupe horizontale de sujet congelé.

4° Dimensions. — La vessie est bien certainement celui de tous les réservoirs de l'économie dont les dimensions nous offrent le plus de variétés. Sur le vivant, sa *capacité moyenne* est exactement représentée par la quantité d'urine qu'elle contient quand naît le besoin d'uriner. Or, l'observation nous apprend que cette quantité est de 150 à 250 grammes. Mais le sujet peut résister à ce besoin d'uriner et, dans ce cas, l'urine continuant à déboucher goutte à goutte par les uretères, la vessie se dilatera ainsi jusqu'au moment où le sphincter, qui tend à la retenir, ne pourra plus lutter contre la réaction des parois qui tend à l'expulser, et où l'urine s'échappera d'elle-même dans l'urèthre. Cette capacité nouvelle du réservoir urinaire, que l'on pourrait appeler sa *capacité physiologique maxima*, est représentée par 300 à 350 grammes de liquide. Du reste, la capacité de la vessie, capacité moyenne et capacité physiologique maxima, varie beaucoup suivant les habitudes et le régime alimentaire des individus. Elle varie aussi suivant la sensibilité de sa muqueuse, suivant les qualités réactionnelles de son appareil contractile, et Guyon a pu dire avec beaucoup de raison que la vessie, sur le vivant, a une capacité physiologique bien plutôt qu'une capacité anatomique.

Sur le cadavre où les propriétés biologiques des organes ont fait place aux propriétés purement physiques, les choses sont toutes différentes. On admet généralement que la vessie cadavérique est moyennement dilatée quand on a injecté dans son intérieur 500 à 550 grammes de liquide, et qu'elle présente alors 11 ou 12 centimètres dans son diamètre vertical, 8 ou 9 centimètres dans le sens transversal, 6 ou 7 centimètres dans le sens antéro-postérieur. Mais on peut la dilater encore et injecter, sans la rompre, 800, 900 et 1 000 grammes de liquide. La rupture survient ordinairement entre 1 200 et 1 500 grammes, exceptionnellement au-dessous de 1 000 grammes ou au-dessus de 1 600. Des expériences récentes de Delbet (1892) nous apprennent que, dans les conditions physiologiques, la vessie vigoureuse des jeunes sujets se laisse moins distendre et se rompt plus tôt que la vessie affaiblie des vieillards. Elles nous apprennent encore que la rupture est le plus souvent linéaire, à grand axe vertical, à bords irréguliers, et qu'elle se produit toujours dans le segment supérieur de la vessie, tantôt en avant, dans la portion extra-péritonéale, tantôt en arrière sur la face péritonéale.

Ces dilatations artificielles de la vessie par des injections expérimentales sont des dilatations brusques. Dans certains états pathologiques qui ont pour conséquence une rétention plus ou moins complète de l'urine, on voit la vessie subir une dilatation lente mais progressive et, de ce fait, acquérir des dimensions beaucoup plus considérables. Les faits de vessie renfermant 5 ou 6 litres d'urine ne sont pas extrêmement rares. On en a observé qui en renfermaient 10 et 20 litres et, dans un cas mentionné par FRANCK, la vessie, remontée jusqu'au-dessous du diaphragme et occupant par conséquent tout l'abdomen, contenait jusqu'à 80 litres de liquide.

On trouve écrit partout que la femme, plus esclave que l'homme des bienséances sociales, possède une vessie plus développée que celle de l'homme. Une pareille assertion, formulée mais non justifiée, est en opposition formelle avec les mensurations de BARKOW, de SAPPEY et de quelques autres anatomistes, desquelles il résulte que les dimensions du réservoir urinaire prédominent chez l'homme. Il est de fait que la vessie a chez l'homme un poids un peu supérieur à celui qu'elle présente chez la femme, qu'elle est par conséquent plus développée chez le premier. Mais comme le poids d'un réservoir élastique et contractile n'est pas nécessairement en rapport avec sa capacité, nous ne pouvons en conclure que cette capacité est également plus grande chez l'homme. — Pour évaluer en chiffres la capacité du réservoir urinaire, il faut le jauger, c'est-à-dire mesurer exactement la quantité de liquide qu'elle contient sous une pression donnée. C'est ce qu'a fait tout récemment (1892) GENOUVILLE. Opérant comparativement sur 50 sujets, dont 25 hommes et 25 femmes, il a obtenu les chiffres suivants : 1° sans pression, la vessie renferme 88 grammes chez l'homme et 58 grammes chez la femme; la capacité vésicale est, dans ces conditions, manifestement plus petite chez la femme, où elle ne représente que les deux tiers de celle de l'homme; 2° sous une pression de 0^{m},20 de hauteur d'eau (1/50 d'atmosphère environ), la vessie de l'homme contient 238 grammes de liquide, tandis que celle de la femme en renferme 337; la proportion est, comme on le voit, bien différente; elle est presque renversée. Or, si nous admettons avec certains expérimentateurs (MOSSO et PELLACANI, DUCHASTELET) que le besoin d'uriner survient, non pas quand le réservoir urinaire contient telle ou telle quantité de liquide, mais bien quand elle renferme du liquide sous une pression déterminée, nous pouvons conclure, ce me semble : 1° que la vessie de la femme se laisse plus facilement distendre que celle de l'homme; 2° qu'au moment où naît le besoin d'uriner, elle renferme une quantité de liquide plus considérable que n'en contient celle de l'homme dans les mêmes conditions; 3° qu'en conséquence, sa capacité moyenne est plus élevée que celle de l'homme. — Il nous reste à savoir jusqu'à quel point les résultats obtenus par GENOUVILLE sur des vessies mortes et enlevées du bassin, sont applicables à des vessies vivantes, avec la sensibilité de leur muqueuse, la tonicité et la contractilité de leur tunique musculaire, la tonicité et la contractilité de leurs sphincters : ce sont là, on en conviendra, des facteurs importants qui, en venant s'ajouter au problème, sont bien capables d'en modifier les conclusions. Aussi, de tous les procédés mis en œuvre pour déterminer la capacité physiologique de la vessie et pour juger ensuite quel est celui, de l'homme ou de la femme, où cette capacité est la plus considérable, il n'y en a pour ainsi dire qu'un seul qui me paraisse pratique. C'est celui qui consiste à mesurer tout simplement, chez l'homme et chez la femme, la quantité d'urine fournie par la miction, à la condition toutefois : 1° que les sujets choisis soient parfaitement sains; 2° qu'ils évacuent tous leur vessie au moment précis où le besoin d'uriner se fait sentir; 3° enfin, qu'ils forment, dans l'un et l'autre sexe, des séries numériquement suffisantes.

§ II. — CONFORMATION EXTÉRIEURE ET RAPPORTS

La vessie, avons-nous dit plus haut, a la forme d'un ovoïde. Nous pouvons, par conséquent, lui considérer : 1° une *base*, qui répond à sa partie inférieure; 2° un *sommet* ou *pôle*, qui regarde en haut et en avant; 3° un *corps*, qui est intermédiaire au sommet et à la base et qui comprend la plus grande partie de l'organe. Le corps, à son tour, nous présente une face antérieure, une face postérieure et deux faces latérales. Nous examinerons, au double point de vue de sa configuration extérieure et de ses rapports, chacune de ces différentes régions.

1° Face antérieure. — La face antérieure s'étend en hauteur depuis les ligaments pubo-vésicaux jusqu'au sommet de l'organe, c'est-à-dire jusqu'à l'origine de l'ouraque. Ses rapports varient naturellement suivant que la vessie est vide, moyennement distendue ou surdistendue :

a. *Vessie vide.* — A l'état de vacuité, la vessie ne dépasse ordinairement pas le bord supérieur des pubis et, par conséquent, se trouve complètement cachée en arrière de la paroi antérieure du bassin. Elle répond, sur la ligne médiane, à la symphyse pubienne et, de chaque côté de la ligne médiane, au corps du pubis et au muscle obturateur interne revêtu de son aponévrose (fig. 1526, A).

Entre la vessie et les pubis, se trouve un espace virtuel, que comble une couche de tissu cellulaire lâche et plus ou moins riche en graisse suivant l'embonpoint du sujet. Délimité en bas par les ligaments pubo-vésicaux, il se continue, au-dessus des pubis, avec un espace analogue qui remonte, le long de la paroi abdominale, jusqu'à l'ombilic. Ce vaste espace cellulaire, qui s'étend de l'ombilic au plancher pelvien, est ordinairement désigné sous le nom de *cavité prépéritonéale* de Retzius ou, plus simplement, de *cavité de Retzius*. Mais cette dénomination me paraît devoir être abandonnée, l'espace décrit autrefois par Retzius autour de la vessie étant bien différent de celui que l'on décrit aujourd'hui. Nous lui substituerons celle d'*espace prévésical* qui, tout en ne préjugeant rien sur la nature de l'espace en question, a l'avantage de préciser nettement sa situation en avant du réservoir urinaire.

L'espace prévésical, nous venons de le voir, commence en haut au niveau de l'ombilic et, de là, s'étend jusqu'aux ligaments pubo-vésicaux. Voyons maintenant comment sont constituées ses deux parois antérieure et postérieure. — La *paroi antérieure* répond à la paroi abdomino-pelvienne. Elle est formée successivement : 1° en haut, depuis l'ombilic jusqu'aux arcades de Douglas (voy. t. I, p. 613), par le feuillet postérieur de la gaine du grand droit; 2° à sa partie moyenne, depuis les arcades de Douglas jusqu'aux pubis, par le fascia transversalis, et nous rappellerons en passant que ce fascia transversalis, qui s'attache à la lèvre postérieure des pubis, est séparé du muscle grand droit, qui s'insère à la lèvre antérieure, par un espace triangulaire à base inférieure (fig. 1527, *d*), comblé par du tissu cellulo-adipeux et connu sous le nom d'*espace sus-pubien* (*cavum supra-pubicum* de Leusser) ; 3° en bas, depuis les pubis jusqu'aux ligaments pubo-vésicaux, par la face postérieure du corps des pubis et par la symphyse. — La *paroi postérieure* de l'espace prévésical est constitué par une lame fibro-celluleuse, qui s'étend, comme l'espace lui-même, depuis l'ombilic jusqu'au plancher pelvien : nous la désignerons sous le nom de *fascia ombilico-prévésical* ou *aponévrose ombilico-prévésicale*. De forme triangulaire, cette aponévrose s'attache, par son sommet, sur la partie inférieure de la cicatrice ombilicale. Puis, elle se porte en bas, en passant au-devant de l'ouraque et des artères ombilicales, et atteint bientôt le sommet de la vessie. Là, s'élargissant brusquement et se repliant sur elle-même, de façon à former une gouttière à concavité postérieure, elle embrasse la face antérieure et les faces latérales de la vessie et descend ainsi, le long de ces faces, jusqu'au plancher pelvien, où elle se termine de la façon suivante : sur la ligne médiane, elle se fusionne avec les ligaments pubo-vésicaux ; sur les côtés, elle se confond de même avec l'aponévrose pelvienne depuis les ligaments pubo-vésicaux jusqu'au bord antérieur des deux échancrures sciatiques. Il y a fusion intime entre l'aponévrose pelvienne et la

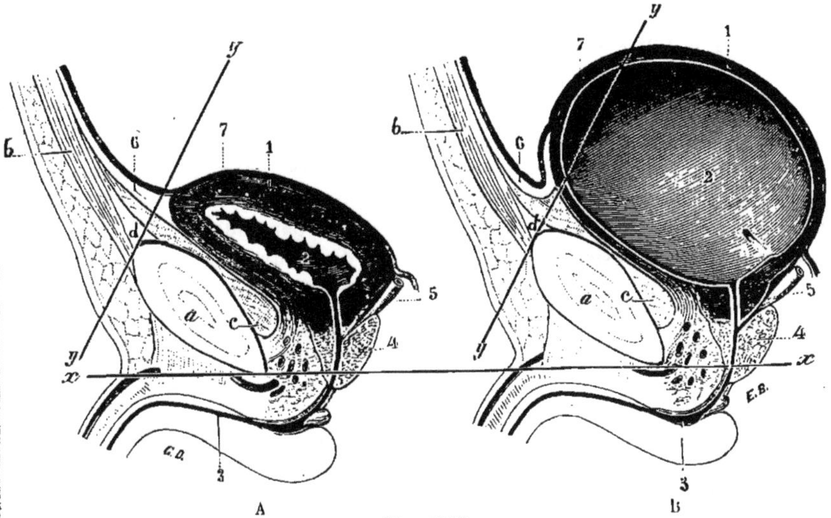

Fig. 1527.
Rapports de la vessie avec le pubis et avec la paroi antérieure de l'abdomen : A, à l'état de vacuité ; B, à l'état de distension.

a, symphyse pubienne. — *b*, paroi abdominale. — *c*, espace prévésical. — *d*, espace sus-pubien. 1, parois de la vessie. — 2, sa cavité. — 3, urèthre. — 4, prostate. — 5, canal déférent droit. 6, ouraque. 7, péritoine (*en bleu*).
x, *x*, horizontale passant au-dessous de la symphyse. — *y*, *y*, plan du détroit supérieur.

base de l'aponévrose ombilico-prévésicale et l'on comprend parfaitement la conception de certains auteurs, Henle entre autres, qui considèrent cette dernière aponévrose comme un prolongement ascendant de la première (fig. 1606,14).

Les bords latéraux de l'aponévrose ombilico-prévésicale s'étendent obliquement de la grande échancrure sciatique à l'ombilic. Ils suivent assez exactement le trajet des artères ombilicales, tout en les débordant en dehors dans une étendue qui varie, suivant les régions, de 1 à 4 centimètres. Considérés au point de vue de leurs connexions avec la paroi abdomino-pelvienne, ils adhèrent assez intimement à cette paroi sur les points suivants : 1° en bas, immédiatement en avant de la grande échancrure sciatique, à l'aponévrose de l'obturateur interne ; 2° en haut, à la gaine du grand droit et au fascia transversalis, depuis l'ombilic jusqu'à 3 ou 4 centimètres au-dessous des arcades de Douglas. Sur tous les autres points, les adhérences entre le bord latéral de l'aponévrose ombilico-prévésicale et la paroi abdomino-pelvienne sont faibles ou même nulles. Il en résulte que l'espace prévésical est incomplètement fermé sur les côtés, d'où la possibilité, pour les productions pathologiques qui s'y développent, les collections purulentes par exemple, de faire irruption dans les fosses iliaques.

En résumé, notre espace prévésical, dont la description est intimement liée à celle des rapports antérieurs de la vessie, est situé, en partie dans l'abdomen, en partie dans l'excavation pelvienne. — Dans sa *portion abdominale* ou *sus-pubienne*, il se développe derrière la paroi abdominale, entre cette paroi et l'aponévrose ombilico-prévésicale, qui la sépare de l'ouraque, des artères ombilicales et du péritoine. — Dans sa *portion pelvienne* ou *rétro-pubienne*, l'espace prévésical est encore compris entre l'aponévrose ombilico-prévésicale qui la délimite en arrière et la paroi pelvienne qui la circonscrit en avant. Il répond tout d'abord à la face antérieure de la vessie et se prolonge ensuite le long de ses faces latérales, entre le plancher pelvien et le cul-de-sac péritonéal qui les surmonte, jusqu'à la partie antérieure de la grande échancrure sciatique. Il est fermé là par l'adhérence de l'aponévrose ombilico-prévésicale aux aponévroses des deux muscles pyramidal et obturateur interne, adhérence qui est intime et qui le sépare du rectum. Ainsi entendu, l'espace prévésical peut être considéré comme une dépendance de l'espace pelvi-rectal supérieur (voy. *Aponévroses du périnée*, p. 1028).

b. *Vessie distendue*. — Lorsque la vessie se dilate, soit naturellement par l'apport incessant des uretères, soit artificiellement à la suite d'une injection de liquide dans l'urèthre, son accroissement se fait surtout aux dépens de ses parois postérieure et latérales. La paroi antérieure s'amplifie aussi, mais dans des proportions qui sont beaucoup moindres. Dans ces conditions, la base du réservoir restant à peu près fixe sur le plancher pelvien, son sommet se porte peu à peu en haut et en arrière, de telle sorte que la série des points occupés successivement par le sommet lorsque la vessie passe de l'état de vacuité à l'état de distension complète, que cette série de points, dis-je, forme une ligne courbe dont la concavité regarde en bas et en arrière. Le sommet, en s'écartant ainsi de sa position initiale, entraîne avec lui l'ouraque et la partie inférieure de celui-ci se dispose peu à peu en une sorte de courbe à concavité supérieure (fig. 1527, B) : la branche antérieure de cette courbe conserve ses rapports avec la paroi abdominale ; sa branche postérieure s'applique contre la paroi antérieure de la vessie ; sa partie moyenne, enfin, regarde le pubis et s'en écarte de plus en plus, au fur et à mesure que le sommet de la vessie s'élève ou, ce qui revient au même, au fur et à mesure que la vessie augmente de volume. Toutefois, ce mouvement ascensionnel de l'anse formée par l'ouraque n'est jamais en rapport constant avec le degré d'ampliation de la vessie.

Quant au péritoine qui est directement appliqué sur le côté postérieur de l'ouraque, il est facile de se rendre compte de la situation variable qu'il occupe suivant l'état de la vessie. — Lorsque la vessie est vide (fig. 1526, A), il passe directement de la paroi abdominale antérieure sur le sommet de la vessie et, de là, sur sa face postérieure. — Lorsque la vessie est distendue (fig. 1527, B), il descend tout d'abord jusque sur la partie moyenne de l'anse que forme l'ouraque ; puis, il remonte avec la partie ascendante de ce cordon jusqu'au sommet de la vessie, pour descendre alors, comme précédemment, sur sa face postérieure. La séreuse forme ainsi, en avant de la vessie, un cul-de-sac à concavité supérieure : c'est le *cul-de-sac prévésical.*

Le cul-de-sac prévésical est d'autant plus profond que le sommet de la vessie a effectué une excursion plus étendue ou, ce qui revient exactement au même, que le réservoir urinaire a acquis un volume plus considérable. Mais il n'en est pas moins vrai que le fond de ce cul-de-sac s'éloigne de plus en plus des pubis dans les mêmes conditions, c'est-à-dire au fur et à mesure que le volume de la vessie augmente. Ces faits, en apparence insignifiants, acquièrent une importance considérable en médecine opératoire, quand il s'agit d'arriver sur la vessie par une incision sus-pubienne. Il y aurait, on le conçoit, un grand intérêt à savoir exactement quelle est la distance qui, à un état de distension donné du réservoir urinaire, sépare la symphyse pubienne du cul-de-sac précité. Théoriquement, on peut admettre que cette distance est nulle quand la vessie est vide, qu'elle atteint 1 ou 2 centimètres après une injection de 300 grammes de liquide, de 2 ou 3 centimètres après une injection de 400 à 500 grammes, de 3 ou 4 centimètres après une injection de 600 à 700 grammes. Mais, sur ce point comme sur bien d'autres, les variations individuelles sont nombreuses comme l'établissent surabondamment les divergences des résultats obtenus par les auteurs. Tout d'abord l'élévation du pôle vésical au-dessus de la symphyse n'est nullement en rapport avec le degré de réplétion de la vessie : si, sur certains sujets, on voit la vessie, au fur et à mesure qu'elle se distend, s'allonger et remonter graduellement dans l'abdomen, on la voit sur d'autres s'agrandir presque exclusivement dans le sens de ses diamètres horizontaux et il n'est pas rare de voir des vessies, renfermant pourtant de 400 à 600 grammes de liquide ou même plus, remplir l'excavation sans dépasser en haut le niveau de la symphyse. D'autre part, alors même que la vessie est fortement distendue et que son sommet remonte très haut dans l'abdomen, il peut arriver, surtout chez les sujets maigres, que le péritoine n'en descende pas moins jusqu'au voisinage du pubis, même plus bas jusqu'au ras de la symphyse : j'ai observé deux fois cette disposition sur des sujets congelés, dont la vessie ne contenait pas moins de 600 grammes d'urine. Tout récemment encore, sur un vieillard de quatre-vingt-douze ans, dont la vessie fortement distendue remontait jusqu'au voisinage de l'ombilic, je n'ai trouvé qu'un intervalle de 18 millimètres entre le cul-de-sac péritonéal et le bord supérieur du pubis. Les relations du cul-de-sac prévésical avec la symphyse sont donc éminemment variables et on ne peut à cet égard établir aucune règle fixe. Un fait pourtant est à retenir, c'est que, même avec des vessies renfermant de 500 à 600 grammes de liquide, le contact du péritoine avec la symphyse est une disposition relativement fréquente, assez fréquente pour que le chirurgien ne puisse jamais avoir la certitude, quel que soit le degré de distension de la vessie, d'arriver sur elle sans rencontrer le péritoine.

2° **Face postérieure.** — La face postérieure est recouverte par le péritoine dans toute son étendue. Elle a précisément pour limite inférieure la ligne suivant laquelle se réfléchit la séreuse pour revêtir ensuite les organes placés en arrière d'elle, le rectum chez l'homme, l'utérus chez la femme. Cette face varie beaucoup, comme la précédente, dans sa forme et ses dimensions, suivant que la vessie est à l'état de vacuité ou à l'état de distension. Dans le premier cas (fig. 1527, A), elle est triangulaire à sommet supérieur, obliquement dirigée de bas en haut et d'arrière en avant, plane quand la vessie se rattache au type plat, plus ou moins convexe, au contraire, sur une vessie à type globuleux. Dans le second cas, elle est beaucoup plus grande, fortement convexe, assez régulièrement arrondie, regardant encore en haut et en arrière, mais se rapprochant beaucoup plus du plan horizontal.

Considérée au point de vue de ses rapports, la face postérieure de la vessie répond au rectum chez l'homme; chez la femme, à l'utérus et, de chaque côté de l'utérus, aux ligaments larges. De plus, elle entre en rapport avec le côlon pelvien et avec les anses grêles, qui reposent directement sur elles. Ces anses intestinales, lorsque la vessie est vide ou moyennement distendue, descendent en plus ou moins grand nombre dans le cul-de-sac péritonéal qui s'interpose entre la vessie et le rectum chez l'homme, entre la vessie et l'utérus chez la femme.

3° **Faces latérales.** — Les parois latérales de la vessie, quand celle-ci est vide, se réduisent ordinairement à de simples bords. Quand le réservoir urinaire se remplit, elles s'agrandissent à la fois en largeur et en hauteur au fur et à mesure que s'accroît le degré de réplétion : elles acquièrent ainsi peu à peu la valeur de véritables faces. Le péritoine les revêt de haut en bas dans leur tiers supérieur, quelquefois dans leur moitié supérieure, et s'en sépare ensuite pour tapisser les parois latérales du bassin. Nous ferons remarquer, à ce sujet, que la ligne suivant laquelle se réfléchit la séreuse pour passer du viscère sur la paroi pelvienne est représentée par une courbe à concavité antéro-inférieure. De plus, elle est obliquement dirigée de haut en bas et d'avant en arrière, d'où il résulte que le péritoine, sur les côtés de la vessie, descend d'autant plus bas qu'on se rapproche davantage de la face postérieure de l'organe (fig. 1528).

En haut, dans leur portion péritonéale, les faces latérales de la vessie répondent aux anses intestinales. En bas, dans leur portion extra-péritonéale, elles sont en rapport avec les parois du bassin, lesquelles sont formées à ce niveau par le releveur de l'anus et l'obturateur interne. Elles sont séparées de ces deux muscles par l'aponévrose périnéale supérieure et par le tissu cellulaire de l'espace pelvi-rectal supérieur.

Enfin, sur les faces latérales de la vessie cheminent : 1° l'artère ombilicale du fœtus, remplacée chez l'adulte par un simple cordon fibreux; 2° le canal déférent, chez l'homme. Ces deux organes, tous les deux obliques, mais non parallèles, s'entre-croisent en X au cours de leur trajet, comme nous le montre la figure 1528. Dans cet entre-croisement, qui s'effectue ordinairement à 3 ou 4 centimètres en avant de la base des vésicules séminales, le canal déférent occupe le plan superficiel, l'artère le plan profond. Autrement dit, l'artère passe entre la vessie qui est en dedans et le canal déférent qui est en dehors.

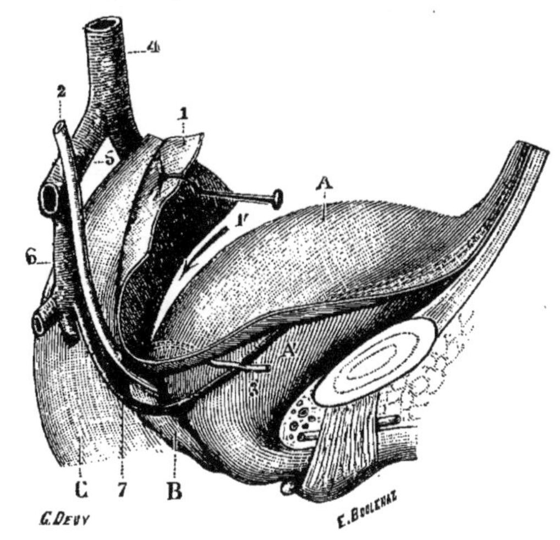

Fig. 1528.
Rapports de l'uretère, du canal déférent et de l'artère ombilicale (nouveau-né).

A, partie postéro-supérieure de la vessie, recouverte par le péritoine. — A', sa partie antéro-inférieure, non recouverte par la séreuse. — B, vésicule séminale droite. — C, rectum.
1, péritoine, avec 1', cul-de-sac vésico-rectal. — 2, uretère droit. — 3, canal déférent droit. — 4, aorte. — 5, artère iliaque primitive droite. — 6, artère hypogastrique droite. — 7, artère ombilicale droite.

4° **Sommet.** — Le sommet de la vessie ou pôle vésical regarde en haut et en avant du côté de l'ombilic. Tantôt allongé et conique, tantôt arrondi en forme de dôme, il donne naissance, chez l'adulte, comme nous le savons déjà, sur la ligne médiane à l'ouraque et, sur les côtés, aux deux cordons fibreux qui résultent de l'oblitération des artères ombilicales. Le pôle vésical, essentiellement mobile, s'élève plus ou moins haut, comme nous l'avons déjà vu, suivant le degré de distension du réservoir urinaire ; mais, quelle que soit sa situation, il est constamment en rapport avec les anses intestinales.

5° **Base.** — La base de la vessie (*face inférieure* de quelques auteurs) s'étend depuis l'orifice postérieur de l'urèthre jusqu'au cul-de-sac vésico-rectal chez l'homme, jusqu'au cul-de-sac vésico-utérin chez la femme. Plane ou légèrement concave, elle se dirige un peu obliquement d'arrière en avant et de haut en bas. Ses rapports, qui ont en chirurgie une importance considérable, diffèrent essentiellement dans l'un et dans l'autre sexe :

a. *Chez l'homme* (fig. 1360), la base de la vessie, suivie d'avant en arrière, repose tout d'abord sur la base de la prostate. Plus en arrière et sur les côtés, elle répond aux vésicules séminales et aux canaux déférents qui longent leur côté interne. — Les deux canaux déférents, suivant l'un par rapport à l'autre un trajet convergent, forment les deux côtés latéraux d'un espace triangulaire, le *triangle interdéférentiel* (fig. 1572,8), dont le sommet confine à la prostate et dont la base dirigée en haut répond au cul-de-sac vésico-rectal. Ce triangle, qui mesure à peine 15 ou 18 millimètres de longueur quand la vessie est vide, s'agrandit peu à peu, au fur et à mesure qu'elle se remplit et atteint, quand la distension est complète, 40 à 45 millimètres de hauteur sur une largeur à peu près égale. A son niveau, la vessie repose sur le rectum et ce rapport est à peu près immédiat, les deux organes n'étant séparés l'un de l'autre que par l'aponévrose prostato-péritonéale (voy. *Muscles et aponévroses du périnée*). — Ce dernier rapport nous fait comprendre la possibilité : 1° d'explorer la vessie par le toucher rectal; 2° d'arriver sur elle par la voie rectale et sans intéresser le péritoine, soit pour la ponctionner, soit pour l'ouvrir plus largement (taille vésico-rectale); 3° de refouler la vessie en haut et en avant par l'introduction dans l'ampoule rectale d'un corps volumineux, le ballon de Petersen par exemple.

b. *Chez la femme* (fig. 1361), la base de la vessie est en rapport, en haut, avec la face antérieure du col utérin, à laquelle elle n'est unie que par un tissu cellulaire lâche. Plus bas, elle répond à la paroi antérieure du vagin et lui adhère d'une façon intime, formant ainsi avec elle une sorte de cloison dirigée transversalement, la *cloison vésico-vaginale*. Ce rapport intime de la vessie et du vagin nous montre la possibilité : 1° d'explorer la vessie par le toucher vaginal; 2° de la ponctionner et de l'ouvrir par le vagin.

§ III. — Conformation intérieure

1° Aspect général. — Vu intérieurement, le réservoir urinaire nous présente la même configuration générale et les mêmes divisions topographiques que sa surface extérieure. Ses parois, chez le fœtus, sont régulièrement lisses et unies et il en est de même chez l'enfant. Mais plus tard, par suite d'une hypertrophie irrégulière de la couche musculaire sous-jacente, la muqueuse se soulève au niveau des faisceaux hypertrophiés, se déprime au contraire dans leurs intervalles, et la paroi vésicale, dans son ensemble, revêt alors un aspect réticulé et aréolaire que l'on a comparé, non sans raison, à celui que présentent les oreillettes du cœur.

Cette disposition réticulée s'accentue peu à peu avec les progrès de l'âge et chez certains sujets, les saillies formées par les faisceaux musculaires hypertrophiés sont si considérables, qu'elles se détachent en relief sous la forme de véritables colonnes (*vessies à colonnes*). Dans l'intervalle des colonnes, la paroi est naturellement déprimée ; elle forme, dans certain cas, des cavités ou cellules plus ou moins spacieuses qui, quand elles sont très développées, constituent de véritables diverticulums de la cavité vésicale (*vessies à cellules*). Des calculs peuvent pénétrer dans ces cellules, y séjourner plus ou moins longtemps et parfois même s'y enchatonner.

2° Trigone de Lieutaud. — Des différentes régions que nous présente la surface intérieure de la vessie, la face inférieure ou base mérite seule de nous arrêter quelques instants. En la parcourant d'avant en arrière (fig. 1529), nous rencontrons tout d'abord une petite surface triangulaire (2), presque toujours lisse et unie : c'est le *trigone vésical* de Lieutaud ou tout simplement le *trigone de Lieutaud*. Il répond à la prostate et nous offre tout d'abord cette particularité que c'est à son niveau que la paroi vésicale présente son maximum d'épaisseur.

Comme l'indique son nom, le trigone de Lieutaud revêt la forme d'un triangle dont la base est dirigée en arrière et dont les côtés, à peu près égaux, mesurent 20 à 25 millimètres quand la vessie est vide, 40 à 50 millimètres quand elle est fortement distendue.

Chacun des angles de ce triangle est marqué par un orifice : à ses deux angles postérieurs débouchent les uretères (3,3), à son angle antérieur prend naissance le canal de l'urèthre (2'). — Les *orifices des uretères* se présentent à l'œil sous la forme de petites fentes fortement taillées en biseau, dirigées obliquement de dehors en dedans et d'arrière en avant, mesurant chacune de 3 à 5 millimètres dans son plus grand diamètre. En dehors, ils sont nettement limités par un repli muqueux falciforme, que l'on désigne improprement sous le nom de *valvule de l'uretère* (voy. *Uretères*, p. 865). En dedans, ils se prolongent assez souvent sur la paroi vésicale sous la forme d'une petite gouttière de 5 ou 6 millimètres de longueur. Entre l'orifice droit et l'orifice gauche, s'étend une sorte de bourrelet transversal, légèrement concave en arrière, arciforme par conséquent, toujours plus accusé chez l'homme que chez la femme : c'est le *bourrelet interurétérique*. Il est formé par un faisceau musculaire de même direction qui, plus développé que les faisceaux voisins, soulève la muqueuse à son niveau. Quelques auteurs le désignent, assez improprement du reste, sous le nom de *muscle des uretères*. — L'*orifice antérieur de l'urèthre* ou *col de la vessie*[1], arrondi chez le fœtus et

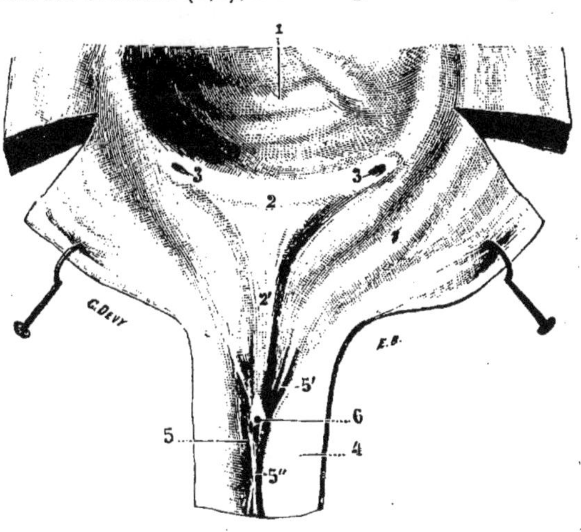

Fig. 1529.

Face inférieure de la vessie avec la portion initiale de l'urèthre.

(La vessie et l'urèthre ont été divisés en avant et en haut sur la ligne médiane.)

1, bas-fond de la vessie. — 2. bourrelet interurétérique formant le bord postérieur du trigone. — 2', col de la vessie. — 3, 3, orifices des uretères. — 4, urèthre prostastique. — 5, veru montanum, avec : 5', ses freins; 5" crête uréthrale. — 6, orifice de l'utricule prostatique, flanqué à droite et à gauche des orifices des conduits éjaculateurs.

[1] Les chirurgiens, en général, font du col de la vessie une région distincte, mais ils sont loin de s'accorder quand il s'agit d'assigner des limites à cette région : les uns donnent le nom de col à cette portion de la vessie qui précède l'orifice uréthral; d'autres désignent sous ce nom la portion de l'urèthre qui se trouve comprise entre l'orifice postérieur de l'urèthre et le veru montanum; pour quelques-uns, enfin, le col comprendrait à la fois la portion de la vessie qui précède l'orifice en question et la portion de l'urèthre qui le suit. De telles divergences suffisent, à elles seules, pour nous faire abandonner la région du col : cette région n'existe pas. Le mot de col lui-même est une expression inexacte : morphologiquement, en effet, le réservoir urinaire se continue directement

chez l'enfant, revêt plus tard, par suite du développement considérable que prend la prostate, la forme d'une fente transversale, avec une lèvre supérieure et une lèvre inférieure. Dans certains cas, et cette disposition est fréquente après cinquante ans, la lèvre inférieure se soulève en une petite saillie mamelonnée ou conoïde, que l'on désigne depuis LIEUTAUD sous le nom de *luette vésicale*. Cette saillie, qui sur certains sujets prend des dimensions suffisantes pour faire obstacle au cathétérisme, est due, comme nous le verrons plus tard, à une hypertrophie du lobe moyen de la prostate. L'orifice uréthral répond habituellement au point le plus déclive du réservoir urinaire. Il est fixe et nous aurons à indiquer plus loin, à propos du canal de l'urèthre (p. 898), quelle est sa situation précise par rapport à la symphyse pubienne.

3° Bas-fond de la vessie. — La partie de la face inférieure du réservoir urinaire qui se trouve située en arrière du trigone, a reçu le nom de *bas-fond de la vessie* (fig. 1529, 1). Elle répond au vagin chez la femme et, chez l'homme, aux vésicules séminales, à l'ampoule des canaux déférents et au triangle inter-déférentiel. Morphologiquement, le bas-fond de la vessie se présente sous la forme d'une dépression ellipsoïde, dirigée transversalement et d'autant plus accusée que le bourrelet interurétérique, qui la délimite en avant, est plus saillant. Sa profondeur s'exagère chez le vieillard par suite de ce double fait que le bourrelet précité augmente de hauteur et que la prostate, en s'hypertrophiant, soulève la région du trigone. C'est dans ces conditions que le bas-fond, tout en ne représentant pas le point le plus déclive de la vessie, devient une sorte de cul-de-sac dans lequel se logent les calculs, dans lequel aussi séjourne, après la miction, une petite quantité d'urine que le muscle vésical n'a pu parvenir à expulser : ainsi se trouve justifié le nom de bas-fond donné à cette partie du réservoir urinaire.

§ IV. — CONSTITUTION ANATOMIQUE

Les parois de la vessie mesurent de 8 à 15 millimètres à l'état de vacuité de l'organe, 3 ou 4 millimètres seulement à l'état de plénitude. Elles se composent de trois tuniques concentriques, qui se superposent dans l'ordre suivant : une tunique externe ou séreuse, une tunique moyenne ou musculeuse, une tunique interne ou muqueuse.

1° Tunique séreuse. — La tunique séreuse est une dépendance du péritoine. Comme nous l'avons déjà fait remarquer plus haut, le péritoine vésical ne recouvre pas toute la surface extérieure de la vessie, mais seulement sa face postérieure et la partie la plus élevée de ses faces latérales. De là, il se réfléchit sur les parties environnantes, en formant tout autour du réservoir

avec le canal de l'urèthre sans qu'aucun rétrécissement extérieur vienne indiquer à l'œil la limite respective des deux formations. Toutefois, comme ce mot de col, consacré aujourd'hui par un long usage, a acquis droit de cité en anatomie comme en chirurgie, nous le conserverons dans notre description, mais il ne sera pour nous qu'un simple synonyme de l'orifice vésico-uréthral.

de l'urine un cul-de-sac circulaire, le *cul-de-sac périvésical*. En abandonnant la vessie, la séreuse se jette : 1° en avant, sur la paroi abdominale antérieure, dont elle est séparée, sur la ligne médiane, par l'ouraque et, en dehors de l'ouraque, par les deux cordons fibreux résultant de l'oblitération des artères ombilicales ; 2° latéralement, sur les parois correspondantes de l'excavation pelvienne ; 3° en arrière, sur le rectum chez l'homme, sur l'utérus chez la femme.

Le péritoine vésical est uni à l'organe sous-jacent par une couche de tissu cellulaire qui, à sa partie moyenne, est très mince et très serrée. En se rapprochant du cul-de-sac périvésical, cette couche sous-péritonéale augmente d'épaisseur, en même temps que le tissu qui la constitue devient plus lâche. Enfin, au-dessous du cul-de-sac, le tissu cellulaire périvésical se confond avec la couche cellulo-graisseuse qui comble l'espace de Retzius et l'espace pelvi-rectal supérieur.

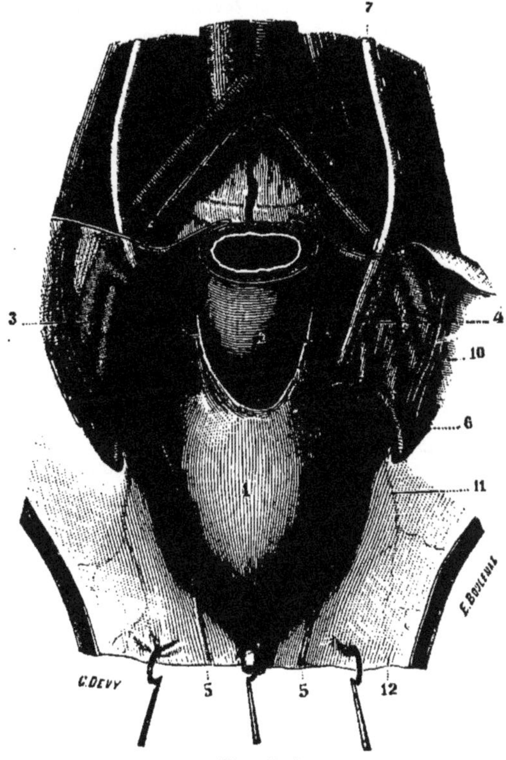

Fig. 1530.
Les replis de Douglas chez l'homme (nouveau-né).

1, vessie érignée en avant. — 2, rectum en place. — 3, vaisseaux iliaques externes. — 4, vaisseaux iliaques internes. — 5, artère ombilicale. — 6, canal déférent. — 7, uretère. — 8, 8, replis de Douglas. — 9, cul-de-sac de Douglas. — 10, vaisseaux spermatiques. — 11, artère épigastrique. — 12, paroi abdominale antérieure érignée en avant et en bas.

En passant de la vessie sur le rectum, le péritoine forme le *cul-de-sac vésico-rectal*. Ce cul-de-sac, qui représente la partie la plus déclive de la cavité péritonéale, est limité latéralement et en haut par deux petits replis de forme semi-lunaire, qui, comme le cul-de-sac lui-même, s'étendent de la vessie au rectum : ce sont les *replis de Douglas*, encore désignés par certains auteurs sous le nom de *ligaments postérieurs de la vessie* (fig. 1530, 8). Ils rappellent assez bien par leur disposition les replis utéro-sacrés qui, de la face postérieure de l'utérus, se portent sur les vertèbres sacrées et sur le rectum. Ils en diffèrent cependant, au point de vue structural, en ce qu'ils ne renferment pas dans leur épaisseur d'éléments musculaires, mais seulement du tissu conjonctif et quelques vaisseaux.

2° Tunique musculeuse. — Les fibres musculaires lisses qui constituent cette tunique se disposent en trois couches, que l'on distingue en externe, moyenne et interne :

a. La *couche externe* (fig. 1531, A) se compose de fibres longitudinales, c'est-à-dire de fibres dirigées parallèlement à l'axe vertical de la vessie. Nous diviserons ces fibres, d'après leur situation, en antérieures, postérieures et latérales. — Les *fibres longitudinales antérieures* forment sur la face antérieure de la vessie un plan continu, toujours très développé, qui s'étend sans interruption de la base de l'organe à son sommet. A leur extrémité supérieure, elles contournent l'ouraque, les unes à gauche, les autres à droite, et se continuent pour la plupart avec les fibres longitudinales postérieures;

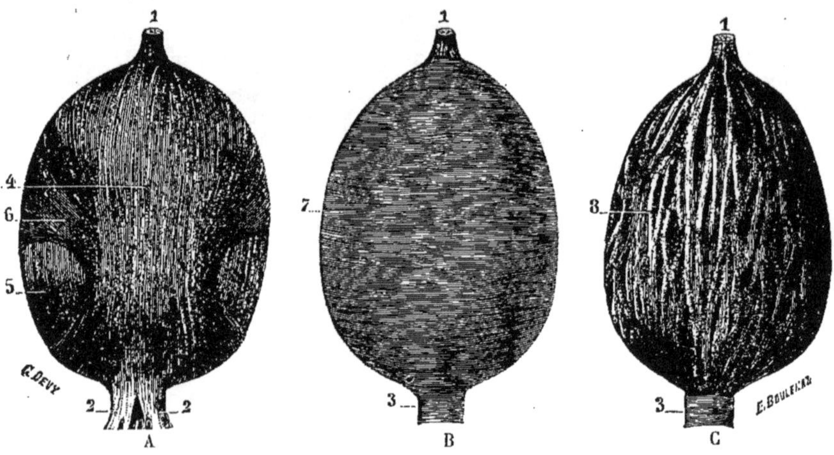

Fig. 1531.

La tunique musculeuse de la vessie, vue par sa face antérieure : A, sa couche superficielle; B, sa couche moyenne ; C, sa couche profonde.

1, ouraque. — 2, ligaments pubo-vésicaux. — 3, sphincter vésical. — 4, fibres longitudinales antérieures. — 5, fibres longitudinales antéro-latérales. — 6, fibres issues du faisceau longitudinal antérieur et s'épanouissant sur les côtés de la vessie. — 7, fibres circulaires. — 8, fibres longitudinales de la couche profonde s'anastomosant entre elles et circonscrivant des mailles elliptiques qui donnent à cette couche un aspect plexiforme ou réticulé.

quelques-unes seulement se jettent sur les parois de l'ouraque. A leur extrémité inférieure, elles se condensent en deux faisceaux aplatis, l'un droit, l'autre gauche, qui, se séparant de la vessie, se portent d'arrière en avant et viennent s'insérer sur la face postérieure des pubis et de la symphyse pubienne. Ces deux languettes, moitié charnues, moitié tendineuses, ont été improprement appelées *ligaments antérieurs de la vessie* ou encore *ligaments pubo-vésicaux* (fig. 1536, 4). Elles s'étalent au-dessus du plexus de Santorini et présentent, entre elles ou même dans leur continuité, un certain nombre d'orifices par lesquels passent les veines vésicales antérieures pour se rendre à ce dernier plexus. — Lés *fibres longitudinales postérieures* occupent, comme leur nom l'indique, la face postérieure de l'organe. Elles forment, comme les précédentes, un plan continu qui, à sa partie inférieure, mesure à peine 3 ou 4 centimètres de largeur, mais qui s'épanouit ensuite à la manière d'un éventail, de manière à recouvrir, à sa partie supérieure, non seulement la face postérieure de la vessie tout entière, mais encore une partie de ses faces latérales. Ces fibres se continuent en haut, à droite et à gauche de l'ouraque, avec les fibres longitudinales antérieures ci-dessus décrites; en bas, elles s'insèrent sur la base de la prostate chez l'homme, et, chez la femme, sur le tissu cellulaire qui unit d'une façon si intime la vessie et le vagin. — Les *fibres longitudinales latérales* sont à la fois moins développées et moins nettement isolées que les antérieures et les postérieures. Elles prennent naissance, en bas, les unes sur les parties correspondantes de la prostate, les autres sur l'aponévrose périnéale supérieure. De là, elles se portent en haut et, après un trajet variable, s'inclinent vers la ligne médiane, les unes en avant, les autres en arrière, pour se confondre peu à peu avec les fibres de la couche suivante. Celles de ces fibres qui répondent aux uretères décrivent autour de ce conduit des espèces d'arcades, qui s'entre-croisent plus ou moins à leurs deux extrémités.

b. La *couche moyenne* (fig. 1531, B), ordinairement plus pâle que la couche précédente, est formée par des faisceaux de fibres circulaires, qui se superposent assez régulièrement et sans discontinuité du sommet de la vessie à sa base. Arrivée au niveau du col, cette couche s'épaissit graduellement et forme, tout autour de l'orifice uréthral, une sorte d'anneau, que l'on désigne indistinctement sous les noms de *sphincter vésical* ou de *sphincter interne de l'urèthre*. Ce muscle annulaire, s'il commence au niveau du col de la vessie, s'étend ensuite jusque dans la prostate, en entourant comme d'un manchon la partie la plus reculée de l'urèthre prostatique. Il appartient donc à l'urèthre bien plutôt qu'à la vessie et, pour être logique, nous le décrirons dans l'article suivant (voy. p. 913).

c. La *couche interne* (fig. 1531, C) se compose, comme l'externe, de fibres longitudinales. Elles forment des faisceaux aplatis et rubanés qui descendent du sommet de la vessie vers la région du col. Ces faisceaux ne forment pas un plan continu, mais sont séparés les uns des autres par des intervalles tout aussi irréguliers dans leur forme que variables dans leurs dimensions. De plus, ils présentent ce caractère distinctif qu'ils échangent au cours de leur trajet de fréquentes anastomoses, d'où le nom de *couche plexiforme* donné par certains auteurs à la couche des fibres longitudinales internes. — Chez le fœtus et chez l'enfant, la couche musculaire interne est relativement peu développée, mais elle s'accroît graduellement au fur et à mesure qu'on avance en âge et c'est elle alors qui donne à la surface intérieure de la vessie cet aspect réticulé et aréolaire qui la caractérise chez l'adulte et chez le vieillard. C'est encore à ses faisceaux hypertrophiés que sont dus ces types de *vessies à colonnes* et de *vessies à cellules*, dont il a été question plus haut. — A leur extrémité supérieure, les fibres longitudinales internes, principalement celles qui occcupent les parois antérieure et latérales, remontent sur l'ouraque et constituent la plus grande partie de ses éléments musculaires. A leur extrémité inférieure, elles passent dans la paroi du canal de l'urèthre où nous les retrouverons. — Au niveau du trigone vésical, les fibres internes de la vessie présentent une disposition toute spéciale. Ce sont des fibres fines, dirigées transversalement, fortement serrées les unes contre les autres, formant par leur ensemble un plan régulier et homogène, qui tranche nettement sur l'aspect réticulé des régions voisines. Sur ces fibres, qui appartiennent en propre à la vessie, s'étale un plan surajouté de fibres obliques qui cheminent immédiatement au-dessous de la muqueuse et qui ne sont que l'épanouissement des fibres longitudinales des uretères (fig. 1532, 7''').

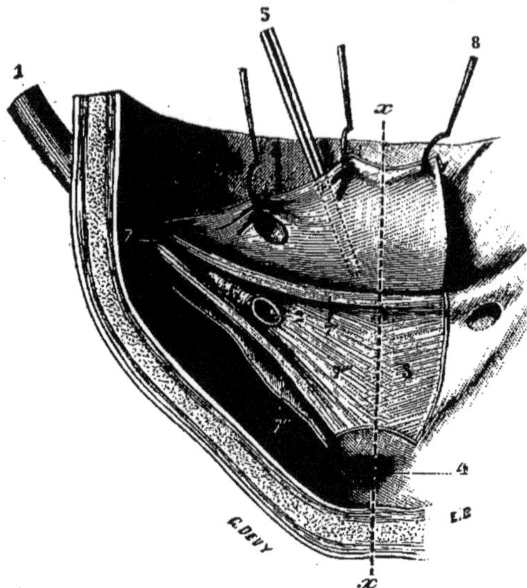

Fig. 1532.
Mode de terminaison de l'uretère dans la vessie (enfant de dix ans, vessie vide).

1, uretère du côté droit. — 2, son abouchement dans la vessie. — 3, trigone de Lieutaud. — 4, col de la vessie. — 5, bas-fond. — 6, fibres circulaires de l'uretère. — 7, fibres longitudinales, avec : 7', son faisceau supérieur (bourrelet interurétérique) ; 7'', son faisceau inférieur ; 7''', son faisceau moyen, éparpillé en éventail sur les fibres propres du trigone. — 8, muqueuse vésicale isolée et érignée.

Les différentes couches musculaires que nous venons de décrire sont reliées les unes aux autres par du tissu conjonctif qui, chez les sujets doués d'embonpoint, se laisse plus ou moins envahir par la graisse. Mais elles sont unies d'une façon bien plus intime par des faisceaux, dits *anastomotiques*, qui passent d'une couche à l'autre : c'est ainsi que les fibres latérales de la couche superficielle se terminent pour la plupart dans la couche des fibres circulaires, que les fibres postérieures de la couche plexiforme s'entre-croisent avec les fibres circulaires au point qu'on ne peut plus les distinguer, etc. Ainsi unies et plus ou moins confondues, les trois couches musculaires externe, moyenne et interne constituent un seul et même muscle, dont les faisceaux sont plus solidaires encore au point de vue fonctionnel qu'au point de vue anatomique : c'est le *muscle vésical*. Ce muscle, en se contractant, tend à diminuer tous les diamètres de la vessie. Il a pour fonction par conséquent, quand celle-ci est distendue par l'urine, de comprimer ce liquide et de le chasser dans le canal de l'urèthre : c'est le *muscle expulseur de l'urine*. Il a pour antagonistes les deux sphincters de l'urèthre.

3° **Tunique muqueuse**. — La muqueuse vésicale tapisse dans toute son étendue la surface intérieure du réservoir urinaire. Elle fait suite, en amont, à la muqueuse des uretères et se continue, en aval, avec celle du canal de l'urèthre.

Blanchâtre chez l'enfant, d'une couleur cendrée chez l'adulte, cette membrane revêt chez le vieillard une teinte plus ou moins rosée ou même rougeâtre, par suite de la congestion sanguine dont elle est si souvent le siège. Elle mesure en moyenne un tiers de millimètre d'épaisseur seulement; mais, malgré sa minceur, elle offre une résistance remarquable. — Sa *surface extérieure* ou *adhérente* repose sur la tunique musculeuse et se moule exactement sur toutes les inégalités de cette tunique. — Sa *surface intérieure* ou *libre* est continuellement baignée par l'urine. Elle nous présente, à l'état de vacuité de la vessie, un certain nombre de plis plus ou moins élevés et de direction variable. Ces plis, qu'il ne faut pas confondre avec les saillies permanentes qui résultent de l'hypertrophie des faisceaux musculaires sous-jacents, ne sont que des plis temporaires qui s'effacent peu à peu au fur et à mesure que le réservoir se remplit.

Histologiquement la muqueuse vésicale se compose de deux couches, 1° une couche profonde ou chorion; 2° une couche superficielle ou épithéliale, aux dépens de laquelle se développent des glandes rudimentaires.

a. *Chorion*. — Le chorion se compose essentiellement de faisceaux conjonctifs denses et serrés, disposés parallèlement à la surface de la muqueuse.

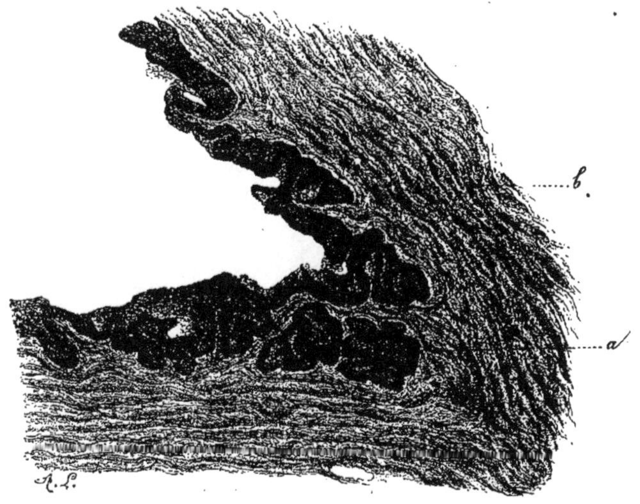

Fig. 1533.
Coupe de la muqueuse vésicale au niveau du trigone chez un enfant (d'après ALBARRAN).
a, glandes. — *b*, tissu muqueux adhérent à la tunique musculeuse.

Aux éléments conjonctifs s'entremêlent des fibres élastiques : ces fibres, relativement rares sur le corps de la vessie, deviennent très abondantes dans la région du trigone où elles forment un réseau d'une extrême richesse. — La *surface externe* du chorion répond à la tunique musculeuse, à laquelle elle est unie par une couche de tissu cellulaire lâche, qui se continue ensuite avec la trame conjonctive de la tunique musculeuse. Cette couche constitue une véritable sous-muqueuse, et c'est grâce à elle que la muqueuse vésicale se plisse et se déplisse avec la plus grande facilité dans les alternatives de vacuité et de distension du réservoir urinaire. Au niveau du trigone, la sous-muqueuse disparaît et, dans cette région, la membrane muqueuse adhère intimement à la tunique musculeuse sous-jacente. On voit même quelques fibres musculaires pénétrer plus ou moins dans les couches profondes du chorion. Mais ces fibres, quelle que soit leur situation, appartiennent toujours au muscle vésical : il n'existe sur aucun point de la muqueuse, pas plus sur le trigone que dans les autres régions, une muscularis mucosæ véritable, analogue à celle que nous avons décrite sur la muqueuse intestinale. — La *surface interne* est presque partout lisse et unie. Au niveau de la base, cependant, et principalement sur le trigone, elle nous présente

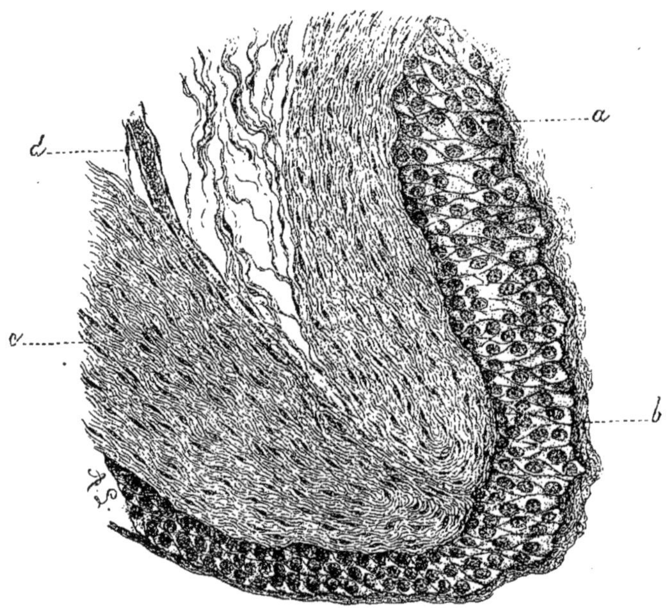

Fig. 1534.

Coupe de la paroi vésicale normale d'un enfant de cinq ans, passant près du col (d'après Albarran).

cellules claires de l'épithélium. — *b*, cellules pavimenteuses superficielles. — *c*, derme et sous-muqueuse — *d*, vaisseau sanguin.

de petites élevures papillaires, très minces, à sommet effilé ou légèrement renflé en massue, qui s'enfoncent dans la couche épithéliale sous-jacente. Ces papilles de la muqueuse vésicale, rejetées à tort par certains anatomistes, ont été signalées depuis longtemps déjà par Gerlach et par Henle. Albarran, qui les a étudiées de nouveau en 1891, les a rencontrées constamment au niveau du trigone et au niveau du bas-fond, dans une proportion de trois fois sur cinq sujets.

b. *Épithélium*. — La couche épithéliale, épaisse de 40 à 60 μ, est constituée, comme sur l'uretère, par un épithélium mixte stratifié. Les cellules, en effet, diffèrent beaucoup d'aspect, suivant qu'on les considère dans la couche profonde ou dans la couche superficielle. — Les *cellules profondes*, disposées en deux ou trois rangées, sont polyédriques ou allongées perpendiculairement à la surface du chorion. Ces dernières sont, suivant les cas, cylindriques ou coniques; ou bien encore, elles affectent la forme d'une raquette, dont la partie renflée regarde la cavité vésicale et dont la pointe, plus ou moins effilée, répond au chorion. — Les *cellules superficielles*, aplaties et franchement pavimenteuses, forment deux rangées : une rangée interne, constituée par des cellules de 25 à 30 μ de largeur, dont la face profonde se moule exactement sur les extrémités renflées des cellules précédemment décrites; une rangée externe, comprenant des cellules très minces, lamelleuses, à contours polygonaux, mesurant de 100 à 150 μ de diamètre. Ces dernières cellules délimitent la cavité vésicale et, de ce fait, sont constamment baignées par l'urine. D'après Dogiel, les cellules pavimenteuses de la vessie comprendraient dans leur protoplasma deux parties distinctes : une partie profonde, granuleuse, et une partie superficielle, claire et homogène. D'autre part, l'extrémité renflée ou tête des cellules cylindriques émettrait des prolongements qui pénétreraient dans la partie granuleuse des cellules pavimenteuses placées au-dessus d'elles pour venir se terminer au niveau de leur partie claire.

Plusieurs observateurs (Paneth, Oberdick, Ultzmann) ont noté que les cellules épithéliales de la vessie diminuent de hauteur quand ce réservoir passe de l'état de vacuité à l'état de distension. Cela se comprend : la surface intérieure de la vessie, acquérant graduellement un développement double, triple ou quadruple, les cellules épithéliales, qui conservent toujours leurs rapports réciproques, je veux dire qui restent unies par leurs bords, doivent forcément s'élargir dans les mêmes proportions; et, comme leur masse protoplasmique reste la même, elles perdent naturellement en épaisseur ce qu'elles gagnent en surface. — Sur la muqueuse du trigone, Tourneux et Herrmann ont signalé l'existence de vacuoles sphériques qui occupent l'épaisseur de l'épithélium et dont le diamètre peut s'élever à 50 μ et au delà. Ces vacuoles, que l'on retrouve plus bas dans la muqueuse de l'urèthre prostatique, renferment habituellement une substance colloïde qui se colore légèrement en rose par le picro-carmin. — Nous ajouterons enfin que, chez les batraciens, l'épithélium vésical renferme un certain nombre de cellules caliciformes.

c. *Glandes*. — Sur le trigone et de préférence au voisinage du col, l'épithélium de la vessie émet profondément des prolongements ou bourgeons, plus ou moins développés, tantôt simples et cylindriques, tantôt multilobés, qui descendent plus ou moins bas dans l'épaisseur du chorion. Ce sont des glandes rudimentaires, mal différenciées, qui font suite à celles de la muqueuse uréthrale. Elles ne possèdent pas, en effet, de membrane propre, et leurs éléments sécréteurs sont représentés par des cellules cylindriques stratifiées, présentant la plus grande analogie avec les cellules profondes de l'épithélium vésical. A leur centre, se trouvent parfois des vacuoles en tout semblables à celles que nous avons signalées tout à l'heure dans l'épaisseur même de la couche épithéliale.

En dehors du col et même du trigone, on peut rencontrer encore des glandes analogues : Albarran en a vu sur la paroi antérieure de la vessie, en dehors de toute altération pathologique. Mais elles sont beaucoup plus espacées et encore plus rudimentaires. Ce ne sont, le plus souvent, que de simples cryptes muqueux, dont l'épithélium diffère peu ou point de l'épithélium vésical proprement dit.

§ V. — Vaisseaux et nerfs

1° Artères. — Les artères de la vessie proviennent toutes, directement ou indirectement, de l'artère iliaque interne. On les divise, d'après leur mode de distribution, en supérieures, inférieures, antérieures et postérieures. — Les *artères vésicales supérieures* sont fournies par la partie restée perméable de l'ombilicale. Elles se distribuent à la région du sommet et aux faces latérales. Elles jettent en outre, sur l'ouraque, un certain nombre de fins rameaux, qui remontent jusqu'à l'ombilic et s'y anastomosent avec les ramifications de l'épigastrique. — Les *artères vésicales inférieures* émanent directement de l'hypogastrique. Elles cheminent entre la vessie et le rectum chez l'homme, entre la vessie et le vagin chez la femme. Elles irriguent à la fois : 1° la paroi inférieure de la vessie et tout particulièrement la région du triangle de Lieutaud ; 2° la prostate et la portion prostatique de l'urèthre; 3° une portion des vésicules séminales et des canaux déférents. — Les *artères vésicales postérieures*, branches de l'hémorrhoïdale moyenne, abordent la vessie au niveau de son bas-fond. De là, elles remontent sur la face postérieure et s'y distribuent. Elles sont constamment renforcées, chez la femme, par un certain nombre de rameaux issus de la vaginale et de l'utérine. — Les *artères vésicales antérieures*, toutes petites et en nombre variable, sont fournies par la honteuse interne et quelquefois par l'obturatrice. Elles se distribuent, comme leur nom l'indique, à la face antérieure du réservoir urinaire.

Les artères précitées s'anastomosent plus ou moins entre elles à la surface extérieure de la vessie. Puis, elles traversent la tunique musculeuse, en lui abandonnant de nombreux rameaux, et viennent former au-dessous de la muqueuse un premier réseau à larges mailles. De ce réseau sous-muqueux partent des ramuscules très fins, qui s'élèvent dans la muqueuse et s'y résolvent en un réseau capillaire à mailles très étroites. Ces capillaires terminaux s'avancent au-dessous de l'épithélium : aussi peut-on les observer facilement (Albarran) pendant l'examen endoscopique.

2° Veines. — Les veinules qui proviennent des réseaux capillaires précités forment dans la muqueuse un riche réseau, le *réseau muqueux*, qui a été bien décrit par Gillette, en 1869. A l'œil nu et à la loupe, on voit une multitude de veinules s'anastomoser les unes avec les autres de façon à former un plexus à mailles polygonales. Les veinules plus grosses, issues de ce réseau, convergent par groupe de 5 ou 6 vers un canal collecteur commun et s'y abouchent sur le même point, rappelant ainsi la disposition étoilée des veines superficielles du rein et des vasa vorticosa de la choroïde.

Ces canaux collecteurs passent ensuite de la muqueuse dans la musculeuse et y forment, de concert avec les veines propres de cette dernière tunique, un deuxième réseau, le *réseau intra-musculaire*. Les veines qui le constituent se disposent, dans la plupart des cas, parallèlement aux colonnes musculaires correspondantes, soit qu'elles cheminent à leur surface, soit qu'elles occupent leur épaisseur. D'autre part, elles suivent un trajet indépendant de

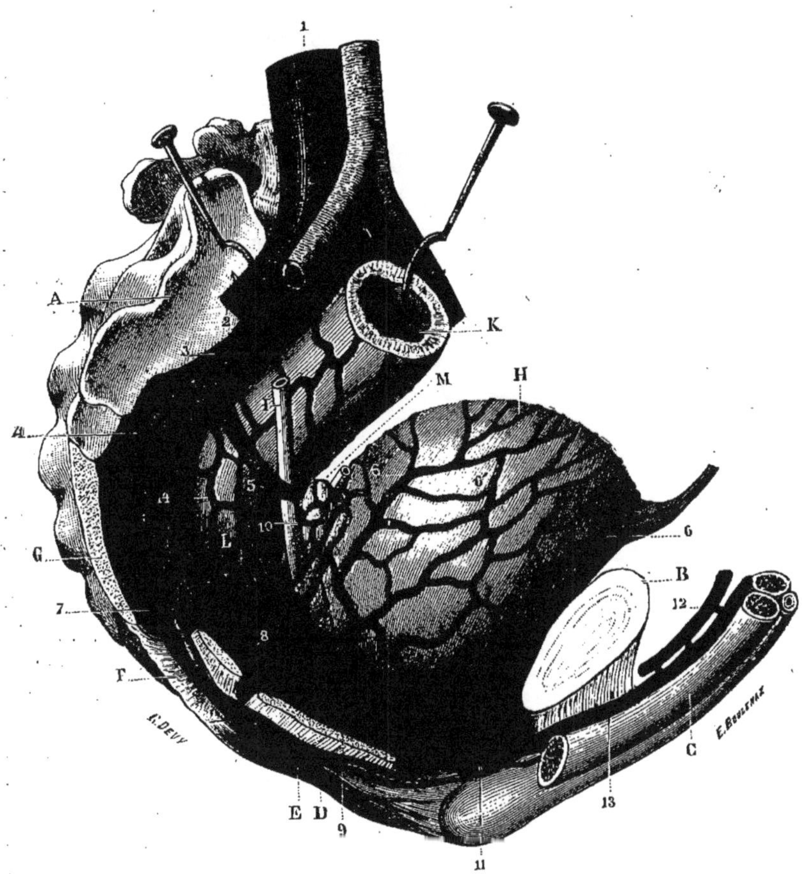

Fig. 1535.
Les veines du bassin (chez l'homme).

A, auricule du sacrum. — B, symphyse pubienne. — C, verge, dont le corps caverneux droit a été réséqué à sa partie postérieure. — D, sphincter externe de l'anus. — E, releveur de l'anus. — F, ischio-coccygien. — G, section des ligaments sacro-sciatiques. — H, vessie, avec H', l'ouraque. — I, uretère. — K, côlon ilio-pelvien. — L, rectum. — M, vésicule séminale et canal déférent.
1, veine cave inférieure. — 2, veine iliaque externe du côté droit. — 3, veine hypogastrique. — 4, veines fessières. — 5, veine obturatrice. — 6, 6', 6'', veines vésicales. — 7, veine honteuse interne. — 8, plexus hémorrhoïdal. — 9, plexus vésico-prostatique. — 10, plexus séminal.

celui des artères ; mais ce n'est pas là, cependant, une règle générale. Assez fréquemment, en effet, comme le fait remarquer Gillette, les deux ordres de vaisseaux s'accolent pour suivre, quelque temps du moins, le même trajet. Dans ce cas, les petites artères sont accompagnées par une veine unique ; les artères les plus volumineuses, au contraire, sont flanquées chacune de deux veines, dont l'une est toujours plus petite que l'autre.

Au sortir de la tunique musculeuse, les veines de la vessie forment tout autour de l'organe un troisième réseau, le *réseau superficiel;* on l'appelle encore *réseau sous-péritonéal* pour les régions de la vessie qui sont revêtues par le péritoine. Les veines qui entrent dans la constitution de ce réseau suivent pour la plupart un trajet longitudinal, c'est-à-dire que, prenant naissance dans la région du sommet, tout autour de l'ouraque, elles se dirigent ensuite vers la base. Elles sont ordinairement très dilatées, plus ou moins flexueuses ou même variqueuses, reliées les unes aux autres par de fréquentes anastomoses rectilignes ou arciformes. Les valvules y sont très rares et parfois même semblent faire complètement défaut, tant il est facile de les remplir par une injection. Ces veines vésicales superficielles se distinguent, d'après leur situation, en antérieures, latérales et postéro-inférieures. — Les *veines vésicales antérieures* (fig. 1536,7) cheminent de haut en bas sur la face antérieure de la vessie et, arrivées à la partie inférieure de cette face, se jettent dans un important plexus, le *plexus pubo-vésical* ou *plexus de Santorini* (*plexus pudendalis* de certains auteurs). Ce plexus n'est pas situé en arrière de la symphyse pubienne, comme on l'écrit généralement, mais un peu au-dessous de la symphyse. WALDEYER a fait remarquer, en outre, qu'il est situé à gauche et à droite de la ligne médiane, plutôt que sur la ligne médiane elle-même, de telle sorte que l'on peut, dans la plupart des cas, pénétrer dans la vessie par la voie sous-pubienne sans intéresser les gros canaux veineux du plexus en question. Parmi les veines vésicales antérieures, on en rencontre assez souvent une ou deux, plus volumineuses que les autres, qui longent la ligne médiane et qui peuvent être lésées dans l'opération de la cystotomie sus-pubienne. — Les *veines vésicales latérales* (fig. 1535,6'), remarquables à la fois par leur nombre et par leur volume, suivent comme les précédentes un trajet des-

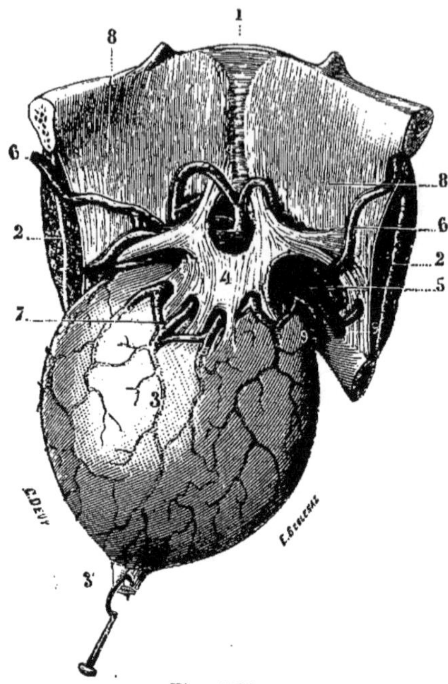

Fig. 1536.

Les veines antérieures de la vessie et le plexus de Santorini.

(La vessie a été érignée fortement en bas et un peu à gauche.)

1, symphyse pubienne, vue par sa face postérieure. — 2, muscles obturateurs interne et externe. — 3, vessie vue par sa face antérieure, avec 3', l'ouraque. — 4, ligaments pubo-vésicaux. — 5, plexus de Santorini. — 6, 6, anastomoses des veines obturatrices. — 7, veines vésicales antérieures. — 8, 8, fascia pelvien recouvrant les muscles obturateurs internes et releveurs de l'anus. — 9, veines honteuses internes.

cendant : elles aboutissent au plexus vésico-prostatique. — Les *veines vésicales postéro-inférieures* (1535, 6''), également très volumineuses, se subdivisent à leur tour en deux groupes : les unes, issues de la base de la vessie et plus particulièrement de la région du bas-fond, se dirigent d'avant en arrière et de bas en haut. Les autres, issues de la face postérieure de la vessie, suivent, comme les antérieures et les latérales, un trajet descendant. Toutes ces veines aboutissent, en définitive, en partie à la portion la plus reculée du plexus vésico-prostatique, en partie au plexus veineux qui entoure les vésicules séminales.

Au total, les veines de la vessie sont tributaires des trois plexus pubo-vésical, vésico-prostatique et séminal. Ces différents plexus sont intimement unis les uns aux autres et n'en forment pour ainsi dire qu'un seul, que l'on pourrait appeler le *plexus pelvi-vésical* (fig. 1535). A leur tour, les canaux veineux qui constituent le plexus pelvi-vésical déversent leur contenu, par des voies efférentes toujours multiples, dans les veines hypogastriques. Nous devons ajouter qu'ils contractent des anastomoses avec tous les réseaux veineux du voisinage : le réseau de l'uretère, le réseau hémorrhoïdal, les veines des parois abdominales, les veines honteuses internes, les veines obturatrices, les veines spermatiques chez l'homme et utéro-ovariennes chez la femme, etc., etc. Tous les réseaux veineux du bassin, on peut le dire, sont reliés les uns aux autres par des voies anastomotiques larges et nombreuses : ils deviennent ainsi solidaires et peuvent, au besoin, se suppléer mutuellement.

La description qui précède s'applique à l'homme. Chez la femme, les *veines vésicales antérieures* se rendent, comme chez l'homme, au plexus de Santorini ; les *veines postérieures* viennent se jeter, au niveau du col utérin, dans le plexus utéro-vaginal ; les *veines latérales*, enfin, aboutissent aux parties latérales du plexus vésico-vaginal et, de là, aux veines hypogastriques.

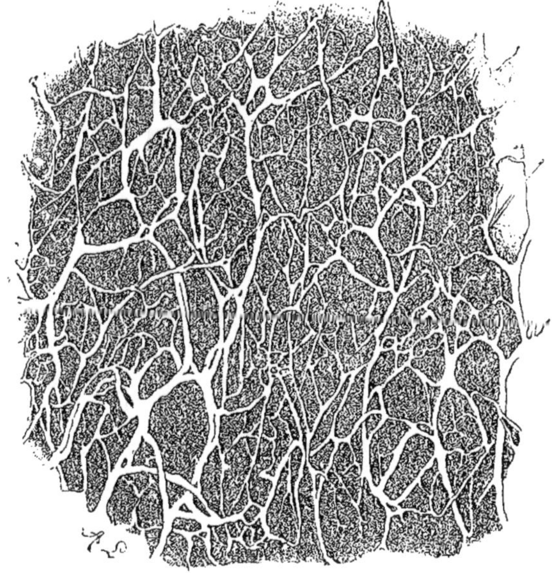

Fig. 1537.
Lymphatiques de la muqueuse du trigone chez un enfant de seize mois (d'après ALBARRAN).

3° Lymphatiques. — Les vaisseaux lymphatiques de la vessie ont été décrits par CRUIKSHANK et représentés par MASCAGNI.

Malgré l'autorité de ces deux anatomistes, on a longtemps considéré le réservoir urinaire comme entièrement dépourvu de lymphatiques. L'existence de ces vaisseaux n'est plus contestable aujourd'hui après les observations si démonstratives de M. et Mme Hoggan, qui datent déjà de 1882, et les imprégnations plus récentes de Lluria et Albarran (1890). Les vaisseaux lymphatiques forment, dans l'épaisseur de la muqueuse, un riche réseau que l'on observe également bien sur toutes les régions de la vessie, mais qui est notablement plus développé au niveau du trigone. Sur ce dernier point, les lymphatiques sont non seulement plus abondants, mais encore plus volumineux.

De la muqueuse, les lymphatiques passent dans la tunique musculeuse, se réunissent à ceux qui appartiennent en propre à cette tunique et arrivent alors sur la surface extérieure de l'organe. Là, M. et Mme Hoggan les ont vus se partager en deux groupes : les uns, ascendants, remontent vers l'ouraque et se jettent très probablement dans les réseaux de la paroi abdominale; les autres, descendants, se dirigent vers le bas-fond de la vessie et aboutissent finalement, en partie tout au moins, aux ganglions qui s'échelonnent le long de l'artère hypogastrique. Albarran a constaté l'infection de ces ganglions dans des cas de tumeurs de la vessie.

4° **Nerfs**. — Les nerfs de la vessie émanent de deux sources : du plexus hypogastrique et des branches antérieures des troisième et quatrième nerfs sacrés. Ils se distribuent en partie aux fibres musculaires, en partie à la muqueuse. Sur leur trajet se disposent de nombreux ganglions pluri- ou uni-cellulaires. Leur mode de terminaison n'est pas encore élucidé. Albarran a pu suivre des divisions cylindraxiles jusqu'à la surface même de la muqueuse, immédiatement au-dessous de l'épithélium.

Voyez au sujet de la vessie, parmi les travaux récents (1880-1893) : Hart, *Ueber Lage und Ausdehnung der weiblichen Blase*, Centralbl. f. Gynäkol., 1880; Bouilly, *Tumeurs aiguës et chroniques de la cavité prévésicale*, Th. d'agrég., Paris, 1880; Pauzat, *Contribution à l'étude de la région prévésicale*, etc., Gaz. méd. de Paris, 1880; Hoggan (G. and E.), *The comparative Anatomy of the lymphatics of the mammalian urinary bladder*, Journ. of Anat. and Physiol., 1881, vol. XV; Mosso et Pellacani, *Sur les fonctions de la vessie*, Arch. ital. de Biologie, 1882; Berry Hart, *Quelques mots sur la vessie de la femme, au point de vue anatomique et physiologique*, Edimb. med. Journ., 1883; Oberdick, *Ueber Epithel und Drüsen der Harnblase und weibl. und mannl. Urethra*, Preisschrift. Göttingen, 1884; Launois, *Appareil urinaire des vieillards*, Th. Paris, 1885; Neale, J. Headley, *Ueber die Capacität der Blase beim Weibe*, Brit. med. Journ., 1885, p. 70; Green, *Ueber die Capacität der weibl. Harnblase*, ibid., 1885, p. 177; Duchastelet, *Capacité et tension de la vessie*, Th. de Paris, 1886; Guyon, *Note sur la sensibilité de la vessie à l'état normal et pathologique*, Annales de Guyon, 1887; Lachi, *L'epitelio vesicale secondo i vari gradi di distensione della vesica*, Perugia, 1887; Waldeyer, *Anatomie de l'arcade pubienne et de la région antérieure de la vessie*, Congr. de la Soc. allem. de Chirurgie, 1888; Takahasi, *Beitr. zur Kenntniss der Lage der fötalen und kindlichen Harnblase*, Arch. für Anat. u. Physiol., 1888; Flesch, *Bemerk. über die Beziehungen des Bauchfells zur vorderen Wand der Harnblase*, Anat. Anzeiger, 1888; Flemming, Arch. f. mikr. Anat. 1889; Dogiel, *Zur Frage über das Epithel der Harnblase*, Arch. f. mikr. Anat. 1890; Duprat et Guinard, *Rech. anat. sur l'innervation de l'appareil urinaire de l'homme*, Annales de Guyon, 1890; Griffiths, *Observations on the urinary bladder and urethra*, Journ. of Anat. and Physiol., vol. XXV, 1891; Navrocki, *Ueber die sensiblen Nerven deren Reizung Kontraction der Blase hervorruft*, Centralbl. f. klin. Med., 1891; Albarran, *Tumeurs de la vessie*, Paris, 1892

Delbet, *Quelques recherches anatomiques et expérimentales sur la vessie et l'urèthre*, Annales de Guyon, 1892; Genouville, *Etude comparative des organes de la miction dans les deux sexes*, Annales de Guyon, 1892, p. 925.

ARTICLE V

URÈTHRE

L'urèthre (οὐρήθρα, de οὖρειν uriner) est un canal par lequel l'urine, après un séjour plus ou moins prolongé dans la vessie, est expulsée au dehors. Ce canal, dernier segment des voies urinaires, diffère beaucoup suivant qu'on l'envisage chez l'homme ou chez la femme. Nous l'étudierons séparément dans l'un et l'autre sexes.

§ I. — Urèthre chez l'homme

L'urèthre de l'homme est un long conduit, étendu du col de la vessie à l'extrémité libre du pénis. Dans sa portion toute postérieure, en arrière du veru montanum, il est parcouru exclusivement par l'urine. Mais, en avant du veru, l'urèthre livre passage également au produit de sécrétion de la glande génitale : il devient ainsi une voie commune à l'urine et au sperme, d'où le nom de *canal uro-génital* sous lequel le désignent certains auteurs.

A. — Considérations générales

1° Direction. — Le canal de l'urèthre, en se séparant de la vessie, se dirige obliquement en bas et en avant (fig. 1538). Parvenu au-dessous de la symphyse, il s'infléchit en avant et en haut jusqu'au niveau du point où les corps caverneux du pénis changent de direction et, d'ascendants qu'ils étaient, deviennent descendants. Là l'urèthre, suivant la direction de ces derniers, s'infléchit de nouveau sur lui-même pour se porter verticalement en bas.

Comme on le voit, l'urèthre, au cours de son trajet, décrit deux courbes : 1° une courbe postérieure, à concavité dirigée en haut et en avant ; 2° une courbe antérieure, à concavité dirigée en bas et en arrière. Ces deux courbes étant orientées en sens inverse, le canal dans son ensemble revêt la forme d'un *S* italique. Nous appellerons *angle sous-pubien* le sommet de la première courbe. Le sommet de la seconde, qui répond à l'insertion inférieure du ligament suspenseur de la verge, deviendra l'*angle prépubien*.

Des deux courbures précitées, la première est permanente. La seconde disparaît lorsque le pénis est en état d'érection ou lorsque le chirurgien le relève au-devant de l'abdomen pour pratiquer le cathétérisme. Dans ces deux conditions (fig. 1538), l'urèthre ne décrit plus qu'une seule courbure dont la concavité regarde en haut et en avant quand le sujet est debout, en haut et en arrière quand il repose dans le décubitus dorsal.

2° Divisions. — L'urèthre est situé, à son origine, dans l'excavation pelvienne ; il passe ensuite dans le périnée et, au sortir du périnée, dans la partie libre de la verge. Au cours de son trajet, il traverse l'aponévrose périnéale moyenne et nous pouvons déjà, en tenant compte de ce dernier

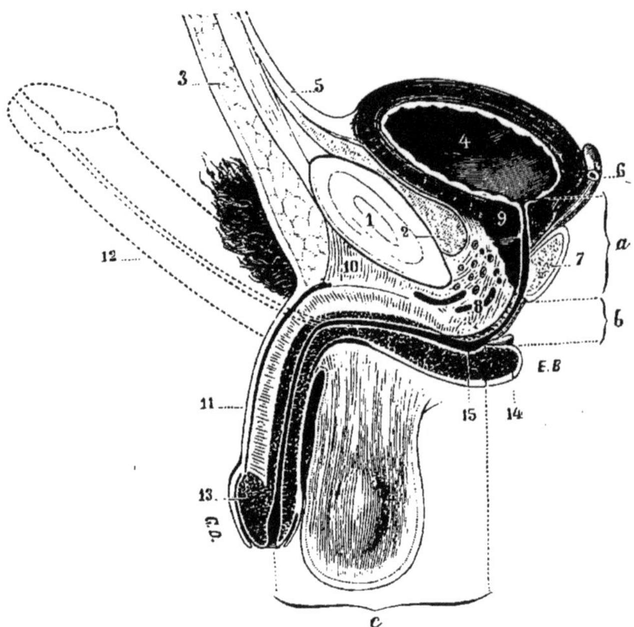

Fig. 1538.

Le canal de l'urèthre, chez l'homme, vu sur une coupe vertico-médiane du corps.

1, symphyse pubienne. — 2, espace prévésical. — 3, paroi abdominale. — 4, vessie. — 5, ouraque. — 6, vésicule séminale et canal déférent. — 7, prostate. — 8, plexus de Santorini. — 9, sphincter vésical. — 10, ligament suspenseur de la verge. — 11, verge à l'état de flaccidité. — 12 (en pointillé), verge à l'état d'érection. — 13, gland. — 14, bulbe de l'urèthre. — 15, cul-de-sac du bulbe.
a, urèthre prostatique. — *b*, urèthre membraneux. — *c*, urèthre spongieux.

rapport, diviser le canal en deux portions : une portion supérieure (*urèthre supérieur*), située au-dessus de l'aponévrose périnéale moyenne ; une portion inférieure (*urèthre inférieur*), située au-dessous de cette même aponévrose.

Si nous suivons l'urèthre d'arrière en avant, du col de la vessie vers le méat urinaire, nous le voyons tout d'abord, au sortir de la vessie, s'engager dans l'épaisseur d'un organe glanduleux, la prostate, et traverser cet organe dans toute sa hauteur. Après s'être dégagé de la prostate, le canal reste libre dans une longueur de 10 à 12 millimètres, et c'est alors qu'il perfore l'aponévrose moyenne du périnée. Puis, un peu au-dessous de cette aponévrose, il s'enveloppe d'un manchon de tissu érectile, que nous décrirons plus tard sous le nom de corps spongieux de l'urèthre et qui l'accompagne jusqu'au méat. En considérant ces différents rapports, nous pouvons distinguer dans l'urèthre trois portions (*a*, *b*, *c* de la fig. 1538), qui sont, en allant d'arrière en avant : 1° une *portion prostatique* (*urèthre prostatique*), comprenant toute la portion du canal qui est logée dans l'épaisseur de la prostate ; 2° une *portion membraneuse* (*urèthre membraneux*), étendue du sommet de la prostate à l'origine de la gaine érectile ; 3° une *portion spongieuse* (*urèthre spongieux*), comprenant tout le reste du canal et ainsi appelée parce qu'elle se trouve située au centre du corps spongieux.

Quoique étroitement lié aux organes voisins, l'urèthre n'est pas également fixe dans toutes ses portions et cette considération nouvelle va nous conduire à une troisième division, celle-ci très importante au point de vue pratique. La partie antérieure, celle qui répond à la portion libre de la verge, présente naturellement la même mobilité que ce dernier organe : c'est l'*urèthre mobile*. La partie postérieure, depuis le col de la vessie jusqu'à l'angle prépubien, est maintenue en position par suite de ses relations intimes avec les organes qu'elle côtoie ou qu'elle traverse : c'est l'*urèthre fixe*.

3° **Longueur**. — Chez le nouveau-né, l'urèthre mesure 5 ou 6 centimètres seulement ; à dix ans, 8 ou 9 centimètres ; à l'âge de la puberté, c'est-à-dire à quinze ou seize ans, il atteint rapidement 12 à 14 centimètres (Sappey). Chez l'adulte, la longueur moyenne de l'urèthre est de 16 centimètres ; mais on peut rencontrer, sur des sujets également bien conformés, 14 centimètres (*urèthres courts*) et 20 centimètres ou même plus (*urèthres longs*). Chez les vieillards, la longueur de l'urèthre augmente ordinairement de 2 ou 3 centimètres. Cet allongement sénile serait dû, d'après Sappey, à la stase du sang veineux dans les aréoles des appareils érectiles de la verge, stase veineuse qui serait elle-même le résultat d'une contractilité moins active de ses éléments musculaires.

Les 16 centimètres de longueur moyenne que nous présente l'urèthre chez l'adulte se répartissent ainsi entre ses trois portions : pour la portion prostatique, 28 ou 30 millimètres ; pour la portion membraneuse, 10 ou 12 millimètres ; 12 centimètres enfin pour la portion spongieuse. La portion spongieuse est donc de beaucoup la plus étendue des trois : à elle seule, elle représente trois fois la longueur des deux autres réunies, soit les trois quarts de la longueur totale du canal.

4° **Topographie de l'urèthre fixe**. — Nous avons dit plus haut que l'urèthre, dans sa portion fixe, décrit une courbe à concavité dirigée en haut et en avant. La nature géométrique de cette courbe, le point où elle commence et celui où elle finit, sa longueur, la direction exacte de ses différents segments, ses rapports précis avec la symphyse sont autant de questions qui intéressent au plus haut point le chirurgien. Pour les résoudre, on a utilisé tour à tour la dissection sur pièces préalablement durcies, les injections dans l'urèthre de substances solidifiables, l'emploi de fiches enfoncées dans la symphyse pubienne, les coupes de sujets congelés. De ces différents procédés, le dernier, en fixant les organes dans leur forme et leurs rapports réciproques, me paraît de beaucoup préférable à tous les autres : c'est celui que j'ai mis en usage. J'ai choisi quatre sujets adultes de trente à quarante ans, et après les avoir fait congeler dans l'attitude debout, j'ai pratiqué sur le bassin une série de coupes verticales et antéro-postérieures. L'étude de la coupe médiane, intéressant l'urèthre dans toute son étendue, m'a permis de constater, quant à la topographie de ce canal, un certain nombre de faits que je résume dans les quelques propositions suivantes (fig. 1539) :

1° Le col de la vessie, tout d'abord, se trouve constamment situé au-dessus et en arrière de l'extrémité inférieure de la symphyse ou angle symphysien. Un intervalle de 23 millimètres en moyenne le sépare de cet angle.

2° Une horizontale menée par le col rencontre la symphyse à sa partie moyenne ou un peu au-dessus de sa partie moyenne. Dans un cas étudié et figuré par BRAUNE (Atlas, Pl. II), elle passait par l'extrémité supérieure de la symphyse, mais ce fait est tout à fait exceptionnel.

3° La distance qui sépare le col de la symphyse est, en moyenne, de 23 millimètres.

4° Le point le plus déclive de l'urèthre est toujours situé en avant de l'aponévrose périnéale moyenne, le plus souvent au niveau ou au voisinage d'une verticale passant par l'angle symphysien. Ce point déclive est séparé de l'angle symphysien par un intervalle moyen de 18 millimètres. J'ai observé un minimum de 12 millimètres et un maximum de 25; cette donnée est, par conséquent, très variable.

5° L'angle prépubien de l'urèthre a, par rapport au pubis, une situation fort variable. Je l'ai toujours trouvé au-dessous d'une ligne horizontale passant par l'extrémité inférieure de la symphyse, sauf dans un cas où il remontait jusqu'à cette ligne, mais sans la dépasser.

6° La longueur de l'urèthre fixe est, en moyenne, de 65 à 70 millimètres, dont 40 pour la portion située en amont du point déclive et 25 ou 30 pour la portion située en aval.

7° Si de l'horizontale passant par le col nous abaissons deux verticales, l'une sur le point déclive, l'autre sur l'angle prépubien, nous constatons que ces verticales mesurent en moyenne, la première 38 millimètres, la seconde 32 millimètres. L'urèthre descend donc à 38 millimètres au-dessous du niveau occupé par le col, et remonte ensuite pour atteindre l'angle prépubien. Toutefois cette ascension est peu considérable, puisqu'elle n'est que de 6 millimètres. Je dois ajouter que l'urèthre, entre le point déclive et l'angle prépubien, n'a pas toujours une direction ascendante. Sur deux de mes sujets, la distance en projection qui se trouve comprise entre une horizontale menée par le col et le point le plus déclive de l'urèthre, est exactement égale à celle qui sépare cette même horizontale de l'angle prépubien. Sur ces deux sujets, par conséquent, le canal de l'urèthre, du point le plus déclive à l'angle prépubien, suit un trajet parfaitement horizontal et je remarque qu'il en est de même dans l'observation précitée de BRAUNE.

8° La distance en ligne droite qui sépare le col de l'angle prépubien, autrement dit la corde de l'arc que décrit l'urèthre fixe autour de la symphyse, est évalué par Sappey à 7 centimètres. Elle atteint même 75 millimètres sur le sujet étudié par Braune. Ces chiffres me paraissent un peu trop élevés. J'ai obtenu, dans mes quatre observations, 58 millimètres, 54 millimètres, 55 millimètres et, de nouveau, 54 millimètres : soit une moyenne de 55 millimètres.

9° On retrouve un peu partout cette assertion de Gély que la courbe uré-

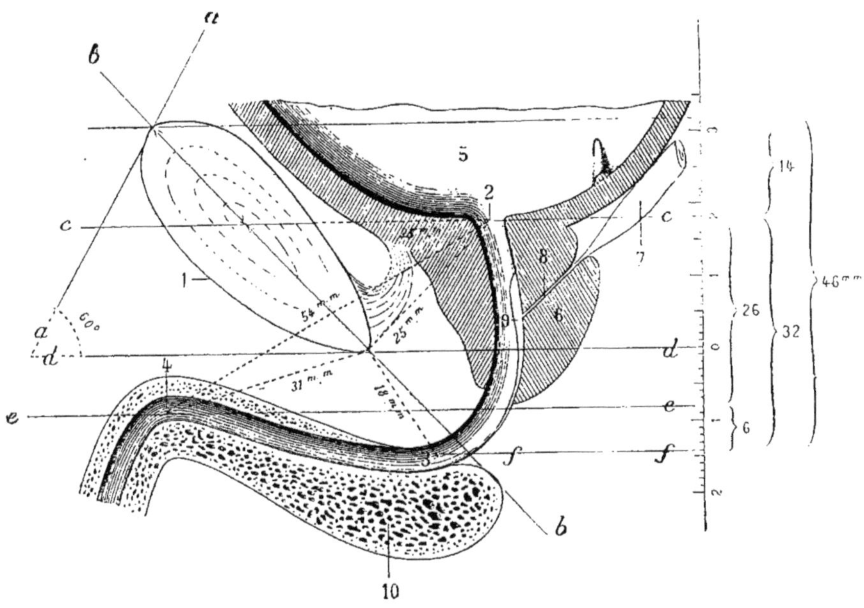

Fig. 1539.

La portion fixe du canal de l'urèthre, vue sur une coupe vertico-médiane du bassin (sujet congelé, adulte de quarante-six ans, grandeur nature).

1, symphyse pubienne. — 2, col de la vessie. — 3, point le plus déclive de l'urèthre. — 4, angle pénien. — — 5, cavité vésicale. — 6, prostate. — 7, canal déférent. — 8, canal éjaculateur. — 9, veru montanum. — 10, bulbe de l'urèthre.

a a, plan du détroit supérieur. — *b b*, axe de la symphyse. — *c c*, horizontale menée par le col de la vessie. — *d d*, horizontale passant par l'extrémité inférieure de la symphyse. — *e e*, horizontale menée par l'angle pénien. — *f f*, horizontale menée par le point le plus déclive du canal de l'urèthre.

(A droite de la figure se trouve placée une division métrique pour permettre au lecteur de constater rapidement la distance en verticale qui sépare les uns des autres les différents points marqués sur la coupe.)

thrale se rapporte assez sensiblement à une portion de circonférence engendrée par un rayon de 6 centimètres et que sa longueur représente un peu moins du tiers de cette circonférence. Formulée d'une façon aussi explicite et sans tenir compte des variations individuelles, cette proposition n'est pas acceptable. Guyon, sur deux sujets seulement, a trouvé un rayon de courbure qui mesurait 3 centimètres chez le premier, 6 centimètres chez le second. Je dois avouer que sur les quatre sujets que j'ai examinés et dont j'ai actuellement sous les yeux les courbes uréthrales, je n'ai jamais rencontré dans le trajet décrit par l'urèthre une portion de circonférence, mais une courbe fort irrégulière, se prêtant d'autant moins à une définition géométrique qu'elle varie pour chaque sujet. La seule formule qui paraisse se dégager de l'étude comparative de mes observations est celle-ci : *l'urèthre fixe se compose d'un segment initial à peu près rectiligne et d'un segment terminal également rectiligne, réunis l'un à l'autre par une courbe de raccordement.* Cette courbe de raccordement elle-même varie beaucoup dans sa longueur et dans sa nature et n'est pas nécessairement une portion de circonférence. En menant deux tangentes par le côté extérieur des deux segments initial et terminal et en les prolongeant l'une vers l'autre, on les voit se réunir en arrière du canal de l'urèthre en formant un angle que l'on pourrait appeler *angle de courbure de l'urèthre fixe.* Mais cet angle, au lieu d'être fixe, varie dans des proportions considérables : sur mes quatre sujets, je l'ai vu obtus chez l'un d'eux seulement (106°), aigu chez les trois autres (58°, 63° et 65°). N'est-ce pas le cas de répéter qu'il n'y a pas un urèthre, mais des urèthres, presque autant d'urèthres que d'individus ?

B. — Conformation extérieure et rapports[1]

L'urèthre, une fois isolé par la dissection, nous présente deux renflements, tous les deux très volumineux : l'un, situé à l'union de son quart postérieur avec ses trois quarts antérieurs, a reçu le nom de *bulbe* (fig. 1538, 14); l'autre, situé à son extrémité antérieure constitue le *gland* (13). Abstraction faite de ces deux renflements, qui appartiennent à la gaine spongieuse du canal et que nous décrirons ultérieurement à propos des formations érectiles du pénis, l'urèthre, comme la plupart des canaux de l'économie, revêt une forme assez régulièrement cylindrique. Ses rapports, qui ont une importance pratique considérable, varient naturellement suivant qu'on considère la portion prostatique, la portion membraneuse ou la portion spongieuse. Nous les étudierons séparément pour chacune de ces trois portions.

1° Portion prostatique. — L'urèthre prostatique, qui fait suite immédiatement au col de la vessie (voy. *Vessie*, p. 881), suit un chemin couvert dans l'épaisseur de la prostate. Mais il s'en faut de beaucoup que le canal se confonde avec l'axe de la glande. Si nous examinons à ce sujet des coupes vertico-médianes du bassin pratiquées sur des sujets congelés, nous constatons que, à la partie supérieure de la prostate, le canal de l'urèthre est situé en avant de l'axe de la glande. Nous le voyons ensuite se rapprocher peu à peu de cet axe, l'atteindre un peu au-dessus du sommet de la prostate et souvent même passer en arrière de lui. Il résulte d'une pareille disposition : 1° que le canal de l'urèthre et l'axe de la prostate s'entre-croisent en X à la partie inférieure de la glande et sous un angle de 15 à 20 degrés ; 2° que l'urèthre prostatique, dans la plus grande partie de son étendue, est plus rapproché de la face antérieure de la glande que de sa face postérieure ; 3° que, dans sa portion tout inférieure, il est,

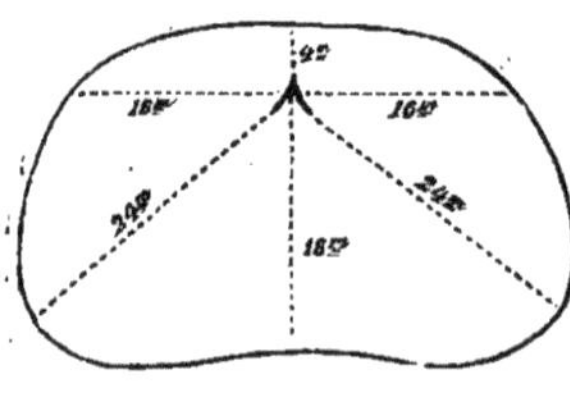

Fig. 1540.
Les différents rayons uréthro-prostatiques.

au contraire, un peu plus rapproché de la face postérieure que de l'antérieure.

Pour représenter par des chiffres les rapports précis du canal de l'urèthre avec la surface extérieure de la prostate, il convient de pratiquer sur ce dernier organe des coupes perpendiculaires à son axe et de mesurer ensuite les différents rayons qui se rendent de l'urèthre aux faces antérieure, postérieure et latérales de la glande (fig. 1540). En procédant de la sorte sur cinq prostates d'adulte et en prenant des moyennes, je suis arrivé aux chiffres suivants pour le quart supérieur de la glande :

Rayon médian antérieur.	4	millimètres.
Rayon médian postérieur	18	—
Rayon transverse gauche.	16	—
Rayon transverse droit	16	—
Rayon oblique en dehors et en arrière.	24	—

De ces différents rayons uréthro-prostatiques, l'antérieur est de beaucoup le plus petit. Il représente le quart seulement du rayon postérieur, ce qui revient à dire que l'urèthre chemine dans la prostate, du moins à sa partie supérieure, à l'union de son cinquième antérieur avec ses quatre cinquièmes postérieurs. Nous devons ajouter que sur certains sujets, le canal de l'urèthre n'est entouré par les glandules prostatiques que sur ses faces postérieure et latérales; sur ces sujets, les glandules font complètement défaut en avant et, dans ce cas, la prostate fournit à l'urèthre non pas un canal complet, mais une simple gouttière.

Par l'intermédiaire de la prostate qui l'entoure, l'urèthre est en rapport : en arrière, avec l'aponévrose prostato-péritonéale et le rectum ; 2° en avant, avec le sphincter strié de l'urèthre (voy. p. 1014), le plexus de Santorini et la symphyse pubienne ; 3° sur les côtés, avec les ligaments pubo-rectaux et le muscle releveur de l'anus.

2° Portion membraneuse. — La portion membraneuse de l'urèthre s'étend du sommet de la prostate à la partie supérieure et postérieure du bulbe. Quelques auteurs, après Amussat, la désignent encore sous le nom de portion musculeuse. Cette dénomination est impropre et doit être abandonnée. Nous verrons en effet, en étudiant la structure de l'urèthre que la présence d'une tunique musculeuse tout autour de l'urèthre membraneux n'est nullement un caractère distinctif pour cette portion du canal, cette tunique musculeuse se rencontrant également, quoique profondément bouleversée, sur l'urèthre prostatique et sur l'urèthre spongieux.

Vers le milieu de son trajet, l'urèthre membraneux traverse l'aponévrose périnéale moyenne. Nous pouvons donc, au point de vue de ses rapports, lui distinguer trois segments que nous désignerons sous les noms de supérieur, moyen et inférieur. — Le *segment supérieur* est situé, comme l'urèthre prostatique, dans l'étage supérieur du périnée. Il est en rapport : 1° en avant, avec le muscle de Wilson et le plexus de Santorini ; 2° en arrière, avec l'aponévrose prostato-péritonéale et le rectum ; 3° latéralement, avec le releveur de l'anus revêtu de son aponévrose. Le sphincter strié de l'urèthre l'entoure sur tout son pourtour (fig. 1541). Nous ferons remarquer ici, à propos des rapports de l'urèthre avec le rectum, que ces rapports sont à peu près immédiats au niveau de l'extrémité supérieure de l'urèthre membraneux. Sur ce point, en effet, les deux organes, très rapprochés l'un de l'autre, ne sont séparés pour ainsi dire que par l'épaisseur de l'aponévrose prostato-péritonéale. Plus bas, l'urèthre se dirige en avant, tandis que le rectum s'infléchit en arrière : ils s'écartent ainsi réciproquement l'un de l'autre sous un angle de 90 à 100 degrés et se trouvent alors séparés par un espace triangulaire, le *triangle recto-uréthral*, dont la base répond au périnée (voy. *Rectum*, p. 558). — Le *segment moyen* de l'urèthre membraneux est compris entre les deux feuillets de l'aponévrose périnéale moyenne : il est donc très court. Il est entouré par les faisceaux du muscle transverse profond du périnée ou muscle de Guthrie (p. 1011). Au-dessous de lui et un peu sur les côtés se trouvent les deux glandes de Cowper, baignant elles aussi au milieu des faisceaux de ce dernier muscle. En traversant l'aponévrose périnéale moyenne, l'urèthre adhère intimement aux deux feuillets de cette aponévrose qui joue ainsi à son égard le rôle d'un appareil fixateur. — Le *segment inférieur*, également très court, est en rapport avec le bulbe qu'il pénètre (fig. 1541). Au niveau du point où il prend contact avec le bulbe, l'urèthre suit une direction à peu près horizontale. Le bulbe, de son côté, au lieu de lui présenter une surface verticale, lui offre une surface oblique d'arrière en avant et de bas en haut. Il en résulte que l'orifice par lequel l'urèthre membraneux pénètre dans le bulbe est fortement taillé en biseau et, de ce fait, a une forme elliptique et non circulaire. Il en résulte aussi que le tissu érectile du corps spongieux revêt l'urèthre sur sa face inférieure d'abord, puis sur sa face supérieure, et, en conséquence, que la face supérieure de l'urèthre membraneux est un peu plus longue que sa face inférieure. La figure 1541 nous représente très nettement cette disposition. Le lecteur, en étudiant cette figure, voudra bien retenir comme détail utile en pratique (uréthrotomie interne) qu'au niveau de la base du bulbe, tandis que la paroi

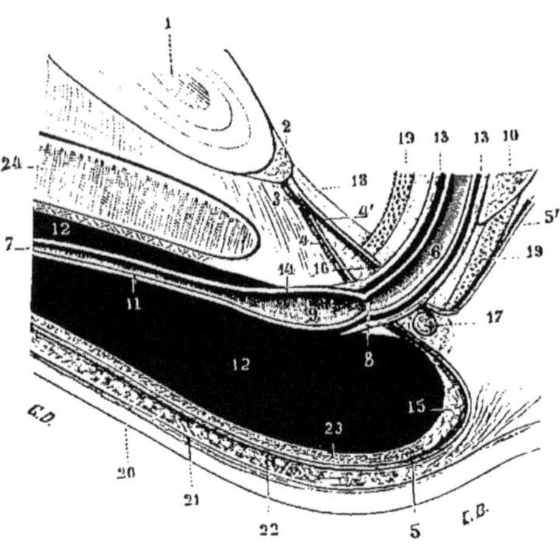

Fig. 1541.

Coupe sagittale de l'urèthre membraneux et de la portion initiale de l'urèthre spongieux.

1, symphyse. — 2, ligament sous-pubien. — 3, portion non dédoublée de l'aponévrose périnéale moyenne. — 4 et 4', feuillet inférieur et feuillet supérieur de cette aponévrose. — 5, aponévrose périnéale superficielle. — 5', aponévrose prostato-péritonéale. — 6, urèthre membraneux. — 7, urèthre spongieux. — 8, collet du bulbe. — 9, cul-de-sac du bulbe. — 10, prostate. — 11, muqueuse uréthrale. — 12, tissu spongieux et bulbe. — 13, couche spongieuse de l'urèthre, supérieur. — 14, portion de la paroi supérieure de l'urèthre, dépourvue du tissu spongieux. — 15, muscle transverse superficiel. — 16, muscle transverse profond ou muscle de Guthrie. — 17, glande de Cowper. — 18, muscle de Wilson. — 19, sphincter externe de l'urèthre. — 20, peau. — 21, dartos. — 22, tissu cellulaire sous-cutané. — 23, raphé médian des muscles ischio-bulbaires. — 24, corps caverneux du pénis.

inférieure de l'urèthre est matelassée par une forte couche de tissu érectile, sa paroi supérieure en est encore totalement dépourvue et se trouve exclusivement en rapport avec le tissu conjonctif qui la sépare de l'aponévrose périnéale moyenne et de l'origine des corps caverneux.

3° Portion spongieuse. — L'urèthre spongieux chemine au-dessous du pénis dans la gouttière anguleuse que forment, en s'adossant l'un à l'autre, les deux corps caverneux. Il est en rapport : 1° d'une part, avec les corps caverneux et leur cloison médiane, dont il est séparé par de nombreuses veines ; 2° d'autre part, avec le fascia penis, qui forme ainsi une gaine commune à l'urèthre et aux corps caverneux, et, au delà du fascia, avec le tissu cellulaire sous-cutané et la peau.

L'urèthre spongieux se termine en avant par un orifice en forme de fente verticale, haut de 6 à 8 millimètres, qui occupe le sommet du gland et qui porte le nom de *méat urinaire*. Il est, suivant les cas, entièrement libre ou plus ou moins recouvert par le prépuce.

Comme nous l'avons dit plus haut, le bulbe et le gland, au double point de vue morphologique et structural, seront étudiés plus loin à propos des organes érectiles de la verge (voy. p. 978).

C. — Calibre de l'urèthre

1° Urèthre à l'état de vacuité. — Dans les conditions ordinaires, je veux dire en dehors de la miction, les parois de l'urèthre sont partout appliquées à elle-même. De ce fait, la cavité uréthrale est purement virtuelle et se présente, sur des coupes transversales du canal, sous la forme d'une simple fente. Cette fente varie, du reste, dans sa forme et son orientation, suivant les régions que l'on considère (fig. 1542). — Au niveau du méat, la fente uréthrale a une direction verticale. — Elle est encore verticale, mais un peu plus haute, dans presque toute l'étendue du gland. — Vers la base de ce dernier organe, nous voyons apparaître à la partie postérieure de la fente verticale une petite fente horizontale qui donne à l'urèthre la forme d'un T renversé (⊥). — Cette fente horizontale augmente ensuite graduellement d'étendue, tandis que la fente verticale diminue : celle-ci finit même par disparaître et l'urèthre, à partir de ce moment, est représenté par une fente transversale, laquelle se maintient jusqu'à la portion prostatique. Toutefois, au niveau de la partie postérieure du bulbe, les deux lèvres antérieure et postérieure sont, dans certains cas, légèrement écartées par du mucus : la fente de tout à l'heure est alors remplacée par un petit losange à grand axe transversal, se terminant latéralement par deux pointes très effilées. — Dans sa portion prostatique et par suite de la présence du veru montanum, la fente uréthrale affecte la forme d'une courbe à concavité postérieure ou bien celle d'une étoile à trois rayons, l'un antérieur, les deux autres postéro-latéraux. C'est entre ces derniers rayons que s'avance le veru, dont la coupe est, dans ce cas, franchement triangulaire. — Au delà du veru, la coupe de l'urèthre devient de nouveau transversale. Je l'ai vue dans un cas, cependant, irrégulièrement étoilée, les plus longs rayons se disposant dans la direction du plan médian. — Quant à l'orifice du col, il est circulaire ou plus ou moins étoilé chez les jeunes sujets. Chez l'adulte et surtout chez le vieillard, par suite de l'hypertrophie du lobe moyen de la prostate (*luette vésicale de* Lieutaud), la paroi postérieure du col se soulève en une saillie plus ou moins volumineuse et l'orifice, dans ce cas, prend la forme d'un croissant à convexité antérieure.

A 15 mm

B 25 mm

C 42 mm.

D 88 mm.

E 98 mm.

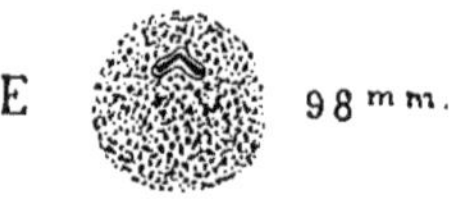

F 150 mm

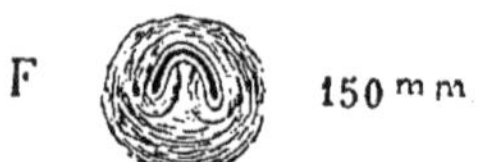

G 155 mm.

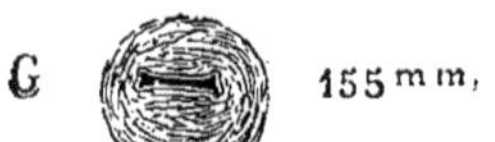

Fig. 1542.
Coupes transversales de l'urèthre, pratiquées à différents niveaux.

(Les lettres majuscules placées à gauche des coupes indiquent leur ordre de succession ; les chiffres, placés à droite, indiquent en millimètres la distance qui sépare chacune d'elles du méat urinaire.)

2° Urèthre au moment de la miction (calibre physiologique). — Au moment de la miction, l'urine chassée au dehors par la contraction du muscle vésical, dilate le canal uréthral et celui-ci acquiert à ce moment ce qu'on pourrait appeler son *calibre physiologique*. Pour l'évaluer en chiffres, le procédé qui est certainement le meilleur consiste à pousser dans l'urèthre et sous une pression égale à celle que possède l'urine en parcourant le canal, une injection solidifiable de gélatine ou de cire fondue, de plâtre dilué, etc. Le moule de l'urèthre ainsi obtenu représente exactement la colonne liquide au moment de la miction. Or l'étude de ce moule nous apprend tout d'abord que l'urèthre, tout en ayant une forme cylindrique générale, n'est pas un cylindre régulier, mais qu'il est au contraire mal calibré, présentant alternativement des parties larges et des parties étroites.

En procédant d'avant en arrière, comme l'instrument dans l'opération du cathétérisme, nous trouvons tout d'abord une partie étroite : c'est le *méat urinaire*. Le méat n'est pas seulement rétréci; il est encore peu extensible et, de ce fait, se prête mal à la dilatation, que cette dilatation soit brusque ou progressive. — Au delà du méat, le canal s'élargit et nous présente une dilatation fusiforme, connue sous le nom de *fosse naviculaire*. Elle commence à 5 ou 6 millimètres en arrière du méat, quelquefois à 10 millimètres seulement, et se prolonge ordinairement dans une étendue de 20 à 25 millimètres. — Certains auteurs ont cru devoir considérer la fosse naviculaire comme le résultat d'une distension locale du canal de l'urèthre produite par l'urine en amont d'un point rétréci, le méat. Mais cette hypothèse est peu conciliable avec les observations de Lockwood, qui a rencontré la fossette en question chez l'enfant et chez le fœtus. Du reste, les recherches de Retterer ont établi que la fosse naviculaire existe dès l efermeture de la gouttière uréthrale et est intimement liée au mode de développement de l'urèthre balanique chez l'homme. Au delà de la fosse naviculaire, l'urèthre se rétrécit de nouveau et conserve un calibre à peu près uniforme jusqu'à l'angle pénien. — Là, il se produit une nouvelle dilatation aux dépens de la paroi inférieure du canal. Cette dilatation, qui occupe toute la longueur du bulbe, qui s'étend par conséquent jusqu'au voisinage de l'aponévrose périnéale moyenne, est appelée le *cul-de-sac du bulbe* (fig. 1538,15). — Le commencement de la portion membraneuse est marqué par un rétrécissement brusque, qui répond exactement au point où la paroi inférieure de l'urèthre prend contact avec le bulbe : c'est le *collet du bulbe* (fig. 1541,8). Ce rétrécissement se continue ensuite dans toute l'étendue de la portion membraneuse. — Une nouvelle et dernière dilatation, de forme ellipsoïde comme la fosse naviculaire, se rencontre au niveau de la portion prostatique. — Elle se termine en arrière par un dernier rétrécissement, qui répond à l'*orifice postérieur de l'urèthre* ou *col de la vessie*.

Au total, le canal de l'urèthre nous présente quatre segments rétrécis et, dans l'intervalle de ces quatre segments rétrécis ou détroits, trois segments dilatés. En allant d'avant en arrière, les segments rétrécis sont le méat, la partie moyenne de l'urèthre spongieux, le collet du bulbe se prolongeant dans la portion membraneuse et, enfin, l'orifice du col. Les trois segments dilatés sont la fosse naviculaire, le cul-de-sac du bulbe et la portion prostatique tout entière. Reybard, en mesurant sur des moules les diamètres de ces différents segments, a obtenu les chiffres suivants :

	SUJETS De 70 à 80 ans.	SUJETS De 25 à 30 ans.
Derrière la fosse naviculaire.	7mm,6	7mm
A 12 centimètres du méat.	9	8 ,3
A 15 ou 16 centimètres (bulbe).	10 ,6	10 ,3
A la région membraneuse.	9	8 ,6
Au centre de la portion prostatique.	12	11 ,6[1]

3° Urèthre dilaté (calibre agrandi). — Les parois de l'urèthre étant très extensibles, ce canal se prête merveilleusement à la dilatation et chacun sait qu'il permet l'introduction d'une sonde ou autre instrument dont le diamètre est bien supérieur aux chiffres indiqués dans le tableau précédent. Le calibre de l'urèthre, ainsi agrandi par la dilatation, peut aller, d'après les recherches de Guyon et Campenon, jusqu'à 9 millimètres de diamètre, ce qui équivaut à une circonférence de 28 millimètres. Les auteurs américains donnent des chiffres plus élevés : 30 millimètres d'après Keyes, 32 à 33 millimètres d'après Pease, de 28 à 40 millimètres d'après Otis. Il

[1] Delbet, dans des recherches toute récentes (1892), a constaté que le point le plus étroit de l'urèthre (abstraction faite du méat et de la portion membraneuse) était situé dans la portion pénienne, à 3 ou 10 centimètres du méat, et présentait, dans la plupart des cas, un diamètre supérieur à 7 millimètres. C'est ainsi que, sur 20 urèthres parfaitement sains, le diamètre du point le plus étroit mesurait : 7 millimètres dans 3 cas ; 7 à 8 millimètres dans 2 cas ; 8 à 9 millimètres dans 3 cas ; 9 à 10 millimètres dans 4 cas de 10 à 14 millimètres dans 8 cas. Sur ces 20 urèthres, par conséquent, il y en avait 17 qui, en leur point le plus étroit, mesuraient plus de 7 millimètres, 12 qui mesuraient 9 millimètres ou davantage.

est possible qu'on ait pu, dans des cas particuliers, arriver à des dilatations aussi considérables ; mais ce ne sont pas des exemples à suivre. Il sera toujours prudent de s'en tenir, dans la pratique, aux chiffres de 25 à 28 millimètres. Aller au delà, c'est exposer le malade à des déchirures du canal et à toutes les conséquences qui peuvent en découler.

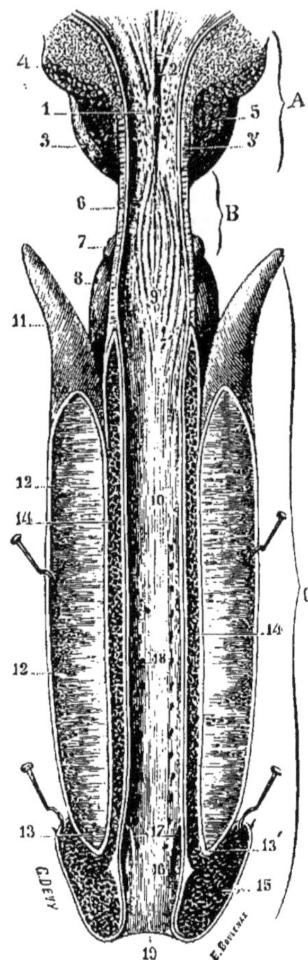

Fig. 1543.

L'urèthre ouvert par sa face supérieure et étalé, pour montrer les détails de la paroi postéro-inférieure.

A, portion prostatique. — B, portion membraneuse. — C, portion spongieuse. 1, veru montanum, avec les orifices des conduits éjaculateurs et de l'utricule. — 2, frein du veru montanum. — 3, prostate, avec 3', glandules prostatiques de la partie antéro-supérieure de l'urèthre. — 4, coupe du sphincter lisse. — 5, coupe du sphincter strié. — 6, parois de l'urèthre membraneux. — 7, glandes de Cowper, avec 7', orifices de leurs conduits excréteurs. — 8, bulbe de l'urèthre. — 9, plis longitudinaux que présente la muqueuse uréthrale dans la portion bulbo-membraneuse. — 10, paroi postérieure de la portion spongieuse de l'urèthre. — 11, racines des corps caverneux. — 12, cloison des corps caverneux, suivant laquelle a été pratiquée la section de la verge. — 12', orifices ou lacunes, par lesquelles les aréoles des deux corps caverneux communiquent entre elles. — 13, tête des corps caverneux, reçue dans une excavation que présente le gland. — 13', cloison fibreuse qui la sépare de ce dernier organe. — 14, coupe de la partie antérieure du corps spongieux de l'urèthre. — 15, gland. — 16, fosse naviculaire, avec 17, les deux moitiés de la valvule de Guérin. — 18, lacunes de Morgagni. — 19, méat urinaire.

D. — Conformation intérieure

La configuration intérieure de l'urèthre est des plus simples. Ses parois, en effet, abstraction faite de quelques plis longitudinaux qui s'effacent par la distension, ne nous offrent à considérer qu'un petit nombre de détails, que nous examinerons successivement (fig. 1543) dans la portion prostatique, dans la portion membraneuse et dans la portion spongieuse.

1° Portion prostatique. — La portion prostatique nous présente sur sa paroi postérieure et à sa partie moyenne une saillie oblongue, toujours très marquée, que l'on désigne sous le nom de *veru montanum* (*caput gallinaginis* et *colliculus seminalis* de certains auteurs).

a. Le veru montanum (fig. 1543,1) mesure habituellement 12 à 14 millimètres de longueur, sur 1 millimètre de largeur et 1 ou 2 millimètres de hauteur. — Son *extrémité supérieure*, arrondie, donne naissance à un ou plusieurs plis qui se portent en arrière et qui, sous le nom de *freins du veru* (2), rattachent ce dernier à l'orifice vésical de l'urèthre. Ces plis sont très variables : très développés chez certains sujets, ils font chez d'autres entièrement défaut. Dans ce dernier cas, il existe en arrière du veru une dépression plus ou moins marquée, à laquelle on a donné le nom de *fossette prostatique*. Dans cette fossette vient s'ouvrir un certain nombre de conduits excréteurs de la prostate, les conduits du lobe moyen. — Son *extrémité inférieure*, au lieu d'être marquée par un renflement comme la précédente, s'affaisse graduellement et est continuée, sans ligne de démarcation bien nette, par un pli longitudinal, la *crête uréthrale*, laquelle se prolonge ensuite jusqu'à la région membraneuse et s'y termine en se bifurquant. — La *base* du veru fait corps avec la paroi uréthrale sur laquelle elle repose. — Son *sommet*, entièrement libre dans la cavité uréthrale, nous présente une fente antéro-postérieure, impaire et médiane, longue de 2 à 3 millimètres, large d'un tiers de millimètre seulement. Cette fente nous conduit dans un petit canal qui se termine en cæcum et que l'on désigne pour cette raison sous le nom d'*utricule prostatique*. Nous décrirons plus loin l'utricule prostatique (p. 915). Qu'il nous suffise ici d'avoir indiqué sa situation par rapport à l'urèthre prostatique et son ouverture au sommet du veru montanum. A droite et à gauche de la fente utriculaire, toujours sur le sommet du veru, se voient deux petits orifices arrondis (fig. 1543), souvent peu visibles : ce sont les ouvertures des *canaux éjaculateurs* qui, au moment de l'éjaculation déversent le sperme dans l'urèthre. Ils s'ouvrent, soit sur la partie moyenne des lèvres de l'utricule, soit au voisinage de leur extrémité antérieure, très rarement en avant de cette extrémité.

b. Latéralement, le veru montanum est délimité par deux rigoles antéro-postérieures, les *rigoles latérales du veru*, dans lesquelles viennent s'ouvrir les principaux conduits excréteurs de la prostate.

c. Sur les parois antérieure et latérales de l'urèthre prostatique, nous rencontrons également une multitude de petits orifices microscopiques qui représentent l'abouchement des glandules prostatiques correspondants. Mais ces orifices sont toujours beaucoup plus petits que ceux qui occupent la paroi postérieure du canal. Nous verrons, en effet, en étudiant la prostate, que ses lobules glandulaires atteignent leur maximum de développement dans la partie de l'organe qui répond à la paroi postérieure de l'urèthre et diminuent ensuite graduellement de volume au fur et à mesure qu'ils se rapprochent de la paroi antérieure.

2° Portion membraneuse. — La portion membraneuse de l'urèthre nous présente ordinairement sur sa paroi inférieure un système de plis longitudinaux (fig. 1543,9) qui font suite à la crête uréthrale et qui se perdent insensiblement dans le cul-de-sac du bulbe. Sur les parois de l'urèthre membraneux se voient les orifices de nombreuses glandes muqueuses, connues sous le nom de *glandes de Littre*. Ces orifices, quoique occupant tout le pourtour du canal, ne sont cependant pas répandus d'une façon uniforme : ils sont toujours plus multipliés sur la paroi supérieure que sur la paroi inférieure.

3° Portion spongieuse. — Dans toute sa portion spongieuse, la surface intérieure de l'urèthre nous présente un système d'orifices ou de dépressions, que Morgagni, qui les avait parfaitement décrites en 1706, avait comparées à des lacunes et qu'on désigne depuis lors sous le nom de *lacunes de Morgagni*. Ces lacunes, très visibles à l'œil nu, se divisent d'après leurs dimensions en grandes et petites. — Les *grandes lacunes* ou *foramina* (fig. 1544,5) occupent la paroi supérieure de l'urèthre, où elles forment, sur la ligne médiane, une rangée unique qui s'étend en longueur depuis la fosse naviculaire jusqu'à l'angle prépubien. On en compte ordinairement de 12 à 14 (de 5 à 22 d'après les observations de Jarjavay). Leur profondeur varie le plus souvent de 8 à 10 millimètres. Mais il en existe parfois de beaucoup plus grandes : Cruveilhier en a rencontré qui mesuraient jusqu'à 27 millimètres de longueur. — Les *petites lacunes* ou *foraminula* (1544, 4' et 4'') sont situées en dehors des précédentes, soit sur la face supérieure du canal, soit le long de ses bords. On en observe aussi quelquefois sur la paroi inférieure ; mais elles y sont beaucoup plus rares. Quelle que soit leur situation, les foraminula se disposent pour la plupart, comme les foramina, en séries linéaires, dirigées parallèlement à l'axe de l'urèthre.

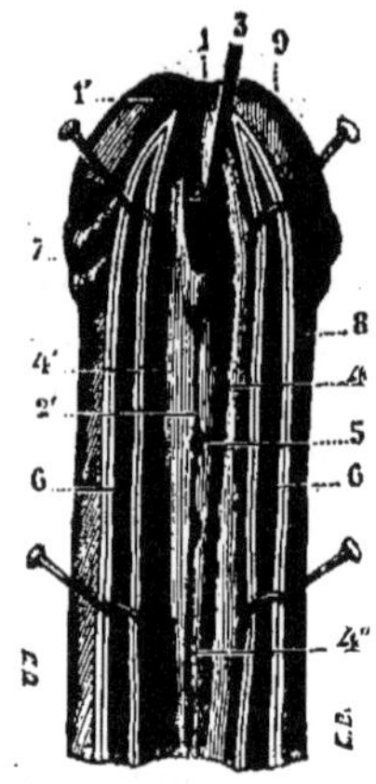

Fig. 1544.
L'urèthre ouvert par sa face inférieure et sur la ligne médiane pour montrer les détails de sa face supérieure (en partie d'après Jarjavay).

1, angle supérieur du méat, avec 1', sa lèvre droite. — 2, fosse naviculaire. — 2', face supérieure du canal. — 3, sonde plongeant dans le cul-de-sac de la valvule de Guérin. — 4, bords latéraux du canal de l'urèthre, avec : 4', foraminula latéraux, 4'', foraminula medians. — 5, grandes lacunes de Morgagni ou foramina. — 6, coupe du corps spongieux. — 7, prépuce, ramené en arrière du gland. — 8, coupe des téguments. — 9, gland.

Grandes ou petites, les lacunes de Morgagni représentent des cavités tubuleuses, qui d'une part s'ouvrent dans le canal de l'urèthre et d'autre part se terminent en cæcum. Ces cavités présentent cette particularité caractéristique qu'au lieu de s'enfoncer dans la muqueuse perpendiculairement à sa surface, comme le font d'ordinaire toutes les formations glandulaires, elles suivent dans la paroi uréthrale une direction très oblique, de telle sorte que leur extrémité fermée regarde toujours la racine de la verge. Leur ouverture, circulaire ou elliptique, est constituée en dehors par la paroi même de l'urèthre et en dedans par un mince repli muqueux de forme semi-lunaire, assez analogue à une valvule. Cette ouverture mesure, pour les grandes lacunes, 1 à 3 millimètres de diamètre et, comme elle est tournée du côté du méat, elle permet aux bougies de petit calibre de s'engager dans les lacunes. De là la recommandation, qu'on trouve écrite partout à propos du cathétérisme, de suivre constamment la paroi inférieure du canal dans toute l'étendue de la portion spongieuse. Cette paroi inférieure possède bien parfois des lacunes, comme nous l'avons dit plus haut, mais leurs dimensions sont toujours trop petites pour se laisser pénétrer par les bougies. Outre les lacunes de Morgagni, la surface intérieure de l'urèthre spongieux nous présente encore les orifices des glandes de Cowper. Ces orifices, sur lesquels nous aurons à revenir plus tard, s'ouvrent sur la paroi inférieure, à droite et à gauche de la ligne médiane, à la partie antérieure du cul-de-sac du bulbe (fig. 1543,7').

Sur la paroi supérieure de l'urèthre spongieux, à 1 ou 2 centimètres en arrière du méat, A. Guérin a signalé en 1849 l'existence d'un repli valvulaire, appelé depuis *valvule de Guérin*, au-dessus duquel se trouve une sorte de poche ou cul-de-sac, de 6 à 8 millimètres de profondeur, le *sinus de Guérin* (fig. 1544,3). Ce cul-de-sac, avec le repli semi-lunaire qui le circonscrit, rappelle assez bien par sa disposition les grandes lacunes de Morgagni qui sont situées immédiatement en arrière, et on est tenté au premier abord de l'assimiler à ces grandes lacunes, dont il ne différerait que par sa situation qui est plus antérieure et par ses dimensions qui sont beaucoup plus considérables. Il existe cependant, entre les lacunes de Morgagni et le sinus de Guérin une différence fondamentale : c'est que les premières sont revêtues par un épithélium cylindrique, tandis que le sinus, comme l'urèthre lui-même, est tapissé par un épithélium pavimenteux stratifié reposant à son tour sur un chorion pourvu de papilles. Ce fait est très important. Il a déterminé Retterer à considérer le sinus de Guérin comme une partie de l'urèthre embryonnaire, sa partie toute supérieure, qui aurait été isolée de la partie inférieure par suite d'une soudure des deux parois latérales du canal. Cette soudure, on le conçoit, a pour résultat immédiat la formation de cette lame transversale qui constitue la valvule de Guérin et du cul-de-sac ou sinus qui la surmonte. Du reste, le sinus de Guérin, une fois isolé, donne naissance à des bourgeons épithéliaux qui plus tard deviendront des glandes et, de ce fait, peut recevoir chez l'adulte un ou plusieurs canaux excréteurs. Mais ces parois proprement dites ne sont nullement d'origine glandulaire. La valvule de Guérin est à peu près constante : Jarjavay l'a vue manquer une fois sur sept seulement. On conçoit sans peine que, mieux encore que les foramina, elle puisse arrêter la sonde dans le cathétérisme. On évitera facilement cet obstacle en ayant soin d'appliquer l'extrémité de la sonde, comme je l'ai déjà dit plus haut, contre la paroi inférieure du canal.

E. — Constitution anatomique

Les parois de l'urèthre sont constituées par trois tuniques concentriques, qui sont, en allant de dedans en dehors : une tunique muqueuse, une tunique vasculaire et une tunique musculeuse.

1° Tunique muqueuse. — La tunique muqueuse de l'urèthre revêt ce canal dans toute son étendue. En arrière, elle fait suite à la muqueuse de la vessie; en avant, elle se continue avec celle du gland. Elle se continue de même, au niveau du veru montanum, d'une part avec la muqueuse de l'utricule, d'autre part avec celle des canaux éjaculateurs et des autres voies spermatiques.

La muqueuse uréthrale, examinée sur le cadavre, nous présente une coloration fondamentale d'un blanc jaunâtre : c'est du moins la teinte qu'on rencontre ordinairement sur ses deux portions prostatique et membraneuse. Sur la portion spongieuse et à cause du voisinage de la gaine vasculaire qui est placée immédiatement au-dessous de la muqueuse, cette teinte devient rosée. Elle est quelquefois, principalement sur les points déclives, franchement rougeâtre ou même plus ou moins violacée. La muqueuse de l'urèthre est très élastique : c'est grâce à cette propriété qu'elle se laisse distendre au moment du passage de l'urine et qu'elle revient sur elle-même au moment de la miction. Son épaisseur est d'un demi-millimètre environ. Sa consistance est relativement faible : si elle résiste assez bien à la distension et aux tractions qu'on exerce sur elle, elle se laisse facilement traverser par un instrument métallique, la sonde ou le stylet par exemple.

Des deux faces de la muqueuse, l'externe répond dans toute son étendue à la tunique vasculaire et lui adhère intimement. L'interne, entièrement libre, délimite la lumière du canal. Outre les lacunes de Morgagni (p. 907) et les orifices glandulaires, elle nous présente un système de plis, à la constitution desquels concourent à la fois la tunique muqueuse et une partie des tuniques sous-jacentes. Ces plis muqueux sont ordinairement peu apparents dans les deux portions prostatique et membraneuse; ils deviennent plus marqués dans la portion spongieuse et acquièrent leur maximum de développement dans la région du cul-de-sac du bulbe. Quel que soit leur degré de développement, ils sont toujours dirigés parallèlement à l'axe du canal; nulle part on ne rencontre de plis transversaux ou obliques. Les plis muqueux de l'urèthre sont des plis de vacuité, qu'on me permette cette expression : ils s'effacent, en effet, toutes les fois que le canal passe de l'état de vacuité à l'état de distension, notamment dans le cathétérisme et au moment de la miction.

Envisagée au point de vue de sa structure, la muqueuse uréthrale se compose : 1° d'un chorion; 2° d'une couche épithéliale; 3° de formations glandulaires.

a. *Chorion*. — Le chorion, nous l'avons dit plus haut, adhère intimement par sa face profonde aux parties sous-jacentes, et ce n'est qu'avec de grandes difficultés qu'on parvient à isoler la muqueuse uréthrale par la dissection. Sa face superficielle se soulève par places en de nombreuses papilles, qui s'enfoncent dans l'épaisseur de la couche épithéliale. Ces papilles se rencontrent dans toute la longueur du canal, mais leur distribution n'y est pas uniforme : très rares dans l'urèthre prostatique et spongieux, rares encore dans le cul-de-sac bulbaire, elles augmentent de nombre à partir de l'angle prépubien, et sont surtout très abondantes entre la fosse naviculaire et le méat. Elles sont simples, hautes de 40 à 150 μ, disposées le plus souvent en séries longitudinales. Quant à leur forme, la plupart d'entre elles sont coniques, se terminant en un pointe mousse ou plus ou moins effilée. Quelques-unes, comme sur la muqueuse vésicale, sont cylindriques ou même légèrement renflées en massue.

Durant la vie intra-utérine, toute la muqueuse uréthrale, abstraction faite de la portion qui répond au voisinage de la fossette naviculaire, ne présente aucune papille. Ces élevures ne font, par conséquent, leur apparition qu'après la naissance. De plus, elles augmentent en nombre et en dimensions au fur et à mesure que le sujet avance en âge (Robin et Cadiat).

Un des traits caractéristiques de la muqueuse uréthrale est sa richesse en fibres élastiques. Sous ce rapport, aucune autre muqueuse, pas même la muqueuse trachéale, ne saurait lui être comparée. A elles seules, les fibres élastiques représentent les huit dixièmes de la masse totale du chorion, le reste étant constitué par des éléments conjonctifs et de la matière amorphe. Ces fibres élastiques sont très fines : elles mesurent, en moyenne, 2 ou 3 millimètres de diamètre. Elles sont peu flexueuses, se bifurquent et s'anastomosent fréquemment entre elles, de façon à former dans leur ensemble une sorte de réseau dont les mailles sont habituellement allongées dans le sens de la longueur du canal. Dans les parties superficielles du chorion, elles forment comme des nappes multiples, parallèles et superposées. Au-dessus d'elles, du côté de la lumière du canal, s'étale une mince couche hyaline de 2 μ d'épaisseur, qui les sépare de la couche épithéliale.

b. *Épithélium.* — L'épithélium de la muqueuse uréthrale repose directement sur cette membrane hyaline. Son épaisseur mesure de 80 à 100 μ chez l'adulte, de 30 à 50 μ seulement chez le fœtus à terme. Il se divise en deux couches : la couche profonde se compose de deux ou trois assises de petites cellules arrondies ou polyédriques; la couche superficielle est formée par une seule rangée de cellules prismatiques ou pyramidales.

Aux deux extrémités du canal, l'épithélium uréthral se modifie plus ou moins brusquement pour se continuer avec celui des régions voisines. — En arrière, à partir du sphincter vésical, la couche superficielle est formée par deux ou trois rangées de cellules aplaties, qui se confondent, au niveau du col, avec les cellules analogues de l'épithélium vésical. — De même, en avant, à 5 ou 6 millimètres en arrière du méat, les cellules prismatiques sont remplacées par un épithélium pavimenteux avec couche cornée manifeste (Robin et Cadiat), qui se continue sur le pourtour du méat, avec l'épithélium de même nature qui revêt la surface du gland.

c. *Glandes.* — Les formations glandulaires de la muqueuse uréthrale se présentent sous deux formes : les follicules et les glandes en grappe. Les lacunes de Morgagni, ci-dessus décrites, que quelques anatomistes considèrent à tort comme des glandes, ne sont autre chose que de simples dépressions de la couche épithéliale dans le chorion muqueux. Leurs parois, en effet, quel que soit le point où on les examine, sont partout formées par le chorion surmonté d'une membrane basale et d'un épithélium en tout semblable à celui de la muqueuse uréthrale. Ces dépressions muqueuses en forme de cul-de-sac peuvent bien présenter, dans certains cas, soit au niveau de leur fond, soit sur les côtés, les orifices de quelques glandes voisines; mais ce n'est pas là une raison suffisante pour les comprendre elles-mêmes dans les formations glandulaires.

Les *follicules* revêtent une forme de petits sacs cylindriques, dont le fond est souvent renflé, quelquefois même divisé en deux ou plusieurs lobes. On les rencontre dans toute la longueur de l'urèthre, à partir du deuxième ou du troisième centimètre qui suit le méat urinaire. Histologiquement, les follicules se composent d'une paroi propre, tapissée intérieurement d'un épithélium. Cet épithélium, pour Robin et Cadiat, est semblable à celui de la muqueuse uréthrale dans la moitié supérieure du follicule; plus bas, dans la moitié inférieure, il est formé par une ou deux rangées de petites cellules polyédriques.

Les *glandes en grappe* se composent, comme leur nom l'indique, d'un canal excréteur, auquel aboutissent un certain nombre de culs-de-sac représentant l'élément sécréteur de la glande. Leur ensemble constitue une petite masse, ordinairement un peu aplatie, présentant un demi-millimètre de largeur sur un quart de millimètre d'épaisseur. Quelques-unes sont contenues dans le chorion muqueux. Mais la plupart d'entre elles s'enfoncent jusqu'à 1 ou 2 millimètres au-dessous de la muqueuse, en suivant le plus souvent une direction plus ou moins oblique. — Comme les follicules, les glandes en grappe de la muqueuse uréthrale font leur apparition à 2 ou 3 centimètres en arrière du méat et s'étendent de là jusqu'à l'extrémité vésicale du canal. On les rencontre, par conséquent, dans les trois portions de l'urèthre. Dans la portion prostatique, elles se confondent avec les glandes prostatiques elles-mêmes et il n'est pas rare de voir quelques-unes d'entre elles s'ouvrir dans les canaux excréteurs de ces dernières. Dans la portion membraneuse, elles sont connues, comme on le sait, sous le nom de glandes de Littre, bien que LITTRE n'ait jamais vu que leurs orifices; leurs culs-de-sac occupent l'épaisseur de la tunique musculeuse. Dans la portion spongieuse enfin, elles sont situées dans la tunique vasculaire, baignant en plein au milieu des éléments du tissu érectile. — Quel que soit leur siège, les glandes uréthrales ont partout la même structure et cette structure présente les plus grandes analogies avec celle des follicules. Elles se composent d'une membrane propre, qui se continue avec la basale de la muqueuse et qui est tapissée intérieurement d'un épithélium, épithélium prismatique pour le canal excréteur, polyédrique dans les culs-de-sac.

2° Tunique vasculaire, corps spongieux. — Tout autour du chorion muqueux, se dispose une couche conjonctive très riche en fibres élastiques. Cette couche est une sous-muqueuse modifiée et, ce qui la caractérise essentiellement, outre sa richesse en fibres élastiques, c'est la présence dans son épaisseur de nombreuses cavités veineuses de dimensions variables, largement anastomosées entre elles, formant plexus par conséquent. Sur les portions prostatique et membraneuse de l'urèthre, cette couche est peu épaisse et encore mal différenciée (fig. 1545,18) : c'est, si l'on veut, un tissu caverneux rudimentaire. Mais, en passant de l'urèthre membraneux sur l'urèthre spongieux (fig. 1541,12), la couche en question prend brusquement un développement considérable, en même temps qu'elle acqiert tous les caractères des tissus érectiles. Elle se prolonge ensuite sans discontinuité jusqu'au méat, en formant tout autour de l'urèthre pénien comme une sorte de manchon que l'on désigne sous le nom de *corps spongieux*. Cette formation nouvelle, analogue morphologiquement et physiologiquement aux corps caverneux de la verge au-dessous desquels elle se trouve située, est en rapport avec l'érection : c'est un des éléments de l'organe copulateur et, pour cette raison nous le décrirons plus loin, à propos de la constitution anatomique de la verge (voy. *Verge*, p. 982).

3° Tunique musculeuse, sphincter lisse de l'urèthre. — La tunique cellulo-vasculaire est doublée sur sa face externe par une couche de fibres musculaires lisses, disposées sur deux plans : un plan interne (fig. 1545, 8), formé par des fibres longitudinales ; un plan externe (fig. 2545, 9), constitué par des fibres circulaires.

a. *Fibres longitudinales.* — Les fibres longitudinales font suite aux fibres de la couche plexiforme de la vessie. Très développées sur la portion prostatique, elles s'atténuent ensuite sur la portion membraneuse. Elles diminuent encore d'importance en passant dans la portion spongieuse et, finalement, se confondent avec les éléments musculaires du corps spongieux.

b. *Fibres circulaires.* — Les fibres circulaires de l'urèthre continuent de même les fibres circulaires de la vessie. Très développées en arrière, comme les fibres longitudinales, elles forment tout autour de la portion initiale de l'urèthre un large anneau, que l'on désigne improprement sous le nom de *sphincter de la vessie* (fig. 1545,9). Cet anneau musculaire, par sa situation et par ses rapports, appartient bien plutôt à l'urèthre qu'à la vessie : nous l'appellerons *sphincter lisse de l'urèthre* (*sphincter interne* de Henle), par opposition à un deuxième sphincter, le *sphincter strié* ou *sphincter externe*, que nous décrirons ultérieurement.

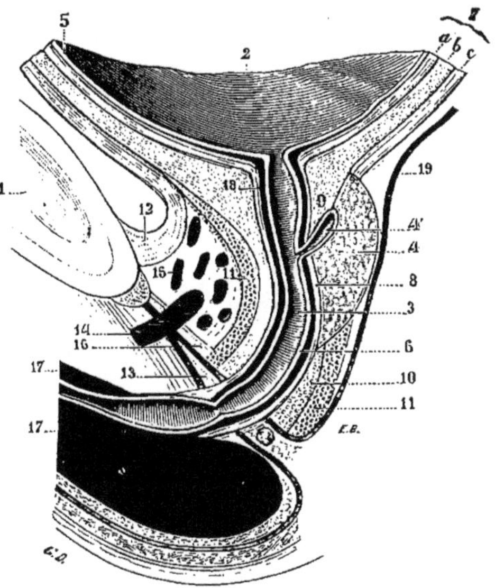

Fig. 1545.

Coupe sagittale de l'urèthre supérieur, pour montrer la disposition de son appareil musculaire et notamment ses deux sphincters.

1, symphyse pubienne. — 2, vessie. — 3, canal de l'urèthre. — 4, prostate, avec 4', utricule prostatique. — 5, muqueuse vésicale. — 6, muqueuse uréthrale. — 7, tunique musculeuse de la vessie, avec *a*, *b*, *c*, ses trois couches. — 8, fibres lisses longitudinales de l'urèthre. — 9, fibres lisses circulaires de la portion prostatique, formant le sphincter interne. — 10, fibres lisses circulaires de la portion membraneuse. — 11, 11, sphincter externe. — 12, ligaments pubo-vésicaux. — 13, aponévrose périnéale moyenne avec ses deux feuillets et le muscle de Guthrie. — 14, veine dorsale profonde de la verge. — 15, plexus de Santorini. — 16, muscle de Wilson. — 17, corps spongieux et bulbe. — 18, tunique vasculaire de l'urèthre supérieur. — 19, aponévrose prostato-péritonéale.

Le sphincter lisse de l'urèthre présente de 10 à 12 millimètres de longueur. — Son épaisseur mesure 6 ou 7 millimètres au niveau de son extrémité supérieure ; puis, il diminue graduellement au fur et à mesure qu'on s'éloigne du col vésical, de telle sorte que le sphincter, considéré dans son ensemble, ressemble, non à un cylindre, mais à un cône à base supérieure. Sur des coupes sagittales (fig. 1545,9), il revêt la forme d'un triangle, que traverse l'urèthre de la base au sommet. — Sa surface intérieure répond à la muqueuse uréthrale dont il est séparé par la couche des fibres longitudinales et par la couche vasculaire. — Sa surface extérieure est incluse dans la base de la prostate : en arrière, elle repose directement sur le tissu propre de ce corps glanduleux ; en avant, elle est recouverte par les faisceaux supérieurs du sphincter strié. — Du reste, le sphincter lisse forme une masse dure et compacte. Sa consistance ferme et sa coloration d'un blanc grisâtre sont très analogues à celles de la prostate, et ce n'est guère qu'à l'aide du microscope qu'on peut distinguer l'une de l'autre ces deux formations.

Considéré au point de vue fonctionnel, le sphincter lisse, agissant par sa contraction ou simplement par sa tonicité, préside à l'occlusion de l'orifice qui fait communiquer la vessie avec l'urèthre : il permet ainsi à l'urine de s'accumuler dans son réservoir naturel. D'autre part, au moment de l'éjaculation, en fermant la portion de l'urèthre qui se trouve en amont des orifices des canaux éjaculateurs, il s'oppose à ce que le liquide spermatique remonte vers la vessie et, de ce fait, l'oblige à se diriger du côté du méat.

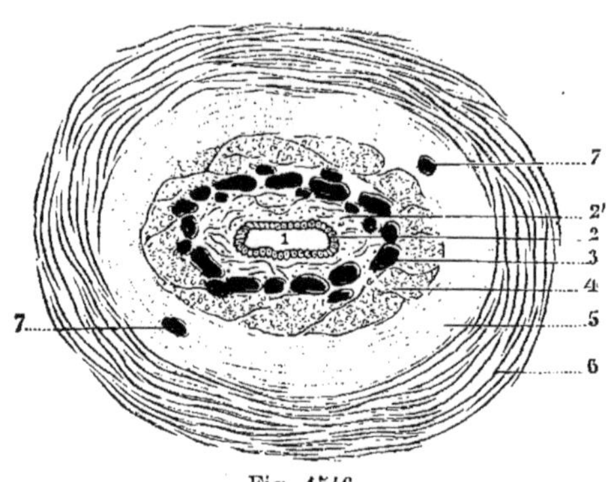

Fig. 1546.

Coupe transversale de l'urèthre membraneux, pratiquée immédiatement au-dessus de l'aponévrose périnéale moyenne.

1, lumière du canal. — 2, épithélium de la membrane muqueuse, avec 2', son chorion. — 3, tunique vasculaire. — 4, fibres lisses longitudinales. — 5, fibres lisses circulaires. — 6, fibres striées circulaires constituant la portion membraneuse du sphincter externe de l'urèthre. — 7, vaisseaux veineux.

Le sphincter lisse de l'urèthre n'existe réellement que dans le quart supérieur du canal prostatique. Il s'arrête d'ordinaire à la partie moyenne du veru montanum. Au-dessous de ce point et dans tout le reste de l'étendue de ce canal, les fibres circulaires sont très rares, à peine visibles : profondément bouleversées par le développement de la prostate, elles ont été rejetées comme nous le verrons plus tard (voy. *Prostate*), soit à la périphérie de cet organe, soit dans son épaisseur. — La couche des fibres circulaires se reconstitue, épaisse et compacte, tout autour de l'urèthre membraneux (fig. 1545,10). — Puis, elle se réduit de nouveau en passant sur la portion bulbeuse de l'urèthre et disparaît bientôt après en tant que couche distincte : ses faisceaux, profondément dissociés, se sont confondus pour la plupart, comme les faisceaux longitudinaux, du reste, avec les autres éléments du corps spongieux.

c. *Fibres musculaires striées.* — Les fibres musculaires lisses que nous venons de décrire ne représentent qu'une partie de l'appareil contractile de l'urèthre. A ces fibres lisses (*fibres intrinsèques*), viennent se joindre des faisceaux de fibres striées (*fibres extrinsèques*), qui, se groupant en corps musculaire distinct, constituent les muscles bulbo-caverneux, le muscle de Guthrie, le muscle de Wilson et le sphincter externe de l'urèthre. Tous ces muscles seront décrits plus loin à propos des formations musculaires qui sont annexées à l'appareil génital de l'homme (voy. *Muscles du périnée*, p. 1007).

Veru montanum. — Le veru montanum, examiné à sa partie postérieure (fig. 1547, A), se compose d'un squelette central formé par un réseau de fibres élastiques, dans les mailles duquel se trouvent des fibres musculaires lisses à direction longitudinale. Cette masse centrale, aplatie transversalement comme le veru lui-même, se confond par son bord postérieur ou base, avec le tissu propre de la prostate. Son bord antérieur, plus ou moins élargi, est recouvert par la muqueuse uréthrale, laquelle est finement plissée à ce niveau pour se prêter aux variations de volume du veru montanum. Les faces latérales, enfin, sont matelassées par une couche de tissu spongieux, qui les sépare de la muqueuse et qui est une dépendance de la tunique vasculaire de l'urèthre.

A la partie moyenne du veru, dans la région qui correspond aux orifices de l'utricule prostatique et des canaux éjaculateurs (fig. 1547, B), le squelette élastique et musculaire

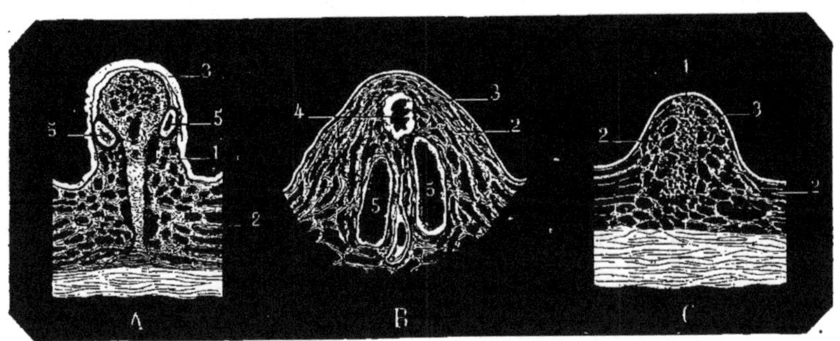

Fig. 1547.

Coupes transversales du veru montanum, passant : A, par sa portion la plus élevée, derrière l'embouchure des conduits excréteurs principaux de la glande prostatique ; B, immédiatement en arrière des orifices de l'utricule prostatique et des canaux éjaculateurs ; C, en avant de l'embouchure des canaux éjaculateurs (imitée de Henle).

1, colonne centrale du veru montanum. — 2, tissu caverneux. — 3, muqueuse uréthrale. — 4, utricule prostatique. 5, 5, canaux éjaculateurs.

disparaît, et l'organe tout entier se trouve formé à ce niveau par du tissu spongieux, au sein duquel sont plongés les canaux précités.

Enfin, en avant de l'abouchement des canaux éjaculateurs (fig. 1547, C), les fibres élastiques et les fibres musculaires font de nouveau leur apparition au centre du veru montanum et de la crête uréthrale. Elles se distinguent ici encore sous la forme d'une colonne médiane dont la base fait corps avec la prostate et dont le sommet s'élève jusqu'à la muqueuse. Quant à ses faces latérales, elles sont séparées de cette dernière, comme précédemment, par une couche plus ou moins épaisse de tissu spongieux.

Utricule prostatique. — L'orifice en forme de fente que nous avons rencontré sur le sommet du veru montanum nous conduit dans une cavité tubuleuse, impaire et médiane, souvent renflée en forme de bouteille, que l'on désigne indistinctement sous les noms de *sinus prostaticus*, de *sinus pocularis*, de *vesicula spermatica spuria*, de *vésicule wébérienne*, d'*utricule prostatique*. Cette dernière dénomination est pour ainsi dire la seule usitée en anatomie classique.

Du sommet du veru montanum, l'utricule prostatique se dirige obliquement en haut et en arrière, passe entre les deux lobes latéraux de la prostate et se termine par une extrémité en cæcum qui, suivant les cas, occupe l'épaisseur de la prostate, ou, dépassant les limites de celle-ci, vient faire saillie au niveau de sa base, entre les deux canaux éjaculateurs (fig. 1589,9). L'utricule prostatique n'est pas constant : on le rencontre chez l'homme dans une proportion de 80 p. 100. Quand il existe, il présente ordinairement une longueur de 10 à 12 millimètres. Mais il n'est pas excessivement rare d'en observer qui mesurent 20 et 25 millimètres. Arnold parle d'utricules de 6 à 8 centimètres. D'autre part, chez quelques nouveau-nés, Meckel a vu l'extrémité supérieure de l'utricule donner naissance à un prolongement filiforme, lequel se terminait ensuite par une bifurcation.

Histologiquement, l'utricule prostatique se compose d'une tunique externe musculaire, tapissée intérieurement par une muqueuse à épithélium cylindrique, sans cils vibratiles. La muqueuse elle-même nous présente de nombreuses invaginations épithéliales qui, suivant leur degré de différenciation, constituent de simples dépressions ou de véritables formations glandulaires. La cavité de l'utricule renferme un liquide grisâtre et d'aspect crémeux.

Examiné dans la série des mammifères, l'utricule prostatique varie beaucoup suivant les espèces. Chez les singes, il présente à peu de chose près les mêmes caractères morphologiques que chez l'homme. Il est beaucoup plus réduit, en général, chez les carnassiers. Dans certaines espèces, comme le renard et le léopard, il a perdu sa disposition tubuleuse et se trouve constitué alors par un simple cordon. Chez d'autres, enfin, il fait complètement défaut : de ce nombre sont le mouton (LEUCKART) et le lama (MILNE-EDWARDS). Par contre, on rencontre de nombreuses espèces, principalement chez les solipèdes et chez certains rongeurs, qui ont un utricule prostatique beaucoup plus développé que celui de l'homme. C'est ainsi que, chez le castor, l'utricule est représenté par une paire de conduits terminés en cæcum, qui s'étendent de l'urèthre jusqu'au testicule. LEUCKART a également observé chez le bouc un conduit médian qui, à une certaine distance de l'urèthre, se partageait en deux branches divergentes, lesquelles remontaient ensuite jusqu'à l'épididyme.

Les études embryologiques ont établi depuis longtemps que l'utricule prostatique n'est, chez l'homme comme chez les animaux, qu'un organe rudimentaire représentant l'extrémité inférieure des canaux de Müller. WEBER, en conséquence, lui avait donné le nom d'*utérus mâle* (*uterus masculinus*). Cette dénomination, qui est encore employée par la plupart des auteurs, est cependant tout à fait impropre : l'extrémité inférieure des canaux de Müller, en effet, donne naissance non à l'utérus, mais au vagin, et si l'on veut conserver à l'utricule un nom qui rappelle son homologie avec le segment correspondant de l'appareil génital de la femme, on doit l'appeler, non l'utérus mâle, mais le *vagin mâle* (*vagina masculina*).

Les canaux de Müller, au lieu de disparaître, peuvent persister dans toute leur étendue : BOOGARD en 1875, MARTIN en 1878, BARTH en 1878 en ont observé chacun un exemple. On a même vu, mais dans des cas tout à fait exceptionnels, la portion des conduits qui avoisine l'urèthre se développer en un corps plus ou moins considérable, rappelant exactement par sa forme et par sa structure, toutes proportions gardées bien entendu, l'utérus de la femme. Deux observations de ce genre ont été rapportées, l'une par PETIT, l'autre par FRANQUE. Dans l'un et l'autre cas, l'uterus masculinus était surmonté de deux trompes dont le pavillon était placé tout à côté d'un organe qui rappelait l'ovaire, mais qui avait la structure et par conséquent la valeur d'un testicule. Du reste, il existait un épididyme, un canal déférent, des vésicules séminales et le sexe du sujet n'était pas douteux. Tout récemment (1893), BŒCKEL a rencontré de même, sur un jeune homme d'une vingtaine d'années, un utérus bicorne avec une trompe et un ligament large. Dans ce cas encore, il y avait un testicule, un épididyme et un canal déférent, attestant d'une façon très nette le sexe masculin du sujet. La littérature médicale renferme quelques observations relatives à des hommes qui, tous les mois, perdaient du sang par l'urèthre, la muqueuse de l'appareil urinaire étant d'ailleurs parfaitement saine. Il paraît rationnel d'admettre, comme l'ont déjà fait remarquer PETIT et SIMPSON, que ces sortes de règles observées chez l'homme coïncident chez lui avec un uterus masculinus d'un développement insolite.

Voyez à ce sujet : PETIT, *Hist. de l'Acad. roy. des Sciences de Belgique*, 1720, p. 38; FRANQUE, in Scanzoni's Beiträge, Bd IV, p. 25; ROBIN et CADIAT, *Sur la constitution de l'utérus mâle, des canaux déférents et des trompes de Fallope*, Journ. de l'Anat., 1875; BOOGARD, *Verslagen en meded. kon. Akad. van Wetensch.*, 1875; MARTIN, *Mém. sur un cas de persistance des canaux de Müller*, Journ. de l'Anat., 1878; BARTH, *Anomalie de développement de l'utricule prostatique*, Bull. Soc. anat., 1878; REMY, *Même observation*, Journ. de l'Anat., 1879; VIAULT, *Le corps de Wolff*, Th. d'agrég., 1880. LANGER, *Ein neuer Fall von Uterus masculinus bei Erwachsenen*, Arch. f. Anat. u. Physiol., 1881; BŒCKEL, Bull., Acad. de méd., 1893.

F. — VAISSEAUX ET NERFS

1° Artères. — Les artères destinées à l'urèthre proviennent des sources les plus diverses, savoir : 1° pour l'urèthre prostatique, des artères qui se distribuent à la prostate elle-même, c'est-à-dire de l'hémorrhoïdale moyenne et de la vésicale inférieure, branches de l'hypogastrique ; 2° pour l'urèthre membraneux, de l'hémorrhoïdale inférieure et de la transverse du périnée, branches de la honteuse interne ; 3° pour l'urèthre spongieux, de la bulbo-uréthrale, de la caverneuse et de la dorsale de la verge, trois branches qui naissent également de la honteuse interne. Ces dernières artères se distribuent tout d'abord au corps spongieux, y compris le bulbe et le gland (voy. p. 988), puis à la tunique muqueuse.

2° Veines. — Les veines issues de la muqueuse uréthrale présentent cette particularité qu'elles aboutissent toutes à un système de gros canaux disposés en plexus, qui forment les éléments essentiels de la tunique vasculaire ci-dessus décrite. A leur tour, les veines efférentes de la tunique vasculaire se rendent, suivant la région de l'urèthre dont elles émanent, à la veine dorsale profonde de la verge, au plexus de Santorini, au plexus vésico-prostatique, à la veine honteuse interne. Finalement, et par l'intermédiaire de ces derniers vaisseaux, elles aboutissent à l'hypogastrique.

3° Lymphatiques. — Les lymphatiques du canal de l'urèthre forment dans le chorion muqueux, un peu au-dessous de l'épithélium, un riche réseau qui s'étend d'une extrémité à l'autre du canal et qui se continue, en arrière avec celui de la muqueuse vésicale, en avant avec celui de la muqueuse du gland.

Au niveau de la portion prostatique, ce réseau fournit un certain nombre d'efférents qui se mêlent pour la plupart aux lymphatiques propres de la prostate. Quelques-uns, cependant, remontent le long des canaux éjaculateurs jusqu'au col de la vésicule séminale et, là, se confondent avec les lymphatiques de ce dernier organe.

Sur les deux autres portions, portion membraneuse et portion spongieuse, le réseau lymphatique uréthral donne naissance, d'après Sappey, à deux troncs qui traversent la paroi du canal au niveau du frein de la verge, pour se terminer dans les vaisseaux qui contournent la base du gland et aboutir en définitive, comme ces derniers, aux ganglions superficiels du pli de l'aine.

4° Nerfs. — Les nerfs de l'urèthre, comme les artères, proviennent de sources multiples : 1° pour l'urèthre prostatique, du plexus hypogastrique ; 2° pour l'urèthre spongieux, du nerf périnéal superficiel et du nerf dorsal de la verge, deux branches du honteux interne. A ces nerfs qui se rendent isolément à l'urèthre, il convient d'ajouter de nombreuses fibres sympathiques, qui arrivent à cet organe en suivant le trajet des artères et en formant autour d'elles des plexus.

Les nerfs uréthraux se terminent, en partie sur les vaisseaux (*filets vasculaires*), en partie sur les éléments contractiles de la tunique musculeuse (*filets moteurs*), en partie sur la muqueuse (*filets sensitifs*). Ces derniers affectent une direction longitudinale et, de plus, décrivent des flexuosités nombreuses, probablement pour se prêter à l'allongement que subit la muqueuse uréthrale au moment de l'érection (Quenu). Ils forment dans la couche la plus superficielle du chorion un riche réseau sous-épithélial, d'où partent vraisemblablement des fibrilles terminales destinées à l'épithélium lui-même. Mais l'existence de ces fibrilles intra-épithéliales n'a pas encore été nettement constatée. Tout récemment (1888), Planner a décrit dans la muqueuse uréthrale de l'homme des corpuscules nerveux terminaux, qui ne sont vraisemblablement que des corpuscules de Krause.

On a signalé sur le trajet des nerfs destinés à l'urèthre un certain nombre de ganglions minuscules. Les plus connus sont ceux que l'on rencontre autour de la prostate, sur la paroi inférieure de la portion membraneuse et à la partie postérieure du bulbe.

§ II. — URÈTHRE CHEZ LA FEMME

L'urèthre de la femme, beaucoup plus court que celui de l'homme, représente seulement les portions prostatique et membraneuse de ce dernier. Il se distingue encore de l'urèthre de l'homme, au point de vue morphologique, en ce qu'il n'est en communication qu'avec un seul réservoir, le réservoir de l'urine : il est donc exclusivement urinaire, au lieu d'être uro-génital.

1° Dimensions. — Le canal de l'urèthre, chez la femme, mesure en moyenne 35 millimètres de longueur : sur deux coupes de sujets congelés, j'ai observé 34 millimètres sur la première, 41 millimètres sur la seconde. Son calibre est généralement évalué à 7 ou 8 millimètres de diamètre. Toutefois, ce calibre n'est pas uniforme : rétréci à son extrémité inférieure, l'urèthre s'élargit ensuite jusqu'au niveau du col vésical, où il se rétrécit de nouveau. Le canal, dans son ensemble, n'est donc pas exactement cylindrique, mais fusiforme. Nous devons ajouter qu'il est très dilatable et qu'on y introduit assez facilement des sondes de 10 à 12 millimètres. Il peut même, après dilatation progressive, permettre l'introduction de corps beaucoup plus volumineux, le petit doigt ou l'index par exemple. Dans la pratique, Guyon estime que l'on ne doit pas pousser la dilatation au delà de 13 millimètres de diamètre, mais il est des chirurgiens beaucoup plus audacieux. Simon (de Heidelberg) va jusqu'à 2 centimètres et pense qu'on peut aller plus loin encore, jusqu'à 22 et 25 millimètres chez la femme adulte. Reliquet allait jusqu'à 30 millimètres.

2° Direction. — L'urèthre, du col de la vessie à la vulve, suit un trajet oblique de haut en bas et d'arrière en avant (fig. 1548, 10). Il présente donc sur l'horizontale une inclinaison de même sens que le vagin qui est situé en arrière de lui, et nous ferons remarquer à ce sujet que les femmes, quand elles veulent uriner debout, sont le plus souvent obligées, pour rendre le jet vertical, d'incliner en avant leur bassin. De plus, l'urèthre n'est pas rectiligne, mais décrit une légère courbe à concavité antéro-supérieure.

3° Conformation extérieure, rapports. — Comme tout conduit cylindrique, l'urèthre de la femme nous offre à considérer un corps et deux extrémités, représentées chacune par un orifice :

a. Le *corps de l'urèthre*, traversant comme chez l'homme l'aponévrose périnéale moyenne, se trouve situé, en partie dans l'excavation pelvienne, en partie dans le périnée antérieur. — *En arrière*, il repose dans toute son étendue sur la paroi antérieure du vagin. Dans son tiers ou son quart supérieur, il est encore relativement libre, n'étant relié au vagin que par une couche de tissu cellulaire assez lâche. Mais, dans le reste de son étendue, il

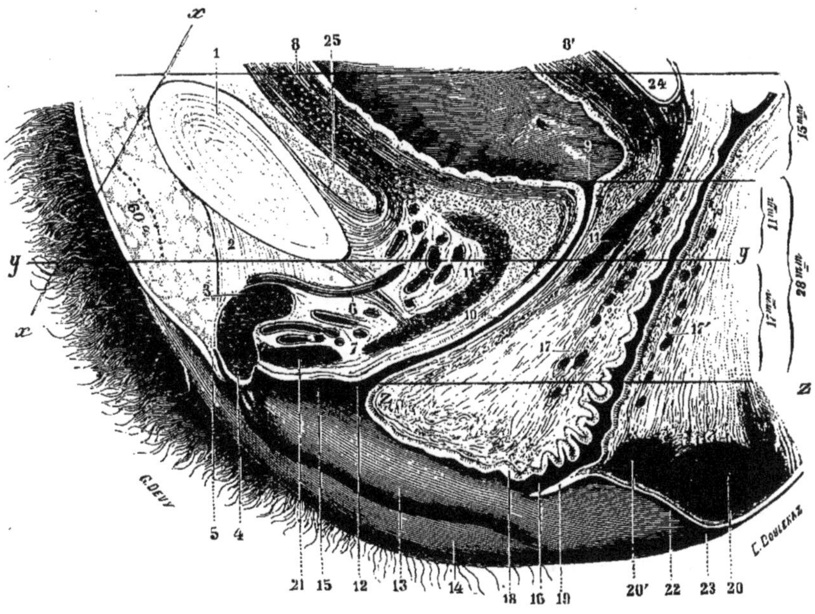

Fig. 1548.

Coupe sagittale de l'urèthre, de la vulve et du vagin (sujet congelé, femme vierge de vingt-quatre ans, grandeur nature).

1, symphyse pubienne. — 2, ligament suspenseur du clitoris. — 3, corps caverneux du clitoris. — 4, extrémité antérieure du clitoris (gland). — 5, son capuchon ou prépuce. — 6, veine dorsale du clitoris. — 7, plexus veineux intermédiaire au clitoris et au bulbe. — 8, 8', parois antérieure et postérieure de la vessie. — 9, col de la vessie. — 10, urèthre. — 11, sphincter externe de l'urèthre. — 12, méat urinaire. — 13, petite lèvre. — 14, grande lèvre. — 15, vestibule. — 16, orifice inférieur du vagin. — 17, 17', colonne antérieure et colonne postérieure du vagin. — 18, tubercule vaginal. — 19, hymen. — 20, sphincter externe de l'anus ; 20', constricteur de la vulve. — 21, faisceaux de ce dernier muscle intermédiaires au clitoris et à l'urèthre. — 22, fosse naviculaire. — 23, fourchette. — 24, cul-de-sac vésico-utérin. — 25, espace prévésical.

xx, plan du détroit supérieur. — *yy*, horizontale menée par le bord inférieur de la symphyse. — *zz*, horizontale menée par le méat urinaire.

adhère à la paroi vaginale d'une façon tellement intime qu'il fait pour ainsi dire corps avec elle. Ainsi fusionnées l'une avec l'autre, la paroi de l'urèthre et la paroi du vagin constituent entre les deux conduits une cloison épaisse de 10 à 12 millimètres, la *cloison uréthro-vaginale*. — *En avant* et *sur les côtés*, l'urèthre répond successivement : 1° au plexus de Santorini, qu'il sépare des pubis ; 2° à l'aponévrose périnéale moyenne et au muscle transverse profond, qui est situé entre les deux feuillets de cette aponévrose ; 3° à l'angle de la symphyse, dont il est séparé par un intervalle de 12 à 15 millimètres ; 4° enfin, à l'angle de réunion des racines du clitoris, à la partie antérieure du bulbe et au muscle constricteur.

b. L'*orifice supérieur* ou *col* répond, comme chez l'homme, à l'angle antérieur du trigone vésical. Il est situé à 2 ou 3 centimètres en arrière de la symphyse pubienne, le plus souvent sur le trajet d'une horizontale qui traverserait cette symphyse au niveau ou un peu au-dessous de sa partie moyenne. Sur le sujet représenté dans la figure 1548, la distance comprise entre le niveau de l'orifice vésical et l'angle symphysien, mesuré en projection, était de 11 millimètres.

c. L'*orifice inférieur* ou *méat* s'ouvre dans le canal vulvaire, à la partie postérieure du vestibule, à 2 centimètres en arrière du clitoris et immédiatement en avant d'une saillie arrondie qui, sous le nom de *tubercule vaginal*, termine la colonne antérieure du vagin (voy. *Vagin*). Le méat représente à la fois la partie la plus étroite et la moins dilatable du canal de l'urèthre. Sa forme est assez variable : il est tantôt disposé en fente longitudinale, tantôt arrondi ou plus ou moins étoilé. D'autre part, il est superficiel et très apparent ou bien plus ou moins enfoncé dans une dépression de la muqueuse et, de ce fait, beaucoup moins facile à découvrir. Le plus souvent, tandis que sa demi-circonférence antérieure est unie et lisse, sa demi-circonférence postérieure se trouve recouverte de rugosités qui, quand elles atteignent un certain degré de développement, prennent l'aspect d'un amas de végétations irrégulières, masquent plus ou moins le méat et deviennent ainsi un obstacle sérieux dans l'opération du cathétérisme.

4° **Conformation intérieure.** — L'urèthre, sur des coupes pratiquées perpendiculairement à son axe, revêt la forme d'une fente qui est transversale à sa partie supérieure, plus ou moins étoilée à sa partie moyenne, longitudinale au voisinage du méat.

Vu intérieurement, après incision longitudinale de sa paroi, le canal nous présente une coloration blanchâtre, passant à la teinte rosée ou même rouge foncé, dans le cas où les réseaux vasculaires de sa muqueuse sont plus ou moins gorgés de sang. Il est parcouru d'arrière en avant par un certain nombre de petits plis longitudinaux qui s'effacent par la distension. Indépendamment de ces plis muqueux, on rencontre sur la paroi postérieure une petite crête médiane, également longitudinale, qui commence au niveau du col et, de là, s'étend plus ou moins loin du côté du méat. Elle est peut-être l'homologue des plis que l'on voit, chez l'homme, prolonger en arrière le veru montanum.

La surface intérieure de l'urèthre nous présente de nombreux orifices. Ces orifices sont de deux ordres. — Les uns nous conduisent dans de petites dépressions en cæcum : ce sont les *sinus muqueux* ou *lacunes de Morgagni*. Les lacunes de Morgagni ont ici la même signification que chez l'homme. Leur profondeur, très variable, mesure ordinairement de 1 à 4 millimètres; mais on en rencontre de beaucoup plus grandes, atteignant jusqu'à 15 et 20 millimètres. L'observation démontre que ces lacunes sont surtout nombreuses et développées au niveau et en arrière du méat. — Les autres orifices répondent à l'abouchement de glandes, dites *uréthrales* (voy. plus bas).

5° Constitution anatomique. — La paroi de l'urèthre, chez la femme, mesure 3 ou 4 millimètres d'épaisseur dans sa portion supérieure. Elle se compose de deux tuniques concentriques et régulièrement superposées : une tunique interne muqueuse et une tunique externe musculeuse. Il n'y a pas chez la femme, comme chez l'homme, de tunique vasculaire distincte : les éléments de cette dernière tunique existent pourtant, mais ils se trouvent disséminés, comme nous le verrons tout à l'heure, au sein des fibres musculaires.

a. *Tunique muqueuse.* — La muqueuse uréthrale de la femme ressemble beaucoup à celle de l'homme. Elle est mince, élastique, assez résistante, doublée sur sa face profonde d'un tissu conjonctif lâche qui l'unit faiblement à la tunique musculeuse. C'est grâce à ce tissu conjonctif sous-muqueux qu'elle se plisse et se déplisse avec tant de facilité.

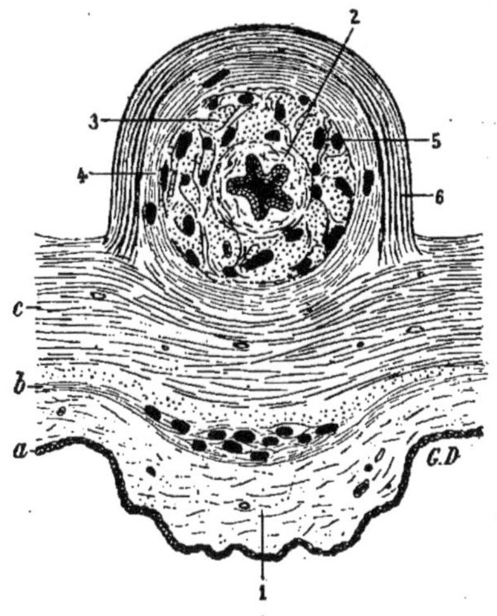

Fig. 1549.

Coupe transversale de l'urèthre chez la femme, passant par sa partie moyenne (*schématique*).

1, colonne antérieure du vagin, avec : *a*, muqueuse ; *b*, couche musculeuse ; *c*, couche fibreuse de la paroi vaginale. — 2, muqueuse de l'urèthre. — 3, couche des fibres lisses longitudinales. — 4, couche des fibres lisses circulaires. — 5, canaux veineux disséminés dans les deux couches de fibres lisses. — 6, sphincter externe de l'urèthre ou sphincter strié.

Histologiquement, la muqueuse uréthrale se compose de deux couches : 1° d'un chorion muqueux, riche en fibres élastiques, surmonté de papilles vasculaires assez rares et de petites dimensions ; 2° d'un épithélium, formé par deux ou trois rangées de cellules polyédriques, que surmonte une rangée unique de cellules prismatiques ou pyramidales. Cet épithélium, aux deux extrémités du canal, se continue insensiblement, d'une part avec l'épithélium mixte de la vessie, d'autre part avec l'épithélium pavimenteux stratifié du vestibule. Nous ferons remarquer, à ce sujet, que la transition entre l'épithélium vestibulaire et l'épithélium uréthral se fait, non pas sur les lèvres mêmes du méat, mais un peu en amont de cet orifice, en plein canal de l'urèthre par conséquent : c'est ainsi que sur la paroi postérieure, contre la cloison uréthro-vaginale, l'épithélium pavimenteux stratifié du vestibule se prolonge à une distance de plus de 1 centimètre (Tourneux et Herrmann).

La muqueuse uréthrale de la femme nous présente, comme celle de l'homme, deux ordres de formations glandulaires : des follicules et des glandes en grappe. — Les *follicules* revêtent exactement les mêmes caractères morphologiques que chez l'homme. Ils sont toutefois beaucoup moins nombreux et, d'après Robin et Cadiat, pourraient même manquer quelquefois. — Les *glandes en grappe* se composent, ici comme chez l'homme, d'un certain nombre de culs-de-sac réguliers ou irréguliers, aboutissant tous à un canal excréteur commun. Ces glandes, qui sont ordinairement peu nombreuses et assez mal différenciées, forment des séries linéaires disposées parallèlement aux plis muqueux ci-dessus décrits. Leur ensemble représente, à l'état rudimentaire, la prostate de l'homme, et nous aurons à y revenir plus tard à propos de la *prostate femelle* (voy. *Glandes annexées à l'appareil génital de la femme*, p. 1127).

b. *Tunique musculeuse.* — La tunique musculeuse est essentiellement constituée par des fibres lisses qui se disposent sur deux plans : un plan interne de fibres longitudinales et un plan externe de fibres circulaires. — Les *fibres lisses longitudinales* (fig. 1550,5) sont placées immédiatement en dehors de la muqueuse. Elles se continuent en haut, du côté de la vessie, avec les fibres de la couche plexiforme. — Les *fibres lisses circulaires* (fig. 1550,6) continuent de même les fibres circulaires du réservoir urinaire, et se prolongent ensuite sans interruption jusqu'au méat. Très développées à leur extrémité supérieure, elles forment, dans la région du col, un large anneau (7), que l'on désigne improprement sous le nom de *sphincter de la vessie*. Cet anneau, par sa situation, appartient bien plutôt à l'urèthre qu'à la vessie, et, ici comme chez l'homme, nous lui donnerons le nom de *sphincter lisse de l'urèthre*.

Fig. 1550.
Les deux sphincters de l'urèthre chez la femme, vus sur une coupe sagittale (*schématique*).

1, col de la vessie. — 2, canal de l'urèthre, avec 2' méat. — 3, paroi antérieure du vagin. — 4, tunique musculeuse de la vessie, avec : *a*, ses fibres longitudinales internes; *b*, ses fibres circulaires ; *c*, ses fibres longitudinales externes. — 5, fibres longitudinales de l'urèthre. — 6, ses fibres circulaires. — 7, sphincter interne de l'urèthre ou sphincter lisse. — 8 et 8', segment antérieur et segment postérieur du sphincter externe de l'urèthre ou sphincter strié. — 9, ligaments pubo-vésicaux. — 10, aponévrose périnéale moyenne. — 11, symphyse pubienne.

Dans l'une et dans l'autre couches, les fibres musculaires forment des faisceaux cylindriques très serrés, entre lesquels s'insinuent, sous forme de cloisons, des éléments conjonctifs et élastiques. Nous trouvons encore dans leurs intervalles des artérioles et de gros canaux veineux, qui sont plus particulièrement développés dans la couche des fibres longitudinales et qui donnent à la tunique musculeuse tout entière un aspect spécial rappelant un peu celui des tissus caverneux. Ces grosses veines sont les homologues de celles qui constituent, dans l'urèthre de l'homme, la tunique vasculaire (p. 912). Elles en diffèrent seulement, comme nous l'avons déjà fait remarquer plus haut, en ce que, au lieu de se grouper en une couche distincte, elles se disséminent irrégulièrement dans l'épaisseur de la tunique musculeuse.

A cet appareil musculaire lisse de l'urèthre de la femme et sur sa surface extérieure viennent se joindre, comme chez l'homme, des fibres musculaires striées. Ces fibres constituent le *sphincter strié de l'urèthre* (fig. 1550, 8 et 8'). Nous le décrirons, conformément au plan que nous nous sommes tracé, avec les autres muscles du périnée (voy. *Muscles du périnée*, p. 1134).

6° **Vaisseaux et nerfs**. — Les *artères* de l'urèthre proviennent, chez la femme, de la honteuse interne, de la vésicale inférieure et de la vaginale. — Les *veines*, très développées, se rendent aux plexus voisins, plexus vésical, plexus de Santorini, plexus vaginal et plexus vulvaire. — Les *lymphatiques* se jettent dans les ganglions situés sur les côtés de l'excavation pelvienne. — Les *nerfs* émanent du honteux interne et du plexus hypogastrique. Ils se terminent dans la muqueuse (*filets sensitifs*), dans la tunique musculeuse (*filets moteurs*) et sur les vaisseaux (*filets vasculaires*).

Voyez au sujet de l'urèthre, chez l'homme et chez la femme, parmi les travaux récents : Robin et Cadiat, *Sur la structure intime de la muqueuse et des glandes uréthrales de l'homme et de la femme*, Journ. de l'Anat., 1874; Morel, *Tunique musculeuse de l'urèthre*, Soc. des Sc. de Nancy, 1877; Belfield, *Zur Kenntniss der Morgagni'schen Lakunen der Harnröhre*, Wien. med. Wochenschr., 1881; Schuller, *Ein Beitrag zur Anatomie der weibl. Harnröhre*, Virchow's Arch., 1883; Launois, *De l'appareil urinaire chez le vieillard*, Th. Paris, 1885; Desnos, *De l'étroitesse congénitale du méat, ses complications*, Annales de Guyon, 1887; Vadja, *Beiträge zur Anat. des männlichen Urogenitalapparats*, Wien. med. Wochenschr., 1887; Planner, *Ueber das Vorkommen von Nervenendkörperchen in der männl. Harnröhre*, Arch. f. mikr. Anat., 1887; Lejars, *Des canaux accessoires de l'urèthre*, Ann. de Guyon, 1888; Lavaux, *La région membraneuse de l'urèthre*, C. R. Acad. des Sc., 1889; Delbet, Genouville, *loc. cit.* (voy. *Vessie*, p. 895).

CHAPITRE II

ORGANES GÉNITAUX DE L'HOMME

L'appareil génital de l'homme se compose essentiellement de deux parties : 1° d'un organe glandulaire, le *testicule*, auquel incombe l'importante fonction d'élaborer le liquide fécondant ou sperme ; 2° d'un long conduit, destiné à transporter ce liquide dans la poche copulatrice de la femme, conduit qui prend successivement les noms de canal déférent, vésicule séminale, canal éjaculateur, urèthre ou conduit uro-génital. — Jusqu'à l'urèthre, le conduit où chemine le sperme est pair, comme l'organe qui l'élabore. L'urèthre au contraire, comme nous l'avons vu dans le chapitre précédent, est impair et médian et, de ce fait, reçoit le produit de l'un et l'autre testicules. — L'urèthre, dans sa portion extra-pelvienne, est entouré de formations érectiles qui, en devenant turgescentes et rigides au moment de la copulation, favorisent l'intromission du conduit vecteur du sperme dans le vagin : leur ensemble, revêtu par les téguments, constitue un organe cylindrique, appelé *verge* ou *pénis*. — A ces parties essentielles de l'appareil sexuel de l'homme, viennent s'ajouter à titre d'annexes : 1° un système d'enveloppes concentriques, qui, sous le nom de *bourses*, entourent le testicule ; 2° un certain nombre de *glandes*, qui se développent sur le trajet de l'urèthre et mêlent leur produit à celui de la glande génitale ; 3° des formations musculaires, que nous réunirons dans un même article sous le titre de *muscles et aponévroses du périnée*.

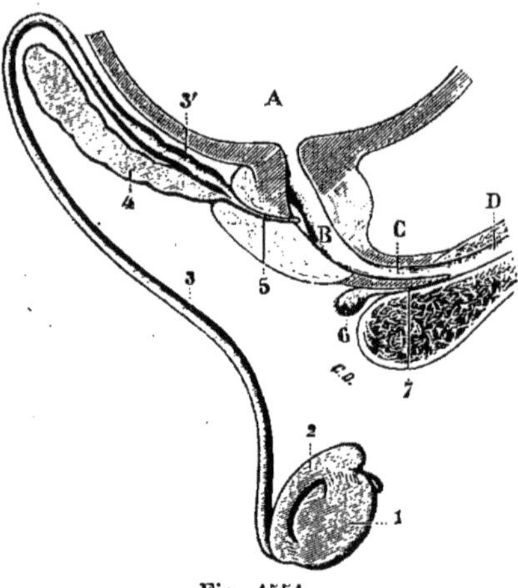

Fig. 1551.

Schéma représentant l'ensemble de l'appareil génital chez l'homme (côté droit).

A, vessie. — B, portion prostatique de l'urèthre. — C, sa portion membraneuse. — D, sa portion spongieuse. 1, testicule droit. — 2, épididyme. — 3, canal déférent, avec 3', son ampoule. — 4, vésicule séminale. — 5, canal éjaculateur, débouchant sur le côté du veru montanum. — 6, glande de Cowper. — 7, son canal excréteur.

ARTICLE I

TESTICULE

Les testicules (*testis*, διδυμός), encore appelés *glandes séminales*, sont deux organes d'aspect glandulaire, destinés à produire l'élément principal du sperme, le spermatozoïde. Leur présence caractérise essentiellement l'appareil mâle, de même que les ovaires sont les organes essentiels de l'appareil femelle. A leur partie postéro-supérieure, chaque testicule est surmonté d'un corps allongé qui, en raison de sa situation, est appelé épididyme (de ἐπι, sur et διδυμός, testicule). L'épididyme est à proprement parler le premier segment des voies spermatiques, mais il présente avec la glande séminale des connexions tellement intimes, que sa description ne saurait être séparée de celle du testicule proprement dit.

§ Ier. — Considérations générales

1° Situation. — Les testicules sont situés au-dessous de la verge, entre les deux cuisses, à la partie antérieure de la région périnéale. Ils sont contenus dans un système d'enveloppes, qui ont reçu le nom très significatif de bourses. Du reste, les deux organes n'occupent pas exactement le même niveau : l'observation nous apprend que le gauche descend ordinairement un peu plus bas que le droit.

Suspendus à l'extrémité inférieure du cordon spermatique, comme un fruit à son pédicule, dépourvus d'adhérence dans la plus grande partie de leur surface extérieure, les testicules sont très mobiles. La main, on le sait, les déplace avec la plus grande facilité et dans tous les sens. D'eux-mêmes, ils s'élèvent vers l'anneau inguinal à la suite de la contraction du dartos et du crémaster et, par leur propre poids, reprennent leur position initiale quand les deux muscles précités cessent de se contracter.

Chez certains animaux, les testicules effectuent des excursions beaucoup plus étendues que chez l'homme : c'est ainsi que chez la plupart des rongeurs et des insectivores, nous les voyons sortir du canal inguinal à l'époque du rut, puis, quand cette époque est passée, remonter de nouveau dans l'abdomen pour y prendre leur position de repos.

2° Migration des testicules. — Du reste, chez l'homme comme chez tous les mammifères à bourses, la présence du testicule au-dessous du canal inguinal n'est pas une situation originelle, mais une situation acquise au cours du développement ontogénique. La glande séminale, en effet, comme nous le verrons plus tard en embryologie, se développe en pleine cavité abdominale à droite et à gauche de la colonne lombaire, tout à côté des reins. Ce n'est que plus tard, vers la fin du troisième mois, qu'abandonnant la région où elle a pris naissance, elle se porte vers le canal inguinal, traverse à son niveau la paroi abdominale et descend alors dans les bourses, position qu'elle occupera désormais d'une façon définitive.

Pour comprendre les phénomènes de la descente du testicule, il importe de connaître un certain nombre de faits embryologiques que nous résumerons brièvement. Lorsque le corps de Wolff apparaît, il soulève au-devant de lui le péritoine qui le recouvre, et ce dernier lui forme comme une sorte de méso, qui se prolonge en haut et en bas par deux replis, l'un supérieur, l'autre inférieur. Le repli supérieur part de l'extrémité supérieure du corps de Wolff et se dirige en haut vers le diaphragme : il constitue le *ligament dia-*

phragmatique du corps de Wolff (Kölliker). Le ligament diaphragmatique ne joue plus tard aucun rôle ; il n'en sera plus question. Mais il n'en est pas de même du repli inférieur, qui se dirige de l'extrémité inférieure du rein primitif vers la région inguinale, et constitue le *ligament inguinal du corps de Wolff* (Kölliker). Ce repli s'épaissit par la suite et forme, sous le nom de *gubernaculum testis* de Hunter, un des organes auxquels on a attribué un rôle essentiel dans la descente du testicule.

Le testicule prend naissance en dedans du corps de Wolff, entre ce dernier et la ligne médiane. Au fur et à mesure qu'il se développe, le corps de Wolff s'atrophie, et ce dernier finit par disparaître après avoir fourni à la glande mâle l'épididyme et le canal déférent. Simultanément, le testicule s'approprie en quelque sorte le méso péritonéal du rein primitif, qui lui forme un *mésorchium*, et le gubernaculum, qui continuait au début la partie inférieure du corps de Wolff, semble s'attacher maintenant au testicule et faire partie de l'appareil génital.

Le mésorchium disparaît par la suite ainsi que le ligament diaphragmatique. Le gubernaculum, au contraire, prend une grande importance. Il se compose simplement au début d'un repli péritonéal soutenu par un axe de tissu conjonctif. Il se complique plus tard par l'apparition de fibres musculaires qui viennent des muscles obliques de l'abdomen et forment une couche interposée entre le péritoine et l'axe conjonctif. Le gubernaculum se fixe en haut au testicule, en bas à l'anneau inguinal.

Sur son prolongement, au niveau de l'anneau inguinal, apparaît une petite dépression du péritoine en doigt de gant, dépression qui s'allonge peu à peu jusque dans le scrotum et forme le *processus vaginal*. Le scrotum est d'abord constitué, au-dessous de la peau, par une sorte de bourrelet massif de tissu conjonctif jeune, très riche en vaisseaux : le processus vaginal déprime ce tissu et prend sa place. Fait très important, ce processus vaginal prend naissance avant la descente du testicule : il n'est donc pas produit comme on pourrait être tenté de le croire par l'action mécanique du testicule repoussant au-devant de lui la séreuse péritonéale.

Le gubernaculum suit le processus vaginal sur toute sa longueur.

Le testicule, placé dans les lombes, descend d'abord jusqu'à l'anneau inguinal où il est arrivé d'habitude vers le sixième mois. A partir de ce moment, il entre dans le canal inguinal et le parcourt lentement de façon à arriver dans le scrotum avant la fin de la vie fœtale. Cependant la descente peut ne se terminer qu'après la naissance. Les testicules occupent donc dans leur migration trois positions successives : ils sont intra-abdominaux, intra-inguinaux et intra-scrotaux.

Chez les mammifères, les testicules peuvent occuper l'une ou l'autre de ces positions, et les différentes étapes de la migration de la glande chez l'homme semblent répondre à autant d'étapes dans l'évolution de l'appareil sexuel. En effet, d'une manière générale et à quelques exceptions près, les mammifères qui ont leurs testicules situés dans l'abdomen appartiennent aux groupes inférieurs; les rongeurs et les insectivores, plus élevés en organisation, ont les testicules inguinaux et enfin les carnivores et les primates possèdent tous un véritable scrotum.

Le mécanisme de la descente des testicules a été très discuté. Il réside évidemment, pour une grande part, dans les rapports inégaux de croissance entre les parties (J. Cleland, Kölliker, Bramann). Pour bien le comprendre, il est bon de diviser la descente en trois temps : 1° descente des lombes jusqu'à l'anneau vaginal; 2° parcours du canal inguinal; 3° descente dans le scrotum. — Le premier temps résulte surtout de l'accroissement dont la région lombaire est le siège. joint à la fixité du gubernaculum. L'accroissement de la région lombaire est indiscutable : il est déjà suffisamment indiqué par l'épaisseur considérable du corps des vertèbres de cette région et il produit bien d'autres phénomènes que la descente du testicule, notamment la prétendue ascension de la moelle épinière, à laquelle il contribue pour une grande part. Si, lorsque cet accroissement se produit, le testicule reste fixé à l'anneau inguinal par le gubernaculum inextensible, il est clair que, au fur et à mesure que la région lombaire s'allongera, le testicule paraîtra se rapprocher de plus en plus de l'anneau inguinal et semblera descendre. Quelques auteurs ont pensé que le gubernaculum avait un rôle actif et que les fibres musculaires qu'il renferme rapprochaient par leurs contractions le testicule de l'anneau inguinal (E.-H. Weber). Mais Kölliker a montré que cela n'était pas possible. Il suffit que le gubernaculum ne s'accroisse pas dans la même proportion que la région lombaire pour qu'il entraîne le déplacement du testicule dont il est question. En outre, le gubernaculum peut subir un léger raccourcissement, comparable à la rétraction cicatricielle du tissu conjonctif (H. Meckel). — Ainsi la descente du testicule jusqu'à l'anneau inguinal s'explique par l'accroissement de la région lombaire et par la présence du gubernaculum qui maintient la glande génitale fixe et même se raccourcit un peu. Mais le passage du testicule dans l'anneau inguinal et dans le scrotum s'explique moins facilement. Peut-être faut-il le considérer, avec SEDGWICK MINOT, comme un simple fait d'accroissement. Le processus vaginal s'accroît, le gubernaculum en fait autant (dans sa portion scrotale), et le testicule suit ces deux organes dans leur mouvement de croissance. — L'accroissement en longueur, qui pousse le processus vaginal de plus en plus profondément dans le scrotum, y porte en même temps le testicule lui-même. Ce dernier se place naturellement sous le péritoine du processus vaginal qui, par sa partie la plus inférieure, constituera la tunique vaginale.

3° Ectopie testiculaire. — Le testicule peut accidentellement s'arrêter au cours de sa descente et se fixer, durant toute la vie, sur un point plus ou moins éloigné des bourses. Cette anomalie, qui, comme on le voit, n'est que la persistance d'une disposition normale mais transitoire chez le fœtus, a reçu le nom d'*ectopie testiculaire* (de ἐκ, hors et τόπος, lieu).

Du reste, le testicule ectopique peut occuper les régions les plus diverses. Le plus souvent, on le trouve dans l'abdomen ou dans le canal inguinal; mais on le rencontre aussi, quoique dans des cas plus rares, dans l'anneau crural, sous le pli génito-crural et jusque dans l'épaisseur du périnée. De là, les cinq variétés d'ectopie abdominale, inguinale, crurale, génito-crurale et périnéale, variétés dont les noms seuls équivalent à des définitions.

Quelles que soient les variétés de l'ectopie, un fait est constant : le testicule fait toujours défaut au niveau des bourses. La malformation ainsi créée constitue ce qu'on appelle la *cryptorchidie* (de κρύπτειν, cacher et ὄρχις, testicule), et le sujet qui en est porteur a reçu le nom de *cryptorchide*. La cryptorchidie, comme toutes les autres anomalies, peut être unilatérale ou siéger à la fois à droite et à gauche : on est donc, suivant les cas, *mono-cryptorchide* ou *bi-cryptorchide*. — La cryptorchidie bilatérale est excessivement rare et nous rappellerons à ce sujet que MARCHAL ne l'a rencontrée qu'une seule fois sur 10800 sujets soumis à son examen. D'autre part, la cryptorchidie est partielle ou totale : elle est partielle lorsque, le testicule étant déplacé, l'épididyme et le canal déférent occupent leur position habituelle dans les bourses; elle est totale dans les cas où le testicule, l'épididyme et le canal déférent se trouvent tous les trois dans l'une des positions anormales indiquées ci-dessus.

La fixation du testicule sur un point plus ou moins éloigné des bourses est normale, ainsi que nous l'avons vu plus haut, chez un grand nombre de mammifères. C'est ainsi que nous voyons cet organe rester toute la vie dans la cavité abdominale chez l'éléphant et chez les cétacés, occuper la région de l'aine chez la loutre, descendre jusque sous la peau du périnée chez la civette, etc., etc.

L'ectopie testiculaire de l'homme n'est donc pas seulement la reproduction d'une disposition fœtale, comme nous l'avons dit plus haut; elle est encore la reproduction d'un type qui est normal dans la série zoologique. Mais, si chez les animaux précités, la glande séminale, malgré sa situation en dehors des bourses, remplit admirablement les fonctions qui lui sont dévolues, il n'en est pas de même chez l'homme. Chez lui, le testicule arrêté dans son mouvement de descente ne produit pas de spermatozoïdes, comme l'ont établi les recherches parfaitement concordantes de GODARD, de FOLLIN et GOUBEAUX. Le testicule ectopique est un organe dégénéré, un organe fonctionnellement mort. Il en résulte, et c'est là le côté grave de l'anomalie : 1° que le sujet atteint de cryptorchidie bilatérale est infécond ; 2° que le mono-cryptorchide est encore fécond, mais qu'il doit exclusivement cette aptitude à la fécondation à celui de ses deux testicules qui, ayant accompli normalement son mouvement de descente, se trouve logé dans les bourses.

4° Nombre. — Les testicules sont au nombre de deux, l'un pour le côté droit, l'autre pour le côté gauche. Anormalement, il n'en existe qu'un seul, l'autre ne s'étant pas développé. Cette absence de l'un des deux testicules, s'accompagnant ou non de celle de l'épididyme et du canal déférent, constitue la *monorchidie;* elle est fort rare. Dans des cas plus rares encore, les deux testicules font complètement défaut, malformation que nous désignerons sous le nom d'*anorchidie* [1].

Par contre, nous trouvons dans la littérature anatomique un certain nombre de faits se rapportant à des testicules surnuméraires. Il en existait trois dans un cas de Blasius ; quatre dans un fait de Blégny; cinq dans un cas de Scharff. Mais ces faits ne sauraient être acceptés qu'avec une extrême réserve. La plupart d'entre eux manquent de détails précis. A tous, il manque le contrôle du scalpel et du microscope, établissant nettement que les prétendus testicules surnuméraires possédaient réellement la structure caractéristique des testicules vrais. Nous savons, en effet, que des tumeurs arrondies ou ovoïdes développées dans le voisinage des bourses, sensibles au toucher comme le sont les testicules, peuvent en imposer pour des testicules aberrants ou surnuméraires, alors qu'elles ne sont en réalité que des kystes, des boules graisseuses ou même des masses épiploïques.

5° Dimensions. — Le testicule, chez le fœtus, chez l'enfant et chez l'adolescent, nous présente des dimensions relativement fort réduites. C'est à cette époque un organe qui sommeille, je veux dire qui est encore dépourvu de toute fonction. A l'âge de la puberté, il s'accroît brusquement comme tous les organes génitaux, en même temps que s'établit la sécrétion spermatique, et arrive en quelques années à son état de développement parfait. Il mesure alors, en moyenne, 40 à 45 millimètres de longueur, sur 25 millimètres de largeur et 30 millimètres de hauteur.

Ces dimensions qui sont celles de l'âge adulte, le testicule les conserve jusqu'à un âge très avancé, parfois même durant toute la vie. Il s'atrophie

[1] La plupart des auteurs donnent le nom de *monorchide* aux individus qui n'ont qu'un seul testicule dans les bourses, le second étant ectopique. Une pareille définition me paraît peu conforme à la valeur étymologique du mot monorchide (de μόνος, seul et ὄρχις, testicule). On ne peut raisonnablement appeler monorchide, homme à un seul testicule, un sujet qui en possède réellement deux, l'un situé dans les bourses, l'autre caché, mais n'en existant pas moins. Voilà pourquoi j'ai cru devoir créer le mot *mono-cryptorchide* pour désigner ce sujet, réservant le mot de monorchide pour caractériser celui qu ne possède qu'un seul testicule, l'autre ne s'étant pas développé. Les auteurs désignent ce dernier sujet sous le nom d'*anorchide;* c'est encore une erreur, ce mot indiquant étymologiquement l'absence de testicule (de ἀ privatif et ὄρχις, testicule), et le sujet en question en possédant réellement un. Pour moi, l'anorchide est celui chez lequel les deux testicules font complètement défaut.

cependant sur la plupart des sujets, au fur et à mesure que s'atténuent les fonctions génitales et peut perdre ainsi le cinquième ou même le quart de son volume.

Les deux testicules ont habituellement des dimensions égales. Lorsqu'ils diffèrent l'un de l'autre, la différence est toujours minime et elle est en faveur, tantôt du testicule gauche, tantôt du testicule droit. On a remarqué que dans les cas de monorchidie ou de cryptorchidie unilatérale, le testicule que renferment les bourses présente ordinairement un développement insolite et peut ainsi suppléer, d'une façon plus ou moins complète, celui qui est absent ou simplement ectopique.

6° **Poids**. — Le poids des testicules varie naturellement comme leur volume. En moyenne, chaque testicule, y compris son épididyme, pèse de 18 à 22 grammes, dont 4 pour l'épididyme. Dans un cas de monorchidie rapporté par Curling, le testicule droit, le seul qui se fut développé, pesait 70 grammes, beaucoup plus par conséquent que ne pèsent normalement les deux testicules réunis.

Le poids spécifique du testicule est de 1, 0435, d'après Krause.

7° **Couleur**. — Vu extérieurement, le testicule nous présente une coloration d'un blanc bleuâtre, tirant un peu sur le rouge quand l'organe est gorgé de sang. Mais cette coloration est celle de son enveloppe bien plutôt que celle du tissu testiculaire proprement dit. Ce dernier, que l'on ne voit bien que sur les coupes, revêt une teinte jaunâtre ou brun jaunâtre, qui rappelle jusqu'à un certain point l'aspect des glandes salivaires.

8° **Consistance**. — Le tissu testiculaire se présente sous la forme d'une pulpe molle, délicate, demi-fluide. Malgré cela, et grâce à l'épaisseur de son enveloppe fibreuse, le testicule offre à la palpation une consistance toute particulière. Cette consistance, toutefois, varie beaucoup suivant l'état de réplétion ou de vacuité des canaux séminifères. Dans le premier cas, l'enveloppe fibreuse étant fortement distendue par son contenu, le testicule est ferme et élastique comme l'est le globe de l'œil exploré sur le vivant. Lorsque au contraire les canaux séminifères sont vides, comme cela s'observe après le coït et surtout après le coït plusieurs fois répété, la glande est molle, flasque, se déprimant facilement sous le doigt qui la presse et revenant mal, quand la compression a cessé, à ses dimensions premières. C'est vraisemblablement par suite d'une vacuité relative des canaux séminifères que les testicules sont moins consistants chez le vieillard que chez l'adulte.

L'épididyme, dont l'enveloppe fibreuse est beaucoup plus mince que celle qui revêt le testicule, présente, de ce fait, une consistance qui est beaucoup moindre.

§ II. — Conformation extérieure et rapports

Nous envisagerons successivement, à ce point de vue, le testicule proprement dit et son épididyme.

1° **Testicule proprement dit.** — Le testicule a la forme d'un ovoïde aplati dans le sens transversal. Son grand axe est obliquement dirigé de haut en bas et d'avant en arrière; il est incliné de 45° environ sur l'horizontale. On considère au testicule, en raison de sa forme, deux faces latérales, deux bords et deux extrémités :

a. *Faces latérales.* — Des deux faces latérales, l'une est externe, l'autre interne. La face externe est convexe; la face interne est à peu près plane.

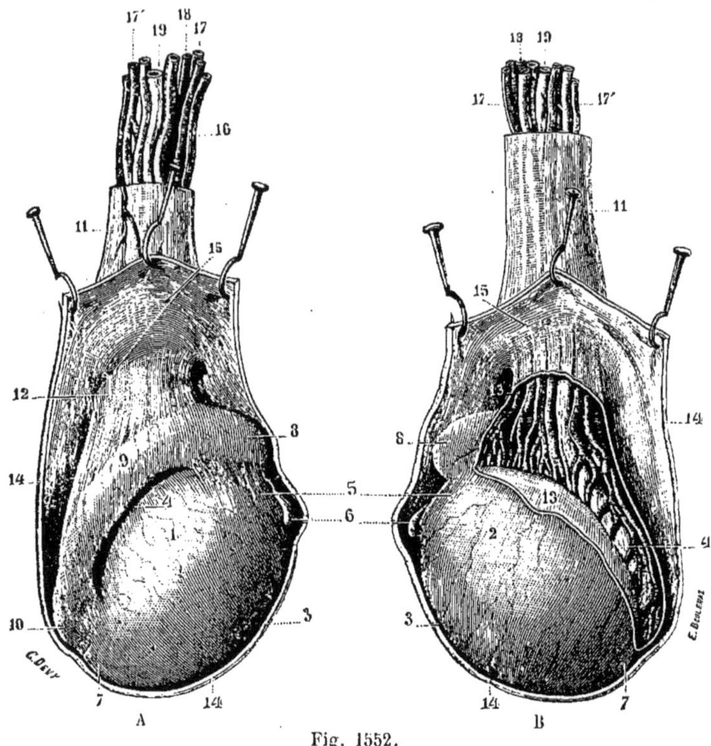

Fig. 1552.

Le testicule droit : A, vu par sa face externe; B, vu par sa face interne.

1, face externe du testicule. — 2, sa face interne. — 3, son bord antéro-inférieur. — 4, son bord postéro-supérieur. — 5, son extrémité antérieure. — 6, hydatide de Morgagni. — 7, extrémité postérieure du testicule. — 8, tête de l'épididyme. — 9, son corps. — 10, sa queue. — 11, cordon spermatique, avec son enveloppe fibreuse et les branches de l'artère funiculaire. — 12, portion de ce cordon recouverte par 13, le feuillet viscéral de la tunique vaginale, qui a été réséqué et récliné en bas sur la figure B pour montrer l'immergence des veines spermatiques. — 14, feuillet pariétal de la tunique vaginale. — 15, point où le feuillet pariétal de la séreuse se réfléchit pour se continuer avec le feuillet viscéral. — 16, portion du cordon dénudée pour montrer ses éléments vasculaires. — 17, 17', faisceau antérieur et faisceau postérieur des veines spermatiques. — 18, artère spermatique. — 19, canal déférent avec l'artère déférentielle.

Toutes les deux sont recouvertes par un feuillet séreux qui, en s'étalant régulièrement sur elles, leur donne un aspect lisse et uni.

b. *Bords.* — Les deux bords se distinguent en antéro-inférieur et postéro-supérieur. — Le *bord antéro-inférieur* est convexe; la séreuse en passant d'une face sur l'autre le revêt dans toute son étendue. — Le *bord postéro-supérieur* (*dorsum testis* de quelques auteurs) est droit. Il répond dans toute sa longueur à l'épididyme, qui lui adhère intimement à ses deux extrémités et dont il est séparé à sa partie moyenne par un cul-de-sac de la séreuse vaginale, le *cul-de-sac de l'épididyme* (fig. 1568,10). C'est par ce bord et immédiatement en arrière de la tête de l'épididyme que passent les nombreux vaisseaux qui se rendent au testicule ou qui en partent. La partie moyenne du bord postéro-supérieur devient ainsi le *hile du testicule*. Au sortir du hile, le paquet vasculaire précité, composé en grande partie de gros vaisseaux veineux, s'applique contre l'épididyme et le recouvre (fig. 1552, B): il en résulte que cet organe, très apparent quand on regarde le testicule par sa face externe (fig. 1552, A), est toujours plus ou moins masqué quand on le regarde par la face opposée (1552, B).

c. *Extrémités*. — Les extrémités de la glande séminale se distinguent en antérieure et postérieure. — L'*extrémité antérieure* ou *pôle antérieur*, régulièrement arrondie, regarde en haut et en avant. Cette extrémité présente parfois une petite saillie, l'*hydatide de Morgagni*, sur laquelle nous aurons à revenir en étudiant les débris embryonnaires annexés aux testicules. — L'*extrémité postérieure*, encore appelée *pôle postérieur*, répond à la partie la plus inférieure de la glande. Elle donne naissance à une lame, moitié fibreuse, moitié musculeuse, qui va s'attacher d'autre part à la partie correspondante du scrotum et qui, sous le nom de *ligament scrotal du testicule* (fig. 1553,5), a pour effet de fixer l'extrémité postérieure de cet organe à ses enveloppes. Au-dessus d'elle, se trouvent la queue de l'épididyme et le canal déférent qui lui fait suite.

2° Épididyme. — L'épididyme est un corps allongé d'avant en arrière, couché sur le bord postéro-supérieur du testicule et le surmontant à la manière d'un cimier de casque. Tout en longeant le bord postéro-supérieur de l'organe, l'épididyme se renverse en dehors et empiète ainsi plus ou moins sur la face externe. Il mesure en moyenne 5 centimètres de longueur sur 12 millimètres de largeur et 5 millimètres d'épaisseur. On lui considère, en allant d'avant en arrière, une tête, un corps et une queue :

a. *Tête*. — La tête (*globus major* de certains auteurs) est la partie la plus antérieure de l'épididyme. C'est aussi, comme son nom l'indique, sa partie la plus volumineuse. Arrondie et lisse, elle repose au-dessus du pôle antérieur du testicule. Elle lui est unie : 1° par le feuillet viscéral de la vaginale qui, à ce niveau, passe directement du pôle antérieur et des faces latérales du testicule sur l'épididyme ; 2° par une couche intermédiaire de tissu conjonctif; 3° par les conduits séminifères qui, de la glande, remontent vers l'épididyme et se continuent avec ce dernier.

b. *Corps*. — Le corps de l'épididyme, aplati de haut en bas, revêt sur les coupes transversales la forme d'une virgule dont la tête serait dirigée en dedans, la queue en dehors (fig. 1568). Il nous présente, par conséquent, deux faces et deux bords. — Des deux faces, la supérieure, convexe, regarde en haut et en dehors; l'inférieure, concave, repose sur la partie la plus élevée de la face externe du testicule. Toutes les deux sont tapissées par le feuillet viscéral de la vaginale. — Des deux bords, l'externe est mince, tranchant, flottant librement dans la cavité vaginale. L'interne, beaucoup plus épais, répond aux vaisseaux qui s'échappent du hile du testicule ; un repli séreux, toujours très court, le *méso-épididyme*, le rattache à ce paquet vasculaire. Sauf sur ce bord interne, le corps de l'épididyme est entouré par la séreuse sur tout son pourtour (voy. *Vaginale*). De là, sa mobilité relative, mobilité qui paraît d'autant plus grande que par ses deux extrémités antérieure et postérieure, l'épididyme est entièrement fixe.

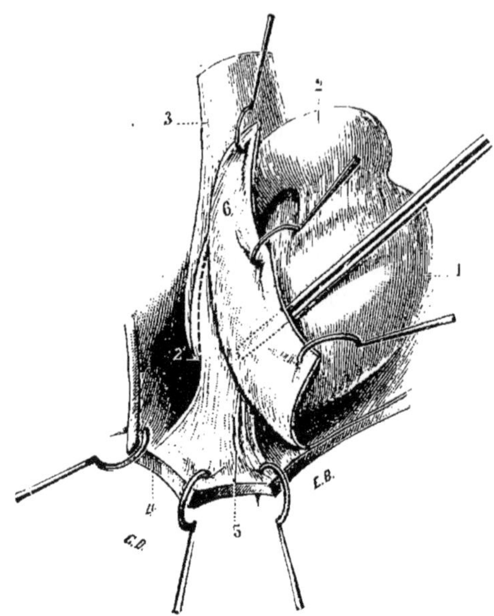

Fig. 1553.
Ligament scrotal du testicule.

1, testicule droit, vu par sa face externe. — 2, tête de l'épididyme. — 2', sa queue. — 3, cordon spermatique. — 4, lambeau des bourses, érigné en bas. — 5, ligament scrotal du testicule. — 6, vaginale, détachée de la queue de l'épididyme et érignée en avant.

(La ligne pointillée indique la situation du cul-de-sac où s'établit la continuité du feuillet viscéral avec le feuillet pariétal).

c. *Queue*. — La queue (*globus minor* de certains auteurs) présente à peu de chose près les mêmes dimensions que le corps ; elle n'est donc pas une extrémité amincie et effilée comme semble l'indiquer son nom. Elle repose sur l'extrémité postérieure du testicule, à laquelle elle est intimement unie par une couche de tissu cellulaire très dense qui s'interpose entre les deux organes. Elle adhère d'autre part, comme le testicule lui-même, à la partie inférieure et postérieure des bourses, grâce à ce ligament scrotal, signalé ci-dessus, qui prend sur elle un certain nombre de ses insertions (fig. 1553,5). La queue de l'épididyme est continuée, sans ligne de démarcation bien nette, par le canal déférent.

Inversion du testicule. — Les rapports que nous venons d'indiquer, entre le groupe testicule-épididyme et les bourses, peuvent être profondément modifiés. L'anomalie ainsi créée est appelée indistinctement *inversion du testicule* ou *inversion de l'épididyme*.

L'inversion comporte de nombreuses variétés. — La plus commune est l'*inversion antérieure*. On ne saurait mieux la définir qu'en disant que le testicule et son épididyme ont exécuté un mouvement de rotation de 180° autour d'un axe vertical passant par son centre. Il résulte d'un pareil déplacement que le bord postéro-supérieur du testicule est devenu antéro-supérieur et que l'epididyme, qui a conservé ses relations avec ce bord, se dirige maintenant obliquement de bas en haut et d'avant en arrière : sa tête regarde en haut et en arrière ; sa queue est située en bas et en avant et le canal déférent qui lui fait suite s'élève verticalement en haut, en longeant, non plus la paroi postérieure des bourses, mais leur paroi antérieure. Royet, auquel nous devons une excellente étude de l'inversion du testicule, estime à 8 ou 10 p. 100 la fréquence de cette anomalie. Mais ce chiffre est vraisemblablement trop élevé. Sappey, en effet, n'a rencontré qu'une seule fois l'inversion antérieure sur 45 sujets qu'il a examinés. — L'inversion peut être *supérieure*. Dans ce cas, le bord postéro-supérieur du testicule, devenu supérieur, se dirige horizontalement d'avant en arrière. L'épididyme, horizontal lui aussi, regarde directement en haut. — Dans d'autres cas, l'épididyme occupe l'un des côtés du testicule, le côté interne ou le côté externe : de là, l'*inversion latérale interne* ou *latérale externe*. — Enfin on a décrit, sous le nom d'*inversion en fronde* ou *en anse*, une variété de l'inversion antérieure dans laquelle le canal déférent, au lieu de remonter le long de la paroi antérieure des bourses, se réfléchit en arrière et en haut, pour longer le bord libre du testicule, lequel, dans ce cas, est postéro-inférieur.

(Voyez au sujet de l'inversion du testicule, Royet, Th. de Paris, 1859, et Le Dentu, Th. d'agrégation, Paris, 1869.)

§ III. — Constitution anatomique

Considérés au point de vue de leur constitution anatomique, le testicule et son épididyme se composent : 1° d'une enveloppe fibreuse, très épaisse et très résistante, connue sous le nom d'*albuginée;* 2° d'un *tissu propre*.

A. — Enveloppe fibreuse ou albuginée

1° Albuginée testiculaire. — L'albuginée est une membrane fibreuse, d'une coloration blanc bleuâtre, présentant les plus grandes analogies avec la sclérotique de l'œil, à laquelle on l'a justement comparée. Elle entoure le testicule sur tout son pourtour et lui forme ainsi une sorte de coque, partout continue, mesurant chez l'homme 1 millimètre d'épaisseur. Sa surface extérieure est tapissée, dans la plus grande partie de son étendue, par le feuillet viscéral de la tunique vaginale. Sa surface intérieure répond au tissu propre du testicule, auquel elle est unie par de nombreux vaisseaux qui se rendent de l'une à l'autre.

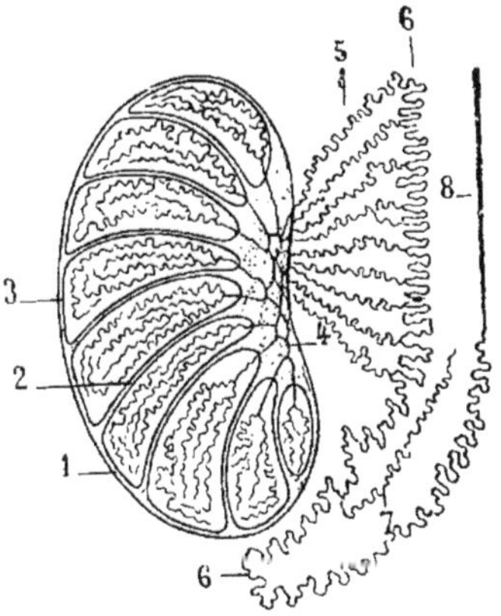

Fig. 1554.

Figure schématique, montrant la constitution anatomique du testicule et de l'épididyme.

1, albuginée. — 2, cloisons conjonctives interlobulaires ou septula. — 3, un lobule spermatique, avec ses canalicules séminifères se terminant par les canaux droits. — 4, corps d'Highmore avec le rete vasculosum testis. — 5, cônes efférents. — 6, épididyme. — 7, vas aberrans de Haller. — 8, canal déférent.

Au niveau du bord postéro-supérieur du testicule et sur la partie moyenne de ce bord, l'albuginée présente un épaississement considérable, appelé *corps d'Highmore*. Cet épaississement, que l'on voit très nettement sur des coupes sagittales ou frontales du testicule (fig. 1554,4 et 1568,3), revêt la forme d'une pyramide, dont la base, large de 5 à 6 millimètres, répond à la périphérie et dont le sommet s'avance à la manière d'un coin dans l'épaisseur de la masse testiculaire. Bien qu'occupant la partie moyenne du bord postéro-supérieur du testicule, le corps d'Highmore est un peu plus rapproché de l'extrémité antérieure de l'organe que de son extrémité postérieure, un peu plus rapproché également de sa face interne que de sa face externe.

Le corps d'Highmore renferme dans son épaisseur, comme nous le verrons plus loin, de nombreux vaisseaux et un réseau de canalicules spermatiques connu sous le nom de *réseau de Haller*. Par son sommet et par ses faces latérales, il donne naissance à un système de lamelles ou cloisons, toujours fort minces, qui se dirigent en rayonnant vers la périphérie du testicule et viennent s'implanter d'autre part sur la surface profonde de l'albuginée. Ces cloisons ou *septula*, en se réunissant par leurs bords, décomposent la grande cavité que circonscrit l'albuginée en une multitude de loges de différentes grandeurs, mais affectant toutes une forme conique ou pyramidale (fig. 1554). C'est dans ces loges que vient se placer le tissu propre du testicule.

Histologiquement, l'albuginée nous présente tous les caractères des membranes fibreuses. Elle se compose essentiellement de faisceaux de fibres conjonctives diversement entre-croisés, auxquels viennent se joindre des cellules plates du tissu conjonctif et un petit nombre de fibres élastiques fines. Chez certains mammifères, notamment chez le lapin, l'albuginée est doublée à sa surface extérieure par une couche de fibres musculaires lisses, qui se continuent avec le crémaster interne (voy. *Bourses*). Cette couche musculaire acquiert chez les solipèdes un développement plus considérable encore. C'est ainsi que, chez le cheval et chez le mulet, l'albuginée est essentiellement musculaire et envoie même des faisceaux de fibres lisses dans les cloisons intra-testiculaires signalées ci-dessus (Herrmann et Tourneux). L'albuginée de l'homme nous présente aussi des fibres musculaires lisses, mais sur un point seulement, à sa partie postéro-inférieure, là où elle contracte adhérence avec les bourses. Partout ailleurs elle est exclusivement fibreuse.

2° Albuginée épididymaire. — Au niveau de la tête de l'épididyme, l'albuginée se prolonge sur ce dernier organe et l'enveloppe dans toute son étendue. Mais, en passant du testicule sur l'épididyme, l'albuginée devient beaucoup plus mince et partant moins résistante. Elle s'atténue encore graduellement en se dirigeant de l'extrémité antérieure vers l'extrémité postérieure et se trouve réduite, au niveau de l'origine du canal déférent, à une simple couche celluleuse.

B. — Tissu propre

Le tissu propre du testicule et de l'épididyme, dépouillé de son enveloppe fibreuse, nous apparaît sous la forme d'une pulpe molle, demi-fluide, de coloration brun jaunâtre. Si nous la soumettons à l'analyse histologique, nous constatons qu'elle est formée par des canaux très fins, et nous constatons aussi que ces canaux diffèrent beaucoup, suivant la région à laquelle ils appartiennent, par leurs dimensions, par leur structure et par leur valeur fonctionnelle. A ce dernier point de vue, ils se divisent en deux groupes. Les uns, situés dans le testicule et constituant ses éléments essentiels, sont des *organes producteurs des spermatozoïdes*. Les autres, qui font suite aux précédents, sont complètement étrangers à cette importante fonction; ils sont, pour les spermatozoïdes, de simples *conduits excréteurs*.

1° Canaux producteurs du sperme (canalicules séminifères). — Les canaux préposés à la production des spermatozoïdes sont habituellement désignés sous le nom de *canalicules séminifères*.

a. *Disposition générale, lobules spermatiques.* — Les canalicules séminifères remplissent les loges ci-dessus décrites, que circonscrivent les septula de l'albuginée. Ils se répartissent ainsi en un grand nombre de petites masses plus ou moins distinctes qui prennent le nom de *lobules* (fig. 1554, 3).

Les lobules revêtent naturellement la même configuration que les loges conjonctives dans lesquelles ils sont contenus : leur forme est celle d'un cône ou d'une pyramide, dont la base repose sur la face profonde de l'albuginée et dont le sommet répond au corps d'Highmore. — Leur volume est très variable et on peut, à ce sujet, diviser les lobules du testicule en grands, moyens et petits : les plus grands sont ceux dont la base répond au bord libre du testicule ; les plus petits, ceux qui avoisinent le bord supérieur. D'après Sappey, les plus grands égaleraient deux ou trois fois le volume des moyens et sept ou huit fois celui des plus petits. — Le nombre des lobules, également très variable, est environ de 250 à 300.

b. *Nombre et dimensions.* — Chaque lobule spermatique, pris à part, est constitué par trois ou quatre canalicules séminifères, ce qui, pour un même testicule, donne un total de 900 à 950 canalicules. Lauth estime ce nombre à 840, Monro à 300, Sappey à 1100.

Le diamètre des canalicules séminifères est de 150 à 200 μ. Leur longueur, quand ils sont déroulés, mesure 30 centimètres pour les petits lobules, 1 m. 50 pour les lobules les plus volumineux, soit une longueur moyenne de 90 centimètres. Le nombre total des canalicules étant de 900 à 950, nous voyons, par une règle arithmétique des plus simples, qu'en ajoutant bout à bout tous ces canalicules, on arrive à constituer un canal unique d'une longueur de 800 à 850 mètres. Ces chiffres, il est à peine besoin de le dire, sont purement approximatifs; ils varient, du reste, d'un sujet à l'autre et cela dans de larges proportions.

c. *Origine.* — Les anatomistes ne sont pas entièrement d'accord sur le mode d'origine des canalicules séminifères. Les uns, avec Lauth (fig. 1555, C), les font naître d'un réseau à larges mailles, qui forme l'écorce du testicule, qui répond à la base des lobules par conséquent. Les autres, avec Sappey (fig. 1555, A et B), admettent au contraire qu'ils naissent par des extrémités libres, disposées en cæcum et plus ou moins renflées, lesquelles extrémités seraient situées, non pas à la surface libre des lobules, mais dans leur base, à un, deux ou trois millimètres de profondeur. Entre ces opinions opposées, la contradiction est plus apparente que réelle. Sappey, en effet, admet l'existence de nombreuses anastomoses, unissant les uns aux autres, non seulement les canalicules séminifères d'un même lobule, mais encore les canalicules d'un lobule quelconque à ceux des lobules voisins. Or, il n'y a pas une différence essentielle, on en conviendra, entre un système de *conduits disposés en réseau* et un système de *conduits fréquemment anastomosés entre eux*.

d. *Trajet et anastomoses.* — Quoi qu'il en soit de leur mode d'origine, tous les canalicules séminifères se dirigent en convergeant vers le sommet de leurs lobules respectifs. Toujours très flexueux, ils s'enroulent et se pelotonnent sur eux-mêmes, de façon à n'occuper qu'une longueur de 2 ou 3 centimètres, alors que, déroulés et ramenés à une direction rectiligne, ils présentent une longueur vingt-cinq à trente fois plus considérable.

Au cours de leur trajet, ils contractent des anastomoses nombreuses. — Tout d'abord, les canalicules d'un lobule entrent en relation avec ceux des lobules voisins : ces anastomoses, que l'on peut appeler *interlobulaires*, sont

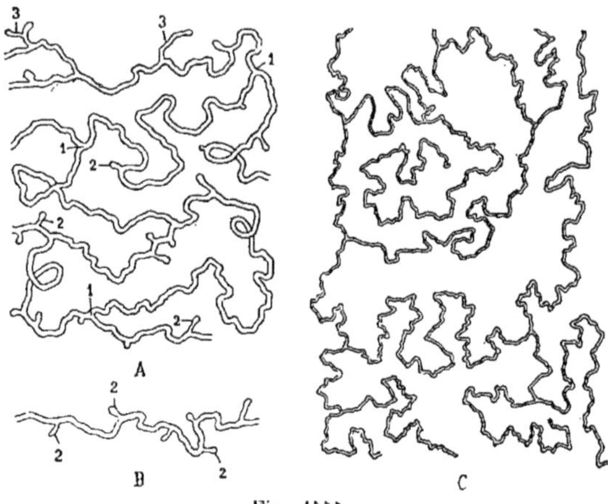

Fig. 1555.

Les canalicules séminifères, en partie déroulés : A, anastomoses et cæcums des canalicules séminifères (d'après Sappey); B, tronçon très court d'un conduit séminifère, avec six cæcums (d'après Sappey) ; C, réseau de la substance corticale (d'après Lauth).

1, 1, 1, canalicules anastomotiques. — 2, 2, 2, cæcums courts. — 3, 3, 3, cæcums longs. — 3', cæcum bifide.

surtout fréquentes dans la zone corticale du testicule et c'est l'ensemble de ces anastomoses qui constitue le réseau d'origine de Lauth. A leur partie moyenne et à leur partie supérieure, les lobules ne sont reliés entre eux que par des anastomoses beaucoup plus rares et possèdent, de ce fait, une indépendance à peu près complète. — Dans un même lobule, les canalicules séminifères sont encore unis les uns aux autres par des anastomoses à direction oblique et ordinairement très longue (fig. 1555). Ici encore, il est à remarquer que ces anastomoses, assez nombreuses dans la région de la base du lobule, vont en diminuant au fur et à mesure qu'on se rapproche du sommet. — Enfin, on voit parfois un canalicule séminifère se diviser en deux branches; puis, après un parcours plus ou moins long, ces deux branches se reconstituer de nouveau en un canal unique, rappelant ainsi cette variété d'anastomose que nous avons signalée à propos des vaisseaux sanguins sous le nom d'*anastomose longitudinale*.

Sur les parois des canalicules séminifères viennent se brancher de distance en distance des diverticules en forme de cæcum (fig. 1555,2). Leur nombre est fort variable, mais, comme pour les anastomoses, c'est toujours à la base du lobule qu'ils présentent leur maximum de fréquence. SAPPEY, à qui nous devons une description détaillée de ces cæcums, en a compté jusqu'à treize sur un tronçon de 28 centimètres de longueur. Mais c'est là une exception : chaque canalicule séminifère ne possède habituellement que deux ou trois diverticules. Leur longueur est ordinairement de 2 ou 3 millimètres. Toutefois il en existe de beaucoup plus longs, comme aussi on en rencontre parfois qui se trouvent réduits à de tout petits renflements en forme d'ampoule.

e. *Mode de terminaison.* — Arrivés au voisinage du corps d'Highmore, les différents canalicules séminifères, qui entrent dans la constitution d'un lobule, se réunissent pour former un canal collecteur unique (fig. 1554). Ces canaux collecteurs, qui résument chacun la canalisation du lobe correspondant, présentent ce caractère remarquable qu'ils sont à peu près rectilignes, d'où le nom de *canaux droits* (*ductuli recti*) que leur donnent la plupart des anatomistes. Les canaux droits se distinguent donc, par leur direction rectiligne, de leurs canalicules afférents dont la direction est éminemment flexueuse. Mais ils s'en distinguent aussi et surtout par leur valeur morphologique : ils ne produisent plus, en effet, de spermatozoïdes et ne sont pour le sperme que de simples canaux vecteurs. Nous les retrouverons, par conséquent, dans le paragraphe suivant.

f. *Structure microscopique.* — Histologiquement, les canalicules séminifères sont constitués par une paroi propre et par un revêtement épithélial interne. — La *paroi propre* est assez épaisse, $0^{mm},005$ chez l'homme. Elle paraît formée de couches concentriques emboîtées les unes dans les autres et renfermant quelques noyaux, ce qui indiquerait qu'elle est constituée par des plans endothéliaux successifs, soudés entre eux (MIHALKOVICS). — Le *revêtement épithélial* sera décrit dans le paragraphe suivant (p. 943), à propos de la spermatogénèse.

Dans leurs loges respectives, les canaux séminifères d'un même lobule sont soutenus par un réseau délicat de tissu conjonctif, dérivé des septula. Cette sorte de charpente du lobule spermatique mérite une mention spéciale ; car en dehors du tissu conjonctif et des vaisseaux sanguins qui en forment l'élément essentiel, elle présente des cellules particulières, les *cellules interstitielles du testicule*. Ces cellules sont arrondies ou ovales, munies ou non de prolongements ramifiés. Leur protoplasma, granuleux, est souvent chargé de graisse ; il peut aussi renfermer un pigment brun ou jaune. Les cellules interstitielles occupent diverses situations : tantôt elles sont disposées autour des petits vaisseaux, auxquels elles forment, sur les coupes, une sorte de couronne ; tantôt elles sont groupées en cordons cylindriques courts ou en petits nodules arrondis, placés entre les tubes séminifères. La nature des cellules interstitielles a donné lieu à de nombreuses discussions. On peut les considérer, ou bien comme une variété spéciale des cellules conjonctives, ou bien comme des dérivés de l'épithélium germinatif qui n'ont pas été employés à la formation des tubes.

Nous devons ajouter que la surface externe des canalicules séminifères est revêtue d'un endothélium, qui, d'après certains auteurs, se poursuivrait aussi à la surface des septula, de telle sorte que l'on pourrait considérer les canalicules comme plongés dans une véritable cavité séreuse (Tommasi, Malassez).

2° **Canaux excréteurs du sperme.** — Le sperme, au sortir des canaux séminifères, traverse successivement pour se rendre au canal déférent : 1° les canaux droits ; 2° le réseau de Haller ; 3° les cônes efférents ; 4° le canal épididymaire.

a. *Canaux droits.* — Les canaux droits résument, comme nous l'avons vu plus haut, chacun la canalisation du lobule dont il émane. Immédiatement ou peu après son origine, ils pénètrent dans le corps d'Highmore et se perdent dans le réseau de Haller. Les canaux droits sont fort courts et leur diamètre est toujours un peu inférieur à celui des canalicules séminifères auxquels ils font suite : ils mesurent 200 à 400 μ de longueur sur 20 à 50 μ de largeur (Mihalkovics). La limite anatomique entre le canalicule séminifère et le canal droit, entre l'élément producteur et l'élément vecteur du sperme, serait marquée, d'après Stieda, par un léger rétrécissement auquel succéderait, sur la portion initiale du canal droit, une petite dilatation en forme d'ampoule.

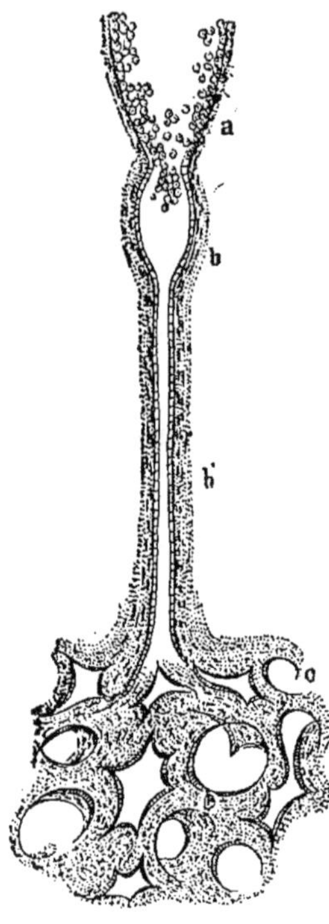

Fig. 1556.
Coupe longitudinale d'un tube droit du testicule de l'homme (d'après Balbiani).

a, terminaison du canalicule séminifère. — *b*, partie supérieure dilatée du tube droit, avec *b'*, sa partie étroite. — *c*, rete vasculosum testis.

Au point de vue de leur structure, les canaux droits sont dépourvus de paroi propre. Cette paroi n'est autre que le tissu fibreux qui constitue le corps d'Highmore et les origines des septula. Sur cette couche fibreuse, s'étale une couche d'épithélium prismatique, disposé en une seule rangée et mesurant, chez l'homme, de 25 à 30 μ de hauteur. La transition entre l'épithélium stratifié du canalicule séminifère et celui du tube droit est toujours très brusque. J'ajouterai que la portion initiale du canal droit, je veux dire la portion de ce canal qui fait immédiatement suite au canalicule séminifère, présente habituellement une petite dilatation, en forme d'ampoule ou d'entonnoir, qui est très manifeste sur la figure ci-contre, empruntée à Balbiani. Comme, d'autre part, le canalicule séminifère, en raison même du développement de son épithélium, ne possède qu'une lumière fort étroite ou même à peine visible, il en résulte que cet épithélium s'avance plus ou moins dans la dilatation précitée, à la manière d'un véritable bouchon.

b. *Réseau de Haller.* — Le réseau de Haller (*rete vasculosum testis*), auquel aboutissent tous les canaux droits (fig. 1554,4), est situé dans le corps d'Highmore, de préférence dans sa partie inférieure, sa partie supérieure étant presque entièrement occcupée par des vaisseaux sanguins et lymphatiques. Ses mailles s'allongent dans le sens longitudinal et, par conséquent, parallèlement au grand axe du testicule. Il est constitué, chez l'homme, moins par des canaux régulièrement calibrés que par des cavités irrégulières et plus ou moins anfractueuses (fig. 1556, *c*), largement anastomosées entre elles. Le diamètre de ces cavités est très variable, mais toujours supérieur à celui des canalicules séminifères et des canaux droits : il oscille habituellement entre 200 μ et 400 μ.

Comme les canaux droits, les canaux qui forment le réseau de Haller ne possèdent pas de paroi propre. Ils sont creusés dans la masse fibreuse du corps d'Highmore. Quant à leur revêtement épithélial, il varie beaucoup suivant les points que l'on considère : ici, il est formé par des cellules cylindriques, rappelant celles des canaux droits ; là, il est constitué par des cellules cubiques ; ailleurs, par un épithélium plat nettement pavimenteux.

c. *Vaisseaux ou cônes efférents.* — Le réseau testiculaire de Haller donne naissance à sa partie antérieure et supérieure à un certain nombre de vaisseaux efférents (fig. 1554,5), qui, se portant en haut, s'échappent de l'albuginée, pénètrent dans la tête de l'épididyme et là s'abouchent dans la portion initiale du canal épididymaire.

Ces vaisseaux efférents sont au nombre de 10 à 15. Chacun d'eux suit tout d'abord un trajet plus ou moins rectiligne. Mais bientôt il devient flexueux ; puis, il se pelotonne sur lui-même, de façon à revêtir dans son ensemble la forme d'un petit cône, dont le sommet répond au corps d'Highmore et la base à l'épididyme. De là, le nom de *cônes efférents* donné par la plupart des auteurs aux canaux qui émanent du réseau de Haller.

Les cônes efférents, mesurés en place, ont une longueur de 15 à 20 millimètres ; une fois déroulés, ils atteignent jusqu'à 15 et 20 centimètres, soit une longueur dix fois plus considérable. D'autre part, leur diamètre, qui est de 1/2 millimètre au niveau de son émergence du rete, ne mesure plus que 1/3 de millimètre à sa partie moyenne et 1/4 de millimètre seulement à son abouchement dans le canal épididymaire Les conduits qui constituent les cônes efférents diminuent donc graduellement de leur extrémité initiale à leur extrémité terminale et, partant, présentent dans leur ensemble une disposition qui est légèrement infundibuliforme.

Les douze ou quinze cônes efférents du testicule de l'homme se disposent les uns à la suite des autres dans le sens antéro-postérieur, comme nous le montre la figure 1554. Le premier, je veux dire le plus antérieur, se continue sans ligne de démarcation aucune avec le canal épididymaire et constitue à proprement parler l'origine de ce dernier. Les autres se jettent tous dans ce même canal épididymaire isolément et successivement, c'est-à-dire que chacun d'eux s'ouvre dans le canal précité un peu en arrière de celui qui le précède et un peu en avant de celui qui le suit.

Histologiquement, les vaisseaux efférents se composent de deux couches : 1° d'une couche externe, constituée par des éléments fusiformes, qui se disposent circulairement et qui sont vraisemblablement de nature musculaire ; 2° d'une couche interne, épithéliale, formée par un épithélium cylindrique cilié.

d. *Conduit épididymaire.* — Le conduit épididymaire, canal collecteur commun des cônes efférents, naît, comme nous venons de le voir, au niveau de la tête de l'épididyme et s'étend de là jusqu'à la queue, où il prend le nom de canal déférent (fig. 1554,6). — Sa longueur est de 6 ou 7 mètres; c'est assez dire que, comme les canalicules séminifères et bien plus encore que ces derniers, il s'enroule et se pelotonne pour n'occuper qu'une étendue longitudinale de 5 centimètres. — Son diamètre, contrairement à ce que l'on observe sur les vaisseaux efférents, s'accroît graduellement au fur et à mesure qu'il se rapproche du canal déférent. A la partie moyenne du conduit, il mesure 350 à 400 μ, dont 150 μ environ pour la lumière centrale.

Les mille flexuosités que décrit le canal épididymaire sont unies les unes aux autres par un tissu cellulaire assez dense et dépourvu de graisse, qui se continue insensiblement, au niveau de la queue de l'épididyme, avec le tissu cellulaire du cordon.

Quant au canal lui-même, il se compose, comme les vaisseaux efférents, de deux couches concentriques, l'une externe, l'autre interne (fig. 1557). — La *couche externe* est constituée en majeure partie par des fibres musculaires lisses. Cette couche, dont le développement augmente au fur et à mesure qu'on s'éloigne du testicule, mesure en moyenne de 20 à 25 μ d'épaisseur. Au voisinage du canal déférent, elle se divise nettement en deux plans distincts : un plan superficiel, comprenant des fibres longitudinales et un plan profond constitué exclusivement par des fibres circulaires. — La *couche interne*, épithéliale, a été bien décrite par BECKER (*Ueber Flimmerepithelium und Flimmerbewegung im Geschlechtsapparate der Säugethiere und des Menschen*, in MOLESCHOTT's Untersuch.), en 1856. Elle est formée par une rangée de cellules cylindriques ciliées, mesurant de 50 à 60 μ de hauteur et renfermant dans leur partie profonde un volumineux noyau. Les cils qui surmontent ces cellules sont remarquables par leur longueur; ils se meuvent d'avant en arrière et tendent, par conséquent, à chasser les spermatozoïdes vers le canal déférent. — A la partie profonde des cellules cylindriques, ou plutôt entre leurs prolongements basilaires, on rencontre une nouvelle couche de toutes petites cellules, de forme triangulaire sur la coupe, pourvues d'un noyau circulaire de 5 à 6 μ de diamètre, autour duquel se moule un corps cellulaire peu apparent (TOURNEUX et HERRMANN). Ces cellules profondes ne sont vraisemblablement que des cellules jeunes et encore mal différenciées, destinées à remplacer, au fur et à mesure qu'elles tombent, les cellules situées au-dessus d'elles.

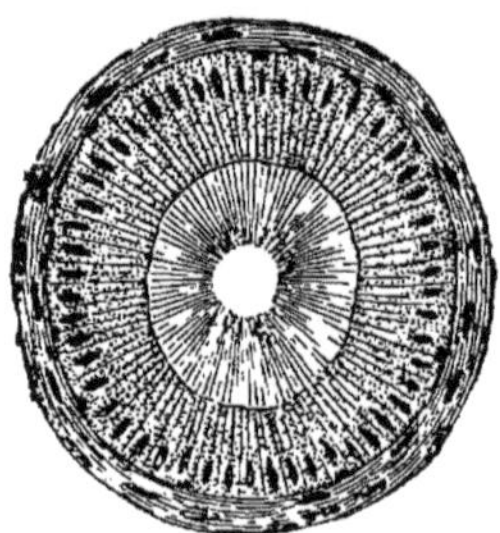

Fig. 1557.
Le canal épididymaire, vu en coupe transversale (d'après KLEIN).

La paroi du canal est formée d'une couche épaisse de fibres musculaires lisses, en dedans de laquelle se trouve une couche de cellules épithéliales prismatiques avec des cils extraordinairement longs, se projetant dans la lumière du conduit.

Débris embryonnaires annexés au testicule. — On rencontre sur le testicule ou dans son voisinage un certain nombre d'organes rudimentaires, dépourvus de fonctions par conséquent, dont la signification nous est nettement fournie par l'étude du développement de l'appareil uro-génital. Ce sont les hydatides de Morgagni, l'organe de Giraldès et les vasa aberrantia de l'épididyme.

1° *Hydatides de Morgagni.* — Les hydatides de Morgagni, ainsi appelées du nom de l'anatomiste qui les a signalées, sont de petits appendices, l'un pédiculé, l'autre sessile, qui se développent à la partie antérieure du testicule et de l'épididyme :

a. L'*hydatide pédiculée* (fig. 1558,3) est une vésicule arrondie ou piriforme, qu'une partie plus ou moins rétrécie et formant pédicule rattache à la tête de l'épididyme. — Son diamètre est ordinairement de 1^{mm},5 à 2 millimètres. Quant au pédicule, il a des dimensions fort variables : sur certains sujets, il mesure 1 ou 2 millimètres de longueur seulement, tandis qu'il atteint sur d'autres 8 millimètres, 12 millimètres et même plus. Mais, quelle que soit sa longueur, il ne paraît pas entrer en relation avec les canaux séminifères. — L'hydatide pédiculée de MORGAGNI n'est pas constante. Quand elle existe, elle se compose d'une enveloppe conjonctive, tapissée intérieurement d'un épithélium cylindrique à cils vibratiles. A son centre, se trouve une quantité plus ou moins grande d'un liquide transparent. — La signification de l'hydatide pédiculée de Morgagni n'est pas encore bien élucidée. Les auteurs s'accordent cependant d'une manière générale à le considérer comme le reliquat d'un canalicule aberrant du corps de Wolff.

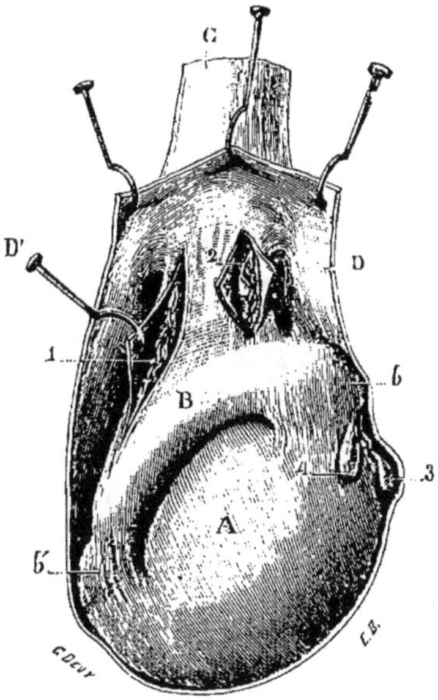

b. L'*hydatide sessile* ou *non pédiculée* (fig. 1558,4) est beaucoup plus fréquente que la précédente; elle serait même constante, d'après KRAUSE. Elle se présente sous la forme d'une saillie arrondie ou aplatie, à surface lisse ou irrégulière, quelquefois multilobée, qui s'implante, suivant les cas, sur la tête de l'épididyme, sur l'extrémité antérieure du testicule ou dans l'angle de réunion de ces deux organes. Ses dimensions, très variables comme celles de tous les organes rudimentaires, oscillent d'ordinaire entre 2 et 8 millimètres. Mais on en voit de beaucoup plus développées, qui atteignent jusqu'à 15 ou 18 millimètres. — L'hydatide sessile n'est plus, comme l'hydatide pédiculée, une vésicule creuse ou remplie de liquide et, de ce fait, elle mérite bien mal son nom. Le plus souvent cependant, elle nous présente à son centre une cavité tubuleuse, dont les parois sont revêtues intérieurement d'un épithélium cylindrique cilié. Ce canal central s'étend parfois très loin : il se termine en cæcum ou s'abouche dans un conduit séminifère. On conçoit que, dans ce dernier cas, l'hydatide sessile puisse renfermer des spermatozoïdes. — Au point de vue de sa signification morphologique, l'hydatide sessile est généralement considérée comme représentant l'extrémité péritonéale du conduit de Müller. Elle est donc l'homologue, chez l'homme, du pavillon de la trompe utérine et l'on comprend maintenant que l'hydatide puisse se présenter sous la forme d'un orifice évasé et à bords frangés, comme l'a observé LŒWE ou bien, comme l'a vu ROTH, sous la forme d'un entonnoir auquel faisait suite un long canal central, cheminant le long du bord libre de l'épididyme.

Fig. 1558.

Débris embryonnaires annexés au testicule (*demi-schématique*).

A, testicule. — B. épididyme, avec *b*, sa tête et *b'*, sa queue. — C. cordon. — D. feuillet pariétal de la vaginale: D', feuillet viscéral de la même membrane, déchiré pour montrer :

1, le vas aberrans de HALLER. — 2. le corps innominé de GIRALDÈS. — 3, l'hydatide pédiculée. — 4, l'hydatide sessile.

Outre les deux hydatides que nous venons de décrire, on rencontre encore souvent, tout le long de l'épididyme, mais de préférence au voisinage de son extrémité antérieure, d'autres vésicules, de volume variable, mais habituellement toutes petites et sessiles. Leur signification est encore assez mal établie. On les a considérées tour à tour comme des formations kystiques de l'épididyme (GOSSELIN), comme des kystes séreux (LUSCHKA), comme des débris du canal de Müller (KOBELT), comme des restes de quelques canalicules du corps de Wolff, comme de simples diverticulums des canaux séminifères, enfin, comme des dilatations lymphatiques (HOCHENEGG). Toutes ces productions vésiculeuses péri-épididymaires sont de nature très différente et chacune des interprétations précitées est probablement juste, à la condition qu'on ne veuille pas en faire une formule générale, mais qu'on se contente de l'appliquer seulement à un certain nombre de cas.

2° *Organe de Giraldès.* — GIRALDÈS a décrit sous le nom de corps innominé (*Journ. de la Phys. de l'homme et des animaux*, janv. 1861), un petit organe rudimentaire, d'une coloration blanc jaunâtre, situé à la partie antérieure du cordon spermatique, à 1 ou 3 millimètres au-dessus de la tête de l'épididyme (fig. 1558,2) : c'est le *paradidyme* de WALDEYER, le *parépididyme* de HENLE. On le trouve ordinairement au niveau du cul-de-sac de la vaginale ; mais on le rencontre aussi un peu au-dessus ou un peu au-dessous de ce cul-de-sac, complètement en dehors de la séreuse dans le premier cas, entièrement recouvert par elle dans le second.

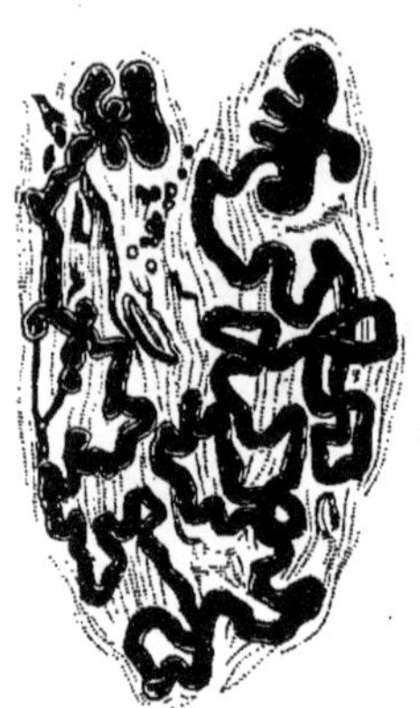

Fig. 1559.
Corps de Giraldès : un canalicule terminé à ses deux extrémités par des renflements en cæcum.

L'organe de Giraldès est très variable dans ses dimensions : il mesure le plus souvent de 12 à 14 millimètres de diamètre, et se trouve constitué par un certain nombre de grains plus petits, aplatis et à contours irréguliers, mesurant de 4 à 6 millimètres dans leur plus grande largeur. Chacun de ces grains, examiné au microscope, nous apparaît sous la forme d'un tube de 100 à 200 μ de diamètre, plus ou moins enroulé sur lui-même en forme de glomérule (fig. 1559). Du reste, ce tube est fermé à ses deux bouts et se compose au point de vue histologique d'une gaine conjonctive tapissée en dedans par une couche d'épithélium cylindrique à cils vibratiles. Aux formations nettement tubuleuses, viennent souvent s'ajouter dans l'organe de Giraldès, des formations vésiculeuses de un tiers de millimètre à 2 millimètres de diamètre. Ces vésicules, qui présentent la même structure que les tubes, ne sont autre chose, comme l'a établi GIRALDÈS, que des portions de ces dernières, qui se seraient dilatées en ampoules d'abord, puis isolées. Elles sont parfois très nombreuses et on rencontre même des organes de Giraldès qui sont uniquement constitués par elles.

Qu'il soit formé exclusivement par des tubes ou par des vésicules, ou bien à la fois par des tubes et des vésicules, l'organe de Giraldès a toujours la même signification : c'est le reliquat de la partie inférieure du corps de Wolff. Il a pour homologue, chez la femme, cet ensemble de tubes que l'on rencontre chez elle en dedans de l'organe de Rosenmüller, entre l'ovaire et la trompe, et qui constitue le *parovarium* de HIS, ou *paroophoron* de WALDEYER (voy. *Organes génitaux de la femme*).

3° *Vasa aberrantia de l'épididyme.* — Au cours de son trajet, le canal épididymaire reçoit assez souvent un certain nombre de canalicules borgnes, je veux dire qui se terminent en cul-de-sac. Ce sont les *vasa aberrantia de l'épididyme*.

Le plus important de ces vasa aberrantia, comme aussi le plus constant, se détache de la queue de l'épididyme (fig. 1558,1) ou bien de la portion initiale du canal déférent, et de là se porte en haut et en avant en se réunissant aux éléments du cordon : on le désigne sous le nom de *vas aberrans de Haller*. Sa longueur varie ordinairement de 2 à 6 centimètres. Le tube qui le constitue est d'abord rectiligne ; mais, peu après son origine, il devient flexueux et se pelotonne graduellement, de façon à revêtir dans son ensemble la forme d'un cône à base supérieure. Une fois déroulé, ce tube mesure en moyenne de 10 à 15 centimètres, quelquefois 25 et même 30 centimètres.

A côté des vasa aberrantia du conduit épididymaire, nous devons signaler l'existence fréquente d'un vas aberrans implanté sur le rete vasculosum testis de HALLER. Ce diverticule, signalé par ROTH en 1876 (*vas aberrans de Roth*), paraît être très fréquent : POIRIER dit l'avoir rencontré 25 fois sur 45 testicules. Il se détache, dans la plupart des cas, de la partie moyenne du rete testis, immédiatement en arrière du dernier cône efférent ; plus rarement, on le rencontre au milieu des cônes. Sa longueur est en moyenne de 4 ou 5 millimètres. Quant à sa direction, elle est ordinairement la même que celle des cônes efférents ; mais le vas du rete testis peut encore s'incliner plus ou moins soit d'avant en arrière, soit d'arrière en avant.

Tous ces vasa aberrantia, qu'ils soient implantés sur le conduit épididymaire ou sur le rete testis, ont la même structure : ils se composent d'une gaine conjonctive, revêtue intérieurement d'une couche d'épithélium cylindrique cilié. Ils ont aussi la même signification : ce sont des formations résiduelles de la partie supérieure du corps de Wolff.

§ IV. — Les spermatozoïdes et leur mode de genèse

1° Spermatogenèse. — Les tubes séminifères se montrent soit à l'état de repos, soit à l'état actif.— A l'état de repos, leur épithélium se compose de trois ou quatre couches de cellules rondes ou polyédriques, dont les noyaux sont au repos. La lumière des canaux est bien limitée et remplie par une masse finement granuleuse coagulée par l'action des réactifs durcissants. — L'activité glandulaire se reconnaît d'abord à la division des noyaux cellulaires, puis à l'apparition de formes de transition vers les spermatozoïdes, et enfin de spermatozoïdes vrais. Indépendamment de ces derniers, si l'on cite toutes les formes cellulaires admises à différentes époques par différents auteurs, on distingue dans le contenu des tubes séminifères trois sortes d'éléments : 1° les *cellules testiculaires*, rondes ou polyédriques, d'aspect varié, rangées les unes au-dessus des autres comme les éléments d'un épithélium stratifié; 2° les *cellules fixes* de Sertoli ou *cellules de soutien* de Merkel, disposées radialement entre les cellules testiculaires; 3° les *spermatoblastes*, reconnaissables à leur grappe de spermatozoïdes. Nous étudierons successivement chacun de ces éléments.

a. *Cellules testiculaires*. — Les cellules testiculaires dérivent toutes les unes des autres par division indirecte; mais les cellules-filles ne ressemblent pas à leur mère, d'où il résulte qu'il y a plusieurs sortes de cellules testiculaires. On en distingue trois formes principales : les *spermatogonies*, les *spermatocytes*, les *spermatides* (La Valette Saint-George). Les spermatogonies représentent la première forme, elles engendrent par division indirecte les spermatocytes qui produisent à leur tour et par le même mode les spermatides.

Ces proliférations cellulaires et ces changements de formes s'opèrent de dehors en dedans, de la paroi vers la lumière du canalicule. Les différentes cellules sont rangées suivant des couches superposées (fig. 1560). — La *couche inférieure* (*couche des spermatogonies*, fig. 1560, 2), est formée de cellules disposées sur un seul rang, adjacent à la membrane propre. Ces cellules ont leur noyau soit à l'état de repos, soit en voie de division indirecte. Leur corps protoplasmique émet des prolongements ramifiés qui s'unissent aux prolongements similaires venus des cellules voisines, en formant un réseau dans les mailles duquel passent les pieds des spermatoblastes et des cellules de soutien. Les spermatogonies engendrent les cellules placées au-dessus d'elles (Sertoli), d'où le nom de *cellules germinatives* que cet auteur leur avait imposé. On les a aussi appelées *ovules mâles*, mais ce nom a été donné à tant d'éléments divers dans la spermatogenèse qu'il vaut mieux l'abandonner. — La *couche moyenne* (*couche des spermatocytes*, fig. 1560,3), est caractérisée surtout par le noyau fortement granuleux de ses cellules (Henle). Le corps cellulaire des spermatocytes est assez volumineux. Nées par karyokinèse, elles engendrent de la même manière les spermatides. — La *couche supérieure* (*couche des spermatides*, fig. 1560,4) est constituée par des cellules plus petites, rondes ou polyédriques, bien caractérisées par leur noyau clair. Ces cellules sont superposées sur plusieurs rangs en nombre inégal suivant les points. Les plus hautes, en rapport avec la lumière du tube, font plus ou moins saillie dans cette dernière ; leur corps s'allonge et devient ovoïde ou piriforme. Chacune d'elles se transforme finalement en un spermatozoïde.

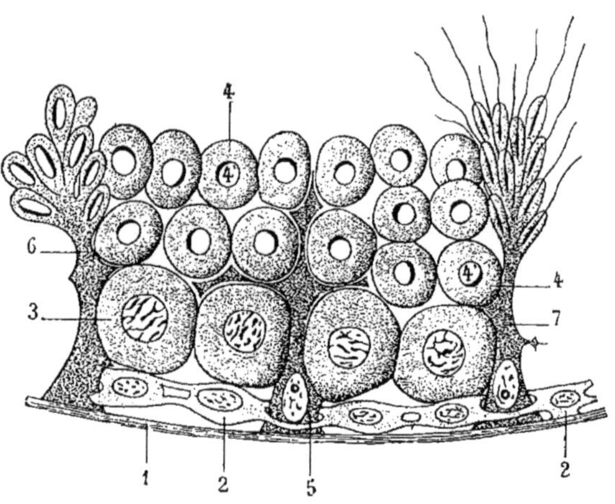

Fig. 1560.

Coupe de la paroi d'un tube séminifère en voie de spermatogenèse (*schématique*).

1, membrane propre. — 2, 2, spermatogonies. — 3, spermatocytes. — 4, 4, spermatides, avec 4', 4', leurs noyaux, dont la chromatine s'est réfugiée à la périphérie sous forme de croissant. — 5, cellule de soutien. — 6, spermatoblaste jeune. — 7, spermatoblaste plus avancé.

Elles représentent donc la dernière forme des cellulés testiculaires. Kölliker, le premier, les a bien décrites. Fait très important, les spermatides naissent des spermatocytes par deux divisions indirectes se succédant sans intervalle de repos : la chromatine de leurs noyaux est donc réduite de moitié (O. Hertwig), ainsi que nous le verrons à propos de la karyokinèse.

Les trois formes cellulaires que nous venons de décrire sont rarement réunies dans un même point. Le plus souvent on n'en trouve qu'une ou deux, la troisième ayant déjà disparu dans les transformations successives ou bien n'ayant pas encore pris naissance.

b. *Cellules de soutien* (fig. 1560,5). — Entre les cellules testiculaires on voit çà et là des éléments spéciaux découverts en 1865 par Sertoli. Ce sont des cellules disposées radialement, qui s'appuient d'une part sur la membrane propre et qui s'élèvent d'autre part entre les couches de cellules testiculaires, qu'elles traversent quelquefois dans toute leur épaisseur. Sur leurs bords, ces cellules sont plus ou moins excavées pour recevoir le corps de cellules testiculaires, qui s'imprime en quelque sorte sur elles, et elles émettent des prolongements minces qui se glissent entre les strates de cellules superposées. Sertoli désignait ces cellules sous le nom de *cellules fixes*, voulant indiquer par là qu'elles restaient toujours les mêmes dans le cours de la spermatogenèse, tandis que les autres se transformaient sans cesse pour devenir des spermatozoïdes. MERKEL les a comparées aux cellules que l'on voit dans les épithéliums sensoriels, interposées aux cellules sensorielles proprement dites, et formant à ces dernières une charpente destinée à les soutenir. Il les a appelées, pour cette raison, *cellules de soutien.*

c. *Spermatoblastes.* — Pour comprendre la structure des spermatoblastes, il suffit de se rappeler les cellules de soutien. Ces dernières se montrent le plus souvent sur les coupes, en rapport avec une grappe de spermatides plus ou moins avancées dans la voie de leur transformation en spermatozoïdes, et qui se placent autour du sommet de la cellule de soutien qu'elles semblent prolonger (fig. 1560,6). Dans les dissociations les spermatides restent habituellement accolées à la cellule de soutien et forment avec elle un tout, que l'on a pris pour une cellule d'une forme particulière, souvent comparée à celle d'un candélabre. Ces cellules ont, en effet, un pied élargi qui repose sur la membrane propre, et dans lequel est logé le noyau, puis un col effilé qui supporte un groupe de spermatides, ou même de spermatozoïdes, figurant les branches du candélabre.

VON EBNER, qui découvrit en 1871 cette forme singulière d'élément cellulaire, lui attribua un rôle prépondérant dans la production des spermatozoïdes et lui donna, pour cette raison, le nom de *spermatoblaste.* Pour cet histologiste, le spermatoblaste était une cellule bourgeonnante, qui produisait à son sommet une série de gemmes ou de bourgeons, lesquels devenaient plus tard autant de spermatozoïdes. Les cellules testiculaires n'étaient que des globules blancs plus ou moins transformés, destinés à fournir la partie liquide du sperme.

Cette notion du spermatoblaste et de son rôle a été longtemps admise. Cependant, depuis longtemps déjà, SERTOLI regardait les cellules testiculaires comme les véritables mères des spermatozoïdes qu'elles engendraient par simple transformation. C'est là l'idée qui domine aujourd'hui, et le spermatoblaste est déchu de la place élevée qu'il occupait dans la spermatogenèse.

MERKEL fit remarquer que le spermatoblaste pouvait être considéré comme un élément composé de deux sortes de cellules bien distinctes : 1° d'une cellule de soutien; 2° de cellules-mères des spermatozoïdes, collées à la cellule de soutien par une matière tenace.

Cette idée, d'abord délaissée, a été adoptée depuis par un grand nombre d'observateurs, et, ce qui est très important, par VON EBNER lui-même, le créateur du spermatoblaste, auquel il a renoncé dans un mémoire récent, 1888.

Cependant les relations qui existent entre la cellule de soutien et les spermatides unies en un spermatoblaste sont comprises de différentes manières par les divers auteurs. Les uns, comme MERKEL, y voient un simple accolement dû à une matière tenace, coagulée par les réactifs. D'autres, comme GRÜNHAGEN et aussi, d'une certaine façon, BENDA, croient que la cellule de soutien contribue à la nutrition des spermatozoïdes. RENSON pense que la cellule de soutien s'accroît au moment de la maturité des spermatozoïdes et les pousse dans la lumière des canalicules séminifères. Enfin BENDA regarde l'union des spermatides et de la cellule de soutien comme une sorte de copulation. C'est la réédition d'une idée antérieurement émise par BALBIANI, qui avait décrit, chez les plagiostomes, une conjugaison sexuelle entre les différentes cellules du testicule.

Quoi qu'il en soit, le spermatoblaste n'est plus un élément cellulaire *vrai;* c'est un élément complexe formé par l'union *fortuite* (MERKEL) ou *obligatoire* (BENDA) de plusieurs spermatides avec une cellule de soutien. Mais quelle est la valeur des cellules de soutien?

Pour certains auteurs, ces cellules sont des éléments indifférents dans la spermatogénèse; elles se bornent à soutenir les cellules testiculaires, elles contribuent peut-être aussi à leur nutrition, mais elles ne prennent jamais une part directe à la production des spermatozoïdes. On pourrait les comparer aux cellules du follicule qui entourent et protègent l'ovule (Merkel, von Ebner, etc.). Pour d'autres auteurs, elles ne seraient même pas des cellules véritables, et seraient formées simplement par une masse de substance coagulée par les réactifs. Mihalkovics, le premier, regarda le corps ramifié de ces prétendues cellules comme produit par la coagulation d'une substance interposée aux éléments du tube séminifère. Prenant a soutenu aussi cette idée avec beaucoup de force, en faisant remarquer que l'on peut trouver des cellules de soutien sans noyaux. Il n'y aurait donc point de véritables cellules de soutien, mais des corps formés d'une substance coagulée, englobant dans sa masse un noyau provenant, soit d'une cellule restée en dehors des transmutations qui aboutissent à la production des spermatozoïdes (Biondi), soit d'une cellule spéciale représentant les ovules primordiaux (Prenant).

Les discussions sur la nature de la cellule de soutien se résument en ces deux opinions: 1° la cellule de soutien existe réellement, c'est un élément indifférent dans la spermatogenèse, une sorte d'élément folliculaire; 2° la cellule de soutien n'existe pas en réalité, les figures qui la représentent sont des produits artificiels de coagulation.

Dans le premier cas, les tubes séminifères comprennent deux sortes d'éléments, les cellules testiculaires qui engendrent les spermatozoïdes, et des cellules indifférentes, cellules folliculaires, cellules de soutien (théorie de la dualité de composition de la glande mâle). Dans le second, tous les éléments contenus dans les tubes séminifères ont la même valeur fonctionnelle : ils sont tous capables de produire des spermatozoïdes (théorie de l'unité de composition).

d. *Résumé.* — La spermatogenèse se réduit en somme à une multiplication cellulaire abondante, accompagnée de changements de forme des cellules-filles. Elle peut se résumer ainsi :

1° Des cellules, placées immédiatement en dedans de la membrane propre du tube séminifère (*spermatogonies*), engendrent par karyokinèse des cellules-filles (*spermatocytes*), qui donnent naissance chacune, par le même procédé, à quatre *spermatides;*

2° Ces dernières s'unissent par groupes et prennent place dans des espaces étroits, situés entre des files de cellules moins avancées dans leur développement;

3° Dans ces espaces, réduits à l'état de fentes, s'accumule une matière intercellulaire tenace qui unit les spermatides aux cellules de soutien. Si l'on n'accepte pas l'existence de ces dernières, on peut admettre que la matière intercellulaire forme une colonnette englobant parfois le noyau d'une cellule voisine de la paroi du tube séminifère.

4° La production du spermatozoïde est due à une simple différenciation histologique des spermatides. Cette différenciation s'opère de la manière suivante. Les spermatides sont des cellules rondes ou ovales; leur noyau est clair; la chromatine, rejetée sur un côté du noyau, forme un croissant fortement coloré. La partie claire du noyau disparaît peu à peu, la portion chromatique subsiste seule, elle forme la tête du spermatozoïde. La queue apparaît comme un filament plus coloré qui traverse le protoplasma et d'une part se fixe au noyau, d'autre part sort au dehors du corps cellulaire en se prolongeant assez loin de ce dernier. Le protoplasma disparaît peu à peu; cependant on en trouve encore des traces pendant quelque temps sous la forme de petits amas protoplasmiques accolés à la queue.

Il existe dans les spermatides de beaucoup d'animaux un corps qui a particulièrement attiré l'attention, c'est le noyau accessoire (*Nebenkern* des auteurs allemands). Le *Neben-*

kern est un petit corps, le plus souvent bien coloré par les réactifs, que l'on trouve auprès du noyau. Ce corps, d'après des travaux récents (PLATNER, PRENANT), serait un reste des fils achromatiques du fuseau qui préside à la dernière division cellulaire des spermatides (voy. *Karyokinèse*).

On est bien peu fixé sur son rôle et sur son importance, peut-être même cette dernière varie-t-elle beaucoup suivant les cas. Le *Neberken* peut quelquefois donner naissance à plusieurs parties différentes dans le spermatozoïde : ainsi chez le triton, il se divise, d'après HERRMANN, en trois parties, l'une qui forme le segment intermédiaire de la queue, l'autre qui forme le bord de la membrane ondulante dont la queue du spermatozoïde est pourvue chez ces animaux, enfin la troisième qui disparaît.

Peut-être le *Nebenkern* correspond-il, dans certains cas, à un organe essentiel que l'on tend à accorder aujourd'hui à toutes les cellules, à la sphère attractive (voy. *Karyokinèse*); mais il n'en est pas toujours ainsi, car la sphère attractive peut coexister dans une même spermatide avec le *Nebenkern* (PRENANT).

2° Spermatozoïdes. — Les *spermatozoïdes* ou *filaments séminaux* (*Samenfaden* des auteurs allemands), découverts en 1677 par LOUIS HAM, sont de petits corps mobiles formés d'une partie renflée, la *tête*, et d'un filament effilé, la *queue*.

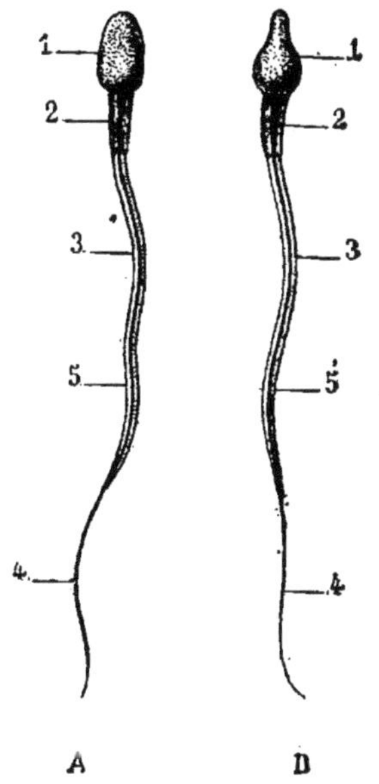

Fig. 1561.

Spermatozoïdes de l'homme (*schématique*) : A, spermatozoïde, vu de face ; B, spermatozoïde, vu de profil.

1, tête. — 2, segment intermédiaire. — 3, segment principal de la queue. — 4, segment terminal. — 5, filament axial.

La tête a une forme caractéristique, différente suivant qu'on l'examine de face ou de profil. Vue de face, elle est régulièrement ovale ; vue de profil, elle paraît piriforme avec une extrémité pointue, libre, dirigée en avant et une extrémité large rattachée à la queue.

A la tête fait suite un segment court, tronconique, que sa forme et ses caractères histochimiques ont permis à SCHWEIGGER-SEIDEL de distinguer, c'est le *segment intermédiaire*, sorte de pièce d'union entre la tête et la queue et qui ne prend aucune part aux mouvements du spermatozoïde (fig. 1561, 2).

La queue est un long filament effilé; elle constitue le système moteur. On la divise actuellement en deux segments : l'un, assez volumineux, en forme la plus grande partie, c'est le *segment principal* (*Hauptstück*), placé immédiatement en arrière du segment intermédiaire ; l'autre, très court et très effilé, forme sa pointe et a reçu le nom de *segment terminal* (*Endstück*).

La tête mesure 5 millièmes de millimètre, le segment intermédiaire 6 millièmes de millimètre, et la queue 4 centièmes de millimètre, soit en tout 51 millièmes de millimètre (SCHWEIGGER-SEIDEL).

La structure de ces parties différentes est la suivante : la tête est formée par une masse de chromatine fournie par le noyau de la spermatide et revêtue d'une très mince couche de protoplasma. Le segment intermédiaire et la queue sont constitués par un filament axial décomposable en fibrilles longitudinales, revêtu d'une écorce protoplasmique qui manque toutefois au niveau du segment terminal, ce qui explique la grande minceur de ce dernier, réduit au seul filament axial (EIMER, JENSEN, V. BRUNN).

Examinés dans du sperme fraîchement éjaculé, les filaments séminaux se montrent doués de mouvements rapides. Mis à l'abri de la dessiccation, et maintenus à la température moyenne d'un laboratoire (17°), ils conservent ces mouvements pendant plusieurs heures.

Quelques auteurs (JENSEN, GIBBES) ont décrit autour de la queue des spermatozoïdes de l'homme, une mince lamelle spirale analogue à la membrane ondulante des filaments séminaux des salamandres; mais RETZIUS a contesté son existence. FÜRST a permis de concilier ces deux opinions, en montrant que le filament spiral est une formation transitoire de peu de durée. Il est formé par une membrane très mince, hyaline, qui entoure la tête à un certain moment de l'évolution du spermatozoïde, et qui est tordue en spirale pendant le trajet de ce dernier à travers les canaux séminifères.

§ V. — VAISSEAUX ET NERFS

1° Artères. — Les artères destinées au testicule et à l'épididyme proviennent en majeure partie de la spermatique. Cette artère, fournie par l'aorte abdominale, se divise, comme on le sait (t. II, p. 151), en deux branches terminales, l'une pour le testicule (*branche testiculaire*), l'autre pour l'épididyme (*branche épididymaire*). A ces deux artères, artères principales, viennent se joindre les rameaux terminaux de la déférentielle, branche de la vésicale inférieure, lesquels se perdent dans l'épididyme.

a. L'*artère testiculaire*, arrivée sur le bord postéro-supérieur du testicule, fournit deux ordres de rameaux : les uns, rameaux périphériques ou superficiels, traversent l'albuginée et se dirigent ensuite vers le bord libre du testicule, en cheminant d'abord dans l'épaisseur de cette membrane, puis sur sa face profonde; les autres, rameaux centraux ou profonds, descendent dans le corps d'Highmore pour venir se ramifier sur les cloisons interlobulaires. Les rameaux périphériques et les rameaux centraux jettent sur les lobules une multitude de fins rameaux, lesquels forment tout autour des canalicules séminifères un réseau à larges mailles dont les capillaires présentent 6 à 12 μ de diamètre.

b. L'*artère épididymaire* et les *rameaux terminaux de l'artère déférentielle* se distribuent à l'épididyme. Ils forment autour du conduit épididymaire un réseau analogue à celui qui entoure les canalicules séminifères, mais à mailles beaucoup plus larges.

2° Veines. — Les veines du testicule se divisent, comme les artères, en veines superficielles et veines profondes, les premières longeant l'albuginée, les secondes cheminant le long des cloisons interlobulaires. Les unes et les autres convergent vers le corps d'Highmore et se réunissent au niveau du hile de l'organe en un premier groupe de cinq ou six troncs, lesquels, se portant verticalement en haut, croisent le bord adhérent de l'épididyme et passent dans le cordon (fig. 1552, 17). A ce premier groupe, viennent se joindre quelques veinules issues de la tête de l'épididyme. Les veines qui proviennent du corps et de la queue de ce dernier organe forment un deuxième groupe, de deux ou trois troncs seulement, qui passent également dans le cordon (fig. 1552,17'). Dans le cordon, les deux groupes veineux précités, comme nous le montre nettement la figure 1562 (5 et 6), se placent l'un en avant, l'autre en arrière du canal déférentiel. Nous savons déjà, pour l'avoir vu en angéiologie (t. II, p. 266) : 1° que le groupe postérieur ou post-déférentiel aboutit ordinairement à la veine épigastrique; 2° que le groupe antérieur ou prédéférentiel vient s'ouvrir, à droite dans la veine cave inférieure, à gauche dans la veine rénale correspondante.

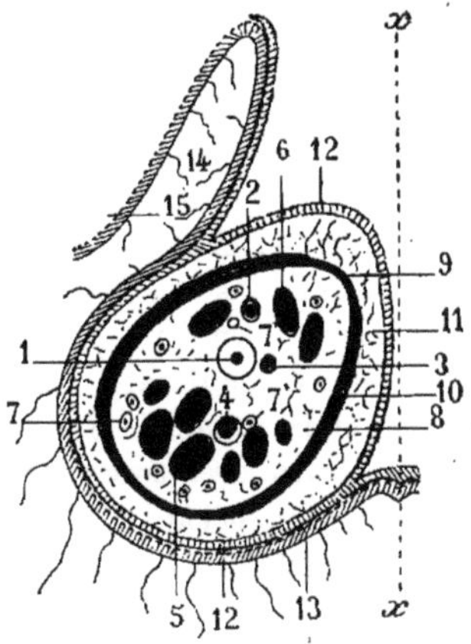

Fig. 1562.

Coupe transversale du cordon inguinal du côté droit (sujet congelé, segment inférieur de la coupe).

1, canal déférent. — 2, artère déférentielle. — 3, artère funiculaire. — 4, artère spermatique. — 5, groupe veineux antérieur. — 6, groupe veineux postérieur. — 7 et 7', lymphatiques et nerfs. — 8, tissu cellulaire réunissant ces différents éléments. — 9, couche fibreuse. — 10, couche musculeuse (crémaster). — 11, couche celluleuse. — 12, dartos. — 13, peau. — 14, sillon génito-crural. — 15, peau de la cuisse.

3° **Lymphatiques**. — Le testicule est un organe très riche en lymphatiques. D'après les recherches déjà anciennes de Ludwig et Tomsa, confirmées et complétées plus tard par Tommasi, Frey, His et Kölliker, ils prennent naissance dans le tissu interstitiel de l'organe par un système de larges tubes disposés en réseau autour des canalicules séminifères. Ces tubes, dépourvus de paroi propre, présentent l'endothélium caractéristique des origines lymphatiques. Ils mesurent, chez le taureau, 40 à 110 μ de diamètre; leurs cellules présentent 90 à 100 μ de longueur, sur une largeur de 10 à 20 μ.

Les vaisseaux lymphatiques issus de ce réseau d'origine, se dirigent vers le corps d'Highmore, en suivant, commes les veines, les uns les septula interlobulaires, les autres la face profonde de l'albuginée. Arrivés à la base du corps d'Highmore, ils s'unissent les uns aux autres et se condensent ainsi en sept ou huit troncs. Ces troncs, auxquels viennent se mêler les lymphatiques de l'épididyme et ceux du feuillet viscéral de la vaginale, s'élèvent avec les autres éléments du cordon vers l'orifice externe du canal inguinal, traversent ce canal, débouchent dans la cavité abdominale et, finalement, viennent se jeter dans les ganglions lombaires.

4° **Nerfs**. — Les nerfs du testicule proviennent de deux sources : 1° du *plexus spermatique*, qui entoure l'artère de même nom; 2° du *plexus déférentiel*, qui accompagne le canal déférent. De ces deux plexus, le premier, se bifurquant comme l'artère qui lui sert de soutien, se rend à la fois au testicule et à l'épididyme; le second se distribue exclusivement à l'épididyme. Le mode de terminaison de ces nerfs est encore mal connu. Letzerich avait déjà vu les dernières divisions nerveuses traverser la membrane propre du canalicule séminifère et se terminer entre cette membrane et l'épithélium par de petits renflements pyramidaux ou en forme de massue. Tout récemment (1894), Falcone, en utilisant la méthode de Golgi, a pu les suivre plus loin encore, jusque dans l'épaisseur de l'épithélium : elles cheminent dans les intervalles des cellules et s'y résolvent en des fibrilles excessivement ténues et plus ou moins variqueuses, dont quelques-unes se terminent par un petit renflement en bouton.

§ VI. — Sperme

Le sperme éjaculé n'est pas seulement le produit de la sécrétion du testicule; il est mélangé de liquides sécrétés par les vésicules séminales, les glandes prostatiques, les glandes de Cowper et autres glandules réparties sur le trajet des voies séminales.

On n'est pas exactement fixé sur la composition chimique de chacun de ces excreta. On sait qu'ils sont filants, albumineux, alcalins et chargés de chlorure de sodium.

Le sperme mélangé à tous ces produits est un liquide non homogène, opalin, incolore, assez épais et dans lequel nagent des îlots blanchâtres. L'odeur du sperme, due à un alcaloïde particulier, la *spermine*, est tout à fait spéciale et sa réaction est alcaline. Sa densité est supérieure à celle de l'eau.

L'analyse histologique élémentaire démontre dans le sperme la présence de deux éléments : 1° les spermatozoïdes, qui n'ont pas été isolés et dont la constitution chimique est par conséquent inconnue ; 2° une liqueur opaline, qui renferme de la mucine, une matière albuminoïde particulière, la *spermatine*, des sels et un composé particulier, la *spermine* ou *éthylène imine* ($C^2 H^4 AzH$) qui se dépose à la longue et plus facilement par évaporation du sperme éjaculé, en combinaison avec du phosphate de chaux. Cette combinaison de la forme $\left.\begin{matrix}(C^2 H^4 Az H)^2 = PO^4 \\ (C^2 H^4 Az H)^2 = PO^4\end{matrix}\right\rangle Ca$ cristallise en prismes à quatre pans, solubles dans les acides, les alcalis et l'ammoniaque. Ces cristaux, fusibles en se décomposant vers 170°, se rencontrent également dans le sang des leucocythémiques où Charcot les y a découverts, d'où le nom de *cristaux de Charcot* sous lequel on les désigne.

Il n'existe d'autre analyse quantitative du sperme que celles, fort anciennes et peu instructives d'ailleurs, de Vauquelin et de Kölliker :

	SPERME HUMAIN
Eau	90 p. 100
Matières extractives	6 —
— minérales	4 —

ces dernières formées presque exclusivement de phosphate de chaux.

Voyez au sujet des testicules, parmi les travaux récents (1880-1892) : Tourneux, *Des restes du corps de Wolff chez l'adulte*, Bull. sc. du Nord, 1882 ; Bramann, *Beitrag zur Lehre von dem Descensus Testiculorum und dem Gubernaculum Hunteri des Menschen*, Dissert. Königsberg, 1883, et Arch. für Anat. u. Physiol., 1884 ; Eichbaum, *Untersuch. über den Descensus testiculorum*, Revue f. Thierheilkunde, 1883 ; Weil, *Ueber den Descensus testiculorum nebst Bemerkungen über die Entwick. der Scheidenhäute und des Scrotums*, Prager Zeitschr. f. Heilk. 1884 ; Arthaud, *Etude sur le testicule sénile*, Th. Paris, 1885 ; Hochenegg, *Ueber*

Cysten am Hoden und Nebenhoden, Wien. med. Jahrb., 1885 ; MONOD et ARTHAUD, *Pathogénie et structure des petits kystes de l'épididyme*, Arch. de Physiol. norm. et path., 1885 ; DESNOS, *Rech. sur l'appareil génital des vieillards*, Annales de Guyon, 1886 ; LOCKWOOD, *The development and transition of the testicles normal and abnormal*, Brit. med. Journal, 1887 ; BIMAR, *Recherches sur la distribution des vaisseaux spermatiques chez les mammifères et chez l'homme*, Journ. de l'Anat., 1888 ; HERBMANN, *Beiträge zur Histologie des Hodens*, Arch. f. mikr. Anatomie, 1889 ; CZERNY, *Das Giraldes'sche Organ nach Untersüch. an Kaninchen, Hunden und Katzen*, Arch. f. mikr. Anat., 1889 ; KLAATSCH, *Ueber Descensus testiculorum*, Morphol. Jahrb. 1890 ; BRAMANN, *Migration imparfaite des testicules*, Arch. f. klin. Chir., 1890 ; DU MÊME, *Das Processus vaginalis und seinen Verhalten*, etc. Arch. f. klin. Chirurg., 1890 ; POIRIER, *Pathogénie des kystes de l'épididyme*, Rev. de Chirurgie, 1890 ; TOLDT, *Anhangsgebilde des menschl. Hodens und Nebenhodens*, Sitz. d. k. Akad. der Wissench. zu Wien, 1891 ; SÉBILEAU et AROU, *La circulation du testicule, première note*, Bull. Soc. de Biol., 1892.

Voyez aussi, au sujet des spermatozoïdes et de la spermatogénèse, parmi les mémoires récents (1880-1892) : JENSEN, *Die structur der Samenfäden*, Bergen, 1879 ; DUVAL, *Spermatogénèse chez les batraciens*, Gaz. méd. Paris, 1880 ; MEYER, *Die Spermatogenese bei den Säugethieren*, Mém. Acad. imp. sc. Saint-Pétersbourg, 1880 ; KLEIN, *Beiträge zur Kenntniss der Samenzellen und der Bildung der Samenfäden bei Säugethieren*, Centralbl. f. d. med. Wissenschaften, 1880 ; BRISSAUD, *Etude sur la spermatogénèse chez le lapin*, C. R. Acad. des sciences, 1880 ; GIBBES, *On the structure of the Spermatozoon*, Quaterly Journ. microsc. sc. 1880 ; DUVAL, *Etudes sur la spermatogénèse chez la Paludine vivipare*, Journ. micrograph., 1880 ; DU MÊME, *Recherches sur la spermatogénèse chez la grenouille*, Ibid., 1880 ; RETZIUS, *Zur Kenntniss der Spermatozen*, Biol. Untersüch., 1881 ; BLOMFIELD, *The development of the spermatozoa Helixand Rana*, Quat. Journ. of microsc. sc., 1881 ; KRAUSE, *Spermatogenese bei den Säugern*, Centralbl. f. d. med. Wissenchaften, 1881 ; DU MÊME, *Zum Spiralsaum der Samenfäden*, Biolog. Centralbl., 1881 ; SABATIER, *La spermatogénèse chez les Annélides et les Vertébrés*, C. R. Acad. d. sc. 1882 ; HERRMANN, *Recherches sur la spermatogénèse chez les Sélaciens*, Journ. Anat. et Phys., 1882 ; RENSON, *De la spermatogénèse chez les Mammifères*, Arch. biol., 1882 ; TROIS, *Recherches expérimentales sur les spermatozoïdes des Plagiostomes*, Journ. Microgr., 1883 ; JENSEN, *Recherches sur la spermatogénèse*, Arch. d. biol., 1883, 1884 ; HERRMANN, *Sur la spermatogénèse des crustacés podophthalmes, spécialement des décapodes*, C. R. Acad. d. Sc., 1883 ; DU MÊME, *Sur la spermatogénèse chez les crustacés édrioaphthalmes*, C. R. Ac. d. Sc., 1883 ; SWAEN et MASQUELIN, *Etude sur la spermatogénèse*, Arch. de biol., 1884 ; PELLACANI, *Der Bau des menschlichen Samenstranges*, Arch. f. mikr. Anat., 1884 ; PLATNER, *Ueber die Spermatogenese bei den Pulmonatem*, Arch. f. mikr. Anat., 1885 ; SABATIER, *Sur la spermatogénèse des crustacés décapodes*, C. R. Ac. d. sc., 1885 ; GILSON, *Etude comparée sur la spermatogénèse chez les arthropodes*, La Cellule, 1885 ; DE LA VALETTE SAINT-GEORGE, *Spermatologische Beiträge*, Arch. f. mikr. Anat., 1885 et 1886 ; GRÜNHAGEN, *Ueber die Spermatogenese bei Rana fusca (temporaria)*, Med. Centralbl., 1885 ; KRAUSE, *Der Spiralsaum der Samenfäden*, Intern. Monatschr. f. Anat. u. Hist., 1885 ; LAULANIÉ, *Sur l'unité du processus de la spermatogénèse chez les mammifères*, C. R. Ac. d. sc., 1885 ; BIONDI, *Die Entwicklung der Spermatozoiden*, Arch. f. mikr. Anat., 1885 ; DU MÊME, *Untersüchungen betreffend die Spermatogenese*, Arch. f. Anat. u. Phys., 1885 ; DU MÊME, *Sullo sviluppo degli spermatozoidi*, Arch. p. l. sc. méd., 1886 ; BALLOWITZ, *Zur Lehre von der Structur der Spermatozoen*, Anat. Anz., 1886 ; BENDA, *Ueber die Spermatogenese der Säugethiere und des Menschen*, Berliner klin. Wochenschr., 1886 ; JENSEN, *Ueber die Structur der Samenkörper bei Säugethieren, Vögeln und Amphibien*, Anat. Anz., 1886 ; WALDEYER, *Ueber Bau und Entwicklung der Samenfäden*, Anat. Anz., 1887 ; PRENANT, *Recherches sur la signification des éléments du tube séminifère adulte des Mammifères*, Intern. Monatschr. f. Anat. u. Phys. 1887 ; DU MÊME, *Etude sur la structure du tube séminifère des Mammifères*, 1887 ; JENSEN, *Untersüchungen über die Samenkörper der Säugethiere, Vögel und Amphibien*, Arch. f. mikr. Anat., 1887 ; DE KOROTNEFF, *Sur la Spermatogénèse*, C. R. Ac. d. sc., 1887 ; BENDA, *Zur Spermatogenese und Hodenstructur der Wirbelthiere*, Anat. Anz., 1887 ; BIONDI, *Ueber die Entwicklung der Samenfäden beim Menschen*, Breslauer ärtzl. Zeitschr., 1887 ; BERGONZINI, *Contributo allo studio della spermatogenesi nei vertebrati*, Rassegna di Sc. med. Modena, 1888 ; PRENANT, *Note sur la structure des spermatozoïdes chez l'homme*, Soc. d. Biol., 1888 ; DU MÊME, *Contribution à l'histogénèse du tube séminifère*, Intern. Monatschr, 1889 ; BALLOWITZ, *Untersüchungen über die Structur der Spermatozoen, zugleich ein Beitrag zur Lehre vom feineren Bau der contractilen Elemente*, Arch. f. mikr. Anat., 1888 ; SAN-FELICE, *Spermatogénèse des Vertébrés*, Arch. ital. de biol., 1888 ; DE KOROTNEFF, *Beiträge zur Spermatologie*, Arch. f. mikr. Anat.,

1888; KAYSER, *Untersüch. über die Bedeutung der Samenblasen*, Dissert. Berlin, 1889; BALLOWITZ, *Das Retzius'sche Endstück der Säugethier-spermatozoen*, Intern. Monatschr. f. Anat. u. Phys., 1890; BARDELEBEN, *Ueber den feineren Bau der menschlichen Spermatozoen*, Anat. Gesellsch., 1891; FALCONE, *Sulle terminazioni nervose nel testicolo*, Monit. zool. ital., 1894.

ARTICLE II

ENVELOPPES DES TESTICULES

Les deux testicules, comme nous l'avons vu dans l'article précédent, occupent primitivement les parties latérales de la colonne lombaire, et ce n'est que plus tard, du troisième au neuvième mois de la vie intra-utérine, qu'ils émigrent de l'abdomen pour venir se loger au-dessous des téguments qui revêtent la paroi antérieure du bassin. Dans ce mouvement de translation ou de descente, la glande séminale ou son gubernaculum (car le canal est tout formé quand descend le testicule) se fraie un passage à travers la paroi abdominale, traversant quelques-unes des couches qui constituent cette paroi, refoulant les autres devant lui. Il en résulte que, lorsque le changement de position est effectué, les testicules se trouvent entourés par un certain nombre d'enveloppes, dont il faut chercher les origines dans les éléments de la paroi abdominale qui se sont déplacés avec eux. L'ensemble de ces enveloppes constitue les *bourses*. Nous envisagerons successivement : 1° leur *conformation extérieure ;* 2° leur *constitution anatomique ;* 3° leurs *vaisseaux* et leurs *nerfs*.

§ Ier. — CONFORMATION EXTÉRIEURE

Les bourses se présentent à l'œil sous l'aspect d'une saillie impaire et médiane, située dans la partie la plus élevée de l'espace angulaire que forment en avant les deux cuisses. Libre en avant, en arrière et sur les côtés, cette saillie est libre encore par son extrémité inférieure. Son extrémité supérieure au contraire, relativement étroite et comme pédiculée, adhère à la région pubienne et se confond successivement avec le périnée, la face inférieure de la verge, la région de l'aine et la paroi abdominale.

La forme et les dimensions des bourses varie beaucoup suivant les âges. Chez le nouveau-né et chez l'enfant, elles sont petites, globuleuses, de consistance ferme, fortement appliquées contre le pubis. Chez l'adulte, elles présentent un volume plus considérable ; en même temps, elles revêtent une forme ovoïde et sont à la fois moins fermes et plus mobiles. Elles s'allongent encore chez le vieillard et sont, chez lui, flasques, pendantes, piriformes plutôt qu'ovoïdes.

Chez un adulte bien constitué, l'ovoïde formé par les bourses mesure en moyenne 6 centimètres de hauteur, sur 5 centimètres de largeur et 4 centimètres d'épaisseur.

Les bourses nous présentent sur leur face antérieure, le long de la ligne médiane, une dépression verticale, une sorte de large sillon longitudinal, qui leur donne un aspect plus ou moins bilobé. Dans le fond de ce sillon se voit un raphé, plus ou moins accusé suivant les sujets, indice manifeste de la duplicité primitive de l'organe (voy. EMBRYOLOGIE). Cette duplicité primitive des bourses, qui disparaît chez l'homme en ne laissant d'autre trace qu'une cloison médiane et le raphé précité, persiste pendant toute la vie chez quelques mammifères, parmi lesquels nous signalerons le lièvre, la roussette et les solipèdes, qui possèdent en réalité deux bourses, l'une à droite, l'autre à gauche. Par contre, il est d'autres espèces (chez certains marsupiaux, notamment le kanguroo) qui, à l'état adulte, n'ont même pas de cloison médiane et chez lesquels les deux testicules se trouvent logés dans une cavité commune.

§ II. — CONSTITUTION ANATOMIQUE

Les bourses se composent de six tuniques régulièrement superposées qui sont, en allant des parties superficielles vers les parties profondes : 1° la peau, prenant ici le nom de *scrotum;* 2° une tunique musculeuse, constituant le *dartos;* 3° une tunique celluleuse; 4° une deuxième tunique musculeuse ou *tunique érythroïde;* 5° une tunique fibreuse; 6° une tunique séreuse, appelée *vaginale.* De ces différentes tuniques, la première, grâce au raphé médian ci-dessus indiqué, est commune aux deux testicules, mais c'est la seule. Toutes les autres sont doubles et chaque testicule possède les siennes. Les homologies des six enveloppes du testicule avec les différents éléments de la paroi abdominale antérieure peuvent être établies comme suit :

PAROI ABDOMINALE	ENVELOPPES DES TESTICULES
Peau	Scrotum
(*manque*)	Dartos
Tissu cellulaire sous-cutané Aponévrose superficielle	Tunique celluleuse
Muscles de l'abdomen	Tunique musculeuse
Fascia transversalis	Tunique fibreuse
Péritoine et tissu cellulaire sous-péritonéal	Vaginale et tissu cellulaire sous-vaginal.

1° Scrotum. — Le scrotum n'est autre que la peau des bourses. Elle est mince, demi-transparente, de coloration plus ou moins foncée. Elle est, de plus, très extensible et présente cette particularité remarquable que lorsque, pour une cause quelconque, elle a été distendue, elle revient d'elle-même à ses dimensions premières en formant une série de plis transversaux qui s'étagent régulièrement de bas en haut. Tous ces plis, connus sous le nom de *rides du scrotum*, partent du raphé médian et se dirigent ensuite en dehors en décrivant une légère courbe à concavité supérieure.

Considéré au point de vue de sa structure, le scrotum nous offre quelques caractères qui lui sont particuliers. Il nous présente tout d'abord de nombreuses glandes sudoripares, des glandes sébacées également fort nombreuses et surtout très développées. Dans les cellules profondes de son épiderme s'amassent des granulations pigmentaires, à la présence desquelles les bourses sont redevables de leur coloration foncée. Le derme, très riche en éléments élastiques, est surmonté de papilles volumineuses. Enfin, à la surface extérieure du scrotum croissent des poils longs et raides, analogues à ceux de la région pubienne, mais cependant beaucoup plus rares

2° Dartos, cloison des bourses. — Le dartos (δαρτὸς, de δέρω j'écorche) est une lame mince, de coloration rougeâtre, d'aspect finement fibrillaire, appliquée contre la face interne du scrotum et lui adhérant intimement. Il se compose essentiellement de fibres musculaires lisses, auxquelles viennent s'ajouter, à titre d'éléments accessoires, des fibres élastiques et des fibres conjonctives. Ces fibres musculaires affectent les directions les plus diverses. Le plus grand nombre d'entre elles, cependant, sont longitudinales, c'est-à-dire disposées parallèlement au raphé médian. Elles sont, par conséquent, perpendiculaires aux rides du scrotum, et ce sont elles qui, par leur contraction ou simplement par leur tonicité, déterminent le plissement de la peau qui constitue ces rides.

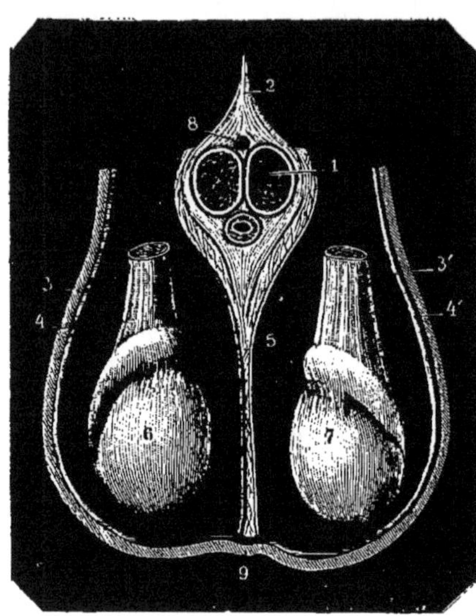

Fig. 1563.

Les deux sacs dartoïques, vus sur une coupe frontale des bourses (*schématique*).

1, verge. — 2, son ligament suspenseur. — 3, scrotum. — 4 et 4', dartos du côté droit et dartos du côté gauche. — 5, cloison des bourses, formée par les deux dartos réunis l'un à l'autre par une couche conjonctive. — 6, testicule droit. — 7, testicule gauche. — 8, veine dorsale profonde de la verge. — 9, raphé.

Le dartos scrotal existe sur tout le pourtour des bourses, mais il est surtout développé sur ses faces antérieure et latérales. Arrivé à l'extrémité supérieure des bourses, il se comporte de la façon suivante. — En avant, il se prolonge tout autour de la verge, en constituant le *dartos pénien*. — En arrière, il se continue de même avec une lame similaire qui, sous le nom de *dartos périnéal*, s'étale d'avant en arrière au-dessous de la peau du périnée. — Partout ailleurs, entre la verge et le périnée, le dartos change de nature : il perd peu à peu ses éléments musculaires et dégénère en une simple lame élastique, qui a été décrite par Sappey sous le nom très significatif d'*appareil suspenseur des bourses*. Ce nom mérite d'être conservé.

La lame élastique qui fait suite au dartos se comporte différemment en haut et sur les côtés. — Sur les côtés, elle s'attache aux branches ischio-pubiennes, fixant ainsi les bourses au bassin et les fermant d'autre part du côté de la cuisse. — En haut, elle remonte sur la peau de l'abdomen, entre le canal inguinal et la verge, et se perd insensiblement dans le tissu cellulaire sous-cutané. Sa partie médiane, correspondant à la ligne blanche, présente un développement tout spécial : un certain nombre de ses lamelles, les plus superficielles, se fixent aux téguments de la verge ; les autres, les plus profondes, descendent plus bas et, se mêlant à des fibres similaires venues de la symphyse, s'attachent à la partie postérieure des corps caverneux (fig. 1564,6), en constituant le *ligament suspenseur de la verge* (voy. *Verge*).

Voyons maintenant comment se comporte le dartos au niveau du raphé des bourses. Les anatomistes sont loin d'être d'accord sur ce point. Les uns, avec Sappey, enseignent que, sur le raphé, « les deux moitiés de la lame musculaire se continuent entre elles comme les deux moitiés du scrotum et forment ainsi une seule et même enveloppe commune aux deux testicules ». Les autres, au contraire, estiment que les deux moitiés du dartos, arrivées au contact au niveau du raphé, ne se continuent pas réciproquement, mais se recourbent en arrière, s'adossent l'une à l'autre et se portent ainsi, en conservant toujours leur individualité, jusqu'à la partie postérieure des bourses. Il est de fait que lorsqu'on insuffle de l'air au-dessous du dartos, mais d'un côté seulement, la moitié des bourses correspondant au côté insufflé se gonfle seule, la moitié opposée ne se modifiant nullement dans ses dimensions. Ce fait expérimental ne peut s'expliquer que par la présence d'une cloison médiane, qui sépare les bourses en deux moitiés latérales, complètement indépendantes l'une de l'autre. Cette cloison des bourses (*septum scroti* de quelques auteurs) existe en effet (fig. 1563,5), et, pour les partisans de l'opinion précitée, elle serait essentiellement constituée par les deux portions réfléchies du dartos, accolées l'une à l'autre.

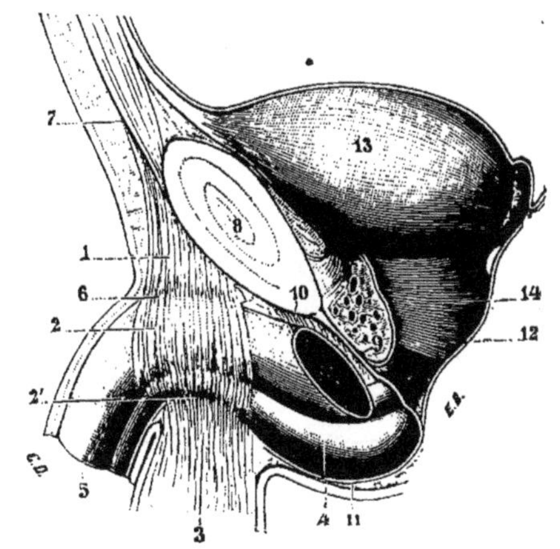

Fig. 1564.

Le ligament suspenseur de la verge, vu par son côté gauche (*demi-schématique*).

1, ligament suspenseur de la verge (*en jaune*). — 2, sa moitié gauche, contournant le corps caverneux correspondant et se réunissant en 2', avec celui du côté opposé. — 3, fibres de ce ligament descendant dans la cloison des bourses. — 4, portion périnéale de la verge. — 5, sa portion libre. — 6, angle pénien. — 7, ligne blanche abdominale. — 8, symphyse pubienne. — 9, aponévrose périnéale moyenne. — 10, ligament fibreux du pénis. — 11, aponévrose périnéale inférieure. — 12, aponévrose prostato-péritonéale. — 13, vessie. — 14, prostate.

Entre ces deux opinions contradictoires, il y a place pour une opinion mixte. Elle a été émise par Barrois. Pour ce dernier observateur, le dartos n'est pas une lame unique, mais comprend deux feuillets de signification bien différente (fig. 1565,2) : un *feuillet superficiel* (2'), véritable peaucier, constitué par les fibres musculaires lisses du derme et occupant les couches inférieures de cette membrane ; un *feuillet profond* (2''), beaucoup plus épais que le précédent, situé dans le tissu cellulaire sous-jacent et représentant au niveau des bourses, une formation spéciale et surajoutée. Or, ces deux feuillets, en arrivant au raphé, se séparent l'un de l'autre pour suivre chacun un trajet particulier. Le feuillet superficiel (*portion dermique du dartos*), faisant partie du scrotum, se comporte comme ce dernier et se confond avec le feuillet similaire du côté opposé. Le feuillet profond au contraire (*dartos proprement dit*), à droite et à gauche du raphé, se réfléchit d'avant en arrière et forme la cloison médiane dont il est question plus haut.

Au total : 1° il existe deux sacs dartoïques, l'un pour le testicule droit, l'autre pour le testicule gauche ; 2° d'autre part, la cloison des bourses est constituée par ces deux sacs adossés et unis l'un à l'autre par une mince couche de tissu conjonctif, dans laquelle viennent se perdre en haut les fibres les plus inférieures du ligament suspenseur de la verge (fig. 1563,5).

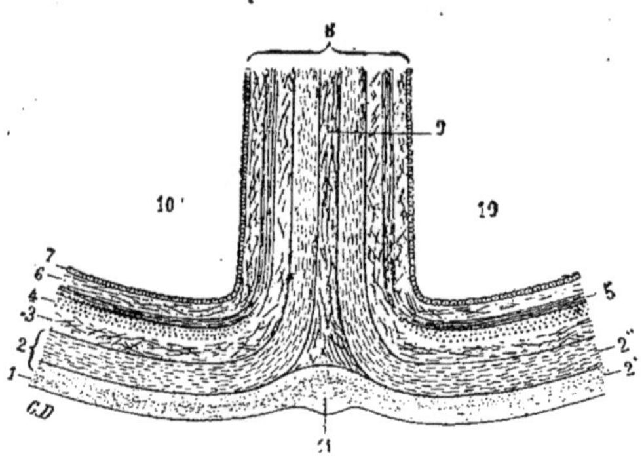

Fig. 1565.

Coupe schématique des bourses, pratiquée perpendiculairement au raphé, pour montrer le mode de constitution de la cloison.

1, scrotum. — 2, dartos, avec 2', son feuillet intra-dermique et 2'', son feuillet sous-dermique (dartos proprement dit). — 3, tunique celluleuse ou fascia de Cooper — 4, tunique musculeuse ou érythroïde. — 5, tunique fibreuse. — 6, couche celluleuse sous-vaginale. — 7, tunique vaginale (feuillet parietal). — 8, cloison. — 9, tissu cellulaire réunissant sur la ligne médiane les deux dartos. — 10, 10, cavité des deux sacs testiculaires. — 11, raphé.

3° Tunique celluleuse. — Le dartos est doublé sur sa face profonde par une couche celluleuse, le *fascia de Cooper*, qui le sépare de la tunique suivante. Cette couche est nettement délimitée, du côté de la cuisse, par les insertions du dartos aux branches ischio-pubiennes. Elle se continue librement, au contraire, avec le tissu cellulaire sous-cutané du périnée, de la verge et de la paroi abdominale antérieure. Le fascia de Cooper se confond au niveau de l'orifice externe de l'anneau inguinal avec l'aponévrose du grand oblique : aussi le considérerons-nous, quoique assez mal individualisé, comme représentant au point de vue morphologique l'aponévrose superficielle de la paroi abdominale et le tissu cellulaire sous-cutané. Il est constitué par un tissu conjonctif lâche (fig. 1567,3), presque complètement dépourvu de graisse. C'est dans ses mailles que se font les infiltrations pathologiques des bourses et que se logent les gaz développés au cours de la gangrène ou de la putréfaction cadavérique.

4° Tunique musculeuse, crémaster. — La tunique musculeuse ou érythroïde (de ἐρυθρὸς rouge, et εἶδος ressemblance), située au-dessous de la précédente, est formée par l'épanouissement du crémaster. Le muscle crémaster (κρεμαστήρ, de κρεμάω je suspens), qui accompagne le cordon dans toute son étendue, prend naissance, en haut, par deux faisceaux primitivement distincts : un faisceau interne, relativement petit, quelquefois absent, qui se détache de l'épine du pubis ; un faisceau externe, beaucoup plus volumineux, qui s'insère sur l'arcade fémorale, un peu en dehors de l'orifice interne du canal inguinal. Ces deux faisceaux descendent à la surface extérieure du

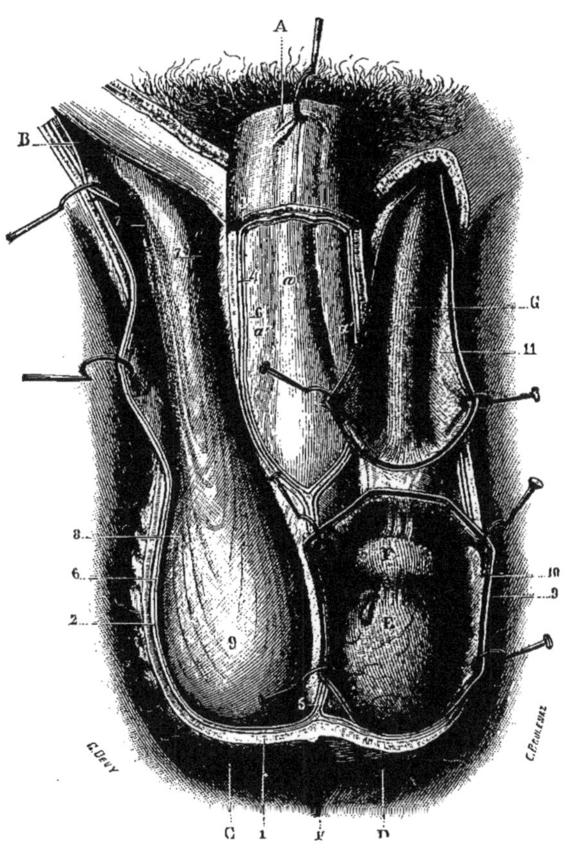

Fig. 1566.

Les enveloppes du testicule, vues par leur face antérieure.

(Du côté droit, le scrotum et le dartos ont été réséqués pour montrer le crémaster et l'érythroïde. Du côté gauche, la tunique fibreuse, doublée en bas du feuillet pariétal de la vaginale, a été incisée et érignée en dehors pour montrer le testicule et son épididyme.)

A, racine de la verge, érignée en haut, avec : *a*, l'urèthre ; *a'*, *a'*, les corps caverneux recouverts par le fascia pénis. — B, canal inguinal du côté droit, dont la paroi antérieure a été incisée et réclinée en bas. — C, bourse du côté droit. — D, bourse du côté gauche. — E, F, testicule et épididyme du côté gauche. — G, cordon spermatique. 1, scrotum, avec 1', raphé. — 2, dartos. — 3, peau de la verge. — 4, dartos pénien. — 5, dartos de la cloison. — 6, tunique celluleuse ou fascia de Cooper. — 7, 7', faisceau interne et faisceau externe du crémaster. — 8, tunique érythroïde, formée par l'épanouissement de ce dernier muscle. — 9, tunique fibreuse. — 10, tunique vaginale (feuillet pariétal). — 11, canal péritonéo-funiculaire, vestige assez rare du conduit péritonéo-vaginal.

cordon, le premier sur son côté interne, le second sur son côté externe (fig. 1566,7 et 7'). Arrivés au niveau du testicule, ils s'épanouissent, à la manière d'un éventail, sur les parois antérieure et externe des bourses et c'est à leurs fibres ainsi éparpillées sur la tunique fibreuse qu'on donne le nom de tunique érythroïde (fig. 1567,4).

Ces fibres, on le voit, ne forment jamais une enveloppe continue et, naturellement, s'espacent de plus en plus au fur et à mesure qu'elles se rapprochent de l'extrémité inférieure des bourses. Du reste, elles présentent des variations individuelles considérables : elles sont habituellement plus développées chez les sujets vigoureux que chez les sujets frêles, plus développées aussi chez l'adulte que chez le vieillard.

Les faisceaux musculaires de l'érythroïde se terminent tous sur la tunique fibreuse des bourses, les uns par des extrémités libres, les autres en formant des sortes d'anses dont la concavité regarde en haut. On voit quelquefois un certain nombre de ces faisceaux passer d'un côté à l'autre du testicule, en contournant son bord inférieur et en enserrant pour ainsi dire cet organe dans une sorte de sangle. Nous devons ajouter qu'aux deux faisceaux d'origine du crémaster, le faisceau crural et le faisceau pubien, viennent s'ajouter, sur bien des sujets, un nombre plus ou moins considérable de fibres arciformes qui se détachent du bord inférieur du muscle petit oblique. Ces dernières fibres s'échappent du canal inguinal, s'étalent sur le cordon entre les deux faisceaux précités et descendent plus ou moins bas du côté des bourses.

Le crémaster et la tunique érythroïde, qui n'est que l'extrémité inférieure de ce muscle étalé en éventail, se composent de fibres striées. Leur contraction, brusque et instantanée comme celle de tous les muscles de la vie animale, portent en haut la tunique fibreuse et, par suite, rapprochent le testicule de l'anneau inguinal. Cet appareil élévateur de la glande génitale, simple dépendance des muscles larges de l'abdomen, se contracte naturellement dans toutes les circonstances où ces derniers muscles entrent en jeu, dans la toux, dans l'effort et tout particulièrement dans l'acte du coït.

5° **Tunique fibreuse.** — La tunique fibreuse, immédiatement sous-jacente à l'érythroïde, revêt la forme d'un sac qui enveloppe à la fois le testicule et le cordon, d'où le nom de *gaine commune au testicule et au cordon* que lui donnent certains anatomistes.

Assez mince au niveau du cordon, cette tunique devient à la fois plus épaisse et plus résistante en passant sur le testicule. — A sa partie supérieure, elle s'engage dans le canal inguinal avec les éléments qui constituent le cordon. Elle peut être suivie jusqu'au fascia transversalis, avec lequel elle se confond et dont elle n'est qu'une dépendance. — A sa partie inférieure, elle adhère intimement, d'une part au dartos et au scrotum, d'autre part à la partie postérieure du testicule et de l'épididyme. Il existe là, au niveau de cette double adhérence, une sorte de lamelle, parfois mince et grêle, parfois très épaisse et très résistante, qui unit à travers les différentes couches des bourses, la glande génitale à son enveloppe tégumentaire. Dans cette lamelle, que nous avons déjà signalée dans l'article précédent sous le nom de *ligament scrotal du testicule* (fig. 1553,5), se trouvent comme éléments constituants : 1° des fibres conjonctives et des fibres élastiques;

2° des vaisseaux, qui servent de trait d'union entre la circulation superficielle et la circulation profonde; 3° des fibres musculaires lisses qui s'unissent à la fois en bas au dartos, en haut au crémaster interne. Ce sont ces faisceaux musculaires que CURLING considère comme étant les restes du *gubernaculum testis* du fœtus, insérés au fond des bourses.

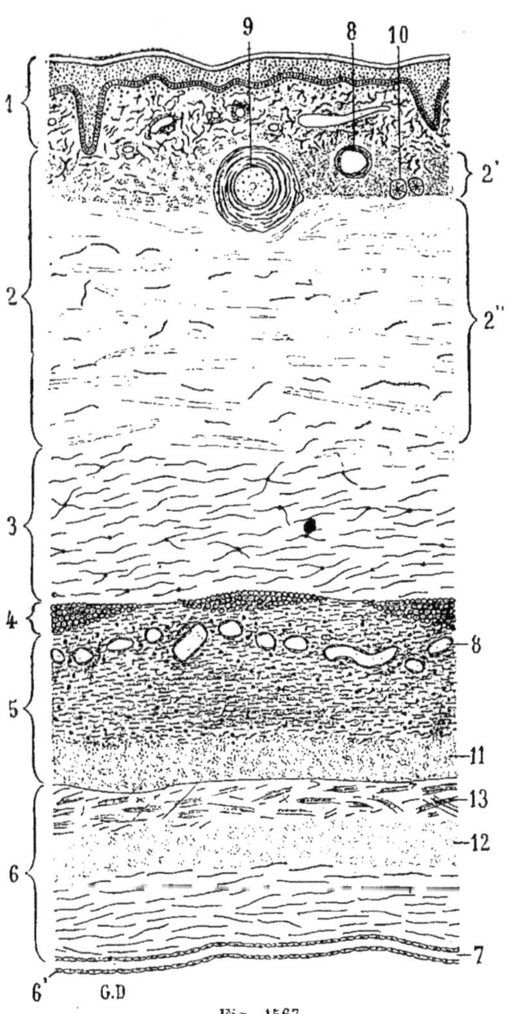

Fig. 1567.

Coupe horizontale demi-schématique des enveloppes du testicule, pratiquée sur la partie antéro-externe, au niveau moyen du testicule (d'après BARROIS, légèrement modifiée).

1, scrotum. — 2, dartos, avec : 2', sa portion intra-dermique et 2'', sa portion sous-dermique. — 3, tunique celluleuse. — 4, tunique musculeuse ou érythroïde (crémaster externe). — 5, tunique fibreuse. — 6 et 6', tunique vaginale (feuillet pariétal et feuillet viscéral). — 7, cavité vaginale. — 8, vaisseaux sanguins. — 9, follicules pileux. — 10, glandes sudoripares. — 11, crémaster moyen. — 12, crémaster interne. — 13, tissu cellulaire sous-vaginal.

Histologiquement, la tunique fibreuse des bourses est constituée par un enchevêtrement de fibres conjonctives et de fibres élastiques. — Elle renferme dans ses parties externes de nombreux vaisseaux sanguins (fig. 1567, 5) qui forment là une couche presque continue caractéristique (BARROIS). — Sur sa face interne, se voit une couche importante de fibres musculaires lisses, à direction longitudinale (fig. 1567, 11) : KLEIN et BARROIS désignent l'ensemble de ces fibres sous le nom de *crémaster moyen*, pour les distinguer à la fois du crémaster externe qui s'étale sur le côté externe de la tunique fibreuse et du crémaster interne que nous allons rencontrer tout à l'heure dans l'épaisseur de la vaginale.

6° Tunique vaginale. — La tunique vaginale est une membrane séreuse, dans laquelle s'invaginent le testicule et son épididyme.

Disposition générale. — Comme toutes les séreuses, la vaginale nous présente deux feuillets, un feuillet pariétal et un feuillet viscéral, interceptant entre eux une cavité virtuelle, la cavité vaginale (fig. 1568) :

a. Le *feuillet pariétal* (6') tapisse la cavité dans laquelle est contenu le testicule. — Sa face interne est en rapport avec la cavité séreuse et, par l'intermédiaire de cette cavité, avec le feuillet viscéral et la glande génitale. — Sa face externe répond à la tunique fibreuse, à laquelle elle est unie par une mince couche de tissu cellulaire, le *tissu cellulaire sous-vaginal* (fig. 1567, 13), lequel est l'homologue du tissu cellulaire sous-séreux qui double le feuillet pariétal du péritoine.

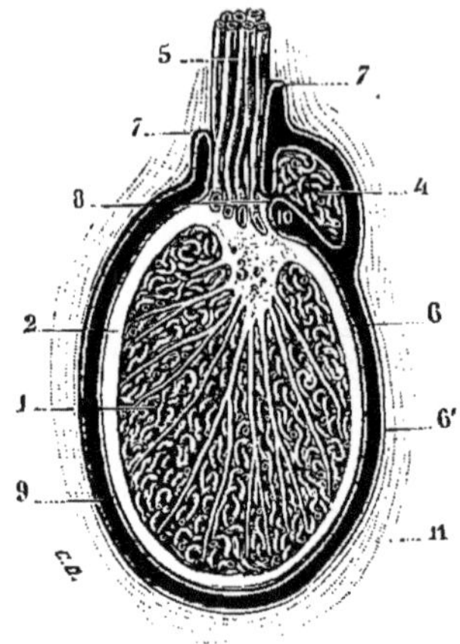

Fig. 1568.

Coupe frontale du testicule, pour montrer la disposition de la vaginale.

1, testicule. — 2, albuginée. — 3, corps d'Highmore. — 4, épididyme. — 5, cordon. — 6, feuillet viscéral et 6', feuillet pariétal de la vaginale. — 7, réunion des deux feuillets sur les côtés interne et externe du cordon. — 8, méso-épididyme. — 9, cavité vaginale, avec 10, le cul-de-sac sous-épididymaire. — 11, bourses.

b. Le *feuillet viscéral* (6) revêt tout d'abord le bord inférieur du testicule dans toute son étendue. Puis, se portant en haut, il tapisse sa face interne et sa face externe, également dans toute leur étendue. Il arrive ainsi au voisinage du bord supérieur que surmonte l'épididyme. Là, le feuillet viscéral se comporte d'une façon différente, suivant les points que l'on examine. Pour en prendre une notion exacte, nous l'envisagerons successivement en dedans, en dehors, en avant et en arrière. — *En dedans*, le feuillet viscéral de la vaginale rencontre le paquet vasculo-nerveux qui, du bord supérieur du testicule s'élève dans le cordon. Il s'applique contre ce paquet (fig. 1568,5), le revêt de bas en haut sur une hauteur de 10 millimètres environ, puis se recourbe en dedans pour se continuer avec le feuillet pariétal. — *En dehors*, le feuillet viscéral s'engage entre le testicule et l'épididyme jusqu'au paquet vasculaire précité; là, il s'infléchit en dehors, tapisse successivement la face inférieure, le bord externe et la face supérieure de l'épididyme et rencontre de nouveau le paquet vasculaire; se redressant alors, il le tapisse dans une étendue de quelques millimètres; puis, se recourbant en dehors, il se continue avec le feuillet pariétal. Il résulte d'une pareille disposition (fig. 1568) : 1° que l'épididyme, au niveau de son corps tout au moins, est enveloppé par la séreuse sur tout son pourtour, son bord interne excepté; 2° qu'au niveau de ce bord interne, les deux feuillets sus- et sous-épididymaire arrivent au contact et s'adossent l'un à l'autre, en formant ainsi, entre l'épididyme et le paquet vasculaire, une sorte de méso, le *méso-épididyme* (8); 3° que la cavité vaginale se prolonge entre le bord supérieur du testicule et l'épididyme sous la forme d'un petit cul-de-sac, le *cul-de-sac sous-épididymaire* (10). Ce cul-de-sac, toutefois, n'existe que dans la portion moyenne de l'épididyme. A leurs parties antérieure et postérieure, testicule et épididyme sont unis d'une façon intime, et la séreuse, au lieu de s'interposer entre eux, passe directement de l'un à l'autre. — *En avant*, la vaginale revêt la tête de l'épididyme, passe sur le côté antérieur du cordon et, après l'avoir revêtu de bas en haut dans une étendue de 4 ou 5 millimètres, s'infléchit en avant pour devenir feuillet pariétal. — *En arrière*, la séreuse se comporte d'une façon toute différente. Arrivée au point de jonction de l'extrémité postérieure du testicule et de la queue de l'épididyme, elle rencontre cette lame fibro-musculaire, que nous avons décrite plus haut sous le nom de ligament scrotal du testicule (fig. 1553, p. 932); elle se réfléchit de haut en bas au-devant de cette lame et, après l'avoir revêtue sur ses faces antérieure et latérale, se continue avec le feuillet pariétal. La queue de l'épididyme se trouve donc placée en dehors de la cavité séreuse.

c. La *cavité vaginale* (9) n'est autre que l'espace compris entre les deux feuillets pariétal et viscéral. Elle se termine en haut, là où les deux feuillets se fusionnent, par un cul-de-sac circulaire, qui entoure les origines du cordon et qui, comme l'épididyme, est oblique de haut en bas et d'avant en arrière. — Comme nous l'avons vu plus haut, ce cul-de-sac est situé à 10 ou 15 millimètres au-dessus du bord supérieur du testicule; nous ajouterons qu'il est, dans la plupart des cas, un peu plus élevé en dehors qu'en dedans. — Dans les conditions ordinaires, c'est-à-dire à l'état physiologique, la cavité vaginale est simplement virtuelle et le feuillet viscéral, dans les divers mouvements qu'exécute le testicule, glisse directement sur le feuillet pariétal. Un liquide clair, filant, analogue à la lymphe (*liquide vaginal*), humecte les deux feuillets précités et favorise ainsi leur glissement.

Signification morphologique. — La tunique vaginale n'est qu'une portion du péritoine descendue dans les bourses par le fait de la migration du testicule (p. 925). Primitivement, en effet, et cela jusqu'au moment où le testicule a pris dans les bourses sa position définitive, jusqu'au neuvième mois par conséquent, les deux cavités vaginale et péritonéale n'en font qu'une ou, si l'on veut, communiquent l'une avec l'autre par un long canal, le *canal péritonéo-vaginal*, qui s'étend depuis l'orifice interne du canal inguinal jusqu'au voisinage de l'épididyme. La descente du testicule une fois effectuée, ce canal commence par s'oblitérer et disparaît même d'une façon à peu près complète, ne laissant à ses lieu et place qu'un cordon fibreux ou conjonctif, le *ligament vaginal*, souvent peu visible, perdu au milieu des éléments du cordon. A la naissance, l'oblitération du canal péritonéo-vaginal est toujours commencée, sinon effectuée complètement. Sur 68 nouveau-nés qu'il a examinés à ce sujet, CAMPER l'a vu :

Fermé des deux côtés.	sur 7	sujets.
Ouvert des deux côtés.	— 39	—
Ouvert seulement à droite.	— 14	—
Ouvert seulement à gauche.	— 8	—

Ce travail de régression s'accomplit, du reste, avec la plus grande rapidité, et au quinzième ou au vingtième jour qui suit la naissance, les deux canaux sont fermés dans les trois quarts des cas.

Contrairement à la règle, le canal qui, chez le fœtus, établit la continuité entre la cavité vaginale et la cavité péritonéale peut ne pas s'oblitérer chez l'adulte. Sa persistance, qui s'observe normalement chez un grand nombre de mammifères, se rencontre chez l'homme dans une proportion de 1 p. 100 environ (2 fois sur 215 adultes d'après RAMONÈDE). — D'autres fois, cette persistance est seulement partielle, le travail d'oblitération dont il est question plus haut ne s'étant accompli que sur une partie du canal. Cette anomalie comporte deux sortes de cas : ou bien l'oblitération se produit sur l'extrémité inférieure du canal seulement et, alors, le péritoine se prolonge à travers le canal inguinal (fig. 1566,11), en une sorte de diverticulum plus ou moins long, mais presque toujours moniliforme, c'est-à-dire présentant une série de renflements alternant avec des parties rétrécies et comme étranglées (4 fois sur 215 adultes, RAMONÈDE); ou bien ce travail régressif oblitère à la fois les deux extrémités supérieure et inférieure du canal, respectant sa partie moyenne, qui persiste alors sous la forme d'une cavité séreuse intermédiaire aux deux cavités vaginale et péritonéale, mais ne communiquant ni avec l'une, ni avec l'autre. Cette cavité peut devenir le siège d'un épanchement liquide qui constitue l'hydrocèle enkystée.

Structure. — La tunique vaginale se compose, comme toutes les séreuses en général, de deux couches régulièrement superposées : une couche profonde, comprenant des fibres conjonctives, des fibres élastiques, des vaisseaux et des nerfs; une couche superficielle ou endothéliale, formée par une seule rangée de cellules plates à contours polygonaux. Entre ces deux couches se trouve une membrane limitante ou vitrée, granuleuse sur certains points, fibrillaire sur d'autres (LIVI). La couche endothéliale de la tunique vaginale diffère de la couche homonyme du péritoine et des plèvres en ce qu'elle est partout continue, je veux dire qu'elle ne présente pas de stomates.

Le feuillet pariétal nous présente en outre dans ses parties les plus externes ou même dans la couche sous-séreuse, un système de fibres musculaires lisses (fig. 1567,12) qui lui appartient en propre et qui constitue le *crémaster interne*. Ces fibres affectent pour la plupart une direction longitudinale ; on rencontre, cependant, à leur partie profonde, un certain nombre de fibres disposées transversalement.

Le crémaster moyen et le crémaster interne sont nettement distincts à leur partie supérieure : ils sont, en effet, nettement séparés l'un de l'autre par une couche conjonctive qui les rattache, le premier à la tunique fibreuse, le second à la tunique vaginale. A leur partie inférieure cependant, les deux formations musculaires se rapprochent graduellement, arrivent au contact et finissent par se confondre. Elles se confondent en même temps avec les fibres lisses que nous avons rencontrées dans l'épaisseur du ligament scrotal du testicule (p. 932). C'est cet ensemble de fibres musculaires de la vie organique (crémaster nterne, crémaster moyen et fibres lisses du ligament scrotal) qui représente vraisemblablement, chez l'adulte, les restes du gubernaculum testis de la vie fœtale.

§ III. — VAISSEAUX ET NERFS

1° Artères. — Les artères des enveloppes du testicule se divisent en superficielles et profondes. — Les *artères superficielles*, destinées au scrotum et au dartos, proviennent de deux sources : des artères honteuses externes, branches de la fémorale ; de l'artère périnéale superficielle, branche de la honteuse interne. Les premières se distribuent principalement aux parties antéro-latérales des bourses ; les secondes, à la partie postérieure et à la cloison. Du reste, les honteuses externes et la périnéale superficielle s'anastomosent largement entre elles, et, de plus, le réseau artériel d'un côté entre en communication, sur la ligne médiane, avec le réseau du côté opposé. — Les *artères profondes* sont fournies par l'artère funiculaire, branche de l'épigastrique. Elles se distribuent au crémaster, à l'érythroïde, à la tunique fibreuse et au feuillet pariétal de la tunique vaginale.

2° Veines. — Les veines, issues des enveloppes du testicule, forment un riche réseau qui communique largement, aux confins de la région, avec les veines superficielles du périnée, de la verge et de la paroi abdominale antérieure. Considérées au point de vue de leur mode de terminaison, elles se divisent en deux groupes : un groupe externe et un groupe postérieur. — Les *veines du groupe externe* se dirigent en dehors, et, suivant à peu près le même trajet que les artères honteuses externes, viennent se jeter dans la saphène interne et, de là, dans la fémorale. On voit ordinairement les veines les plus élevées de ce groupe, plus ou moins anastomosées avec les veines de la verge et de la région sus-pubienne, aboutir directement à la fémorale en traversant l'un des orifices du fascia cribriformis. — Les *veines du groupe postérieur* accompagnent l'artère périnéale superficielle et viennent s'aboucher dans le tronc de la honteuse interne.

3° **Lymphatiques.** — Les lymphatiques sont extrêmement multipliés sur le scrotum. Ils se dirigent obliquement en haut et en dehors et aboutissent, comme ceux de la verge, aux ganglions supéro-internes de la région de l'aine.

4° **Nerfs.** — Les nerfs des bourses proviennent de deux sources : 1° de la branche périnéale inférieure du nerf honteux interne (*plexus sacré*) ; 2° des branches génitales du génito-crural, du grand abdomino-génital et du petit abdomino-génital (*plexus lombaire*). De ces diverses branches, la première, suivant le trajet de l'artère périnéale superficielle, aborde la région des bourses par sa face postérieure. Les autres, primitivement contenues dans la cavité abdominale, débouchent avec les éléments du cordon par l'orifice externe du canal inguinal ; c'est de ces dernières branches qu'émanent les rameaux moteurs destinés au crémaster et à l'érythroïde.

A consulter au sujet des bourses, chez l'homme : Lannelongue, *Rech. sur l'appareil musculaire annexé au testicule et sur ses fonctions*, Arch. de Physiol., 1868 ; Livi, *Sulla struttura e sui limfatici della vaginale*, Arch. delle Sc. med., 1882 ; Vauthier, *Rech. anat. sur les corps libres de la tunique vaginale*, Rev. méd. de la Suisse Romande, 1884 ; Barrois, *Contrib. à l'étude des enveloppes du testicule*, Th. de Lille, 1882.

ARTICLE III

VOIES SPERMATIQUES

Le sperme élaboré par les testicules traverse successivement, comme nous l'avons déjà vu à propos de cet organe, les *canaux droits*, les *cônes efférents* et le *canal épididymaire*. Tous ces conduits, entièrement étrangers à la production des spermatozoïdes, ne sont pour eux que de simples conduits excréteurs. Ils constituent en réalité les premiers segments des voies spermatiques, et si nous les avons déjà étudiés à propos du testicule, c'est qu'ils lui sont unis d'une façon tellement intime que nous n'avons pas cru devoir les séparer dans notre description. Au sortir du canal de l'épididyme, le sperme chemine dans le *canal déférent*, qui le dépose momentanément dans un réservoir, la *vésicule séminale*. La vésicule séminale et le canal déférent sont continués par le *canal éjaculateur*, lequel, au moment de l'éjaculation, projette le sperme dans le canal de l'urèthre et, de là, à l'extérieur.

§ I. — Canal déférent

Le canal déférent, que l'on désigne improprement sous le nom de conduit excréteur du testicule, s'étend de la queue de l'épididyme, dont il n'est que le prolongement, jusqu'au col de la vésicule séminale.

1° Dimensions. — Sa longueur est de 35 à 45 centimètres. Son diamètre, mesuré à sa partie moyenne, est de 2 millimètres à 2 millimètres 1/2. Ce diamètre augmente graduellement au fur et à mesure qu'on se rapproche de son extrémité terminale : sur la portion du conduit qui longe la vésicule séminale, il est triplé et même quadruplé.

2° Forme et consistance. — Le canal déférent nous présente dans la plus grande partie de son étendue une forme régulièrement cylindrique. Sa portion terminale, cependant, en même temps qu'elle augmente de calibre, s'aplatit légèrement d'avant en arrière ; de plus, elle se rétrécit sur certains points, se renfle sur d'autres, de façon à présenter sur la surface extérieure de sa paroi, une série de bosselures irrégulières, qui rappellent jusqu'à un certain point celles de la vésicule séminale et qui répondent sur la surface interne du canal à des dilatations également irrégulières et souvent anfractueuses. Cette portion terminale du canal déférent, ainsi agrandie et bosselée, a reçu le nom d'*ampoule du canal déférent* (fig. 1572, 4 et 4').

Le canal déférent a une consistance ferme et caractéristique, qu'il doit à l'épaisseur remarquable de ses parois. Grâce à elle, le chirurgien peut facilement le distinguer au toucher au milieu des autres éléments du cordon et préciser ainsi nettement sa situation et ses rapports.

3° Trajet. — En se séparant du conduit épididymaire auquel il fait suite, le canal déférent se dirige obliquement de bas en haut et d'arrière en avant, parallèlement à l'épididyme. Il s'étend ainsi jusqu'à la partie moyenne de ce dernier organe. Là, il se redresse et, se mêlant aux autres éléments du cordon, il se porte verticalement en haut vers l'orifice externe du canal inguinal, dans lequel il s'engage et qu'il parcourt dans toute son étendue. Au sortir de ce canal, il traverse la fosse iliaque, descend dans l'excavation pelvienne et gagne le bas-fond de la vessie où il se termine. Le canal déférent, on le voit, parcourt dans son long trajet des régions très différentes et nous pouvons, à ce sujet, lui distinguer quatre portions, savoir : 1° une *portion testiculaire*, oblique en haut et en avant ; 2° une *portion funiculaire*, verticalement ascendante ; 3° une *portion inguinale*, oblique en haut et en dehors ; 4° une *portion abdomino-pelvienne*, enfin, obliquement dirigée d'avant en arrière, de haut en bas et de dehors en dedans.

4° **Rapports**. — Chacune des quatre portions précitées du canal déférent nous présente des rapports spéciaux :

a. La *portion testiculaire* (fig. 1554,8), longue de 25 à 30 millimètres, chemine sur le côté interne de l'épididyme, auquel elle est unie par un tissu cellulaire lâche. Elle présente, comme le conduit épididymaire qu'elle continue, des flexuosités nombreuses qui l'ont fait comparer à une natte de cheveux. Sur son côté interne et sur son côté externe se trouvent les origines des veines qui, dans le cordon, forment le groupe postérieur ou post-déférentiel des veines spermatiques.

b. La *portion funiculaire* est située dans l'épaisseur du cordon, en avant du groupe veineux postérieur, en arrière du groupe veineux antérieur et de l'artère spermatique (fig. 1569, 1). Un tissu cellulaire lâche, plus ou moins riche en graisse, l'unit à ces vaisseaux.

On désigne, en anatomie topographique, sous le nom de *cordon spermatique* ou tout simplement de *cordon*, l'espèce de pédicule à l'extrémité duquel est suspendu le testicule. Il est essentiellement constitué par le canal déférent, qu'accompagnent des artères, des veines, des lymphatiques et des nerfs. — Ces différents organes se disposent en deux paquets, l'un antérieur, l'autre postérieur (fig. 1569) : le paquet antérieur comprend, outre des rameaux et des lymphatiques, le groupe des veines spermatiques antérieures (p. 948), l'artère spermatique et ce tractus conjonctif, ordinairement peu visible, qui représente le reliquat du canal vagino-péritonéal oblitéré; le paquet postérieur est formé par le groupe des veines spermatiques postérieures (p. 948), en avant desquelles cheminent le canal déférent et les deux artères déférentielle et funiculaire. Tous ces canaux, unis les uns aux autres par une couche abondante de tissu conjonctif, sont enveloppés dans un manchon fibreux, qui n'est autre que le prolongement de la membrane fibreuse qui entoure le testicule. Autour de cette enveloppe fibreuse se disposent ensuite les quatre couches que nous avons déjà étudiées à propos des bourses, savoir : le crémaster, une couche celluleuse, le dartos et, enfin, la peau. — Arrivé à l'orifice externe du canal inguinal, le cordon, se débarrassant de ses quatre tuniques extérieures, pénètre dans le canal et le parcourt dans toute son étendue. — Au niveau de l'orifice interne, ses éléments se dissocient pour suivre, dans la cavité abdomino-pelvienne, un trajet différent. Le cordon spermatique a donc pour limite supérieure l'orifice interne ou péritonéal du canal inguinal.

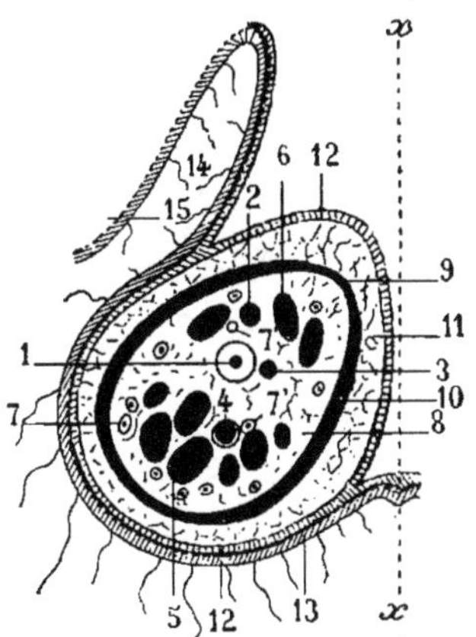

Fig. 1569.

Coupe transversale du cordon inguinal du côté droit (sujet congelé, segment inférieur de la coupe).

1, canal déférent. — 2, artère déférentielle. — 3, artère funiculaire. — 4, artère spermatique. — 5. groupe veineux antérieur. — 6, groupe veineux postérieur. — 7, lymphatiques. — 7', nerfs. — 8. tissu cellulaire réunissant ces différents éléments. — 9, couche fibreuse. — 10, couche musculeuse (crémaster). — 11, couche celluleuse. — 12, dartos. — 13. peau. — 14, sillon génito-crural. — 15, peau de la cuisse.

c. La *portion inguinale* (fig. 1524) est logée, comme son nom l'indique, dans le canal inguinal, au-dessus de l'arcade fémorale, au-dessous du bord inférieur des muscles petit oblique et transverse. Cette portion, comme la précédente, chemine encore au milieu des grosses veines du cordon.

d. La *portion abdomino-pelvienne* (fig. 1530,5) est constamment située au-dessous du péritoine, du péritoine pariétal d'abord, puis du feuillet viscéral qui recouvre la vessie. Immédiatement après sa sortie du canal inguinal, le canal déférent abdomino-pelvien décrit une courbe à concavité interne, qui embrasse la courbe à concavité supérieure que forme à ce niveau la portion initiale de l'artère épigastrique. — Puis (fig. 1528,3), passant en dedans des vaisseaux iliaques externes, il longe d'avant en arrière la face latérale de la vessie, croise obliquement, en passant au-dessus d'elle, l'artère ombilicale ou le cordon fibreux qui la remplace chez l'adulte, et arrive à la face postérieure du réservoir urinaire. — S'infléchissant alors en avant et en dedans (fig. 1572, 4 et 4'), il se rapproche graduellement du canal déférent du côté opposé, finit par l'atteindre à la base de la prostate, et, presque immédiatement après, se continue avec le canal éjaculateur. La limite respective des deux conduits, canal déférent et canal éjaculateur, est marquée sur la paroi externe par un petit orifice qui conduit dans la vésicule séminale correspondante. — Nous avons déjà dit plus haut que la portion rétro-vésicale du canal déférent était élargie, irrégulière, plus ou moins bosselée et avait reçu de Henle le nom d'ampoule. Ses rapports sont les suivants : en avant, elle est directement appliquée contre la paroi vésicale; en arrière, elle répond au rectum dont elle est séparée tout d'abord par le cul-de-sac recto-vésical, et, au-dessous de ce cul-de-sac, par une membrane à la fois conjonctive et musculaire, l'aponévrose prostato-péritonéale (voy. *Muscles du périnée*) ; en dehors, elle longe le côté interne de la vésicule séminale ; en dedans, enfin, elle est séparée de l'ampoule du côté opposé par un espace triangulaire ou en forme de V, le *triangle interdéférentiel*, dont le sommet repose sur la prostate et dans l'aire duquel le rectum et la vessie sont presque en contact immédiat, n'étant séparés l'un de l'autre que par l'aponévrose prostato-péritonéale (fig. 1572,8).

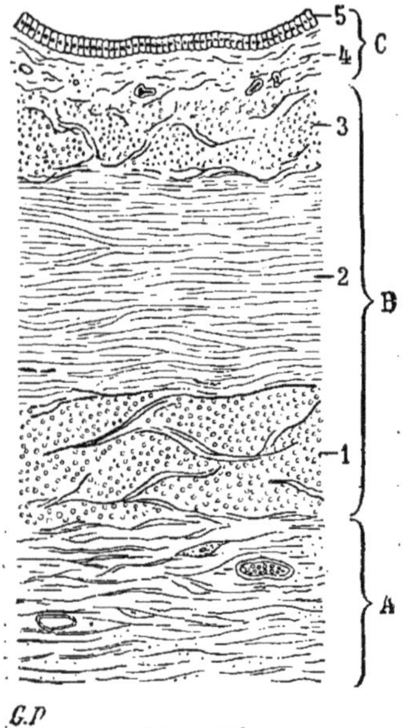

Fig. 1570.

Coupe transversale du canal déférent.

A, tunique celluleuse. — B, tunique musculeuse, avec : 1, couche longitudinale externe; 2, couche circulaire; 3, couche longitudinale interne. — C, tunique muqueuse, avec : 4, chorion muqueux; 5, couche épithéliale.

5° Constitution anatomique. — La paroi du canal déférent présente une épaisseur remarquable. Elle mesure un peu plus de 1 millimètre, tandis que la lumière du canal lui-même atteint à peine un demi-millimètre. Elle est constituée par trois tuniques concentriques qui se superposent comme suit, en allant de dehors en dedans : une tunique celluleuse, une tunique musculeuse et une tunique muqueuse (fig. 1570) :

a. La *tunique celluleuse* ou *adventice* (A) est essentiellement constituée par des éléments du tissu conjonctif, auxquels viennent se mêler des vaisseaux, des filets nerveux et un certain nombre de fibres lisses disposées parallèlement à l'axe du canal.

b. La *tunique musculeuse* (B), remarquable par son développement, représente à elle seule les 4/5 de l'épaisseur de la paroi. Elle se compose de fibres musculaires lisses disposées sur trois plans : un plan superficiel, formé par des fibres longitudinales ; un plan profond, formé également par des fibres longitudinales, mais beaucoup plus faible que le précédent, souvent même peu reconnaissable ; un plan moyen, le plus développé des trois, comprenant des fibres circulaires. Ces éléments musculaires présentent 220 μ de longueur, sur une largeur de 9 à 10 μ (Kölliker). Ils sont unis les uns aux autres par un tissu conjonctif très serré.

c. La *tunique muqueuse* du canal déférent (c), de coloration blanche, épaisse de 1/5 à 1/4 de millimètre, présente quelques plis longitudinaux qui s'effacent par la distension. Elle est tapissée intérieurement par un épithélium cylindrique de 50 à 60 μ de hauteur. — Au niveau de l'ampoule, la muqueuse présente des modifications importantes. Tout d'abord, elle s'épaissit légèrement, et de blanchâtre qu'elle était, devient peu à peu jaunâtre ou brunâtre. De plus, elle présente une multitude de plis plus ou moins saillants et qui, en s'anastomosant entre eux sous les angles les plus divers, donnent à la surface intérieure du canal un aspect réticulé et aréolaire. A son tour, l'épithélium diminue de hauteur et se charge de granulations foncées; c'est à ces granulations, de nature pigmentaire, que la muqueuse de l'ampoule est redevable de sa coloration spéciale. Entre les plis précités de la muqueuse se trouvent des dépressions ou aréoles très variables en surface et en profondeur (fig. 1571) : les grandes aréoles, circonscrites par les plis les plus élevés, sont divisées par des plis plus petits en aréoles secondaires et celles-ci en aréoles plus étroites encore. Les plus étroites de ces dépressions, disposées en cæcum de 20 à 30 μ de largeur seulement, présentent une grande analogie avec les glandes utriculaires et ont été prises comme telles par certains histologistes, notamment par Henle. D'autres, avec Kölliker, les considèrent comme de simples dépressions de la muqueuse.

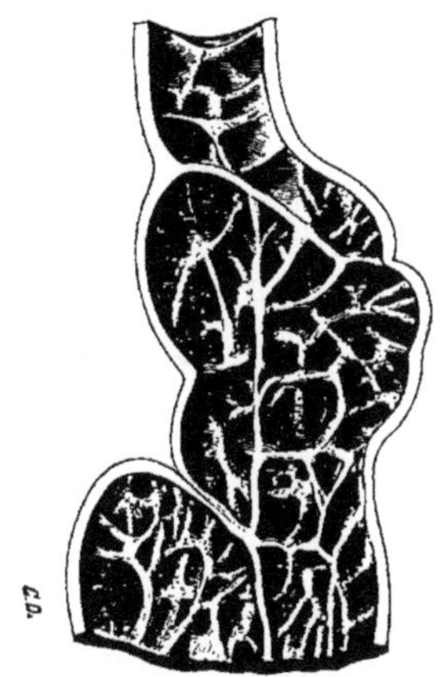

Fig. 1571.
Surface interne du canal déférent ouvert dans le sens de sa longueur (sujet de quarante ans, portion du canal formant la partie la plus élevée de l'ampoule).

6° Vaisseaux et nerfs. — *a.* Le canal déférent reçoit ses *artères* de la déférentielle, branche de la vésicale inférieure. Cette artère aborde le canal tout près de sa terminaison, et, de là, l'accompagne jusqu'à son origine. Chemin faisant, elle fournit un grand nombre de rameaux qui forment dans la tunique conjonctive un premier réseau. De ce réseau partent une multitude de ramuscules, qui viennent se résoudre en capillaires dans la tunique musculeuse et la tunique muqueuse.

b. Les *veines*, issues de ce réseau capillaire, se rendent dans la tunique conjonctive où, comme les artères, elles forment un réseau superficiel. Ce réseau donne naissance à de nombreuses branches qui se rendent, les unes au plexus vésico-prostatique, les autres aux veines du cordon.

c. Les *lymphatiques* naissent sur toute l'étendue du canal déférent (SAPPEY). Ils sont, toutefois, plus multipliés et plus volumineux à l'une et à l'autre de ses deux extrémités.

d. Les *nerfs* proviennent du plexus hypogastrique; ils forment tout autour du canal déférent un riche plexus, qui a été figuré par SWAN (*Nerves of human body*, pl. V, 82 et pl. VI, 81). Ils se distribuent vraisemblablement aux deux tuniques musculeuse et muqueuse ; mais leur mode de terminaison nous est encore inconnu.

§ II. — VÉSICULE SÉMINALE

Les vésicules séminales sont des réservoirs membraneux dans lesquels s'amasse le sperme au fur et à mesure de sa production, avant d'être projeté au dehors dans l'acte de l'éjaculation. Elles sont à la glande génitale ce que la vésicule biliaire est au foie, ce que la vessie est à l'organe sécréteur de l'urine. Elles manquent chez les marsupiaux et les monotrèmes, ainsi que chez les carnivores et les cétacés. Mais elles existent chez la plupart des autres mammifères, présentant un développement tout particulier chez les insectivores et chez les rongeurs.

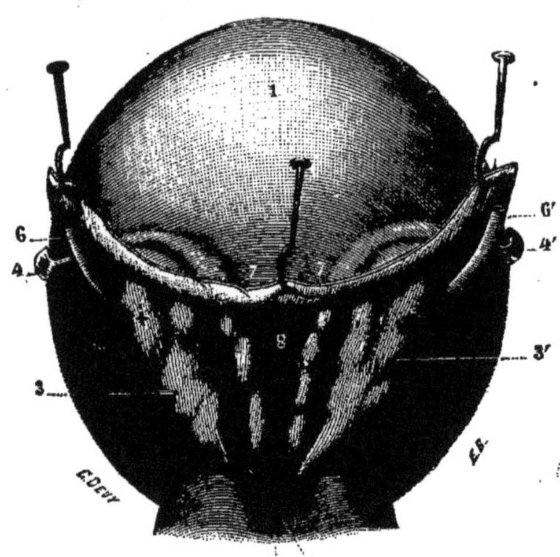

Fig. 1572.
Les vésicules séminales et les canaux déférents, vus en place par leur face postérieure.

1, vessie. — 2, prostate. — 3, 3', vésicules séminales. — 4, 4', canaux déférents. — 5, canaux éjaculateurs. — 6, 6', uretères. — 7, 7, cul-de-sac périvésical du péritoine. — 8, triangle interdéférentiel, en rapport direct avec le rectum dont il est séparé seulement par l'aponévrose prostato-péritonéale.
(Les deux croix (+ +) indiquent le point où les uretères disparaissent dans la paroi vésicale.)

1° Situation. — Au nombre de deux, l'une droite, l'autre gauche, les vésicules séminales sont profondément situées dans l'excavation pelvienne, entre la vessie et le rectum, immédiatement au-dessus de la base de la prostate avec laquelle elles sont intimement unies par leur extrémité inférieure (fig. 1572, 3 et 3').

2° Dimensions. — Les vésicules séminales mesurent en moyenne de 5 ou 6 centimètres de longueur, sur 16 millimètres de largeur et 6 millimètres d'épaisseur. Leur volume, du reste, est très variable et cette variabilité est vraisemblablement en rapport avec l'activité fonctionnelle de la glande génitale. Les vésicules séminales s'atrophient après l'extirpation des testicules et, dans un cas de Cruveilhier, où il n'existait qu'un seul testicule, la vésicule correspondant à celui des testicules qui faisait défaut se trouvait réduite à des proportions rudimentaires. C'est pour la même raison que le réservoir spermatique est tout petit chez l'enfant, dont la glande séminale est encore à l'état inerte, et diminue de volume chez le vieillard, alors que la fonction spermatique, sans être complètement éteinte, a beaucoup perdu de son activité.

3° Conformation extérieure et rapports. — Vues extérieurement avec ou sans injection préalable (fig. 1572, 3 et 3'), les vésicules séminales sont des corps allongés, légèrement aplatis d'avant en arrière, coniques ou plutôt piriformes, dont la base regarderait en haut et dont le grand axe serait obliquement dirigé de haut en bas, d'arrière en avant et de dehors en dedans.

On lui considère, en conséquence, deux faces, deux bords, une base et un sommet. — La *face antérieure* répond au bas-fond de la vessie, auquel elle est lâchement unie. En haut, elle est séparée de la paroi vésicale par la portion terminale de l'uretère qui la croise obliquement. — La *face postérieure* repose sur la partie moyenne du rectum ; entre les deux organes s'interpose seulement l'aponévrose prostato-péritonéale (fig. 1573, 9). — Le *bord externe*, plus ou moins convexe, répond au plexus veineux vésico-prostatique. — Le *bord interne* longe dans toute son étendue la portion terminale ou am-

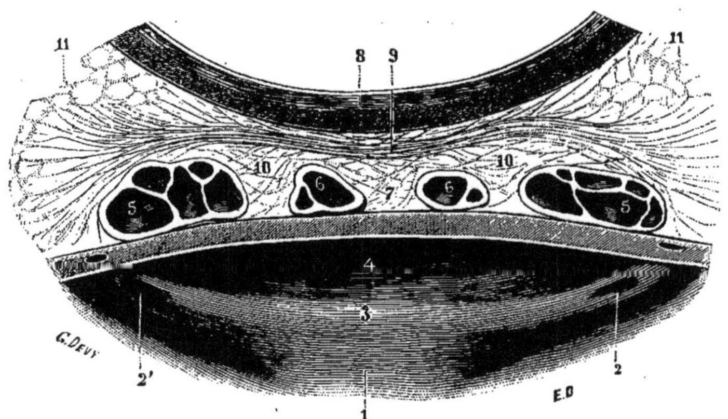

Fig. 1573.

Coupe horizontale de la vessie et des vésicules séminales, passant par l'orifice inférieur des uretères (homme de trente-six ans, vessie préalablement distendue par une injection de suif).

1, surface intérieure de la vessie. — 2, 2', uretères. — 3, bourrelet interurétérique. — 4, bas-fond. — 5, vésicules séminales, avec leurs cellules. — 6, canaux déférents (portion ampullaire). — 7, triangle interdéférentiel. — 8, rectum. — 9, aponévrose prostato-péritonéale. — 10, atmosphère conjonctivo-musculaire, enveloppant les vésicules et le canal déférent. — 11, 11, tissu cellulaire du bassin.

poule du canal déférent. — La *base*, irrégulièrement arrondie, répond, en arrière, au feuillet viscéral du péritoine qui l'applique contre la vessie et qui, après avoir recouvert la vésicule dans une étendue de 10 à 15 millimètres, se recourbe en haut pour tapisser la face antérieure du rectum. — Le *sommet*, toujours rétréci, constitue le col de la vésicule. Il répond à la base de la prostate et nous présente un orifice, arrondi ou elliptique, par lequel la vésicule séminale s'ouvre dans l'origine du canal éjaculateur (fig. 1576, 4).

Les vésicules séminales nous présentent, sur toute leur surface extérieure, une série de sillons plus ou moins profonds et de direction fort diverse. Ces sillons, en se réunissant les uns aux autres, délimitent un système de saillies, comme eux très irrégulières, qui donnent au réservoir spermatique un aspect bosselé caractéristique. Nous verrons tout à l'heure quel est le mode de formation de ces bosselures.

Enfin, les vésicules séminales et la portion des canaux déférents qui leur est contiguë sont plongées dans une atmosphère cellulo-musculaire, qui est essentiellement constituée par des fibres musculaires lisses diversement entre-croisées et unies à une quantité plus faible de fibres conjonctives et de fibres élastiques (fig. 1573,10). Elle a certainement pour effet de fixer les vésicules dans la position qu'elles occupent; mais elle a aussi pour rôle, quand ses éléments musculaires se contractent, de les comprimer et, par suite, de chasser au dehors le liquide qu'elles renferment. Ces faisceaux musculaires jetés tout autour des vésicules deviennent ainsi, au même titre que ceux qui sont contenus dans leurs parois, de véritables muscles expulseurs du sperme.

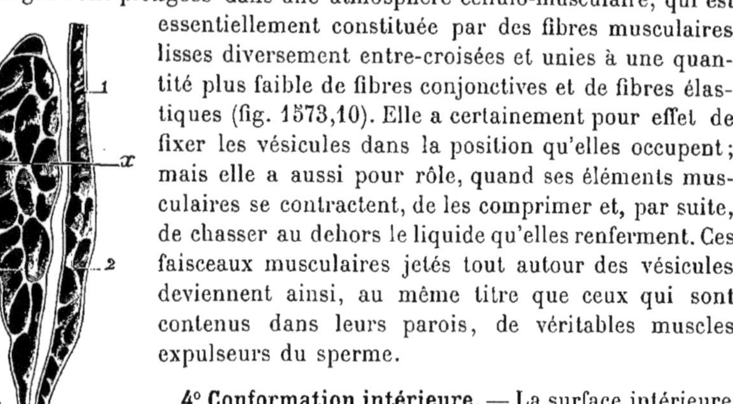

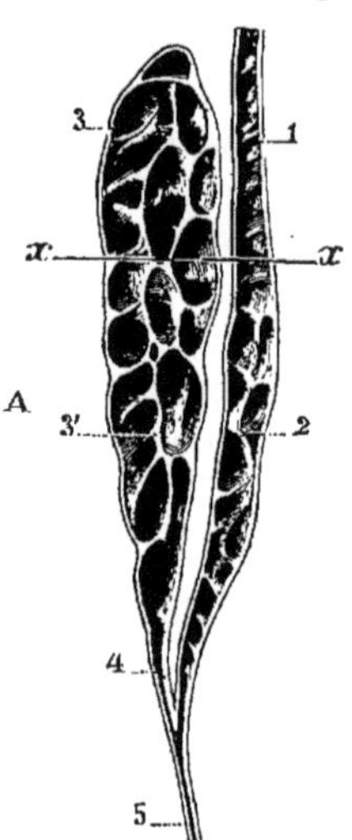

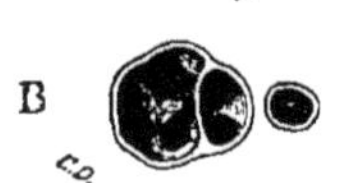

Fig. 1574.
Le canal déférent et la vésicule séminale : A, vus en coupe longitudinale; B, vus en coupe horizontale.

1, canal déférent. — 2, sa portion terminale ou ampullaire. — 3, vésicule séminale, avec 3', ses cloisons. — 4, sa portion terminale. — 5, canal éjaculateur.

4° Conformation intérieure. — La surface intérieure de la vésicule séminale est encore plus irrégulière que sa surface extérieure. Lorsqu'on l'ouvre au ciseau, ou lorsqu'on la débite en coupes sériées après l'avoir convenablement durcie ou congelée (fig. 1574, A et B), on constate que sa cavité, cloisonnée à l'infini, se décompose en une multitude de cellules communiquant toutes les unes avec les autres, mais toujours très irrégulières quant à leur orientation, leur forme et leurs dimensions. D'autre part, les parois de ces cellules examinées à la loupe, au lieu d'être lisses et unies comme le sont celles de la vésicule biliaire, nous apparaissent comme hérissées de replis qui, en se réunissant les uns aux autres, donnent à ces parois un aspect réticulé : autrement dit, les grandes cellules, qui constituent la vésicule, se divisent en des cellules de second ordre et celles-ci en des cellules plus petites encore. Cette disposition est exactement celle que nous avons rencontrée dans l'ampoule du canal déférent.

5° Constitution anatomique. — La vésicule séminale est, comme le lobul spermatique, comme les cônes efférents, comme le vas aberrans de HALLER, une formation tubuleuse diversement infléchie et pelotonnée. Il importe donc, pour prendre une notion exacte de son mode de constitution, de la dérouler préalablement, opération que l'on pratique en enlevant soigneusement par la dissection le tissu conjonctif et musculaire qui réunit les unes aux autres les nombreuses bosselures de sa surface extérieure. Le déroulement une fois effectué (fig. 1575), on constate que la vésicule est formée maintenant par un long tube qui présente 6 à 8 millimètres de diamètre et qui atteint de 12 à 20 centimètres de longueur, quelquefois plus. Ce tube, quoique déroulé, reste flexueux, mal calibré, c'est-à-dire rétréci sur certains points, renflé sur d'autres. De plus, il donne naissance latéralement à des prolongements diverticulaires, dont la disposition varie beaucoup selon les sujets, mais qui sont toujours fort nombreux. Les uns, relativement très courts, sont de simples cæcums (4), rappelant exactement ceux des canaux séminifères. Les autres, longs de 3 ou 4 centimètres ou même plus (3), sont de véritables conduits, représentant des ramifications secondaires du conduit principal. Comme ce dernier, ils sont moniliformes, infléchis une ou plusieurs fois, munis ou non de cæcums, fermés à leur extrémité libre.

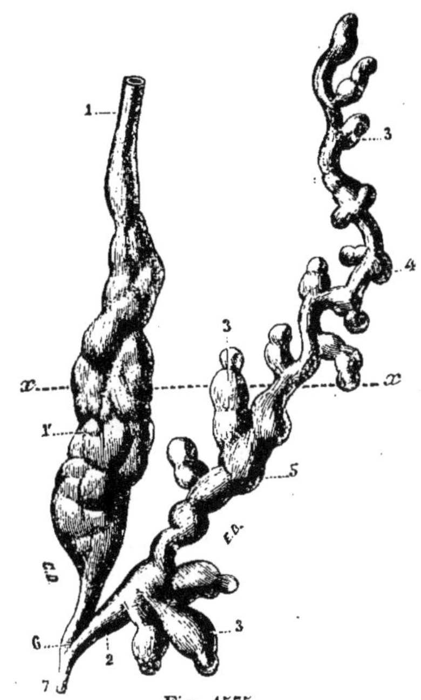

Fig. 1575.

Vésicule séminale droite, déroulée et vue par sa face postérieure (sujet de quarante ans, injection préalable au suif)

1, canal déférent, avec 1', son ampoule. — 2, vésicule séminale, avec : 3, ses prolongements latéraux ; 4, ses renflements en forme de cæcum ; 5, les bosselures de sa paroi. — 6, réunion de la vésicule avec le canal déférent. — 7, canal éjaculateur.

(L'horizontale x x indique le niveau de l'extrémité supérieure de la vésicule, avant le déroulement.)

Du reste, la vésicule séminale, que nous pouvons considérer comme un simple diverticule de la portion ampullaire du canal déférent, nous présente la même structure que ce dernier conduit. Ses parois, comme celles de l'ampoule, se composent de trois tuniques concentriques qui sont, en allant de dehors en dedans : 1° une *tunique celluleuse*, relativement mince, très riche en vaisseaux et en nerfs; 2° une *tunique musculeuse*, dont les fibres, ici encore, sont disposées sur trois plans, un plan moyen comprenant des fibres circulaires, un plan interne et un plan externe dans lesquels les fibres affectent une direction longitudinale ; cette tunique musculeuse, quoique très épaisse (elle représente à elle seule plus des deux tiers de l'épaisseur de la paroi), est cependant beaucoup moins développée que sur le canal déférent ; 3° une *tunique muqueuse*, de coloration blanchâtre, épaisse environ de 1 millimètre et tapissée en dedans par un épithélium cylindrique.

6° **Vaisseaux et nerfs.** — Les *artères*, destinées aux vésicules séminales, sont fournies par la vésicale inférieure et par l'hémorrhoïdale moyenne, deux branches de l'iliaque interne. — Les *veines*, remarquables à la fois par leur nombre et par leur volume, forment à la surface extérieure des vésicules séminales, dans l'atmosphère conjonctive et musculaire qui les engaine, une sorte de plexus, le *plexus séminal*, que viennent grossir de nombreuses veines issues de la face postérieure de la vessie. Il se continue en bas et en avant avec le plexus vésico-prostatique (fig. 1535). — Les *lymphatiques*, comme les veines, forment tout autour des vésicules séminales un riche réseau. De ce réseau, naissent, à droite et à gauche, deux ou trois troncs, lesquels viennent se jeter ensuite dans les ganglions situés sur la partie latérale du bassin (SAPPEY). — Les *nerfs*, également fort nombreux, émanent du plexus hypogastrique. On n'a pas encore pu les suivre au delà de la tunique musculeuse.

§ III. — CANAL ÉJACULATEUR

Au nombre de deux, l'un droit, l'autre gauche, les canaux éjaculateurs résultent de la réunion à angle très aigu de l'ampoule du canal déférent et de la vésicule séminale (fig. 1575, 7). Ils ont pour fonction d'amener dans le canal de l'urèthre le sperme accumulé dans ces deux réservoirs.

1° **Trajet.** — Les deux canaux éjaculateurs se portent obliquement de haut en bas et d'arrière en avant. Peu après leur origine, ils pénètrent dans l'épaisseur de la prostate et viennent s'ouvrir, par deux petits orifices elliptiques, ordinairement peu visibles, sur la partie antérieure du veru montanum, à gauche et à droite de l'utricule prostatique, exceptionnellement dans l'utricule lui-même (fig. 1543,1). MORGAGNI et DOLBEAU ont observé ce dernier mode de terminaison.

On a vu encore les canaux éjaculateurs s'ouvrir sur le veru montanum par un orifice commun et, dans un cas probablement unique, observé par CRUVEILHIER, ces deux canaux se fusionnaient, au niveau de la réunion des racines des corps caverneux, en un canal unique qui longeait d'arrière en avant le dos de la verge et venait s'ouvrir à la base du gland. Dans ce dernier cas, il existait réellement deux canaux médians et superposés : un canal supérieur ou canal génital et un canal inférieur ou canal urinaire.

2° **Dimensions.** — Les conduits éjaculateurs ont une longueur de 20 à 25 millimètres. Leur calibre mesure, en arrière, $1^{mm},5$. Le conduit s'atténue ensuite graduellement au fur et à mesure qu'il se rapproche de l'urèthre, de façon qu'à son extrémité terminale il ne présente plus que $0^{mm},5$ de diamètre. Chacun des deux canaux éjaculateurs revêt donc dans son ensemble la forme d'un cône très allongé : il est, comme le canal déférent lui-même, mais à un degré moindre, légèrement infundibuliforme.

3° **Rapports.** — A leur origine et dans une étendue de quelques millimètres seulement, les canaux éjaculateurs sont libres au-dessus de la base de la prostate, baignant à ce niveau dans cette atmosphère conjonctivo-musculaire dont nous avons signalé plus haut l'existence autour des vésicules séminales. Dans tout le reste de leur trajet (fig. 1576), ils cheminent en plein tissu prostatique, plus ou moins accolés l'un à l'autre, mais jamais confondus. En arrivant au veru montanum, quelquefois plus tôt, ils s'écartent un peu l'un de l'autre pour livrer passage à l'utricule prostatique (p. 915), qui suit à peu près la même direction. Canaux éjaculateurs et utricule prostatique occupent le centre d'un canal commun que leur forme la prostate : ils sont entourés d'une masse de tissu caverneux qui s'interpose entre eux et le tissu prostatique (fig. 1547,) B et dont nous verrons tout à l'heure le mode de formation.

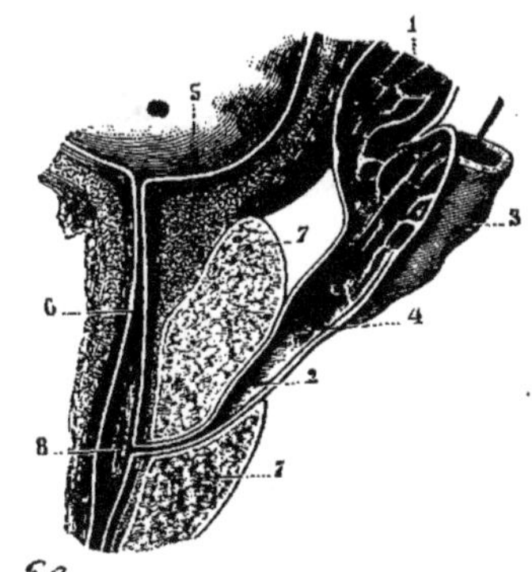

Fig. 1576.

Coupe sagittale passant par l'ampoule du canal déférent droit et par le conduit éjaculateur.

1, ampoule du canal déférent. — 2, conduit éjaculateur. — 3, vésicule séminale, réséquée à sa partie moyenne. — 4, son abouchement dans le conduit éjaculateur. — 5, vessie. — 6, urèthre. — 7, prostate. — 8, veru montanum.

4° Constitution anatomique. — Les conduits éjaculateurs présentent la même structure fondamentale que les canaux déférents, auxquels il font suite. — La *muqueuse*, considérée à la partie supérieure du conduit, nous offre exactement les mêmes caractères que celle qui revêt le canal déférent et la vésicule séminale : elle est jaunâtre, irrégulièrement plissée, aréolaire, à épithélium cylindrique. En se rapprochant de l'urèthre, elle prend peu à peu une coloration blanchâtre ; en même temps elle devient plus molle, plus mince, plus unie, presque lisse. — La *tunique musculeuse* présente encore, dans la portion extra-prostatique du canal éjaculateur, les trois plans de fibres qui caractérisent celle des canaux placés en amont. Mais, en pénétrant dans l'épaisseur de la prostate, cette tunique subit des modifications importantes. Le plan des fibres longitudinales internes persiste encore, quoique sensiblement atténué. Quant aux deux autres plans, ils se laissent envahir par des fibres élastiques et par de gros vaisseaux veineux qui dissocient les strates musculaires et les tranforment en un véritable tissu caverneux, lequel se continue du reste au niveau du veru avec la tunique vasculaire de l'urèthre (fig. 1547, B).

5° Vaisseaux et nerfs. — Dans leur portion extra-prostatique, les canaux éjaculateurs reçoivent des artérioles de l'artère vésicale inférieure et des filets nerveux du plexus hypogastrique. Plus bas, dans leur portion prostatique, leur circulation et leur innervation se confondent avec celles de la prostate.

Voyez, au sujet des voies spermatiques : KLEIN, Art. *Canal déférent, vésicule séminale et canal éjaculateur* du Stricker's Handbuch ; BRISSAUD, *Etude anatomo-pathologique sur les effets de la ligature du canal déférent*, Arch. de Physiol., 1880; GUELLIOT, *Des vésicules séminales, anatomie et pathologie*, Th. Paris, 1882 (cette thèse renferme une bibliographie détaillée).

ARTICLE IV

VERGE OU PÉNIS

La verge ou pénis, formation essentiellement érectile, constitue l'organe de la copulation chez l'homme. Elle a pour fonction de porter le sperme dans la profondeur des parties génitales de la femme.

§ I. — CONSIDÉRATIONS GÉNÉRALES

1° Situation. — Considéré dans la série des mammifères, l'organe copulateur du mâle est constamment situé en avant de l'anus. Chez les monotrèmes et les marsupiaux, il est logé dans l'intérieur même du cloaque. Chez les autres mammifères, il est extérieur, prenant naissance entre l'anus et la symphyse pubienne. Chez la plupart d'entre eux, il s'avance jusqu'à cette symphyse et là se comporte de deux façons : ou bien il se dirige du côté de l'ombilic, plus ou moins enveloppé dans un repli tégumentaire qui le rattache à la ligne blanche abdominale ; ou bien, se dégageant des parties profondes, il s'infléchit sur lui-même et pend librement au-devant du pubis. Cette dernière disposition est celle de tous les singes anthropoïdes. C'est aussi celle que nous rencontrons chez l'homme. Chez lui, le pénis est situé immédiatement au-dessus des bourses, au-devant de la symphyse pubienne, à laquelle il est solidement fixé, comme nous le verrons plus loin, par deux ligaments, l'un fibreux, l'autre élastique.

2° Direction et division. — La verge prend naissance à la partie antérieure du périnée, dans la loge que circonscrivent l'aponévrose superficielle et l'aponévrose moyenne. Elle se dirige tout d'abord, comme les branches ischio-pubiennes, obliquement en haut et en avant, du côté de la symphyse. Là, elle se dégage de la région profonde, devient libre et s'entoure alors d'une enveloppe cutanée. Nous pouvons donc lui considérer deux portions : une portion postérieure ou périnéale, une portion antérieure ou libre. Cette portion antérieure constitue la verge proprement dite. A l'état de repos ou de flaccidité (fig. 1577, 11), elle est molle, verticalement descendante, formant avec la portion périnéale un angle aigu, que l'on désigne sous le nom d'*angle pénien*. A l'état d'érection (fig. 1577, 12), elle devient dure, turgescente, à la fois beaucoup plus longue et plus volumineuse. En même temps elle se relève du côté de l'abdomen et, ainsi relevée, prolonge la direction de la portion périnéale : la verge, dans son ensemble, décrit alors une longue courbe, dont la concavité, peu accentuée, regarde en haut et en arrière.

3° Dimensions. — Les dimensions de la verge sont naturellement fort différentes suivant qu'on la considère à l'état de repos ou à l'état d'érection. — Dans le premier cas, sa longueur, mesurée de la symphyse à l'extrémité antérieure du gland, est de 10 à 11 centimètres, 2 ou 3 centimètres en plus chez le vieillard. Sa circonférence, mesurée à sa partie moyenne, est de 9 centi-

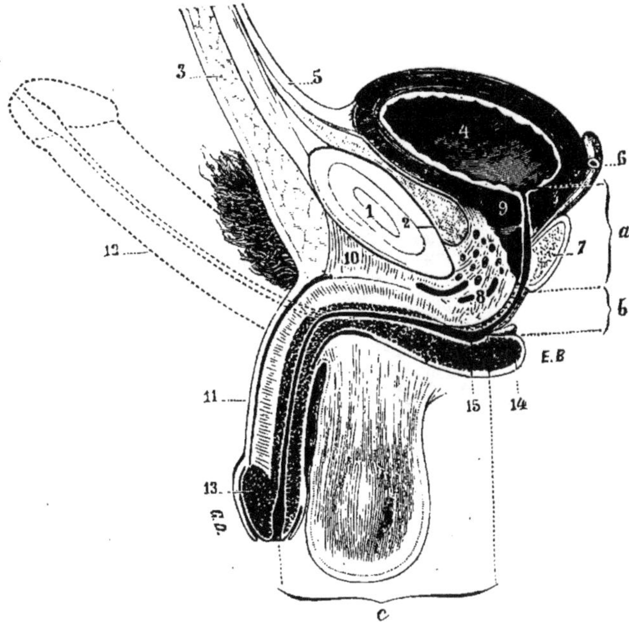

Fig. 1577.

Coupe médio-verticale de la verge chez l'homme (segment droit de la coupe).

1, symphyse pubienne. — 2, espace prévésical. — 3, paroi abdominale. — 4, vessie. — 5, ouraque. — 6, vésicule séminale et canal déférent. — 7, prostate. — 8, plexus de Santorini. — 9, sphincter vésical. — 10, ligament suspenseur de la verge. — 11, verge à l'état de flaccidité. — 12 (en pointillé), verge à l'état d'érection. — 13, gland. — 14, bulbe de l'urèthre. — 15, cul-de-sac du bulbe.
a, urèthre prostatique. — *b*, urèthre membraneux. — *c*, urèthre spongieux.

mètres. — Dans le second cas, lorsque les aréoles des organes érectiles sont gorgés de sang, la verge, toujours dans sa portion présymphysienne, mesure, en moyenne, 15 ou 16 centimètres de longueur sur 12 centimètres de circonférence.

§ II. — Conformation extérieure et rapports

On considère au pénis une partie moyenne ou corps et deux extrémités, l'une antérieure, l'autre postérieure.

1° Corps. — Le corps a la forme d'un cylindre un peu aplati d'avant en arrière. Il nous présente, par conséquent : 1° une face supérieure, que l'on désigne généralement sous le nom de *dos de la verge;* 2° deux bords latéraux, arrondis et mousses; 3° une face inférieure, dont la partie médiane se soulève, au moment de l'érection, en une saillie longitudinale formée par l'urèthre.

2° Extrémité postérieure. — L'extrémité postérieure ou *racine de la verge* est profondément située dans l'épaisseur du périnée. Elle est fixée à la paroi antérieure du bassin, d'une part par l'insertion des corps caverneux aux branches ischio-pubiennes, d'autre part par un ligament spécial, le *ligament suspenseur de la verge.* — Ce ligament (fig. 1578, 1) revêt la forme d'une lame triangulaire, dont le sommet, dirigé en haut, s'insère à la fois sur la partie supérieure de la symphyse et sur la partie avoisinante de la ligne blanche abdominale. De là, il se porte en bas et en avant, en s'élargissant graduellement à la manière d'un éventail. Parvenues sur la face dorsale de la verge au niveau de l'angle pénien, les fibres constitutives du ligament suspenseur se divisent en médianes et latérales. Les fibres médianes se fixent à l'albuginée des corps caverneux, à droite et à gauche de la veine dorsale de la verge. Les fibres latérales forment deux lamelles blanchâtres qui, s'écartant l'une de l'autre, contournent latéralement les corps caverneux et se rejoignent au-dessous d'eux, constituant ainsi une sorte de sangle (fig. 1580,8') qui supporte la verge et détermine la formation de l'angle pénien. — Le ligament suspenseur de la verge se compose presque exclusivement de fibres élastiques. Le plus grand nombre de ces fibres se fixent à l'enveloppe fibreuse de la verge; les autres, descendant plus bas, se perdent dans le raphé des bourses (fig. 1563, 5). — En arrière du ligament suspenseur la racine de la verge est encore fixée à la paroi antérieure du bassin par un système de faisceaux conjonctifs, dont l'ensemble constitue le *ligament fibreux du pénis* de LUSCHKA (fig. 1578, 10). Ces faisceaux sont à la fois très épais et très courts : sur les côtés, ils unissent l'enveloppe fibreuse de la verge à l'arcade pubienne; sur la ligne médiane, ils rattachent l'urèthre à la partie inférieure de la symphyse et à l'aponévrose périnéale moyenne.

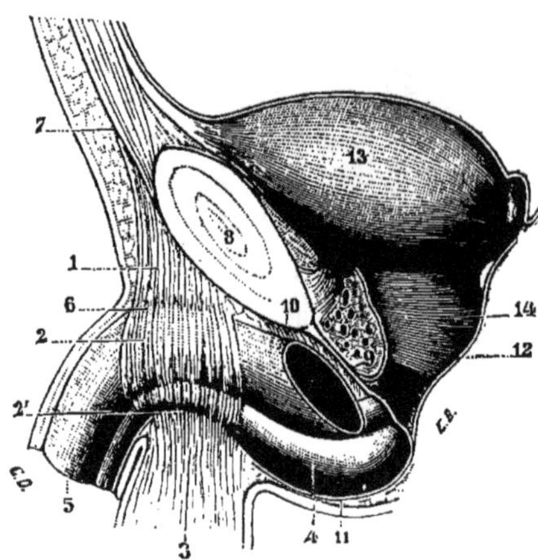

Fig. 1578.

Le ligament suspenseur de la verge, vu par son côté gauche.

1, ligament suspenseur de la verge (*en jaune*). — 2, sa moitié gauche, contournant le corps caverneux correspondant et se réunissant en 2', avec celui du côté opposé. — 3, fibres de ce ligament, descendant dans la cloison des bourses. — 4, portion périnéale de la verge. — 5, sa portion libre. — 6, angle pénien. — 7, ligne blanche abdominale. — 8, symphyse pubienne. — 9, aponévrose périnéale moyenne. — 10, ligament fibreux du pénis. — 11, aponévrose périnéale inférieure. — 12, aponévrose prostato-péritonéale. — 13, vessie. — 14, prostate.

3° Extrémité antérieure. — L'extrémité antérieure de la verge est constituée par le *gland*, lequel est plus ou moins recouvert par un repli, moitié muqueux, moitié cutané, appelé *prépuce*.

a. *Gland*. — Le gland est une saillie conoïde formée comme nous l'avons déjà vu (p. 900) par un renflement du corps spongieux de l'urèthre. — Son *sommet*, dirigé en avant, nous présente une fente verticale de 6 à 8 millimètres de hauteur, le méat urinaire. — Sa *base* est fortement oblique de haut en bas et d'arrière en avant, autrement dit est taillée en biseau aux dépens de sa face inférieure. D'autre part, comme son diamètre est supérieur à celui du corps du pénis, il déborde partout ce dernier, formant autour de lui un relief circulaire qui constitue ce qu'on appelle la *couronne du gland*. Ce relief est beaucoup plus prononcé du côté de la face dorsale du pénis que du côté de sa face inférieure. Il est délimité en arrière par un sillon, comme lui circulaire, le *sillon balano-préputial*. La portion du pénis qui répond à ce sillon, étant naturellement rétrécie, a reçu le nom de *col*. — La *surface extérieure* du gland est partout lisse et unie. Sa face supérieure, par suite de la direction oblique de la base, a environ deux fois la longueur de sa face inférieure. Cette dernière nous présente sur la ligne médiane un sillon longitudinal qui commence un peu en arrière du méat urinaire et s'étend de là, en s'élargissant, jusqu'au sillon balano-préputial. Dans ce sillon, s'insère un petit repli muqueux de forme triangulaire, le *frein* ou *filet*, qui va s'attacher, d'autre part, à la partie correspondante du prépuce. — Le *filet de la verge* est plus ou moins long suivant les sujets. Le plus souvent, il ne prend naissance qu'à 8 ou 10 millimètres en arrière du méat urinaire ; dans ces conditions, on le conçoit, il permet toujours au prépuce de se rabattre facilement en arrière du gland, en découvrant entièrement ce dernier. Sur certains sujets, cependant, on le voit s'étendre jusqu'au voisinage du méat ou même jusqu'à cet orifice : dans ce cas, il est parfois si court qu'il apporte une gêne à la locomotion du prépuce, rend l'érection douloureuse et peut même se déchirer au moment du coït. Quels que soient sa longueur et son mode d'insertion, le filet interrompt toujours à son niveau le sillon balano-préputial. Sur ses faces latérales se voient deux petites fossettes en cul-de-sac, les *fossettes du filet*, auxquelles aboutissent les extrémités du sillon précité.

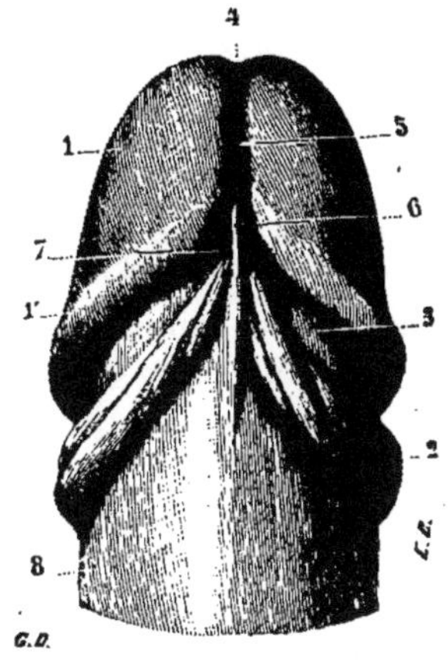

Fig. 1579.
Le gland, vu par sa face inférieure.

1, gland, avec 1', sa couronne. — 2, prépuce, ramené en arrière. — 3, sillon balano-préputial — 4, méat urinaire. — 5, sillon médian. — 6, frein ou filet. — 7, 7, fossettes latérales du filet. — 8, corps de la verge.

b. *Prépuce*. — Le prépuce est un repli tégumentaire qui se dispose en forme de manchon tout autour du gland. Son mode de formation est le suivant : la peau du pénis, arrivée à l'extrémité antérieure de l'organe, se replie en dedans et s'adossant à elle-même, se dirige d'avant en arrière, en même temps qu'elle prend tous les caractères d'une membrane muqueuse; elle se porte ainsi jusqu'au sillon balano-préputial; là, elle se réfléchit de nouveau, cette fois d'arrière en avant, pour tapisser le gland et se continuer, au niveau du méat, avec la muqueuse du canal de l'urèthre. Ainsi constitué, le repli préputial nous présente : 1° une surface extérieure cutanée, qui, sans ligne de démarcation aucune, se continue avec l'enveloppe cutanée du corps du pénis; 2° une surface intérieure muqueuse, qui se moule exactement sur le gland, mais sans lui adhérer, si ce n'est à la partie inférieure où prépuce et gland sont unis l'un à l'autre par ce repli médian que nous avons décrit plus haut sous le nom de frein ou filet; 3° une circonférence postérieure, adhérente, qui répond au sillon balano-préputial; 4° une circonférence antérieure, entièrement libre, qui constitue ce qu'on appelle l'*anneau* ou l'*orifice préputial.*

Entre le prépuce et le gland, existe une cavité ordinairement virtuelle, la *cavité du prépuce*. Sur les parois de cette cavité, se dépose, chez les individus malpropres, une matière blanchâtre, caséeuse, très odorante, à laquelle on a donné le nom de *smegma*. Le smegma préputial est essentiellement formé par des cellules épithéliales desquamées, auxquelles viennent se mêler les produits de sécrétion d'un certain nombre de glandes sébacées (voy. plus loin, p. 987).

La longueur du prépuce varie beaucoup suivant les sujets. — Tantôt, il s'étend jusqu'au sommet du gland ou même le déborde en formant au-devant de lui comme une sorte de vestibule. C'est la disposition que l'on observe chez l'enfant, avant l'âge de la puberté. Elle se modifie ordinairement chez l'adulte, mais elle peut persister cependant chez ce dernier avec tous ses caractères infantiles. — Tantôt il s'arrête en arrière du méat et ne recouvre alors qu'une portion du gland, ses deux tiers, sa moitié ou seulement son tiers postérieur. D'autres fois, il est encore plus court : il se trouve réduit à un simple collier situé en arrière de la couronne et, dans ce cas, le gland tout entier est toujours à découvert.

Quant à l'orifice préputial, il est, dans la grande majorité des cas, suffisamment large pour permettre au prépuce d'excursionner librement au-dessus du gland, autrement dit, pour permettre à ce dernier de sortir de son enveloppe au moment de l'érection et d'y rentrer de nouveau quand l'érection cesse. Il est des sujets, cependant, où ses dimensions sont inférieures à celles du gland, auquel cas, ce dernier renflement se trouve continuellement emprisonné dans la cavité préputiale : c'est à cette disposition, souvent fort gênante pour l'exercice du coït, qu'on donne le nom de *phimosis*.

§ III. — Constitution anatomique

La verge est essentiellement constituée : 1° par des *organes érectiles*, occupant ses parties centrales; 2° par un système d'*enveloppes*, jetées tout autour de ces derniers.

A. — Organes érectiles

Les organes érectiles sont susceptibles, comme leur nom l'indique, d'entrer en érection et ils ont pour attribution de donner à la verge la rigidité qui lui est nécessaire pour l'acte de la copulation. Ils comprennent : 1° les deux *corps caverneux ;* 2° les *corps spongieux*.

1° Corps caverneux. — Les corps caverneux occupent le plan dorsal de la verge. Leur longueur est de 15 à 16 centimètres à l'état de flaccidité, de 20 à 21 centimètres à l'état d'érection. Ils revêtent la forme de deux cylindres, adossés sur la ligne médiane à la manière des canons d'un fusil double et s'étendant sans interruption depuis le périnée jusqu'à la base du gland. Sur les points où ils entrent en contact, les deux corps caverneux ne sont pas seulement adossés, ils sont fusionnés au point que leurs parois, au lieu de former deux membranes adjacentes, ne constituent qu'une seule cloison. Encore convient-il d'ajouter que cette cloison est incomplète, je veux dire qu'elle présente çà et là de nombreuses lacunes, à travers lesquelles les aréoles des deux corps caverneux communiquent largement entre elles. Ainsi fusionnés, les deux corps caverneux ne forment pour ainsi dire qu'un seul organe, impair et médian, de forme cylindroïde, un peu aplati d'avant en arrière, nous présentant par conséquent quatre faces et deux extrémités :

a. La *face supérieure* ou *dorsale* est creusée d'une gouttière médiane et antéro-postérieure, la *gouttière sus-caverneuse*, dans laquelle chemine la

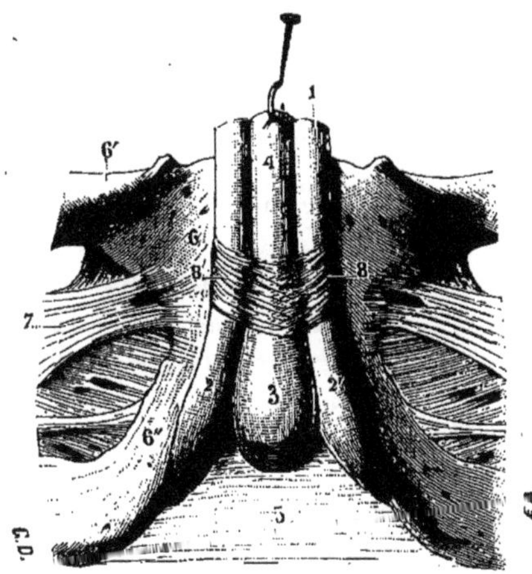

Fig. 1580.
La racine de la verge, vue par sa face inférieure.

1, corps du pénis, érigné en haut. — 2, 2', racines des corps caverneux. — 3, bulbe de l'urèthre. — 4, corps spongieux de l'urèthre. — 5, aponévrose périnéale moyenne. — 6, corps du pubis, avec 6', sa branche horizontale et 6'', la branche ascendante de l'ischion. — 7, membrane obturatrice. — 8, 8', sangle formée par le ligament suspenseur autour de la verge.

veine dorsale profonde (fig. 1582, 7), flanquée, à droite et à gauche, de l'artère dorsale et du nerf de même nom.

b. La *face inférieure* nous présente, elle aussi, une gouttière longitudinale et médiane, la gouttière sous-caverneuse. Cette gouttière, beaucoup plus large que la précédente, est occupée par le corps spongieux de l'urèthre.

c. Les *faces latérales*, convexes et régulièrement arrondies, sont contournées de bas en haut par les branches radiculaires de la veine dorsale profonde de la verge.

d. L'*extrémité postérieure* du cylindroïde formé par les corps caverneux, arrivée à la symphyse pubienne, se divise en deux branches divergentes qui constituent ses racines. Chacune d'elles se porte obliquement en dehors, en arrière et en bas, en s'effilant graduellement : elle se termine, par conséquent, en une sorte de pointe, dont le sommet occupe à peu près le milieu des branches ischio-pubiennes (fig. 1580,2 et 2'). Par son côté supérieur, la racine du corps caverneux repose sur la branche descendante du pubis : elle lui est intimement unie par un tissu conjonctif très serré, qui se confond d'une part avec le périoste et d'autre part avec l'enveloppe propre de l'organe érectile. Par son côté inférieur, elle répond au muscle ischio-caverneux dont les faisceaux l'englobent d'une façon plus ou moins complète.

e. L'*extrémité antérieure* s'effile également en une pointe mousse, laquelle est reçue dans l'excavation ou capsule que présente, à cet effet, la base du gland (fig. 1581,2). Elle donne naissance à un système de faisceaux fibreux qui, rayonnant dans tous les sens, vont se fixer d'autre part sur les parois de l'excavation précitée. Ces faisceaux forment par leur ensemble une sorte de ligament, le *ligament antérieur des corps caverneux* qui a pour effet d'unir intimement, à leur partie antérieure, les deux systèmes érectiles du pénis. La figure 1581 nous montre nettement que les fibres les plus antérieures du ligament précité, ainsi que la cloison médiane des corps caverneux, se prolongent jusqu'au voisinage du méat.

Structure. — Les corps caverneux se composent : 1° d'une enveloppe propre; 2° d'un système de trabécules, émanant de cette enveloppe ; 3° d'un système d'aréoles circonscrites par les trabécules.

a. L'*enveloppe propre* ou *albuginée* est une membrane blanchâtre, de consistance fibreuse, présentant exactement la même forme et les mêmes dimensions que les corps caverneux qu'elle entoure. Elle est à la fois très extensible, très élastique et très résistante : elle supporte sans se rompre des poids considérables et l'on sait qu'on peut soulever un cadavre en le prenant par la verge. Son épaisseur, la verge étant à l'état de flaccidité, varie de 1 à 2 millimètres. Au moment de l'érection, elle s'amincit peu à peu au fur et à mesure que les corps caverneux augmentent de volume et ne présente plus, quand l'érection est complète, qu'un demi-millimètre d'épaisseur ou même moins. — Histologiquement, l'albuginée se compose de faisceaux conjonctifs, entremêlés de fibres élastiques. Les faisceaux conjonctifs se disposent suivant deux plans : un plan superficiel, comprenant des faisceaux à direction longitudinale; un plan profond, formé par des fibres circulaires. Quant aux fibres élastiques, elles sont toujours fort nombreuses et forment dans leur ensemble un réseau très serré, plus développé dans les couches profondes que dans les couches superficielles. Outre ces deux éléments, fibres conjonctives et fibres élastiques, certains auteurs, KLEIN entre autres, ont décrit dans l'albuginée un système de fibres musculaires lisses, qui, comme les fibres conjonctives, seraient en partie longitudinales et en partie circulaires : mais ces fibres musculaires sont rejetées par la plupart des anatomistes et, si on les rencontre chez quelques mammifères, elles semblent faire complètement défaut chez l'homme. — La cloison médiane qui sépare l'un de l'autre les deux corps caverneux est, comme nous l'avons vu plus haut, une dépendance de l'albuginée et en a tous les caractères. Elle est, cependant un peu plus mince et peut-être aussi un peu moins riche en fibres élastiques. Les faisceaux conjonctifs s'y disposent sous forme de petites colonnettes verticales, séparées les unes des autres par des intervalles ou fentes qui établissent de larges communications entre les deux corps caverneux. Il résulte d'une pareille disposition que, vue de face (fig. 1543,12') la cloison médiane des corps caverneux, avec ses colonnettes et ses fentes étroites, ressemble assez bien à un peigne. Nous ajouterons que les fentes en question sont plus nombreuses dans la portion antérieure des corps caverneux que dans sa portion postérieure et, d'autre part, qu'elles n'occupent pas la partie moyenne de la cloison, mais qu'elles sont toujours plus rapprochées de la face dorsale de la verge que de sa face uréthrale.

b. De la face interne de l'albuginée se détachent de nombreux prolongements ou trabécules, les unes larges et lamelleuses, les autres plus minces, plus ténues, ayant la forme de simples filaments. Toutes ces trabécules, quelles que soient leur forme et leurs dimensions, se dirigent les unes vers les autres, se rencontrent sous les angles les plus divers et se soudent réciproquement aux points de contact. Elles décomposent ainsi le vaste espace cylindrique que circonscrit l'albuginée en une multitude de compartiments, qui constituent les *aréoles* des corps caverneux. — Histologiquement, les trabécules précitées, qui forment, comme on le voit, les cloisons séparatives des aréoles, se composent, comme l'albuginée dont elles émanent, de fibres conjonctives et de fibres élastiques. A ces deux éléments viennent se joindre, chez la plupart des mammifères, des fibres musculaires lisses. Mais ces fibres varient beaucoup suivant les espèces : tandis que chez un grand nombre d'animaux (âne, cheval, chien, éléphant), les cloisons qui circonscrivent les aréoles renferment manifestement des éléments musculaires, chez d'autres (taureau, baleine), ces cloisons sont exclusivement fibreuses. Les corps caverneux de l'homme nous présentent sous ce rapport, une disposition intermédiaire : les grandes travées, au moment où elles se séparent de l'albuginée, ne renferment que des fibres conjonctives et élastiques ; les travées plus minces qui leur font suite possèdent toujours en même temps des fibres musculaires parfaitement développées. — Ces fibres musculaires ont été considérées jusqu'ici comme un des éléments constituants des trabécules qui se détachent de l'albuginée. Dans un travail récent, Retterer a fait remarquer qu'elles ne sont pas mêlées aux éléments propres de ces trabécules, mais qu'elles constituent partout des formations indépendantes, en forme de faisceaux ou de membrane, et disposées tout autour des aréoles, entre celles-ci et leurs cloisons conjonctives. En conséquence, il n'hésite pas à les rattacher aux aréoles elles-mêmes et à les considérer comme appartenant réellement à l'élément vasculaire des tissus érectiles.

c. Les *aréoles* des corps caverneux ont une forme très irrégulière et, d'autre part, sont très variables dans leurs dimensions. Relativement petites au voisinage de l'albuginée, elles augmentent de volume au fur et à mesure qu'on s'éloigne de cette membrane et présentent leur plus haut degré de développement dans la portion axiale du corps caverneux. Quels que soient leur situation et leur volume, les aréoles communiquent toutes entre elles : une injection poussée sur n'importe quel point des corps caverneux se répand avec la plus grande facilité dans tout le système aréolaire. — La surface intérieure des aréoles présente un revêtement continu de cellules aplaties et minces, que l'on met facilement en évidence par les imprégnations d'argent, et qui nous offrent tous les caractères morphologiques des cellules endothéliales qui tapissent les vaisseaux capillaires. En conséquence, les aréoles elles-mêmes, que certains auteurs considèrent comme étant des cavités veineuses (Kölliker, Frey), ne sont que des capillaires fortement dilatés et reliés les uns aux autres par des anastomoses fort nombreuses. Comme tels, ils communiquent, sur un ou plusieurs points de leurs parois, avec les ramuscules terminaux des artères caverneuses suivant une modalité qui n'est pas encore bien connue et sur laquelle nous reviendrons plus loin (voy. *Artères*, p. 989). D'autre part, ils donnent naissance à des veines. — La nature capillaire des aréoles est très nette pour celles du corps spongieux de la plupart des mammifères, le cheval et l'homme exceptés : ces aréoles, en effet, entièrement dépourvues de faisceaux musculaires, sont formées exclusivement par des éléments conjonctifs et élastiques. Quant aux aréoles des corps caverneux, elles présentent autour d'elles, comme nous l'avons vu plus haut, une quantité plus ou moins considérable de fibres musculaires lisses, qui se disposent tantôt en faisceaux isolés, tantôt en nappes plus ou moins continues. Leur ensemble forme à la cavité vasculaire une sorte de tunique contractile qui, pour être incomplète, n'en a pas moins une grande valeur : c'est un élément nouveau, un élément surajouté. De ce fait, nos capillaires diffèrent un peu des capillaires ordinaires : ce sont bien encore des capillaires, mais des capillaires spécialisés en vue de la fonction toute particulière qui leur est dévolue.

2° Corps spongieux. — Le corps spongieux de l'urèthre (fig. 1577) est un organe impair et médian, situé sur le plan inférieur du pénis. Sa longueur totale est de 12 à 18 centimètres. Il nous présente : 1° une partie moyenne, relativement étroite; 2° une extrémité postérieure renflée, appelée *bulbe;* 3° une extrémité antérieure également renflée, constituant le *gland.*

a. La *portion moyenne* ou *corps spongieux* proprement dit occupe la gouttière antéro-postérieure et médiane que forment inférieurement les deux corps caverneux. Elle a la forme d'un long cylindre mesurant de 10 à 12 millimètres à l'état de repos, 15 à 18 millimètres à l'état d'érection. Le canal de l'urèthre la traverse d'arrière en avant, en suivant à peu près sa ligne axiale. Il est à remarquer, cependant, qu'il est un peu plus rapproché de sa face supérieure que de sa face inférieure ; autrement dit, il existe une épaisseur plus grande de tissu érectile au-dessous qu'au-dessus du canal (fig. 1542).

b. Le *bulbe* est le renflement postérieur du corps spongieux. Il a la forme d'une poire dont la grosse extrémité ou base (*tête* de quelques auteurs) est en arrière et en bas (fig. 1577, 14). Son axe se dirige obliquement d'arrière en avant et de bas en haut, comme les branches ischio-pubiennes. Sa longueur est de 3 centimètres en moyenne. On lui considère un sommet, une base, une face supérieure, une face inférieure et deux faces latérales. — Son *sommet* répond à l'angle de réunion des deux corps caverneux. Il se continue sur ce point, sans ligne de démarcation aucune, avec la portion moyenne du corps spongieux ci-dessus décrite. — Sa *base* répond au raphé que forment en se réunissant l'un à l'autre les deux muscles transverses du périnée; elle est séparée de l'anus par un intervalle de 12 à 15 millimètres (quelques millimètres en moins chez le vieillard). Un sillon vertical et médian, plus ou moins accusé suivant les sujets, la divise en deux moitiés ou lobes. Ce sillon, indice manifeste de la duplicité primitive du bulbe, est continué en avant par une cloison fibreuse, comme lui verticale et médiane, qui se prolonge plus ou moins loin dans l'épaisseur de l'organe. — La *face inférieure* du bulbe repose sur l'aponévrose périnéale superficielle, à laquelle elle est unie par un raphé médian. Cette face, ainsi que les *faces latérales*, sont embrassées par les faisceaux à direction demi-circulaire des deux muscles bulbo-caverneux. — Sa *face supérieure* répond à l'aponévrose périnéale moyenne et lui adhère intimement, surtout sur la ligne médiane. Par l'intermédiaire de cette aponévrose, elle est en rapport encore : 1° avec le muscle de Wilson, qui est placé au-dessus d'elle; 2° avec le muscle de Guthrie et les glandes de Cowper, qui sont situés dans son épaisseur. Nous rappellerons en passant qu'à sa partie supérieure, le bulbe est traversé très obliquement par le canal de l'urèthre; il résulte de cette obliquité (fig. 1545) que la gaine érectile dont s'entoure l'urèthre commence beaucoup plus tôt sur sa face inférieure que sur sa face supérieure, et que le renflement bulbaire nous apparaît comme développé exclusivement aux dépens de la partie sous-uréthrale de cette gaine. Nous rappellerons encore, pour en finir avec les rapports du bulbe, que cet organe est traversé d'arrière en avant, à droite et à gauche de la ligne médiane, par les canaux excréteurs des glandes de Cowper (voy. ces glandes, p. 1003).

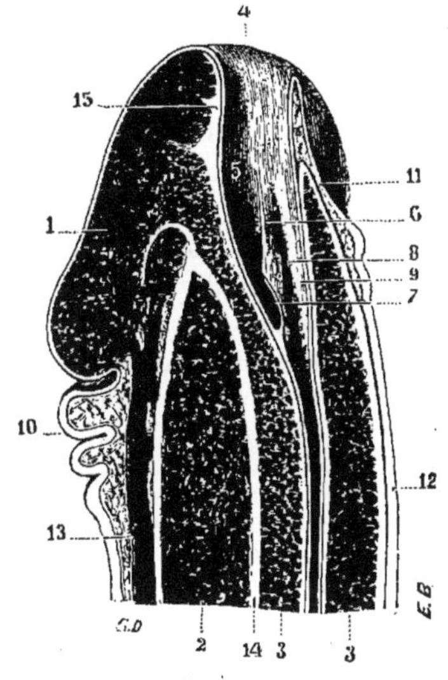

Fig. 1581

Coupe sagittale de l'extrémité antérieure de la verge, passant à 2 millimètres à gauche du plan médian.

1, gland. — 2, corps caverneux. — 3, 3, corps spongieux de l'urèthre. — 4, méat urinaire. — 5, fosse naviculaire. — 6, moitié gauche de la valvule de Guérin. — 7, sinus de Guérin, compris entre la valvule et la paroi antérieure de l'urèthre. — 8, bord latéral gauche de l'urèthre. — 9, sa face inférieure. — 10, prépuce ramené en arrière du gland. — 11, son frein. — 12, téguments. — 13, veine dorsale de la verge. — 14, cloison fibreuse séparant le corps caverneux du corps spongieux. — 15, débris de la cloison fibreuse médiane des corps caverneux, qui se prolongent jusqu'au méat.

c. Le *gland* ou renflement antérieur du corps spongieux a été déjà décrit plus haut (p. 977) à propos de la conformation extérieure de la verge. Nous n'y reviendrons pas ici. Nous ajouterons seulement que, contrairement au renflement bulbaire, il se développe surtout aux dépens de la portion sus-uréthrale du corps spongieux. Le tissu érectile fait même complètement défaut à sa partie inférieure et médiane, comme il fait défaut à la partie supérieure du cul-de-sac du bulbe. Lorsqu'on suit en effet, d'arrière en avant, la face inférieure du corps spongieux, on la voit, au voisinage du sillon balano-préputial, se diviser en deux lames latérales et légèrement divergentes qui se continuent, presque immédiatement après leur origine, chacune dans la moitié correspondante du gland (JARJAVAY). Entre les deux lames érectiles existe une fente étroite qui répond à l'insertion du frein et qui s'étend jusqu'au méat. Cette fente est comblée par un système de faisceaux conjonctifs qui, à leur niveau, unissent intimement l'une à l'autre les deux moitiés du corps spongieux et auquel, pour cette raison, on peut donner le nom de *ligament médian du gland.*

Structure. — Le corps spongieux présente une structure analogue à celle des corps caverneux. Comme ces derniers, il se compose d'une enveloppe propre ou albuginée, renfermant dans son intérieur du tissu érectile. Il diffère cependant des corps caverneux en ce que son albuginée est plus mince et plus riche en fibres élastiques : sur le gland, elle mesure à peine un quart de millimètre. En outre, ses travées sont plus délicates et ses aréoles beaucoup plus petites. Ce n'est guère que dans les parties centrales du bulbe qu'on rencontre ces grandes lacunes qui caractérisent les corps caverneux. Partout ailleurs, et notamment au niveau du gland, le tissu érectile nous présente un système lacunaire très étroit.

Dans les descriptions qui précèdent, nous avons considéré le gland comme un simple renflement des corps spongieux. Cette opinion, émise autrefois par RUYSCH (1737), adoptée plus tard par JARJAVAY dans ses *Recherches anatomiques sur l'urèthre de l'homme* (1856), est celle que l'on trouve aujourd'hui dans tous les traités classiques. Elle repose sur les faits suivants : si l'on injecte les corps caverneux, la partie centrale du gland se gonfle, tandis que la partie périphérique ne change ni de volume ni de consistance; si, au contraire, on pousse l'injection dans le bulbe, la partie périphérique du gland devient turgescente, tandis que sa partie centrale reste flasque. Mais ces faits ne sont nullement suffisants pour mettre les conclusions de RUYSCH à l'abri de toute critique : ils établissent seulement l'existence d'étroites relations vasculaires entre la partie périphérique du gland et le corps spongieux; ils ne démontrent nullement que les deux formations aient la même origine et partant la même signification morphologique. Dans un travail récent (1892), RETTERER, en étudiant le développement du pénis sur des embryons et des fœtus de différents âges, est arrivé, en ce qui concerne la constitution anatomique du gland, à une conception toute différente. Pour lui, les corps caverneux du pénis se terminent, comme nous l'avons dit plus haut, en une sorte de pointe qui s'avance plus ou moins loin dans l'épaisseur du gland. Quant au corps spongieux, il accompagne l'urèthre jusque près du méat, mais sans augmenter de volume et sans présenter le moindre renflement; il se trouve circonscrit du reste, dans sa portion balanique comme dans sa portion pénienne, par la couche conjonctive qui lui appartient en propre et qui l'isole parfaitement des formations voisines. L'extrémité antérieure des corps caverneux et l'extrémité antérieure des corps spongieux, réunies l'une à l'autre et incluses dans l'épaisseur du gland, constituent la portion axiale de cet organe, mais la portion axiale seulement. Tout autour d'elle se dispose à la manière d'un manchon une lame périphérique, fort épaisse, surtout du côté dorsal, qui représente à ce niveau les enveloppes fibreuse et cutanée du pénis : elle en diffère, cependant, au point de vue structural, en ce qu'elle est formée par une couche continue, fibro-élastique. Cette couche fibro-élastique, dans laquelle viennent s'épanouir les branches terminales des artères et des nerfs dorsaux du pénis, se différencie plus tard en un véritable tissu érectile, et c'est elle qui forme, chez l'adulte, la portion périphérique du gland. En même temps qu'elle se développe, il s'établit des connexions entre ses artères et celles des formations érectiles situées dans son épaisseur : toutefois ces anastomoses artérielles, très nombreuses et très larges pour le corps spongieux, sont relativement rares et toutes petites pour les corps caverneux. Ce dernier fait nous rend parfaitement compte des résultats obtenus par RUYSCH dans ses injections poussées alternativement dans les corps caverneux et dans les corps spongieux : dans le premier cas, l'injection ne pénètre pas dans la partie périphérique du gland, les anastomoses qui unissent le gland aux corps caverneux n'étant pas suffisamment développées pour lui livrer passage; dans le second cas, et grâce aux larges anastomoses précitées, l'injection passe librement du réseau du corps spongieux dans celui du gland.

En résumé, le gland, à l'état de développement parfait, se compose, d'après RETTERER, de deux portions bien différentes : 1° une *portion centrale* ou *axiale*, relativement fort réduite, comprenant l'extrémité antérieure du corps caverneux effilé en pointe et l'extrémité antérieure du corps spongieux; cette dernière accompagne l'urèthre jusqu'auprès du méat, mais sans présenter le moindre renflement; 2° une *portion périphérique*, beaucoup plus considérable que la portion centrale, enveloppant cette dernière à la manière d'un manchon, faisant corps avec elle, formée par une partie des enveloppes cutanée et fibreuse du pénis qui, à ce niveau, se sont fortement épaissies, surtout du côté dorsal, et sont devenues érectiles.

B. — Enveloppes de la verge

Les organes érectiles que nous venons de décrire sont entourés par quatre enveloppes concentriques qui sont, en allant des parties superficielles vers les parties profondes : 1° une enveloppe cutanée ; 2° une tunique musculeuse; 3° une tunique celluleuse ; 4° une enveloppe élastique. De ces quatre enveloppes, les trois premières s'avancent jusqu'à l'extrémité antérieure de la verge et contribuent à former le prépuce ; la quatrième, moins étendue, s'arrête à la base du gland.

1° Enveloppe cutanée. — L'enveloppe tégumentaire de la verge fait suite, à son extrémité postérieure, à la peau de la région pubienne et des bourses. A son extrémité antérieure, elle se replie, ainsi que nous l'avons vu plus haut, pour former le prépuce. La face inférieure est longée, d'arrière en avant, par un raphé médian qui est la continuation de celui des bourses.

La peau de la verge est remarquable par sa finesse, par sa mobilité, par sa coloration foncée qui rappelle celle du scrotum. On y rencontre, dans toute son étendue, des poils et des glandes sébacées. Mais ces éléments décroissent à la fois en nombre et en dimensions, au fur et à mesure que l'on s'éloigne de la symphyse : dans la partie moyenne du corps du pénis, les poils ne sont plus visibles à l'œil nu et, sur le prépuce, les glandes sébacées se trouvent réduites à des proportions tout à fait rudimentaires.

Histologiquement, l'enveloppe cutanée de la verge se distingue de la peau des autres régions du corps en ce que le derme est entièrement dépourvu de fibres musculaires lisses et, d'autre part, ne présente pas sur sa face profonde d'éléments adipeux ; il est exclusivement constitué par des fibres de tissu conjonctif et par une grande quantité de fibres élastiques.

2° Enveloppe musculeuse. — La peau de la verge est revêtue sur sa face profonde par un système de fibres musculaires lisses, qui se continuent en arrière avec le dartos des bourses et dont l'ensemble constitue le *dartos pénien* (muscle *péripénien* de Sappey). La grande majorité de ces fibres est longitudinale; les autres se disposent suivant une direction oblique ou même transversale, croisant les précédentes sous les angles les plus divers. Dans le tiers antérieur du pénis, le dartos, par suite de ces entre-croisements divers, revêt un aspect plus ou moins plexiforme (fig. 1582,15).

Le dartos s'étend sans discontinuité jusqu'à l'orifice du prépuce. Arrivé là, il se comporte exactement comme la peau, c'est-à-dire qu'il se replie en dedans et se porte, en s'atténuant de plus en plus, jusqu'au col du pénis.

Les fibres péripéniennes se contractent sous certaines influences, notamment sous l'action du froid. Elles compriment alors sur tout leur pourtour les organes érectiles et réduisent d'autant les dimensions transversales du pénis. Intervenant dans l'orgasme vénérien, elles compriment les canaux veineux situés au-dessous d'elles et, en favorisant ainsi la stase veineuse dans l'organe copulateur, elles contribuent au phénomène de l'érection.

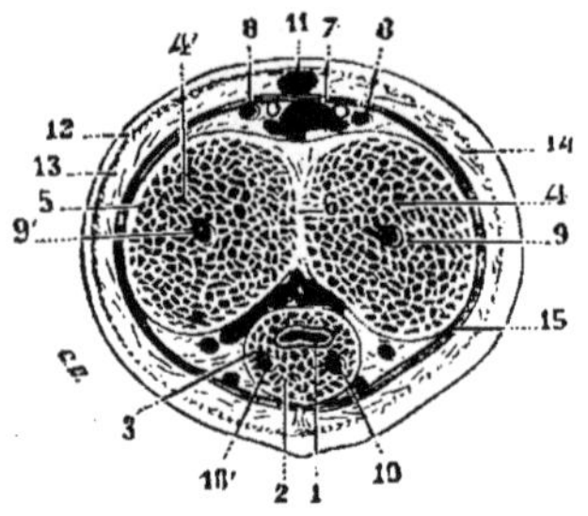

Fig. 1582.
Coupe vertico-transversale de la verge.

1, canal de l'urèthre. — 2, corps spongieux de l'urèthre. — 3, son albuginée. — 4, 4', corps caverneux. — 5, albuginée des corps caverneux. — 6, cloison. — 7, veine dorsale profonde. — 8, 8', artères dorsales et nerfs dorsaux. — 9, 9', artères caverneuses. — 10, 10', branche antérieure de l'artère bulbo-caverneuse. — 11, veine dorsale superficielle. — 12, peau. — 13, dartos. — 14, couche celluleuse. — 15, fascia penis.

3° Enveloppe celluleuse. — Au-dessous de la peau, se trouve une couche de tissu cellulaire lâche, très riche en fibres élastiques, à peu près dépourvue de graisse. Cette couche (fig. 1582,14), au sein de laquelle cheminent les vaisseaux et les nerfs superficiels, se prolonge jusque dans le prépuce. C'est à elle que la peau, doublée du dartos, est redevable de sa grande mobilité.

4° Enveloppe élastique. — L'enveloppe élastique, encore appelée *fascia penis* (fig. 1582,15), repose directement sur les organes érectiles, auxquels elle forme une gaine commune et qui lui adhèrent intimement. C'est sur elle que glissent la peau et le dartos dans les différentes excursions du prépuce. Le long du raphé médian inférieur du pénis, elle est unie à la fois à la peau et au corps spongieux de l'urèthre.

Le fascia penis répond encore par sa face profonde aux vaisseaux qui se rendent aux corps érectiles ou qui en proviennent. Il est en rapport notamment : 1° sur les côtés, avec les veines latérales qui convergent vers la veine dorsale profonde; 2° sur la ligne médiane, dans la gouttière sus-caverneuse, avec cette même veine dorsale profonde, avec les deux artères dorsales et les deux nerfs de même nom.

En arrière, le fascia penis se continue, d'une part avec le ligament suspenseur, d'autre part avec l'aponévrose périnéale superficielle. En avant, il s'attache à la base du gland, et aussi au cul-de-sac circulaire que forme la muqueuse du prépuce en se réfléchissant sur la couronne. L'enveloppe élastique du pénis est donc beaucoup plus courte que les trois enveloppes précédentes et, contrairement à ces dernières, ne prend aucune part à la constitution du prépuce.

Envisagé au point de vue de sa structure, le fascia penis se compose presque exclusivement de fibres élastiques; à ces fibres viennent se joindre, mais à titre d'éléments purement secondaires, un certain nombre de fibres de tissu conjonctif. La membrane en question est donc essentiellement élastique et c'est à tort que certains auteurs lui donnent le nom d'enveloppe fibreuse. Grâce à cette élasticité, mise en jeu au moment de l'érection par le fait de la turgescence des corps caverneux et du corps spongieux, elle comprime les veines profondes du pénis, tout comme le dartos comprime les veines superficielles, et, comme ce dernier, favorise la stase sanguine dans les aréoles des organes érectiles. Le fascia penis devient ainsi l'un des facteurs, facteur important quoique purement mécanique, du phénomène de l'érection.

5° **Structure du prépuce.** — En étudiant les différentes enveloppes de la verge, nous avons indiqué la part respective que prend chacune de ses enveloppes à la constitution anatomique du prépuce. Il nous suffira donc, pour fixer le lecteur sur la structure de cet organe, de réunir ici, en manière de conclusions, les éléments épars dans les pages qui précèdent.

A la constitution du prépuce concourent les trois enveloppes superficielles de la verge. Mais comme les deux premières sont repliées sur elles-mêmes, doubles par conséquent, nous rencontrons en réalité, en allant des parties superficielles vers la cavité préputiale, cinq couches différentes. Ce sont : 1° une couche tégumentaire, la peau; 2° une couche musculeuse, formée par le dartos ; 3° une couche celluleuse, qui n'est que la continuation de la couche homonyme de la verge; 4° une deuxième couche musculeuse, qui n'est autre que le dartos, lequel s'est réfléchi en dedans au niveau de l'anneau préputial ; 5° une dernière couche, enfin, qui n'est que la couche tégumentaire, repliée sur elle-même comme la couche musculeuse.

Toutefois cette couche tégumentaire, en passant de la face superficielle du prépuce à sa face profonde, change de nature : elle devient une membrane muqueuse (*muqueuse du prépuce*) et en conserve tous les caractères en s'étalant ensuite sur le gland (*muqueuse du gland*). Elle possède bien encore des papilles, mais elle est entièrement dépourvue de glandes sudoripares et de poils. Par contre, elle nous présente de nombreuses glandes sébacées rudimentaires, connues sous le nom de *glandes de Tyson*. Ces glandes siègent de préférence, dans le fond de la cavité du prépuce : dans le sillon balano-préputial, sur la couronne du gland et dans les fossettes latérales du frein. Leur structure rappelle exactement celle des glandes sébacées. Leur produit de sécrétion, de consistance huileuse et d'odeur forte, constitue l'un des éléments du smegma préputial (p. 978).

§ IV. — Vaisseaux et nerfs

1° **Artères.** — Les artères de la verge se distinguent en deux groupes : les artères des enveloppes et les artères des organes érectiles.

a. *Artères des enveloppes.* — Les artères destinées aux enveloppes de la verge proviennent : 1° des *artères honteuses externes*, branches de la fémorale ; 2° de l'*artère périnéale superficielle* et de la *dorsale de la verge*, branches de la honteuse interne.

b. *Artères des organes érectiles.* — Toutes les artères qui se rendent aux organes érectiles émanent de la honteuse interne. — *Celles destinées au corps spongieux* sont fournies : 1° pour le bulbe, par la transverse du périnée ou bulbo-uréthrale (fig. 1583, 7) ; 2° pour sa portion moyenne ou corps spongieux proprement dit, par cette même artère bulbo-uréthrale et par la dorsale de la verge (9), qui irriguent, la première les parties latérales et inférieure du corps

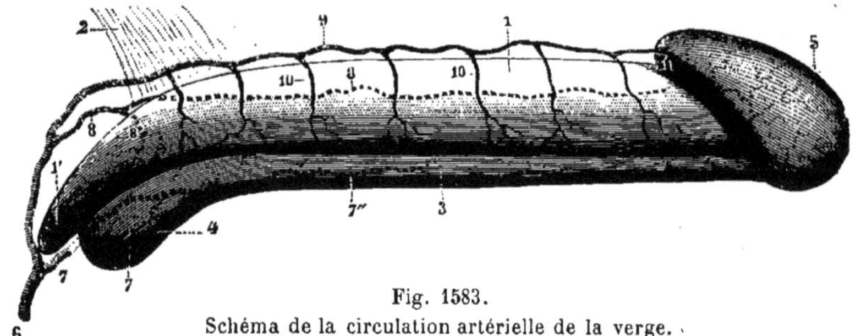

Fig. 1583.
Schéma de la circulation artérielle de la verge.

1, corps caverneux, avec 1', sa racine. — 2, ligament suspenseur de la verge. — 3, corps spongieux, avec : 4, bulbe ; 5, gland. — 6, artère honteuse interne. — 7, artère bulbo-uréthrale, avec : 7', sa branche bulbeuse : 7'', sa branche antérieure allant jusqu'au frein. — 8, artère caverneuse, avec 8', sa branche récurrente. — 9, artère dorsale de la verge. — 10, 10, ses branches latérales. — 11, sa terminaison dans le gland.

spongieux, la seconde sa partie supérieure ; 3° pour le gland, par les branches terminales de la dorsale de la verge. — *Celles destinées aux corps caverneux* sont les deux artères caverneuses (t. II, p. 165). Chacune d'elles, arrivée au-dessous de l'aponévrose périnéale inférieure, se dirige vers l'angle de réunion des deux corps caverneux et se termine comme suit (fig. 1583,8). Elle fournit tout d'abord un rameau récurrent (8') qui se jette sur la racine du corps caverneux et se ramifie dans son épaisseur. Puis, elle pénètre dans le corps caverneux correspondant et le parcourt d'arrière en avant jusqu'à son extrémité antérieure. L'orifice par lequel l'artère caverneuse s'engage dans le corps caverneux se trouve situé sur un point qui est très voisin du bord supérieur de la cloison médiane. Les deux artères homonymes sont donc très rapprochées à la partie postérieure de la verge. Elles s'écartent ensuite graduellement l'une de l'autre pour gagner le centre du corps caverneux et conservent cette situation axiale jusqu'à leur terminaison. Chemin faisant, les deux artères, la droite et la gauche, sont reliées l'une à l'autre par de nombreuses anastomoses transversales, qui naturellement passent à travers les lacunes de la cloison médiane. Enfin, à l'extrémité antérieure des corps caverneux, elles s'anastomosent de nouveau en formant une sorte d'arcade. Outre les artères caverneuses, les corps caverneux reçoivent encore un certain nombre de rameaux de la dorsale de la verge ; mais ces derniers rameaux sont toujours de petit calibre et n'ont, dans la circulation des corps caverneux, qu'une importance secondaire.

Le mode de ramescence et de terminaison des artères dans les tissus érectiles a donné lieu à de nombreuses controverses et, malgré les patientes recherches de MÜLLER, de ROUGET, de LANGER, de LEGROS, d'ECKHARD, de FREY, la question n'est pas encore complètement élucidée. Depuis longtemps déjà (1835), MÜLLER a fait remarquer que les artères qui cheminent au sein des tissus érectiles sont flexueuses, contournées sur elles-mêmes en tire-bouchon : ce sont des *artères hélicines*. Ces flexuosités, niées à tort par VALENTIN, ont été de nouveau signalées et bien décrites par ROUGET (1858) et LANGER (1863). Elles ont pour raison d'être, ici comme ailleurs, de se prêter, sans se rompre ou même sans subir de tiraillement, à l'ampliation considérable de l'organe érectile au moment de l'érection.

Envisagées au point de vue de leur mode de terminaison, les artères des organes érectiles se distinguent en deux groupes. — Les unes, exclusivement destinées à la nutrition des éléments histologiques, se divisent et se subdivisent dans l'épaisseur des cloisons et, finalement, forment un réseau capillaire à mailles larges et polygonales. Ce réseau, comme les réseaux ordinaires, donne naissance à des veines : c'est le *réseau nourricier* de l'organe. — Les autres, en rapport avec l'érection, constituent le *réseau fonctionnel* ou *érectile ;* elles s'ouvrent dans les aréoles. Mais si les histologistes sont aujourd'hui assez bien d'accord sur la question de fait, ils le sont beaucoup moins quand il s'agit d'expliquer la manière dont s'effectue cette communication des artères avec les aréoles des organes érectiles. D'après ECKHARD (*Zur Lehre von dem Bau und der Erection des Penis*, Beitr. zur Anat. u. Physiol., 1877), qui a étudié ce point avec le plus grand soin, les plus petites branches artérielles se résolvent en de véritables bouquets de ramuscules excessivement courts, qui s'appliquent contre les parois des aréoles voisines : ce sont les *bouquets érectiles* d'ECKHARD. Ces ramuscules, remarquables par le développement de leur tunique musculeuse, ne fournissent aucune collatérale et sont manifestement terminaux. Ils présentent à leur extrémité de petits renflements en boutons et chacun de ces renflements est percé d'un orifice qui s'ouvre d'autre part dans l'aréole : nous donnerons à cet orifice le nom d'*orifice artério-aréolaire*. ECKHARD a fait remarquer que la tunique musculeuse du ramuscule artériel cessait brusquement au niveau de l'orifice précité ; cela est vrai pour ceux des tissus vasculaires dont les aréoles sont dépourvues d'éléments contractiles ; mais ce n'est pas là une disposition constante et nous rappellerons à ce sujet que dans les organes érectiles à type parfait, dans les corps caverneux de l'homme notamment, les aréoles possèdent une tunique musculeuse plus ou moins développée. Il a fait remarquer aussi, et c'est là un fait d'une importance considérable, que le tissu qui forme le pourtour de l'orifice artério-aréolaire est très élastique et que l'orifice en question, grâce à cette élasticité, est constamment fermé dans les conditions ordinaires, c'est-à-dire lorsque l'organe érectile est à l'état de flaccidité.

En tenant compte de ces faits histologiques, nous pouvons expliquer l'érection de la façon suivante. Dans les conditions ordinaires, l'orifice artério-aréolaire étant fermé, le sang des bouquets érectiles ne pénètre pas dans les aréoles et celles-ci sont plus ou moins vides. Survienne l'excitation nerveuse qui doit avoir pour résultat l'érection : l'orifice s'ouvre, soit par le fait de la contraction des fibres longitudinales du ramuscule artériel qui le précède, soit par le fait d'une action inhibitrice sur ses fibres circulaires formant sphincter. Le sang artériel, avec sa haute pression, se projette alors librement dans les aréoles et les distend : de là, la turgescence progressive de l'organe tout entier et, finalement, cette rigidité qui caractérise l'érection.

2° Veines. — Les veines de la verge forment deux systèmes, l'un superficiel, l'autre profond. Ces deux systèmes diffèrent nettement par leur origine, par leur trajet et par leur terminaison.

a. *Système veineux superficiel.* — Les veines superficielles tirent leur origine des enveloppes de la verge, y compris le prépuce. Quelques-unes d'entre elles, celles qui répondent à la partie la plus reculée de la face inférieure de la verge, se réunissent aux veines du scrotum dont elles partagent ensuite le mode de terminaison. Les autres, et c'est le plus grand nombre, convergent vers la face dorsale et s'y résument en un canal collecteur commun, qui chemine d'avant en arrière en suivant assez exactement la ligne médiane : ce canal collecteur commun est la *veine dorsale superficielle* (fig. 1585,1). Comme son nom l'indique, elle est située dans le tissu cellulaire sous-cutané immédiatement au-dessous du dartos. Elle est parfois remplacée, dans toute son étendue ou dans une partie seulement de son trajet, par deux veines latérales, égales ou inégales, cheminant côte à côte et plus ou moins anastomosés entre elles.

Arrivée à la racine de la verge, la veine dorsale superficielle entre en relation avec le réseau veineux de la paroi abdominale. Puis s'infléchissant en dehors, elle vient se terminer dans la saphène interne, soit du côté droit, soit du côté gauche, souvent encore (après s'être bifurquée ou quand elle est primitivement double) dans la saphène de l'un et de l'autre côtés. Je l'ai vue plusieurs fois se rendre directement à la fémorale en traversant l'un des orifices du fascia cribriformis.

b. *Système veineux profond.* — Les veines profondes du pénis proviennent des organes érectiles. Elles tirent leur origine à la fois du réseau nourricier et du réseau fonctionnel. Nous envisagerons séparément celles du corps spongieux et celles des corps caverneux :

Les *veines du corps spongieux* émergent çà et là sur toute la longueur de ce manchon érectile depuis le bulbe jusqu'au gland. — Les *veines du gland* se dirigent vers l'excavation que présente la base de cet organe et y forment un plexus, le *plexus rétro-balanique* (fig. 1584,2). Les rameaux efférents de ce plexus se portent en haut et en arrière et, arrivés au niveau de la couronne, se réunissent en un tronc unique, impair et médian, qui est la *veine dorsale profonde* (1). Nous connaissons déjà cette veine pour l'avoir étudiée en angéiologie (t. II, p. 255) : elle chemine d'arrière en avant dans le sillon médian supérieur des corps caverneux, immédiatement au-dessous du fascia penis qui la sépare de la veine dorsale superficielle; elle arrive ainsi à la racine de la verge, traverse l'aponévrose périnéale moyenne, un peu au-dessous de la symphyse et disparaît dans le plexus de Santorini (5), dont elle constitue l'une des principales origines. Nous allons voir dans un instant les nombreux affluents que reçoit ce tronc veineux. — Les *veines du bulbe*, parfois très volumineuses, se portent dans l'intervalle qui sépare les racines des corps caverneux et, après avoir traversé l'aponévrose périnéale moyenne, se jettent dans le plexus de Santorini ou dans les veines honteuses internes. — Les *veines issues de la portion moyenne du corps spongieux* (fig. 1585), se divisent en supérieures et en inférieures : les premières (6) émanent de la partie supérieure du corps spongieux et, peu après leur origine, s'unissent aux veines inférieures des corps caverneux (voy. plus bas) ; les secondes (7) naissent de la partie inférieure de cet organe et, comme les veines du bulbe avec lesquelles elles se confondent plus ou moins, elles aboutissent au plexus de Santorini.

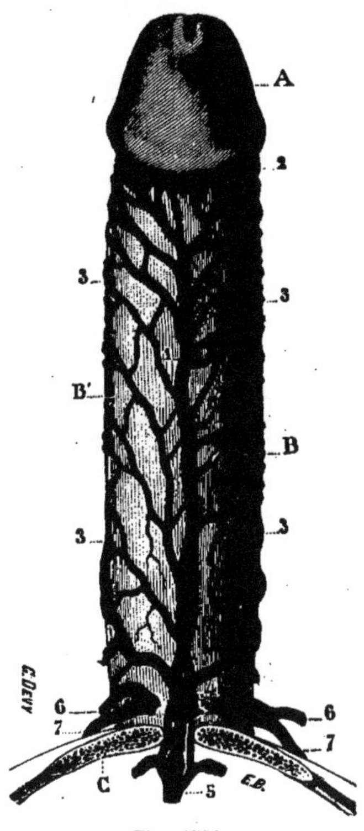

Fig. 1584.
La veine dorsale profonde et ses affluents.

A, gland. — B, B, corps caverneux. — C, coupe du pubis, pratiquée un peu au-dessous de la symphyse.
1, veine dorsale profonde. — 2, son origine en arrière du gland (plexus rétro-balanique). — 3, 3, ses affluents provenant du corps caverneux et du corps spongieux. — 4, la veine dorsale bifurquée et disposée en une sorte de plexus, le plexus sous-pubien. — 5, plexus de Santorini. — 6, 7, anastomoses de la veine dorsale superficielle avec les honteuses externes et l'obturatrice.

Les *veines des corps caverneux* traversent l'albuginée sur quatre points principaux : en haut, en bas, en avant et en arrière. De là leur division en supérieures, inférieures, antérieures et postérieures. — Les *veines supérieures* (fig. 1585,3), au sortir de l'albuginée, se trouvent dans le sillon médian supérieur des corps caverneux. Elles y rencontrent la veine dorsale profonde et s'ouvrent, après un trajet toujours très court, sur la paroi adhérente de ce vaisseau. — Les *veines inférieures* (4), beaucoup plus importantes que les précédentes, émergent dans le sillon médian inférieur, entre ce sillon et l'urèthre. Elles reçoivent tout d'abord, comme nous l'avons vu, les veines issues de la partie supérieure du corps spongieux. Puis, se portant en dehors et en haut, elles contournent à droite et à gauche les corps caverneux, recueillent chemin faisant quelques veinules issues de leurs parties latérales (5) et, finalement, viennent se jeter dans la veine dorsale profonde. — Les *veines antérieures*, comme leur nom l'indique, naissent du sommet des corps caverneux. Elles s'unissent aussitôt aux veines du gland et, comme elles, se jettent dans les origines de la veine dorsale. — Les *veines postérieures*, enfin, émergent à la partie postérieure des corps caverneux, dans l'angle de réunion de leur racine. Ces veines, toujours multiples, ordinairement très volumineuses, constituent les principaux efférents des corps caverneux. Elles perforent sur des points divers la portion sous-symphysienne de l'aponévrose périnéale moyenne (fig. 1599) et viennent se terminer, soit dans le plexus de Santorini, soit dans les veines honteuses internes, qui, comme on le sait, émanent de ce plexus.

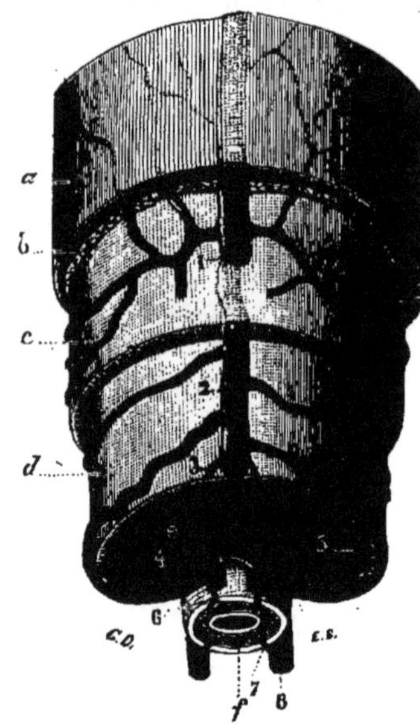

Fig. 1585.
Schéma représentant la circulation veineuse de la verge.

1, veine dorsale superficielle, avec ses affluents provenant des enveloppes de la verge. — 2, veine dorsale profonde, avec ses affluents provenant des corps caverneux : 3, veines supérieures ; 4, veines inférieures ; 5, veines latérales. — 6, veines supérieures des corps spongieux, allant aux veines inférieures des corps caverneux (4). — 7, veines inférieures du corps spongieux allant aux veines bulbo-uréthrales 8.

a, peau et dartos. — *b*, tissu cellulaire sous-cutané. — *c*, fascia penis. — *d*, albuginée des corps caverneux. — *e*, corps caverneux. — *f*, corps spongieux de l'urèthre.

c. *Anastomoses entre les deux systèmes.* — Au total, les veines de la verge se disposent comme celles des membres en deux réseaux, un réseau superficiel et un réseau profond. — Les *veines superficielles* tirent leur origine des enveloppes de la verge, cheminent dans le tissu cellulaire sous-cutané et aboutissent à la veine dorsale superficielle, laquelle à son tour se jette dans la saphène interne et, de là, dans la fémorale. — Les *veines profondes* émanent des organes érectiles, cheminent entre ces organes et le fascia penis et se rendent pour la plupart à la veine dorsale profonde, l'un des principaux affluents du plexus de Santorini. Celles qui ne vont pas à la veine dorsale aboutissent directement, comme cette dernière, au plexus de Santorini ou aux veines honteuses internes. — Quoique séparés l'un de l'autre par le fascia penis, les deux systèmes veineux précités communiquent largement entre eux, en arrière du gland, au niveau des origines des deux veines dorsales et peuvent ainsi se suppléer mutuellement. J'ai vu plusieurs fois, et cette disposition est peut-être constante, les deux veines dorsales s'anastomoser également au-devant de la symphyse. Nous devons ajouter que les veines de la verge présentent çà et là de nombreuses valvules, complètes ou incomplètes, d'où la difficulté qu'on éprouve à les remplir par une injection poussée des troncs vers les rameaux d'origine.

3° **Lymphatiques**. — Les lymphatiques de la verge se divisent comme les veines en superficiels et profonds.

a. *Lymphatiques superficiels.* — Les lymphatiques superficiels proviennent des téguments. Ils forment deux réseaux principaux, l'un sur le prépuce, l'autre sur le raphé médian. — Du réseau préputial s'échappe un certain nombre de troncules qui se réunissent presque aussitôt en un tronc collecteur commun, le *lymphatique dorsal superficiel* (fig. 1586,1'). Ce tronc suit exactement le même trajet que la veine dorsale superficielle. Arrivé à la racine de la verge, il se bifurque pour venir se jeter, à droite et à gauche, dans les ganglions de l'aine, dans le ganglion le plus élevé du groupe supéro-

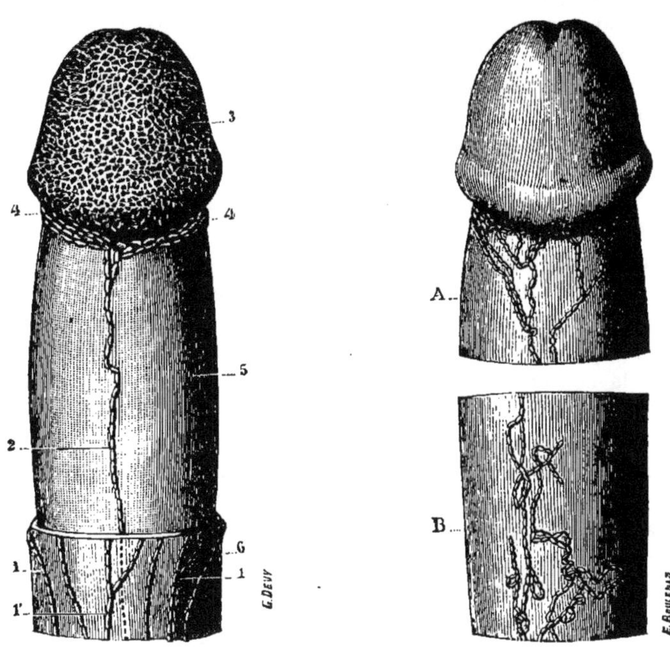

Fig. 1586.
Les lymphatiques de la verge (en partie d'après MARCHANT).

Fig. 1587.
A et B, flexuosités des lymphatiques de la verge (d'après MARCHANT).

1, lymphatiques superficiels, avec 1', le tronc dorsal médian superficiel. — 2, tronc dorsal médian profond. — 3, réseaux du gland. — 4, collerette lymphatique jetée tout autour de la couronne. — 5, albuginée des corps caverneux. — 6, fascia penis.

interne. — Le réseau du raphé donne également naissance à huit ou dix troncules, lesquels contournent en demi-cercle les faces latérales de la verge, pour gagner sa face dorsale. Là, quelques-uns d'entre eux s'abouchent dans le lymphatique dorsal; les autres, conservant leur indépendance, se rendent isolément aux ganglions inguinaux internes les plus élevés.

Il est à remarquer que le tronc lymphatique dorsal est souvent double. Dans ce cas, il n'est pas rare de voir les deux canaux s'entre-croiser en X et aboutir, celui du côté droit à un ganglion de l'aine gauche et, vice versa, celui du côté gauche à un ganglion de l'aine droite. Cet entre-croisement peut s'observer encore pour ceux des troncules du raphé qui ne sont pas tributaires du tronc lymphatique médian.

J. Marchant a signalé tout récemment (1889) sur le trajet des lymphatiques dorsaux l'existence de flexuosités nombreuses, qui se montrent surtout aux changements de direction et qui revêtent, suivant les cas, la forme d'anse simple, de huit de chiffre, de véritables pelotons. Ces flexuosités (fig. 1587, A et B), qui rappellent jusqu'à un certain point la disposition hélicine des artères, ont certainement leur origine dans les changements de volume que présente l'organe sur lequel elles se développent : elles permettent aux canaux lymphatiques de s'adapter aux dimensions nouvelles qu'acquiert le pénis en passant de l'état de flaccidité à l'état d'érection.

b. *Lymphatiques profonds.* — Les lymphatiques profonds prennent naissance sur le gland où ils forment un double réseau : un réseau superficiel à mailles très étroites, situé dans la muqueuse ; un réseau profond à mailles beaucoup plus larges, situé au-dessous d'elle. Ces deux réseaux communiquent largement, au niveau du méat, avec le réseau de l'urèthre. Ils entrent aussi en relation, en arrière de la couronne, avec le réseau du feuillet muqueux du prépuce, lequel communique à son tour, sur le pourtour de l'orifice préputial, avec le réseau tégumentaire.

Du réseau sous-muqueux partent de nombreux rameaux, qui se dirigent vers les fossettes du frein et y constituent deux petits plexus, les *plexus latéraux du frein* de Panizza. Les troncules efférents de ces deux plexus se portent obliquement en haut et en arrière, en suivant à droite et à gauche la partie correspondante du sillon balano-préputial. Ils forment ainsi, tout autour de la couronne, une sorte de collerette qui est très visible sur la figure 1586 (4). Arrivés sur le dos de la verge, les troncules du côté droit et ceux du côté gauche se jettent dans un tronc commun impair et médian, le *lymphathique dorsal profond* (2). Ce tronc chemine, à côté de la veine homonyme, au-dessous du fascia penis et se bifurque, au niveau de la racine de la verge, pour se rendre au groupe supéro-interne des ganglions inguinaux.

Comme le lymphatique dorsal superficiel, le lymphatique dorsal profond peut ne pas se bifurquer, auquel cas il se rend en totalité à un seul groupe ganglionnaire, celui du côté gauche le plus souvent (Marchant). D'autre part, il est quelquefois double dans toute son étendue et les deux canaux peuvent, ici encore s'entre-croiser en X sur la ligne médiane, pour aboutir à un ganglion situé du côté opposé à celui dont ils proviennent.

4° Nerfs. — Les enveloppes de la verge, y compris le double feuillet muqueux qui tapisse la cavité balano-préputiale, reçoivent leurs nerfs de la branche génitale du génito-crural (*plexus lombaire*) et des branches pénienne et périnéale inférieure du honteux interne (*plexus sacré*). Ces nerfs se distribuent à la fois au feuillet tégumentaire et au dartos. Leurs ramifications présentent, dans la muqueuse du gland, une richesse toute particulière. Elles s'y terminent, en partie par des extrémités libres, en partie par des corpuscules de Krause (p. 251). Schweiger-Seidel a rencontré des corpuscules de Pacini en arrière du gland, près de l'artère dorsale de la verge.

Les organes érectiles sont, eux aussi, très riches en nerfs. Ces nerfs à la fois sensitifs et moteurs, proviennent de deux sources, du système sympathique et du système cérébro-spinal. Les premiers tirent leur origine du plexus hypogastrique ; ils arrivent aux organes érectiles en accompagnant les artères (tout particulièrement l'artère caverneuse) et en formant autour d'elles des plexus. Les seconds émanent du nerf dorsal de la verge et du nerf périnéal superficiel, deux branches du honteux interne. Le mode de terminaison des nerfs dans la trame érectile n'est pas encore bien élucidé. KÖLLIKER a signalé la présence, dans les trabécules des corps caverneux, de filets nerveux composés à la fois de tubes minces et de fibres de Remak. La plupart de ces filets se distribuent vraisemblablement aux éléments musculaires qui entourent les vaisseaux ou qui sont annexés aux trabécules.

Voyez, au sujet de la verge, parmi les travaux récents (1880-92) : FREY, *Ueber die Einschaltung der Schwellkörper in das Gefässsystem*, Arch. f. Anat. u. Physiol., 1880 ; BEAUREGARD et BOULART, *Rech. sur les organes génito-urinaires des Balænides,* Journ. de l'Anat., 1882 ; DUPLOUY, *Commencement d'ossification de la cloison des corps caverneux*, Ann. de Guyon, 1885 ; FINGER, *Beitrag zur Anatomie des männlichen Genitale*, Sitz. d. Wien. Akad., 1885 ; RETTERER, *Texture des tissus érectiles dans les organes d'accouplement*, Soc. de Biologie, 1887 ; VALENTI, *Fossettes latérales du frein du prépuce*, Arch. ital. de Biologie, 1887 ; NICOLAS, *Sur l'appareil copulateur du bélier*, Journ. de l'Anat., 1887 ; DU MÊME, *Note sur les capillaires des organes érectiles*. Soc. de Biologie, 1887 ; EICHBAUM, *Untersüch über die Entwick. der Schwelkörper u. der Harnröhre*, Deutsche Zeitschr. f. Thiermed. u. vergl. Path., 1888 ; DURING, *Beiträge zur Anat. des Penis*, Monatsschr. f. prakt. Dermatol., 1888; RETTERER ET ROGER, *Anat. des org. génito-urinaires d'un chien hypospade*, Journ. de l'anat. 1889 ; MARCHAND, *Rech. sur les lymphatiques des téguments des organes génitaux de l'homme*, Bull. de la Soc. anat., 1889 ; ZEISSL und HOROWITZ, *Ein Beitrag zur Anat. der Lymphgefässe der männlichen Geschlechtsorgane*, Verhandl. d. deutsch. dermatol. Gesellsch., Congr. zur Prag, 1889 ; RETZIUS, *Ueber die Endigungsweise der Nerven in den Genitalnervenkörperchen des Kaninchens*, Intern. Monatsschr. f. Anat. u. Physiol., 1890 ; RETTERER, *Note sur la valeur morphologique du gland des mammifères*, Mém. de la Soc. de Biol., 1890 ; DU MÊME, *Sur le développement du pénis et du clitoris chez le fœtus humain*, Journ. de l'anat. 1892 ; THIÉRY, *Notes sur trois cas de valvules de la muqueuse préputiale*, Bull. Soc. Anat., 1891.

ARTICLE V

GLANDES ANNEXÉES A L'APPAREIL GÉNITAL DE L'HOMME

A l'appareil génital de l'homme se trouvent annexés deux organes glandulaires, la *prostate* et les *glandes de Cowper*. Ces glandes sécrètent un liquide qui, au moment de l'éjaculation, se mêle au contenu des vésicules séminales, apporté dans l'urèthre par les canaux éjaculateurs. Elles fournissent ainsi au liquide spermatique un certain nombre de ses éléments et, à ce titre, appartiennent bien manifestement à l'appareil génital.

§ I. — PROSTATE

La prostate (προστάτης, défenseur, de πρὸ, devant, et στάω, repose) est un organe blanchâtre de nature glandulaire, qui se développe autour de la portion initiale de l'urèthre. La plupart des auteurs, à tort selon moi, la décrivent avec la portion prostatique de l'urèthre : cette glande, en effet, se rattache manifestement par ses fonctions à l'appareil sexuel. Les observations de Hunter et d'Owen, confirmées tout récemment par celles de Griffiths, nous apprennent que chez certains mammifères, notamment chez la taupe et le hérisson, la prostate, toute petite pendant l'hiver quand la fonction génitale est pour ainsi dire endormie, s'accroît au printemps quand renaît la période d'activité génésique et acquiert alors, comme les testicules du reste, un volume relativement considérable. Par contre, on l'a vue, dans certains cas, s'atrophier chez l'homme à la suite de la castration. La signification que nous lui avons attribuée ci-dessus n'est donc pas douteuse et ainsi se trouve justifiée la place que nous lui assignons dans cet ouvrage.

1° **Situation**. — La prostate, organe impair et médian, est située au-dessous de la vessie, au-dessus de l'aponévrose périnéale moyenne, derrière la symphyse pubienne, en avant de l'ampoule rectale. Elle est contenue là dans une loge fibreuse, la loge prostatique, que nous décrirons plus loin.

2° **Forme**. — La prostate a une forme très irrégulière, assez difficilement comparable à un volume géométrique déterminé. Nous pouvons cependant la considérer comme un cône, qu'on aurait légèrement aplati d'avant en arrière et dont la base serait dirigée en haut, du côté de la vessie. Son axe, représenté par la ligne fictive qui réunirait le sommet au milieu de la base, n'est pas exactement vertical, mais oblique de haut en bas et d'arrière en avant : il forme avec la verticale un angle de 20 à 25°.

3° **Volume et poids**. — Son volume varie beaucoup suivant les âges. Rudimentaire chez le nouveau-né et chez l'enfant, la prostate s'accroît subitement à l'époque de la puberté, comme les autres formations génitales, atteint son complet développement à l'âge de vingt à vingt-cinq ans et paraît ensuite rester stationnaire jusqu'à l'âge de quarante-cinq à cinquante ans. Elle mesure alors, en moyenne, 28 millimètres de longueur, sur 40 millimètres de largeur et 25 millimètres d'épaisseur. Son poids absolu est de 20 à 25 grammes, son poids spécifique de 1,045. Après soixante ans, souvent plus tôt, la prostate s'accroît de nouveau et peut acquérir ainsi un volume double ou triple de celui qu'elle nous présente à l'état adulte. Cette hypertrophie sénile de la prostate porte, suivant les cas, soit sur la totalité de la glande, soit sur l'une de ses parties seulement, l'un des lobes latéraux ou le lobe médian.

4° **Rapports**. — La prostate a des rapports très importants. Nous examinerons successivement : 1° ceux qu'elle présente avec les organes qui sont situés en dehors d'elle (*rapports extérieurs*); 2° ceux qu'elle présente avec les organes qui la traversent (*rapports intérieurs*) :

A. *Rapports extérieurs de la prostate, loge prostatique*. — La prostate, avons-nous dit plus haut, a la forme d'un cône aplati d'avant en arrière Nous pouvons par conséquent lui considérer une base, un sommet, une face antérieure, une face postérieure et deux faces latérales :

a. La *face postérieure* regarde en arrière et en bas; elle est inclinée sur l'horizontale de 40° à 45° environ. Elle nous présente sur la ligne médiane un sillon vertical plus ou moins marqué suivant les sujets, qui divise l'organe en deux lobes, l'un droit, l'autre gauche. Ce sillon aboutit en haut, du côté de la base, à une échancrure toujours très accusée, ce qui donne à notre face postérieure une certaine ressemblance avec un cœur de carte à jouer. Envisagée au point de vue de ses rapports, la face postérieure de la prostate repose sur la paroi antérieure du rectum, dont elle est séparée par une lame, à la fois fibreuse et musculaire, qui, du feuillet supérieur de l'aponévrose moyenne du périnée, s'étend jusqu'au cul-de-sac vésico-rectal : c'est l'*aponévrose prostato-péritonéale* de Denonvilliers (voy. *Aponévroses du périnée*, p. 1023).

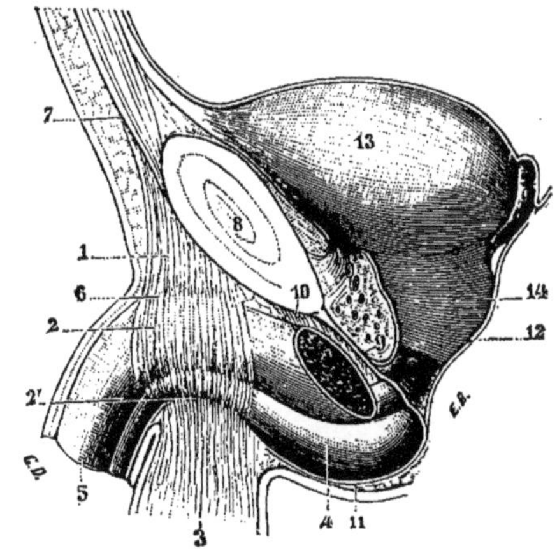

Fig. 1588.

La prostate, vue en place par sa face latérale gauche.

1, ligament suspenseur de la verge (*en jaune*). — 2, sa moitié gauche, contournant le corps caverneux correspondant et se réunissant en 2', avec celui du côté opposé. — 3, fibres de ce ligament descendant dans la cloison des bourses. — 4, portion périnéale de la verge. — 5, sa portion libre. — 6, angle pénien. — 7, ligne blanche abdominale. — 8, symphyse pubienne. — 9, aponévrose périnéale moyenne. — 10, ligament fibreux du pénis. — 11, aponévrose périnéale inférieure. — 12, aponévrose prostato-péritonéale, — 13, vessie. — 14, prostate.

b. La *face antérieure* regarde la symphyse, d'où le nom de face pubienne sous lequel la désignent certains auteurs. Elle diffère de la précédente en ce qu'elle est plus courte et que sa direction, tout en étant un peu oblique, se rapproche beaucoup de la verticale. Elle est séparée des pubis, en haut par les ligaments antérieurs de la vessie (p. 884) et au-dessous d'eux par le plexus veineux de Santorini.

c. Les *faces latérales* répondent au releveur de l'anus. Elles sont séparées de ce muscle par une lame, moitié fibreuse, moitié musculeuse, à laquelle on donne le nom d'*aponévrose latérale de la prostate*. Cette lame, comme nous le verrons plus tard (p. 1026), est une dépendance de l'aponévrose du releveur : elle n'est autre que la zone inférieure, un peu modifiée dans sa structure, de cette dernière aponévrose. De forme quadrilatère, placée de champ, elle s'attache en avant sur le corps du pubis et, en arrière, sur la paroi latérale du rectum : de là le nom d'*aponévrose pubo-rectale* que lui donnent encore certains auteurs, après Denonvilliers (fig. 1590,7'). Le bord inférieur de cette aponévrose repose sur le feuillet supérieur de l'aponévrose périnéale moyenne et se confond avec lui. Son bord supérieur se continue de même avec la zone supérieure de l'aponévrose du releveur et, de plus, il est réuni à celui du côté opposé par une lame fibreuse à direction horizontale, qui n'est autre que le ligament antérieur de la vessie ou ligament pubo-vésical. Nous devons ajouter que, entre les faces latérales de la prostate et l'aponévrose pubo-rectale, se trouvent de nombreux canaux veineux disposés en plexus : ce sont les *plexus vésico-prostatiques*.

d. La *base* de la prostate est très obliquement coupée de haut en bas et d'arrière en avant. Elle est très irrégulière et, de ce fait, nous pouvons la diviser en trois zones, que nous distinguerons en antérieure, moyenne et postérieure (fig. 1589). — La *zone antérieure* répond au col de la vessie. Elle nous présente l'orifice postérieur de l'urèthre et, tout autour de cet orifice, les fibres circulaires qui constituent le sphincter vésical, entourées elles-mêmes par les fibres longitudinales superficielles de la vessie qui viennent s'implanter sur la prostate. — La *zone moyenne*, placée en arrière de la précédente, se soulève en une saillie médiane, oblongue, transversale : c'est le *lobe moyen* de la prostate (2), dont le développement varie beaucoup suivant les individus et suivant les âges. Nous y reviendrons dans un instant. — La *zone postérieure*, enfin, nous présente une large fossette dans laquelle se logent les vésicules séminales et les canaux déférents (7 et 8). Au fond de cette fossette, se voient deux orifices, l'un droit, l'autre gauche, qui ne sont autres que les canaux éjaculateurs pénétrant dans la masse prostatique. Entre les deux canaux déférents se trouve parfois, faisant une saillie plus ou moins considérable, l'extrémité postérieure de l'utricule (p. 915).

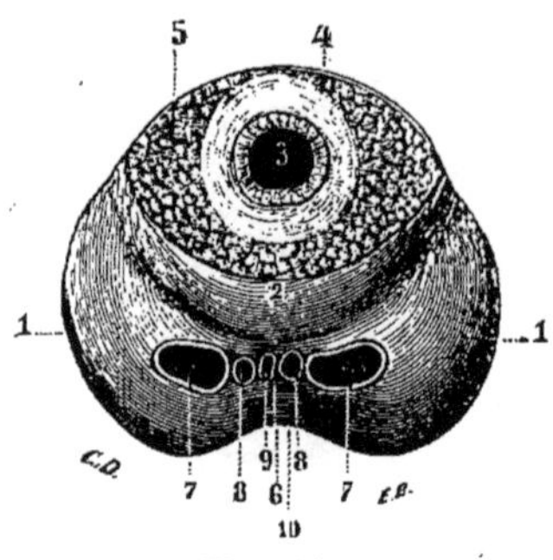

Fig. 1589.

La prostate, vue par sa base (imitée de SAPPEY).

1, 1, lobes latéraux. — 2, lobe médian. — 3, orifice postérieur du canal de l'urèthre. — 4, sphincter vésical. — 5, coupe des fibres longitudinales de la vessie à leur insertion sur la prostate. — 6, dépression séminale, avec : 7, 7, les vésicules séminales; 8, 8, les canaux déférents; 9, l'utricule prostatique. — 10, échancrure postérieure.

e. Le *sommet*, encore appelé *bec* de la prostate, est ordinairement situé à 3 ou 4 millimètres au-dessous de l'horizontale menée par l'extrémité inférieure de la symphyse pubienne. Un intervalle de 15 à 20 millimètres le sépare de cette symphyse. Il est continué en avant, du côté de l'aponévrose périnéale moyenne, par la portion membraneuse de l'urèthre.

Si, maintenant, résumant la description qui précède, nous jetons un coup d'œil d'ensemble sur les rapports de la prostate, nous voyons qu'elle est contenue dans une cavité, en partie aponévrotique, en partie osseuse, connue sous le nom de *loge prostatique* (fig. 1590). Cette loge a naturellement six parois : une paroi antérieure, formée par les pubis; une paroi postérieure, constituée par l'aponévrose prostato-péritonéale; deux parois latérales, formées par les deux aponévroses pubo-rectales; une paroi inférieure, répondant à l'aponévrose périnéale moyenne. Quant à la paroi supérieure, elle est incomplète : elle n'est représentée que par les ligaments pubo-vésicaux. En arrière de ces ligaments, la loge est largement ouverte : par cette ouverture, la prostate est en rapport immédiat (fig. 1588) avec la partie de la vessie qui entoure le col, avec les vésicules séminales et avec les canaux déférents.

B. *Rapports intérieurs de la prostate*. — La prostate est traversée de haut en bas et d'arrière en avant : 1° par l'urèthre ; 2° par les deux canaux éjaculateurs. Les rapports que présentent ces divers canaux avec la masse prostatique ont été déjà indiqués et le lecteur voudra bien se reporter, à ce sujet, aux pages 900 et 973. Nous rappellerons encore que le *veru montanum* et

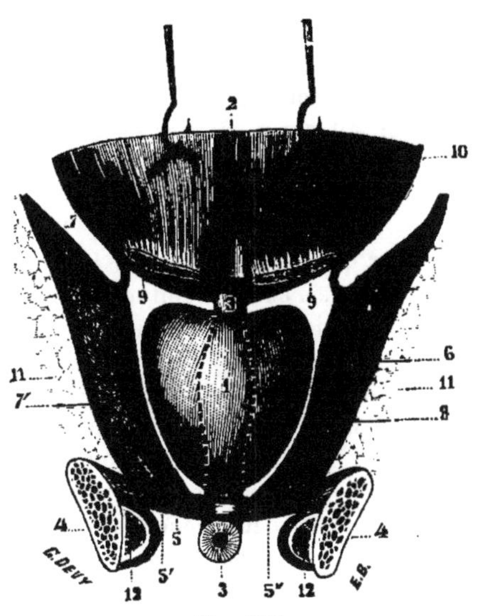

Fig. 1590.

La loge prostatique, vue sur une coupe vertico-transversale du bassin passant immédiatement en avant de la prostate (*schématique*).

1, prostate, vue par sa face antérieure. — 2, vessie, érignée en arrière. — 3, urèthre. — 4, branches ischio-pubiennes. — 5, feuillet superficiel de l'aponévrose périnéale moyenne. — 5', son feuillet profond. — 5'', le muscle de Guthrie. — 6, releveur de l'anus. — 7, son aponévrose supérieure, s'épaississant au niveau des faces latérales de la prostate pour former 7' les ligaments pubo-rectaux. — 8, aponévrose inférieure du releveur. — 9, ligaments pubo-vésicaux ou ligaments antérieurs de la vessie. — 10, expansion fibreuse, remontant de l'aponévrose du releveur sur la vessie (partie inférieure de l'aponévrose ombilico-prévésicale). — 11, fosses ischio-rectales. — 12, racines des corps caverneux.

l'*utricule prostatique*, que la plupart des auteurs décrivent avec la prostate, ont été déjà étudiés à propos de l'urèthre prostatique (p. 915).

5° Constitution anatomique. — La prostate a une coloration gris rougeâtre. Elle est dure au toucher et oppose en général une grande résistance aux efforts qui tendent à la déchirer. Vue extérieurement, elle nous apparaît comme étant constituée par deux lobes, l'un droit, l'autre gauche. Cette disposition bilobée nous est nettement indiquée en arrière par le sillon médian postérieur décrit plus haut et par l'échancrure qui le surmonte. A ces deux lobes, *lobes latéraux*, la plupart des auteurs en ajoutent un troisième, appelé *lobe médian* ou *lobe moyen* : il comprendrait toute la portion de la prostate qui se trouve comprise entre l'urèthre et les deux canaux éjaculateurs. Ainsi entendu, le lobe moyen est constant; mais il s'en faut de beaucoup que sa différenciation soit toujours aussi nette sur le sujet qu'elle l'est dans les descriptions. Sur certains sujets en effet, surtout sur les sujets jeunes, rien ne révèle, soit à l'extérieur, soit à l'intérieur, l'existence de ce troisième lobe. Chez d'autres, il est simplement représenté par cette saillie médiane, éminemment variable par sa forme et par ses dimensions, tantôt oblongue et transversale, tantôt semi-hémisphérique, le plus souvent petite et tout extérieure, que nous avons signalée plus haut sur la base de la prostate entre les deux zones vésicale et séminale. Enfin, dans certains cas, il atteint des dimensions beaucoup plus considérables et comme il répond au col de la vessie, il soulève plus ou moins à son niveau la paroi inférieure de l'orifice, qui fait communiquer le réservoir urinaire avec le canal de l'urèthre. Il fait ainsi, à l'entrée de l'urèthre, une saillie plus ou moins accusée qui a été désignée par Lieutaud sous le nom de *luette vésicale*, et contre laquelle peut venir buter la sonde dans l'opération du cathétérisme. Nous devons ajouter que cette saillie, conséquence de l'hypertrophie du lobe moyen de la prostate, n'existe habituellement que chez les sujets âgés et qu'elle est même considérée par beaucoup d'auteurs comme de nature pathologique.

Si maintenant nous divisons la prostate en coupes minces et portons ces coupes sous le microscope, nous reconnaissons dans sa masse, abstraction faite des deux sphincters interne et externe qui sont décrits ailleurs (p. 914 et 1014), deux éléments bien distincts : un stroma et des formations glandulaires.

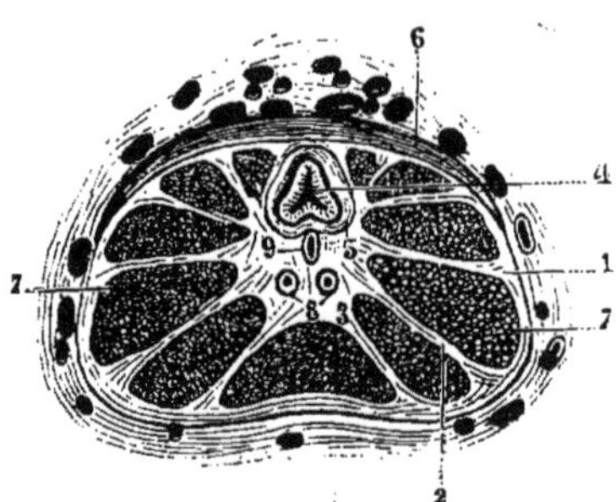

Fig. 1591.

Coupe transversale de la prostate pour montrer ses divers éléments (*schématique*).

1, enveloppe extérieure ou coque prostatique. — 2, cloisons. — 3, noyau central. — 4, urèthre, entouré par sa gaine vasculaire et par le sphincter interne. — 5, sphincter lisse ou interne. — 6, sphincter strié ou externe. — 7, 7, lobules glandulaires. — 8, canaux éjaculateurs. — 9, utricule prostatique.

a. *Stroma.* — Le stroma est formé par un mélange de tissu conjonctif et de fibres musculaires lisses. Les éléments musculaires y tiennent une place importante et, à eux seuls, ils représentent une bonne moitié de la masse prostatique. Le stroma forme tout d'abord, autour de la prostate, une enveloppe continue, une sorte de capsule ou coque à couches concentriques, dans l'épaisseur de laquelle se logent une multitude de canaux veineux, plus ou moins anastomosés en plexus (fig. 1591,1). Ces vaisseaux, avec la gangue conjonctive et musculaire qui les entoure, constituent dans leur ensemble une sorte de système caverneux, auquel aboutissent les veines prostatiques et la plupart des veines vésicales.

Par sa surface extérieure, la coque prostatique est en rapport avec les différentes parois de la loge prostatique et se confond en partie avec elles. Sa surface intérieure donne naissance à un système de cloisons, qui se dirigent en rayonnant vers le centre de l'organe et s'y condensent en une masse plus ou moins considérable, qui porte le nom de *noyau central* (fig. 1591,3). Ce noyau central est traversé par l'utricule prostatique et les canaux éjaculateurs ; le canal de l'urèthre passe un peu au-dessus.

Les cloisons précitées circonscrivent entre elles un certain nombre de loges qui, sur des coupes transversales affectent la forme de triangles à base périphérique. C'est dans ces loges que se tassent les éléments glandulaires et chacune d'elles, contenant et contenu, acquiert la valeur d'un lobule (fig. 1591,7).

b. *Eléments glandulaires.* — Les éléments glandulaires de la prostate appartiennent au groupe des glandes en grappe et, comme tels, se composent essentiellement d'acini, auxquels font suite des canaux excréteurs.

Ces glandes, au nombre de 30 à 40, se disposent en rayons tout autour du canal de l'urèthre. Elles sont très inégales en volume : les plus considérables sont situées dans le segment postérieur ou rétro-uréthral de la prostate ; viennent ensuite, par ordre de volume décroissant, les glandes latérales et les glandes antérieures. Ces dernières sont toujours de très petites dimensions et parfois même font complètement défaut. L'urèthre, dans ce cas, se creuse dans la masse prostatique une simple gouttière et non un canal complet.

Les conduits excréteurs des glandes prostatiques varient dans leurs dimensions, comme les corps glandulaires dont ils proviennent. Les plus petits sont cylindriques ; les plus volumineux sont irrégulièrement calibrés, bosselés, tortueux. Mais, quelles que soient leur forme et leurs dimensions, ils se dirigent tous obliquement vers la muqueuse uréthrale et s'ouvrent à la surface libre de cette muqueuse par de petits orifices arrondis, que l'on ne peut bien voir qu'à l'aide d'une loupe. Les plus étroits occupent la paroi antérieure de l'urèthre ; les plus larges se voient dans la fosse prostatique de l'urèthre ou se disposent en

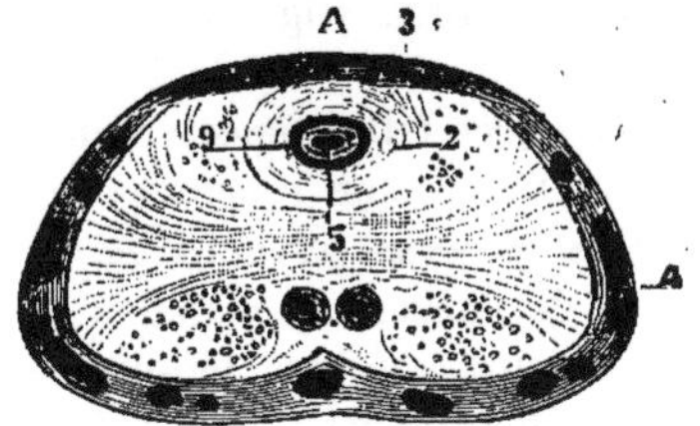

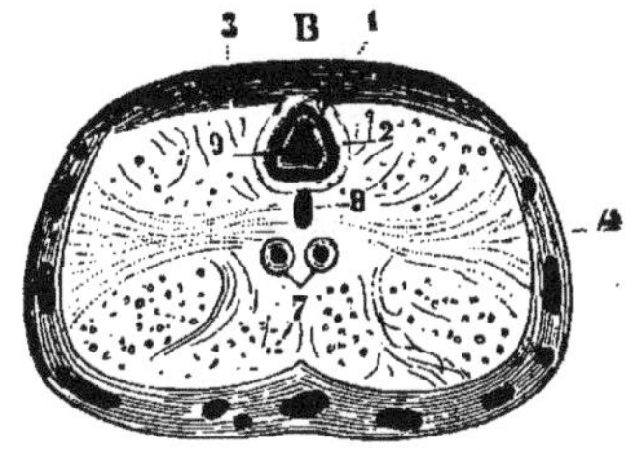

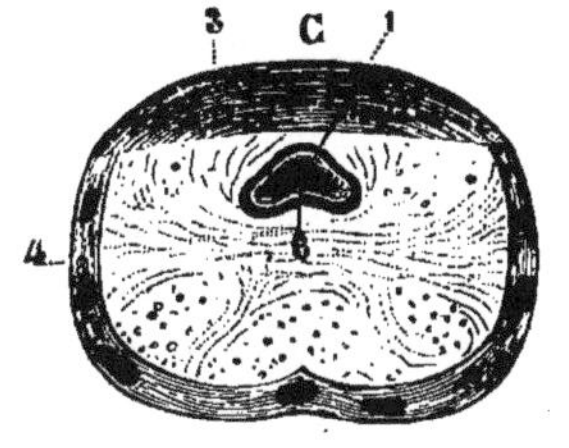

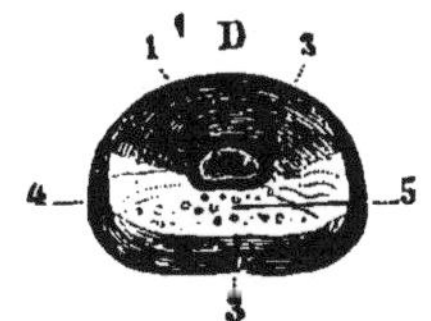

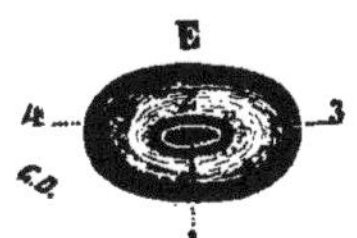

Fig. 1592.
Coupes transversales de la prostate passant : A, à 6 millimètres au-dessous du col ; B, à 15 millimètres du col ; C, à 25 millimètres du col ; D, par le sommet de la prostate ; E, par la partie postérieure de l'urèthre membraneux (homme de 40 ans, grandeur nature).

1, canal de l'urèthre. — 2, sphincter lisse ou sphincter interne (*en rose*). — 3, sphincter strié ou sphincter externe (*en rouge*). — 4, enveloppe de la prostate (coque prostatique). — 5, noyau central. — 6, veru montanum. — 7, canaux éjaculateurs. — 8, utricule prostatique. — 9, tunique vasculaire de l'urèthre.

séries irrégulières dans les deux gouttières qui longent latéralement le veru montanum (fig. 1594,7). Il n'est pas rare de voir plusieurs canaux s'ouvrir côte à côte dans le fond d'une fossette, qui leur est commune et qui revêt de ce fait l'aspect d'un petit crible. Parmi les canaux excréteurs de la prostate, on en rencontre ordinairement deux, plus volumineux que les autres (*canaux principaux de la prostate*), qui tirent leur origine de la base de l'organe et viennent s'ouvrir à droite ou à gauche de l'extrémité postérieure du veru montanum.

Histologiquement, les culs-de-sac glandulaires sont irréguliers, ovoïdes ou piriformes, mesurant en moyenne 150 à 250 μ de longueur, sur une largeur de 100 à 120 μ. Leur paroi se compose d'une couche de tissu conjonctif dense, tapissée intérieurement par un épithélium sécréteur. Cet épithélium repose directement sur la couche précédente, sans interposition de membrane basale. Les histologistes ne sont pas d'accord sur la nature de l'épithélium prostatique. Les uns, avec Kölliker, le considèrent comme formé par des cellules polyédriques, de 9 à 11 μ de hauteur, disposées en une seule rangée. Les autres, avec Langherans, décrivent au contraire deux assises cellulaires : l'une profonde, comprenant des cellules de petites dimensions, à contours arrondis, munies d'un gros noyau ; l'autre, superficielle, formée par des cellules cylindriques, hautes de 50 μ en moyenne, renfermant dans leur intérieur des granulations jaunes ou plus ou moins brunâtres.

Quant aux canaux excréteurs, ils se composent, comme les acini, de deux couches : une couche externe, formée par du tissu conjonctif, auquel vient s'ajouter, d'après Robin, une quantité au moins égale de fibres musculaires lisses ; une couche interne ou épithéliale, constituée par une seule rangée de cellules cylindriques. Ces cellules, dans les gros canaux excréteurs, seraient pourvues de cils vibratiles (Robin).

A partir de vingt à vingt-cinq ans, il se dépose dans les culs-de-sac glandulaires de la prostate de petites concrétions arrondies, dont le nombre et le volume s'accroissent avec les progrès de l'âge. Ces petits calculs sont formés par plusieurs couches concentriques et, de ce fait, présentent une grande analogie avec des grains d'amidon. Ils ont pour substance fondamentale une matière azotée, qui se dissout avec la plus grande facilité dans l'acide acétique. Quand elles sont de formation récente, et par conséquent de petit volume, les concrétions prostatiques flottent librement dans le liquide de l'acinus ; elles passent même, avec ce liquide, dans les canaux excréteurs et, de là, dans l'urèthre. Mais, à un stade plus avancé de leur développement, quand elles ont acquis sur place des dimensions supérieures au diamètre des canaux excréteurs, elles restent emprisonnées dans l'acinus ; d'autre part, comme elles continuent à s'accroître, elles arrivent finalement à remplir entièrement ce dernier et même à l'agrandir en refoulant peu à peu ses parois dans une direction excentrique. La prostate tout entière augmente naturellement de volume, en même temps que se dilatent ses acini, et l'on comprend sans peine qu'un pareil processus constitue un facteur important dans le mode de production de l'hypertrophie sénile de la prostate.

6° **Vaisseaux et nerfs**. — Les *artères* destinées à la prostate proviennent des vésicales inférieures et des hémorrhoïdales moyennes. Très variables dans leur nombre, mais en général de petit calibre, elles se ramifient dans l'épaisseur de l'organe et forment autour des culs-de-sac glandulaires un réseau capillaire à mailles polygonales très serrées. — Les *veines* issues des réseaux prostatiques se dirigent pour la plupart en dehors et se jettent dans ces canaux veineux, toujours très développés, qui se voient sur les faces latérales de la prostate et dont l'ensemble constitue le *plexus vésico-prostatique*. Nous avons déjà vu, à propos de la vessie, que ce plexus vésico-prostatique communique largement, en avant avec le plexus de Santorini, en arrière avec le plexus séminal (fig. 1535). — Les *lymphatiques* de la prostate sont extrêmement nombreux. Ils ont été décrits, en 1854, par Sappey, auquel j'emprunte les détails suivants. Ces lymphatiques naissent autour des parois des culs-de-sac glandulaires. De là, ils se dirigent vers la surface extérieure de l'organe où ils forment un réseau, qui est surtout développé sur la face postérieure. De ce réseau partent ensuite quatre troncs principaux, deux supérieurs et deux latéraux : les deux troncs supérieurs, en général assez grêles, se rendent à un ganglion qui se trouve situé entre le trou sous-pubien et la partie correspondante du détroit supérieur ; les deux troncs latéraux, plus volumineux, se dirigent transversalement en dehors pour venir se terminer dans un ganglion situé sur les parties latérales et inférieures de l'excavation. — Les *nerfs* émanent du plexus hypogastrique. Ils cheminent à côté des artères ou isolément et présentent toujours sur leur trajet un certain nombre de ganglions minuscules. On ne connaît pas encore leur mode de terminaison.

7° **Liquide prostatique**. — En comprimant la prostate après la mort, on fait sourdre dans le canal de l'urèthre, au niveau des orifices des canaux excréteurs de la glande, un liquide d'aspect laiteux, filant, de réaction acide : c'est le liquide prostatique. C'est là le seul moyen de se le procurer à l'état de pureté. Chez le vivant, en effet, il ne s'échappe de la glande qu'au moment de l'éjaculation et se mêle immédiatement au sperme. Examiné au microscope, le liquide précité nous présente tout d'abord de nombreuses cellules épithéliales, qui proviennent, les unes des culs-de-sac glandulaires, les autres des canaux excréteurs. Robin a fait remarquer que ces cellules épithéliales, tenues en suspension dans le liquide prostatique, sont d'autant plus nombreuses que les sujets sont morts depuis plus longtemps ; il nous paraît rationnel d'en conclure qu'il n'en est pas de même pendant la vie et que leur présence, dans le liquide recueilli après la mort, est un fait purement cadavérique. Le liquide prostatique renferme encore des granulations graisseuses et un grand nombre de ces petits calculs à angles arrondis, de coloration jaunâtre ou brun rougeâtre, que nous avons vus se former dans la cavité même des culs-de-sac.

§ II. — Glandes de Cowper

Déjà signalées en 1684 par Méry (*Journ. des Savants*, n° 17, p. 304), ces glandes ont été minutieusement décrites, dix-huit ans plus tard, par Cowper (*Philosoph. Transact.*, t. XXI, p. 364), qui a eu la bonne fortune de leur attacher son nom. Elles ont été bien étudiées à nouveau, en 1849, par Gubler (*Th. de Paris*), sous le nom de *glandes bulbo-uréthrales*.

1° Conformation extérieure et rapports. — Les glandes de Cowper, glandes de Méry, glandes bulbo-uréthrales, se présentent sous la forme de petites masses arrondies, d'une consistance ferme, d'une coloration blanchâtre, situées en arrière de la base du bulbe, dans l'espace angulaire que forme cette base avec la portion membraneuse de l'urèthre (fig. 1541,17). Leur volume varie de la grosseur d'une lentille à celle d'une petite noisette. Haller les comparait à un pois, Winslow à un noyau de cerise.

Au nombre de deux, l'une droite, l'autre gauche, elles se disposent symétriquement de chaque côté de la ligne médiane : un intervalle de 5 ou 6 mil-

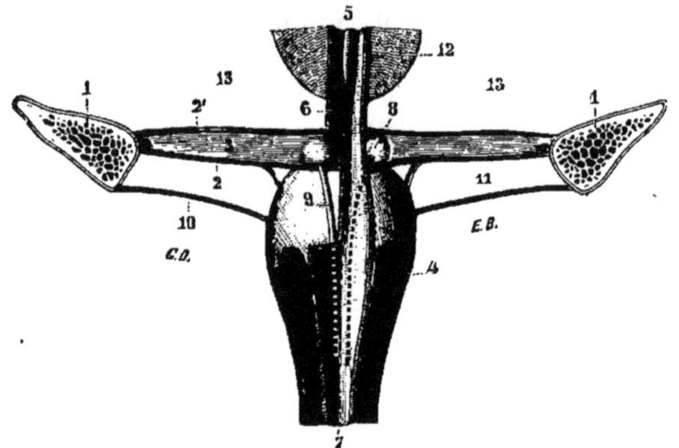

Fig. 1593.

Coupe horizontale du périnée passant par l'urèthre pour montrer les rapports des glandes de Cowper (*schématique*).

1, 1, branches ischio-pubiennes. — 2, 2', feuillet inférieur et feuillet supérieur de l'aponévrose périnéale moyenne. — 3, muscle de Guthrie ou transverse profond. — 4, bulbe de l'urèthre. — 5, 6, 7, portions prostatique, membraneuse et spongieuse du canal de l'urèthre. — 8, glandes de Cowper. — 9, leur canal excréteur. — 10, aponévrose périnéale superficielle. — 11, loge inférieure du périnée. — 12, extrémité inférieure ou sommet de la prostate. — 13, 13, espace pelvi-rectal supérieur.

limètres les sépare ordinairement l'une de l'autre. Cet intervalle est toutefois fort variable, et il est à noter que les deux glandes sont d'autant plus rapprochées qu'elles sont plus volumineuses. Il n'est pas extrêmement rare de les voir, quand elles sont très développées, arriver au contact l'une de l'autre par leur côté interne, au point d'en imposer pour une glande unique, impaire et médiane.

Les glandes de Cowper sont placées dans l'épaisseur de l'aponévrose périnéale moyenne (fig. 1593,8). Elles sont donc en rapport : en bas, avec le feuillet inférieur de cette aponévrose qui les sépare du bulbe ; en haut, avec son feuillet supérieur qui les sépare de la prostate et de la loge prostatique. Tout autour d'elles se disposent les faisceaux du muscle transverse profond du périnée : le corps glandulaire est pour ainsi dire englobé dans la partie postérieure de ce muscle.

2° **Constitution anatomique, canalicules excréteurs.** — Par leur constitution anatomique les glandes de Cowper appartiennent à la classe des glandes en grappe et, comme telles, se décomposent successivement en lobules et acini. — Aux acini font suite des canaux excréteurs, qui présentent cette particularité qu'ils sont très larges, mal calibrés, plus ou moins bosselés. Ces canalicules se réunissent les uns aux autres pour donner naissance à des canaux de plus en plus volumineux et finalement se résument en un canal unique, qui émerge de la glande sur son côté antérieur et supérieur. — De là, le canal excréteur commun se porte obliquement en avant et un peu en dedans, traverse le feuillet inférieur de l'aponévrose périnéale moyenne, s'engage peu après dans l'épaisseur du bulbe, arrive sous la muqueuse uréthrale, glisse quelque temps au-dessous d'elle, et finit par la perforer pour s'ouvrir sur la paroi postérieure de l'urèthre au niveau de la partie antérieure du cul-de-sac du bulbe (fig. 1594,10'). Sa longueur, relativement considérable, est de 30 à 40 millimètres, dont 10 ou 15 pour la portion intra-bulbaire, 20 ou 25 pour sa portion sous-muqueuse. — Dans ce long trajet, les deux canaux excréteurs, celui du côté gauche et celui du côté droit, séparés à leur origine par l'intervalle qui sépare les glandes elles-mêmes, se rapprochent graduellement l'un de l'autre, arrivent bientôt au contact sur la ligne médiane et, à partir de ce point, cheminent parallèlement jusqu'à leurs orifices terminaux. — Ces orifices sont tout petits, le plus souvent peu ou point visibles. De plus, ils se disposent différemment sur la paroi uréthrale, selon que les canaux excréteurs ont une longueur égale ou inégale :

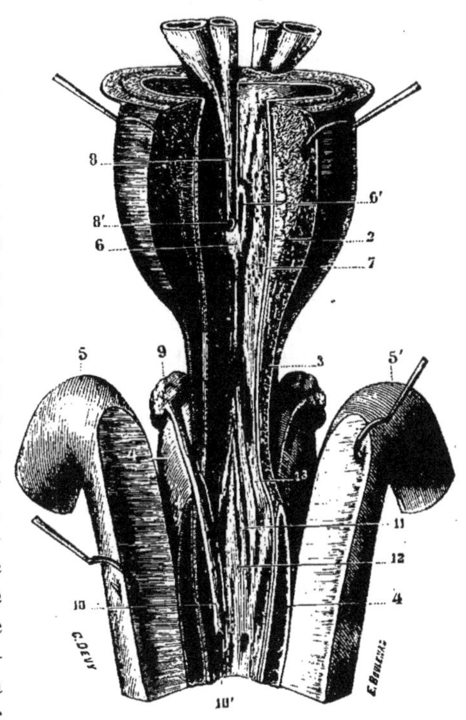

Fig. 1594.

La portion postérieure de l'urèthre, vue après incision médiane de la paroi antérieure de ce conduit.

1, col vésical. — 2, coupe de la prostate et des sphincters uréthraux. — 3, coupe de l'urèthre membraneux. — 4, coupe de l'urèthre spongieux. — 4', bulbe. — 5, 5', les deux corps caverneux. — 6, veru montanum, avec 6' orifice de l'utricule prostatique — 7, paroi postérieure de l'urèthre prostatique avec ses orifices glandulaires. — 8, canal éjaculateur droit mis à nu, avec 8' son orifice. — 9, glande de Cowper — 10, son canal excréteur mis à nu. — 10', orifice de ce canal. — 11, plis longitudinaux de la muqueuse de l'urèthre. — 12, cul-de-sac du bulbe. — 13, collet du bulbe.

dans le premier cas, ils sont placés côte à côte, à droite et à gauche de la ligne médiane ; dans le second, ils sont situés l'un en avant de l'autre et à une distance qui peut varier de 1 à 15 millimètres. Sur un sujet étudié par Sappey, les deux canaux excréteurs s'ouvraient sur la muqueuse par un orifice commun.

3° **Structure microscopique.** — Les acini de la glande de Cowper ne paraissent pas avoir de membrane propre, à moins qu'on prenne comme telle une enveloppe réticulée de nature conjonctive qui se confond avec le tissu conjonctif lâche situé autour des lobules. — Leurs parois sont formées par des cellules pyramidales, mesurant 12 μ de hauteur et disposées en une seule rangée. Au-dessous d'elles, cependant, se trouve un certain nombre d'éléments que quelques auteurs considèrent comme constituant une deuxième couche de cellules, et qui semblent être comparables aux croissants signalés par Gianuzzi dans les glandes salivaires. — Quant aux canaux excréteurs, ils sont constitués par une enveloppe propre, relativement épaisse, très riche en fibres élastiques. Sur sa face externe s'étale une double couche de fibres musculaires lisses, les unes longitudinales, les autres circulaires. Sa face interne est revêtue par un épithélium à deux couches, finement granuleux (Stilling). — Les glandes de Cowper sécrètent un liquide transparent, de consistance visqueuse, de nature albuminoïde. Comme la prostate et les vésicules séminales, elles se vident dans l'urèthre au moment de l'éjaculation et fournissent ainsi au sperme l'un de ses éléments.

Les glandes de Cowper existent chez la plupart des mammifères et, chez quelques-uns d'entre eux, notamment chez les chéiroptères, chez quelques carnassiers, chez quelques insectivores et chez les singes, elles présentent des dimensions qui sont relativement beaucoup plus considérables que chez l'homme. C'est chez les monotrèmes et les marsupiaux qu'elles paraissent atteindre leur plus haut degré de développement : on en compte deux paires chez la sarigue, trois paires chez le phalanger, trois paires également chez le kanguroo. — D'autre part, un certain nombre de faits établissent nettement que, comme la prostate, ces glandes appartiennent bien aux fonctions génitales : c'est ainsi que nous les voyons se développer à l'âge de la puberté, se réduire pendant l'hiver chez les animaux hibernants et augmenter de volume à l'époque du rut, s'atrophier à la suite de la castration, etc. Schneidemühl a constaté que l'épithélium sécréteur des glandes de Cowper présentait des différences structurales très nettes, suivant que les sujets étaient émasculés ou non. — De son côté, Stilling, examinant comparativement les glandes de Cowper du lapin après un isolement de quatre ou six semaines et immédiatement après l'accouplement, a noté les faits suivants : dans le premier cas, les cellules des acini sont volumineuses, nettement isolées les unes des autres et présentent un protoplasma très clair ; dans le second cas, c'est-à-dire après l'accouplement, elles sont plus petites, mal délimitées, finement granuleuses, et quant aux canalicules excréteurs, d'arrondis qu'ils étaient, ils sont maintenant plus ou moins aplatis et présentent sur des coupes des contours plus ou moins sinueux.

A consulter au sujet de la prostate et des glandes de Cowper : Mercier, *Rech. anat. sur la prostate des vieillards*, Bull. Soc. anat., 1836-7 ; Leroy d'Étiolles, *Consid. anat. et chirurg. sur la prostate*, Paris, 1840 ; Gubler. *Des glandes de Méry et de leurs maladies*, Th. Paris, 1849 ; Thompson, *Some observ. on the anatomy and pathology of the adult prostate*, Méd. chir. Transact., London, 1857 ; Messer, *Report on the condition of the prostate in old age*, ibid., 1860 ; Luschka, *Das vordere mittelstück der Prostata*. Arch. f. path. Anat., 1865, Pettigrew, *On the muscular arrangements of the bladder and prostate*, etc., Philos. Trans. London, 1867 ; Reinert, *Ueber Ganglienzellen der Prostata*, Zeitschr. f. rat. Méd., 1869 ; Patruban, *Ueber das Verhalten der Harnröhre zur Prostata*, Allg. Wien. Zeit., 1871 ; Langerhans, *Ueber die accessor. Drüsen der Geschlechtsorgane*, Virchow's Arch., 1874 ; Iversen, *Prostatas normale anatomi*, Nord. med. Ark., 1874 ; Schneidemühl, *Vergl.-anatom-*

Untersüch. über den histol. Bau der Cowper'schen Drüsen, Deutsche Zeitschr. f. Thiermedicin, 1880; RÜDINGER, *Zur Anat. der Prostata, des Uterus masculinus und der Ductus ejaculatorii*, München, 1883; STILLING, *Beobacht. über Function der Prostata*, etc., Virchow's Arch., 1884; DU MÊME, *Ueber die Cowper'schen Drüsen*, Virchow's Arch., 1885; ENGLISCH, *Ueber Anat. u. Pathol. der Cowper'schen Drüsen*, Wien. méd. jahrb., 1885; HARRISON, *The prostate muscle*, Lancelo. 1886; GRIFFITHS, *Observ. on the anatomy of the prostate*, Journ. of Anat. and Physiol., 1889; DU MÊME, *Observ. on the function of the prostate gland*, etc., ibid., 1889; DU MÊME, *The prostate gland*, etc., ibid., 1890; REGNAULD, *Étude sur l'évolution de la prostate chez le chien et chez l'homme*, Journ. de l'Anatomie, 1892.

ARTICLE VI

MUSCLES ET APONÉVROSES DU PÉRINÉE CHEZ L'HOMME

Le bassin est fermé en bas, au niveau de son détroit inférieur, par des parties molles, de valeur diverse, dont l'ensemble constitue le *périnée*. Cette région a la forme d'un losange dont le grand axe, dirigé d'avant en arrière, s'étend de l'angle sous-pubien au sommet du coccyx et dont le petit axe, dirigé transversalement, unit l'une à l'autre les deux tubérosités ischiatiques. Le petit axe, représenté par la ligne bi-ischiatique, divise le périnée en deux moitiés, l'une et l'autre triangulaires : une moitié antérieure ou *périnée antérieur*, une moitié postérieure ou *périnée postérieur*. L'étude méthodique des différents plans qui entrent dans la constitution du périnée appartient à l'anatomie topographique. Nous devons nous contenter ici de décrire : 1° les muscles qui se développent dans cette région; 2° les lames aponévrotiques qui leur sont annexées.

§ I. — MUSCLES DU PÉRINÉE

Les muscles du périnée, chez l'homme, se répartissent en deux groupes. — Les uns, situés dans le périnée antérieur, appartiennent plus spécialement à l'appareil génito-urinaire. Ce sont : le *transverse du périnée*, l'*ischio-caverneux*, le *bulbo-caverneux*, le *muscle de Guthrie*, le *muscle de Wilson* et le *sphincter externe de l'urèthre*. De ces six muscles, les trois premiers sont pairs et symétriques; les trois autres sont impairs et occupent la ligne médiane. — Les muscles du deuxième groupe appartiennent au périnée postérieur ou région ano-coccygienne. Ils sont au nombre de trois : le *sphincter de l'anus*, le *releveur de l'anus* et l'*ischio-coccygien*. — Tous les muscles du périnée, qu'ils appartiennent à l'un ou à l'autre groupe, sont des muscles striés.

1° Transverse du périnée. — Le muscle transverse du périnée (*transverse superficiel* de CRUVEILHIER) s'étend transversalement, comme son nom l'indique, de la tubérosité de l'ischion à la ligne médiane (fig. 1595,3). Il revêt ordinairement la forme d'une lame triangulaire, dont la base est en dedans et le sommet en dehors.

Insertions. — Le transverse du périnée naît sur la face interne de la tubérosité ischiatique, entre les insertions de l'ischio-caverneux et celles de l'obturateur interne. De là, il se porte en dedans et un peu en avant et vient se terminer sur un raphé fibreux, le *raphé prérectal* ou *ano-bulbaire*, qui s'étend de la partie antérieure de l'anus au bulbe de l'urèthre. Cette cloison médiane, fort variable dans son développement, est néanmoins constante : elle sépare l'un de l'autre les deux muscles homonymes, et il n'est pas exact

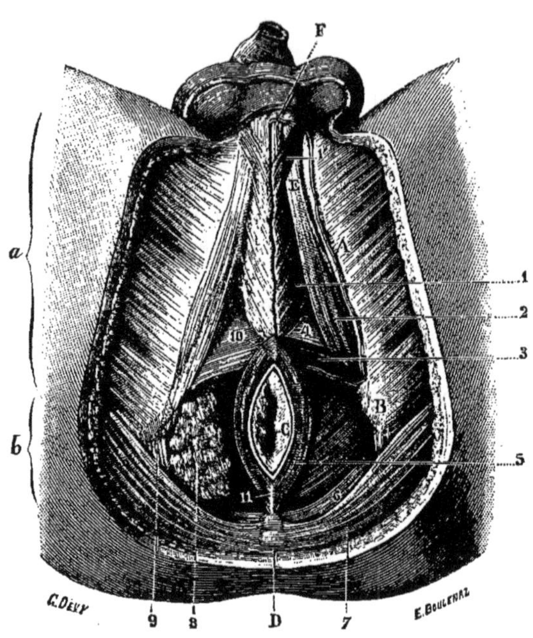

Fig. 1595.

Muscles du périnée chez l'homme (*plan superficiel.*)

(L'aponévrose superficielle a été conservée sur le côté gauche du sujet).

a, périnée antérieur. — *b*, périnée postérieur.

A, branche ischio-pubienne. — B, ischion. — C, anus. — D, coccyx. — E, corps caverneux de la verge. — F, corps spongieux de l'urèthre.

1, muscle bulbo-caverneux, avec 1' muscle de Houston. — 2, muscle ischio-caverneux. — 3, muscle transverse superficiel. — 4, aponévrose moyenne du périnée. — 5, sphincter externe de l'anus. — 6, muscle ischio-coccygien. — 7, grand fessier. — 8, tissu cellulo-graisseux de la fosse ischio-rectale. — 9, ligament sacro-sciatique. — 10, raphé ano-bulbaire. — 11, raphé ano-coccygien. — 12, releveur de l'anus.

de dire, comme le font quelques auteurs, qu'un certain nombre de faisceaux du transverse croisent la ligne médiane pour se continuer avec ceux du côté opposé.

Indépendamment des faisceaux précités, à insertion franchement médiane, la plupart des anatomistes décrivent au transverse quelques faisceaux qui, en atteignant le raphé, s'infléchissent soit en avant, soit en arrière, et qui paraissent se continuer, les premiers avec le bulbo-caverneux, les seconds avec le sphincter de l'anus. Ces faisceaux existent en effet sur bien des sujets et, s'ils se continuent réellement avec le bulbo-caverneux et le sphincter anal, ce qui me paraît très difficile à établir par la dissection, ils constituent pour ces derniers muscles des faisceaux surajoutés à insertion ischiatique.

Rapports. — Le muscle transverse du périnée, par son bord antérieur, constitue le côté postérieur d'un triangle, le *triangle ischio-bulbaire*, dont les deux autres côtés sont formés, l'interne par le bulbo-caverneux, l'externe par l'ischio-caverneux. — Son bord postérieur sert de limite aux deux régions périnéale postérieure et périnéale antérieure. — Sa face inférieure ou superficielle répond à la peau, dont elle est séparée par l'aponévrose périnéale superficielle. — Quant à sa face supérieure ou profonde, elle est en rapport immédiat avec l'aponévrose périnéale moyenne.

Action. — Les deux muscles transverses, agissant de concert, semblent avoir pour action de tendre le raphé fibreux sur lequel ils s'insèrent. Ils favorisent ainsi l'action des bulbo-caverneux qui, trouvant un point fixe sur ce raphé, pourront agir plus fructueusement sur les corps caverneux de la verge.

2° **Ischio-caverneux.** — L'ischio-caverneux est un petit muscle allongé, couché sur la branche ischio-pubienne et s'étendant de la tubérosité de l'ischion à la racine de la verge (fig. 1585,2).

Insertions. — Il prend naissance en arrière : 1° par un faisceau interne, sur la face interne de l'ischion, immédiatement au-dessous des origines du transverse; par un faisceau externe, sur la branche ischio-pubienne. Ces deux faisceaux, plus ou moins distincts à leur origine, ne tardent pas à se fusionner pour former le corps musculaire. Celui-ci se dirige obliquement de bas en haut, d'arrière en avant et de dehors en dedans, et vient se fixer, à l'aide d'un large tendon aponévrotique, sur la racine du corps caverneux correspondant. Cette aponévrose, véritable tendon terminal du muscle, se confond insensiblement avec l'enveloppe fibreuse du corps caverneux.

Rapports. — Le muscle ischio-caverneux est, comme le précédent, un muscle superficiel. — Sa face antérieure, légèrement convexe, est recouverte par l'aponévrose périnéale superficielle, le tissu cellulaire sous-cutané et la peau. — Sa face profonde, plus ou moins creusée en gouttière, embrasse successivement dans sa concavité la branche ischio-pubienne et le corps caverneux. — Son bord externe répond à l'origine pelvienne des adducteurs de la cuisse. — Son bord interne, suivi d'arrière en avant, forme tout d'abord le côté externe du triangle ischio-bulbaire ; puis, il prend contact avec le bulbo-caverneux et répond à ce muscle jusqu'à sa terminaison.

Action. — Quand les muscles ischio-caverneux se contractent, ils portent la verge en bas et en arrière. De plus, en comprimant l'origine des corps caverneux, ils tendent à chasser vers la portion antérieure de la verge le sang artériel qui afflue dans ces deux organes érectiles et concourent ainsi à l'érection.

3° **Bulbo-caverneux.** — Le bulbo-caverneux est, comme les deux précédents, un muscle impair, situé en avant du sphincter de l'anus de chaque côté de la ligne médiane (fig. 1595,1). Couché sur la partie spongieuse de l'urèthre, il forme à cette dernière une sorte de demi-gaine, qui s'étend depuis la partie la plus reculée du bulbe jusqu'au voisinage de la symphyse pubienne.

Insertions. — Les fibres qui le constituent prennent naissance, en arrière, sur le raphé médian ano-bulbaire. De là, elles se portent toutes obliquement en dehors, en avant et en haut, en décrivant des sortes de courbes à concavité interne. — Le plus grand nombre d'entre elles, après avoir contourné

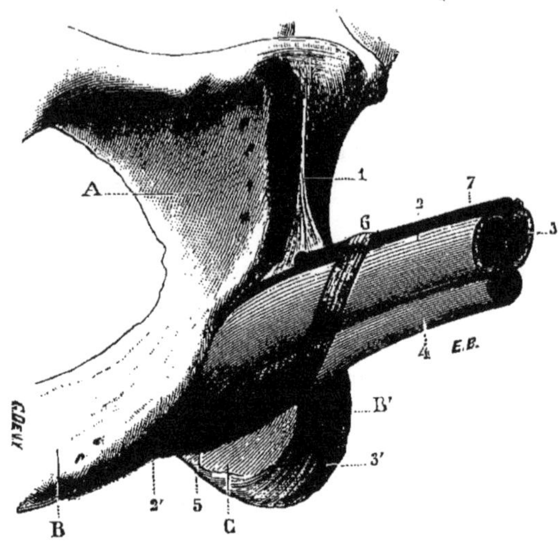

Fig. 1596.
Les muscles de la racine de la verge (vue latérale droite).

A, corps du pubis. — B, B', branches ischio-pubiennes. — C, ischion gauche.
1, ligament suspenseur de la verge. — 2, corps caverneux droit, avec 2' sa racine recouverte par le muscle ischio-caverneux. — 3, corps caverneux gauche, avec 3' le muscle ischio-caverneux du même côté. — 4, corps spongieux. — 5, muscle bulbo-caverneux, avec : 6, ses faisceaux antérieurs constituant le muscle de Houston. — 7, artère dorsale et veine dorsale profonde de la verge.

la face latérale du bulbe, arrivent sur sa face supérieure et s'y terminent par un système de petits tendons, qui s'entre-croisent sur la ligne médiane avec les tendons similaires du côté opposé. — Les fibres les plus antérieures, beaucoup plus longues, contournent de la même façon la portion spongieuse de l'urèthre d'abord, puis le corps caverneux correspondant et, arrivées sur la face dorsale de la verge, s'entre-croisent sur la ligne médiane avec celles du côté opposé. Ce dernier faisceau à insertion sus-pénienne, aplati et mince, très variable dans son développement, constitue le *muscle de Houston* (1595,1 et 1596, 6). Il est fourni dans certains cas par l'ischio-caverneux.

Rapports. — On peut considérer au bulbo-caverneux deux faces, que l'on distingue en interne et externe, et deux extrémités, l'une antérieure, l'autre postérieure. — La face interne ou concave embrasse successivement la moitié correspondante du bulbe uréthral, la portion spongieuse de l'urèthre et, au niveau du muscle de Houston, la portion initiale du corps caverneux. — La face externe ou convexe répond tout d'abord au triangle ischio-bulbaire, puis au muscle ischio-caverneux, qui est situé immédiatement en dehors d'elle. Elle est recouverte, comme ce dernier muscle, par l'aponévrose périnéale superficielle, le tissu cellulaire sous-cutané et la peau. — L'extrémité postérieure est en rapport avec le sphincter anal qui la recouvre en partie. — L'extrémité antérieure est située sur le dos de la verge, immédiatement en avant du ligament suspenseur. A ce niveau, le muscle repose sur la veine dorsale, rapport important, comme nous le verrons tout à l'heure.

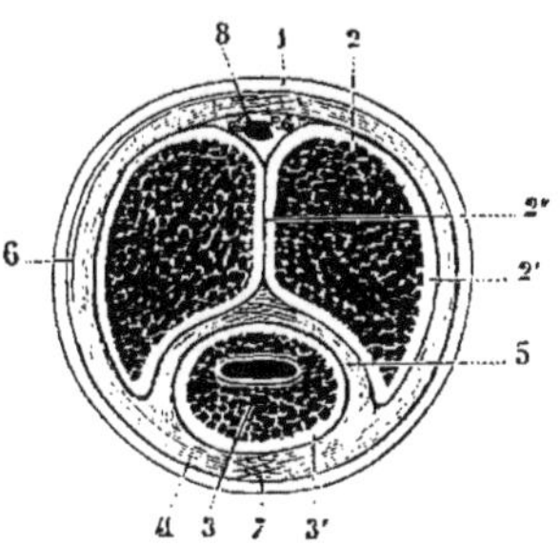

Fig. 1597.

Coupe schématique transversale de la verge pour montrer les insertions du bulbo-caverneux.

1, fascia pénis. — 2, corps caverneux, avec : 2' sa tunique albuginée ; 2'', sa cloison médiane. — 3, corps spongieux, avec 3' son albuginée. — 4, muscle bulbo-caverneux. — 5, ses fibres postérieures. — 6, ses fibres antérieures ou muscle de Houston. — 7, raphé sous-uréthral. — 8, veine dorsale profonde, artères et nerfs dorsaux de la verge.

Action. — Les deux muscles bulbo-caverneux ne sont séparés l'un de l'autre, sur la ligne médiane, que par un simple raphé fibreux souvent même peu visible. Aussi la plupart des auteurs considèrent-ils les deux muscles comme confondus et les décrivent-ils comme un seul muscle impair et médian. Quelque inexacte que soit une pareille conception au point de vue anatomique, elle est admissible en physiologie. Le muscle unique forme alors une sorte de cylindre qui engaine le bulbe et, comme ses fibres sont obliquement circulaires, elles compriment cet organe au moment de leur contraction. Cette compression, qui s'exerce à la fois sur toute la périphérie du bulbe a un double effet : 1° au moment de la miction et de l'éjaculation, elle chasse vers le méat urinaire l'urine et le sperme accumulés dans le cul-de-sac bulbaire, d'où le nom d'*accelerator urinæ et seminis* que les anciens auteurs donnaient au muscle bulbo-caverneux; 2° elle chasse le sang qui est contenu dans les aréoles du bulbe, dans la portion spongieuse de l'urèthre d'abord, et de là dans le gland. Le muscle bulbo-caverneux prend ainsi une part active à l'érection de ce dernier organe.

Le faisceau sus-pénien ou muscle de Houston, réuni à son homologue du côté opposé, forme une sorte de sangle qui, au moment de la contraction du muscle, comprime les parties latérales et supérieure du pénis. Elle comprime tout particulièrement la veine dorsale qui est immédiatement sous-jacente et, en arrêtant la circulation de retour, elle amène une stase sanguine dans tout le territoire de ce tronc veineux. Le muscle de Houston détermine ainsi la turgescence des organes érectiles et, de ce fait, concourt au phénomène de l'érection.

4° Muscle de Guthrie. — Le muscle de Guthrie ou *muscle transverse profond du périnée* est situé au-dessus et en avant du transverse superficiel, entre les deux feuillets de l'aponévrose périnéale moyenne. Aplati et fort mince, il comble d'une façon à peu près complète l'espace triangulaire qui se trouve limité en arrière par le muscle transverse superficiel, en dedans par la ligne médiane, en dehors par les branches ischio-pubiennes (fig. 1599, 6).

Insertions. — Le muscle de Guthrie naît sur la lèvre postérieure des branches ischio-pubiennes, en partie par des fibres charnues, en partie par des fibres tendineuses. De là, il se porte en dedans et vient se terminer de la façon suivante : ses fibres postérieures, passant en arrière de l'urèthre, se fixent au raphé prérectal ; ses fibres antérieures s'insèrent sur les faces latérales et sur la face antérieure de la portion membraneuse de l'urèthre,

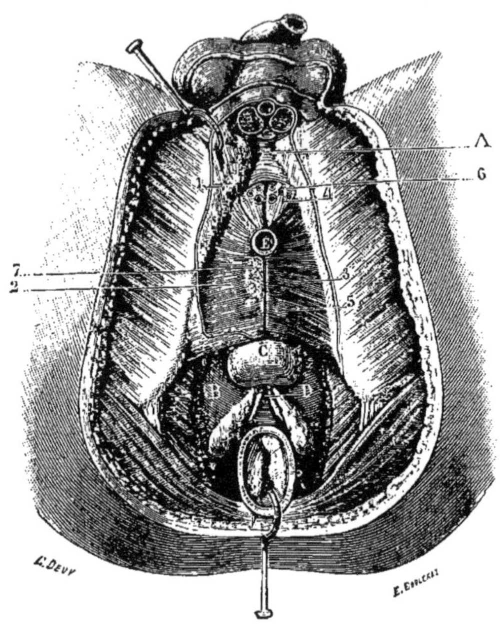

Fig. 1598.

Les muscles du périnée chez l'homme (plan profond).

(Du côté gauche du périnée antérieur, les trois muscles de la couche superficielle ont été enlevés, en même temps qu'on a réséqué les corps caverneux et le bulbe uréthral ; à droite, le feuillet inférieur de l'aponévrose moyenne a été enlevé ; au niveau du périnée postérieur, on a pratiqué une large fenêtre dans le releveur anal et l'ischio-coccygien, et le rectum a été fortement attiré en arrière pour découvrir les organes profonds.)

A, symphyse pubienne. — B, bas-fond de la vessie. — C, prostate. — D, vésicules séminales et canaux déférents. — E, urèthre coupé transversalement.

1, aponévrose superficielle réséquée en partie et rejetée en dehors. — 2, aponévrose moyenne (feuillet inférieur). — 3, muscle de Guthrie ou transverse profond. — 4, feuillet supérieur de l'aponévrose moyenne, laissant voir par transparence le muscle de Wilson. — 5, glandes de Cowper, situées dans l'épaisseur du transverse profond. 6, plexus veineux sous-pubien. — 7, partie de l'aponévrose moyenne en rapport avec le bulbe.

immédiatement en arrière du bulbe. Nous devons ajouter qu'un certain nombre de faisceaux du transverse profond se fixent sur l'aponévrose périnéale moyenne au voisinage de la ligne médiane.

Rapports. — Considéré au point de vue de ses rapports, le muscle de Guthrie nous présente deux faces, l'une inférieure ou superficielle, l'autre supérieure ou profonde. — Sa face inférieure est recouverte par le feuillet superficiel de l'aponévrose périnéale moyenne. — Sa face supérieure est en rapport avec le feuillet profond de cette même aponévrose et, par son intermédiaire : 1° en haut, avec le muscle de Wilson; 2° au-dessous de ce muscle, avec le sommet de la prostate et le plexus veineux de Santorini. — Ses bords latéraux nous présentent une série de boutonnières (fig. 1599), qui livrent passage aux veines profondes du pénis. — Enfin, son bord postérieur répond à la glande de Cowper et à son canal excréteur.

Action. — Réuni à celui du côté opposé, le muscle de Guthrie forme une sorte de diaphragme contractile, qui renforce l'aponévrose périnéale

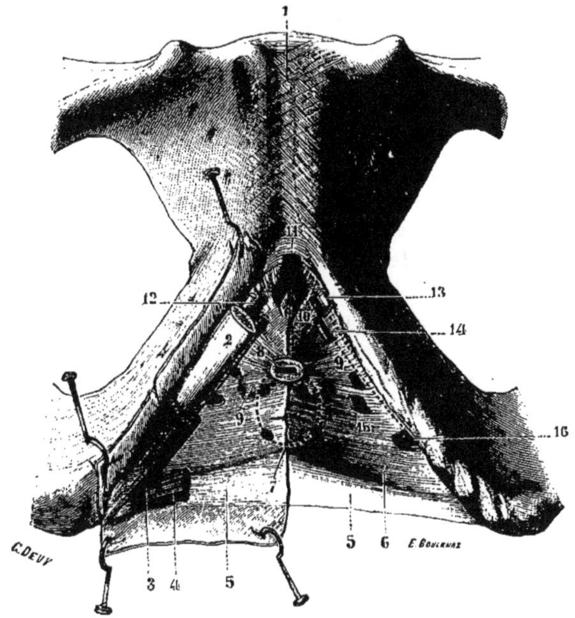

Fig. 1599.

Le muscle de Guthrie et le muscle de Wilson, vus par leur face antérieure (demi-schématique).

(Le feuillet inférieur de l'aponévrose périnéale moyenne a été enlevé dans la moitié droite de la figure. La portion membraneuse de l'urèthre a été réséquée immédiatement en arrière du bulbe; la partie de ce dernier organe qui est en rapport de contact avec l'aponévrose périnéale moyenne est indiquée par une ligne pointillée.)

1, symphyse pubienne. — 2, racines des corps caverneux. — 3, ischio-caverneux. — 4, transverse superficiel du périnée. — 5, feuillet inférieur de l'aponévrose périnéale moyenne, se fusionnant en arrière du transverse avec l'aponévrose périnéale superficielle.— 6, muscle de Guthrie ou transverse profond. — 7, raphé sous-uréthral. — 8, urèthre. — 9, glandes de Cowper. — 10, muscle de Wilson. — 11, veine dorsale profonde de la verge. — 12, artère dorsale. — 13, nerf dorsal. — 14, artère caverneuse. — 15, veines postérieures des corps caverneux. — 16, artères et veines bulbeuses.

moyenne : il prend ainsi une part importante à la constitution de la partie antérieure du plancher pelvien. Sa signification physiologique me paraît assez obscure. Par ses faisceaux postérieurs, tout d'abord, il fixe le raphé fibreux prérectal et, de ce fait, favorise bien évidemment le jeu des muscles qui s'y insèrent. Mais ce n'est pas tout : le muscle de Guthrie comprime les veines qui le traversent ; or, comme ces veines proviennent pour la plupart des organes érectiles du pénis, il détermine la stase veineuse dans ces derniers organes et devient en conséquence l'un des agents de l'érection. Il comprime encore la portion membraneuse de l'urèthre et doit vraisemblablement concourir à l'expulsion de l'urine et du sperme. Il comprime, enfin, les glandes de Cowper qui, comme nous l'avons vu, sont plus ou moins englobées dans sa masse et, par cette compression, exprime dans le canal de l'urèthre le produit de sécrétion de cette glande.

5° **Muscle de Wilson**. — Le muscle de Wilson, rejeté à tort par certains auteurs (Paulet), considéré par d'autres (Cadiat) comme une dépendance du sphincter strié de l'urèthre, est un muscle impair, médian, symétrique, situé dans l'angle que forment en se réunissant l'une à l'autre les deux branches ischio-pubiennes (fig. 1599,10).

Sa base, dirigée en haut, s'insère en partie sur le ligament sous-pubien, en partie sur la lame fibreuse qui s'étale au-dessous de ce ligament et que traversent les gros canaux veineux du plexus de Santorini. Son sommet, dirigé en bas et en arrière, se perd dans les parois latérales et inférieure de la portion membraneuse de l'urèthre, principalement sur sa paroi inférieure.

Des deux faces du muscle de Wilson, la face inférieure repose sur le feuillet profond de l'aponévrose périnéale moyenne, qui la sépare du transverse profond. — Sa face supérieure répond au plexus de Santorini. — Sur les côtés, le muscle de Wilson est séparé des faisceaux antérieurs du releveur de l'anus par l'aponévrose latérale de la prostate ou aponévrose pubo-rectale.

Comme le muscle précédent, le muscle de Wilson renforce la portion sous-pubienne du plancher pelvien. En raison de la direction de ses fibres, il comprime de bas en haut la portion membraneuse de l'urèthre et l'élève vers la symphyse.

6° **Sphincter externe de l'urèthre**. — Le sphincter externe de l'urèthre ou sphincter strié occupe, comme le muscle de Wilson, l'intérieur de la loge prostatique.

Mode de constitution. — Ce muscle s'étend en hauteur depuis l'aponévrose périnéale moyenne jusqu'au col de la vessie (fig. 1600,5 et 5'). Il répond, par conséquent, aux deux portions membraneuse et prostatique de l'urèthre, mais sa disposition est bien différente sur l'une et l'autre de ces deux portions.

Sur l'urèthre membraneux, il forme à celui-ci un anneau complet ou, si l'on veut, un véritable manchon engainant la couche des fibres musculaires lisses. Sur le bec de la prostate, nous rencontrons encore un anneau complet. Mais, un peu plus haut, l'anneau, comme s'il ne pouvait s'adapter aux dimensions graduellement croissantes de la prostate, se brise sur les côtés et, à partir de ce moment, se trouve divisé en deux demi-anneaux, l'un postérieur situé en arrière de la prostate, l'autre antérieur s'étalant sur la face antérieure de ce corps glandulaire (fig. 1692, D). De ces deux plans de fibres, le postérieur est peu développé et disparaît rapidement : on ne le rencontre guère que dans le quart ou le cinquième inférieur de la prostate. Le plan antérieur, au contraire, se poursuit sans interruption jusqu'au col de la vessie. Il est constitué par des fibres transversales qui vont d'un bord à l'autre de la prostate : par leur extrémité externe, les plus longues s'insèrent sur les travées fibreuses de la coque prostatique ; les autres, plus courtes, disparaissent entre les faisceaux de fibres lisses ou même entre les éléments de la masse glandulaire.

Le sphincter strié de l'urèthre mesure, sur la portion membraneuse 4 ou 5 millimètres d'épaisseur. Sur la portion prostatique, le demi-anneau anté-

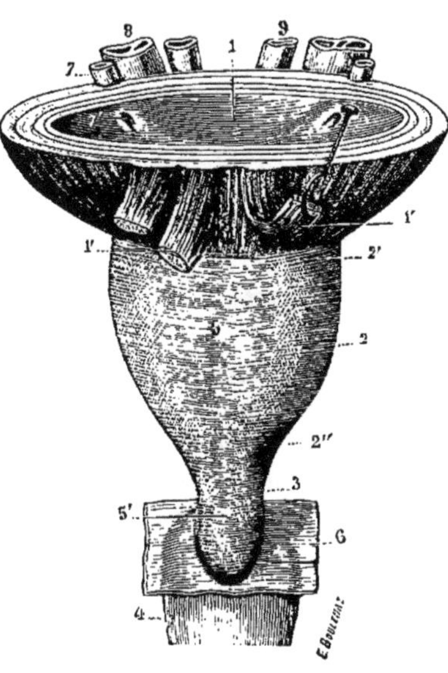

Fig. 1600.

La prostate, vue par sa face antérieure ou pubienne pour montrer le sphincter externe de l'urèthre.

1, vessie, avec 1' ligaments pubo-vésicaux. — 2, prostate, avec 2' sa base, 2'' son sommet. — 3, portion membraneuse de l'urèthre. — 4, bulbe de l'urèthre. — 5, sphincter externe ou sphincter strié, avec 5' la portion de ce muscle qui répond à l'urèthre membraneux (*en rouge*). — 6, aponévrose périnéale moyenne. — 7, uretère, avec 7' son orifice vésical. — 8, vésicule séminale. — 9, canal déférent.

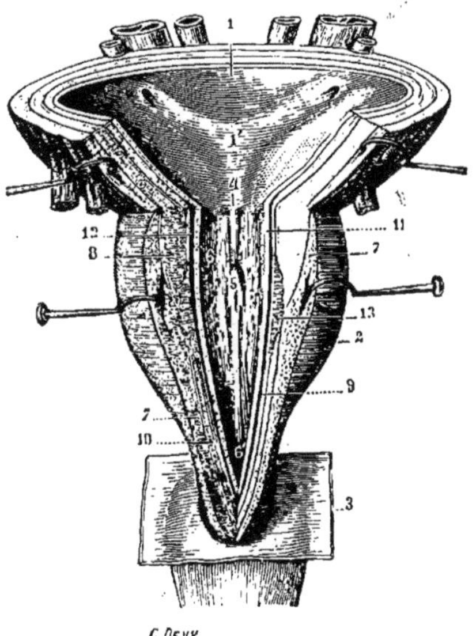

Fig. 1601.

La même, après incision longitudinale du canal de l'urèthre et écartement des deux lèvres de l'incision.

1, vessie, avec 1' trigone de Lieutaud. — 2, prostate. — 3, aponévrose périnéale moyenne. — 4, col de la vessie. — 5, veru montanum. — 6 et 6', portion prostatique et portion membraneuse de l'urèthre. — 7, 7, sphincter externe ou strié. — 8, sphincter interne ou lisse. — 9, fibres lisses longitudinales. — 10, fibres circulaires lisses de l'urèthre membraneux. — 11, muqueuse uréthrale. — 12, couche spongieuse. — 13, glandules prostatiques.

rieur présente également à son origine une épaisseur de 4 ou 5 millimètres ; puis, il va en diminuant au fur et à mesure qu'il s'élève et se termine au voisinage du col par un bord très mince. Nous rappellerons à ce propos que le sphincter lisse (p. 913) s'atténue lui aussi graduellement, mais en sens inverse, je veux dire en allant de haut en bas. Les deux sphincters de l'urèthre revêtent donc l'un et l'autre, sur des coupes vertico-médianes (fig. 1601, 7 et 8), l'aspect d'un triangle dont le sommet est supérieur pour le sphincter strié, inférieur pour le sphincter lisse.

Rapports. — Vu par sa face antérieure ou pubienne (fig. 1900, 5 et 5'), le sphincter externe de l'urèthre nous apparaît sous la forme d'une large lame riangulaire, dont la base confine à la vessie et dont le sommet, fortement tronqué, repose sur le feuillet supérieur de l'aponévrose périnéale moyenne. Ce feuillet le sépare du muscle de Guthrie et des glandes de Cowper.

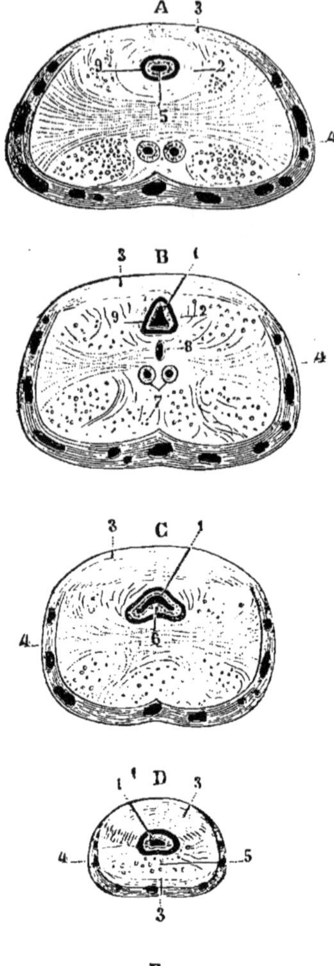

Fig. 1602.

Le sphincter externe de l'urèthre, vu sur des coupes transversales de la prostate passant : A, à 6 millimètres au-dessous du col; B, à 15 millim. du col; C, à 20 millim. du col; D, par le sommet de la prostate; E, par la partie postérieure de l'urèthre membraneux.

1, canal de l'urèthre. — 2, sphincter lisse ou sphincter interne (*en rose*). — 3, sphincter strié ou sphincter externe (*en rouge*). — 4, enveloppe de la prostate (coque prostatique). — 5, noyau central. — 6, veru montanum. — 7, canaux éjaculateurs. — 8, utricule prostatique. — 9, tunique vasculaire de l'urèthre.

En avant, il répond au muscle de Wilson et au plexus de Santorini, qui le sépare du pubis et des ligaments pubo-vésicaux (fig. 1545,11). — En arrière, la portion membraneuse du muscle (formée par des fibres annulaires) est en rapport avec l'aponévrose prostato-péritonéale, et il en est de même du demi-anneau postérieur de la portion prostatique.

Quant au demi-anneau antérieur (formé par des fibres arciformes), il repose sur la face antérieure de la prostate et contribue ainsi, sur la ligne médiane à renforcer la paroi antérieure du canal de l'urèthre. Tout à fait en haut, dans toute la portion du canal qui répond au sphincter lisse, le sphincter strié repose directement sur ce dernier muscle et nous voyons maintenant que si la prostate (laquelle n'est que le produit d'une transformation locale du conduit uro-génital) ne se développait pas, ce rapport de contact immédiat entre le sphincter externe et le sphincter interne existerait dans toute la hauteur de ce dernier, sur sa face postérieure comme sur sa face antérieure. D'autre part, le sphincter externe conserverait jusqu'à son extrémité supérieure sa disposition annulaire et, dans ce cas, les deux sphincters ressembleraient exactement à deux manchons emboîtés l'un dans l'autre.

Action. — Grâce à sa disposition annulaire ou semi-annulaire, le sphincter externe de l'urèthre a bien évidemment pour attributions de resserrer l'urèthre et, par conséquent, de comprimer les matières liquides ou solides que peut renfermer ce canal. C'est lui qui bien souvent arrête la sonde dans le cathétérisme. C'est lui qui, fermant l'urèthre postérieur, quand la vessie est suffisamment distendue pour faire naître le besoin d'uriner, permet à ce réservoir de se distendre encore au delà des limites fixées par la résistance du sphincter lisse. Intervenant enfin dans l'éjaculation, au moment où le sperme débouche des canaux éjaculateurs, il chasse brusquement ce liquide de la portion prostatique dans la portion membraneuse, de la portion membraneuse dans la portion spongieuse et de celle-ci à l'extérieur. C'est vraisemblablement là le principal rôle du sphincter externe de l'urèthre et ce muscle acquiert ainsi une signification qui est en rapport avec les fonctions génitales. D'après Griffiths, son développement marcherait parallèlement avec celui des testicules et, chez des animaux castrés, subirait une dégénérescence fibreuse.

7° Sphincter externe de l'anus. — Le sphincter externe de l'anus est un muscle orbiculaire, disposé tout autour de la partie inférieure du rectum. Il mesure de 20 à 25 millimètres de hauteur sur 8 ou 10 millimètres d'épaisseur (fig. 1595,5). Lorque l'anus est dilaté, soit par l'introduction d'un corps étranger, soit par le passage d'un cylindre fécal, le sphincter revêt la forme d'un anneau assez régulièrement circulaire. A l'état d'occlusion de l'anus, il est aplati latéralement et, par conséquent, beaucoup plus étendu dans le sens antéro-postérieur que dans le sens transversal.

Insertions. — Les fibres constitutives du sphincter anal s'insèrent, en arrière, sur une lame fibreuse médiane, le *raphé ano-coccygien*, qui s'étend de la pointe du coccyx à la partie postérieure de l'anus. Quelques-unes d'entre elles, les plus superficielles, s'attachent à la face profonde du derme, à la manière des muscles peauciers.

De cette origine elles se dirigent en avant et se partagent bientôt en deux moitiés, dont chacune, affectant la forme d'un demi-anneau, embrasse dans sa concavité la partie correspondante de l'anus. Elles arrivent ainsi à la partie antérieure de cet orifice et s'y terminent de la façon suivante : les fibres les plus superficielles se fixent aux téguments; les autres, et c'est le plus grand nombre, se terminent, après s'être plus ou moins entre-croisées, sur une deuxième lame fibreuse, le *raphé ano-bulbaire*, qui s'étend du bulbe de l'urèthre à la partie antérieure de l'anus. Un certain nombre de fibres, enfin, se continuent ordinairement, soit avec le transverse superficiel, soit avec le bulbo-caverneux.

Rapports. — La face externe du sphincter de l'anus est en rapport avec la couche cellulo-adipeuse qui remplit la fosse ischio-rectale. — Sa face interne répond successivement : 1° en haut, au sphincter interne (p. 751 et fig. 1369) qu'il déborde en bas de 5 ou 6 millimètres; 2° en bas, immédiatement au-dessous du sphincter interne, à la muqueuse du rectum et au plexus veineux hémorrhoïdal. — Sa circonférence antérieure est en rapport avec le releveur et se confond en partie avec les fibres de ce dernier muscle. — Sa circonférence inférieure répond à la peau du périnée.

Action. — Le sphincter anal a pour fonction de fermer le rectum à son extrémité inférieure (*constrictor ani*) et empêcher ainsi les matières fécales de s'échapper au dehors. Il agit ordinairement par sa seule tonicité. Il n'intervient par sa contraction que lorsqu'il s'agit de lutter contre l'action antagoniste des fibres musculaires du rectum et des muscles abdominaux.

8° **Releveur de l'anus.** — Le muscle releveur de l'anus est un muscle mince, aplati et fort large, qui s'étend de la paroi antéro-latérale du bassin à la région de l'anus (fig. 1603, 8 et 1604,9).

Insertions. — Ce muscle prend naissance : 1° en avant, sur la face postérieure du corps du pubis, de chaque côté de la symphyse; 2° en arrière, sur la face interne de l'épine sciatique; 3° dans l'intervalle compris entre ces deux points extrêmes, sur une sorte d'arcade fibreuse, l'*arcus tendineus*, qui s'étend de l'un à l'autre (fig. 1603,11) et que l'on peut considérer comme résultant de l'épaississement à son niveau de l'aponévrose du muscle obturateur interne.

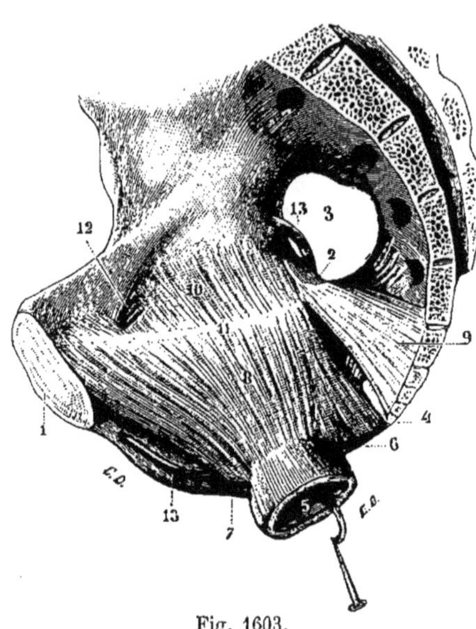

Fig. 1603.
Le releveur de l'anus du côté droit, vu par sa face interne.

1, symphyse pubienne. — 2, épine sciatique. — 3, grande échancrure sciatique. — 4, pointe du coccyx. — 5, rectum, érigné à gauche. — 6, raphé ano-coccygien. — 7, raphé ano-bulbaire. — 8, muscle releveur avec ses insertions pré-rectales, latéro-rectales et post-rectales. — 9, muscle ischio-coccygien. — 10, obturateur interne revêtu de son aponévrose. — 11, arcus tendineus. — 12, orifice interne du canal sous-pubien. — 13, artère honteuse interne, contournant l'épine sciatique pour pénétrer dans la fosse ischio-rectale.

De cette longue ligne d'insertion, les faisceaux constitutifs du releveur se portent vers l'anus, en suivant un trajet qui varie pour chacun d'eux (fig. 1603) : les faisceaux antérieurs se portent directement d'avant en arrière; les faisceaux postérieurs sont transversaux; les faisceaux moyens ont un trajet plus ou moins oblique, un trajet qui se rapproche d'autant plus de la direction transversale qu'ils sont plus postérieurs, d'autant plus de la direction antéro-postérieure qu'ils sont plus antérieurs. Indépendamment de cette inclinaison sur le plan médian, tous les faisceaux du releveur sont descendants; autrement dit, leur extrémité pelvienne est toujours située sur un plan plus élevé que celui qu'occupe leur extrémité opposée.

L'insertion mobile du releveur est assez complexe et, à cet effet, il y a lieu de diviser ces fibres en trois groupes : les fibres pré-rectales, les fibres post-rectales, et les fibres latéro-rectales. — Les *fibres pré-rectales*, comme leur nom l'indique, sont celles qui s'arrêtent en avant de l'anus; elles s'insèrent sur le bord supérieur du raphé ano-bulbaire. — Les *fibres post-rectales* arrivent à la ligne médiane entre l'anus et le coccyx. La plupart d'entre elles se fixent comme les précédentes au raphé ano-coccygien. Les autres s'insèrent sur le sommet du coccyx à l'aide de fibres aponévrotiques toujours fort courtes. — Les *fibres latéro-rectales*, enfin, s'insinuent entre le sphincter externe et le rectum et semblent se confondre avec les fibres longitudinales de ce conduit. Cette continuité n'est qu'apparente : en réalité, les fibres du releveur se terminent à ce niveau sur la face externe d'une lame cellulo-fibreuse (Sappey), qui dépend de l'aponévrose périnéale supérieure et qui, par sa face interne, donne insertion aux fibres longitudinales les plus superficielles du rectum (voy. fig. 1369, p. 570).

Rapports. — Ainsi entendu, le releveur de l'anus revêt la forme d'un vaste triangle et nous présente, en conséquence, deux faces et trois bords. — Sa face supérieure, concave, regarde en haut et en dedans. Elle est recouverte dans toute son étendue par une lame aponévrotique, l'*aponévrose supérieure du releveur*, qui la sépare du péritoine et des organes contenus dans l'excavation pelvienne. — Sa face inférieure, obliquement dirigée en bas et en dedans, s'écarte progressivement de la paroi latérale du bassin, en formant avec cette dernière un angle dièdre qui n'est autre que la *fosse ischio-rectale* de l'anatomie topographique (fig. 1607,G). Sur cette face, s'étale une mince lame aponévrotique, l'*aponévrose inférieure du releveur ;* elle sépare le muscle de la masse cellulo-adipeuse qui comble la fosse ischio-rectale. — Son bord interne, étendu du pubis au coccyx, répond successivement en allant d'avant en arrière (fig. 1604) : 1° à la prostate, dont il est séparé par l'aponévrose pubo-rectale (voy. plus loin); 2° au raphé ano-bulbaire ; 3° à la paroi latérale du rectum; 4° au raphé ano-ccocygien et à la pointe du coccyx. — Son bord externe qui représente sa ligne d'insertion pelvienne, est en rapport avec le pubis, l'obturateur interne (arcus tendineus) et l'épine sciatique. — Son bord postérieur, enfin, répond au bord antérieur du muscle ischio-coccygien, qui suit exactement la même direction. Une simple ligne celluleuse établit, le plus souvent, les limites respectives des deux muscles.

Action. — Les deux releveurs, réunis l'un à l'autre sur la ligne médiane, forment dans leur ensemble une sorte de diaphragme inférieur, dont la concavité, dirigée en haut, s'oppose à celle du diaphragme supérieur. Ce diaphragme pelvien, qui est complété en arrière par les muscles ischio-coccygiens, agit dans le phénomène de l'effort et, en redressant sa courbure, il produit un double résultat : 1° il diminue le diamètre vertical de la cavité abdomino-pelvienne et contribue, au même titre que le diaphragme supérieur et les muscles abdominaux, à comprimer les viscères ; 2° il soutient les organes pelviens et tout particulièrement le rectum que la contraction des muscles précités tend à refouler vers le bas.

Mais ce n'est pas tout. En raison de leur obliquité sur le plan horizontal, les releveurs élèvent la partie inférieure du rectum et, par un grand nombre de leurs fibres (celles que nous avons désignées sous le nom de latéro-rectales), ils contribuent à ouvrir l'orifice anal. Considérés à ce second point de vue, les releveurs deviennent les antagonistes du sphincter externe et prennent ainsi une large part à l'acte de la défécation (voy. les *Traités de physiologie*).

9° **Ischio-coccygien.** — L'ischio-coccygien est un petit muscle aplati et triangulaire, situé en arrière du releveur, qu'il semble continuer (fig. 1603, 9 et 1604,10).

Insertions. — Il prend ses insertions fixes : 1° sur la face interne et les deux bords de l'épine sciatique ; 2° sur la face profonde du petit ligament sacro-sciatique ; 3° sur la partie la plus reculée de l'aponévrose de l'obtura-

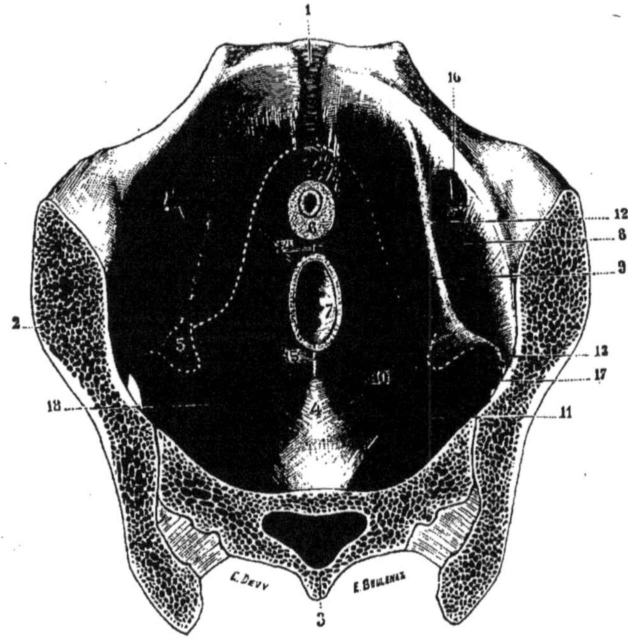

Fig. 1604.

Le plancher musculaire du bassin, chez l'homme, vu d'en haut.

(L'aponévrose pelvienne, laissée en place sur la moitié gauche de l'excavation, a été enlevée sur sa moitié droite.)

1, symphyse pubienne. — 2, os iliaque, scié au-dessus de la grande échancrure sciatique. — 3, sacrum. — 4, coccyx. — 5, épine sciatique. — 6, prostate. — 7, partie inférieure du rectum. — 8, obturateur interne. — 9. releveur de l'anus. — 10, ischio-coccygien. — 11, pyramidal. — 12, arcus tendineus. — 13, bandelette présciatique. — 14, raphé ano-bulbaire — 15, raphé ano-coccygien. — 16, canal sous-pubien. — 17, trou pour les vaisseaux fessiers supérieurs. — 18, bord du petit ligament sacro-sciatique.

Les lignes pointillées indiquent le contour osseux du détroit inférieur.

teur interne. — De là, il se porte en dedans, en s'élargissant à la manière d'un éventail, et vient se fixer à la fois sur le bord du coccyx et un peu sur sa face antérieure. Ses fibres les plus postérieures remontent ordinairement jusque sur le sommet du sacrum.

Ce muscle est constitué en partie par des fibres charnues, en partie par des fibres aponévrotiques. Il diffère ainsi, par son aspect extérieur, du releveur de l'anus qui ne comprend que des fibres charnues.

Rapports. — La face supérieure de l'ischio-coccygien, légèrement concave, inclinée en avant et en dedans, répond à l'aponévrose pelvienne et au rectum. — Sa face inférieure est en rapport avec le petit ligament sacro-sciatique, qui, dans sa partie externe, lui adhère d'une façon intime. — Son bord antérieur longe, comme nous l'avons déjà vu, le bord postérieur du releveur de l'anus. — Quant à son bord postérieur, il répond au bord inférieur du muscle pyramidal du bassin.

Signification anatomique. — Chez les mammifères à queue, le petit muscle que nous venons de décrire est remplacé par un muscle volumineux qui, sous le nom d'*abducteur de la queue*, a pour fonction de porter cet appendice alternativement à gauche et à droite. Notre ischio-coccygien, qui est l'homologue de ce muscle, n'est qu'un organe dégénéré ou rudimentaire comme le segment squelettique sur lequel il s'insère : voilà pourquoi l'élément fibreux se mêle chez lui à l'élément musculaire et arrive même parfois à le remplacer d'une façon complète. Il n'a donc aucune fonction active. Tel qu'il est, il ne me paraît avoir d'autre rôle à remplir que celui qui est dévolu aux parois dites contractiles, et je ne puis m'empêcher, en terminant, de faire remarquer l'analogie qui existe à ce point de vue entre l'ischio-coccygien et les muscles intercostaux, qui, comme eux, sont des muscles plus ou moins dégénérés.

§ II. — Aponévroses du périnée

Aux muscles que nous venons de décrire se trouvent annexées un certain nombre de lames aponévrotiques, que l'on désigne sous le nom générique d'*aponévroses du périnée*. Ces aponévroses sont au nombre de trois : leur situation respective nous permet de les distinguer en superficielle, moyenne et profonde.

1° Aponévrose périnéale superficielle. — L'aponévrose périnéale superficielle ou inférieure est la première que rencontre le scalpel en allant de la peau vers les muscles. Elle occupe l'espace angulaire que circonscrivent les deux branches ischio-pubiennes et revêt, par conséquent, la forme d'un triangle ayant exactement les dimensions de l'espace précité.

Les *bords latéraux* de l'aponévrose périnéale superficielle s'attachent, à gauche et à droite, sur la lèvre antérieure des branches ischio-pubiennes. — Son *sommet*, dirigé en avant, se continue, un peu en avant de la symphyse, avec l'enveloppe fibreuse du pénis. — Sa *base* s'étend d'un ischion à l'autre et, par conséquent, établit les limites respectives du périnée antérieur et du périnée postérieur. Elle se recourbe de bas en haut et, après avoir contourné le bord postérieur des deux muscles transverses, se fusionne avec le feuillet inférieur de l'aponévrose périnéale moyenne que nous étudierons dans un instant. — Sa *face inférieure* répond à la peau, dont elle est séparée par le tissu cellulaire sous-cutané et par une couche de fibres musculaires lisses qui n'est qu'un prolongement du dartos (p. 954). — Sa *face supérieure* s'étale sur les muscles transverses superficiels, ischio-caverneux et bulbo-caverneux. Elle fournit à ces muscles des gaines conjonctives, généralement très minces, qui se continuent profondément avec l'aponévrose périnéale moyenne. Dans l'intervalle des trois muscles précités (triangle ischio-bulbaire), les deux aponévroses périnéale superficielle et périnéale moyenne sont directement en rapport l'une avec l'autre, et arriveraient au contact si elles n'étaient séparées par une couche de tissu cellulo-adipeux, dont l'épaisseur varie naturellement avec l'embonpoint des sujets : dans cette couche celluleuse, cheminent les artères bulbo-uréthrales.

L'aponévrose périnéale superficielle est ordinairement fort mince et peu résistante. Elle se compose en grande partie de fibres transversales, que croisent sous des angles divers des fibres à direction antéro-postérieure ou oblique.

2° Aponévrose périnéale moyenne. — L'aponévrose périnéale moyenne est située immédiatement au-dessus des muscles transverse superficiel, ischio-caverneux et bulbo-caverneux. C'est le *ligament périnéal* de CARCASSONNE, le *ligament triangulaire de l'urèthre* de COLLES, le *diaphragme uro-génital* des anatomistes allemands. Quel que soit le nom sous lequel on la désigne, l'aponévrose moyenne a la forme d'un triangle, comblant exactement l'espace ischio-pubien. — Son *sommet*, dirigé du côté de la symphyse, se continue avec le ligament sous-pubien. — Sa *base* répond à la ligne bi-ischiatique ou, ce qui revient au même, au bord postérieur des deux muscles transverses superficiels. — Ses *bords latéraux* s'attachent aux branches ascendante de l'ischion et descendante du pubis, non plus sur la lèvre antérieure comme pour l'aponévrose superficielle, mais sur la lèvre postérieure. Les deux aponévroses périnéales sont donc séparées l'une de l'autre, au niveau de leur insertion latérale, par toute l'épaisseur des branches ischio-pubiennes. — Des *deux faces* de l'aponévrose périnéale moyenne, la supérieure répond au muscle de Wilson, au sphincter externe de l'urèthre, au plexus de Santorini et à la prostate qui repose sur elle. La face inférieure est en rapport (fig. 1606,5) : 1° en arrière, avec les muscles transverses superficiels; 2° sur les côtés, avec les racines des corps caverneux et les muscles ischio-caverneux; 3° sur la ligne médiane, avec le bulbe de l'urèthre, sur les faces latérales duquel l'aponévrose moyenne jette des expansions plus ou moins résistantes.

Envisagée au point de vue de sa structure, l'aponévrose périnéale moyenne se compose en réalité de deux feuillets superposés, l'un inférieur, l'autre supérieur. Tous les deux, du reste, ont la même configuration, les mêmes dimensions, les mêmes attaches ischio-pubiennes. Tous les deux encore se terminent au niveau de la ligne bi-ischiatique, mais d'une façon qui varie pour chacun d'eux. — Le *feuillet inférieur* contourne de haut en bas le bord postérieur des deux muscles transverses et se continue, comme nous l'avons vu plus haut, avec l'aponévrose périnéale superficielle. — Le *feuillet supérieur* se comporte différemment à sa partie moyenne et sur les côtés : sur les côtés, il cesse brusquement ou plutôt se perd dans le tissu cellulo-graisseux de la fosse ischio-rectale ; par sa partie moyenne, au contraire, il se continue avec une nouvelle aponévrose qui, se portant en haut entre la vessie et le rectum, vient se terminer sur le cul-de-sac vésico-rectal (fig. 1605,6).

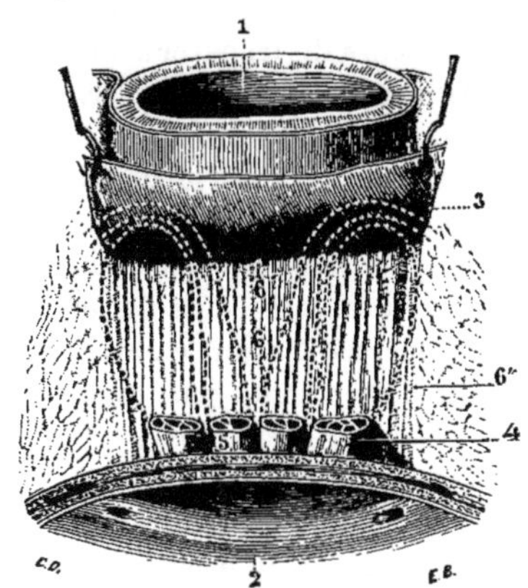

Fig. 1605.
L'aponévrose prostato-péritonéale, vue en place par sa face antérieure.

(La vessie les vésicules séminales et les canaux déférents ont été réséqués. Le feuillet antérieur du cul-de-sac vésico-rectal qui revêt la vessie est maintenu en place par deux petites érignes.)

1, rectum. — 2, vessie. — 3, cul-de-sac vésico-rectal. — 4, vésicule séminale. — 5, canal déférent. — 6, aponévrose prostato-péritonéale, avec : 6' son bord supérieur, inséré sur le cul-de-sac périnéal ; 6'' ses bords latéraux, se continuant insensiblement avec le tissu cellulaire du voisinage.

Cette aponévrose ascendante, qui fait suite à la portion médiane de l'aponévrose périnéale moyenne et qui remonte en haut jusqu'au péritoine, constitue l'*aponévrose prostato-péritonéale* de Denonvillers, du nom du chirurgien qui, le premier en 1837, l'a bien décrite. On l'appelle encore plus simplement l'*aponévrose de Denonvillers*. Elle a la forme d'une lame quadrilatère, obliquement dirigée d'avant en arrière et de bas en haut. Les connexions de ses deux bords inférieur et supérieur nous sont déjà connues. Ses deux bords latéraux se perdent insensiblement dans le tissu cellulaire de l'excavation. Quant à ses deux faces (fig. 1573,9), la postérieure repose sur le rectum ; l'antérieure répond successivement à la prostate, aux vésicules séminales, aux canaux déférents et, dans l'espace triangulaire qui sépare ces deux canaux, au bas-fond de la vessie. L'aponévrose prostato-péritonéale est ordinairement très épaisse, quoique peu résistante. Histologiquement, elle se compose de fibres de tissu conjonctif, auxquelles vient se mêler une grande quantité de fibres musculaires lisses. Nous avons déjà vu, à propos des voies spermatiques, qu'elle jetait autour des vésicules séminales et des ampoules des canaux déférents, une sorte d'atmosphère musculeuse qui, en comprimant ces organes, devenaient pour le sperme un véritable muscle expulseur.

Les deux feuillets précités de l'aponévrose périnéale moyenne diffèrent dans leurs rapports réciproques, selon qu'on considère leur portion antérieure ou leur portion postérieure. — Immédiatement au-dessous de la symphyse et dans une hauteur de 5 ou 6 millimètres, les deux feuillets sont entièrement confondus. Ils ne forment en réalité qu'une seule membrane constituée par des fibres aponévrotiques très serrées, c'est le *ligament transverse du bassin* de Henle. — Plus bas, le feuillet superficiel et le feuillet profond s'écartent l'un de l'autre et, à partir de ce point jusqu'au niveau du muscle transverse, ils se trouvent séparés par un intervalle plus ou moins large, dans lequel nous rencontrons les organes suivants, organes qui déjà nous sont bien connus : 1° une lame musculaire, qui n'est autre que le muscle de Guthrie ou transverse profond du périnée ; 2° les artères et veines honteuses internes, qui longent de bas en haut les branches ischio-pubiennes ; 3° les branches supérieures ou péniennes des nerfs honteux internes ; 4° les glandes de Cowper, qui, comme nous l'avons vu (p. 1004), sont situées sur les côtés et en arrière du bulbe, plus ou moins englobées dans les faisceaux postérieurs du transverse profond.

Au total, l'aponévrose périnéale moyenne est constituée par deux portions de structure bien différente : une portion antérieure, toute petite, exclusivement fibreuse, c'est le *ligament transverse du bassin* de Henle ; une portion postérieure, beaucoup plus étendue, représentant environ les 5/6 de l'aponévrose et formée par deux lames aponévrotiques, interceptant entre elles une lame musculaire. Nous ajouterons, pour en finir avec cette aponévrose, qu'elle est traversée d'avant en arrière par un certain nombre d'organes importants et qu'elle présente par conséquent un certain nombre d'orifices (fig. 1599) : tout d'abord sur la ligne médiane et immédiatement au-dessous de la symphyse, nous trouvons la veine dorsale de la verge; sur la ligne médiane encore, mais à 20 ou 25 millimètres au-dessous de la symphyse, nous rencontrons la portion membraneuse de l'urèthre (*orifice uréthral* de l'aponévrose moyenne); enfin sur les côtés et sur des points plus ou moins rapprochés des branches ischio-pubiennes, nous constatons l'existence de nombreux orifices livrant passage au nerf dorsal de la verge, aux deux artères dorsale de la verge et caverneuse, à l'artère et aux veines bulbeuses, aux veines postérieures des corps caverneux.

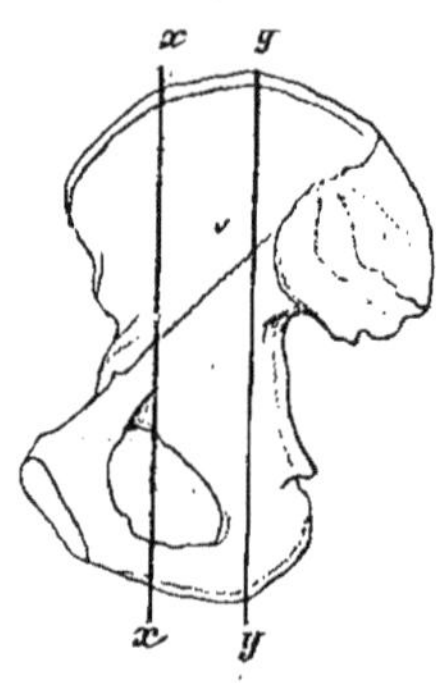

Fig. 1605 *bis*.
Os coxal droit, vu par sa face interne.

(Les lignes rouges *x x*, *y y*, indiquent les plans suivant lesquels passent les coupes représentées dans les figures 1606 et 1607).

3° **Aponévrose périnéale profonde.** — L'aponévrose périnéale profonde ou supérieure, encore appelée *aponévrose pelvienne* ou *fascia pelvia*, est la plus élevée des aponévroses du périnée. Beaucoup plus étendue que les précédentes, elle occupe à la fois le périnée antérieur et le périnée postérieur. Elle dépasse même les limites de la région périnéale, pour remonter sur les parois latérales du bassin et atteindre par places le détroit supérieur. Les relations de l'aponévrose pelvienne avec le contenu de l'excavation ont, dans la pratique, une importance considérable. Mais il importe avant de les étudier d'être bien fixé sur les limites et sur le mode de constitution de cette aponévrose.

Si l'on examine par en haut l'excavation pelvienne après l'avoir soigneusement débarrassée des viscères qu'elle contient (fig. 1604), on constate que cette excavation est fermée du côté du périnée par quatre muscles pairs et symétriques (huit en tout), qui sont : 1° pour la région médiane, les releveurs de l'anus, qui s'inclinent l'un vers l'autre et qui sont continués en arrière par les ischio-coccygiens ; 2° pour les régions latérales, les obturateurs internes en avant et les pyramidaux en arrière. Chacun de ces huit muscles est recouvert, sur sa face pelvienne, par une aponévrose qui lui appartient en propre. Or, si par la pensée nous réunissons bord à bord ces huit lames aponévrotiques, nous avons une lame unique et continue : c'est notre aponévrose pelvienne, et nous voyons par ce simple énoncé qu'elle est constituée par la réunion de plusieurs aponévroses musculaires juxtaposées et soudées par leurs bords.

Ainsi entendue, l'aponévrose pelvienne revêt dans son ensemble la forme d'un entonnoir cylindro-conique, tout comme la cavité sur les parois de laquelle elle s'étale. Pour la commodité de la description, nous la diviserons en deux moitiés symétriques et nous considérerons à chacune d'elles un bord externe, un bord interne, une face supérieure et une face inférieure :

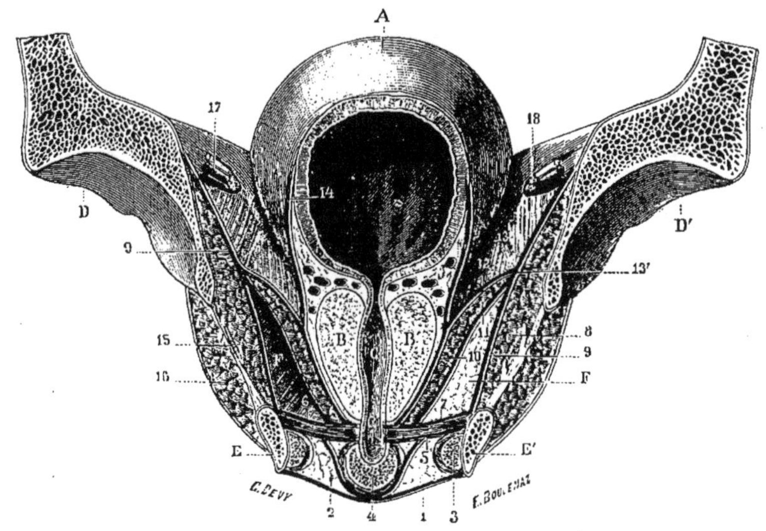

Fig. 1606.

Coupe frontale du bassin de l'homme passant par le milieu des branches ischio-pubiennes (demi-schématique).

(La coupe des aponévroses périnéales est marquée par des traits bleus.)

A, vessie dont la partie postérieure a été abrasée par la coupe. — B, B', prostate. — C, paroi antérieure de l'urèthre prostatique. — C', urèthre membraneux. — D, D', cavités cotyloïdes. — E, E', branches ischio-pubiennes. — F, F', prolongement antérieur de la fosse ischio-rectale : à gauche le paquet cellulo-adipeux qui le remplit a été enlevé.

1, aponévrose péritonéale inférieure ou superficielle. — 2, étage inférieur du périnée. — 3, 3, les corps caverneux, recouverts par les muscles ischio-caverneux. — 4. le bulbe uréthral, recouvert par le bulbo-caverneux. — 5, feuillet inférieur de l'aponévrose moyenne. — 6, son feuillet supérieur. — 7, espace compris entre les deux précédents feuillets et contenant : les vaisseaux et nerf honteux internes appliqués contre la branche ischio-pubienne, le muscle de Guthrie, l'urèthre membraneux et les glandes de Cowper. — 8, muscle obturateur interne. — 9, aponévrose obturatrice. — 10, muscle releveur de l'anus, avec : 11, son aponévrose inférieure; 12, son aponévrose supérieure. — 13, arcus tendineus, avec 13' sa coupe. — 14, feuillet ascendant de l'aponévrose pelvienne, remontant sur les faces latérales de la vessie. — 15, membrane obturatrice. — 16, muscle obturateur externe. — 17, vaisseaux et nerf obturateurs. — 18, peloton adipeux.

a. *Bord externe.* — Le bord externe de l'aponévrose périnéale supérieure, de forme demi-circulaire, répond à sa ligne d'insertion pelvienne. — En avant, il est situé sur la face postérieure du corps du pubis et de sa branche horizontale. Il présente à ce niveau une partie libre de 12 à 15 millimètres de longueur, qui forme le rebord interne et postérieur du canal sous-pubien (fig. 1604,16). — En arrière de ce canal, il remonte jusqu'au détroit supérieur et s'insère sur la ligne innominée, en se fusionnant avec la portion correspondante du *fascia iliaca*. Cette insertion à la ligne innominée se prolonge jusqu'à la symphyse sacro-iliaque. — Arrivé là, le bord externe de notre aponévrose pelvienne descend vers la grande échancrure sciatique, où il rencontre le pyramidal. Se réfléchissant alors en arrière et en dedans, il longe le bord supérieur de ce muscle et gagne avec lui la face antérieure de la première pièce sacrée. A la partie la plus élevée de la grande échancrure sciatique, il forme le rebord inférieur d'un nouvel orifice, par lequel s'échappent les vaisseaux et nerfs fessiers supérieurs (fig. 1604,17). — Au niveau du point où le bord externe de l'aponévrose pelvienne se réfléchit de la paroi osseuse du bassin sur le bord supérieur du pyramidal, prend naissance une petite bandelette fibreuse qui descend ensuite vers l'épine sciatique et s'y termine en se confondant avec l'extrémité postérieure de l'arcus tendineus (p. 1018). Cette bandelette sert de limite respective à l'aponévrose relativement épaisse qui recouvre l'obturateur interne et à l'aponévrose plus mince qui revêt le pyramidal : on peut la considérer comme résultant de la soudure à son niveau de ces deux aponévroses. Dans son trajet, elle longe le rebord antérieur de la grande échancrure sciatique : nous la désignerons, pour cette raison, sous le nom de *bandelette présciatique ;* c'est la *plica ischiatica* d'Hoffmann, la *bandelette ischiatique* de Bourgery.

b. *Bord interne.* — Le bord interne de l'aponévrose périnéale supérieure regarde la ligne médiane. Il est fort irrégulier et la façon dont se comporte à son niveau l'aponévrose diffère suivant les points que l'on examine. — A sa partie antérieure tout d'abord, l'aponévrose pelvienne, représentée ici par l'aponévrose supérieure du releveur de l'anus, ne tarde pas à rencontrer la prostate. Au lieu de s'insérer sur elle, elle descend le long de sa face latérale et vient se fixer, un peu en dehors de la ligne médiane, sur le feuillet supérieur de l'aponévrose périnéale moyenne (fig. 1606, 12). Il en résulte que, depuis la symphyse jusqu'au muscle transverse, les deux aponévroses du releveur (celle du côté gauche et celle du côté droit) n'arrivent point au contact l'une de l'autre : elles sont séparées par un intervalle dont la largeur diminue d'avant en arrière et, dans cet intervalle, le plancher fibreux du bassin est en réalité formé par l'aponévrose périnéale moyenne. Il résulte encore d'une pareille disposition que l'aponévrose du releveur peut être divisée en deux zones : une zone supérieure qui est située au-dessus de la prostate et une zone inférieure qui s'applique contre la face latérale de cette glande. Cette dernière zone a reçu le nom d'*aponévrose latérale de la prostate* ou d'*aponévrose pubo-rectale*. Elle s'étend, en effet, depuis le corps du pubis jusqu'au rectum et, en séparant la prostate du releveur, elle constitue la paroi latérale de la loge prostatique (fig. 1590, 7'). D'ailleurs, l'aponévrose pubo-rectale se distingue du reste de l'aponévrose pelvienne par une structure particulière : comme l'aponévrose prostato-péritonéale, avec laquelle elle présente la plus grande analogie, elle se compose à la fois de fibres conjonctives et de fibres musculaires lisses. — Au delà du muscle transverse du périnée, entre ce muscle et le rectum, l'aponévrose du releveur descend jusqu'au raphé ano-bulbaire et se confond avec son homologue du côté opposé. — Plus loin, au niveau de l'anus, elle s'insinue entre le sphincter externe et la paroi latérale du rectum et constitue là cette lame fibreuse, déjà signalée plus haut, qui donne insertion à la fois, par sa face externe aux fibres moyennes du releveur, par sa face interne aux fibres longitudinales du rectum. — Plus loin encore, entre le rectum et le coccyx, l'aponévrose du releveur s'étend de nouveau jusqu'à la ligne médiane et, sur le bord supérieur du raphé ano-coccygien, se confond avec celle du côté opposé. — Enfin, au niveau du coccyx et du sacrum, le

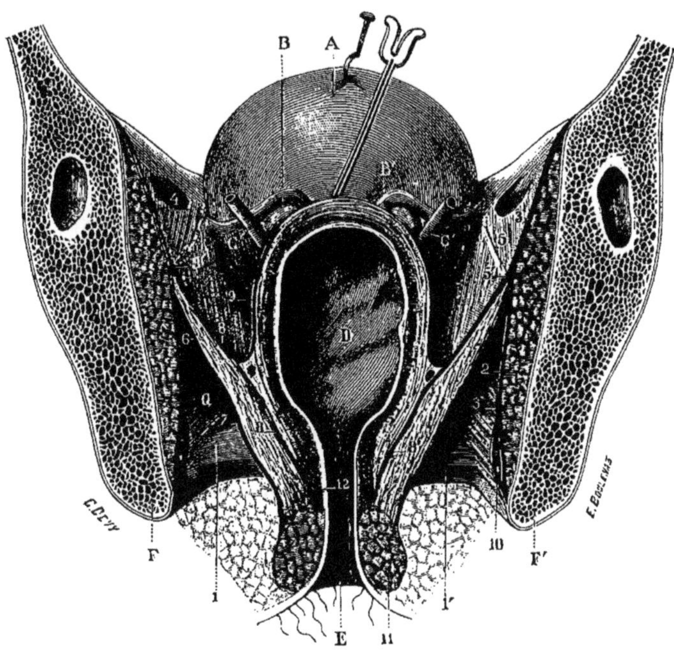

Fig. 1607.
Coupe frontale du bassin de l'homme passant par l'anus (demi-schématique).
(La coupe des aponévroses périnéales est marquée par des traits bleus.)

A, vessie distendue. — B, B', vésicules séminales et canaux déférents. — C, C', uretère. — D, ampoule rectale. — E, anus. — F, F', coupe de l'ischion. — G, fosse ischio-rectale, débarrassée de son tissu cellulo-graisseux pour montrer le plancher de son prolongement antérieur.

1, muscle transverse. — 1', son bord postérieur, au niveau duquel les aponévroses superficielle et moyenne du périnée se confondent. — 2, muscle obturateur interne. — 3, aponévrose obturatrice. — 4, orifice interne du canal sous-pubien. — 5, arcus tendineus, avec 5', sa coupe. — 6, muscle releveur de l'anus, avec : 7, son aponévrose inférieure ; 8, son aponévrose supérieure. — 9, feuillet viscéral de l'aponévrose pelvienne, se détachant de l'aponévrose du releveur pour venir se terminer sur le rectum. — 10, vaisseaux et nerfs honteux internes. — 11, sphincter externe de l'anus. — 12, sphincter interne. — Une sonde cannelée est placée dans le cul-de-sac recto-vésical.

bord interne de l'aponévrose pelvienne, qui est formée à ce niveau par les aponévroses réunies de l'ischio-coccygien et du pyramidal, s'insère sur la face antérieure de la colonne sacro-coccygienne, un peu en dedans des attaches de ces deux derniers muscles. Ici, comme dans la région rétropubienne, les deux aponévroses gauche et droite n'arrivent pas jusqu'à la ligne médiane : entre leurs lignes d'insertion respectives, se trouve un intervalle dépourvu d'aponévrose (fig. 1604,4), intervalle qui augmente de largeur au fur et à mesure qu'on s'éloigne de la pointe du coccyx et dans lequel cheminent les deux cordons du sympathique sacré.

En résumé, les deux moitiés de l'aponévrose pelvienne n'arrivent au contact l'une de l'autre sur la ligne médiane que sur deux points, qui sont le raphé ano-bulbaire et le raphé ano-coccygien. Entre ces deux raphés, les deux aponévroses sont séparées l'une de l'autre par un large orifice qui livre passage au rectum. En avant du raphé ano-bulbaire, elles sont séparées par un intervalle triangulaire, à base antérieure, lequel est constitué par l'aponévrose périnéale moyenne. De même en arrière du raphé ano-coccygien, il existe entre elles un nouvel espace triangulaire à base postérieure, lequel est comblé par un plan osseux, la portion médiane du sacro-coccyx.

c. *Face inférieure.* — La face inférieure de l'aponévrose pelvienne, convexe, repose directement sur les muscles sous-jacents. Elle leur est unie par une mince couche de tissu cellulaire, au sein de laquelle cheminent çà et là un certain nombre d'artères, de veines et de filets nerveux.

d. *Face supérieure.* — La face supérieure, concave, répond successivement en allant d'arrière en avant, à l'ampoule rectale, à la partie inférieure de la vessie, à la prostate, à la partie initiale de l'urèthre membraneux, au péritoine pelvien. Toutefois, le péritoine, en passant de la vessie et du rectum sur les parois du bassin, ne s'applique pas directement sur l'aponévrose pelvienne. Entre la lame fibreuse et la membrane séreuse s'interpose une couche, ordinairement très développée, de tissu cellulaire lâche plus ou moins riche en graisse, lequel entoure la portion extra-péritonéale de la vessie et du rectum. Cette couche cellulo-graisseuse n'est qu'une dépendance du tissu cellulaire sous-péritonéal. L'espace qu'elle occupe constitue l'*espace pelvi-rectal supérieur*, ainsi appelé par opposition à la fosse ischio-rectale, que l'on désigne quelquefois sous le nom d'*espace pelvi-rectal inférieur*. Comme nous le montrent nettement les coupes frontales du bassin représentées dans les figures 1606 et 1607, les deux espaces pelvi-rectaux, le supérieur et l'inférieur ou fosse ischio-rectale, quoique très voisins, sont séparés l'un de l'autre par trois plans, qui sont en allant de haut en bas : 1° un premier plan fibreux, l'aponévrose pelvienne ; 2° un plan musculaire, formé par le releveur de l'anus et l'ischio-coccygien; 3° un deuxième plan fibreux, celui-ci très mince, formé par les lames aponévrotiques qui tapissent la face inférieure de ces deux derniers muscles.

Voyez. au sujet des muscles et aponévroses du périnée chez l'homme : Lesshaft, *Ueber einige die Urethra umgebenden Muskeln und Fascien*, Arch. f. Anat. u. Physiol., 1873; Zuckerkandl, *Ueber die Fascia Perinei propria*, Med. Jahrb., Wien., 1875; Cadiat, *Etude sur les muscles du périnée*, Journ. de l'Anat. et de la Physiol., 1877; Paulet, *Rech. sur l'anatomie comparée du périnée*, Journ. de l'Anat. et de la Physiol., 1877; Roux (W.). *Beiträge zur Kenntniss der Aftermuskulatur des Menschen*, Arch. f. mikr. Anat., 1881; Holl, *Ueber der Verschluss des mannl. Beckens*, Arch. f. Anat. u. Physiol., 1881; Quenu, *Muscles de Wilson et de Guthrie*, in art. *Urèthre* du Dict. Encycl. des Sc. méd., 1886; Cros, *Rech. anat. sur les muscles de Wilson et de Guthrie*, Gaz. hebd. des Sc. méd. de Montpellier, 1887; Rogie, *Note sur les aponévroses du périnée et du bassin*, Journ. des Sc. méd. de Lille, 1890.

CHAPITRE III

ORGANES GÉNITAUX DE LA FEMME

L'appareil génital de la femme, profondément situé dans l'excavation pelvienne, se distingue ainsi de celui de l'homme qui, presque tout entier, se développe au-dessous des téguments. Il se compose essentiellement de deux parties : 1° d'un corps glandulaire, l'*ovaire*, dans lequel se forment les ovules; 2° d'un long conduit, produit de différenciation du canal de Müller, qui s'étend du voisinage de l'ovaire à la surface extérieure du corps et qui prend successivement les noms de *trompes de Fallope*, d'*utérus*, de *vagin*. Ces trois segments, du reste, sont nettement distincts au double point de vue morphologique et fonctionnel. Les trompes de Fallope ou oviductes sont pour l'ovule de simples canaux vecteurs : ils le recueillent, au moment de la ponte, à la surface de l'ovaire et le conduisent dans l'utérus. Celui-ci, sorte de poche à parois épaisses et contractiles, retient l'ovule fécondé, lui fournit les éléments nécessaires à son évolution et, quand il est arrivé à maturité, l'expulse au dehors : c'est l'organe de la gestation. Quant au vagin, qui fait immédiatement suite à l'utérus, il livre passage au moment de l'accouchement, au fœtus et à ses annexes. Mais ce n'est là, pour le conduit vaginal, qu'un rôle tout à fait secondaire : ce conduit est avant tout un organe d'accouplement, destiné à recevoir, au moment du coït, le pénis et le liquide fécondant qui s'en échappe.

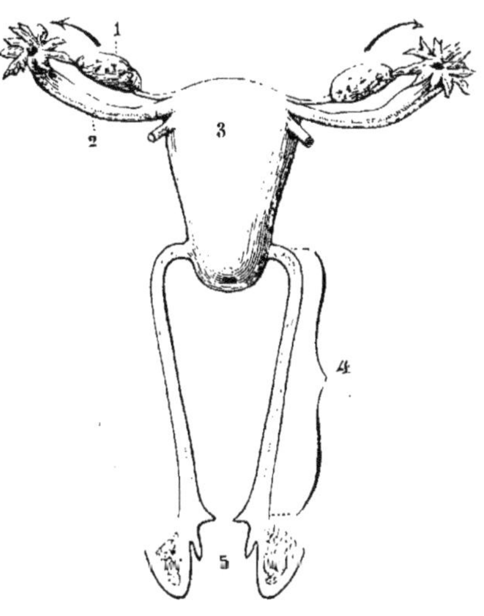

Fig. 1608.
Appareil génital de la femme (*schématique*).

1, ovaire. — 2, trompe. — 3, utérus. — 4, vagin. 5, vulve.

Le vagin se termine du côté des téguments par des formations de valeurs diverses, que l'on désigne généralement sous le nom d'*organes génitaux externes :* leur ensemble constitue la *vulve*.

Aux organes précités, ovaire, oviducte, utérus, vagin et vulve, viennent se joindre, à titre d'annexes : 1° un certain nombre de *glandes;* 2° des formations musculaires, homologues de celles que nous avons déjà étudiées chez l'homme et que nous décrirons, ici encore, sous le titre de *muscles* et *aponévroses du périnée.*

ARTICLE I

OVAIRE

Les ovaires ou glandes génitales de la femme sont des corps d'apparence glandulaires destinés à produire les ovules. Organes essentiels de l'appareil sexuel de la femme, ils sont à cet appareil ce que les testicules sont à l'appareil sexuel de l'homme, d'où le nom de *testes muliebres*, sous lequel les désignaient après Galien les anciens anatomistes.

§ I. — Considérations générales

1° Migration de l'ovaire. — Les ovaires, comme les testicules, sont situés primitivement dans la région lombaire, de chaque côté de la colonne vertébrale, en dedans du corps de Wolff. Ce n'est que plus tard, vers le troisième mois de la vie intra-utérine, qu'ils abandonnent cette région pour venir prendre, dans le bassin, la position qu'ils occuperont désormais d'une façon définitive. Habituellement, ils arrivent dans l'excavation dans le courant du neuvième mois.

Ce mouvement de descente, accompli par l'ovaire au cours du développement, est un peu moins étendu que celui du testicule : il est aussi un peu moins compliqué. Les dispositions embryologiques, d'ailleurs, sont les mêmes que chez l'homme : le corps de Wolff possède, comme chez ce dernier, un court *méso*, un *ligament diaphragmatique* et un *ligament inguinal.* L'ovaire naît sur le côté interne du corps de Wolff et après l'atrophie de ce dernier, atrophie qui, chez la femme, est beaucoup plus marquée que chez l'homme, lui emprunte son méso. Contrairement à ce qui se passe chez l'homme, ce méso ne s'atrophie pas, mais prend au contraire une grande importance : il forme le *ligament large.* Le ligament inguinal devient le *ligament rond.* Le processus vaginal prend aussi naissance, il constitue le *canal de Nuck.* La descente de l'ovaire est due à l'accroissement inégal de la région lombaire, combiné à la fixité du ligament large et du gubernaculum. Le ligament large subit une série de changements de forme et de position; il contracte des rapports étroits avec la portion inférieure des canaux de Müller qui forment l'utérus.

Dans certains cas, l'ovaire imite le testicule dans sa migration et vient se loger sous la peau des grandes lèvres. Cela s'explique par l'identité des dispositions anatomiques des embryons des deux sexes. Le moindre trouble apporté dans l'évolution d'un sexe peut laisser se réaliser des dispositions, qui appartiennent d'habitude à l'autre sexe.

2° Situation. — Leur mouvement de descente une fois effectué, les ovaires se trouvent situés dans le cavum rétro-utérin, sur les parties latérales de l'excavation pelvienne, en avant du rectum, en arrière du ligament large et de la trompe (fig. 1609,7). On les rencontre habituellement à 15 ou 20 millimètres en avant de la symphyse sacro-iliaque, à 8 ou 10 millimètres au-dessous du détroit supérieur, à 1 ou 2 centimètres au-dessus et en avant du bord supérieur du muscle pyramidal. On peut les comprimer à travers la paroi abdominale, sur le milieu d'une ligne qui réunirait la symphyse pubienne à l'épine iliaque antéro-supérieure. On a noté que l'ovaire gauche se trouve sur un plan un peu antérieur à celui qu'occupe l'ovaire du côté opposé.

3° **Moyens de fixité.** — Leur bord antérieur, dans toute son étendue, adhère au ligament large à l'aide d'un court repli péritonéal, qui porte le nom d'aileron postérieur et sur lequel nous aurons à revenir. Les ovaires se trouvent ainsi intimement unis au feuillet postérieur du ligament large. Ils sont en outre fixés dans la position qu'ils occupent par trois faisceaux musculaires, que nous désignerons en raison de leurs insertions, sous les noms de ligaments utéro-ovarien, tubo-ovarien, lombo-ovarien. — Le *ligament utéro-ovarien* ou *ligament de l'ovaire* (fig. 1611,5') est un cordon arrondi, mesurant 3 centimètres à 3 centimètres et demi de longueur sur 3 ou 4 millimètres de diamètre, qui s'étend transversalement de l'extrémité interne de l'ovaire à l'angle de l'utérus. Il occupe le bord libre de l'aileron postérieur et, par conséquent, chemine au-dessous du péritoine qui lui adhère d'une façon intime. Histologiquement, le ligament tubo-ovarien se compose de fibres musculaires lisses qui, comme lui, se dirigent transversalement et se confondent, à leur extrémité interne, avec les fibres de la face postérieure de l'utérus. — Le *ligament tubo-ovarien* ou *ligament de la trompe* (fig. 1610) unit l'extrémité externe de l'ovaire à l'orifice abdominal de la trompe. Sur son côté externe vient se fixer, par sa face péritonéale, une frange du pavillon, la frange ovarique (voy. *Trompes*), qui descend ordinairement, comme le ligament lui-même, jusqu'à l'ovaire. Quelquefois, cependant, la frange ovarique s'arrête un peu au-dessus de l'ovaire. Au-dessous d'elle, le ligament tubo-ovarien, devenu entièrement libre, nous présente alors une petite gouttière longitudinale, qui fait suite à la gouttière de même direction, creusée sur la face externe de la frange précitée (fig. 1617,9). — Le *ligament lombo-ovarien* (*ligament rond supérieur* de Rouget, *ligament infundibulo-pelvien* de Henle) est, comme les précédents, un faisceau de fibres musculaires lisses, recouvert par le péritoine, qui naît en haut sur le fascia sous-péritonéal de la région lombaire et qui, de là, se porte au bord adhérent de l'ovaire, en suivant le trajet des vaisseaux ovariens (fig. 1609,10). Il est, pour l'ovaire un véritable ligament suspenseur. Ce ligament, dont nous devons la description à Rouget (*Journ. de Physiol.*, t. I, 1858, p. 429), est arrondi chez la plupart des mammifères, aplati et étalé en nappe chez la femme. Il n'est qu'un faisceau, le faisceau moyen, d'une large lame musculaire, qui occupe pour ainsi dire toute l'étendue transversale du ligament large et dont les autres faisceaux se terminent sur la face postérieure de l'utérus, sur la trompe et sur son pavillon.

Malgré ces nombreux moyens de fixité, l'ovaire est un organe très mobile et il ne saurait en être autrement : les ligaments précités, en effet, sont très extensibles et ne sont jamais complètement tendus ; d'autre part, deux d'entre eux, l'utéro-ovarien et le tubo-ovarien, rattachent l'ovaire, non pas à des parties fixes, mais à des parties qui jouissent elles-même d'une grande mobilité.

Tout d'abord, l'ovaire, adhérant au ligament large par son bord antérieur seulement, libre partout ailleurs, oscille de bas en haut ou de haut en bas autour de ce bord adhérent avec la même facilité que se meut un volet

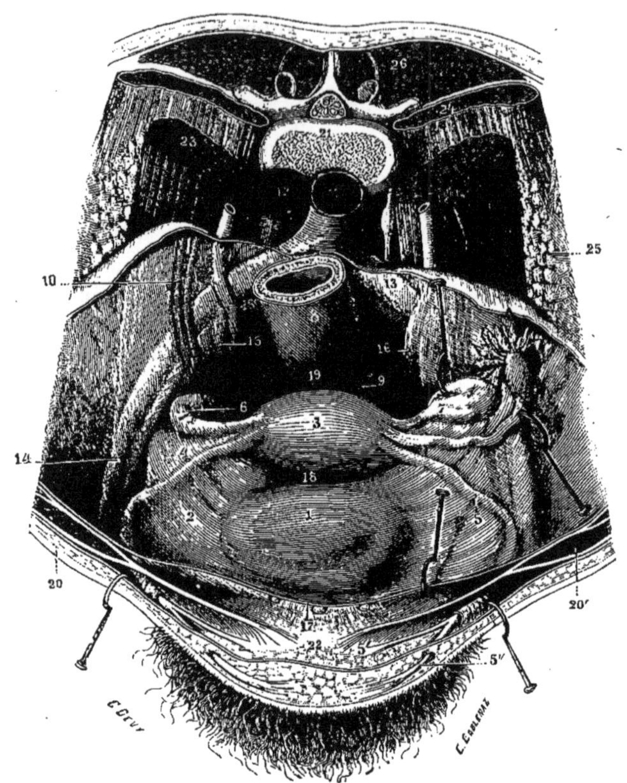

Fig. 1609.

Les viscères intra-pelviens de la femme, vus d'en haut par le détroit supérieur.

(Du côté gauche, l'ovaire et la trompe ont été attirés en haut vers la fosse iliaque.)

1, vessie. — 2, fossettes paravésicales. — 3, fond de l'utérus. — 4. ligament large. — 5, ligament rond, s'engageant dans le canal inguinal et se bifurquant pour venir s'attacher au pubis par ses faisceaux internes (5'), sur le pénil et la grande lèvre par ses faisceaux externes (5"). — 6, trompe droite en place, plongeant en arrière dans la fossette ovarique. — 7, ovaire gauche. — 8, portion terminale du côlon ilio-pelvien, se continuant en bas avec le rectum. — 9, ligaments utéro-sacrés. — 10, vaisseaux utéro-ovariens. — 11, aorte. — 12, veine cave inférieure. — 13, vaisseaux iliaques primitifs. — 14, vaisseaux iliaques externes. — 15, vaisseaux iliaques internes. — 16, uretère. — 17, péritoine. — 18. cul-de-sac vésico-utérin. — 19, cul-de-sac recto-vaginal ou cul-de-sac de Douglas. — 20, paroi abdominale. — 20', petit oblique. — 21, quatrième vertèbre lombaire. — 22, pubis. — 23, psoas. — 24, carré des lombes — 25, tissu cellulo-adipeux sous-péritonéal, compris dans l'angle que forme le psoas et le muscle iliaque. — 26, Masse sacro-lombaire.

autour de sa charnière. D'autre part, il se meut avec l'utérus, lorsque celui-ci est écarté de sa position normale par les variations volumétriques de la vessie ou par l'action des anses intestinales.

Ce sont là de simples oscillations sur place, qui doivent se produire à chaque instant et qui sont sans conséquence pour le fonctionnement de l'organe. Mais l'ovaire nous présente parfois de véritables déplacements. Chacun sait qu'il accompagne l'utérus gravide et qu'il s'élève avec lui dans la cavité abdominale, où il occupe successivement l'hypogastre et la région lombaire. Après l'accouchement, il redescend assez rapidement dans la fosse iliaque et, de là, dans l'excavation : SCHULTZE, chez douze accouchées, a constaté que l'ovaire avait déjà repris sa place au vingtième jour qui suit la parturition. Le déplacement précité est donc à la fois physiologique et temporaire. Toutefois, dans cette longue excursion en dehors du bassin, l'ovaire peut contracter des adhérences sur les différents points avec lesquels il est successivement en contact et son déplacement devient ainsi définitif : c'est une ectopie acquise, une ectopie pathologique. Ce qui en fait la gravité, c'est que l'ovaire a perdu ses rapports de contiguïté avec le pavillon de la trompe et que les ovules, au sortir des vésicules de Graaf, se perdront désormais dans la cavité abdominale. Si le déplacement est bilatéral, la stérilité en sera la conséquence.

Dans un autre ordre de faits, tout à fait en dehors de la grossesse et par le seul fait du relâchement de son appareil ligamenteux, l'ovaire peut descendre dans le fond du cavum rétro-utérin ou même s'échapper de la cavité abdomino-pelvienne. On a constaté sa présence dans des hernies inguinales, dans des hernies crurales, et jusque dans des hernies ischiatiques.

4° **Nombre.** — Les ovaires, comme les testicules, sont au nombre de deux, l'un pour le côté droit, l'autre pour le côté gauche. Des ovaires surnuméraires peuvent se développer au voisinage de l'organe principal, de préférence le long de son bord antérieur (fig. 1610, S S), et si l'on s'en rapporte aux observations de BEIGEL (*Pathol. Anatomie der weilbl. Unfruchtbarkeit*, Braunschweig, 1878), qui en a rencontré 23 fois sur 500 autopsies de sujets adultes, les faits de cette nature ne seraient pas extrêmement rares. Toutefois, pour l'ovaire comme pour le testicule, il ne faut accepter qu'avec une extrême réserve des observations non suivies d'examen microscopique. On peut rencontrer, en effet, dans la région de l'ovaire de petits corps ovoïdes, qui présentent tous les caractères extérieurs des ovaires surnuméraires et qui, en réalité, ne sont que des masses conjonctives, des kystes, des fibromes minuscules.

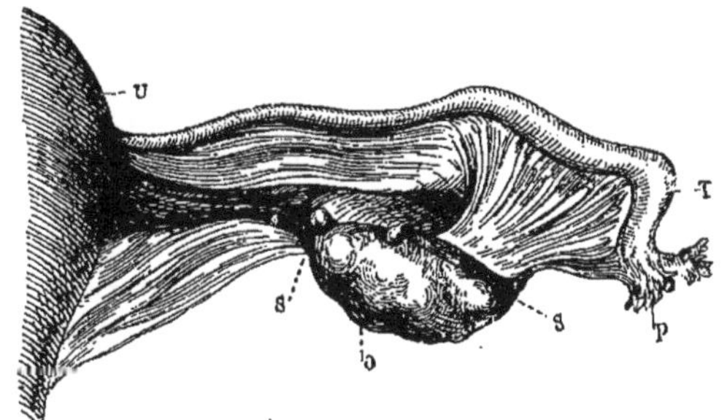

Fig. 1610.
Ovaires surnuméraires (d'après BEIGEL).

U, portion de l'utérus, vu par sa face postérieure. — T, trompe. — P, pavillon de la trompe, rattaché à l'ovaire par le ligament tubo-ovarien. — O, ovaire droit. — S, S, ovaires surnuméraires.

Par contre, la littérature anatomique renferme un certain nombre d'observations relatives à des ovaires rudimentaires ou non développés. L'absence de l'ovaire est unilatérale ou bilatérale. Mais l'absence des deux ovaires est

66***

excessivement rare. Cette anomalie coïncide d'ordinaire avec des malformations de nature atrophique, portant sur la trompe, sur l'utérus, sur le ligament large et même sur le vagin. Quant aux organes génitaux externes, ils présentent ordinairement leur conformation normale.

Dans les cas où l'un des ovaires fait défaut, l'ovulation persistant pour l'autre, le sujet peut être fécondé. L'absence des deux ovaires, on le conçoit, entraîne fatalement après elle la stérilité et une stérilité irrémédiable.

5° **Volume.** — Le volume des ovaires varie beaucoup suivant les âges. Puech, qui en a étudié un grand nombre aux différentes époques de leur évolution, est arrivé, en ce qui concerne leurs dimensions, aux moyennes suivantes :

		OVAIRE DROIT	OVAIRE GAUCHE	MOYENNE
1° *A la naissance.*	Longueur.	19,8 (millim.)	18,2 (millim.)	19 (millim.)
	Largeur.	6	»	6
	Epaisseur.	2,5	»	2,5
2° *Chez l'enfant.*	Longueur.	26,7	24	25,3
	Largeur.	9	8,4	8,7
	Epaisseur.	4,1	4,4	4,2
3° *A la puberté.*	Longueur.	29,6	25	27,3
	Largeur.	16	14	15
	Epaisseur.	10	9,3	9,6
4° *Chez l'adulte.*	Longueur.	36,5	25	36,2
	Largeur.	18	16,7	17,3
	Epaisseur.	13,7	11,3	12,5

Nous voyons par ces chiffres que l'ovaire, analogue en cela à tous les organes génitaux, augmente graduellement de volume depuis la naissance jusqu'à l'âge adulte. — Cet accroissement porte à la fois sur ses trois diamètres, mais d'une façon fort inégale. En effet, tandis que la longueur devient double, la largeur acquiert des dimensions trois fois plus grandes. Mais c'est surtout l'épaisseur qui se modifie : de 2 à 3 millimètres qu'elle mesure chez l'enfant, elle s'élève chez l'adulte à 12 millimètres et demi, soit un chiffre cinq fois plus considérable. — Après la ménopause, l'ovaire, devenu organe inutile, s'atrophie peu à peu et ses trois diamètres diminuent alors dans des proportions qui sont très variables suivant les sujets. — Le tableau précité nous apprend encore que les deux ovaires présentent dans leurs dimensions une légère différence et que cette différence est en faveur de celui du côté droit.

Certaines conditions physiologiques, la menstruation et la grossesse par exemple, ont sur les dimensions de l'ovaire une influence considérable. C'est ainsi que, pendant la menstruation, celui des deux ovaires qui doit donner l'ovule acquiert un volume double ou même triple de celui qu'il avait avant la période menstruelle. De même pendant les trois premiers mois de la grossesse, l'ovaire sur lequel se trouve le corps jaune est beaucoup plus volumineux que celui du côté opposé : cette différence peut atteindre 4 millimètres pour l'épaisseur, 7 à 18 millimètres pour la largeur, 10 à 15 millimètres pour la longueur (Rouget). Après la grossesse, comme après la menstruation, l'ovaire revient peu à peu à ses dimensions ordinaires.

6° **Poids.** — Le poids de l'ovaire varie naturellement comme son volume.

Il est de 50 à 60 centigrammes chez le nouveau-né, de 2 ou 3 grammes chez l'enfant, de 4 ou 5 grammes à l'âge de la puberté, de 6 ou 8 grammes chez l'adulte. Ce dernier chiffre, représentant le poids de l'ovaire à sa période d'état, se maintient sans changement notable tant que dure, pour la femme, la période de fécondité. Plus tard, après la ménopause, il se réduit graduellement et peut, dans certains cas, retomber à 2 grammes, 1 gramme et même moins.

Le poids spécifique de l'ovaire est de 1,051.

7° **Couleur et consistance.** — D'un blanc rosé chez l'enfant, l'ovaire nous présente chez la femme adulte une coloration rouge, qui s'accentue pendant les périodes menstruelles, par suite de l'hyperhémie plus ou moins considérable dont la glande génitale est alors le siège. Il est ferme, rénitent, d'une consistance qui rappelle jusqu'à un certain point celle du testicule, mais un peu moindre cependant.

Après la ménopause, l'ovaire prend une teinte grisâtre ou gris jaunâtre. En même temps, sa consistance augmente et l'organe, dans toute son étendue, acquiert peu à peu cette dureté toute spéciale, qui caractérise les corps fibreux. ORDONEZ, sur des ovaires appartenant à de vieilles femmes, a rencontré des follicules infiltrés de concrétions calcaires.

8° **Mode d'orientation.** — Le mode d'orientation des ovaires a soulevé dans ces derniers temps de nombreuses controverses. SAPPEY, dans son traité d'anatomie, nous enseigne que l'ovaire est horizontal, comme le ligament qui l'unit à l'utérus. HIS, au contraire, en basant son opinion sur l'étude de coupes congelées, le considère comme ayant une direction verticale. D'après HASSE, le grand axe de l'ovaire serait oblique de haut en bas, de dehors en dedans et d'avant en arrière, tandis que, pour SCHULTZE et pour VALLIN, ce grand axe serait dirigé d'avant en arrière, l'extrémité utérine regardant en avant. Comme on le voit, ces différentes opinions sont on ne peut plus contradictoires et, comme chacune d'elles concorde avec un certain nombre de faits, nous devons en conclure que l'ovaire, dans des conditions entièrement physiologiques, occupe les positions les plus diverses, ce que pouvaient nous faire prévoir, du reste, la laxité de ses ligaments et son extrême mobilité. Pour ma part, j'ai examiné l'ovaire en place sur un grand

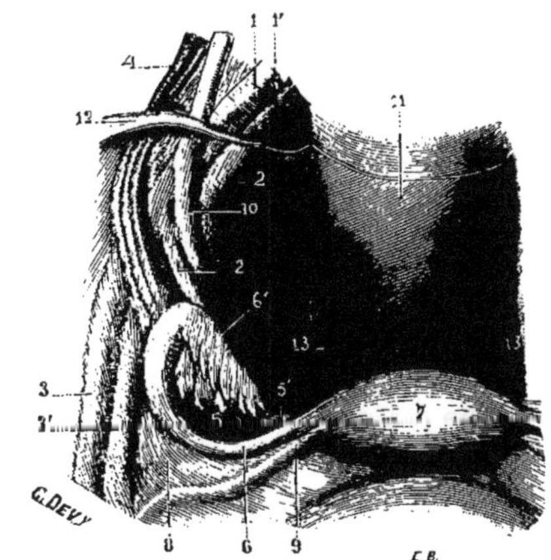

Fig. 1611.
L'ovaire droit, vu en place.

1, 1', vaisseaux iliaques primitifs. — 2, 2', vaisseaux iliaques internes. — 3, 3', vaisseaux iliaques externes. — 4, vaisseaux utéro-ovariens. — 5, ovaire, avec 5', son ligament utéro-ovarien. — 6, trompe, avec 6', son pavillon. — 7, l'utérus vu par son fond. — 8, aileron supérieur du ligament large. — 9, origine du ligament rond. — 10, uretère. — 11, portion prérectale du côlon iliopelvien. — 12, péritoine. — 13, repli de Douglas.

nombre de sujets de tout âge et j'ai constaté dans la situation de l'organe une telle variabilité, qu'il me paraît bien difficile de dégager de ces observations une formule quelque peu précise. Il m'a semblé cependant que, dans le plus grand nombre des cas, l'ovaire se dispose dans la partie supéro-externe du cavum rétro-utérin d'une façon telle que son grand axe, tout en se rapprochant beaucoup de la verticale, est dirigé obliquement de haut en bas, de dehors en dedans et un peu d'arrière en avant. Les grands axes des deux ovaires, prolongés, se rencontreraient donc, non pas en arrière de l'utérus comme le veut Hasse, mais en avant de cet organe. J'ai représenté cette disposition dans la figure ci-dessus (fig. 1611) ; mais je dois ajouter que ce n'est là qu'une position moyenne, qui se modifie très fréquemment et dans des limites très étendues, non seulement suivant les sujets, mais, sur le même sujet, d'un côté à l'autre.

§ II. — Conformation extérieure et rapports

Considéré dans sa période d'état chez un sujet de vingt à quarante ans, l'ovaire revêt la forme d'un ellipsoïde aplati, dont le grand axe mesure deux fois environ la longueur du petit axe. On l'a comparé, non sans raison, à une amande. Nous pouvons, en conséquence, lui considérer : deux faces, deux bords et deux extrémités.

1° Face supérieure. — La face supérieure convexe, regarde habituellement en haut, en avant et en dedans. Elle répond à l'aileron supérieur du ligament large qui, selon les cas, se rabat sur elle d'avant en arrière ou en est séparée par un angle aigu ouvert en haut, dans lequel s'amassent les anses intestinales.

2° Face inférieure. — La face inférieure, convexe comme la précédente, mais orientée en sens inverse, repose sur les parois latérales de l'excavation. Krause, en 1841, a décrit à ce niveau une dépression, qu'il a désignée sous le nom de *fossette ovarienne*. Cette fossette, que j'ai vue très accusée chez certains sujets, fait très souvent défaut. Quand elle existe, elle est limitée : 1° en arrière, par les vaisseaux hypogastriques et l'uretère; 2° en avant, par l'attache pelvienne du ligament large ; 3° en haut, par les vaisseaux iliaques externes qui la séparent du psoas ; 4° en bas, par une artère à direction antéro-postérieure qui est l'artère ombilicale ou bien un tronc commun à l'ombilicale et à l'utérine. Quant au fond de la fossette ovarienne, il est formé par le péritoine doublé d'une couche cellulo-adipeuse, au sein de laquelle cheminent le nerf et les vaisseaux obturateurs.

3° Bord antérieur. — Le bord antérieur à peu près rectiligne, donne attache à un repli du ligament large, qui constitue l'*aileron postérieur*. C'est à son niveau que l'ovaire reçoit les fibres musculaires du ligament lombo-ovarien. C'est à son niveau aussi que passent les vaisseaux et les nerfs qui arrivent à l'organe ou qui en partent : le bord antérieur devient ainsi le *hile* *de l'ovaire*. Le péritoine, contrairement aux assertions anciennes, ne se prolonge pas sur l'ovaire, mais s'arrête au niveau du hile suivant une ligne festonnée, toujours très nette, où l'on voit l'endothélium de la séreuse cesser brusquement et être remplacé par l'épithélium ovarien. Il résulte d'une pareille disposition, nettement représentée sur la figure 1622, d'une part que l'ovaire tout entier, sauf son bord antérieur, baigne en plein dans la cavité péritonéale et, d'autre part, que la membrane séreuse se trouve réellement interrompue à ce niveau comme elle l'est sur le pourtour du pavillon de la trompe.

4° **Bord postérieur.** — Le bord postérieur de l'ovaire, convexe, est libre dans toute son étendue. Il répond aux circonvolutions intestinales.

5° **Extrémité externe.** — L'extrémité interne ou *tubaire*, qui serait mieux dénommée extrémité supérieure, est plus ou moins recouverte par la trompe. Il donne naissance, comme on sait, au ligament qui unit l'ovaire à ce dernier conduit (fig. 1617,9).

6° **Extrémité interne.** — L'extrémité interne ou *utérine*, que l'ovaire soit vertical ou oblique, est toujours placée à un niveau inférieur à celui qu'occupe l'extrémité tubaire, d'où le nom d'extrémité inférieure que lui donnent avec raison certains auteurs. Sur elle s'insère le ligament utéro-ovarien.

Chez la jeune fille, avant l'établissement de la fonction menstruelle, la surface extérieure de l'ovaire est lisse et unie. Dans certains cas cependant, on y observe des dépressions linéaires et parfois même de véritables sillons, indices d'une segmentation incomplète de l'organe. Chez l'adulte, cette surface devient inégale, fendillée, bosselée. Une pareille disposition est due à ce double fait : 1° qu'un certain nombre de follicules de Graaf, très avancés dans leur évolution, sont plus ou moins proéminents ; 2° que ceux d'entre eux qui se sont déjà rompus laissent après eux une cicatrice. Ces cicatrices irrégulièrement étoilées (fig. 1617,4), augmentent naturellement de nombre au fur et à mesure que le sujet avance en âge. Après la ménopause, l'ovaire en est littéralement criblé : sa surface extérieure, irrégulièrement plissée, alternativement déprimée et saillante, revêt une configuration toute spéciale (*ovaire sénile*) qui, suivant la comparaison de Raciborsky, rappelle celui d'un noyau de pêche.

§ III. — Constitution anatomique

L'ovaire, considéréau point de vue de sa constitution anatomique, se compose de deux parties : 1° un noyau central conjonctivo-vasculaire, qui se continue avec la substance du hile, la *substance médullaire* (*bulbe de l'ovaire* de certains auteurs); 2° une écorce, qui en fait tout le tour et s'arrête au niveau du hile, la *substance corticale*.

1° **Substance médullaire.** — La substance médullaire, observée sur le frais, est rouge vif. Elle est contractile (His), ce qui tient à la présence de nombreuses fibres musculaires lisses. Elle se compose essentiellement de nombreux vaisseaux et d'une certaine quantité de tissu conjonctif. Les artères, hélicines, arrivent par le hile et se répandent dans la substance médullaire ; les veines qui la parcourent sont intimement soudées avec elle, de sorte qu'elles restent béantes sur la coupe. Nous reviendrons plus loin sur ces vaisseaux.

Du noyau central de la substance médullaire partent des cloisons fibreuses qui se dirigent vers la périphérie, se croisant et se coupant dans tous les sens pour former la charpente de la substance corticale. Arrivées vers la surface de l'ovaire, ces cloisons se réunissent les unes aux autres en une sorte de capsule fibreuse qui entoure l'ovaire et que l'on désigne sous le nom d'*albuginée*. Cette capsule très mince, et qui n'existe pas d'ailleurs dans les premiers temps de la vie, ne mérite guère d'être comparée à l'albuginée du testicule. Pour éviter toute méprise, il convient de l'appeler *fausse albuginée*. Elle est recouverte en dehors par l'épithélium ovarien.

2° **Substance corticale.** — La substance corticale nous présente les trois éléments suivants : 1° l'épithélium ovarien ; 2° l'albuginée et la charpente conjonctive ; 3° les éléments caractéristiques de la glande femelle, les *follicules de Graaf* ou *ovisacs*.

a. *Epithélium ovarien.* — L'épithélium ovarien (*épithélium germinatif* de WALDEYER) est formé d'une seule couche de cellules cylindriques, et se continue au niveau du hile avec l'endothélium péritonéal. Il repose directement sur la fausse albuginée et représente seul le revêtement péritonéal ou séreux de la glande. Il n'y a pas à la surface de l'ovaire, comme on l'a dit quelquefois, de membrane séreuse isolable par le scalpel.

b. *Albuginée et charpente.* — L'albuginée et la charpente conjonctive, formées par des expansions du tissu conjonctif du bulbe, ont été décrites avec ce dernier.

c. *Follicules de Graaf.* — Les follicules de Graaf ou ovisacs se trouvent dans l'ovaire à des états de développement très divers. Un grand nombre d'entre eux, très petits et de structure très simple, constituent les *follicules primordiaux*. Les autres sont les follicules vrais, et ils ont eux-mêmes une structure et une taille différentes suivant le degré de maturité auquel ils sont arrivés.

Les follicules primordiaux sont distribués dans une couche placée immédiatement au-dessous de la fausse albuginée. Ils se composent (fig. 1613,A) d'un ovule nu, c'est-à-dire encore dépourvu de sa membrane vitelline, et d'une couche de cellules plates, rudiment de la membrane granuleuse, placée autour de l'ovule. Ce dernier est encore de très petite taille ; son protoplasma ne renferme que des granulations fines ; il ne possède pas encore de grains de vitellus. Ces caractères, joints à l'absence de la membrane vitelline, le différencient aisément des ovules plus avancés.

Les follicules primordiaux, en se développant, fournissent les follicules, plus ou moins voisins de la maturité, que l'on rencontre toujours dans l'ovaire et, pour cela, ils subissent les modifications suivantes : les cellules plates qui entouraient l'ovule dans le follicule primordial deviennent cubiques et forment autour de lui une couche épithéliale continue, d'abord simple (fig. 1613, B), mais qui, par la multiplication incessante de ces cellules, devient bientôt pluristratifiée. Ce revêtement épithélial constitue la *membrane granuleuse* (*membrana granulosa*) du follicule. Peu de temps après que la membrane granuleuse est devenue pluristratifiée, la membrane vitelline se développe autour de l'ovule, et des grains de vitellus nutritif apparaissent au sein du protoplasma de ce dernier, qui prend peu à peu les caractères qu'il présente une fois arrivé à son entier développement (voy. EMBRYOLOGIE). En même temps, certaines cellules de la membrane granuleuse deviennent plus claires et plus volumineuses. NAGEL les considère comme des cellules nutritives chargées de pourvoir aux besoins de l'ovule. SEDGWICK MINOT, au contraire, pense qu'elles sont plutôt en rapport avec la formation du liquide folliculaire dont il sera question plus loin.

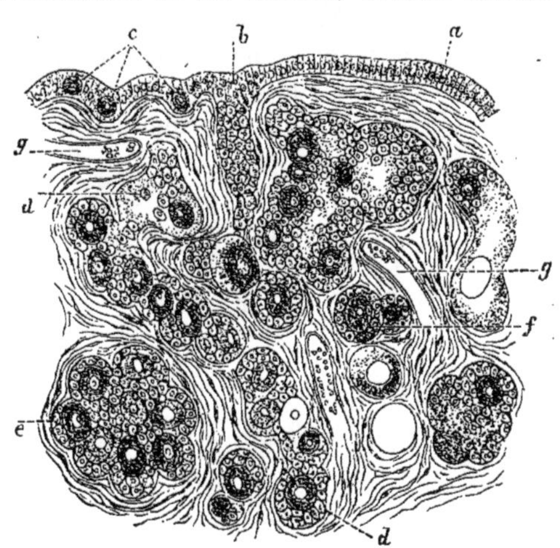

Fig. 1612.

Coupe verticale de l'ovaire d'une enfant nouveau-née (d'après WALDEYER).

a, épithélium germinatif. — *b* et *d*, tubes de Pflüger (pour leur signification, voy. EMBRYOLOGIE). — *c*, ovule primordial. — *e*, amas ou nids de follicules primordiaux. — *f*, follicules primordiaux isolés. — *g*, vaisseaux sanguins.

Le follicule de Graaf est donc constitué, dès maintenant (fig. 1613, C), par un ovule entouré d'une couche de nature épithéliale, la membrane granuleuse. A cette dernière vient s'ajouter une enveloppe extérieure fournie par le tissu conjonctif de la charpente, la *theca folliculi*.

La theca folliculi présente une structure assez complexe. Elle comprend tout d'abord deux couches : l'une externe, fibreuse, la *tunica fibrosa* de HENLE; l'autre interne, plus molle, la *tunica propria* de HENLE. En outre, au-dessous de la tunica propria, entre elle et la membrane granuleuse, se trouve une sorte de membrane basale, la *membrana propria* de WALDEYER. — La *tunique fibreuse* (C, 5), comme son nom l'indique, est formée de tissu fibreux. Elle renferme les gros troncs sanguins et lymphatiques du follicule. — La *tunique propre* (C, 4) est constituée principalement par des cellules du tissu conjonctif et par des réseaux capillaires, tant sanguins que lymphatiques, qui entourent étroitement la membrane propre. HIS a montré que ces réseaux vasculaires manquent au niveau du pôle périphérique du follicule qui, à la maturité, fait saillie à la surface de l'ovaire. A cet endroit, la theca folliculi, dépourvue de vaisseaux, présente une petite surface blanchâtre, le *stigma*, au niveau duquel se fait la déhiscence du follicule. D'après SLAVIANSKY (*Arch.*

de Physiol., 1874), les enveloppes conjonctives du follicule se transforment de bonne heure en un tissu réticulé, qui renferme un grand nombre de globules blancs, et au sein duquel cheminent les vaisseaux sanguins. Il en résulte que le follicule est plongé dans une atmosphère lymphatique. — La *membrane propre* est une membrane basale. Sa surface est recouverte, d'après Slaviansky, d'un endothélium imprégnable par l'argent.

Le follicule, pendant qu'il subissait les changements de structure qui l'ont amené de l'état de follicule primordial à celui que nous venons de décrire, a

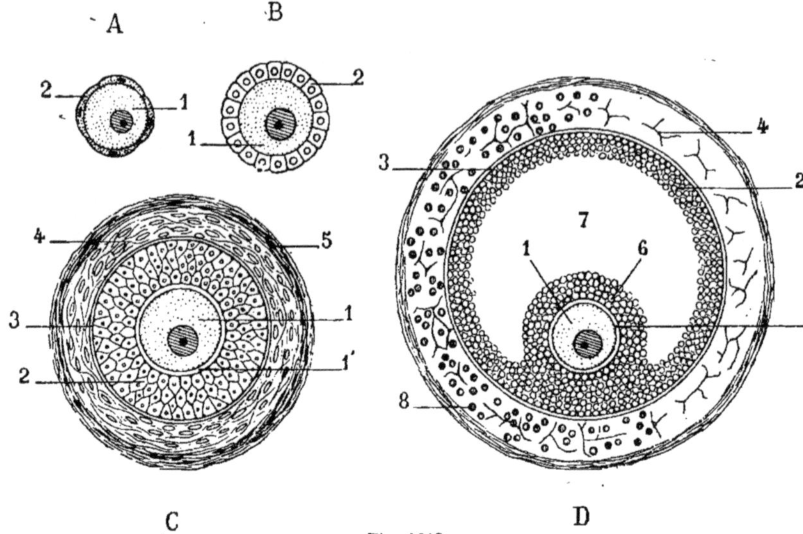

Fig. 1613.
Follicules de Graaf : A, follicule primordial; B, C, D, follicules à divers stades de leur développement (*schématique*).

1, ovule. — 1' (fig. C), membrane vitelline de l'ovule. — 2, membrane granuleuse du follicule. — 3, membrane propria (basale). — 4, tunique propre. — 4' (fig. D), tissu réticulé substitué à la tunique propre. — 5, tunique fibreuse. — 6, cumulus proligère. — 7, liquor folliculi. — 8, globules blancs dans le tissu réticulé : ces globules ne sont représentés que dans la moitié gauche du follicule (fig. D) ; dans la moitié droite, ils ont été chassés pour laisser voir le tissu réticulé.

beaucoup grossi et s'est enfoncé graduellement dans la profondeur de la substance corticale jusque dans les parties superficielles de la substance médullaire. Il subit encore de nouvelles modifications dans sa structure avant d'atteindre l'état parfait. Au milieu des couches stratifiées de la membrane granuleuse apparaît à un moment donné une fente qui divise cette membrane en deux feuillets, dont l'un reste appliqué sur l'ovule, tandis que l'autre s'accolle à la membrane propre. Cette fente ne fait pas tout le tour de l'ovule, de telle sorte que ce dernier reste toujours rattaché par un point à la portion de la granuleuse qui tapisse la membrane propre. Il est donc fixé à la paroi interne du follicule et se trouve, en ce point, logé au milieu des cellules de la membrane granuleuse qui forment un petit amas, le *cumulus proligère* ou *ovigère*. La fente créée au sein de la membrane granuleuse s'agrandit ; elle est remplie par un liquide clair, légèrement albumineux, le *liquide folliculaire* (*liquor folliculi*).

Le follicule atteint bientôt toute sa taille (il peut mesurer jusqu'à 1 centimètre de diamètre) et il fait saillie à la surface de l'ovaire. Il forme alors une vaste vésicule remplie de liquide, composée : 1° d'une enveloppe lymphoïde, (SLAVIANSKY), la theca folliculi transformée en tissu réticulé ; 2° d'une membrane propre ou basale ; 3° de la membrane granuleuse, en un point de laquelle l'ovule est attaché.

On trouve toujours, dans l'ovaire des femmes pubères, des follicules aux divers stades signalés ci-dessus, depuis les follicules primordiaux jusqu'aux vésicules saillantes et prêtes à s'ouvrir pour laisser s'échapper l'ovule qu'elles renferment. La rupture des follicules mûrs accompagne d'habitude la menstruation, mais elle n'est pas seulement limitée à cette époque. D'une manière générale, elle peut se produire sous l'influence de toutes les causes qui amènent une congestion intense de l'organe. La déhiscence du follicule se fait au niveau du *stigma*. Après leur rupture, les follicules subissent des transformations particulières et donnent naissance aux *corps jaunes*.

Corps jaunes. — Les corps jaunes sont produits par une prolifération de l'enveloppe conjonctive du follicule et non pas, comme on l'a dit souvent, par l'organisation d'un caillot sanguin qui remplirait l'ovisac rompu. Les globules blancs contenus dans cette enveloppe jouent un rôle important dans la formation des corps jaunes. Ces derniers sont constitués par des travées de tissu conjonctif rayonnant à partir du centre, par une substance propre jaune, molle, et enfin par un nombre considérable de capillaires sanguins. Leur substance propre se compose de deux sortes de cellules : de petites cellules fusiformes très semblables à des cellules conjonctives jeunes, et de grosses cellules volumineuses renfermant des granulations graisseuses jaunâtres.

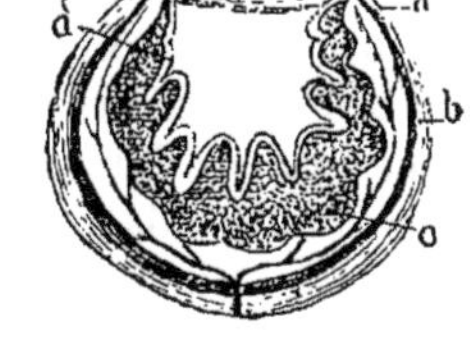

Fig. 1614.
Coupe schématique d'un corps jaune récent (d'après BALBIANI).

a, stroma de l'ovaire. — *b*, feuillet fibreux ou externe du follicule de Graaf. — *c*, feuillet interne, hypertrophié et plissé. — *d*, reste de la membrane granuleuse. — *e*, vaisseau propre du follicule de Graaf.

Les corps jaunes n'ont qu'une existence temporaire. Après qu'ils ont atteint le degré de structure exposé ci-dessus, ils ne tardent pas à s'atrophier : la substance jaune disparaît peu à peu, et il ne reste plus à leur place qu'une petite cicatrice, qui se confond peu à peu avec le tissu de l'ovaire. Leur régression varie avec certaines conditions de vie de la femme ; elle est beaucoup plus lente à se faire pendant l'état de grossesse. De là, deux sortes de corps jaunes : les *corps jaunes vrais* ou corps jaunes de la grossesse, et les *corps jaunes faux*. Les corps jaunes vrais sont volumineux (1 centimètre de diamètre) ; ils persistent pendant toute la durée de la grossesse. Les corps jaunes faux sont plus petits, et leur régression s'accomplit en six ou huit semaines.

Régression et atrésie des follicules de Graaf. — Les follicules primordiaux sont en nombre très considérable dans l'ovaire. Il y en a certainement plusieurs milliers, bien qu'il soit absolument impossible de déterminer, même approximativement, leur quantité. Beaucoup d'entre eux ne se développent pas ; mais, parmi ceux même qui se développent, beaucoup n'arrivent pas à maturité et disparaissent, soit par une sorte d'atrésie, due à un processus assez voisin de celui qui aboutit à la formation des corps jaunes (SLAVIANSKY), soit par une sorte de dégénération (PALADINO). Pendant la régression d'un follicule, l'ovule qu'il renferme peut subir une segmentation imparfaite, comme s'il était le siège d'un développement parthénogénétique qui s'arrête d'ailleurs aussitôt (HENNEGUY).

§ IV. — VAISSEAUX ET NERFS

1° Artères. — Les artères, destinées à l'ovaire, proviennent de l'ovarienne, branche de l'aorte abdominale. Cette artère descend vers le bord externe du ligament large et aborde l'ovaire au voisinage de son angle externe.

Là (fig. 1647,4), elle fournit habituellement une collatérale ascendante, l'*artère tubaire externe* (9), qui se dirige vers l'extrémité externe de la trompe, et que nous retrouverons à propos de ce dernier organe. Puis, s'infléchissant en dedans, elle longe le bord antérieur de l'ovaire et vient s'anastomoser avec une branche de l'utérine. De cette anastomose à plein canal de deux vaisseaux cheminant en sens inverse, résulte la formation d'une arcade transversale, plus ou moins flexueuse, où il est bien difficile de faire la part de ce qui revient à l'ovarienne et à l'utérine. Un grand nombre d'auteurs (et nous avons adopté nous-même leur opinion dans le tome II de cet ouvrage), accordant un rôle prépondérant à l'ovarienne, poursuivent cette artère jusque sur l'utérus et placent son anastomose avec l'utérine sur les bords mêmes de ce dernier organe : ainsi comprise, l'artère en question est une artère utéro-ovarienne. D'autres, au contraire, parmi lesquels nous citerons WEBER, réduisent l'ovarienne à des proportions minuscules et font provenir de l'utérine la presque totalité des rameaux destinés à l'ovaire. Tout récemment, en 1892, BRŒCKÆRT, après avoir étudié la disposition de l'artère utérine sur 23 sujets de tout âge, a cru devoir se ranger à cette dernière opinion : pour lui, l'artère utérine se distribue à l'utérus et à ses annexes, tandis que l'ovarienne, branche très grêle, se rend à l'extrémité externe de l'ovaire, mais ne va pas au delà. Entre ces deux opinions extrêmes, il y a place pour une opinion intermédiaire qui consiste à dire que l'artère ovarienne irrigue l'ovaire sans irriguer l'utérus et que son anastomose avec l'utérine a lieu précisément dans l'intervalle qui sépare les deux organes, c'est-à-dire un peu en dedans de l'extrémité interne de l'ovaire. Une pareille interprétation a pour elle l'enseignement des faits embryologiques. Nous savons, en effet, que dans les premiers stades de son évolution, l'ovaire, situé alors dans la région lombaire, reçoit ses vaisseaux de l'artère ovarienne, tandis que l'utérus, qui occupe le bassin dès son origine, reçoit les siens de l'artère utérine. A ce moment-là, les deux artères sont complètement isolées et chacune d'elles irrigue l'organe auquel elle est destinée, en respectant l'autre. Plus tard, par suite de la descente de l'ovaire, les deux vaisseaux se rapprochent, leurs deux réseaux arrivent au contact et s'unissent par des anastomoses qui les rend pour ainsi dire solidaires. Mais ces anastomoses secondaires ou consécutives, quelque nombreuses qu'elles soient, ne détruisent jamais le type primordial et les deux artères, en perdant leur indépendance anatomique, n'en conservent pas moins leur domaine respectif. Voilà pourquoi je crois devoir placer la limite séparative des deux artères ovarienne et utérine, limite toute théorique du reste quand il s'agit de l'adulte, entre le bord de l'utérus et l'extrémité interne de l'ovaire.

C'est de l'arcade artérielle que nous venons de décrire, que se détachent les artères de l'ovaire. Au nombre de dix ou douze, elles se dirigent vers le bord antérieur de la glande et disparaissent dans son épaisseur où elles se ramifient. Ces artères, ainsi que leurs branches de division, sont éminemment flexueuses, contournées en spirale, plus ou moins pelotonnées sur elles-mêmes : ce sont de véritables *artères hélicines*. Après s'être anastomosées en arcades à la limite des deux portions médullaire et corticale, elles viennent se terminer, en partie dans l'albuginée, en partie et surtout sur les parois des follicules de Graaf, où elles forment deux réseaux, un réseau externe à larges mailles, un réseau interne plus serré qui touche la membrane granuleuse (KÖLLIKER).

2° Veines. — Les veines de l'ovaire, issues des réseaux précités, se dirigent vers la portion médullaire de l'organe et, en s'anastomosant fréquemment entre elles, y forment un riche réseau. Ces veines, toujours fort nombreuses, sont d'autre part d'un calibre irrégulier, plus ou moins variqueuses, diversement enroulées et pelotonnées. Unies aux artères et à des faisceaux de fibres lisses qui se continuent avec les ligaments de l'ovaire,

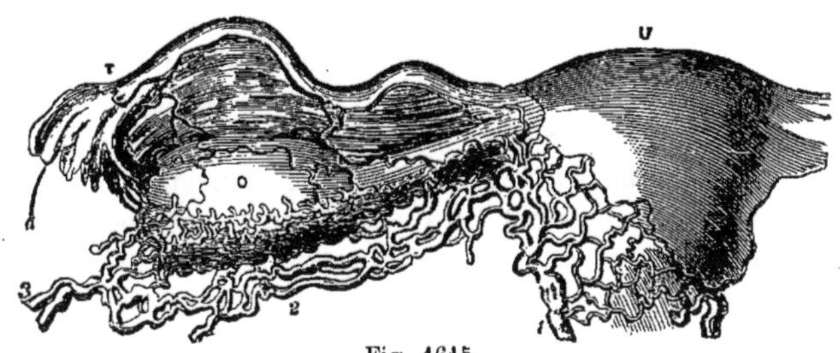

Fig. 1615.
Bulbe de l'ovaire (d'après PLAYFAIR).

u, utérus. — *o*, ovaire et ligament utéro-ovarien. — *r*, trompe de Fallope.
1, veine utéro-ovarienne. — 2, plexus pampiniforme. — 3, origine de la veine utéro-ovarienne.

elles forment au centre de l'organe et jusqu'au niveau du hile une masse considérable (*bulbe de l'ovaire*), que ROUGET a cru devoir considérer comme une formation érectile. Les veines qui émanent de ce réseau sortent de l'ovaire au niveau du hile et, se mêlant à un certain nombre d'autres qui proviennent de l'utérus, remontent vers l'abdomen en formant le *plexus pampiniforme*. Nous savons, pour l'avoir vu en angéiologie, que ce plexus aboutit à une veine unique, la *veine utéro-ovarienne*, et que cette veine vient ensuite s'ouvrir dans la veine rénale pour le côté gauche et, pour le côté droit, dans la veine cave inférieure.

3° Lymphatiques. — Les lymphatiques de l'ovaire ont été injectés par HIS sur la vache (*Ueber den Bau der Säugethieren-Eierstock*, Arch. f. mikr. Anat. 1866). Ils prennent naissance, comme les veines, sur les parois des follicules, tout autour desquels ils forment un riche réseau. Ce réseau entoure le follicule dans toute son étendue, excepté sur son sommet, c'est-à-dire sur le point où se produira plus tard la rupture. Les lymphatiques sont également très multipliés sur les parois des corps jaunes.

Les troncs et troncules qui émanent des réseaux d'origine se portent vers la portion médullaire et de là vers le hile, où ils sont ordinairement condensés en cinq ou six troncs. Ces troncs, se mêlant au cordon vasculaire utéro-ovarien, remontent vers l'abdomen et, finalement, viennent se jeter dans les ganglions lombaires au niveau ou un peu au-dessous de l'extrémité inférieure des reins.

4° **Nerfs.** — Les nerfs proviennent du plexus ovarien qui accompagne l'artère de même nom : ils se composent en partie de fibres à myéline, en partie de fibres de Remak. Comme les vaisseaux, ils pénètrent dans l'ovaire au niveau du hile et se dirigent ensuite vers la couche corticale, en se divisant et se subdivisant en des rameaux de plus en plus ténus. La plupart d'entre eux se perdent sur les vaisseaux (Riese); d'autres se terminent vraisemblablement sur les faisceaux musculaires du bulbe. Enfin, un certain nombre se prolongent jusque sur les follicules. Ces filets folliculaires, déjà signalés en 1864 par Luschka (*Anat. des menschl. Beckens*, p. 333), ont été décrits à nouveau en 1876 par Elischer (*Centralbl. der medic. Wissensch.*), sur l'ovaire de la lapine, de la brebis et de la vache. Ce dernier auteur les a vus se disposer en réseau sur la couche externe de la membrane granuleuse, réseau d'où partaient ensuite des ramifications plus fines, présentant les varicosités caractéristiques des fibrilles terminales. Tout récemment (1892), Riese, utilisant tour à tour la méthode d'Erlich et celle de Golgi, a retrouvé ces fibrilles chez la brebis et chez le chat. Il les a même vues aboutir à des corpuscules ovalaires, situés entre les cellules de la membrane granuleuse, et dont quelques-uns se terminaient en une sorte de pointe très fine, occupant exactement le pôle opposé à celui par lequel pénétrait la fibrille nerveuse.

A consulter, au sujet de l'ovaire, parmi les travaux récents : Hasse, *Beobacht. über die Lage der Eingeweide im weibl. Beckeneingänge*, Arch. f. Gynäk., 1875; Schultze, *Zur Kenntniss von der Lage der Eingeweide im weibl. Becken*, Arch. f. Gynäk, 1878; Mac Leod, *Contribution à l'étude de la structure de l'ovaire des mammifères*, Arch. de biol., 1880, p. 241, et 1881, p. 127; Van Beneden, *Contribution à l'étude de la structure de l'ovaire des mammifères*, Arch. de biol., 1880, p. 475; Chandelux, *Note sur la structure des corps jaunes*, Gaz. méd. de Paris, 1880; Cadiat, *De la formation des ovules et de l'ovaire chez les mammifères*, C. R. Acad. des Sc., 1880; Du Même, *De la formation des ovules et des vésicules de Graaf*. Gaz. méd. de Paris, 1880; Du Même, *De la formation, chez l'embryon et chez l'adulte, des vésicules de Graaf*, Journ. de l'Anat., 1881; Schulin, *Zur Morphol. des Ovariums*, Arch. f. mikr. Anat., 1881; His, *Die Lage der Eierstocke in der weiblichen Leiche*, Arch. f. Anat. u. Physiol. 1881; De Sinéty, *De l'existence de cellules épithéliales à cils vibratiles à la surface de l'ovaire normal de la femme*, Gaz. méd. de Paris, 1882; D'Antin, *De l'épithélium ovarien*, Th. Paris, 1882; Berte e Cuzzi, *Contributo alla Anatomia dell'ovario della donna gravida*, Revista clinica di Bologna, 1884; Romiti, *Nuove osservazione sulla struttura dell'ovaia umana*, Soc. tosc. di Sc. nat., 1885; Symington, *On the position of the uterus and ovaries*, etc., Edimb. med. Journ., 1886; Robinson, *The position and peritoneal relations of the mammalian ovary*, Journ. of Anat. and Physiol., 1887; Vallin, *Situation et prolapsus des ovaires*, Th. Paris, 1887; Thompson, *Ueber Veränderungen der Tuben und Ovarien in der Schwangerschaft und in Puerperium*, Zeitschr. f. Gebürtsh. u. Gynäkol., 1890; Nagel, *Zur Anat. des menschl. Eierstokes*, Arch. f. Gynäkol., 1890; Paladino, *I ponti intercellulari tra l'uovo ovarico e le cellule follicolari e la formazione della zona pellucida*, Anat. Anzeiger, 1890; Petitpierre, *Ueber das Eindringen von Granulosazellen durch die Zona pellucida menschl. Eier.*, Dissert., Leipzig, 1890; Vedeler, *Nerver i menneske-ovariet.*, Norsk Magazin for laegevidenskaben, 1890; Riese, *Die feinsten Nervenfasern und ihre Endigungen im Ovarium der Säugethiere u. des Menschen*, Anat. Anzeiger, 1891; Büys, *Rech. expériment. sur la sensibilité de l'ovaire*, Acad. de Bologne, 1891.

ARTICLE II

TROMPES UTÉRINES OU OVIDUCTES

Les trompes utérines ou trompes de Fallope sont deux conduits, l'un droit, l'autre gauche, qui s'étendent de l'extrémité externe de l'ovaire à l'angle supérieur de l'utérus. Ils ont pour fonction, au moment de la ponte, de recueillir l'ovule à la surface de l'ovaire et de le transporter ensuite dans la cavité utérine, où il se fixe et se développe s'il a été fécondé, d'où il est expulsé au dehors dans le cas contraire. La trompe devient ainsi pour la glande génitale un véritable canal excréteur : de là le nom d'*oviducte*, qu'on lui donne en anatomie comparée et qui tend de plus en plus à s'introduire en anatomie humaine.

§ I. — Considérations générales

1° Situation et moyens de fixité. — La trompe utérine est située dans l'aileron supérieur du ligament large, entre l'ovaire qui est en arrière et le ligament rond qui est en avant. C'est elle, comme nous le verrons plus loin (p. 1057), qui constitue le bord supérieur du ligament large. Tandis que son extrémité interne se continue avec l'utérus, son extrémité externe donne naissance à un tout petit cordon, moitié musculaire, moitié conjonctif, qui l'unit à l'ovaire et que nous avons déjà signalé à propos de ce dernier organe : c'est le *ligament tubo-ovarien* (fig. 1617, 9). La trompe est donc maintenue en position : 1° par sa continuité avec l'utérus ; 2° par son emprisonnement entre les deux feuillets du ligament large ; 3° par son ligament tubo-ovarien.

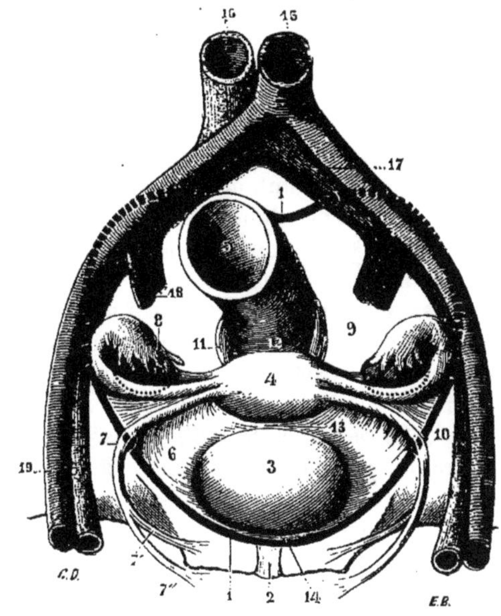

Fig. 1616.

L'utérus et la trompe, vus d'en haut (schéma de la figure 1609, page 1032).

1, détroit supérieur. — 2, symphyse pubienne. — 3, vessie. — 4, utérus. — 5, rectum. — 6, cavum préutérin. — 7, ligament rond, avec : 7', sa branche pubienne ; 7'', sa branche inférieure. — 8, trompe et ovaire. — 9, cavum rétro-utérin. — 10, ligament large. — 11, ligaments utéro-sacrés. — 12, cul-de-sac de Douglas. — 13, cul-de-sac vésico-utérin. — 14, cul-de-sac prévésical. — 15, aorte. — 16, veine cave inférieure. — 17, vaisseaux iliaques primitifs. — 18, vaisseaux hypogastriques. — 19, vaisseaux iliaques externes.

Ainsi fixées, les trompes utérines ne peuvent, dans les conditions physiologiques ordinaires, abandonner la position qu'elles occupent. Mais elles sont très mobiles sur place, surtout dans leur portion externe : c'est ainsi qu'elles se portent en arrière quand le réservoir urinaire se dilate, qu'elles s'abaissent quand des anses intestinales remplies de matières fécales pèsent sur elles, qu'elles se déplacent en avant quand ces mêmes anses intestinales s'amassent dans le cavum rétro-utérin, etc. Nous ajouterons que, dans la grossesse, les trompes, comme l'ovaire, s'élèvent avec le fond de l'utérus dans la cavité abdominale pour redescendre, après l'accouchement, dans la fosse iliaque d'abord, puis dans l'excavation pelvienne.

2° Direction. — Suivies de leur extrémité interne à leur extrémité externe, les trompes nous présentent tout d'abord une direction nettement transversale, et cela jusqu'à la partie moyenne de l'ovaire. Là, elles s'infléchissent en arrière et, après un trajet fort court, elles deviennent de nouveau transversales pour se porter de dehors en dedans. Elles décrivent ainsi dans leur partie externe une sorte d'anse, dont la concavité, dirigée en dedans et en bas, embrasse l'extrémité correspondante de l'ovaire (fig. 1616,8).

Rectilignes dans leur tiers interne, les oviductes nous présentent, dans le reste de leur étendue, des ondulations et même de véritables flexuosités, qui, d'abord légères, s'exagèrent au fur et à mesure qu'on se rapproche de l'extrémité externe du conduit. Ces flexuosités varient beaucoup suivant les sujets : elles sont en général beaucoup plus prononcées chez l'enfant que chez l'adulte.

3° Dimensions. — Les oviductes, flexueux dans la plus grande partie de leur étendue et contournés en crosse à leur extrémité externe, présentent naturellement des dimensions longitudinales bien supérieures à l'intervalle qui sépare l'angle supérieur de l'utérus des parois latérales du bassin. — Leur longueur est, en moyenne, de 10 à 12 centimètres. Beigel, dans de nombreuses mensurations pratiquées sur le cadavre, a trouvé comme minimum 4 centimètres, et comme maximum 17 centimètres. De son côté, Barkow, sur quarante oviductes, en a trouvé cinq qui mesuraient de 52 à 78 millimètres, sept de 78 à 105 millimètres, vingt-cinq de 105 à 150 millimètres, trois enfin de 150 à 180 millimètres. — Leur diamètre, qui est de 2 ou 4 millimètres au voisinage de l'utérus, augmente graduellement en allant de dedans en dehors ; il atteint, au voisinage de l'extrémité externe ou ovarienne, 6 à 8 millimètres.

§ II. — Conformation extérieure et rapports

Fallope comparait l'oviducte à une trompette, d'où le nom de trompe qu'il lui a donné et qu'il porte encore aujourd'hui. Comme ce dernier instrument, en effet, le conduit tubuleux qui constitue le canal excréteur de la glande génitale s'élargit progressivement d'une de ses extrémités à l'autre et se termine, du côté de l'ovaire, par une partie évasée en forme d'entonnoir, que l'on désigne du reste sous le nom de pavillon (fig. 1617,6). On distingue à la trompe de Fallope trois parties : 1° une extrémité interne ou *portion interstitielle ;* 2° une portion moyenne ou *corps ;* 3° une extrémité externe, qui n'est autre que le *pavillon.*

1° Portion interstitielle. — La portion interstitielle ou intra-utérine de la trompe est située, comme l'indique son nom, dans l'épaisseur de la paroi de l'utérus. Sur une coupe frontale de ce dernier organe (fig. 1632,6), on constate qu'elle établit la limite respective du bord supérieur et du bord latéral correspondant. On constate en même temps qu'elle est légèrement ascendante et qu'elle forme, avec le corps de la trompe qui lui fait suite (6'), un angle très obtus dont l'ouverture regarde en bas et en dehors. La trompe débouche dans l'utérus par un petit orifice arrondi de 1 millimètre de diamètre : cet orifice (*ostium uterinum*) se voit au sommet de l'infundibulum qui constitue l'angle supérieur de la cavité utérine.

2° Corps. — Le corps de la trompe, qui continue la portion interstitielle, se dégage de l'utérus entre le point d'émergence du ligament rond et celui du ligament de l'ovaire, mais sur un plan un peu plus élevé. Nous verrons d'autre part dans l'article suivant (p. 1072) que cette implantation de la trompe sur l'utérus est située sur le même plan que le fond de cet organe chez la nullipare, à 10 ou 12 millimètres au-dessous chez la multipare.

Le corps de la trompe se subdivise lui-même en deux parties distinctes qui diffèrent d'aspect et de volume : une partie interne, appelée isthme; une partie externe, à laquelle Henle a donné le nom d'ampoule. — L'*isthme*, ainsi appelé en raison de son petit calibre, répond à la partie rectiligne du conduit. Il mesure 3 ou 4 centimètres de longueur sur 3 ou 4 millimètres de diamètre. Il est cylindrique, dur au toucher, d'une consistance qui rappelle jusqu'à un certain point celle du canal déférent. — L'*ampoule*, beaucoup plus large, puisqu'elle atteint jusqu'à 8 et 9 millimètres de diamètre, est également plus longue : elle mesure, en effet, 7 ou 8 centimètres, soit les deux tiers de la longueur totale de l'oviducte. Elle se distingue encore de l'isthme par la constitution de sa paroi qui est plus mince et par sa consistance qui est beaucoup plus molle. Elle en diffère enfin, morphologiquement, en ce qu'elle est un peu aplatie d'avant en arrière, irrégulièrement calibrée, fortement flexueuse et parfois même, surtout dans le jeune âge, plus ou moins enroulée sur son axe à la manière du tube d'un limaçon.

3° Pavillon. — Le pavillon (*morsus diaboli* des anciens anatomistes) revêt la forme d'un large entonnoir dont l'ouverture, par suite des diverses inflexions que décrit le segment externe de la trompe, regarde habituellement en bas, en arrière et en dedans. Du reste, il représente la partie la plus mobile de la trompe et sa position varie beaucoup suivant les sujets. C'est lui qui, au moment de la rupture d'une vésicule de Graaf, se porte vers la région de l'ovaire occupée par cette vésicule, pour y recueillir l'ovule et le diriger ensuite vers la portion tubuleuse de l'oviducte. Le pavillon de la trompe, en raison de sa forme (fig. 1617, 6), nous offre à considérer une surface extérieure, une surface intérieure, un sommet et une base :

a. *Surface extérieure*. — La surface extérieure continue la surface extérieure du corps de la trompe. Comme cette dernière, elle est lisse et unie, d'une coloration blanchâtre, partout recouverte par le péritoine viscéral.

b. *Surface intérieure*. — La surface intérieure, qui fait suite à la cavité de l'ampoule, est beaucoup plus irrégulière que la précédente. Elle s'en distingue, en outre, en ce qu'elle a une coloration rosée et qu'elle est tapissée, non plus par le péritoine, mais par une muqueuse, continuation de celle qui revêt l'intérieur de la trompe proprement dite.

c. *Sommet*. — Le sommet du pavillon est représenté par un orifice arrondi qui nous conduit dans l'ampoule. Cet orifice (7), large de 2 ou 3 millimètres, est l'orifice abdominal de la trompe (*ostium abdominale*). Il s'ouvre, comme on le voit, en pleine cavité péritonéale et nous présente ainsi ce fait singulier

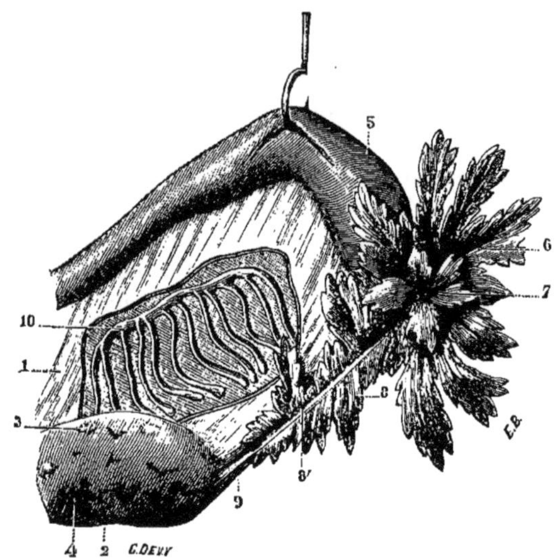

Fig. 1617.

Le pavillon de la trompe, vu par sa face interne ou muqueuse (côté droit).

1, ligament large, vu par sa face postérieure. — 2, ovaire, avec : 3, vésicules de Graaf; 4, cicatrices. — 5, ampoule de la trompe. — 6, pavillon, avec deux cercles concentriques de franges. — 7, ostium abdominale. — 8, frange ovarique, avec 8', sa gouttière longitudinale. — 9, ligament tubo-ovarien, sur lequel se continue la gouttière ongitudinale de la frange ovarique. — 10, organe de Rosenmüller.

(fait unique dans l'économie du reste) d'une cavité séreuse communiquant avec une cavité muqueuse et, par elle, avec l'extérieur. Cette communication entre la cavité péritonéale et le conduit tubo-utéro-vaginal nous explique comment il se fait que les spermatozoïdes remontent parfois, à travers la trompe et son pavillon, jusque sur la glande génitale. Elle nous explique en même temps la possibilité, pour une injection médicamenteuse poussée dans le vagin ou l'utérus, de suivre le même chemin et d'arriver ainsi sur la surface libre du péritoine. Nous ajouterons que l'ostium abdominale de la trompe a un diamètre bien inférieur à celui du pavillon qui le précède et à celui de l'ampoule qui le suit. Il représente donc comme un sorte de détroit situé entre deux cavités beaucoup plus larges.

d. *Base*. — La base ou circonférence de la trompe est fort irrégulière : tantôt elle est simplement festonnée, tantôt, et c'est le cas le plus habituel, elle est profondément découpée en une série de languettes qui, elles-mêmes, sont plus ou moins dentelées sur leurs bords et qui, pour cette raison, ont reçu le nom de *franges* (fig. 1617, 6).

La longueur des franges varie ordinairement de 10 à 15 millimètres. Leur forme est le plus souvent lancéolée, avec une base répondant à l'ampoule et un sommet flottant librement dans la cavité abdominale. Leur nombre, d'après la plupart des auteurs, varierait de dix à quinze; mais ce nombre est généralement très difficile à déterminer, en raison des franges secondaires qui viennent se greffer sur les franges principales. Quant à leurs rapports réciproques, elles se juxtaposent toutes par leur bord en formant ainsi une rangée unique; ou bien elles se disposent en deux ou trois cercles concentriques. Dans l'un et dans l'autre cas, elles constituent par leur ensemble une sorte de corolle, toujours irrégulière et capricieuse, mais aussi toujours élégante, au fond de laquelle vient s'ouvrir l'ostium abdominale.

Parmi les franges que nous venons de décrire, il en est une plus longue que les autres (20 à 30 millimètres de longueur) qui, de la partie inférieure de l'ampoule, se porte vers l'extrémité externe de l'ovaire (fig. 1617,8) : c'est la *frange ovarique* (*fimbria ovarica*). Elle suit exactement le même trajet que le ligament tubo-ovarien, contre lequel elle s'applique par sa face externe et auquel elle adhère intimement. Sa face opposée, entièrement libre, est creusée en son milieu d'un sillon longitudinal (8'), qui occupe toute sa longueur et qui aboutit en haut à l'ostium abdominale. Du reste, la frange ovarique descend jusque sur l'ovaire ou bien s'arrête à quelques millimètres au-dessus. Dans ce dernier cas, le sommet de la frange est relié à la glande génitale par la portion terminale du ligament tubo-ovarien et cette partie du ligament, ainsi devenue libre, nous présente sur son côté interne un revêtement muqueux et un sillon longitudinal qui continue du côté de l'ovaire celui que nous avons signalé plus haut sur la frange ovarique (fig. 1617,9). Autrement dit, l'ostium abdominale de la trompe est relié à l'extrémité externe de l'ovaire par un sillon plus ou moins marqué, qui occupe successivement, quand la frange ovarique ne s'étend pas jusqu'à l'ovaire, le milieu de cette frange ovarique d'abord, puis l'extrémité inférieure du ligament tubo-ovarien.

On rencontre assez fréquemment sur la moitié externe du corps de la trompe, de préférence dans le voisinage du pavillon, des *pavillons surnuméraires ou accessoires*. J. Richard (*Anatomie des trompes de l'utérus chez la femme*, Th. Paris, 1851), auquel nous devons une excellente étude de cette anomalie, l'a observée cinq fois sur 30 sujets. De son côté, Sappey, sur 164 sujets (77 femmes et 87 fœtus) qu'il a examinés à cet effet, n'a rencontré de pavillons accessoires que dix fois. En réunissant ces deux statistiques, bien différentes comme on le voit, nous arrivons à un chiffre moyen de 1/13 comme représentant le degré de fréquence de l'anomalie en question. Il n'existe, le plus souvent, qu'un seul pavillon accessoire; plus rarement, on en rencontre deux; il y en avait trois dans un cas de Richard. Quand ils existent, les pavillons accessoires présentent la même configuration et la même structure que le pavillon ordinaire : comme ce dernier, ils revêtent la forme d'un entonnoir dont les parois sont plus ou moins découpées en franges et dont le sommet s'ouvre par un orifice arrondi dans l'ampoule de la trompe.

§ III. — Conformation intérieure

Les trompes utérines sont creusées intérieurement et dans toute leur longueur d'une cavité tubuleuse, dont le diamètre augmente comme celui de la trompe elle-même, en allant de l'ostium uterinum vers l'ostium abdominale. Dans la portion interstitielle et au niveau de l'isthme, ce diamètre est de 1 millimètre à 1 millimètre et demi; à peine permet-il l'introduction d'une soie de sanglier. L'ampoule, au contraire, plus large, plus extensible, se laisse facilement pénétrer par une sonde de moyen calibre.

La cavité tubaire ne possède aucune valvule ou formation équivalente : les liquides ou les corpuscules solides peuvent donc y circuler dans les deux sens. Par contre, elle nous présente sur sa paroi un système de plis longitudinaux, à disposition bien spéciale, qui s'étendent sans interruption de son extrémité interne à son extrémité externe (fig. 1618). Dans la portion interstitielle, ces plis, encore peu accusés, se réduisent à de simples crêtes, à peine sail-

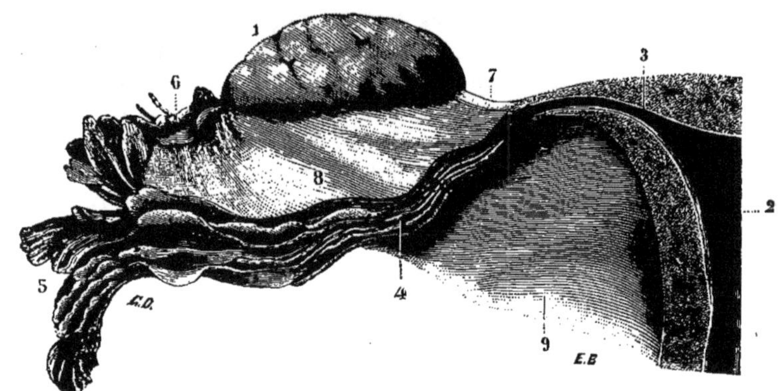

Fig. 1618.
Replis longitudinaux de la trompe (en partie d'après Richard).
(Les segments antérieurs de la trompe et de l'utérus ont été réséqués.)

1, ovaire droit. — 2, utérus. — 3, orifice interne de la trompe droite. — 4, canal tubaire. — 5, pavillon de la trompe. — 6, frange ovarique. — 7, ligament utéro-ovarien. — 8, aileron supérieur du ligament large ou mésosalpinx. — 9, ligament large.

lantes et séparées les unes des autres par des sillons peu marqués. Elles augmentent graduellement en nombre et en dimensions en passant dans la région de l'isthme et acquièrent, dans l'ampoule, leur maximum de développement. Arrivées à l'ostium abdominale, elles le franchissent pour venir se continuer avec les franges du pavillon.

Les plis longitudinaux des trompes sont très variables dans leurs dimensions et certains auteurs les divisent à cet égard en petits, grands et moyens. Les plus petits sont de simples saillies linéaires à peine marquées. Les plus grands atteignent 3 ou 4 millimètres de hauteur et même plus : on en voit toujours un certain nombre dépasser plus ou moins l'axe du conduit tubaire et s'élever parfois jusqu'à la paroi opposée à celle qui leur a donné naissance. Ces derniers plis présentent sur l'une et l'autre de leurs deux faces des plis secondaires qui, à leur tour, se hérissent de plis plus petits encore. Il en résulte que sur une coupe transversale de la trompe, les plis précités, par suite de leurs divisions et subdivisions successives, revêtent une forme plus ou moins arborescente.

Sur certains sujets, les plis que nous venons de décrire sont peu développés, mais le fait est rare. Le plus souvent, ils sont tellement multipliés qu'ils remplissent à eux seuls la cavité tubaire et que celle-ci n'est plus représentée que par les fentes étroites que laissent entre eux les plis en question. La signification anatomique de ces plis ne nous est pas encore connue. Mais, en obstruant partiellement le conduit tubaire, en le transformant en un système de fentes étroites et tortueuses, ils ont certainement pour effet, sinon pour but, de ralentir la marche de l'ovule et du spermatozoïde qui cheminent l'un vers l'autre, et d'augmenter ainsi les chances de contact entre ces deux éléments, contact d'où résultera la fécondation.

§ IV. — Constitution anatomique

La trompe, considérée au point de vue de sa structure, se compose de trois tuniques superposées : une tunique externe ou séreuse, une tunique moyenne ou musculeuse, une tunique interne ou muqueuse.

1° Tunique séreuse. — La tunique séreuse est une dépendance des ligaments larges, une dépendance du péritoine par conséquent. Elle tapisse le corps de la trompe dans toute sa longueur et sur tout son pourtour, le bord inférieur excepté. Le long de ce bord, le feuillet séreux qui descend sur le côté postérieur de la trompe et celui qui tapisse son côté antérieur s'adossent l'un à l'autre pour former à l'organe une sorte de méso, que l'on désigne généralement aujourd'hui sous le nom de *méso-salpinx* (fig. 1622, 2).

En dedans, le péritoine tubaire se confond avec celui qui revêt l'utérus. En dehors, du côté du pavillon, il s'étale sur la face externe des franges et se continue, sur les bords de celle-ci, avec la muqueuse qui tapisse leur face interne.

Le péritoine adhère à la trompe à l'aide d'un tissu cellulaire peu serré, renfermant quelques fibres élastiques et un grand nombre de vaisseaux.

2° Tunique musculeuse. — La tunique musculeuse de la trompe se compose de fibres musculaires lisses, disposées sur deux plans : un plan profond, comprenant des fibres circulaires ; un plan superficiel, formé par des fibres longitudinales.

a. Les *fibres circulaires*, disposées en anneau, comme leur nom l'indique, forment une couche épaisse de $0^{mm},2$ en moyenne, qui s'étend sans interruption sur toute la longueur de la trompe. En dedans, sur la portion interstitielle du conduit, ces fibres se fusionnent avec celles de l'utérus. En dehors, du côté du pavillon, elles s'arrêtent au niveau de l'ostium abdominale, en formant tout autour de cet orifice une sorte de petit anneau disposé à la manière des sphincters.

b. Les *fibres longitudinales* forment une couche à la fois peu régulière et mal isolée : un certain nombre d'entre elles, en effet, se mêle constamment aux anneaux de la couche précédente. Les fibres longitudinales de la trompe, qui font suite en dedans aux fibres transversales de l'utérus (voy. *Utérus*), s'arrêtent en dehors, comme les fibres circulaires, à l'origine du pavillon. Un faisceau, cependant, descend dans le ligament tubo-ovarien et contribue ainsi à former ce ligament.

c. Indépendamment des fibres longitudinales externes, WILLIAMS a décrit tout récemment (1892) une nouvelle couche de fibres longitudinales, située en dedans de la couche des fibres circulaires. Cette couche de *fibres longitudinales internes*, toutefois, serait très mince et, de plus, se trouverait circonscrite à la portion de la trompe qui avoisine l'utérus.

3° Tunique muqueuse. — La tunique muqueuse tapisse intérieurement la tunique musculeuse et lui adhère intimement sans interposition d'une couche conjonctive spéciale. C'est elle qui, en se soulevant, forme les plis longitudinaux que nous avons décrits plus haut dans la cavité de la trompe. Dans les intervalles de ces plis, la muqueuse mesure de $0^{mm},1$ à $0^{mm},2$ d'épaisseur.

Histologiquement, la muqueuse de la trompe se compose, comme toutes les muqueuses, d'un chorion et d'une couche épithéliale. Elle est entièrement dépourvue de glandes — Le *chorion* muqueux est constitué par une trame conjonctive assez serrée, aux éléments de laquelle vient se mêler par places un certain nombre de fibres musculaires lisses. Ces fibres lisses sont une dépendance de la tunique musculeuse sous-jacente et ne constituent, en aucune façon, une muscularis mucosæ analogue à celle que l'on rencontre sur la muqueuse intestinale. — L'*épithélium* est formé par une seule rangée de cellules prismatiques, hautes de 15 à 20 μ et surmontées de cils vibratiles. Ces cils se meuvent de dehors en dedans et favorisent, par conséquent, la progression de l'ovule dans la cavité utérine.

La muqueuse tubaire se continue, à travers l'ostium uterinum, avec celle de l'utérus. Au niveau de l'ostium abdominale, elle traverse cet orifice et s'étale alors sur la face interne des franges du pavillon. C'est le long des bords de ces franges ou plus exactement à $0^{mm},12$ ou $0^{mm},15$ au delà de ces bords (TOURNEUX et HERRMANN), sur la face externe du pavillon par conséquent, que se fait la transition entre l'épithélium cylindrique cilié de la muqueuse tubaire et l'épithélium plat de la séreuse péritonéale. Cette transition, quoique graduelle, est cependant assez brusque : elle s'effectue dans un espace très restreint, 15 μ en moyenne (TOURNEUX et HERRMANN).

§ V. — VAISSEAUX ET NERFS

1° Artères. — Les artères de l'oviducte proviennent de deux sources : de l'utérine et de l'ovarienne (fig. 1647). — L'*utérine* (1), après s'être anastomosée avec l'ovarienne au niveau de l'angle supérieur de l'utérus, se prolonge au-dessus de la trompe en une petite artère flexueuse et à direction transversale, que nous désignerons sous le nom d'*artère tubaire interne* (2). — L'*ovarienne* (4), arrivée à l'angle externe de l'ovaire, abandonne une collatérale ascendante, qui se porte d'abord du côté du pavillon, puis s'infléchit en dedans pour suivre, le long de la trompe, un trajet transversal : nous l'appellerons, pour la distinguer de la précédente, l'*artère tubaire externe* (9).

Ces deux artères tubaires cheminant en sens inverse s'anastomosent à plein canal et forment ainsi au-dessous de la trompe, entre les deux feuillets du méso-salpinx, une longue arcade, l'*arcade sous-tubaire*, dans laquelle il est habituellement impossible d'indiquer la part respective qui revient à l'utérine et à l'ovarienne. De cette arcade partent deux ordres de rameaux : les uns, descendants, pour l'ovaire ; les autres, ascendants, pour la trompe. Ces derniers rameaux abordent la trompe par son bord inférieur et pénètrent tout d'abord dans la tunique musculeuse, où ils suivent un trajet flexueux et plus ou moins spiroïde qui rappelle exactement celui des artères utérines. Ils se terminent dans la muqueuse en formant dans la couche la plus superficielle du chorion, tout près de l'épithélium par conséquent, un riche réseau capillaire à mailles polygonales.

2° **Veines.** — Les veines issues des réseaux capillaires des deux tuniques musculeuse et muqueuse se dirigent vers le méso-salpinx et y forment, par leurs anastomoses, un réseau à mailles très larges, allongées parallèlement à l'axe de la trompe (fig. 1620). Finalement, elles se jettent dans les veines utéro-ovariennes.

3° **Lymphatiques.** — Les réseaux lymphatiques de la trompe naissent vraisemblablement, comme sur l'utérus, des trois tuniques du conduit, mais leurs réseaux d'origine n'ont pas encore été exactement étudiés. Les troncs qui en émanent descendent comme les veines dans le méso-salpinx. Arrivés au bord antérieur de l'ovaire, ils rencontrent les lymphatiques issus de ce dernier organe et ceux qui proviennent du corps de l'utérus. Ils se mêlent à eux et remontent dans l'abdomen pour aboutir aux ganglions lombaires.

4° **Nerfs.** — Les nerfs proviennent du plexus qui entoure les deux artères utérine et ovarienne. Ces nerfs, très nombreux, se composent en majeure partie de fibres de Remak. Leur parcours et leur mode de terminaison dans les parois de la trompe nous sont encore inconnus.

Voyez, au sujet des trompes de Fallope : Richard, *Anat. des trompes de l'utérus chez la femme*, Th. de Paris, 1851 ; Hélie, *Rech. sur la structure des trompes utérines*, etc., J. de la Soc. acad. de la Loire-Inf., Nantes, 1858; Paneck, *Die organische Verbindung der Tuba mit dem Eierstocke beim Menschen und den Thieren*, St-Pétersb. méd. Zeitschr., 1862; Kehrer, *Ueber den Pank'schen tubo-ovarialen Bandapparat*, etc., Zeitschr. f. rat. Medic., 1863; Erbstein, *Sur la structure des trompes*, St-Pétersbourg, 1864; Meyerstein, *Ueber die Eileiter einiger Säugethieren*, Zeitschr. f. rat. Medic., 1865; Chassinat, *Perméabilité des trompes utérines*, Soc. des Sc. méd. de Lyon, 1869; Hennig, *Ueber die Blindgänge der Eileiter*, Arch. f. Gynäk., 1878; Beigel, *Pathol. Anatomie der weibl. Unfruchtbarkeit*, 1878; Frommel, *Beitrag zur Histologie der Eileiter*, Arch. f. Gynäk., 1886; Klein, *Zur Anatomie der schwangeren Tube*, Arch. f. Gynäk, 1890; Nicolas, *Note préliminaire sur la constitution de l'épithélium des trompes utérines*, Journ, intern. d'Anat., 1890; Moreau, *Du revêtement épithélial du péritoine tubo-ovarique et de sa transformation physiologique*, Soc. de Biol., 1891; Ballantyne et Willians, *The hystology and pathology of the fallopian tubes*, Brit. méd. Journ., 1891; Willians, *Contrib. to the normal and path. histology of the fallopian tubes*, Amer. Journ. of med. Sc., 1891; POPOFF, *Morphol. et hist. des trompes et du parovarium pendant la vie intra- et extra-utérine*, Arch. f. Gynäk, 1893.

ARTICLE III

UTÉRUS

L'utérus, vulgairement appelé matrice, est un organe creux, à parois épaisses et contractiles, destiné à servir de réceptacle à l'ovule après la fécondation. Il le reçoit au sortir de la trompe, le retient dans sa cavité pendant toute la durée de son évolution et, quand il est arrivé à sa maturité, contribue par ses contractions à l'expulser au dehors. L'utérus devient ainsi l'organe de la gestation et de la parturition. On le rencontre chez tous les animaux dont les œufs ne portent pas en eux-mêmes les matériaux nutritifs nécessaires au développement de l'embryon et du fœtus : il fait défaut, par conséquent, chez les oiseaux, les reptiles, les batraciens et les poissons; mais son existence est constante dans toute la série des mammifères depuis les monotrèmes jusqu'aux primates.

§ I. — CONSIDÉRATIONS GÉNÉRALES

1° Situation. — L'utérus (fig. 1625,16) occupe la partie moyenne de l'excavation pelvienne, autrement dit, l'espace compris entre le réservoir urinaire et le segment terminal du tube digestif. Il est situé en dedans des trompes de Fallope, auxquelles il fait suite, au-dessus du vagin qui le continue, au-dessous du paquet intestinal qui roule non seulement sur son fond, mais sur la plus grande partie de sa surface extérieure.

2° Forme générale et division. — La forme de l'utérus est celle d'un cône aplati d'avant en arrière, dont la base regarde en haut et dont le sommet, fortement tronqué, s'engage plus ou moins dans l'orifice supérieur du vagin (fig. 1628). Un rétrécissement circulaire, situé un peu au-dessous de sa partie moyenne, a permis aux anatomistes, comme aussi aux chirurgiens et aux accoucheurs, de diviser l'organe en deux parties : une partie supérieure ou *corps*, qui, seule, répond à l'aspect conoïde indiqué ci-dessus; une partie inférieure ou *col*, différant de la précédente en ce qu'elle est plus courte, moins large et à peu près cylindrique. La ligne de démarcation entre le corps et le col a reçu le nom d'*isthme de l'utérus*. Assez prononcé chez l'enfant, il s'atténue à la puberté et s'efface plus ou moins chez la femme qui a eu plusieurs grossesses.

3° Nombre. — L'utérus, dans l'espèce humaine comme chez tous les primates, est un organe unique, médian, symétrique. Dans certains cas, on l'a vu, frappé d'atrophie, se réduire à des proportions minuscules ou même faire entièrement défaut : toutefois, les faits d'absence totale de l'utérus sont excessivement rares et, parmi ces faits, il n'en est peut-être aucun, comme le fait remarquer Sappey, qui soit exposé en termes assez explicites pour lever tous les doutes. Par contre, la littérature anatomique renferme un certain nombre de cas bien constatés d'utérus double.

Cette duplicité de l'utérus est plus apparente que réelle, et l'anomalie à laquelle on a donné ce nom résulte bien plutôt d'un arrêt de développement que de l'apparition d'une formation surnuméraire. — Le conduit utéro-vaginal, en effet, comme nous le verrons plus tard en embryologie, est primitivement constitué par deux conduits latéraux, tous les deux de même valeur, et comme ces conduits sont à leur origine complètement indépendants, il existe alors deux vagins et deux utérus. — Bientôt, ces deux conduits s'adossent et se confondent sur la ligne médiane; aux deux organes pairs de tout à l'heure, a succédé un organe unique, impair et médian. Toutefois, si les deux conduits sont confondus extérieurement, leurs deux cavités persistent encore, séparées l'une de l'autre par une cloison médiane et antéro-postérieure, qui répond au plan de soudure des deux tubes primitifs : l'organe est unique, mais cloisonné. — Plus tard, cette cloison disparaît peu à peu par résorption et, à leur tour, les deux cavités tubuleuses qu'elle séparait l'une de l'autre se fusionnent en une cavité unique, impaire et médiane comme l'organe au sein duquel elle se trouve creusée. Or, comme cette résorption de la cloison médiane se fait de bas en haut, de la vulve vers le fond de l'utérus, nous avons successivement les trois dispositions suivantes : 1° vagin cloisonné et utérus cloisonné; 2° vagin simple et utérus cloisonné; 3° vagin simple et utérus simple, type de l'adulte.

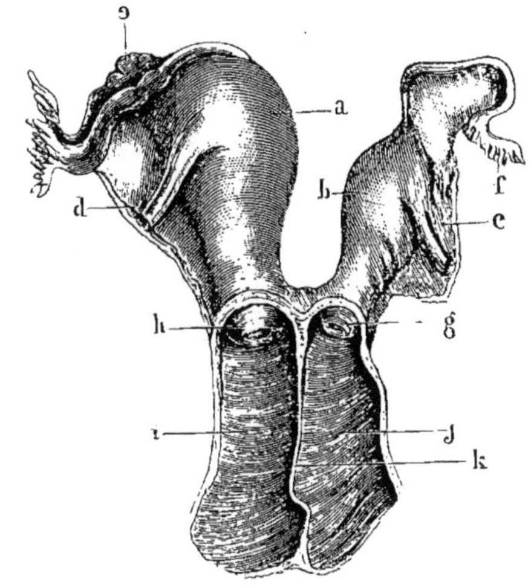

Fig. 1619.

Utérus et vagin doubles, femme de quarante-deux ans ayant eu cinq grossesses (d'après Ollivier).

a, cavité droite. — *b*, cavité gauche. — *c*, ovaire droit. — *d*, ligament rond du côté droit. — *c*, ligament rond du côté gauche. — *f*, trompe gauche. — *g*, col gauche. — *h*, col droit. — *i*, vagin droit. — *j*, vagin gauche. — *k*, cloison médiane séparant les deux vagins.

Mais, ce processus formateur peut, dans certaines conditions que nous n'avons pas à examiner ici, s'arrêter à l'un quelconque de ces divers stades et créer ainsi des malformations qui, morphologiquement, varieront suivant le stade où survient l'arrêt de développement. — S'il survient tout à fait au début, on observera deux vagins et deux utérus. — Si l'évolution s'arrête plus tard, on aura, suivant les cas, les types suivants : 1° vagin cloisonné avec double utérus; 2° vagin cloisonné avec utérus également cloisonné; 3° vagin unique avec utérus cloisonné. — Enfin, dans certains cas, les deux utérus primitifs, tout en étant confondus inférieurement, restent indépendants par leur extrémité supérieure : c'est à l'utérus ainsi conformé qu'on donne le nom d'*utérus bifide* ou d'*utérus bicorne*.

Toutes ces anomalies, on le voit, ne sont que des formes embryonnaires qui ont persisté. J'ajoute que chacune d'elles est la reproduction d'un type qui est constant dans la série des mammifères. C'est ainsi que nous rencontrons un double vagin et un utérus également double chez les marsupiaux et les monotrèmes; un seul vagin et un utérus double, chez le lapin, le lièvre, l'écureuil, etc.; un seul vagin et un utérus profondément bicorne chez le cobaye, chez le rat, etc.; un seul vagin et un utérus légèrement bicorne chez les solipèdes, les ruminants, les carnassiers; un seul vagin et un utérus à peine bicorne chez les chéiroptères et quelques singes inférieurs. Chez les primates, l'utérus est toujours simple comme le vagin et présente à peu de chose près la même configuration générale que chez l'homme.

4° Moyens de fixité, ligaments de l'utérus. — L'utérus est maintenu en position par six ligaments, disposés symétriquement : deux latéraux, les ligaments larges ; deux antérieurs, les ligaments ronds ; deux postérieurs, les ligaments utéro-sacrés.

a. *Ligaments larges.* — Les deux feuillets péritonéaux qui revêtent la face antérieure et la face postérieure de l'utérus, arrivés aux bords latéraux de cet organe, s'appliquent l'un à l'autre pour se porter ensuite vers les parois latérales du bassin. Ils forment ainsi, à gauche et à droite, deux cloi-

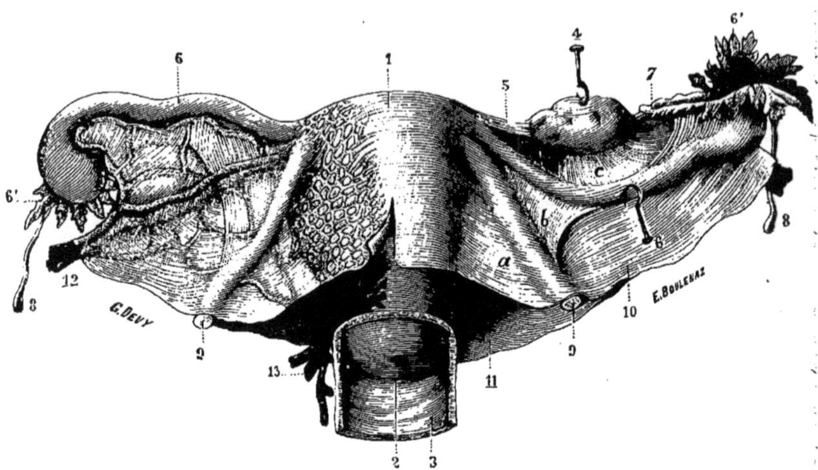

Fig. 1620.

L'utérus et ses annexes, vus par leur face antérieure.

(Du côté gauche, la trompe est réclinée en bas, pour montrer l'ovaire qui a été légèrement attiré en haut.)

1, corps de l'utérus, recouvert par le péritoine. — 2, son col, avec l'orifice externe. — 3, vagin dont la paroi antérieure a été réséquée. — 4, ovaire gauche. — 5, ligament utéro-ovarien. — 6, trompe, avec 6', son pavillon. — 7, frange ovarique et ligament tubo-ovarien. — 8, hydatide de Morgagni. — 9, ligament rond. — 10, ligament large, avec *a*, *b*, *c*, ses trois ailerons. — 11, feuillet postérieur du ligament large. — 12, vaisseaux utéro-ovariens. — 13, vaisseaux utérins. — (On aperçoit par transparence, sous le péritoine, les ramifications des veines utérines et utéro-ovariennes.)

sons transversales qui unissent l'utérus aux parois de l'excavation : c'est à ces replis péritonéaux, renfermant entre eux des fibres musculaires lisses et une couche plus ou moins épaisse de tissu cellulaire, qu'on donne le nom de ligaments larges (fig. 1620, 10). Leur direction dans le sens de la hauteur est oblique de haut en bas et d'avant en arrière, comme l'utérus lui-même ; dans le sens de la largeur elle n'est pas exactement transversale, mais un peu oblique en dehors et en arrière. Considérés dans leur ensemble, les deux ligaments larges, réunis l'un à l'autre par l'utérus, divisent la cavité pelvienne en deux grands compartiments (fig. 1616) : l'un postérieur ou *cavum rétro-utérin* (9), destiné au rectum ; l'autre antérieur ou *cavum pré-utérin* (6), occupé par la vessie.

Chacun des ligaments larges revêt une forme quadrilatère et nous présente à étudier, par conséquent, deux faces et quatre bords. — La *face antérieure* regarde en bas et en avant : elle est en rapport avec la vessie. Le feuillet péritonéal qui la constitue est soulevé par le ligament rond. — La *face postérieure* regarde en haut et en arrière : elle est en rapport avec le rectum. Ici encore, le feuillet péritonéal qui constitue cette face se soulève pour envelopper une portion de l'ovaire et ses ligaments. — Le *bord supérieur*, entièrement libre, répond à la trompe : il présente exactement la même direction et la même longueur que cette dernière. — Le *bord inférieur*, très large, repose sur le plancher de l'excavation pelvienne ou, plus exactement, sur la couche de tissu cellulaire qui double ce plancher. — Le *bord externe*, relativement mince, répond à la paroi latérale de l'excavation. Dans sa partie toute supérieure, entre le pavillon de la trompe et l'extrémité externe de l'ovaire, il est libre et flottant comme le bord supérieur. Au-dessous de l'ovaire, au contraire, il adhère intimement à la paroi pelvienne, revêtue à ce niveau par le muscle obturateur interne et son aponévrose. — Le *bord interne* répond au bord de l'utérus et présente naturellement la même épaisseur que ce dernier organe. Il est donc beaucoup plus épais que le précédent, ce qui fait que, sur une coupe horizontale du bassin (fig. 1621, 4), le ligament large revêt la forme d'un triangle isocèle dont la base est située sur l'utérus, le sommet sur la paroi du bassin. Au niveau du point où il prend contact avec l'utérus, le ligament large est en rapport avec l'artère utérine et le plexus veineux, toujours si développé, qui entoure cette artère.

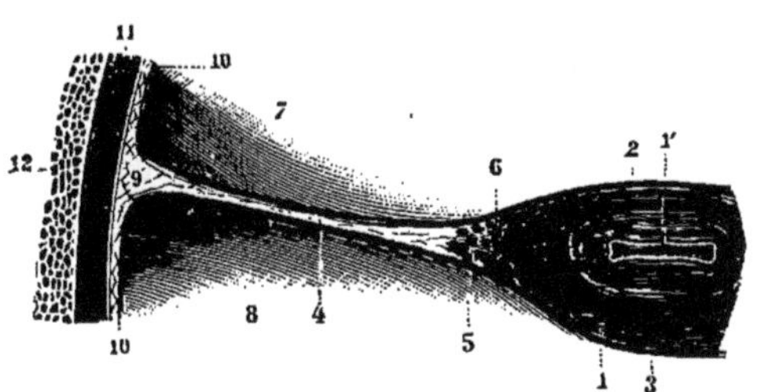

Fig. 1621.

Coupe horizontale du ligament large (côté droit, segment inférieur de la coupe).

1, corps de l'utérus, avec 1' sa cavité. — 2, feuillet péritonéal recouvrant la face postérieure de l'utérus. — 3, feuillet péritonéal recouvrant sa face antérieure. — 4, ligament large. — 5, artère utérine. — 7, cavum rétro-utérin. — 8, cavum pré-utérin. — 9, tissu cellulaire sous-péritonéal. — 10, péritoine pariétal. — 11, muscle obturateur interne. — 12, os coxal.

Comme nous venons de le voir, les deux feuillets péritonéaux qui, en s'adossant, constituent le ligament large, sont soulevés par places par trois organes qui sont contenus dans l'épaisseur de ce ligament : le ligament rond, la trompe et l'ovaire. Les portions de la séreuse ainsi soulevées ont reçu le nom d'*ailerons des ligaments larges*. Il existe donc trois ailerons que l'on distingue, d'après leur situation, en aileron antérieur, aileron moyen, aileron postérieur (fig. 1622). — L'*aileron antérieur* (3) est ordinairement peu développé, le ligament rond se contentant dans la plupart des cas de soulever légèrement le péritoine. Sur quelques sujets, cependant, on voit la séreuse l'envelopper presque entièrement en formant en arrière de lui une sorte de méso. — L'*aileron moyen* ou *supérieur* (2) renferme la trompe de Fallope. C'est lui qui forme le bord supérieur du ligament large. Le péritoine, comme nous l'avons vu dans l'article précédent, revêt la trompe sur tout son pourtour et, en s'adossant à lui-même au-dessous d'elle, il forme un mince repli qui, sous le nom de *méso-salpinx*, descend jusqu'à l'ovaire. — L'*aileron postérieur* (4), situé en arrière et au-dessous du précédent, répond à l'ovaire et à ses annexes. Il s'étend depuis l'angle de l'utérus jusqu'à l'orifice péritonéal de la trompe et se divise en trois portions : une portion interne, pour le ligament utéro-ovarien; une portion externe, pour le ligament tubo-ovarien; une portion moyenne, enfin, pour l'ovaire lui-même. Nous avons déjà vu à propos de l'ovaire, et nous nous contenterons de rappeler ici, que le péritoine, au lieu d'envelopper cet organe comme il enveloppe la trompe et le ligament rond, s'arrête au niveau de son bord antérieur et, par conséquent, ne recouvre en réalité que son pédicule.

Envisagés au point de vue de leur structure, les ligaments larges se composent essentiellement de deux feuillets séreux appliqués l'un contre l'autre. Ces deux feuillets, comme cela a été dit plus haut, ne sont que la continuation des deux feuillets péritonéaux qui revêtent les faces antérieure et postérieure de l'utérus. — En haut, ces deux feuillets se continuent l'un avec l'autre en enveloppant la trompe. — En dehors, ils s'écartent l'un de l'autre pour se porter, l'un en avant, l'autre en arrière, et tapisser les parois correspondantes de l'excavation (fig. 1621). — En bas, ils s'écartent de même pour se diriger : le postérieur sur le rectum, l'antérieur sur le réservoir urinaire. Nous devons ajouter que le feuillet postérieur descend beaucoup plus bas que le feuillet antérieur (fig. 1622). Cette disposition est la conséquence du mode d'étalement de la membrane séreuse sur l'utérus : nous verrons plus tard, en effet, que le péritoine tapisse la face postérieure de l'utérus dans toute sa hauteur, tandis que, sur la face antérieure, il s'arrête à l'union du corps et du col. — Les deux feuillets péritonéaux qui constituent les ligaments larges sont tapissés sur leur face profonde par des fibres musculaires lisses, diversement entre-croisées, mais affectant pour la plupart une direction transversale. Ces fibres dont ROUGET nous à donné une bonne description, existent dans toute la hauteur du ligament large, l'aileron supérieur excepté. Elles proviennent de la couche superficielle de l'utérus au même titre que le ligament rond et le ligament utéro-sacré : ce sont de simples expansions latérales du muscle utérin comme nous le montre nettement la figure 1621. — Entre les deux feuillets séreux ainsi doublés d'une lame musculaire se dispose une nappe de tissu cellulaire, plus ou moins riche en graisse, au sein de

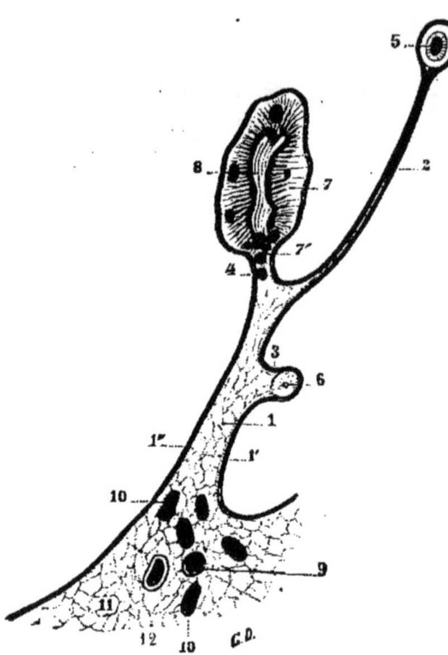

Fig. 1622.

Coupe sagittale du ligament large (côté droit, segment interne de la coupe).

1, ligament large, avec : 1', son feuillet antérieur; 1", son feuillet postérieur. — 2, aileron supérieur ou mésosalpinx. — 3, aileron antérieur. — 4, aileron postérieur. — 5, trompe. — 6, ligament rond. — 7, ovaire, avec 7', son hile et ses vaisseaux. — 8, vésicules de Graaf. — 9, artère utérine. — 10, veines utérines. — 11, tissu cellulaire du bassin. — 12, uretère.

laquelle cheminent des vaisseaux sanguins et lymphatiques : c'est le *tissu cellulaire des ligaments larges* (*lame cellulo-vasculaire* de quelques auteurs). Cette couche est assez bien marquée au-dessous de la trompe, dans la partie toute supérieure du méso-salpinx. Puis, elle devient très mince et reste telle dans toute la hauteur de ce dernier repli. A partir du ligament de l'ovaire, elle s'épaissit graduellement et atteint au voisinage du plancher pelvien un développement remarquable. En même temps, elle change d'aspect, sinon de nature : le tissu conjonctif, plus serré et plus dense, présente maintenant les caractères du tissu fibreux ; à leur tour, les fibres musculaires forment des faisceaux plus ou moins volumineux, qui se dirigent dans tous les sens en s'enchevêtrant avec les faisceaux conjonctifs et les vaisseaux. Au niveau de la base du ligament large, la lame fibro-vasculaire qui forme comme le squelette de ce ligament, se continue avec le tissu cellulaire qui recouvre l'aponévrose pelvienne et, par conséquent, avec celui qui entoure la vessie, le vagin et le rectum. De plus, elle entre en relation, d'une part avec la fosse iliaque interne au niveau du détroit supérieur, d'autre part avec la région fessière par la partie la plus élevée de la grande échancrure sciatique. Cette continuité du tissu cellulaire du ligament large avec les couches celluloadipeuses du voisinage nous explique les directions diverses que peuvent prendre les collections liquides, primitivement développées dans l'épaisseur de ce ligament.

Outre les trois organes qui déterminent la formation de ce ligament, les ligaments larges renferment encore au sein de leur couche cellulleuse : 1° les deux artères ovarienne et utérine et les riches plexus qui les accompagnent ; 2° des lymphatiques, provenant de l'utérus, de l'ovaire et de la trompe ; 3° l'uretère, se dirigeant obliquement vers le bas-fond de la vessie ; 4° enfin, une formation embryonnaire, l'*organe de Rosenmüller*, que nous décrivons plus loin (p. 1090), avec quelques formations similaires.

b. *Ligaments ronds*. — Les ligaments ronds s'étendent des parties antérolatérales de l'utérus à la région prépubienne (fig. 1609,5 et 1620,9). Aplatis d'avant en arrière à leur origine, ils diminuent de hauteur au fur et à mesure qu'ils s'éloignent de l'utérus et prennent peu à peu la forme cylindrique qui leur a valu leur nom. Leur longueur est de 12 à 14 centimètres ; leur diamètre moyen, de 5 ou 6 millimètres.

Ils prennent naissance sur la partie antérieure et latérale de l'utérus, un peu au-dessous de la trompe ; de là, ils se portent obliquement en avant et en dehors vers l'orifice interne du canal inguinal, s'engagent dans ce canal, le parcourent dans toute son étendue et, finalement, se terminent à la base des grandes lèvres. Ils occupent donc successivement le bassin, la fosse iliaque interne, le canal inguinal et la vulve De là, leur division en quatre portions, pelvienne, iliaque, inguinale et vulvaire. — La *portion pelvienne*, d'abord aplatie latéralement, puis plus ou moins cylindrique, chemine dans l'épaisseur du ligament large. Elle s'applique plus spécialement contre le feuillet antérieur de ce ligament qu'elle soulève plus ou moins en formant l'aileron antérieur. Le ligament rond est en rapport à ce niveau, en avant avec la vessie, en arrière avec l'ovaire, en bas avec le tissu cellulaire de la base du ligament large. — La *portion iliaque* s'étend du détroit supérieur à l'orifice interne du canal inguinal. Elle croise successivement et sous un angle très aigu la veine iliaque externe et l'artère de même nom. Au moment de s'engager dans le canal inguinal, elle décrit une courbe dont la concavité, dirigée en bas et en dedans, embrasse la courbe de sens contraire que forme à ce niveau la portion initiale de l'artère épigastrique. — La *portion inguinale* occupe le canal inguinal, qui lui est destiné. Elle abandonne sur tout son pourtour une série de tout petits tendons qui s'attachent, d'autre part, aux parois antérieure, inférieure et postérieure de ce canal, et qui ont bien certainement pour effet de fixer le ligament rond dans sa position. — Enfin, dans sa *portion vulvaire*, le ligament rond, à peine dégagé du canal inguinal, se résout en de nombreux filaments conjonctifs qui divergent aussitôt à la manière d'un éventail. De ces filaments, sortes de tendons minuscules, les uns se rendent à l'épine du pubis ou même à la face antérieure de la symphyse (fig. 1609,5'). Les autres, et ce sont les plus nombreux (5''), se perdent dans la couche cellulo-adipeuse du mont de Vénus et des grandes lèvres.

Dans son long trajet, le ligament rond est accompagné par le péritoine jusqu'à l'orifice interne du canal inguinal seulement : la séreuse l'abandonne alors pour passer sur la paroi abdominale antérieure, en formant au-devant de l'orifice précité une petite dépression qui constitue la *fossette inguinale externe* (voy. *Péritoine*). Chez le fœtus, au contraire, du quatrième au huitième mois, le péritoine se prolonge sur le ligament rond jusqu'à l'épine du pubis : il forme ainsi un long diverticule qui occupe toute l'étendue du canal inguinal et que l'on désigne sous le nom de *canal de Nuck*. Ce canal, entièrement analogue à celui qui, chez l'homme, descend dans les bourses, s'oblitère peu à peu à partir du sixième ou du septième mois et n'existe ordinairement plus au moment de la naissance. La persistance du canal de Nuck n'est pourtant pas très rare : CRUVEILHIER nous apprend que pendant son séjour comme médecin à l'hospice de la Salpêtrière, il l'a observé assez souvent chez les femmes les plus avancées en âge, et ZUCKERKANDL, sur des enfants de un à douze ans, l'a rencontré avec une proportion de 21 p. 100. Ayant examiné à ce sujet quatorze femmes âgées de vingt à soixante ans, j'ai constaté sur treize d'entre elles la disparition complète et bilatérale du canal de Nuck. Sur une seule, une femme âgée de vingt-six ans, le canal persistait à droite et à gauche, avec une pointe de hernie du côté droit.

Considéré au point de vue de sa structure, le ligament rond se compose essentiellement de fibres musculaires lisses, qui se confondent, à leur origine, avec celles de l'utérus. A ces fibres lisses viennent se joindre, dans la partie antérieure du ligament, un faisceau de fibres striées (fig. 1623, 4). Ce faisceau, homologue du crémaster, prend naissance sur l'épine pubienne et s'engage ensuite dans le canal inguinal, où il est renforcé, dans la plupart des cas, par un certain nombre de fibres issues du petit oblique et du transverse. Ainsi constitué, le faisceau strié se jette sur le ligament rond et remonte avec lui du côté de l'abdomen. Il se termine d'ordinaire sur la portion iliaque ; mais il s'arrête fréquemment sur sa portion inguinale, comme aussi, dans certains cas, on le voit se prolonger sur sa portion pelvienne et se rapprocher plus ou moins de l'utérus.

Le ligament rond est accompagné par une artère, des veines, des lymphatiques et des nerfs. — L'*artère* (*artère du ligament rond*) provient de l'épigastrique. Très grêle, mais constante, elle chemine d'avant en arrière dans l'épaisseur du ligament (fig. 1623, 5) et remonte ainsi jusqu'à l'angle de l'utérus, où elle s'anastomose avec l'utérine et l'ovarienne. — Les *veines* (6), issues du riche plexus péri-utérin, cheminent les unes à la surface du ligament rond, les autres dans son épaisseur. Elles s'anastomosent fréquemment entre elles au cours de leur trajet et forment ainsi un véritable plexus. Les plus volumineuses sont munies de valvules, et ces valvules sont disposées de telle sorte que le bord concave regarde en avant, ce qui nous indique nettement que la circulation s'y effectue de l'utérus vers la paroi abdominale. Les veines du ligament rond n'ont pas toutes la même terminaison : les unes (veines courtes) se jettent dans l'épigastrique ou dans l'iliaque externe; les autres (veines longues) s'engagent dans le canal inguinal, le parcourent dans toute son étendue et, se mêlant aux veines de la paroi abdominale et des grandes lèvres, viennent s'ouvrir avec elles dans la fémorale. Assez petites chez l'enfant et même chez l'adulte dans les conditions ordinaires, les veines du ligament rond se développent graduellement au cours de la grossesse et deviennent ainsi, pour le dégorgement des réseaux utérins, une voie suppléante qui peut, dans certains cas où les voies ordinaires sont plus ou moins obstruées, acquérir une importance considérable. — Les *lymphatiques* du ligament rond aboutissent, soit aux ganglions iliaques, soit aux ganglions de l'aine. — Les *nerfs* proviennent du rameau génital de la branche génito-crurale.

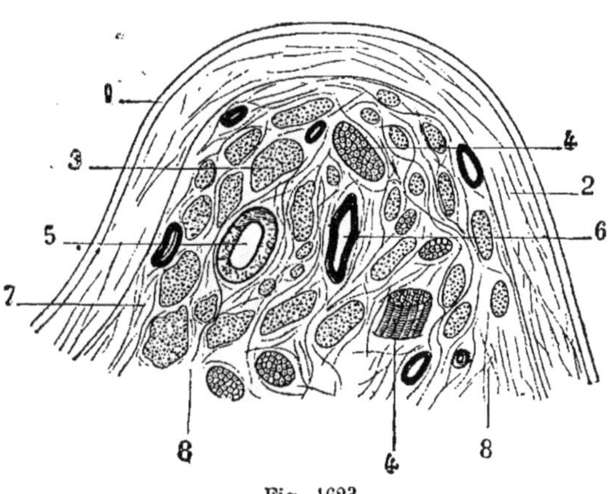

Fig. 1623.
Coupe transversale du ligament rond (côté droit, segment postérieur de la coupe).

1, péritoine. — 2, tissu cellulaire sous-péritonéal. — 3, faisceaux de fibres musculaires lisses. — 4, faisceaux de fibres musculaires striées. — 5, artère du ligament rond. — 6, veines du ligament rond. — 7, tissu cellulaire interstitiel. — 8, 8, tissu cellulaire sous-jacent.

Le ligament rond, malgré son faible diamètre, possède une résistance considérable : il peut supporter, sans se rompre, des poids de 500 ou 600 grammes. Beurnier, dans de nombreuses expériences, l'a vu se rompre entre 400 et 900 grammes, mais rarement au-dessous de 600 grammes. Au moment de la rupture, laquelle se produit ordinairement au voisinage de l'orifice externe du canal inguinal, sa longueur s'était accrue de 2 à 4 centimètres.

c. *Ligaments utéro-sacrés.* — Les ligaments utéro-sacrés (fig. 1624, 9), encore appelés *ligaments postérieurs* ou *replis de Douglas*, s'étendent de la partie postéro-inférieure de l'utérus à la paroi postérieure du bassin. Ils prennent naissance en avant, sur la face postérieure du col un peu au-dessous de l'isthme. De là, ils se portent en arrière et en haut, contournent les parties latérales du rectum et viennent s'attacher sur la troisième, la deuxième ou la première vertèbre sacrée, immédiatement en dedans de l'articulation sacro-iliaque. On les voit parfois s'élever jusqu'au promontoire et même plus haut encore, jusqu'à la cinquième lombaire, d'où le nom de *ligaments utéro-lombaires*

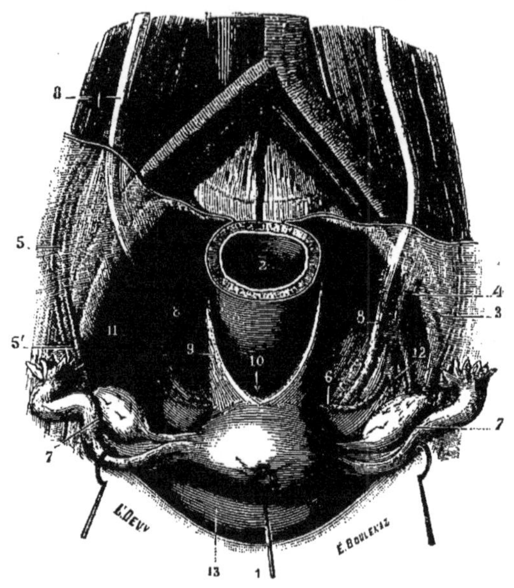

Fig. 1624.
Les replis de Douglas chez la femme.

1, utérus érigné en avant. — 2, rectum en place. — 3, vaisseaux iliaques externes. — 4, vaisseaux iliaques internes. — 5, vaisseaux utéro-ovariens. — 6, artère utérine. — 7, ovaire et trompe. — 8, uretère. — 9, replis utéro-sacrés ou replis de Douglas. — 10, cul-de-sac de Douglas. — 11, artère obturatrice. — 12, artère vésico-vaginale. — 13, vessie.

que leur avait donné Huguier. D'autres fois (et ce fait m'a paru assez fréquent, mais non constant), il existe au-dessus et en dehors du repli utéro-sacré, un deuxième repli sur lequel Vallin a appelé l'attention et qui, partant de la face postérieure de l'utérus à 8 ou 10 millimètres au-dessus de l'origine du repli utéro-sacré, se porte en haut et en dehors pour venir s'insérer sur le côté de la cinquième vertèbre lombaire. Ce repli utéro-lombaire est vraisemblablement celui décrit par Huguier, et si nous le signalons à nouveau, c'est pour indiquer qu'il peut exister, sur le même sujet, avec le repli utéro-sacré. Il possède, du reste, la même structure que ce dernier.

Morphologiquement, chaque ligament utéro-sacré revêt l'aspect d'un repli falciforme avec deux faces et deux bords. — Des *deux faces*, l'une supérieure se continue avec le feuillet postérieur du ligament large ; l'autre, inférieure, répond à la partie moyenne du rectum. — Les *deux bords* se distinguent en interne et externe. L'externe, convexe, est mal délimité : à son niveau, le ligament utéro-sacré se continue avec le ligament large et avec le feuillet péritonéal qui revêt les parois latérales du bassin. L'interne, libre et concave, régulièrement falciforme, délimite avec celui du côté opposé une ouverture ovalaire qui embrasse le rectum et au-dessous de laquelle se trouve une sorte d'arrière-cavité, profonde de 4 ou 5 centimètres, le *cul-de-sac de Douglas* (fig. 1624, 10). Ce cul-de-sac descend toujours plus bas chez le fœtus que chez l'adulte. Nous savons déjà qu'il représente la partie la plus déclive de la cavité abdominale.

J'ai dit plus haut que des replis utéro-lombaires peuvent coexister sur un même sujet, avec des replis utéro-sacrés. Dans ce cas, le plan incliné qui forme la paroi externe du cavum rétro-utérin est en réalité constitué par trois étages, qui sont en allant de bas en haut : 1° un étage inférieur, situé au-dessous du repli utéro-sacré ; il n'est autre que le cul-de-sac de Douglas ; 2° un étage moyen, compris entre le repli utéro-sacré et le repli utéro-lombaire ; 3° un étage supérieur, qui s'étend du repli utéro-lombaire au détroit supérieur du bassin. C'est dans ce dernier étage que se loge l'ovaire.

Envisagés au point de vue de leur structure, les ligaments utéro-sacrés sont formés, comme les ligaments larges, par deux feuillets péritonéaux interceptant entre eux des faisceaux de fibres musculaires lisses. — En avant, ces faisceaux musculaires se continuent, en partie avec ceux de l'utérus, en partie avec ceux du vagin; les plus internes s'entre-croisent sur la ligne médiane avec ceux du côté opposé. — En arrière, un certain nombre d'entre eux, en passant à côté du rectum, se terminent sur ce conduit ; les autres vont s'attacher à la colonne sacrée, constituant ainsi, pour le muscle utérin, une insertion squelettique qui rappelle jusqu'à un certain point celle que les fibres antérieures de la vessie prennent sur les pubis.

Tous ces faisceaux musculaires du ligament rond baignent dans une atmosphère celluleuse, au sein de laquelle cheminent de nombreux vaisseaux, principalement des veines, qui sont autant de traits d'union entre le réseau vasculaire du rectum et celui de l'utérus. On y rencontre encore un certain nombre de filets nerveux, provenant du plexus hypogastrique.

Voyez au sujet de l'appareil ligamenteux de l'utérus, parmi les travaux récents : SCHLESINGER, *Anat. und. klin. Untersüch. über extraperiton. Exsd. im weibl. Becken*, Wien. med. Jahrb., 1878; LE BEC, *Contrib. à l'étude des ligaments larges*, Gaz. heb. des Sc. méd., Paris, 1881; LALLEMENT, *Anat. et pathol. des ligaments larges*, Th. Paris, 1881; FREUND, *Das Bindegewebe im weibl. Becken u. seine pathol. Veränderungen*, etc., Freund's, Gynäk. Klinik, I, 1885; HORNBURGER, *Ueber die Beziehung der Stärke der Ligamenta rotunda zur Leistung der Uterusmusculatur*, ibid., 1885; WIEGER, *Ueber die Entstehung u. Entwicklung der Bänder des weibl. Genitalapparates beim Menschen*, Arch. f. Anat., 1885; BEURNIER, *Ligaments ronds de l'utérus*, Th. Paris, 1886; CHARPY, *De la structure des ligaments larges et de leurs abcès*, Lyon méd., 1886 ; HEIKEN, *Anatom. Untersüch. über die Muskulatur der breiten Mutterbänder*, Th. de Kiel, 1890.

5° Direction. — S'il est en splanchnologie une question controversée, c'est bien certainement celle qui a pour objet de définir la position normale de l'utérus. On a écrit sur ce sujet de volumineux mémoires. Les observations qui servent de base à ces mémoires sont toujours très nombreuses, recueillies sur des sujets de tout âge et étudiées avec toute la compétence désirable. Mais la question n'en est guère plus avancée pour cela. Le désaccord persiste et le problème est toujours là, attendant sa solution. Cette solution comporte la réponse aux deux questions suivantes : 1° quelle est la direction de l'utérus en elle-même, c'est-à-dire indépendamment de ses rapports avec les parois de l'excavation pelvienne, l'organe étant considéré à l'état d'isolement ; 2° quelle est la direction de l'utérus en place ou, ce qui revient à peu près au même, sa direction par rapport aux parois pelviennes, par rapport au plan horizontal.

Sur la première question, les auteurs s'accordent généralement à admettre que l'axe du corps et celui du col ne sont pas exactement dans la même direction, mais qu'ils s'inclinent très légèrement l'un sur l'autre, de façon à former par leur ensemble une ligne courbe dont la concavité regarde la symphyse pubienne (fig. 1625,16). L'inclinaison réciproque des deux axes du corps et du col est mesurée par l'angle que forment ces deux axes en se rencontrant. Cet angle, que l'on pourrait appeler *angle d'incurvation de l'utérus*, est toujours très obtus, du moins à l'état normal : il oscille ordinairement entre 140 et 170°. On rencontre assez fréquemment des angles beaucoup moins ouverts, des angles de 120 à 100° ; mais des inflexions aussi prononcées ne me paraissent pas normales : elles sont forcées ou pathologiques. Quoi qu'il en soit du degré d'ouverture de l'angle d'incurvation de l'utérus, cet angle est à peu près constant : Boulard l'a observé 98 fois sur 107 sujets, et, d'autre part, les recherches de Panas (*Arch. de méd.*, 1869) et de Crédé (*Arch. f. Gynäkol.*, 1870) nous apprennent que l'utérus rectiligne, je veux dire l'utérus sans courbure antérieure, ne s'observerait que dans le tiers des cas.

En ce qui concerne la deuxième question, la direction de l'utérus par rapport à l'excavation pelvienne, nous nous trouvons en présence des opinions les plus contradictoires. Les uns, avec Cruveilhier, Sappey, Langer, Bandl, Kölliker, enseignent que l'axe de l'utérus se confond avec celui de l'excavation. D'autres admettent que l'utérus, fortement incliné en avant, presque horizontal, repose sur la face postérieure de la vessie ; cette opinion, ardemment défendue par Schultze, est encore acceptée par His et par Waldeyer. Enfin, pour un grand nombre d'anatomistes et de gynécologistes, parmi lesquels je citerai Claudius, Luschka, Braune et Rüdinger, l'utérus, au lieu de s'incliner en avant comme tout à l'heure, se renverserait en arrière pour s'appliquer contre le rectum. Adoptant une opinion mixte, Tschaussow conclut de nombreuses recherches, entreprises sur des sujets de différents âges, que l'utérus est incliné en avant chez l'enfant et la femme nullipare, incliné en arrière chez la femme multipare. Comme on le voit, le désaccord est on ne peut plus complet.

De pareilles divergences peuvent-elles s'expliquer par la diversité des méthodes employées, par les conditions différentes où se sont placés les observateurs, par cette part individuelle que chacun, même sans le vouloir, apporte dans l'appréciation d'un fait? Évidemment non. La position d'un organe aussi volumineux que l'utérus est facile à déterminer. D'autre part, les auteurs cités plus haut sont tous des professeurs d'université, habitués par une longue pratique aux observations scientifiques, et on ne saurait mettre en doute l'exactitude de leurs descriptions : toutes les dispositions

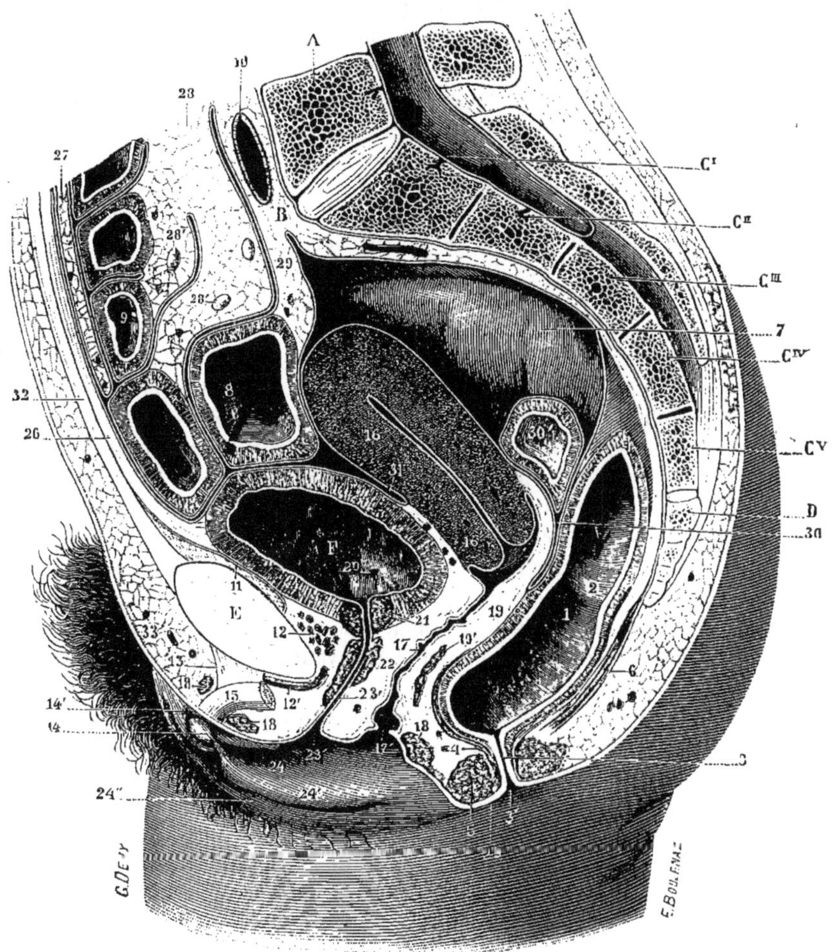

Fig. 1625.

Coupe vertico-médiane de la partie inférieure du bassin chez la femme, pour montrer les rapports de l'utérus avec le vagin, la vessie et le rectum.

A, cinquième vertèbre lombaire. — B, promontoire. — C^I, C^II, C^III, C^IV, C^V, les cinq vertèbres sacrées. — D, coccyx. — E, symphyse pubienne. — F, vessie.

1, ampoule rectale. — 2, valvule de Houston. — 3, portion anale du rectum, avec 3', anus. — 4, sphincter interne. — 5, sphincter externe. — 6, faisceaux ischio-coccygiens du releveur de l'anus. — 7, portion terminale du côlon pelvien (première portion du rectum des auteurs). — 8, coupe de l'anse pelvienne du côlon. — 9, intestin grêle. — 10, veine iliaque primitive gauche. — 11, espace prévésical. — 12, plexus veineux de Santorini, avec 12', veine dorsale du clitoris. — 13, ligament suspenseur du clitoris. — 14, clitoris, avec 14', son capuchon. — 15, sa racine gauche. — 16, corps de l'utérus, avec 16', son col. — 17, vagin, avec 17', son orifice. — 18, constricteur de la vulve. — 19, cloison recto-vaginale, avec 19', faisceaux rétro-vaginaux du releveur de l'anus. — 20, orifice inférieur de l'uretère. — 21, sphincter vésical. — 22, sphincter uréthral. — 23, urèthre, avec 23', méat urinaire. — 24, vulve, avec : 24', petite lèvre ; 24'', grande lèvre. — 25, périnée. — 26, ouraque. — 27, grand épiploon. — 28, mésentère, avec : 28', ganglions mésentériques. — 29, mésocôlon ilio-pelvien. — 30, cul-de-sac recto-vaginal, avec 30', une anse intestinale descendue dans ce cul-de-sac. — 31, cul-de-sac vésico-utérin. — 32, paroi abdominale. — 34, mont de Vénus.

qu'ils décrivent et qu'ils nous donnent comme représentant l'état normal, ils les ont vues et bien vues. Qu'en conclure, si ce n'est que l'utérus n'a pas une situation fixe, qu'il est au contraire extrêmement mobile, qu'il peut être vertical ou horizontal et, entre ces deux positions extrêmes, occuper toutes les positions intermédiaires. Cette extrême mobilité de l'utérus est bien connue des gynécologistes qui, sur le même sujet, mais à des moments différents, rencontrent l'utérus dans des positions également différentes. Elle est la conséquence de la laxité de ses ligaments et l'étude que nous avons faite précédemment de cet appareil ligamenteux devait nous la faire prévoir. Sans doute, le col est assez bien fixé, d'une part par ses ligaments postérieurs ou utéro-sacrés, d'autre part par les connexions intimes qui le rattachent au vagin et à la vessie et, par leur intermédiaire, au plancher pelvien. Mais il n'en est pas de même du corps. Celui-ci ne possède, en fait de moyens de fixité, que les ligaments larges et les ligaments ronds. Les ligaments larges, étant solidaires l'un de l'autre, peuvent bien, surtout quand ils n'ont pas été distendus par la grossesse, empêcher l'utérus de s'incliner fortement à droite et à gauche ; mais ils sont impuissants à le retenir lorsqu'une cause quelconque tend à le déplacer dans le sens du plan médian, c'est-à-dire à l'incliner du côté de la vessie ou du côté du rectum. Quant aux ligaments ronds, nous savons qu'ils sont toujours incomplètement tendus et qu'ils jouissent, du reste, d'une grande extensibilité : de l'aveu de tous, ils méritent assez mal le nom qu'on leur donne et, en tout cas, ils ne sauraient gêner le corps utérin dans ses déplacements antérieur ou postérieur. Il en résulte que le corps de l'utérus est pour ainsi dire en équilibre instable et, de ce fait, obéit à toutes les sollicitations, quelque légères qu'elles soient, qui le poussent en avant du côté de la vessie ou en arrière du côté du rectum.

Or, ces sollicitations sont pour ainsi dire continuelles. Elles proviennent de la vessie, du rectum et de la masse intestinale. — La *vessie*, en passant de l'état de vacuité à l'état de distension, repousse en arrière l'utérus qui se rapproche peu à peu de la verticale, l'atteint et même la dépasse. Puis, quand le réservoir urinaire revient sur lui-même au moment de la miction, l'utérus lui aussi revient à sa position initiale, s'inclinant d'autant plus que la vessie se réduit davantage. Le corps de l'utérus se déplace donc, sous l'influence des changements de volume de la vessie, alternativement d'avant en arrière et d'arrière en avant : ces déplacements s'effectuent suivant un arc de cercle qui est placé dans le plan médian et qui peut atteindre, suivant les cas, de 60 à 70°. — Le *rectum*, distendu par les matières fécales, peut à son tour refouler l'utérus en avant. Mais ce déplacement, d'origine rectale, est à la fois peu prononcé et momentané : peu prononcé, parce que les changements de volume que subit l'ampoule rectale ne sont pas comparables à ceux que nous présente le réservoir urinaire ; momentané, parce que les matières fécales, une fois descendues dans le rectum, sont bien vite expulsées au dehors par l'acte de la défécation. — Les *anses intestinales*, anses grêles et côlon pelvien, ont dans la statique de l'utérus une importance considérable, sur laquelle, à tort selon moi, on n'a pas suffisamment insisté : sur plusieurs coupes de sujets congelés où l'utérus était manifestement déplacé, j'ai rencontré sur son pourtour des anses intestinales, remplies ou non de matières fécales, dont la situation expliquait nettement le déplacement précité. Les anses intestinales, en effet, qui pèsent de tout leur poids sur les viscères contenus dans le bassin, peuvent, en comprimant de haut en bas le fond de l'utérus, modifier plus ou moins son angle de courbure. D'autre part, elles s'insinuent partout où elles trouvent un espace pour les recevoir : c'est ainsi que nous les voyons descendre, suivant les circonstances, tantôt dans le cul-de-sac vésico-utérin, tantôt dans le cul-de-sac recto-vaginal. Or, il est à peine besoin de faire remarquer que, dans le premier cas, elles refoulent le corps de l'utérus en arrière, tandis que, dans le second cas, elles l'inclinent en avant du côté de la vessie.

Dans ces déplacements passifs que subit l'utérus sous l'influence des organes voisins, trois ordres de faits peuvent se produire, constituant ce qu'on appelle des versions, des flexions et des torsions. — Dans les *versions*, l'utérus bascule autour d'un axe horizontal passant entre le corps et le col : il en résulte naturellement que les deux extrémités de l'organe se portent en sens inverse. Suivant que le corps de l'utérus se déplace en avant, en arrière ou sur les côtés, le déplacement prend le nom d'*antéversion*, de *rétroversion* et de *latéroversion*, cette dernière se subdivisant naturellement en deux variétés, la *latéroversion droite* et la *latéroversion gauche*. — Dans les *flexions* par déplacement du corps, celui-ci s'incline plus ou moins sur le col en formant un angle, l'*angle de flexion*, dont l'ouverture diminue au fur et à mesure que l'inclinaison augmente. Ici encore, suivant l'orientation de l'angle précité, on distingue les quatre variétés suivantes : l'*antéflexion*, la *rétroflexion*, la *latéroflexion droite* et la *latéroflexion gauche*, dénominations suffisamment expressives par elles-mêmes pour ne pas avoir besoin de définition. — Enfin, dans les *torsions*, l'utérus subit un mouvement de spire à axe vertical, mouvement de spire en vertu duquel ses deux extrémités se portent en sens opposé. Du reste, cette torsion peut se faire à droite ou à gauche, créant ainsi deux variétés, la *dextrotorsion* quand la face antérieure de l'utérus regarde à droite, et la *lævotorsion* quand elle regarde à gauche. Les torsions de l'utérus existent rarement seules : elles coïncident le plus souvent avec l'un des déplacements précités, principalement avec les rétroversions. — Aux déplacements précités, il convient d'ajouter une dernière variété dans laquelle l'utérus tout entier, le col comme le corps, se porte à droite ou à gauche de la ligne médiane. J'en ai observé tout récemment (janvier 1894) un exemple très net sur une femme de quarante-cinq ans. Je pratiquai sur ce sujet, après l'avoir congelé, une coupe vertico-médiane et je constatai, à mon grand étonnement, que le trait de scie, quoique passant par la symphyse, n'avait pas intéressé l'utérus : celui-ci, tout entier, se trouvait dans le segment gauche de la coupe. Ce fait est d'autant plus instructif dans l'espèce que la femme chez lequel je l'ai observé était vierge encore, malgré ses quarante-cinq ans, et qu'on ne pouvait attribuer à une grossesse antérieure le relâchement considérable que présentait chez elle le ligament large du côté droit. D'autre part, l'excavation pelvienne, dans sa moitié droite, était remplie par des anses intestinales, et c'est vraisemblablement ce paquet intestinal qui, en descendant sur la droite de l'utérus, l'avait refoulé du côté opposé.

L'utérus étant un organe en équilibre instable, un organe dont la direction est pour ainsi dire à la merci des viscères qui le surmontent ou qui l'entourent, il paraît bien difficile d'indiquer quelle est sa position normale, c'est-à-dire *la position qu'il prend de lui-même lorsque, le sujet étant debout, le rectum à peu près vide et la vessie modérément distendue, la masse intestinale n'exerce sur lui aucune influence.* Le fait suivant, que j'ai observé il y a déjà trois ans, va nous permettre de déterminer cette position d'une façon aussi satisfaisante qu'inattendue.

Pendant le semestre d'hiver 1890-1891, je pratiquai sur le cadavre préalablement congelé d'une fille vierge, âgée de vingt-huit ans, une coupe verticale et médiane que j'ai fait représenter dans la figure 1626. Comme on le voit, le corps de l'utérus est fortement renversé en arrière et il serait très probablement arrivé au contact du sacrum si le côlon pelvien, distendu par des matières stercorales, n'était venu s'interposer entre sa face postérieure et le rectum. On voit aussi, qu'en avant de l'utérus et directement appliquée contre sa paroi antérieure, se trouvent quatre anses intestinales remplies de matières fécales. Ces anses grêles remplissent le cul-de-sac vésico-utérin qui, de ce fait, est représenté par un angle dièdre de 95° d'ouverture. Je dois ajouter que le sujet avait été placé, pour la congélation, dans l'attitude verticale, ce qui nous autorise à penser que la situation occupée par les viscères abdomino-pelviens sur notre coupe était exactement la même que celle qu'ils présentaient pendant la vie. Après avoir pris le calque de la coupe, je la déposai, toute congelée encore, dans un bassin rectangulaire à fond plat rempli d'alcool. Le lendemain, lorsque je voulus reprendre la pièce pour l'étudier en détail, je ne fus pas peu surpris de constater que l'utérus avait complètement changé de position et cela spontanément, car personne n'avait touché à la coupe depuis qu'elle avait été placée dans l'alcool. Voici ce qui s'était passé : les anses intestinales remplies de matières fécales qui remplissaient le cul-de-sac vésico-utérin étant devenues

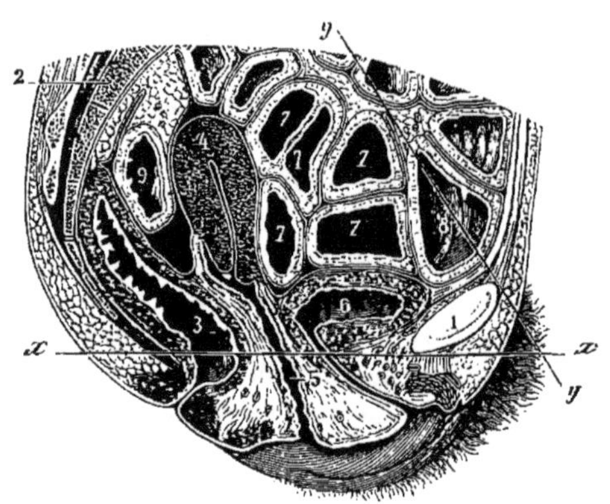

Fig. 1626.

Coupe vertico-médiane d'un sujet congelé (femme de vingt-quatre ans); l'utérus, fortement repoussé en arrière par des anses intestinales remplies de matières fécales, est en rétroversion.

1, symphyse pubienne. — 2, sacrum. — 3, rectum. — 4, utérus. — 5, vagin. — 6, vessie. — 7, 7, 7, anses intestinales remplies de matières fécales. — 8, 8, anses intestinales remplies de gaz. — 9, côlon pelvien. — 10, repli de Douglas.

x, x, horizontale passant au-dessous de la symphyse. — y, y, plan du détroit supérieur.

libres après la décongélation, étaient remontées à la surface du liquide. L'utérus, à son tour, débarrassé du contact de ce bloc anormal qui l'avait refoulé en arrière, s'était incliné peu à peu du côté de la vessie et, de lui-même, sans aucune intervention étrangère, avait pris la position qui est représentée dans la figure 1627 : son grand axe, oblique maintenant de haut en bas et d'avant en arrière, était sensiblement parallèle à l'axe de l'excavation.

Cette position nouvelle, qu'a prise l'utérus quand il n'a plus été en contact avec les anses grêles accumulées dans le cul-de-sac vésico-utérin, est bien celle qui répond à notre définition de tout à l'heure : *la position que prend de lui-même l'utérus lorsque les anses intestinales n'exercent sur lui aucune influence*. Je crois donc devoir la considérer comme représentant la position normale de l'organe, et je formulerai, en manière de conclusions, les trois propositions suivantes : 1° l'axe du corps et l'axe du col ne sont pas situés sur la même ligne droite, mais s'inclinent très légèrement l'un sur l'autre ; ils se continuent réciproquement suivant une courbe adoucie qui, dans certains cas cependant, peut se transformer en un angle à sommet nettement marqué ; 2° l'axe total de l'utérus (axe du corps et axe du col réunis) est une ligne continue et légèrement arquée, dont la concavité regarde la face antérieure de l'organe : le corps de l'utérus est donc un peu incliné sur le col, ce n'est pas une antéflexion vraie, mais, pour employer l'expression classique, une antécourbure ; 3° cet axe, quand l'utérus est en position normale, répond à l'axe de l'excavation : sa concavité par conséquent regarde la symphyse pubienne, tandis que le fond de l'utérus se dirige en haut et en avant du côté de l'ombilic.

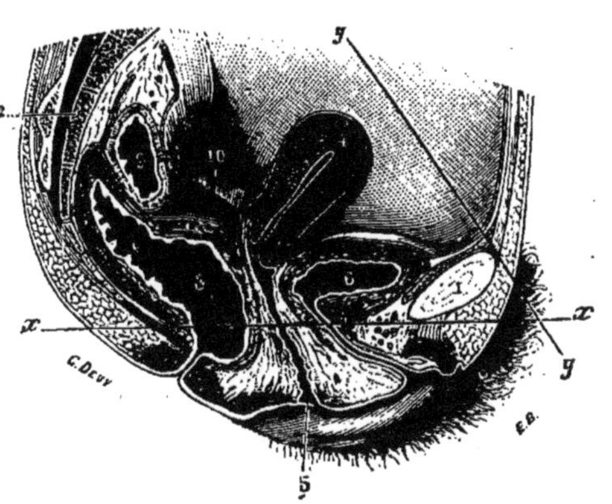

Fig. 1627.
La même, après décongélation dans un bain d'alcool; les intestins étant remontés à la surface du liquide et n'influençant plus l'utérus, celui-ci a pris de lui-même sa position normale.

(Même légende que pour la figure précédente.)

Nous devons ajouter que, sur la plupart des sujets adultes, surtout après de nombreuses grossesses, l'utérus s'incline un peu du côté droit ou du côté gauche, mais de préférence du côté droit. A cette déviation latérale (*latéro-version droite*), s'ajoute ordinairement un léger mouvement de torsion sur l'axe, en vertu duquel l'angle supérieur gauche de l'utérus est situé sur un plan un peu antérieur à celui qu'occupe l'angle supérieur droit ; autrement dit, la face antérieure de l'organe regarde légèrement à droite, la face postérieure légèrement à gauche (*dextrotorsion*). Pour expliquer cette disposition, on a invoqué la présence du rectum à gauche, hypothèse peu conciliable avec ce fait, déjà énoncé dans le livre précédent (p. 553), que dans la grande majorité des cas l'origine du rectum est à droite et non à gauche. Il me paraît plus rationnel de la rattacher à l'influence du côlon pelvien qui, comme on le sait, se porte de gauche à droite et d'avant en arrière, direction qui répond exactement aux déviations précitées du corps de l'utérus.

6° Dimensions extérieures. — Les dimensions extérieures de l'utérus diffèrent sensiblement suivant que la femme a eu ou n'a pas eu de grossesse. Des mensurations comparatives fort nombreuses ont été faites à ce sujet sur des utérus nullipares et multipares. Nous consignons les principales dans le tableau suivant :

		HUSCHKE	ARAN	DUBOIS	HENLE	RICHET	SAPPEY
Nullipares	Longueur	67	70	67	70	63	62
	Largeur	40	30	46	45	45	40
Multipares	Longueur	91	70	75	95	68	68
	Largeur	60	44	49	60	47	43

Nous voyons par ce tableau que l'utérus mesure en moyenne : 1° chez les nullipares, 6 ou 7 centimètres de longueur sur 4 centimètres de largeur ; 2° chez les multipares, 7 ou 8 centimètres de longueur sur 5 centimètres de largeur.

Les dimensions respectives des deux segments de l'utérus, le corps et le col, varient beaucoup suivant les âges. Chez le fœtus et chez l'enfant, le col est plus développé que le corps : il représente environ les trois cinquièmes de la longueur totale de l'utérus. A l'âge de la puberté, le corps s'élargit et s'allonge, de telle sorte qu'à l'âge adulte, chez la nullipare, il présente une longueur égale ou même un peu supérieure à celle du col. Chez la multipare, le corps possède des dimensions plus considérables encore : sa longueur, toujours supérieure à celle du col, représente maintenant les trois cinquièmes de celle de l'utérus. C'est, comme on le voit, la même proportion que chez l'enfant, avec cette différence essentielle que le corps a pris la place du col et vice versa.

L'épaisseur de l'utérus, à l'état de vacuité de l'organe, mesure de 25 à 30 millimètres.

7° Poids. — L'utérus nullipare pèse, en moyenne, 40 à 50 grammes. Chez la femme qui a eu des enfants, il est beaucoup plus lourd : son poids moyen est de 60 à 70 grammes. Le poids spécifique du tissu utérin est de 1,052.

8° Consistance. — Après la mort, l'utérus prend une consistance ferme, comme tout corps musculaire qui passe à l'état de rigidité cadavérique. Mais, pendant la vie, cette consistance est beaucoup plus faible : les parois de l'organe sont alors assez molles et assez malléables pour permettre aux intestins, remplis de matières fécales ou simplement dilatés par des gaz (Depaul), d'y laisser leur empreinte.

§ II. — Conformation extérieure et rapports

L'utérus présente avec le bassin et son contenu des rapports importants.

Nous les examinerons successivement pour chacun de ses deux segments, le corps et le col.

1° Corps. — Le corps de l'utérus, de forme triangulaire, nous présente à étudier deux faces, deux bords latéraux et deux extrémités :

a. La *face antérieure*, légèrement convexe, est recouverte dans toute son étendue par le péritoine qui lui donne un aspect lisse et uni. Elle répond à la vessie, dont elle est séparée par le *cul-de-sac vésico-utérin* (fig. 1625, 31) Les deux organes sont immédiatement contigus lorsque la vessie est à l'état de réplétion. Entre les deux s'interpose habituellement, quand la vessie est vide, un paquet plus ou moins volumineux d'anses intestinales descendues dans le cul-de-sac précité (fig. 1626,7).

b. La *face postérieure* est plus convexe que l'antérieure. Mais, comme cette dernière, elle est régulièrement lisse et recouverte par le péritoine

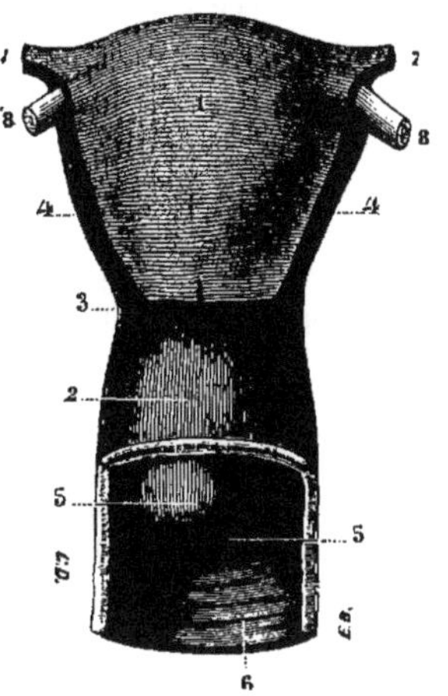

Fig. 1628.
L'utérus d'une femme vierge, vu par sa face antérieure.

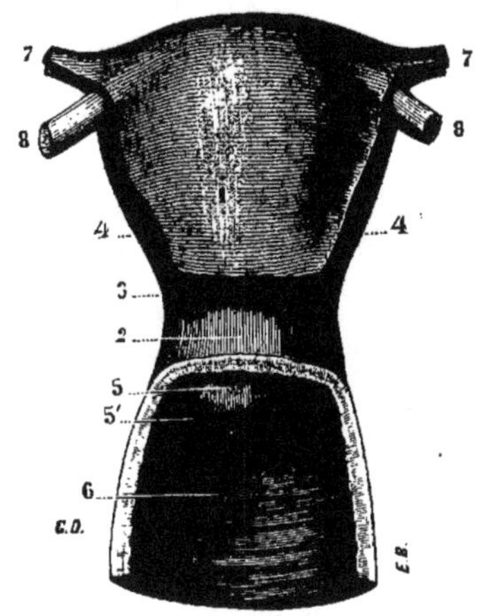

Fig. 1629.
L'uterus d'une femme multipare, vu par sa face antérieure.

1, corps de l'utérus recouvert par le péritoine. — 2, partie extra-vaginale du col. — 3, isthme. — 4, bords de l'utérus. — 5, partie intra-vaginale du col (museau de tanche), avec 5', son orifice externe. — 6, paroi postérieure du vagin. — 7, 7, trompes utérines. — 8, 8, ligaments ronds.

dans toute son étendue. Une crête mousse, disposée sur la ligne médiane, la partage en deux moitiés latérales, qui s'inclinent légèrement, l'une à droite, l'autre à gauche, pour rejoindre les bords de l'organe. L'utérus, par sa face postérieure, est en rapport avec le rectum, dont il est séparé par un nouveau cul-de-sac du péritoine, le *cul-de-sac recto-vaginal.* Ce cul-de-sac est ordinairement vide et, dans ce cas, l'utérus et le rectum sont directement appliqués l'un contre l'autre. Mais ce n'est pas là, en dépit des assertions contraires de certains auteurs, une disposition constante : sur bien des sujets, en effet, surtout quand la vessie est vide ou modérément distendue, les anses intestinales viennent se placer dans leur intervalle. J'y ai rencontré dans bien des cas le côlon pelvien (fig. 1626,9).

c. Les *bords latéraux*, légèrement concaves de haut en bas, convexes d'avant en arrière, répondent à l'insertion interne des ligaments larges. Ils sont longés, dans toute leur étendue, par l'artère utérine et les riches plexus veineux qui accompagnent cette artère.

d. L'*extrémité inférieure* se confond avec le col au niveau de l'isthme.

e. L'*extrémité supérieure*, plus connue sous le nom de *fond de l'utérus*, représente la partie la plus large de l'organe. En se continuant sur les côtés avec les bords latéraux, elle forme deux angles, les *angles de l'utérus*, sur lesquels prennent naissance les trompes. Sa direction varie beaucoup suivant les âges : légèrement concave chez le fœtus et chez l'enfant, elle est rectiligne chez la vierge et la nullipare; fortement convexe chez la multipare, elle s'élève, chez cette dernière, à 10 ou 15 millimètres au-dessus de la ligne d'insertion des trompes. Le fond de l'utérus, en dehors de la gestation, est ordinairement situé à 2 ou 3 centimètres au-dessus du plan passant par le détroit supérieur du bassin. Par contre, une horizontale menée par l'extrémité supérieure de la symphyse rencontre toujours l'utérus et le rencontre même très bas, au niveau de son tiers inférieur ou même plus bas encore au voisinage de son extrémité inférieure. Le fond de l'utérus est revêtu par le péritoine dans toute son étendue; il est en rapport avec la masse intestinale qui repose sur lui.

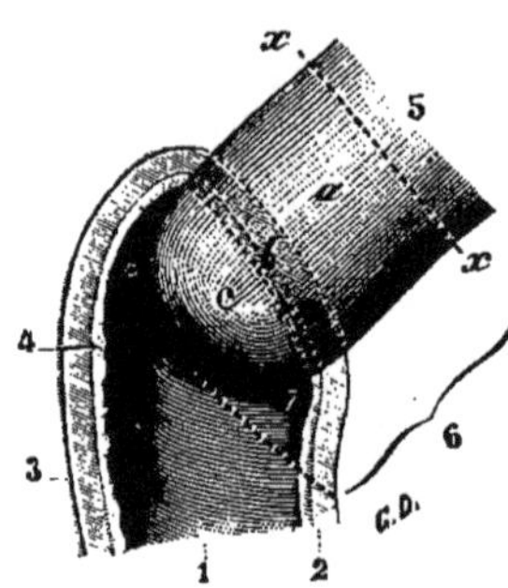

Fig. 1630.
L'insertion supérieure du vagin et les trois segments du col (*schématique*).

(La coupe du vagin est ombrée en rouge.)

1, vagin, avec : 2, sa paroi antérieure; 3, sa paroi postérieure; 4, sa muqueuse. — 5, corps de l'utérus. — 6, col de l'utérus, avec : *a*, sa portion extra-vaginale; *b*, sa portion vaginale; *c*, sa portion intra-vaginale ou museau de tanche. — 7, cul-de-sac antérieur. — 8, cul-de-sac postérieur.

x, *x*, limite respective du corps et du col de l'utérus.

2° Col. — Le col de l'utérus revêt la forme d'un cylindre légèrement renflé à sa partie moyenne : Courty le comparait à un barillet rétréci dans le haut et effilé surtout dans le bas. L'insertion du vagin, qui se fait sur son pourtour à l'union de ses deux tiers supérieurs avec son tiers inférieur, nous permet de le diviser en trois segments (fig. 1630) : un segment supérieur ou extra-vaginal (*a*), un segment moyen ou vaginal (*b*), un segment inférieur ou intra-vaginal (*c*).

a. Le *segment extra-vaginal* ou *sus-vaginal* mesure de 15 à 20 millimètres. Il est en rapport : en avant, avec la vessie, à laquelle il est uni par une couche de tissu conjonctif lâche; en arrière, avec le rectum, dont il est séparé par le cul-de-sac recto-vaginal; sur les côtés, avec le bord interne des ligaments larges et les plexus utérins.

b. Le *segment vaginal* correspond à l'insertion supérieure du vagin. Cette insertion se fait sur tout le pourtour du col, mais suivant un plan qui est fortement oblique de haut en bas et d'arrière en avant (fig. 1630, *b*) : autrement dit, le vagin remonte sur la face postérieure du col, beaucoup plus haut que sur sa face antérieure. L'union du col et du vagin répond à une zone qui mesure de 6 à 8 millimètres de hauteur, quelquefois plus. A son niveau la couche musculaire du vagin se continue ave celle de l'utérus : les connexions entre les deux organes sont, par conséquent, intimes.

c. Le *segment intra-vaginal* constitue ce qu'on appelle le *museau de tanche* (*os tincæ*) : c'est lui qu'on aperçoit dans le fond du spéculum. Il a la forme d'un cône dont le sommet, dirigé en bas, serait tronqué et arrondi. Sa longueur est de 8 à 12 millimètres ; sa largeur et son épaisseur, sensiblement égales, mesurent chacune 2 centimètres à 2 centimètres et demi. — Le museau de tanche est circonscrit au niveau de sa base, par un cul-de-sac circulaire, beaucoup plus profond en arrière qu'en avant, dont les différentes portions constituent les culs-de-sac antérieur, postérieur et latéraux du vagin (voy. *Vagin*). — Son sommet est percé d'un orifice, ordinairement arrondi, plus rarement en forme de fente transversale, qui nous conduit dans la cavité utérine. C'est l'*orifice inférieur du col*. Cet orifice, dont le diamètre est de 4 à 6 millimètres, divise le col en deux moitiés ou lèvres, l'une antérieure, l'autre pos-

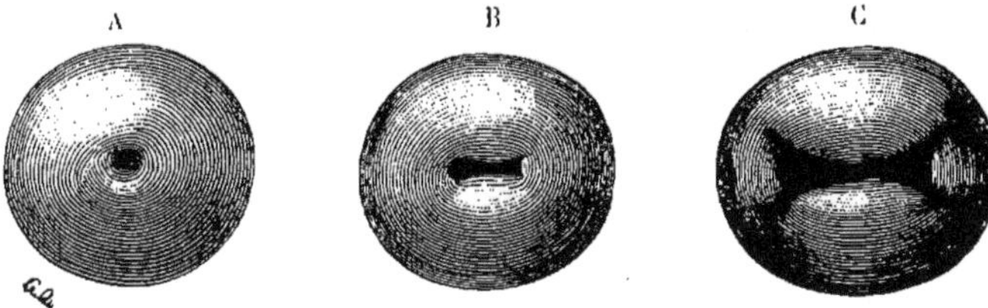

Fig. 1631.
Le museau de tanche et son orifice : A, chez la femme vierge ; B, chez la primipare ; C, chez la multipare.

térieure : la lèvre antérieure est à la fois plus épaisse et plus proéminente que la postérieure ; par contre, elle est beaucoup plus courte, le vagin s'élevant moins haut en avant qu'en arrière. — Enfin, le museau de tanche nous présente dans les conditions physiologiques une surface régulière, une coloration blanc rosé et une consistance ferme, qui donne au doigt qui l'explore une sensation analogue à celle que produit le lobule du nez (A. Dubois).

Le museau de tanche, tel que nous venons de le décrire, est celui de la femme vierge (fig. 1631, A). Les rapports sexuels le modifient peu. Nous devons cependant signaler, comme une conséquence du coït et surtout du coït répété, une diminution dans sa consistance, une coloration grisâtre se substituant peu à peu à sa coloration rosée et, avant tout, un aplatissement de son sommet, d'où il résulte que la portion intra-vaginale du col, de conique qu'elle était, a maintenant une forme plus ou moins cylindrique.

Mais c'est surtout la grossesse qui imprime à la configuration extérieure du col des modifications profondes. Chez la multipare, en effet (fig. 1631, C), le museau de tanche a beaucoup perdu de cette consistance ferme qui le caractérise chez la femme vierge ; en même temps, sa surface est moins régulière et sa proéminence dans le vagin moins considérable. Ses deux diamètres transverse et antéro-postérieur se sont accrus, et il convient de faire remarquer que le premier l'emporte toujours sur le second, ce qui revient à dire que le col est aplati d'avant en arrière. De son côté, l'orifice qui occupe son sommet s'est considérablement agrandi ; puis, au lieu d'être circulaire, il revêt la forme d'une fente transversale mesurant de 10 à 15 millimètres de largeur, et c'est maintenant que les parties qui le circonscrivent en avant et en arrière, méritent véritablement le nom de *lèvres*. Enfin, le pourtour de cet orifice, inégal et plus ou moins déchiqueté, présente à ses deux extrémités, mais principalement à son extrémité gauche, un certain nombre de sillons cicatriciels, restes des déchirures qui se sont produites au moment de l'accouchement.

Tous ces caractères s'exagèrent au fur et à mesure que les grossesses se multiplient, notamment la diminution de la saillie du col et l'élargissement de son orifice. Il n'est pas rare de voir, chez les femmes qui ont eu huit ou dix enfants, le col entièrement effacé et le conduit vaginal se continuer directement avec la cavité de l'utérus sans autre ligne de démarcation qu'un simple bourrelet, lequel peut disparaître à son tour d'une façon complète : le vagin se termine alors à sa partie supérieure par une dépression hémisphérique, par une sorte de coupole présentant à son centre l'orifice inférieur de l'utérus.

§ III. — Conformation intérieure, cavité de l'utérus

L'utérus est creusé d'une cavité centrale, aplatie d'avant en arrière, excessivement étroite, virtuelle pour ainsi dire en dehors de la grossesse, qui se continue en haut avec les trompes et qui s'ouvre en bas dans le vagin. Nous l'examinerons successivement sur le corps et sur le col.

1° Cavité du corps. — La cavité du corps, de forme triangulaire comme le corps de l'utérus lui-même, nous présente à étudier deux faces, trois bords et trois angles (fig. 1632 et 1633).

a. Les *deux faces* se distinguent en antérieure et postérieure. Elles sont planes, régulièrement lisses, immédiatement appliquées l'une contre l'autre. Elles nous présentent parfois sur la ligne médiane une sorte de raphé plus ou moins accentué, qui rappelle le développement de l'utérus aux dépens de deux moitiés latérales et symétriques.

b. Des *trois bords*, l'un est supérieur, les deux autres latéraux. Chez la jeune fille vierge ou même chez la femme nullipare, ces bords sont curvilignes, leur convexité se dirigeant du côté de la cavité. Chez la femme qui a eu des enfants, ils sont plutôt rectilignes et quelquefois même légèrement concaves en dedans.

c. Les *trois angles* se distinguent en supérieurs et inférieur. Chacun d'eux est marqué par un orifice. — Les deux orifices qui s'ouvrent aux angles supérieurs (6), répondent à l'abouchement des trompes dans la cavité utérine. Ces orifices, toujours fort étroits (voy. *Trompes*), sont précédés du côté de l'utérus par une sorte d'entonnoir, plus étroit chez la nullipare que chez la multipare, qui résulte de la convergence réciproque des deux bords correspondants. A leur niveau, se voient de petits replis muqueux qui prolongent ceux des trompes : ces plis, en rétrécissant l'orifice ou en s'appliquant contre lui, peuvent vraisemblablement faire obstacle au passage des liquides de l'utérus dans la trompe. Mais dans aucun cas, contrairement aux assertions de GRAAF et de WHARTON, ils n'acquièrent la signification de véritables val-

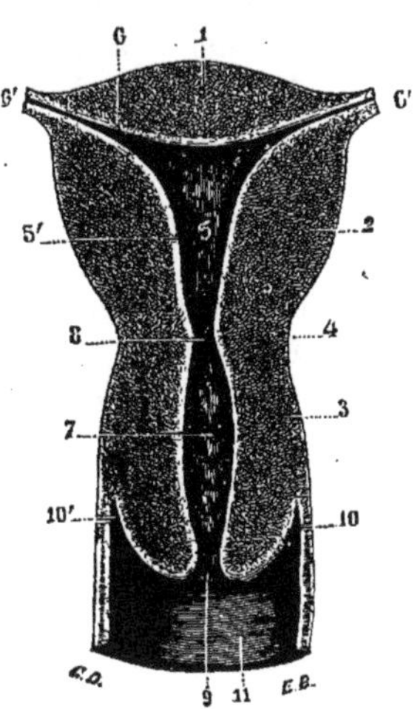

Fig. 1632.
Coupe frontale de l'utérus d'une femme nullipare (segment postérieur de la coupe).

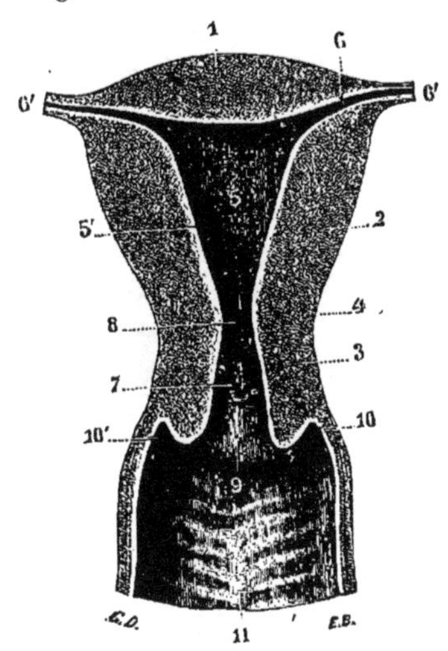

Fig. 1633.
Coupe frontale de l'utérus d'une femme multipare (segment postérieur de la coupe).

1, fond de l'utérus. — 2, parois latérales du corps. — 3, col. — 4, isthme. — 5, cavité du corps, avec : 5', ses bords latéraux; 6, ses angles supérieurs se continuant, par l'ostium uterinum, avec l'extrémité interne des trompes de Fallope (6'). — 7, arbre de vie, dont l'axe est légèrement incliné en haut et à gauche. — 8, orifice interne du col. — 9, orifice externe. — 10, 10', culs-de-sac latéraux du vagin. — 11, paroi postérieure de ce conduit.

vules. — L'orifice inférieur (9), plus large que les précédents, nous conduit dans la cavité du col.

2° Cavité du col. — La cavité du col ou cavité cervicale est fusiforme, c'est-à-dire renflée à sa partie moyenne et rétrécie à ses deux extrémités. On lui considère deux faces, deux bords et deux orifices (fig. 1632 et 1633) :

a. Les *deux faces*, comme celles de la cavité du corps sont planes et appliquées l'une contre l'autre. Chacune d'elles nous présente en son milieu une saillie longitudinale sur laquelle s'implantent latéralement, à droite et à gauche, des saillies secondaires obliquement dirigées de dedans en dehors et de bas en haut. — Ces saillies, disons-le par anticipation, sont déterminées par des faisceaux musculaires de même direction, qui sont situés au-dessous d'elles et qui, à leur niveau, soulèvent la muqueuse. Leur ensemble, qui rappelle plus ou moins les nervures d'une feuille à axe médian (7), constitue ce que les anciens anatomistes ont désigné sous le nom d'*arbre de vie*, dénomination qui est encore employée de nos jours. — Il existe deux arbres de vie, l'un sur la paroi antérieure, l'autre sur la paroi postérieure. L'un et l'autre sont plus développés sur la nouveau-née que sur la femme adulte : chez la première, en effet, les saillies principales se prolongent en bas jusqu'à l'orifice externe du col, tandis que chez la femme adulte elles s'arrêtent d'ordinaire à 6 ou 7 millimètres au-dessus de cet orifice. — Suivant la remarque fort juste de GUYON, les deux saillies longitudinales des arbres de vie n'occupent pas exactement la ligne médiane, mais se dévient légèrement en dehors et en sens opposé : l'antérieure s'incline à droite, tandis que la postérieure se renverse à gauche. Il résulte d'une pareille disposition que les deux saillies, au lieu de se superposer, se juxtaposent, celle de la paroi antérieure étant placée à droite de celle de la paroi postérieure. Il en est à peu près de même pour les saillies transversales : chacune d'elles répond, sur la paroi opposée, non pas à une saillie, mais à un sillon déterminé par deux saillies voisines. Comme on le voit, les deux parois antérieure et postérieure de la cavité du col en s'appliquant l'une contre l'autre, s'engrènent réciproquement.

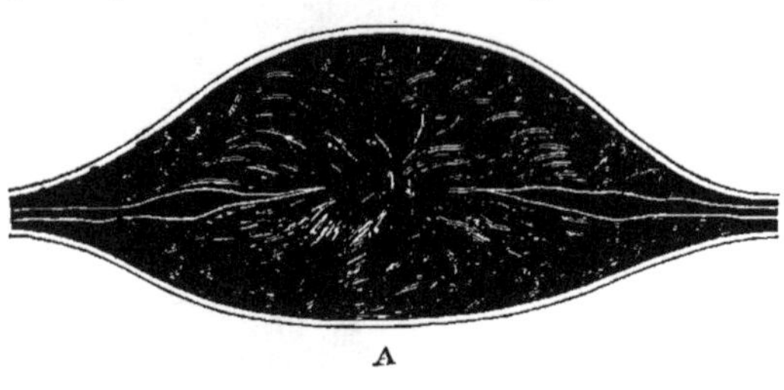

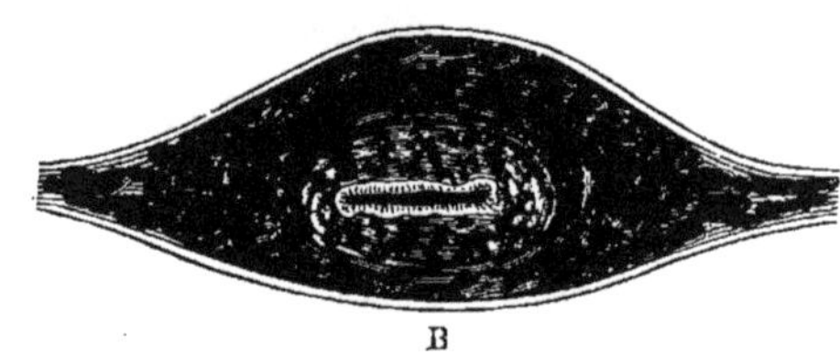

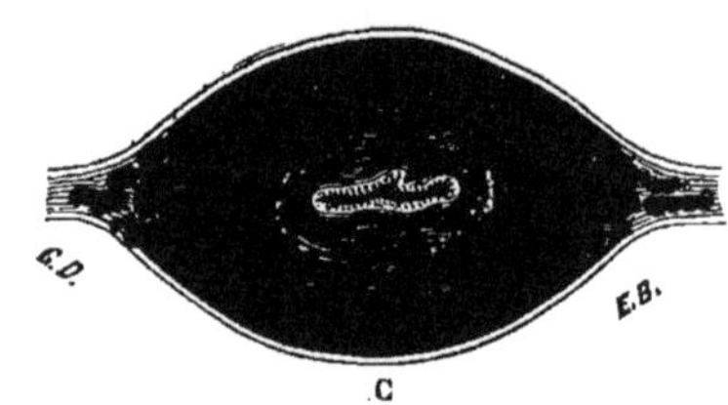

Fig. 1634.

Coupes transversales de l'utérus passant : A, par la partie supérieure du corps au niveau de l'abouchement des trompes; B, par la partie moyenne du corps; C, par la partie moyenne du col (femme de trente-sept ans, multipare, grandeur nature.

Les segments de l'utérus, représentés dans les figures A, B, C, sont vus de haut en bas, la face antérieure de l'organe dirigée en avant (partie inférieure de la figure), la face postérieure en arrière.

b. Les *deux bords* de la cavité du col, régulièrement courbes, se regardent par leur concavité. Le long de ces bords, les saillies secondaires des arbres de vie arrivent au contact de celles du côté opposé et nous ferons remarquer, à ce sujet, que celles de la paroi antérieure ne se continuent pas avec celles de la paroi postérieure, mais s'entre-croisent avec ces dernières et vice versa.

c. Les *deux orifices* se distinguent en supérieur ou interne et inférieur ou externe. — L'*orifice interne* (8) répond à l'isthme de l'utérus. Il mesure 5 ou 6 millimètres de hauteur, sur 4 ou 5 millimètres de diamètre. Ce n'est donc pas un simple orifice, mais plutôt un canal rétréci, une sorte de détroit jeté entre la cavité du corps et celle du col. Les saillies longitudinales de l'arbre de vie se prolongent jusqu'à son extrémité supérieure et contribuent naturellement à diminuer encore son calibre. Cependant, sur un utérus parfaitement sain, il se laisse facilement franchir par une sonde de 3 ou 4 millimètres de diamètre (Bandl). Après la ménopause, et probablement parce qu'il n'est plus traversé par le flux menstruel, l'orifice interne du col se rétrécit graduellement et parfois même s'oblitère d'une façon complète. Cette oblitération, déjà signalée par Mayer, en 1826, a été étudiée à une époque plus récente par le professeur Guyon (*Etude sur les cavités de l'utérus à l'état de vacuité*, Th. de Paris, 1858), qui l'a rencontrée treize fois sur vingt femmes, âgées de cinquante-cinq à soixante-dix ans, soit une proportion de 65 p. 100. Ce chiffre est vraisemblablement trop élevé. Sappey, sur douze femmes, âgées de soixante à soixante-quinze ans, n'en a rencontré que deux, sur lesquelles l'orifice du col était entièrement oblitéré. — L'*orifice externe* (9) a été décrit plus haut, à propos de la portion intra-vaginale du col (voyez p. 1073).

3° Dimensions de la cavité utérine. — Le *diamètre vertical* de la cavité utérine est, en moyenne, de 50 à 55 millimètres chez la femme nullipare. Il n'est que de 45 à 50 millimètres chez la jeune fille vierge et atteint, chez la multipare, de 55 à 65 millimètres. — La longueur respective de la cavité du col et de celle du corps varie dans les mêmes conditions que la longueur respective du col et du corps prise à la surface extérieure de l'organe. Chez la vierge, la longueur de la cavité cervicale dépasse celle de la cavité du corps de 3 ou 4 millimètres. Chez la nullipare, les deux cavités ont à peu près la même longueur, et s'il existe une différence, cette différence est toujours légère et en faveur de la cavité du corps. Enfin, chez la multipare, la cavité du corps, considérablement agrandie au détriment de celle du col, l'emporte sur cette dernière de 4 ou 5 millimètres. — En chiffres ronds, la cavité du col mesure en hauteur 28 millimètres chez la vierge, 25 millimètres chez la nullipare, et 22 millimètres chez la multipare, ce qui nous donne pour la cavité du corps : 22 à 26 millimètres pour la jeune fille vierge, 25 à 27 millimètres pour la femme nullipare, 30 à 40 millimètres pour la multipare.

Le *diamètre transversal* de la cavité de l'utérus, pris au niveau de la base, est à peu près la moitié du diamètre vertical. Guyon, qui a mesuré ce diamètre sur dix-sept femmes, dont trois vierges, trois nullipares et onze multipares, est arrivé aux chiffres suivants : pour la vierge et la nullipare, de 20 à 24 millimètres; pour la multipare, de 30 à 33 millimètres.

La *capacité* de l'utérus, en dehors de la gestation, est environ de 3 ou 4 centimètres cubes chez la vierge et la nullipare, de 5 ou 6 centimètres cubes chez la multipare.

L'épaisseur de la paroi utérine étant en moyenne de 10 millimètres, il est toujours possible, grâce à un procédé que nous devons à Richet, de déterminer sur le vivant les diamètres extérieurs de l'utérus. Pour cela, on devra tout d'abord mesurer à l'aide du cathéter gradué la longueur de la cavité utérine : soit x cette longueur. Pour déterminer le diamètre vertical extérieur de l'utérus (*Dv*), il suffira alors d'ajouter à la valeur de x l'épaisseur de la paroi, soit 10 millimètres ($Dv = x + 10$ millimètres). D'autre part, la largeur de la cavité utérine étant la moitié de sa longueur, on aura cette largeur en divisant la longueur par 2 ($= \frac{x}{2}$). Cette largeur une fois connue, on obtiendra le diamètre transverse extérieur de l'utérus (*Dt*), en ajoutant deux fois l'épaisseur de la paroi utérine ($Dt = \frac{x}{2} + 10 + 10$). Il est à remarquer, cependant, que l'épaisseur de l'utérus est un facteur qui varie beaucoup suivant les sujets et, d'autre part, que le rapport indiqué ci-dessus entre le diamètre vertical de la cavité utérine et son diamètre transversal, est également fort variable. Pour ces deux raisons, les formules précitées, tout en étant utiles dans la pratique, ne fourniront jamais, quant aux dimensions réelles de l'utérus, que des chiffres approximatifs.

§ IV. — Constitution anatomique

Envisagé au point de vue de sa constitution anatomique, l'utérus se compose de trois tuniques qui sont, en allant de dehors en dedans : une tunique séreuse, une tunique musculeuse et une tunique muqueuse.

A. — Tunique séreuse

La tunique séreuse est une dépendance du péritoine pelvien. Après avoir revêtu la face postérieure de la vessie, le péritoine se réfléchit sur l'utérus, qu'il rencontre ordinairement au niveau de l'isthme, quelquefois 2 ou 3 millimètres plus haut ou plus bas. Il s'étale alors sur la face antérieure de ce dernier organe et la recouvre dans toute son étendue. En passant de la vessie sur l'utérus, la séreuse forme un premier cul-de-sac, le *cul-de-sac antérieur* ou *vésico-utérin* (fig. 1635,11).

Arrivé sur le fond de l'utérus, le péritoine le contourne et descend alors sur sa face postérieure jusqu'au niveau de l'insertion du vagin. Il se prolonge même sur ce dernier conduit dans une étendue de 15 à 20 millimètres, et, finalement, se réfléchit sur le rectum, en constituant un deuxième cul-de-sac bien plus profond que le précédent, le *cul-de-sac postérieur* ou *recto-vaginal;* on le désigne encore sous le nom de *cul-de-sac de Douglas* (fig. 1635,12). Un peu au-dessus de la partie la plus déclive de ce cul-de-sac, le péritoine rencontre les deux faisceaux de fibres lisses qui constituent les ligaments utéro-sacrés (p. 1061) ; il revêt successivement leur face supérieure leur bord interne et leur face inférieure, et forme ainsi à droite et à gauche, entre le col utérin et les parties latérales du rectum, deux petits replis falciformes appelés *replis de Douglas* (fig. 1624,9).

Au niveau des bords latéraux de l'utérus (fig. 1634), le feuillet péritonéal qui revêt la face antérieure de cet organe et celui qui tapisse sa face postérieure, s'adossent l'un à l'autre et tous les deux se portent transversalement en dehors, en constituant ces deux vastes replis que nous avons décrits plus haut sous le nom de ligaments larges.

Au total, le péritoine utérin tapisse successivement : 1° la face antérieure du corps ; 2° le fond ou bord supérieur ; 3° la face postérieure du corps ; 4° la face postérieure de la portion sus-vaginale du col. Plus simplement, il recouvre toute la surface extérieure de la portion sus-vaginale de l'utérus, sauf les bords latéraux et la face antérieure du col.

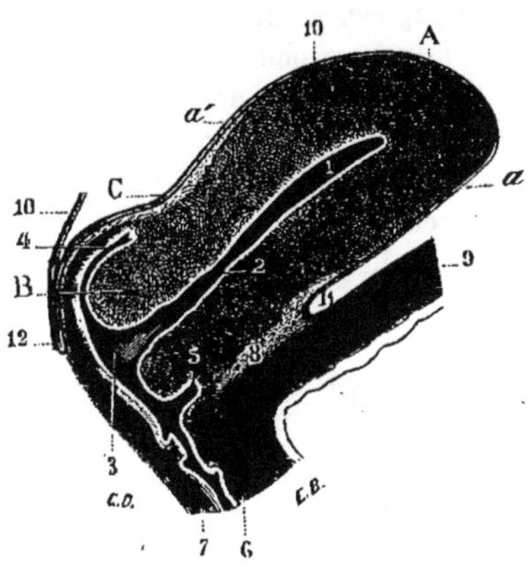

Fig. 1635.

Coupe sagittale de l'utérus (femme multipare) pour montrer le mode d'étalement du péritoine.

A, corps de l'utérus, avec : *a* sa face antérieure; *a'* sa face postérieure. — B, col. — C, isthme.
1, cavité du corps. — 2, orifice interne du col. — 3, orifice externe. — 4, cul-de-sac postérieur du vagin. — 5, cul-de-sac antérieur. — 6, paroi vaginale antérieure. — 7, paroi vaginale postérieure. — 8, cloison vésico-utérine. — 9, paroi de la vessie. — 10, péritoine (*en bleu*). — 11, cul-de-sac vésico-utérin. — 12, cul-de-sac recto-vaginal ou cul-de-sac de Douglas.

L'adhérence du péritoine à la tunique musculeuse de l'utérus varie suivant les régions que l'on examine. Sur le fond et sur les deux tiers supérieurs du corps, principalement dans la zone qui répond au plan médian, cette adhérence est intime. Sur les autres points, c'est-à-dire au voisinage des bords latéraux, sur le tiers inférieur du corps et sur la face postérieure du col, il s'interpose, entre la séreuse et la musculeuse, une couche de tissu cellulaire lâche, le *tissu cellulaire sous-péritonéal* (*tissu paramétrique* de Virchow), qui permet à son niveau l'isolement des deux tuniques. Cette couche celluleuse, très mince en haut, s'épaissit graduellement en descendant et acquiert son maximum de développement au niveau du col : elle forme tout autour de lui une sorte de manchon, qui se continue en bas avec le tissu cellulaire péri-vaginal et dont l'épaisseur atteint parfois 10 et 15 millimètres.

Parmi les anomalies intéressantes se rapportant au mode d'étalement du péritoine sur l'utérus, nous devons signaler les variations de son point de réflexion vésico-utérin. Nous avons dit plus haut qu'il était situé ordinairement au niveau de l'isthme. Sur certains sujets, surtout chez les multipares, on le voit se rapprocher plus ou moins de l'insertion du vagin et quelquefois même descendre jusqu'à ce dernier organe. Dans ce cas, on le conçoit, le réservoir urinaire a perdu tout rapport immédiat avec la face antérieure de l'utérus.

B. — Tunique musculeuse.

La tunique musculeuse, remarquable par son développement, forme à elle seule la presque totalité de l'épaisseur de l'utérus. Elle se compose essentiellement de fibres musculaires lisses, dont l'ensemble constitue le *muscle utérin*. Nous étudierons tout d'abord leur mode d'agencement, puis leur structure histologique.

1° Mode d'agencement des fibres utérines. — Les coupes pratiquées en divers sens sur un utérus à l'état de vacuité nous révèlent, entre la séreuse et la muqueuse, la présence d'un tissu gris blanchâtre, très dense et très résistant, criant presque sous le scalpel. Par places apparaissent quelques orifices vasculaires; mais, en aucun point, il n'est possible de saisir des variations d'aspect ou de texture suffisamment tranchées pour permettre de décomposer le muscle utérin en couches multiples et superposées. Aussi, pour s'éclairer un peu au milieu de ce chaos, il est indispensable de mettre à profit les modifications que subit la tunique musculeuse au cours de la grossesse. Dans ce nouvel état physiologique, les fibres augmentent à la fois en nombre et en volume. De plus, elles prennent une coloration rouge et les faisceaux qu'elles forment, plus gros et partant plus distincts, se prêtent plus facilement à la dissection. C'est le procédé qui a été mis en usage par

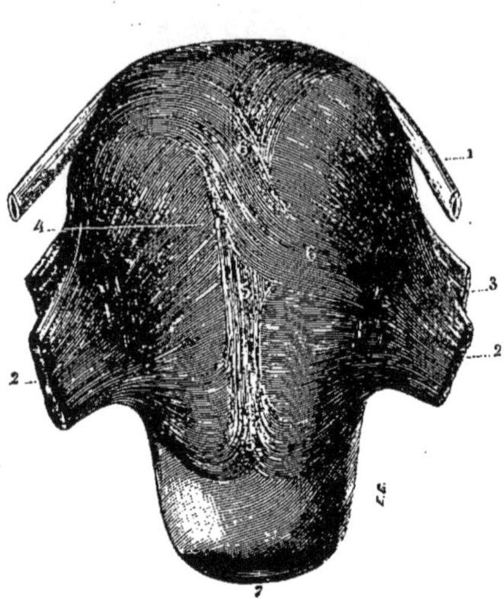

Fig. 1636.
Couche musculaire externe de l'utérus, vue sur la face antérieure de l'organe (en partie d'après BONAMY).

1, trompe. — 2, origine du ligament rond. — 3, origine du ligament de l'ovaire. — 4, fibres transversales. — 5, fibres longitudinales, formant la branche antérieure du faisceau ansiforme. — 6, un faisceau disposé en Z. — 7, orifice externe du col.

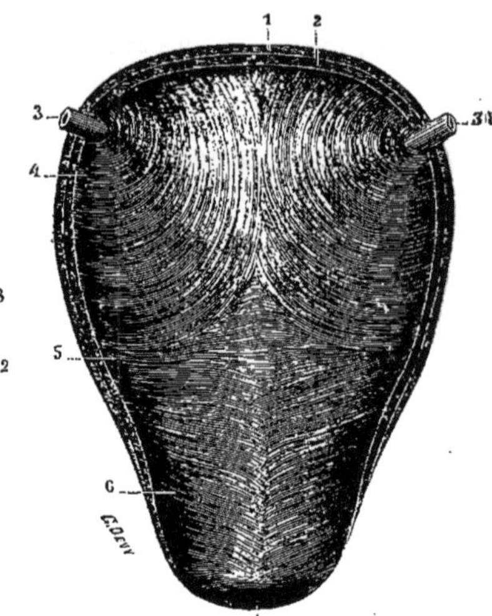

Fig. 1637.
Couche musculaire interne de l'utérus, vue après l'ablation des deux couches superficielles.

1, couche musculaire externe sectionnée. — 2, couche musculaire moyenne, également sectionnée. — 3, trompes. — 4, faisceaux circulaires de l'angle externe. — 5, faisceaux circulaires de l'isthme. — 6, faisceaux circulaires du col. — 7, orifice externe du col.

les observateurs anciens, SUE en 1753, CALZA en 1807, Mme BOIVIN en 1821, DEVILLE en 1844 et, à une époque plus rapprochée de la nôtre (1864) par HÉLIE et CHENANTAIS, dont la description est aujourd'hui classique. Avec ces deux derniers auteurs, nous diviserons la tunique musculeuse de l'utérus en trois couches, une couche externe, une couche moyenne et une couche interne. Disons tout de suite que ces trois couches ne sont pas entièrement indépendantes, qu'elles n'ont pas, en tout cas, l'indépendance que nous leur attribuons dans nos descriptions. Entre elles s'effectue toujours un échange considérable de fibres et même de faisceaux, qui rend leur isolement à peu près impossible et qui, au point de vue physiologique, solidarise leur action.

a. *Couche externe*. — La couche externe (fig. 1636) comprend elle-même deux ordres de fibres, les unes longitudinales, les autres transversales :

Les *fibres longitudinales* (5) forment un faisceau aplati large de 10 à 25 millimètres, qui répond à la zone médiane de l'utérus et qui occupe successivement sa face antérieure, son fond et sa face postérieure. Il revêt donc dans son ensemble l'aspect d'un fer à cheval, dont la partie moyenne embrasse le fond de l'organe à la manière d'une anse : c'est le *faisceau ansiforme* de Hélie. Il est constitué, sur la face antérieure comme sur la face postérieure, par des fibres primitivement transversales qui proviennent des parties latérales de l'utérus et qui, à un moment donné, se redressent plus ou moins brusquement pour devenir verticalement ascendante. Arrivées sur le fond de l'utérus, les fibres constitutives du faisceau ansiforme suivent une double direction : les unes passent directement de la face antérieure de l'utérus sur sa face postérieure et vice versa; les autres, s'infléchissant en dehors pour devenir de nouveau transversales, se dirigent vers l'orifice des trompes. Parmi ces dernières fibres, il y en a presque toujours un certain nombre qui, en s'infléchissant croisent la ligne médiane et, par conséquent, passent du côté opposé à celui où elles ont pris naissance (fig. 1636, 6) : leur direction considérée dans leur ensemble, rappelle assez bien celle d'un **Z** allongé (*fibres en* **Z**). Nous ajouterons que le faisceau ansiforme descend toujours un peu plus bas en arrière qu'en avant : en arrière, en effet, il se prolonge jusque sur le tiers supérieur du col et quelquefois même jusque sur son tiers moyen, tandis qu'en avant il s'arrête ordinairement à l'union du corps et du col.

Les *fibres transversales* (fig. 1636, 4), situées immédiatement au-dessous des précédentes, forment un plan continu et régulier dans toute la hauteur du corps de l'utérus. Comme l'indique leur nom, elles se portent d'un côté à l'autre de l'organe en suivant une direction horizontale ou légèrement oblique. Parvenues aux bords latéraux, un certain nombre d'entre elles, se recourbant en arc, passent de la face antérieure à la face postérieure et vice versa; elles sont traversées à ce niveau par de nombreux vaisseaux artériels et veineux, tout autour desquels elles forment des sortes d'anneaux arrondis ou elliptiques. Les autres, dépassant les limites de l'organe, disparaissent dans l'épaisseur du ligament large, où elles constituent, comme nous l'avons déjà vu plus haut : 1° les lames musculaires qui doublent les deux feuillets péritonéaux de ce dernier ligament; 2° le ligament rond; 3° le ligament utéro-ovarien; 4° la couche externe de la tunique musculeuse de la trompe. — Les fibres transversales de la couche musculaire externe se prolongent sur le col utérin, en conservant leurs mêmes caractères. Leur disposition y est même plus simple : elles n'y forment pas de faisceau ansiforme et suivent presque toutes la même direction, une direction un peu oblique de dehors en dedans et de haut en bas. — Ces fibres présentent quelques connexions, en avant, avec les fibres vésicales correspondantes. En arrière, elles donnent naissance à deux faisceaux distincts qui se dirigent vers le sacrum et qui nous sont bien connus (p. 1061), les *faisceaux* ou *ligaments utéro-sacrés*. Enfin en bas, du côté du vagin, elles se continuent en partie avec la tunique musculeuse de ce dernier conduit. — La couche musculaire externe ne se prolonge guère au-dessous de l'insertion supérieure du vagin : le museau de tanche en effet, comme nous le verrons tout à l'heure, emprunte presque exclusivement ses éléments à la couche musculaire interne.

b. *Couche moyenne.* — La couche moyenne (fig. 1638) est la plus épaisse des trois : à elle seule, elle représente la moitié environ de la tunique musculeuse. Elle est constituée par un système de faisceaux ou de bandes de largeur variable, qui suivent toutes les directions et s'entre-croisent dans tous les sens, d'où le nom de *couche plexiforme* donné à cette couche par quelques auteurs.

Ce qui caractérise encore la couche moyenne, c'est la présence, dans les mailles que circonscrivent les faisceaux précités, de nombreux canaux vei-

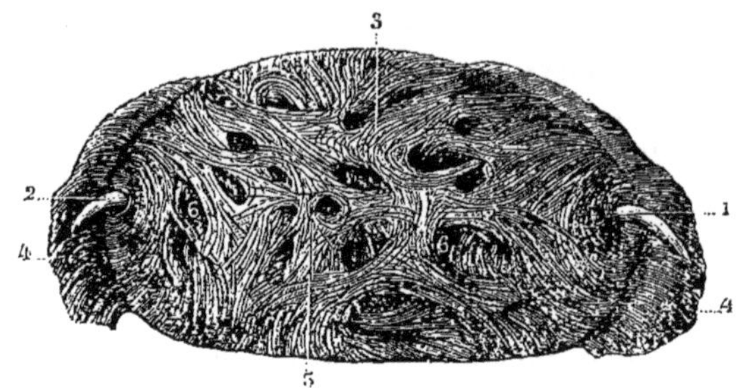

Fig. 1638.
Couche musculaire moyenne de l'utérus, vue sur le fond de l'organe au niveau de l'insertion du placenta (imitée de Hélie et Chenantais).

1, trompe gauche. — 2, trompe droite. — 3, fond de l'utérus. — 4, couche musculaire superficielle, incisée et érignée en dehors. — 5, faisceaux plexiformes de la couche moyenne. — 6, intervalles circulaires ou elliptiques occupés par les sinus utérins.

neux que l'on désigne ordinairement sous le nom de *sinus utérins*. Sur ces sinus, le vaisseau sanguin a perdu la plus grande partie des éléments de sa paroi : il se trouve réduit, en effet, à sa couche endothéliale, laquelle est fortement adhérente aux faisceaux musculaires qui l'environnent. Ceux-ci se disposent en arc autour des sinus et comme chacun de ces arcs est croisé à ses deux extrémités par un arc orienté en sens inverse, il s'ensuit que chaque sinus se trouve en définitive entouré par un anneau musculaire (fig. 1638, 6). Ces anneaux musculaires, pour employer une expression de Pinard, sont des sortes de ligatures vivantes, ne gênant en rien, quand elles sont à l'état de repos la circulation des sinus, mais susceptibles par leur contraction de fermer la voie à tout écoulement sanguin : c'est, du reste, le rôle qui leur est assigné après l'accouchement, au moment de la délivrance.

La couche plexiforme appartient exclusivement au corps de l'utérus, on n'en trouve aucune trace sur le col.

c. *Couche interne.* — La couche interne (fig. 1637) offre une grande analogie avec la couche externe déjà décrite, avec ce caractère distinctif cependant qu'elle n'envoie aucune expansion en dehors de l'utérus. Si nous examinons cette couche par sa surface interne, nous observons tout d'abord, immédiatement au-dessous de la muqueuse, aussi bien sur la paroi antérieure que sur la paroi postérieure, deux faisceaux de fibres musculaires à direction longitudinale, revêtant chacun la forme d'un triangle dont la base, dirigée en haut, s'étend d'une trompe à l'autre. Ici, comme pour la couche externe, ce faisceau longitudinal est constitué par des fibres primitivement transversales qui, au voisinage de la ligne médiane, se recourbent brusquement en haut pour devenir verticales et qui, après un certain parcours, s'infléchissent de nouveau en dehors pour gagner par un trajet transversal le côté de l'utérus opposé à celui qui leur a donné naissance : c'est exactement, on le voit, la disposition en **Z**, déjà signalée pour le faisceau longitudinal superficiel. La base du faisceau longitudinal interne, avons-nous dit plus haut, répond au fond de l'utérus : ses deux angles forment deux languettes, à direction naturellement transversale, qui disparaissent à droite et à gauche dans la paroi des trompes.

Extérieurement à ce premier plan de fibres longitudinales, se trouve un deuxième plan de fibres horizontales, qui passent d'un côté à l'autre et d'une face à l'autre, qui par conséquent sont circulaires. Ces fibres forment, à l'union du corps de l'utérus avec le col, un anneau régulier et très épais (fig. 1637,5), que certains auteurs ont improprement désigné sous le nom de *sphincter de l'isthme*. Au niveau des angles de l'organe, elles se disposent en une série d'anneaux concentriques (fig. 1637,4) dont les plus petits entourent l'orifice interne de la trompe, tandis que les plus grands viennent jusque sur la ligne médiane s'adosser à ceux du côté opposé.

Les deux ordres de fibres qui constituent la couche musculaire interne du corps se prolongent sur le col. — Les fibres longitudinales, les plus superficielles par rapport à la cavité utérine, y forment deux faisceaux médians avec ramifications latérales obliques, et ce sont précisément ces faisceaux qui, en soulevant la muqueuse, déterminent la formation des arbres de vie. — Quant aux fibres circulaires, elles forment une couche régulière et très épaisse, qui occupe toute la hauteur du col et qui, à elle seule, constitue la presque totalité du museau de tanche.

2° Structure microscopique des fibres utérines. — Le muscle utérin a pour éléments essentiels des fibres musculaires lisses, mesurant sur un utérus à l'état de vacuité de 50 à 70 μ de longueur et orientées différemment suivant les points où on les considère. Ces fibres sont plongées dans une gangue conjonctive et élastique, d'autant plus développée qu'on se rapproche davantage de la portion vaginale du col. La présence de ce tissu élastique mérite une mention spéciale, car, d'après certains auteurs (Acconci, Dührsen), ce tissu jouerait un grand rôle dans la dilatation du col utérin au moment de l'accouchement.

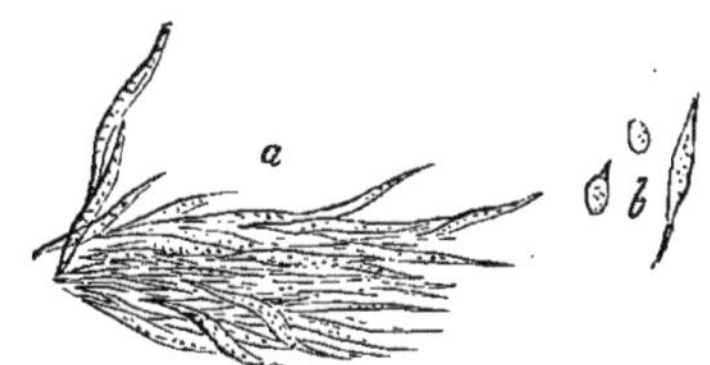

Fig. 1639.
Fibres musculaires de l'utérus à l'état de vacuité (d'après Farre).

a, fibres unies par du tissu conjonctif. — *b*, fibres isolées et corpuscules élémentaires.

Les éléments élastiques apparaissent et sont surtout abondants au-dessous de la séreuse. Ils forment là un réseau assez serré qui se prolonge ensuite dans l'épaisseur de la tunique musculeuse. Ce réticulum élastique intra-musculaire est particulièrement bien développé dans la portion cervicale.

C. — TUNIQUE MUQUEUSE

La tunique muqueuse revêt régulièrement toute la surface intérieure de l'utérus. En haut, au niveau de l'ostium uterinum des trompes, elle se continue avec la muqueuse de ces derniers conduits. En bas, au niveau de l'orifice externe du col, elle s'étale régulièrement sur le museau de tanche, en prenant tous les caractères de la muqueuse vaginale ; elle se continue, du reste, avec cette dernière dans la partie la plus élevée des culs-de-sac vaginaux. La muqueuse utérine diffère d'aspect et de structure, suivant qu'on l'envisage dans la cavité du corps ou dans la cavité du col.

1° Muqueuse du corps. — La muqueuse du corps nous présente une coloration blanc rosé. Elle adhère intimement à la couche musculaire sous-jacente ; mais elle est très friable et, par conséquent, s'altère facilement. Son épaisseur, mesurée à la partie moyenne de la cavité du corps, où elle atteint son maximum, est de 1 ou 2 millimètres : de là, elle diminue graduellement en allant, soit vers le col, soit vers les angles supérieurs ; au niveau de l'embouchure des trompes, elle est à peine de 1/2 millimètre. Sa surface est lisse et unie ; on y remarque cependant une multitude de petites dépressions infundibuliformes, qui sont les orifices d'autant de glandules. Cette surface, même à l'état normal, est recouverte par un liquide demi-transparent, à réaction alcaline, tenant en suspension des leucocytes et des cellules épithéliales détachées de la muqueuse. Histologiquement, la muqueuse du corps nous offre à considérer un épithélium, un derme ou chorion et des glandes :

a. L'*épithélium* consiste en une couche unique de cellules allongées, revêtant par pression réciproque la forme de prismes à cinq ou six pans. Ces cellules sont ciliées ; toutefois les cils, dont l'existence est aujourd'hui incontestable chez l'adulte, n'apparaissent qu'après la puberté, pour disparaître très probablement après la ménopause (Möricke, de Sinéty). Leur mouvement s'effectue de haut en bas, je veux dire du fond de l'utérus vers le col, en sens inverse par conséquent de la direction que suivent les spermatozoïdes.

b. Le *chorion muqueux* est constitué par du tissu conjonctif, mais par un tissu conjonctif jeune et pour ainsi dire embryonnaire. La couche la plus superficielle, celle qui est située immédiatement au-dessous de l'épithélium, est presque exclusivement formée par des cellules arrondies, à noyau volumineux, baignant dans une petite quantité de substance amorphe et réunies les unes aux autres par de minces prolongements protoplasmiques anastomosés en réseaux (*cellules embryoplastiques* de Robin). Plus profondément, ces cellules deviennent plus rares et sont remplacées peu à peu par des cellules fusiformes ou étoilées. En même temps, les fibres conjonctives deviennent plus abondantes et se disposent en faisceaux ondulés, qui se continuent, à la limite externe de la muqueuse, avec les travées conjonctives de la tunique musculeuse.

c. Les *glandes du corps de l'utérus* sont des glandes en tube, souvent tortueuses ou même spiroïdes, surtout dans leur partie profonde. Leur fond, légèrement renflé, parfois bifurqué ou même trifurqué, repose ordinairement sur la tunique musculeuse sous-jacente; plus rarement, il se creuse une loge entre les faisceaux de fibres musculaires. Les tubes glandulaires traversent la muqueuse suivant une direction perpendiculaire ou légèrement oblique. Ils sont tapissés intérieurement par une rangée unique de cellules prismatiques, mesurant de 20 à 30 μ de hauteur sur 6 à 8 μ de largeur, et présentant à leur extrémité libre un mince plateau garni de cils vibratiles. Ces cils, qui ont été bien étudiés par Nylander, par Lott (1871) et plus récemment par Möricke (1882), se meuvent du fond de la glande vers son embouchure. La sécrétion des glandes du corps de l'utérus ne diffère vraisemblablement pas du reste de celle de la muqueuse et l'on comprend l'opinion de certains auteurs qui refusent à ces formations la signification de véritables glandes.

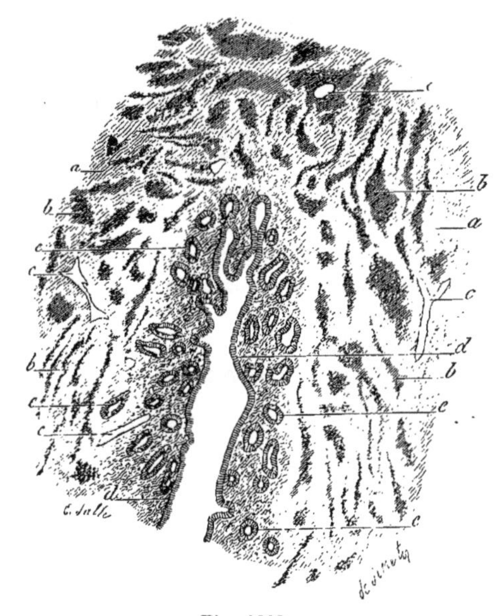

Fig. 1640.
Coupe de la muqueuse du corps de l'utérus en dehors de la période menstruelle (d'après de Sinéty).

a, *a*, tissu conjonctif. — *b*, *b*, faisceaux de fibres musculaires lisses coupés en différents sens. — *c*, *c*. coupes des vaisseaux. — *d*, *d*, revêtement épithélial. — *e*, *e*, coupes des glands.

2° Muqueuse du col. — La muqueuse du col diffère de celle du corps en ce qu'elle est plus pâle, moins épaisse et beaucoup plus consistante. Elle en diffère encore en ce que sa surface libre, au lieu d'être lisse et unie, est rendue très inégale par les saillies arborescentes qui constituent les arbres de vie. Elle en diffère, enfin, par la structure de ses deux couches et de ses formations glandulaires :

a. L'*épithélium* appartient au même type, le type cylindrique cilié, mais il est plus élevé (35 à 65 μ au lieu de 25 à 35 μ), et les cils qui se dressent à sa surface sont également plus longs. Un noyau volumineux, arrondi ou ovoïde, fortement coloré par le carmin, occupe sa portion basale. — Entre les cellules cylindriques se trouvent par places un certain nombre de cellules caliciformes, destinées à sécréter du mucus. — En haut, dans la région de l'isthme, l'épithélium cylindrique du col se continue graduellement avec celui du corps qui n'en diffère pour ainsi dire que par ses dimensions. — En bas, du côté du vagin, l'épithélium du col utérin change com-

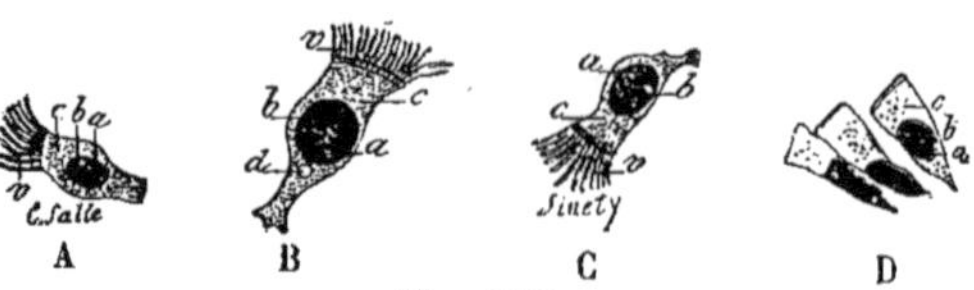

Fig. 1641.
Epithélium de la muqueuse du col : A, B, C, cellules cylindriques à cils vibratiles; D, cellules caliciformes (d'après DE SINÉTY).

a, noyau. — *b*. nucléole. — *c*, corps de la cellule formant une cavité ; *v*, cils vibratiles.

plètement de nature ; il diminue de hauteur, perd ses cils et se dispose en plusieurs couches, dans lesquelles les cellules sont hérissées de pointes et d'autant plus aplaties qu'elles sont plus superficielles. En d'autres termes, il prend tous les caractères de l'épithélium à type épidermique, type que nous rencontrerons dans le vagin. — La limite séparative entre l'épithélium cilié et l'épithélium pavimenteux stratifié est indiquée par une ligne irrégulièrement festonnée, laquelle remonte plus ou moins haut suivant les sujets : chez la jeune fille, elle est située au niveau même de l'orifice utéro-vaginal ou à quelques millimètres au-dessus ; elle s'élève un peu à la suite d'une première grossesse et peut remonter, chez la femme qui a eu de nombreux enfants, jusqu'à la partie moyenne de la cavité cervicale.

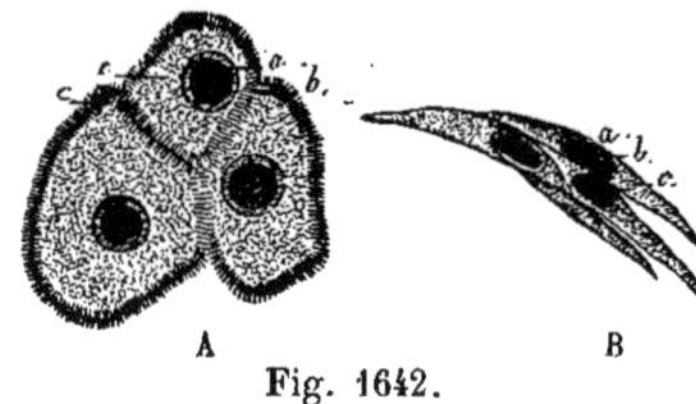

Fig. 1642.
Epithélium pavimenteux du col utérin : A, vu de face; B, vu de profil (d'après DE SINÉTY).

a, noyaux. — *b*. nucléole. — *c*, corps de la cellule. — *e*, dentelures s'engrenant les unes dans les autres.

b. Le *chorion muqueux*, moins riche en éléments cellulaires que sur la muqueuse du corps, plus riche au contraire en éléments fibrillaires, offre plus nettement le type du tissu conjonctif adulte. En outre, elle possède dans sa trame quelques fibres élastiques et présente dans sa moitié inférieure de nombreuses papilles, deux caractères qui font défaut sur la muqueuse du corps.

c. Les *glandes du col* sont fort nombreuses, 10.000 environ, d'après TYLER SMITH. Elles existent sur toute la hauteur de la cavité cervicale, mais elles sont à la fois plus rares et moins développées au voisinage de l'orifice utéro-vaginal. Leur forme est des plus diverses : les unes sont de simples dépressions de la muqueuse ou cryptes, d'autres de véritables glandes en tube ; d'autres enfin, par suite de la division de leur partie profonde en culs-de-sac multiples, réalisent le type parfait de la glande en grappe. Mais, quelle que soit leur forme, les glandes du col présentent toutes la même structure : elles se composent essentiellement d'une membrane anhyste ou vitrée tapissée intérieurement par une rangée unique de cellules caliciformes. Ces cellules caliciformes, plus allongées et moins globuleuses que celles de l'intestin grêle (DE SINÉTY), se continuent graduellement, à l'embouchure de la glande, avec l'épithélium cylindrique cilié de la muqueuse. Elles sécrètent un mucus épais, transparent, gélatiniforme, très visqueux, qu'on détache avec peine lorsqu'à travers un spéculum on cherche à nettoyer le col. — On rencontre assez fréquemment sur la muqueuse du col et parfois aussi sur celle du corps, de petites vésicules hémisphériques, de 1 ou 2 millimètres de

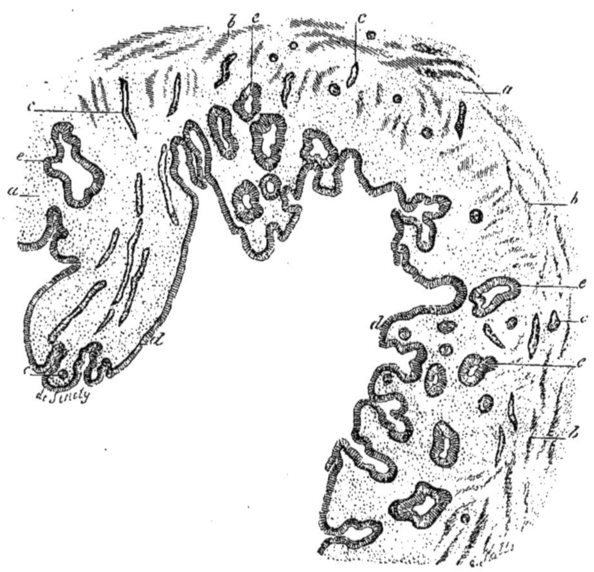

Fig. 1643.
Coupe de la muqueuse du col de l'utérus (d'après DE SINÉTY).

a, *a*, tissu conjonctif. — *b*, *b*, coupes des faisceaux de fibres musculaires lisses. — *c*, *c*, coupes des vaisseaux. *d*, *d*, revêtement épithélial à cils vibratiles. — *e*, *e*, coupes des glandes à cellules caliciformes.

diamètre, que NABOTH autrefois avait prises à tort pour des ovules. Il est universellement admis aujourd'hui que les *œufs de Naboth* (c'est le nom que leur donnent encore tous les auteurs) ne sont autre chose que des productions kystiques, renfermant un liquide muqueux au sein duquel flottent des leucocytes et des cellules épithéliales desquamées. Elles résultent de l'oblitération accidentelle des glandes ci-dessus décrites qui, ne pouvant plus rejeter au dehors leur produit de sécrétion, se laissent distendre par lui.

§ V. — MODIFICATIONS PHYSIOLOGIQUES DE L'UTÉRUS AU MOMENT DE LA MENSTRUATION, PENDANT LA GROSSESSE ET A LA SUITE DE L'ACCOUCHEMENT

Au moment de la menstruation, l'utérus se congestionne, devient turgescent et présente pour ainsi dire, pour employer une expression de ROUGET, une sorte d'érection. Par suite, son volume augmente et sa consistance s'atténue ; les lèvres du col, notamment, offrent un certain degré de ramollissement, que l'on perçoit facilement à l'aide du toucher. Mais, c'est la muqueuse du corps qui subit, pendant la période menstruelle, les changements les plus notables. L'hyperhémie active dont elle est alors le siège amène une réplétion exagérée des capillaires et finalement leur effraction. Dès lors, l'hémorrhagie se produit et un sang noir, visqueux, mêlé de cellules épithéliales, s'écoule à l'orifice externe du col d'abord, puis à la vulve.

Pendant la grossesse, l'utérus subit une hypertrophie considérable, qui modifie naturellement son volume, sa forme, sa direction, sa situation et ses rapports. Qu'il nous suffise, pour donner une idée de cette augmentation volumétrique, de dire que sa capacité qui, à l'état normal, est de 2 ou 3 centimètres cubes, atteint au terme de la grossesse 6.000 et 7.000 centimètres cubes. Cette hypertrophie, dite *gravidique*, intéresse les trois tuniques de l'organe, mais à des degrés divers. — La *tunique séreuse*, accompagnant la paroi utérine dans son mouvement d'expansion, augmente en surface, mais ne change pas notablement de structure. — La *tunique musculeuse* présente une augmentation à la fois volumétrique et numérique de ses fibres musculaires. La longueur de celles-ci, qui normalement est de 50 à 70 μ, s'élève progressivement au cours de la grossesse à 150 μ, 300 μ et même 500 μ (fig. 1644). De plus, une multitude de fibres nouvelles apparaissent dans la couche musculaire interne, présentant toutes les formes transitoires entre les fibres jeunes et les fibres complètement développées. Toutefois, cette genèse de fibres musculaires ne s'observerait, d'après Kölliker, que dans les six premiers mois qui suivent la fécondation : à partir de la vingt-sixième semaine, en effet, ce dernier histologiste n'a trouvé dans le muscle utérin que des fibres musculaires adultes sans aucune trace de fibres embryonnaires. D'après Ranvier, les fibres utérines présentent à la fin de la grossesse, chez la femme et chez les femelles du chien et du lapin, une striation évidente, mais bien moins nette cependant que sur les muscles striés de la vie de relation. Malgré l'hypertrophie considérable de sa tunique contractile, la paroi utérine n'augmente pas d'épaisseur : cette épaisseur diminue au contraire par le fait de l'expansion de l'organe et chacun sait qu'au moment de l'accouchement la poche utérine est beaucoup plus mince qu'avant la conception. — Quant à la *tunique muqueuse*, qui prendra désormais le nom de *caduque* (voy. Embryologie), elle devient réellement méconnaissable. Tout d'abord, l'épithélium cylindrique qui revêt sa surface disparaît, aussitôt que l'ovule se trouve greffé sur la paroi utérine. Ses glandes perdent, elles aussi,

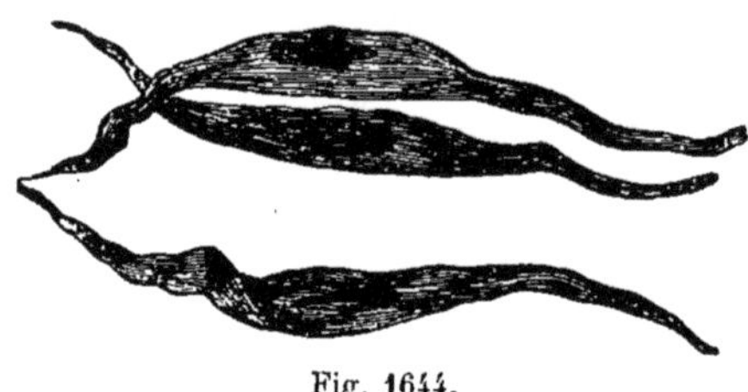

Fig. 1644.
Fibres musculaires hypertrophiées de l'utérus gravide (d'après Wagner).

leur épithélium, du moins dans leur partie superficielle; leur partie profonde, en effet, conserve ce revêtement, mais elle devient flexueuse et s'élargit au point que les culs-de-sac glandulaires forment à eux seuls la presque totalité de la couche profonde de la caduque. A leur tour, les cellules du chorion muqueux, augmentant à la fois de nombre et de volume, se disposent en des assises multiples. Du reste, ces cellules ne sont pas uniformes, mais diffèrent d'aspect suivant qu'on les considère dans les couches superficielles ou dans les couches profondes (fig. 1645) : dans les couches superficielles (3), elles sont arrondies et globuleuses (*cellules rondes* de FRIEDLÄNDER) ; dans les couches profondes (4), elles sont aplaties, fusiformes, terminées en pointes par conséquent (*cellules à aiguilles* de FRIEDLÄNDER).

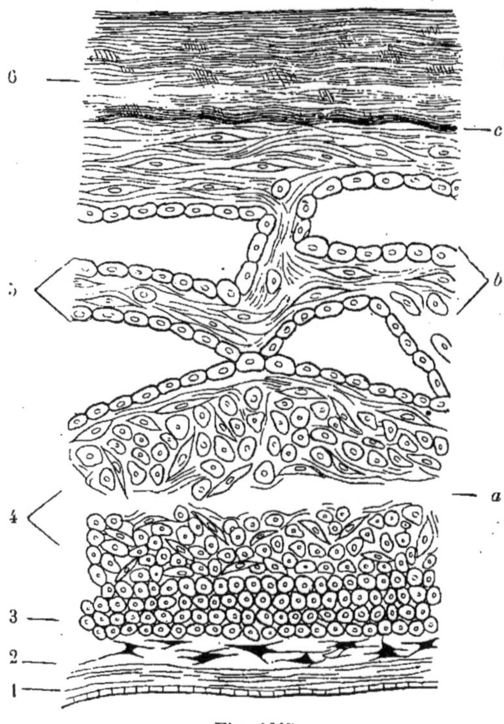

Fig. 1645.

Coupe schématique de l'utérus gravide (imitée de FRIEDLÄNDER).

1, amnios. — 2, chorion. — 3, cellules rondes. — 4, cellules à aiguilles — 5, couche glandulaire. — 6, tunique musculeuse de l'utérus.

(*a*, *b*, *c*, indiquent les points où se fait la séparation de l'œuf et de la paroi utérine au moment de l'accouchement : *a*, d'après FRIEDLÄNDER ; *b*, d'après DE SINÉTY ; *c*, d'après ROBIN).

Au moment de l'accouchement, la caduque, on le sait, suit l'expulsion de l'œuf, et c'est précisément à cette destinée (de *caduca*, qui tombe) que cette membrane est redevable de son nom. Toutefois, la caduque ne s'en va pas tout entière de façon à laisser la tunique musculeuse entièrement à nu. Une portion seulement, sa portion superficielle, formée par la couche des cellules rondes et une partie des cellules à aiguilles, est expulsée au dehors avec les annexes du fœtus (fig. 1645, *a*). L'autre portion, la portion profonde, formée par les culs-de-sac glandulaires et par une partie des cellules à aiguilles, reste adhérente à la tunique musculeuse et c'est aux dépens de cette portion profonde (*portion spongieuse* de FRIEDLÄNDER) que s'effectue, après la délivrance, un travail de reconstitution qui aboutira au développement de nouveaux tubes glandulaires, d'un chorion muqueux et d'un épithélium de revêtement, comme autrefois cylindrique et cilié. Ce travail de reconstitution dure environ trois semaines, de telle sorte que ce n'est que du vingt et unième au vingt-cinquième jour après la parturition que la cavité utérine se trouve de nouveau en possession d'une muqueuse vraie en tout semblable à celle qui tapissait sa paroi au moment de la conception.

Tout ce qui précède s'applique à la muqueuse du corps. La muqueuse du col qui reste pour ainsi dire insensible à l'influence de la menstruation, ne subit également, du fait de la grossesse, que des modifications peu importantes. Du côté du chorion, nous observons dans les intervalles qui séparent les éléments histologiques une infiltration d'une substance amorphe, homogène, transparente, à peu près dépourvue de granulations. Du côté de l'épithélium, LOTT a signalé une hypertrophie véritable, portant à la fois sur les cellules pavimenteuses qui avoisinent l'orifice utéro-vaginal et sur les cellules cylindriques ou caliciformes qui revêtent le reste de la cavité cervicale. Le mucus sécrété par ces derniers éléments s'amasse dans la cavité du col, et la remplit, à la manière d'un bouchon, le *bouchon gélatineux* de la grossesse.

Comment, après la parturition, la tunique musculeuse revient-elle à sa constitution ordinaire, je veux dire à l'état qui la caractérise sur un utérus non gravide ? On a cru longtemps que, vers le troisième ou quatrième jour des couches, la plus grande partie des fibres du muscle utérin subissaient une dégénérescence granulo-graisseuse qui permettait la résorption lente de ses éléments ; les lames musculaires ainsi disparues se reconstituaient ensuite aux dépens des lames restées intactes. Des recherches récentes ont démontré (SÆNGER) que les fibres musculaires ne subissent pas une pareille destruction, mais qu'une partie seulement de leur masse protoplasmique est frappée de dégénérescence graisseuse, laissant intactes le noyau et la partie du protoplasma qui l'entourent. C'est donc à une atrophie des éléments musculaires, non à leur destruction, qu'est dû le retour de la tunique musculeuse à ses dimensions normales.

Débris embryonnaires annexés à l'appareil sexuel de la femme. — Au voisinage de l'utérus et de ses annexes se voient, comme chez l'homme autour du testicule, un certain nombre d'organes rudimentaires, longtemps énigmatiques, considérés aujourd'hui avec raison comme des formations embryonnaires qui ne se sont pas développées. Ce sont le corps de Rosenmüller ou épovarium, le parovarium, l'hydatide pédiculée de Morgagni et le canal de Gartner.

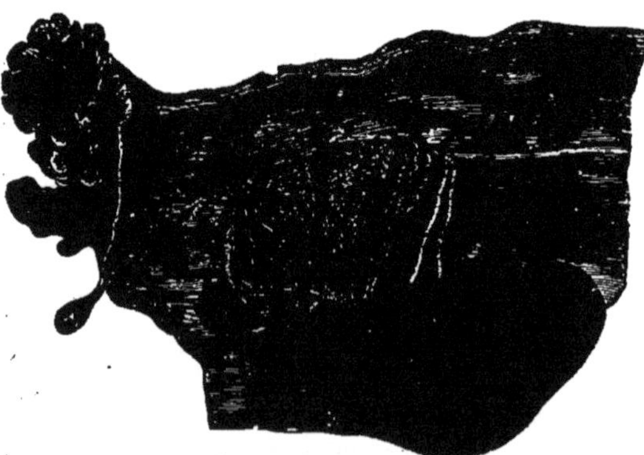

Fig. 1646.
Organe de Rosenmüller (d'après KOBELT).

1° *Corps de Rosenmüller.* — Le corps de Rosenmüller (*epovarium* de HIS, *epoophoron* ou *époophore* de WALDEYER), est situé entre l'ovaire et la trompe, dans l'épaisseur de l'aileron supérieur du ligament large (fig. 1646). Il est constitué par des canalicules verticaux au nombre de 12 à 20, qui prennent naissance au voisinage du hile de l'ovaire et, de là, se dirigent vers la trompe. Ces canalicules décrivent dans leur trajet des flexuosités nombreuses ; de plus, ils sont irrégulièrement calibrés, je veux dire renflés sur certains points et comme étranglés sur d'autres. Fermés en cæcum à leur extrémité inférieure, ils s'ouvrent, par leur extrémité opposée, dans un canal collecteur commun, le *canal de l'époophore*, qui se trouve situé un peu au-dessous de la trompe et dont la direction est transversale, comme celle de ce dernier conduit. Du reste, le canal de l'époophore s'arrête d'ordinaire aux limites interne et externe de ses canalicules afférents et, d'autre part, se termine en dedans comme en dehors par une extrémité fermée en cul-de-sac.

Les canaux que nous venons de décrire forment par leur ensemble un petit système triangulaire, dont le sommet répond à l'ovaire et la base à la trompe ou, ce qui revient au même, au canal collecteur commun. On l'aperçoit par transparence dans l'aileron supérieur du ligament large, ou mieux encore en enlevant délicatement le feuillet péritonéal qui le recouvre (fig. 1646). Ses dimensions transversales varient ordinairement de 3 à 4 centimètres ; ses dimensions verticales de 1 à 2 centimètres. Ses dimensions, relativement peu considérables chez le fœtus, augmentent avec l'âge, comme le démontre le tableau suivant que j'emprunte à TOURNEUX :

	LONGUEUR DU CANAL DE L'ÉPOOPHORE	LONGUEUR DES VAISSEAUX AFFÉRENTS
Fœtus de 6 mois.	0,5 centim.	2,5 millim.
Fillette de 13 jours	1,3 —	7 —
Fillette de 6 ans.	1,7 —	12 —
Femme de 20 à 30 ans. . . .	4 —	18 —

Après la ménopause, l'organe de Rosenmüller s'atrophie progressivement. Chez une femme de 80 ans, disséquée par TOURNEUX, il ne mesurait plus que 12 millimètres de largeur, tandis que les canaux afférents n'atteignaient même pas 10 millimètres.

Histologiquement, les canaux du corps de Rosenmüller, canalicules afférents et canal collecteur, se composent essentiellement d'une tunique fibreuse ou conjonctive, épaisse de 15 à 50 μ et tapissée intérieurement par un épithélium cylindrique à cils vibratiles. Ils renferment un liquide transparent, incolore ou légèrement teinté en jaune.

Le corps de Rosenmüller représente la portion sexuelle du corps de Wolff et la partie supérieure du canal de Wolff. Il a pour homologue, chez l'homme, le canal de l'épididyme, les cônes efférents, le rete vasculosum du corps d'Highmore et les canaux droits.

2° *Parovarium*. — On donne le nom de parovarium (*paroophoron* ou *paroophore* de WALDEYER) à une série de grains, ordinairement colorés en jaune, qui sont situés également dans l'aileron supérieur du ligament large, un peu en dedans du corps de Rosenmüller. Le parovarium, assez fréquent (constant peut-être) chez le fœtus et chez l'enfant, ferait complètement défaut chez l'adulte d'après TOURNEUX. Il a pour homologue, chez l'homme, le paradidyme ou corps de Giraldès et, comme ce dernier, représente une partie non utilisée du corps de Wolff, la partie inférieure ou urinaire.

3° *Hydatide pédiculée de Morgagni*. — L'hydatide pédiculée de Morgagni (fig. 1620,8) est une petite vésicule arrondie ou piriforme, suspendue par un pédicule plus ou moins long, tantôt au bord externe de l'aileron supérieur, tantôt à l'une des franges du pavillon. Son volume varie de la grosseur d'un grain de millet à celle d'une petite noisette. — Le pédicule de l'hydatide est plein. L'hydatide elle-même, sorte de vésicule remplie d'un liquide transparent, se compose d'une enveloppe conjonctive tapissée sur sa face interne par un épithélium cylindrique cilié. — L'hydatide pédiculée de la femme a, comme on le voit, la même structure que la formation homonyme que nous avons vue, chez l'homme (p. 944), se détacher de la tête de l'épididyme. Sa signification est encore la même : c'est un débris, soit du corps de Wolff, soit de son canal.

4° *Canal de Gartner*. — La partie inférieure des canaux de Wolff persiste chez certains mammifères, notamment chez les solipèdes, sous la forme de deux conduits, l'un droit, l'autre gauche, qui longent les parois latérales de l'utérus et du vagin et viennent s'ouvrir à l'extrémité inférieure de celui-ci, au voisinage du méat urinaire : ce sont les canaux de Gartner. Ils sont particulièrement bien développés chez la vache et chez la truie, où ils ont été bien décrits, par GARTNER d'abord en 1822, et plus tard, en 1825, par DE BLAINVILLE. Au point de vue histologique, ils sont constitués par une tunique musculaire (FOLLIN, RIEDER) tapissée sur sa face interne par un épithélium cylindrique.

Chez la femme, la portion du canal de Wolff qui, en se développant, constituerait le canal de Gartner, s'atrophie de bonne heure et disparaît même complètement dans la plupart des cas. On en rencontre, cependant, des vestiges chez l'adulte et même chez le vieillard, dans la proportion de 1 fois sur 3 d'après RIEDER. Ces vestiges revêtent, selon les cas, la forme d'un tube épithélial sans tunique musculeuse ou celle d'un cordon musculaire sans revêtement épithélial, lequel est plus ou moins englobé, comme le canal de Gartner chez les solipèdes, dans la paroi antéro-latérale de l'utérus et du vagin. Si nous nous en rapportons aux observations de Rieder, nous voyons que l'anomalie peut être bilatérale ou unilatérale et, dans ce dernier cas, que le canal se montre plus fréquemment à droite qu'à gauche. Dohrn avait déjà établi, dans ses recherches sur l'évolution du canal de Wolff, que c'était celui du côté gauche qui, le premier, présentait des phénomènes d'atrophie régressive. Du reste, Rieder a toujours rencontré les vestiges du canal de Gartner sur le col de l'utérus ou sur la partie supérieure du vagin. Il n'a jamais observé la portion inférieure du canal et il explique ce fait par le développement considérable que prend, à son niveau, la cloison uréthro-vaginale.

Un certain nombre d'auteurs, notamment Wassilieff, ont voulu voir le segment terminal des canaux de Gartner dans deux petits conduits, décrits par Skene en 1880, qui viennent s'ouvrir à la vulve, côte à côte et immédiatement en arrière du méat urinaire. Mais nous verrons plus tard, à propos des glandes annexées à l'appareil sexuel de la femme que cette homologie n'est pas acceptable, les canaux de Skene n'étant pas de simples conduits terminés en cul-de-sac, mais de véritables glandes en grappe (voy. p. 1128).

Voyez, au sujet des canaux de Gartner et autres débris embryonnaires annexés à l'appareil sexuel de la femme : Gartner, Meckel's Arch., 1822 ; De Blainville, *Note sur les doubles canaux de la matrice des mammifères parongulés, découverts par M. Gartner*, Bull. Soc. philom., 1825 ; Follin, *Rech. sur le corps de Wolff*, Th. Paris 1850 ; Beigel, *Zur Entwick. der Wolff'schen Korpers beim Menschen*, Centr. f. med. Wissensch. 1876 ; Viault, *Le corps de Wolff*, Th. d'agrég., 1880 ; Dohrn, *Ueber die Gartner'schen Kanäle beim Weibe*, Arch. f. Gynäk., 1883 ; Wassilieff, *Betreffend die Rudimente der Wolff'schen Gänge beim Weibe*, Arch. f Gynäk., 1883; Valenti, *Varieta dell'organi di Rosenmüller e rudimenti del canale di Gartner nella donna*, Bollet. della Soc., etc., in Siena, 1883 ; Du même, *Alcune generalita sopra gli organi rudimentali, sopra l'organo di Rosenmüller, etc.*, Att. della. R. Accad. di fisiocr. di Siena, 1885 ; Fischel, *Ueber das Vorkommen von Resten des Wolff'schen Ganges in der Vaginalportion*, Arch. f. Gynäk, 1884 ; Rieder, *Ueber die Gartner'schen Kanäle beim menschl. Weibe*, Virchow's Arch., 1884 ; Tourneux, *L'organe de Rosenmüller et le parovarium chez les mammifères*, Journ. de l'Anat., 1888.

§ VI. — Vaisseaux et nerfs

1° Artères. — Les réseaux vasculaires de l'utérus sont alimentés par trois artères : une artère principale, l'utérine ; deux artères accessoires, l'ovarienne et l'artère du ligament rond.

a. L'*artère utérine* (fig. 1647,1), branche de l'hypogastrique, descend dans la base du ligament large et se porte ensuite transversalement vers les parties latérales du col, qu'elle atteint ordinairement au niveau de l'insertion vaginale, quelquefois, surtout chez les multipares, à 10 ou 15 millimètres au-dessous de cette insertion. Là, elle se réfléchit de bas en haut en formant une sorte de crosse et, longeant désormais le bord correspondant de l'utérus elle s'élève jusqu'à son angle supérieur, où elle se divise en deux branches : une branche inférieure, qui se porte en dehors pour s'anastomoser à plein, canal (3) avec l'artère ovarienne ; une branche supérieure, l'*artère tubaire interne*, qui se dirige également en dehors et se distribue à la trompe. De ces deux branches, la dernière doit être considérée comme la continuation de l'utérine ou, si l'on veut, comme la branche terminale de cette artère ; la branche inférieure, malgré son volume qui est presque toujours plus considérable, n'en est qu'une simple collatérale (voy. *Ovaire*, p. 1042).

Au moment de sa réflexion, l'artère utérine abandonne à la face inférieure de la vessie et à la partie supérieure du vagin un certain nombre de petites branches dites *vésico-vaginales* (1). Puis, dans son trajet ascendant, elle jette sur les deux faces de l'utérus de nombreuses branches, à direction transversale ou légèrement oblique, qui disparaissent bientôt dans l'épaisseur de la tunique musculeuse. Ces branches, éminemment flexueuses, contournées en tire-bouchon, rappellent jusqu'à un certain point les artères hélicines que l'on rencontre dans les tissus érectiles et ROUGET, frappé de cette analogie, n'a pas hésité à considérer l'espèce de turgescence que présente l'utérus pendant la période menstruelle et probablement aussi au moment du coït, comme une véritable érection. Mais ici, comme pour l'ovaire, une pareille

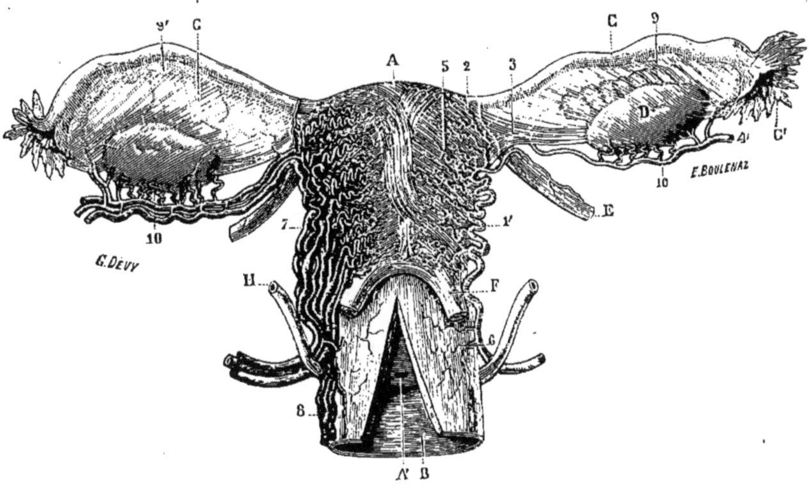

Fig. 1647.
Vaisseaux de l'utérus et de ses annexes, vue postérieure.

A, fond de l'utérus.— A', museau de tanche. — B, vagin, ouvert par sa paroi postérieure. — C, trompe de Fallope, avec C', son pavillon. — D, ovaire. — E, ligament rond. — F, ligaments utéro-sacrés. — G, aileron supérieur du ligament large ou méso-salpinx. — H, uretère.
1, artère utérine, avec 1', sa portion ascendante. — 2, branche terminale de l'utérine. — 3, anastomose par inosculation entre l'artère utérine et l'artère ovarienne 4. — 5, artères hélicines du corps de l'utérus. — 6, artères vaginales supérieures. — 7, plexus veineux utérin. — 8, plexus veineux vaginal. — 9, 9, artère et veine tubaires. — 10, vaisseaux du hile de l'ovaire.

interprétation n'est pas acceptable, au point de vue anatomique tout au moins : on ne trouve nulle part, en effet, dans l'utérus ce tissu à disposition et à structure spéciales, qui caractérise essentiellement les formations érectiles, les corps caverneux du pénis, par exemple.

HUGUIER a signalé, à l'union du corps et du col, l'existence d'un cercle artériel, résultant des anastomoses, sur les faces antérieure et postérieure de l'organe, des branches artérielles du côté droit avec celles du côté gauche. Ce cercle, *cercle d'Huguier*, n'est pas constant.

Les divisions de l'artère utérine disparaissent, avons-nous dit plus haut, dans la tunique musculeuse. Elles se ramifient dans la couche moyenne ou stratum vasculosum et s'y anastomosent, d'une part avec les artères du même côté, d'autre part avec celles du côté opposé. Du réseau ainsi formé naissent deux ordres de rameaux, les uns externes, les autres internes. — Les *rameaux externes* se rendent à la couche musculaire superficielle et, de là, au revêtement péritonéal. — Les *rameaux internes*, suivant une direction inverse, traversent la couche musculaire profonde, à laquelle ils abandonnent de nombreux ramuscules, et arrivent ainsi à la muqueuse. Ils s'y terminent en formant un double réseau : un réseau profond, qui entoure les culs-de-sac glandulaires; un réseau superficiel, à mailles très serrées, qui se dispose dans les couches superficielles du chorion muqueux, immédiatement au-dessous de l'épithélium.

b. L'*artère ovarienne* (fig. 1604,4), branche de l'aorte abdominale, a été déjà décrite avec la circulation de l'ovaire. Après avoir fourni des branches à ce dernier organe, elle s'anastomose à plein canal avec l'une des branches de l'utérine et peut, par conséquent, bien que primitivement destinée à l'ovaire, devenir une voie d'apport importante pour les réseaux vasculaires de l'utérus. C'est pour cette raison sans doute que la plupart des anatomistes prolongent cette artère jusque sur le corps. Nous avons déjà indiqué à propos de l'ovaire (p. 1042) les raisons qui nous déterminent à l'arrêter en deçà de l'utérus, au niveau de son anastomose (3) avec la branche inférieure de l'utérine.

c. L'*artère du ligament rond*, branche de l'épigastrique, est de beaucoup la plus petite des trois artères qui se rendent à l'utérus. Elle n'est le plus souvent qu'un tout petit rameau destiné principalement aux éléments histologiques du ligament rond. Elle chemine d'avant en arrière dans l'épaisseur de ce ligament (fig. 1623,5) et remonte ainsi jusqu'à l'angle supérieur de l'utérus où elle s'anastomose avec les divisions de l'utérine.

2° Veines. — Les veines de l'utérus, remarquables à la fois par leur nombre et par leur volume, entièrement dépourvues de valvules, tirent leur origine des réseaux capillaires des trois tuniques séreuse, musculeuse et muqueuse. Elles convergent tout d'abord vers la couche musculaire moyenne et s'y collectent dans un système de canaux spéciaux, très volumineux, surtout pendant la grossesse, réduits à leur revêtement endothélial, comme creusés dans la tunique musculeuse et restant béants sur les coupes : ce sont les *sinus utérins*. Ils sont particuliers au corps et sont principalement développés dans la région qui avoisine les angles supérieurs.

De la couche musculaire moyenne, les sinus veineux précités se dirigent transversalement en dehors vers les bords latéraux de l'utérus et forment là, à droite et à gauche, deux importants plexus, les *plexus utérins*, qui se logent entre les deux feuillets du ligament large et s'étendent sans interruption depuis le plexus ovarique jusqu'au plexus vaginal (fig. 1647,7).

Ces plexus, à leur tour, donnent naissance de chaque côté à trois voies efférentes : 1° en bas, aux *veines utérines*, habituellement au nombre de deux pour chaque artère, qui, suivant le même trajet que l'artère homonyme, se rendent à la veine hypogastrique ; 2° en haut, à une série de branches qui se réunissent aux branches issues de l'ovaire et du ligament large pour constituer le *plexus utéro-ovarien* ou *pampiniforme*, lequel se porte vers la région lombaire et vient s'aboucher, à droite dans la veine cave inférieure, à gauche dans la veine rénale ; 3° en haut et en avant, aux *veines du ligament rond*, qui, comme nous l'avons déjà vu, se jettent en partie dans la veine épigastrique, en partie dans la veine fémorale.

3° Lymphatiques. — Les lymphatiques de l'utérus proviennent comme les veines, des trois tuniques muqueuse, musculeuse et séreuse qui entrent dans la constitution de cet organe. — Les *lymphatiques de la muqueuse* existent sans discontinuité sur toute l'étendue de cette membrane, depuis l'orifice du col jusqu'aux orifices des trompes. D'après Leopold (*Die Lymphgefässe des normalen, nicht schwangeren Uterus*, Arch. für Gynäk., 1874), dont les conclusions à ce sujet ont été contrôlées par de Sinéty (*Traité de Gynécologie*, 1884, p. 290), ils ont leur origine dans un système de fentes et de lacunes situées dans le chorion muqueux. Ces espaces communiqueraient, d'une part, avec des gaines lymphatiques qui se disposent tout autour des vaisseaux sanguins ; d'autre part, ils donnent naissance, dans la trame même de la muqueuse, à un véritable réseau canaliculé, le réseau lymphatique muqueux, lequel est beaucoup plus riche sur la muqueuse du col que sur la muqueuse du corps. — Les *lymphatiques de la tunique musculeuse* forment trois plans (Fioupe, *Lymphatiques utérins*, Th. de Paris, 1876), qui correspondent aux trois couches du muscle utérin : un plan interne, comprenant des vaisseaux à direction transversale ; un plan externe, dont les vaisseaux suivent au contraire une direction longitudinale ; un plan moyen, formé par de larges canaux, successivement dilatés et rétrécis, munis de valvules, fortement flexueux et à direction oblique. — Les *lymphatiques de la tunique séreuse* paraissent avoir été injectés pour la première fois par Mierzejewski (*Rech. sur les lymphatiques de la couche sous-séreuse de l'utérus*, Journal de l'Anatomie, 1879). Ils forment, presque immédiatement au-dessous de l'endothélium, dont ils ne sont séparés que par la membrane basale ou vitrée, un réseau capillaire d'une extrême richesse, qu'il faut bien se garder de confondre avec les lymphatiques sous-séreux. Mierzejewski a décrit et figuré à la surface libre du péritoine utérin des sortes de stomates qui, comme les puits lymphatiques du centre phrénique, feraient communiquer la cavité péritonéale avec les lymphatiques sous-jacents. Mais il convient d'ajouter que ces stomates n'ont pas été retrouvés, que je sache, par d'autres histologistes.

Les troncules et les troncs, émanant des trois réseaux muqueux, musculaire et séreux que nous venons de décrire, se dirigent vers la surface extérieure de l'utérus et forment tout autour de l'organe un riche réseau, que nous désignerons sous le nom de *réseau périphérique* ou de *réseau sous-séreux*. Il est situé, comme son nom l'indique, dans le tissu cellulaire qui sépare la séreuse de l'organe sous-jacent.

Ce réseau périphérique, à son tour, donne naissance, comme le réseau veineux, à trois groupes d'efférents : les lymphatiques supérieurs, les lymphatiques inférieurs et les lymphatiques du ligament rond. — Les *lymphatiques supérieurs* résument assez bien la circulation lymphatique du corps de l'utérus. Au nombre de deux ou trois, ils se séparent de l'organe au niveau de son angle latéral, pénètrent dans l'épaisseur du ligament large en suivant le trajet des veines utéro-ovariennes, remontent avec elles dans la cavité abdominale et, finalement, se jettent dans les ganglions lombaires. En passant au-dessous du hile de l'ovaire, les lymphatiques supérieurs de l'utérus rencontrent les lymphatiques ovariens qui, à partir de ce moment, suivent exactement le même trajet. Nous ferons remarquer, à ce sujet, que dans toute leur portion pelvienne les lymphatiques utérins et les lymphatiques ovariens, quoique juxtaposés et cheminant côte à côte, conservent réciproquement leur indépendance. Ce n'est que plus haut, en regard de la cinquième vertèbre lombaire (Poirier), que les deux groupes de lymphatiques s'anastomosent entre eux ou même se fusionnent pour déverser leur lymphe dans des canaux communs. — Les *lymphatiques inférieurs* proviennent de la portion du réseau périphérique qui entoure le col. Au nombre de trois ou quatre, ils se détachent de la partie latérale du col et presque immédiatement après s'accolent aux vaisseaux utérins, dont ils suivent la direction. Comme ces derniers, ils cheminent tout d'abord de dedans en dehors dans la base du ligament large ; puis, s'infléchissant en haut et en arrière, ils gagnent la paroi latérale du bassin et viennent se terminer dans un groupe de deux ou trois ganglions qui sont placés dans l'angle de bifurcation de l'iliaque primitive. Quelques lymphatiques du col se rendraient encore, d'après Cruveilhier et A. Guérin, à un petit ganglion situé à l'entrée du canal sous-pubien. Ce ganglion, figuré dans leur atlas par Bourgery et Jacob, existe bien certainement, mais il doit être bien rare : Poirier, au cours de ses nombreuses injections de lymphatiques utérins, ne l'aurait rencontré qu'une fois. De son côté, Lucas-Championnière (*Lymphatiques utérins*, Th. de Paris, 1870) a décrit, « pour l'avoir vu souvent », un petit ganglion qui serait situé sur le côté et en arrière du col, un peu au-dessus du cul-de-sac latéral du vagin. Ce ganglion, Sappey, Fioupe, Poirier l'ont vainement cherché. Ce qu'on rencontre assez fréquemment sur le point indiqué par Lucas-Championnière, c'est une sorte de pelotonnement des lymphatiques efférents du col, et peut-être Lucas-Championnière a-t-il pris pour un ganglion la petite masse lymphatique formée par ce pelotonnement. — Les *lymphatiques du ligament rond*, ordinairement peu nombreux et très grêles, suivent le même trajet que les veines homonymes. Partis des angles de l'utérus, ils se dirigent avec le ligament rond vers l'orifice interne du canal inguinal et viennent se terminer, soit dans les ganglions iliaques externes, soit (après avoir traversé le canal inguinal) dans les ganglions du pli de l'aine.

4° **Nerfs**. — L'utérus reçoit tout d'abord les filets nerveux, d'origine sympathique, que lui apportent les deux artères utérine et ovarienne : le *plexus utérin* provenant du plexus hypogastrique et le *plexus utéro-ovarien* émanant du plexus lombo-aortique. Il reçoit, en outre, de nombreux filets qui sont entièrement indépendants des vaisseaux et qui tirent leur origine, les uns du plexus hypogastrique, les autres des troisième et quatrième nerfs sacrés. De ces filets nerveux à trajet indépendant, quelques-uns seulement pénètrent directement dans la paroi utérine ; tous les autres convergent vers les parties latérales du col et là, au voisinage de l'insertion du vagin, forment un important plexus, long de 6 à 10 millimètres, large de 2 ou 3 : c'est le *plexus fondamental de l'utérus* ou *plexus latéro-cervical*. Sur ses mailles se disposent de nombreux ganglions de forme et de volume fort variables; plus rarement, on rencontre aux lieu et place de cette lame plexiforme un ganglion unique, le *ganglion de Franckenhaüser*.

Le plexus latéro-cervical, tout en étant plus particulièrement destiné à l'utérus, envoie toujours quelques filets aux organes voisins : à la trompe, à la vessie, au vagin et même au rectum. Les rameaux qui se rendent à l'utérus sont constitués, en partie par des fibres à myéline, en partie par des fibres de Remak : ils présentent encore sur leur trajet, comme les branches constitutives du plexus fondamental, un certain nombre de ganglions minuscules ou tout simplement des cellules nerveuses isolées ou réunies en petits groupes de 2 ou 3 (Rein). Ces rameaux se distribuent vraisemblablement à la séreuse, aux trois couches musculaires et à la muqueuse; mais leur mode de terminaison n'est pas encore nettement élucidé. Les filets musculaires se termineraient pour certains auteurs par un plexus, pour d'autres (Elischer, *Arch. für Gynäkol.*, 1876) par des extrémités libres. Il nous paraît rationnel d'admettre qu'ils se terminent ici, comme sur les autres muscles lisses, par des arborisations formant ce que Ranvier a désigné sous le nom de taches motrices. En ce qui concerne les filets muqueux, Patenko (1880), en utilisant l'emploi du chlorure d'or et de l'acide osmique, les a suivis jusque sur les culs-de-sac glandulaires, tout autour desquels ils forment un riche plexus. De ce plexus périacineux partiraient ensuite de très fines fibrilles, qui pénétreraient dans l'intervalle des cellules glandulaires ou même dans l'intérieur de ces cellules.

A consulter, au sujet de l'utérus, parmi les travaux récents (1880-1893) : Hoggan (G.) and Hoggan (F.-E), *Comparative anatomy of the lymphatics of the uterus*, Journ. of Anat. and Physiol. 1880, vol. XVI, p. 50; Balin, *Ueber das Verhalten der Blutgefässe im Uterus*, etc., Arch. f. Gynäk, 1880; Fischel, *Beiträge zur Morphol. der Portio vaginalis Uteri*, Arch. f. Gynäk, 1880 et 1881; Möricke, *Verhalten der Uterusschleimhaut während der Menstruation*, Centr. f. Gynäk. 1880; Patenko, *Uber die Nervenendigungen in der Uterinschleimhaut des Menschen*, ibid., 1880; Ellenberger, *Vergleich. anatom. Untersüchungen über die histol. Einrichtung des Uterus der Thiere*, Berlin, 1880; Leishman, *The cavity of the cervix uteri in the last Months of Pregnancy*, The Glascow med. Journ. 1880; Koberlin, *Anatom. Beitrag zum Verhalten des Cervix Uteri während der Schwangerschaft*, Diss. Erlangen, 1880; Weit, *Zur normalen Anatomie der Portio vaginalis Uteri*, Zeitschr. f. Geburtshülfe u. Gynäk, 1880; Jastreboff, *Anat. norm. et pathol. du ganglion cervical de l'utérus*, Th. Saint-Pétersbourg, 1881; Razumowski, *Ueber die Nerven der Schleimhaut des schwang. Uterus bei Säugethieren*, Th. Saint-Pétersbourg, 1881; Langer, *Ueber den Situs der weibl. Beckenviscera*, Anzeig. d. k. k. Gesellsch. der Aerzte in Wien, 1881; Kölliker, *Ueber die Lage der Organe im weibl. Becken*, Sitz. d. Würzburger phys.-med. Gesellsch., 1881; Rein, *Plexus nerveux fondamental de l'utérus*, Soc. de Biol., 1882; Wyder, *Das Verhalten der Mucosa Uteri während der Menstruation*, Zeitsch. f. Geburtsh. u. Gynäk., 1883; Tourneux et Legay, *Mémoire sur le développement de l'utérus et du vagin*, Journ. de l'anat., 1884; Küstner, *Notiz zur Metamorphose des Uterusepithels*, Gynäk. Centralbl., 1884; Du même, *Norm. und pathol. Lagen u. Bewegungen des Uterus*, Stuttgart, 1885; Stratz, *Die normale Lage des Uterus*, Zeitschr. f. Geburtsh. u. Gynäk., 1886; et *Zur Lage des Uterus*, Arch. f. Gynäk., 1886; Waldeyer, *Die Lage der inneren weibl. Beckenorgane bei Nulliparen*, Anat. Anz., 1886; Pillet, *Texture musculaire de l'utérus des mammifères*, Bull. Soc. zool., Paris, 1886; Schröder, *Der schwangere u. kreissende Uterus*, Bonn, 1886; Williams, *On the circulation in the uterus*, etc., Transact. of the obstétr. Soc. of London, 1886; Ricard, *De quelques rapports de l'artère utérine à propos de l'hystérectomie vaginale*, Sem. méd., 1887; Varnier, *Le col et le segment inférieur de l'utérus à la fin de la grossesse, pendant et après le travail de l'accouchement*, Ann. de Gynécologie, 1886 ; TSCHAUSSOW, *Ueber die Lage des Uterus*, Anat. Anzeiger, 1887 ; BARDELEBEN, *Ueber die Lage der weibl. Beckenorgane*, Anat. Anzeiger, 1888 ; BORDE, *Sur le mode de distribution et de terminaison des fibres nerveuses dans l'utérus de quelques mammifères*, La Riforma medica, 1888 ; BLANC, *Rech. hist. sur la structure du segment inférieur de l'utérus à la fin de la grossesse*, Arch. de Physiol., 1888 ; ROSSIGNOL, *De l'absence ou de l'état rudimentaire de l'utérus*, Th. Paris, 1890 ; STAURENGHI, *Di un cadavere congelato nel sesto mese lunare della gravidanza*, Soc. med.-chirurg. di Pavia 1889 ; DUVAL, *De la régénération de l'épithélium des cornes utérines après la parturition*, Soc. de Biol., 1890 ; ROMITI, *Sull' anatomia dell' utero gravido*, Monit. zool. ital., 1890 et 1891 ; ACCONCI, *Contrib. à l'étude de l'anat. et de la physiol. de l'utérus gravide*, Arch. de tocol., 1890 ; HELME, *Histol. observations on the muscul. fibre and connective tissus of the uterus during the pregnancy and the puerperium*, Transact. of the roy. Soc. of Edinburgh, 1890 ; KAZZANDER, *Ueber die Pigmentation der Uterinschleimhaut des Schafes*, Arch. f. mikr. Anat., 1890 ; BOLDT, *Beitr. zur Kenntniss der norm. Gebärmutterschleimhaut*, Deutsch. med. Wochenschr., 1890 ; POIRIER, *Lymphatiques des organes génitaux de la femme*, Progrès médical, 1890 ; WALLICH, *Rech. sur les vaisseaux lymphatiques sous-séreux de l'utérus gravide et non gravide*, Th. de Paris, 1891 ; NAGEL, *Ueber die Lage des Uterus im menschl. Embryo*, Arch. f. Gynäk., 1891 ; SOBOTTA, *Beiträge zur vergleich. Anat. und Entwicklung. der Uterusmuskulatur*, Arch. f. mikr. Anat., 1891 ; WALDEYER, *Beiträge zur Kenntnis der Lage der weibl. Beckenorgane nebst Beschreibung eines frontalen Gefrierschnittes des Uterus gravidus in situ*, Bonn, 1892 ; TESTUT et BLANC, *Anatomie de l'utérus : section vertico-médiane d'un sujet congelé au sixième mois de la grossesse*, Paris, 1893, avec six planches en chromolith., grandeur nature ; HOFMEIER, *Zur Kenntniss der normalen Uterusschleimhaut*, Centralbl. f. Gynäk., 1893.

ARTICLE IV

VAGIN

Le vagin est un conduit musculo-membraneux, à la fois très long, très large et très extensible, qui s'étend de l'utérus à la vulve. Continuation de la cavité utérine, il livre passage au flux menstruel, aux produits de sécrétion de l'utérus et, au moment de l'accouchement, au fœtus et à ses annexes. Mais ce n'est là, pour le conduit vaginal, qu'une fonction tout à fait accessoire. Son principal rôle est de recevoir le pénis au moment du coït : il est l'organe de la copulation chez la femme.

§ I. — CONSIDÉRATIONS GÉNÉRALES

1° Situation et moyens de fixité. — Organe impair et médian, chez l'homme comme chez la plupart des mammifères, le vagin est situé dans l'excavation pelvienne, entre la vessie et le rectum. Il est maintenu en position : 1° à son extrémité supérieure, par sa continuité avec le col utérin ; 2° à son extrémité inférieure, par ses connexions avec les parties correspondantes du périnée et de la vulve ; 3° en avant et en arrière, par les relations plus ou moins intimes qui l'unissent, d'une part au réservoir urinaire, d'autre part au segment terminal du gros intestin.

2° Direction. — Le vagin, comme l'urèthre, se porte obliquement de haut en bas et d'arrière en avant. Il forme avec l'horizontale menée par son extrémité inférieure un angle, ouvert en arrière, qui mesure en moyenne de 65 à 75 degrés (fig. 1648) : sa direction est donc sensiblement parallèle à celle du détroit supérieur. Ces chiffres sont ceux que j'ai observés sur des coupes de sujets jeunes et bien conformés; ils me paraissent représenter la direction normale du conduit vaginal. Sur certains sujets, cependant, ce conduit, se redressant sur son axe, se rapproche beaucoup de la verticale, l'atteint ou même la dépasse, pour suivre, dans ce dernier cas, une direction oblique de haut en bas et d'avant en arrière ; mais ces cas sont exceptionnels.

L'axe du vagin, quelle que soit la situation qu'il occupe par rapport à la verticale, n'est pas exactement rectiligne, mais légèrement courbe, à concavité postérieure. Toutefois, cette concavité n'est pas constante et, quand elle existe, elle est peu prononcée. Si l'on réunit par une ligne droite les deux extrémités du vagin, on constate que cette droite n'est séparée de l'axe du conduit, à sa partie moyenne (distance maxima), que par un intervalle de 4 à 6 millimètres.

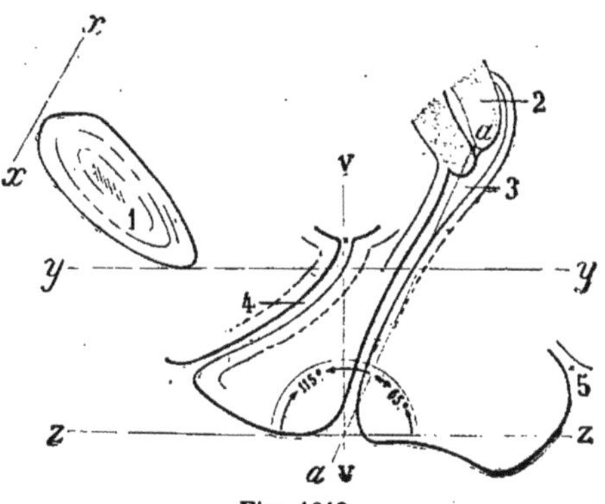

Fig. 1648.

Direction du vagin sur une coupe sagittale de sujet congelé (fille vierge de vingt-quatre ans, moitié de grandeur naturelle).

1, symphyse pubienne. — 2, col de l'utérus. — 3, vagin. — 4, urèthre. — 5, anus.

x x, plan du détroit supérieur. — *y y*, horizontale sous-pubienne. — *z z*, horizontale passant par l'orifice inférieur du vagin. — *v v*, verticale passant par cet orifice. — *a a*, axe du vagin, s'inclinant de 65° sur l'horizontale.

D'autre part, le vagin ne continue pas exactement la direction de l'utérus. Les axes des deux organes s'inclinent l'un sur l'autre de façon à former un angle dont l'ouverture regarde la symphyse. Cet angle varie naturellement avec la direction de l'utérus, laquelle se modifie, comme nous l'avons vu, dans les conditions les plus diverses : il mesure en moyenne, la vessie étant à l'état de demi-réplétion, de 90 à 110 degrés.

3° **Forme.** — Le vagin a la forme d'un conduit cylindrique, qu'on aurait aplati d'avant en arrière. Dans les conditions physiologiques, je veux dire en l'absence de toute dilatation du conduit par un corps étranger, les parois antérieure et postérieure s'appliquent directement l'une contre l'autre et, par suite, la cavité vaginale est entièrement virtuelle.

Cette cavité, vue sur une coupe horizontale de l'organe, se présente sous la forme d'une fente transversale, tantôt rectiligne, tantôt curviligne, sa concavité, dans ce dernier cas, se dirigeant ordinairement en arrière, du côté du rectum. Sur certains sujets, cette fente transversale représente à elle seule toute la cavité vaginale ; sur d'autres elle tombe perpendiculairement, à l'une et à l'autre de ses deux extrémités, sur une nouvelle fente beaucoup plus petite et à direction antéro-postérieure (1649,V) : la cavité vaginale, on le voit, rappelle assez bien alors l'image d'un **H** majuscule.

La disposition en cylindre aplati que nous venons de décrire s'observe dans presque toute la hauteur du vagin. Toutefois, elle se modifie considérablement en haut et en bas pour s'adapter aux parties voisines : en bas, au niveau de la vulve, le vagin s'aplatit dans le sens transversal et, de ce fait, son ouverture est une fente elliptique à grand axe antéro-postérieur; en haut, du côté de l'utérus, le conduit occupé par le col se moule exactement sur ce dernier organe et, par conséquent, revêt une forme régulièrement cylindrique.

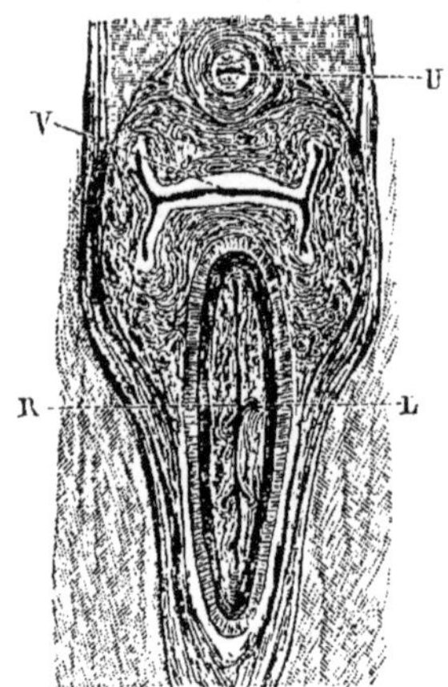

Fig. 1649.
Coupe transversale du vagin (imité de HENLE).

L, muscle releveur de l'anus. — R, rectum. — U, urèthre coupé très obliquement. — V, vagin.

4° **Dimensions.** — La longueur du vagin, de son orifice vulvaire au sommet du col, est en moyenne de 6 centimètres et demi à 7 centimètres. Mesurée sur les parois, cette longueur, par suite de la proéminence du col entraînant la formation des culs-de-sac vaginaux, est naturellement un peu plus considérable : elle est de 7 centimètres et demi pour la paroi antérieure; de 8 centimètres à 8 centimètres et demi pour la paroi postérieure. Ces dimensions sont bien différentes, on le voit, de celles qu'atteint le pénis au moment de l'érection. Mais nous ne devons pas oublier que dans l'acte du coït le membre viril, à cause de l'obstacle apporté à son introduction par la symphyse pubienne, ne pénètre jamais en totalité dans le vagin et, d'autre part, que ce dernier conduit s'allonge assez facilement alors de 3 ou 4 centimètres.

Certains auteurs assignent au vagin une longueur de 10 à 14 centimètres (*vagins longs*). Ces vagins démesurément allongés existent sans doute, mais sont tout à fait exceptionnels. Par contre, on rencontre quelquefois des conduits vaginaux dont la longueur, bien inférieure à la moyenne indiquée ci-dessus, mesure à peine 5 centimètres ou même 4 centimètres (*vagins courts*). Une pareille brièveté congénitale, qu'il ne faut pas confondre avec une brièveté apparente due à un abaissement du col utérin, n'est pas sans avoir des conséquences fâcheuses. Tout d'abord, elle rend le coït plus ou moins douloureux et expose la femme, surtout quand ce coït est fréquemment répété et pratiqué sans ménagement, à des inflammations utérines ou périutérines. Mais ce n'est pas tout : le pénis, heurtant le col avant que son introduction soit complète, glisse en arrière de lui dans le cul-de-sac postérieur; il le dilate peu à peu et, finalement, le transforme en une sorte de vagin artificiel, que PAJOT, dans son langage imagé, désignait sous le nom de *fausse route vaginale;* or, comme il y projette le sperme, au lieu de le déposer sur l'orifice du col, la disposition en question peut devenir pour la femme qui la présente une cause de stérilité.

Le cylindre vaginal est loin d'être régulièrement calibré. Très étroit à son extrémité vulvaire, il s'élargit ensuite graduellement en allant de bas en haut et atteint au voisinage de l'utérus ses plus grandes dimensions. Sa largeur varie donc suivant les points que l'on considère : mesurée à la partie moyenne du conduit et sur une coupe horizontale. elle est en moyenne de 24 ou 25 millimètres. Du reste, les parois du vagin sont très extensibles et sa capacité, on peut le dire, a pour dimensions celles du corps étranger qui s'y trouve introduit. Ces dimensions sont parfois énormes : le vagin, on le sait, permet l'introduction des plus forts spéculums ; il livre passage à la

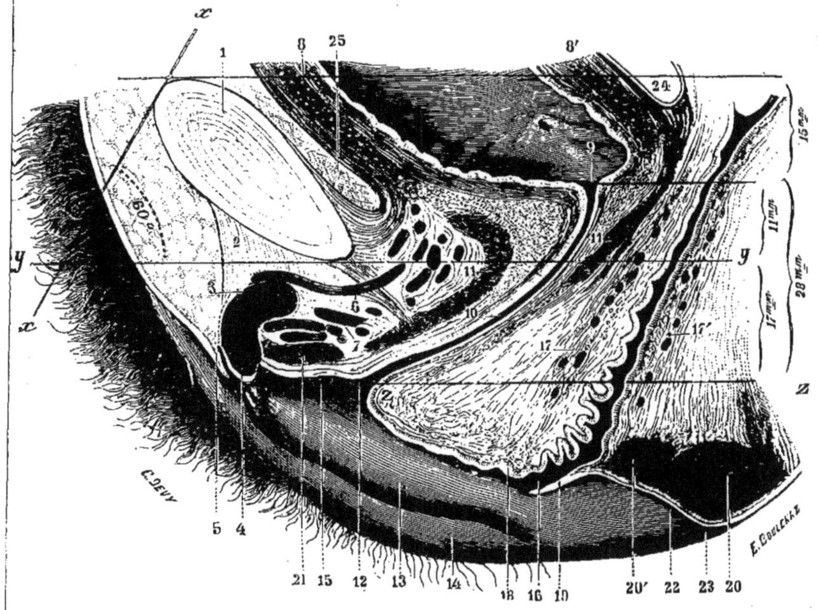

Fig. 1650.

Coupe vertico-médiane du bassin chez la femme (sujet congelé, vingt-quatre ans, grandeur nature).

1, symphyse pubienne. — 2, ligament suspenseur du clitoris. — 3, corps caverneux du clitoris. — 4, extrémité antérieure du clitoris ou gland. — 5, son capuchon ou prépuce.— 6, veine dorsale du clitoris. — 7, plexus veineux intermédiaire au clitoris et au bulbe. — 8, 8', parois antérieure et postérieure de la vessie. — 9, col de la vessie. — 10, urèthre. — 11, sphincter externe de l'urèthre. — 12, méat urinaire. — 13, petite lèvre. — 14, grande lèvre. — 15, vestibule. — 16, orifice intérieur du vagin. — 17, 17', colonne antérieure et colonne postérieure du vagin. — 18. tubercule vaginal. — 19, hymen.— 20, sphincter externe de l'anus. — 20', constricteur de la vulve. — 21, faisceaux de ce dernier muscle intermédiaires au clitoris et à l'urèthre.— 22, fosse naviculaire. — 23, fourchette. — 24, cul-de-sac vésico-utérin. — 25, espace prévésical.

x x, plan du détroit supérieur. — *y y*, horizontale menée par le bord inférieur de la symphyse. — *z z*, horizontale menée par le méat urinaire.

main et à l'avant-bras dans certaines manœuvres obstétricales ; enfin, au moment de l'accouchement, quand la tête fœtale est descendue sur le périnée et apparaît à la vulve, il a pour ainsi dire les mêmes dimensions que l'excavation elle-même. Nous ajouterons que le vagin est non seulement très extensible, mais encore éminemment élastique et que ses parois, après le retrait ou l'expulsion du corps étranger qui les avait momentanément écartées, reviennent d'elles-mêmes à leur position habituelle.

§ II. — Conformation extérieure et intérieure, rapports

Le vagin, comme tous les conduits tubuleux, nous offre à étudier une surface extérieure, une surface intérieure et deux extrémités, l'une supérieure et l'autre inférieure.

1° Surface extérieure. — La surface extérieure, à son tour, nous présente une face antérieure, une face postérieure et deux bords latéraux :

a. La *face antérieure* regarde en avant et un peu en haut. — Dans sa moitié supérieure, elle est en rapport avec la vessie, qui repose sur elle par son trigone et par une petite partie de son bas-fond (fig. 1650). Les deux organes sont unis l'un à l'autre par une couche de tissu cellulaire assez lâche, qui permet leur isolement par la dissection. Dans cette couche celluleuse, entre le bas-fond de la vessie et la partie toute supérieure du vagin, chemine obliquement le segment terminal de l'uretère (fig. 1653,2). De l'adossement des deux parois vésicale et vaginale, résulte une cloison, la *cloison vésico-vaginale*, dont l'épaisseur mesure en moyenne 8 ou 10 millimètres. — Dans sa moitié inférieure, la paroi antérieure du vagin répond au canal de l'urèthre, qui lui est uni, dans ses trois quarts inférieurs tout au moins, d'une façon absolument intime (voy. *Urèthre*, p. 912). Les deux parois uréthrale et vaginale, ainsi fusionnées, constituent entre les deux conduits une cloison séparative, connue sous le nom de *cloison uréthro-vaginale* (fig. 1650).

b. La *face postérieure*, suivie de haut en bas, est recouverte tout d'abord par le péritoine, qui descend sur elle dans une étendue de 15 à 20 millimètres, puis se réfléchit sur le rectum en formant le *cul-de-sac recto-vaginal*, (fig. 1652,11). — Au-dessous de ce cul-de-sac, le vagin s'applique immédiatement contre la paroi antérieure du rectum. Etroitement unies l'une à l'autre par une couche de tissu cellulaire plus ou moins dense, les deux parois vaginale et rectale forment, entre les deux conduits, une cloison membraneuse très résistante, la *cloison recto-vaginale* (fig. 1625,19). — Le rectum et le vagin restent ainsi accolés jusqu'au plancher périnéal. Plus bas, par suite du déplacement en arrière du rectum anal, les deux organes se trouvent séparés par un espace triangulaire à base inférieure (fig. 1625), dans lequel nous rencontrons, baignant en plein dans une atmosphère cellulo-adipeuse, le sphincter anal, le constricteur du vagin et le transverse du périnée, plus un certain nombre de fibres longitudinales du rectum.

c. Les *deux bords* du vagin sont longés, comme ceux de l'utérus, par un riche plexus veineux, le *plexus vaginal* (fig. 1647, 8). Ils répondent successivement en allant de haut en bas : 1° à la partie la plus inférieure des ligaments larges ; 2° au tissu cellulo-adipeux de l'excavation pelvienne ; 3° à l'aponévrose périnéale supérieure ; 4° aux faisceaux les plus internes du releveur qui, sans prendre aucune insertion sur le vagin, adhèrent intimement à sa gaine conjonctive ; 5° enfin, au bulbe du vagin (voy. *Vulve*).

2° Surface intérieure. — La surface intérieure du vagin nous présente, sur l'une et l'autre de ses deux parois (fig. 1651), un système de plis transversaux, connus sous le nom de *plis* ou *rides du vagin*. Ces plis s'épaississent à leur partie moyenne et ces parties ainsi épaissies, en s'échelonnant de bas en haut, forment sur la ligne médiane deux saillies longitudinales, arrondies et mousses : ce sont les *colonnes du vagin*.

a. Les *colonnes du vagin*, très variables suivant les sujets, mesurent en largeur de 5 à 15 millimètres. — Celle qui occupe la paroi antérieure (fig. 1651,5) prend naissance à l'entrée du vagin par une sorte de renflement

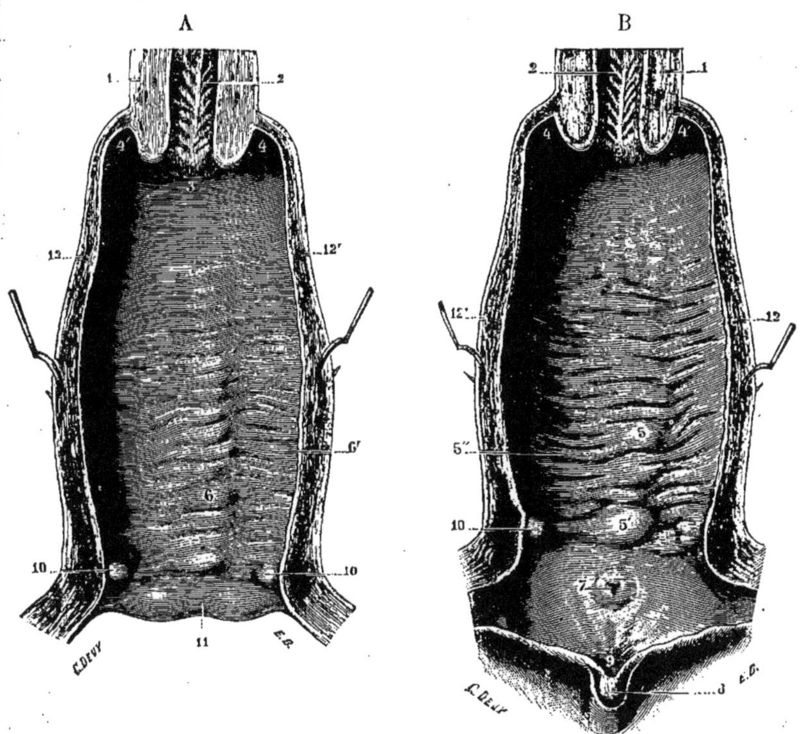

Fig. 1651

Coupe du vagin passant le long de ses bords : A, segment postérieur de la coupe montrant la paroi postérieure de l'organe ; B, segment antérieur de la coupe, montrant sa paroi antérieure.

1, col utérin. — 2, sa cavité avec les saillies de l'arbre de vie. — 3, orifice du museau de tanche. — 4, 4', culs-de-sac latéraux du vagin. — 5, colonne antérieure, avec 5' le tubercule vaginal et 5'' les plis transversaux de la paroi antérieure. — 6, colonne postérieure, avec 6' plis transversaux de la paroi postérieure. — 7, méat urinaire. — 8, clitoris. — 9, vestibule. — 10, 10, caroncules myrtiformes. — 11, fosse naviculaire. — 12, 12', coupe des parois droite et gauche du vagin.

qui prend le nom de *tubercule vaginal* (5) : il est situé un peu au-dessous de l'orifice extérieur du canal de l'urèthre et sert de guide au chirurgien dans le cathétérisme de ce conduit. A partir du tubercule vaginal, la colonne antérieure se porte en haut, en s'atténuant graduellement, et disparaît vers la partie moyenne du vagin. Elle est ordinairement simple ; sur certains sujets cependant, une dépression médiane, plus ou moins profonde et plus ou moins étendue en longueur, la divise en deux moitiés latérales. — La colonne de la paroi postérieure (fig. 1651, 6) est un peu moins développée que la précédente. Comme elle, elle commence à l'entrée du vagin et se perd insensiblement dans le tiers moyen du conduit. Comme elle encore, elle peut être double. — Les deux colonnes du vagin n'occupent pas exactement la ligne médiane, mais sont situées un peu en dehors de cette ligne, l'une à droite, l'autre à gauche. Il en résulte que dans l'état d'occlusion du vagin, les deux saillies en question, comme les arbres de vie de col utérin, se trouvent juxtaposées et non superposées.

b. Les *rides transversales* du vagin, comme les colonnes, présentent leur plus grand développement dans la partie inférieure du vagin. Elles diminuent ensuite de hauteur au fur et à mesure qu'on s'éloigne de la vulve et font généralement défaut dans le tiers supérieur ou même dans la moitié supérieure du conduit. Elles s'atténuent également en allant de dedans en dehors et sont souvent remplacées, au voisinage des bords, par une série de saillies mamelonnées ou rugueuses, lesquelles sont disposées en séries linéaires ou irrégulièrement disséminées.

Les rides du vagin varient beaucoup suivant les âges. Aux deux derniers mois de la vie fœtale et chez la nouveau-née, elles occupent toute la hauteur du conduit et, par leurs grandes dimensions, rappellent jusqu'à un certain point les valvules conniventes de la surface intestinale. Puis, elles subissent graduellement une sorte d'atrophie régressive : elles diminuent chez la jeune fille, diminuent encore chez l'adulte nullipare et disparaissent en grande partie sous l'influence de la grossesse. C'est ainsi que, chez un grand nombre de multipares, elles se trouvent réduites à quelques saillies mamelonnées situées au voisinage de la vulve ; partout ailleurs le vagin est parfaitement lisse.

L'étude comparative des saillies vaginales dans la série des mammifères et chez la femme aux différents âges, ne nous a pas encore nettement fixés sur leur signification exacte. Certains auteurs considèrent ces saillies comme de simples replis de la muqueuse, destinés à s'effacer lors de l'accouchement et à faciliter ainsi l'ampliation énorme que présente à ce moment la muqueuse vaginale ; mais l'histologie nous apprend que les rides du vagin, au lieu d'être constituées comme les valvules conniventes par des replis de la muqueuse, ne sont que des épaississements locaux de cette membrane et, comme tels, ne peuvent se prêter à un déplissement quelconque. Pour d'autres, les rugosités qui hérissent la surface intérieure du vagin auraient été placées là par une nature prévoyante pour favoriser l'éjaculation en multipliant les frottements sur le passage du pénis et, l'éjaculation une fois produite, pour retenir le sperme qui, par son propre poids, tend à s'échapper par la vulve. Une pareille explication, outre qu'elle rappelle un peu trop la doctrine aujourd'hui surannée des causes finales, est peu conciliable, on en conviendra, avec ce double fait indiqué ci-dessus : d'une part, que les rugosités en question présentent leur maximum de développement au huitième mois de la vie fœtale, alors qu'il ne saurait être question pour elles de la fonction tout hypothétique énoncée plus haut; d'autre part, qu'elles disparaissent par atrophie régressive juste au moment où elles devraient être appelées à remplir cette fonction.

Trigone vaginal. — Lorsqu'on examine attentivement la paroi antérieure du vagin, après l'avoir tendue, soit sur le vivant, soit sur le cadavre, on constate dans sa partie toute supérieure, à 25 ou 30 millimètres au-dessous de l'orifice externe du col, l'existence d'un repli muqueux transversal, légèrement courbe à convexité dirigée en avant. On constate, d'autre part, que la colonne antérieure du vagin, arrivée à la partie moyenne du conduit, se divise en deux branches divergentes, qui, s'écartant l'une de l'autre sous un angle de 60° environ, vont rejoindre les extrémités du pli transversal précité. Ces trois replis délimitent ainsi une petite région triangulaire, dont les côtés, sensiblement égaux, mesurent, en moyenne, de 25 à 35 millimètres : c'est le *trigone vaginal* de PAWLIK. Il répond assez bien, ligne pour ligne, au trigone vésical de LIEUTAUD (fig. 1529) : son angle antérieur correspond à l'extrémité vésicale de l'urèthre ; ses deux angles postérieurs indiquent le point où les deux uretères débouchent dans la vessie. Il est à remarquer, cependant, que, dans la plupart des cas, le repli transversal qui forme le bord supérieur du trigone de PAWLIK se trouve situé sur un plan un peu postérieur à celui qu'occupe le bourrelet interurétérique.

3° Extrémité supérieure. — L'extrémité supérieure du vagin est, comme nous l'avons déjà vu à propos de l'utérus (p. 1072), un orifice circulaire, taillé obliquement de haut en bas et d'arrière en avant, qui embrasse le col à l'union de son tiers inférieur avec ses deux tiers supérieurs. A ce niveau, tandis que la tunique musculeuse du vagin se fusionne avec la tunique homonyme de l'utérus, sa tunique muqueuse se réfléchit de haut en bas sur le museau de tanche et l'enveloppe régulièrement jusqu'à son sommet, où elle se continue, à travers l'orifice externe du col, avec la muqueuse utérine. En se réfléchissant ainsi sur le col, la muqueuse vaginale détermine tout autour de ce dernier organe la formation d'une rigole circulaire, que l'on désigne indistinctement sous les noms de *voûte du vagin*, de *fornix*, d'*ampoule vaginale*, de *culs-de-sac du vagin*. Cette rigole péricervicale se divise en quatre parties, une antérieure, une postérieure et deux latérales, qui constituent les culs-de-sac antérieur, postérieur et latéraux du vagin :

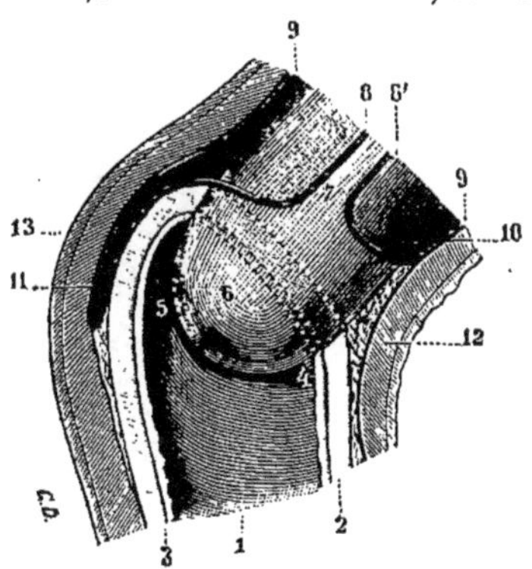

Fig. 1652.

Le col utérin et l'extrémité supérieure du vagin dans leurs rapports avec le péritoine (la coupe du vagin est ombrée en rouge).

1, vagin. — 2, sa paroi antérieure. — 3, sa paroi postérieure. — 4, cul-de-sac antérieur du vagin. — 5, son cul-de-sac postérieur. — 6, museau de tanche. — 7, portion extra-vaginale du col. — 8, 8', les deux feuillets antérieur et postérieur du ligament large. — 9, péritoine rectal. — 9', péritoine vésical. — 10, cul-de-sac vésico-utérin — 11, cul-de-sac recto-vaginal. — 12, paroi postérieure de la vessie. — 13, paroi antérieure du rectum.

a. Le *cul-de-sac antérieur* (fig. 1652, 4) est peu profond ; il se réduit, dans certains cas où l'insertion du vagin se fait très bas sur le col, à une simple gouttière transversale. Sur lui repose le bas-fond de la vessie, séparé du vagin par une couche de tissu cellulaire, au sein de laquelle cheminent quelques branches artérielles, ordinairement de petit calibre, les artères vésico-vaginales.

b. Le *cul-de-sac postérieur* en raison même de l'obliquité de l'insertion vaginale est beaucoup plus profond que le précédent : il mesure, suivant les cas, de 10 à 25 millimètres. En arrière de lui, se trouve le cul-de-sac recto-vaginal ou espace de Douglas et, au delà de ce cul-de-sac, la face antérieure du rectum. Nous avons déjà dit que le péritoine vaginal se prolonge sur le vagin dans une étendue de 15 à 20 millimètres, rarement plus bas. Entre le feuil-let séreux et la paroi vaginale, s'interpose une couche celluleuse, parfois assez épaisse, qui se continue en haut avec le tissu cellulaire péricervical et dans laquelle se trouvent des veines plus ou moins anastomosées en

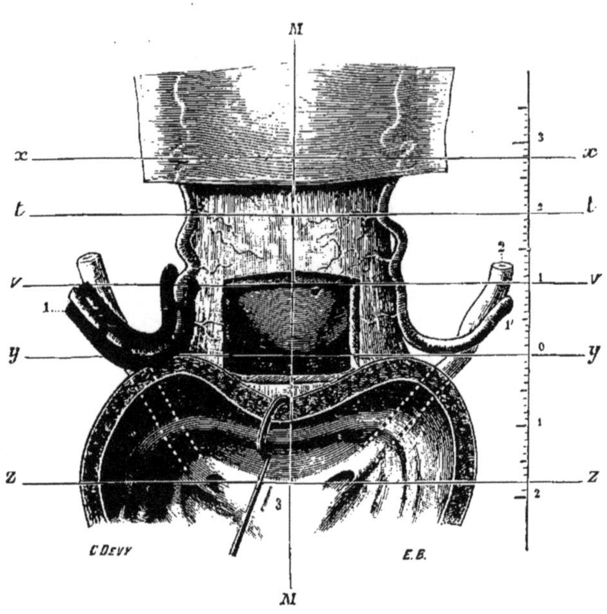

Fig. 1653.
Rapports de l'artère utérine avec l'uretère et le col de l'utérus (primipare, trente-deux ans).
(Une fenêtre a été pratiquée dans la paroi antérieure du vagin, au niveau du col utérin, la vessie ayant été préalablement décollée et attirée fortement en bas.)

t t, ligne horizontale passant par le cul-de-sac postérieur du vagin. — v v, ligne passant par le cul-de-sac antérieur. — x x, ligne passant par l'isthme. — y y, ligne passant par le sommet du museau de tanche. — z z, ligne interurétérique. — M M, ligne médiane.
1, artère utérine et veines utérines droites. — 1', artère utérine gauche. — 2, uretère gauche. — 3, trigone vésical. — 4, corps de l'utérus, revêtu par le péritoine.

plexus, servant de traits d'union entre le système veineux utéro-vaginal et le système veineux du rectum.

c. Les *culs-de-sac latéraux*, situés comme leur nom l'indique sur les côtés du col, relient l'un à l'autre, à droite et à gauche, le cul-de-sac antérieur et le cul-de-sac postérieur. Ils sont longés par l'uretère, par la partie la plus élevée du plexus vaginal, par trois ou quatre canaux lymphatiques issus du col et, dans certains cas, quand cette artère est abaissée, par l'artère utérine : un intervalle de 10 à 15 millimètres sépare ordinairement l'artère utérine du cul-de-sac latéral. Enfin, on rencontre quelquefois (1 fois sur 3 d'après Rieder), dans la paroi même du vagin, au niveau des culs-de-sac latéraux, des vestiges des conduits de Gartner (p. 1091).

4° Extrémité inférieure. — L'extrémité inférieure du vagin est un orifice par lequel ce conduit s'ouvre à la vulve : c'est l'*orifice vulvo-vaginal*, plus ou moins rétréci chez la femme vierge par la membrane hymen (fig. 1655,9). Nous le décrirons dans l'article suivant à propos de la vulve. Nous nous contenterons d'indiquer ici : 1° que l'orifice vulvo-vaginal a la forme d'une ellipse à grand axe antéro-postérieur; 2° qu'il constitue la partie la plus étroite et la moins dilatable du vagin; 3° qu'il est entouré par les deux muscles constricteurs, qui se disposent autour de lui à la manière d'un anneau, l'*anneau vulvaire*, et dont la contracture (*vaginisme inférieur*) rend le coït douloureux et parfois même impossible.

§ III. — Constitution anatomique

La paroi vaginale mesure 3 ou 4 millimètres d'épaisseur. Elle se compose de trois tuniques concentriques : une tunique externe ou conjonctive, une tunique moyenne ou musculeuse et une tunique interne ou muqueuse (fig. 1654).

1° Tunique conjonctive. — La tunique externe, très mince, de coloration blanchâtre, se confond extérieurement avec le tissu cellulaire des régions voisines. Elle se compose essentiellement de faisceaux de fibres conjonctives, auxquels viennent se mêler un certain nombre de fibres élastiques.

2° Tunique musculeuse. — La tunique musculeuse, de coloration rougeâtre, est constituée par des fibres musculaires lisses, mesurant en moyenne 90 μ de longueur sur 6 μ de largeur et disposées sur deux plans : un plan superficiel de fibres longitudinales et un plan profond de fibres circulaires.

a. Les *fibres longitudinales*, comme leur nom l'indique, se disposent parallèlement à l'axe du vagin. — En haut, elles se continuent avec les fibres superficielles de l'utérus ; un certain nombre d'entre elles, cependant, passent dans les ligaments utéro-sacrés. — En bas, elles se terminent, en partie sur les branches ischio-pubiennes, en partie sur les aponévroses du périnée et dans l'épaisseur des petites lèvres.

b. Les *fibres circulaires* forment pour la plupart des anneaux dont la direction est exactement perpendiculaire à celle des fibres longitudinales ; d'autres sont obliques et diversement entre-croisées. — Les fibres de la couche profonde se continuent en haut, comme les fibres superficielles, avec la tunique musculeuse du col. — En bas, elles s'arrêtent à l'orifice vulvaire et forment tout autour de cet orifice une sorte de sphincter, le *sphincter lisse du vagin*. — En dehors de lui, Kobelt, chez certains animaux, et Luschka, chez la femme, ont décrit un deuxième sphincter formé par des fibres striées. Ce sphincter strié, qui constitue le *constricteur profond du vagin*, appartient aux muscles du périnée et sera décrit plus loin (voy. *Muscles du périnée*, p. 1136).

3° Tunique muqueuse. — La tunique muqueuse est épaisse de 1 millimètre environ : elle représente, comme on le voit, le tiers ou le quart de l'épaisseur totale de la paroi du vagin. Grisâtre ou légèrement rosée dans les conditions ordinaires, elle prend une coloration rouge au moment de la menstruation, une coloration rouge foncé ou même violacée pendant la grossesse. Du reste, elle est très résistante, très extensible et très élastique.

Histologiquement, la muqueuse du vagin se compose, comme toutes les muqueuses, de deux couches : le chorion muqueux et l'épithélium. — Le *chorion muqueux*, très riche en fibres élastiques, adhère intimement par sa face profonde à la tunique musculeuse, sans interposition d'une couche sous-muqueuse spéciale. Sa face superficielle est surmontée de papilles vasculaires, coniques ou filiformes, qui sont beaucoup plus développées dans la partie inférieure du conduit que dans sa partie supérieure, plus développées aussi (DE SINÉTY) chez la nouveau-née que chez la femme adulte ayant eu des rapprochements sexuels et des accouchements. — L'*épithélium* est pavimenteux stratifié. Il présente jusqu'à 180 et 200 μ d'épaisseur et efface entièrement, en les recouvrant, les saillies que forment les papilles.

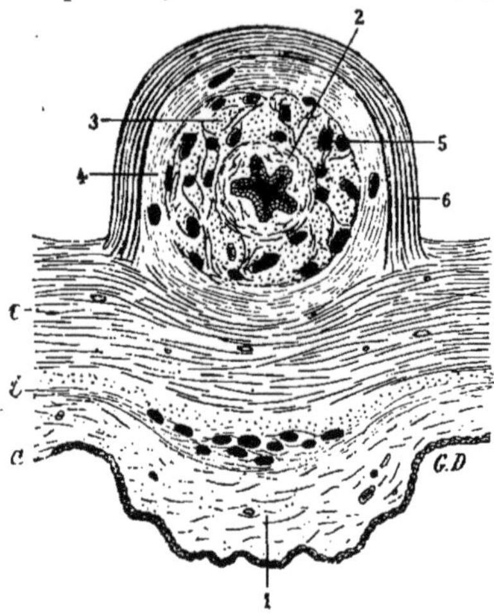

Fig. 1654.

Coupe transversale du vagin et de l'urèthre, pour montrer les rapports et la constitution anatomique de ces deux conduits.

1, colonne antérieure du vagin, avec : *a*, muqueuse ; *b*, couche musculeuse ; *c*, couche fibreuse de la paroi vaginale. — 2, muqueuse de l'urèthre. — 3, couche des fibres lisses longitudinales. — 4, couche des fibres lisses circulaires. — 5, canaux veineux, disséminés dans les deux couches de fibres lisses. — 6, sphincter externe de l'urèthre ou sphincter strié.

La muqueuse vaginale présente parfois, d'après HENLE, principalement dans sa partie supérieure et sur le col utérin, un certain nombre de follicules clos. Mais elle est totalement dépourvue de glandes : par conséquent, le liquide qui s'écoule du vagin est le produit, non d'une sécrétion, mais de l'exsudation et de la desquamation épithéliale de la muqueuse. Dans certains cas, cependant, on a rencontré de véritables glandes aux deux extrémités de la muqueuse vaginale : en haut, sur la muqueuse des culs-de-sac, en bas, sur celle qui avoisine l'orifice bulbaire. Ces formations glandulaires sont entièrement anormales. Elles doivent être considérées, sur la muqueuse des culs-de-sac, comme des glandes erratiques de la muqueuse du col utérin. De même, les glandes rétro-vulvaires ne sont vraisemblablement que de simples lobules de la glande de Bartholin, qui se sont isolés de cette glande pour s'ouvrir par des canaux excréteurs distincts dans la partie inférieure du vagin.

§ IV. — VAISSEAUX ET NERFS

1° Artères. — Les artères du vagin sont fournies en grande partie par l'artère vaginale branche de l'hypogastrique. Mais le vagin reçoit encore un certain nombre de branches des artères voisines : de l'utérine, de la vésicale inférieure, de l'hémorrhoïdale moyenne et de la honteuse interne. Ces branches, comme celles issues de la vaginale, se jettent, les unes sur la face antérieure du vagin, les autres sur sa face postérieure. Elles pénètrent tout d'abord dans la tunique musculeuse, à laquelle elles abandonnent de nombreux rameaux, et viennent se terminer dans la tunique muqueuse par un riche réseau capillaire dont les mailles occupent les parties les plus superficielles du chorion. Dans chaque papille de la muqueuse s'élève une anse simple, plus rarement des anses multiples.

2° **Veines**. — Les veines, remarquables à la fois par leur nombre et par leur volume, tirent leur origine des réseaux de la muqueuse et de la musculeuse. Elles se dirigent vers les bords latéraux de l'organe et y forment, de chaque côté, un important plexus, le *plexus vaginal*. Ce plexus, qui occupe toute la hauteur du vagin, communique avec tous les réseaux du voisinage : en haut, avec le plexus utérin, en bas avec les veines du bulbe, en avant avec le plexus vésical, en arrière avec le système des veines hémorrhoïdales. Les troncs qui en émanent aboutissent, à droite et à gauche, à la veine hypogastrique.

3° **Lymphatiques**. — Les lymphatiques du vagin se disposent en deux réseaux, l'un dans le chorion muqueux, l'autre dans la tunique musculeuse. Ces deux réseaux, du reste, communiquent entre eux par de nombreuses anastomoses. Ils donnent naissance à de nombreux troncules que l'on distingue, d'après leur origine, en supérieurs, moyens et inférieurs. — Les *lymphatiques supérieurs* se séparent du vagin dans la région des culs-de-sac et, se mêlant aux lymphatiques du col, aboutissent aux ganglions situés dans l'angle de bifurcation de l'iliaque primitive. — Les *lymphatiques moyens*, au nombre de deux ou trois, s'accolent à l'artère vaginale et aboutissent, comme les précédents, aux ganglions latéraux de l'excavation pelvienne. — Les *lymphatiques inférieurs* tirent leur origine de la partie tout inférieure du vagin, de cette portion du conduit qui précède l'hymen ou les caroncules hyménéales. Ils se portent en bas et en avant, pour s'unir aux lymphatiques de la vulve et gagner avec eux les ganglions du pli de l'aine.

4° **Nerfs**. — Les nerfs émanent du plexus hypogastrique. Ils se distribuent bien certainement aux deux tuniques musculeuse et muqueuse ; mais leur mode de terminaison ne nous est pas encore connu.

A consulter, au sujet du vagin, parmi les travaux récents : Veith, *Vaginalepithel und Vaginaldrüsen*, Virchow's Arch., 1889 ; Condorelli, *Vagin double, avec hymen double*, etc. ; Giorn. ital. della malattie veneree, 1889; Farabeuf et Varnier, *Partie génitale du canal pelvi-génital, filière vagino-périnéo-vulvaire*, Ann. de Gyn. 1891 ; Retterer, *Evolution de l'épithélium du vagin*, Soc. de Biol., 1892.

ARTICLE V

VULVE

La vulve, le *pudendum* des anatomistes anglais et allemands, est un terme général, servant à désigner l'ensemble des organes génitaux externes de la femme. C'est une saillie ovoïde à grand axe antéro-postérieur, qui confine en avant à la paroi antérieure de l'abdomen, en arrière au périnée, latéralement à la face interne des cuisses. Elle comprend les parties suivantes : 1° des replis tégumentaires en forme de lèvres, les *formations labiales;* 2° un espace médian, limité latéralement par ces replis, l'*espace interlabial* ou *fente vulvaire;* 3° un *appareil érectile.*

§ I. — FORMATIONS LABIALES

Les replis cutanés ou lèvres qui constituent la plus grande partie de la vulve sont au nombre de quatre, deux de chaque côté, disposés symétrique-

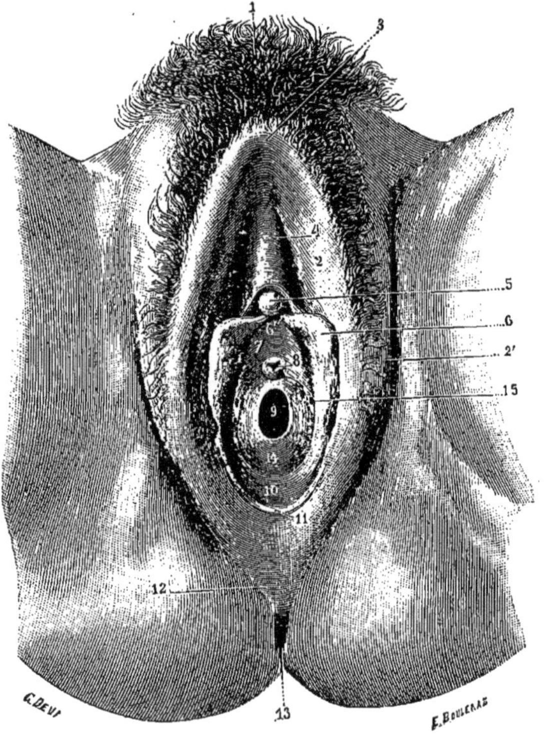

Fig. 1655.

Vulve de vierge.

(Les grandes lèvres et les petites lèvres ont été écartées de a ligne médiane.)

1, pénil ou mont de Vénus. — 2 et 2', surface interne et surface externe des grandes lèvres. — 3, commissure antérieure de la vulve. — 4, capuchon du clitoris. — 5, clitoris. — 6, petites lèvres, avec 6' leur racine postérieure naissant de la face postérieure du clitoris (frein du clitoris). — 7, vestibule. — 8, méat urinaire. — 9, ouverture du vagin. — 10, fosse naviculaire. — 11, fourchette. — 12, périnée. — 13, anus. — 14, hymen. — 15, orifice extérieur du canal excréteur des glandes de Bartholin.

ment. On les distingue en externes ou *grandes lèvres* et internes ou *petites lèvres.* Aux formations labiales nous rattacherons le *pénil* ou *mont de*

Vénus, qui surmonte les grandes lèvres, et c'est par lui que nous commencerons notre description.

1° Pénil ou mont de Vénus. — Le pénil ou mont de Vénus est cette saillie arrondie et plus ou moins proéminente suivant les sujets que l'on voit à la partie antérieure de la vulve (fig. 1655,1).

a. *Configuration extérieure et rapports.* — Située au-devant de la symphyse pubienne, limitée à droite et à gauche par le pli de l'aine, elle se continue en haut et en bas, sans ligne de démarcation bien nette, d'une part avec l'hypogastre, d'autre part avec les grandes lèvres. Son épaisseur, très variable, est en rapport avec le degré d'embonpoint des sujets : de 2 ou 3 centimètres chez les femmes d'un embonpoint ordinaire, elle atteint, chez les sujets obèses 7 ou 8 centimètres et même plus. Glabre chez le fœtus et chez l'enfant, le mont de Vénus se couvre à l'âge de la puberté de poils longs et raides qui, comme les poils du pubis chez l'homme, présentent habituellement la même coloration que les cheveux et sont plus ou moins frisés avec tendance à l'enroulement.

b. *Structure.* — Envisagé au point de vue de sa constitution anatomique, le mont de Vénus se compose essentiellement d'un revêtement cutané, surmontant un paquet volumineux de tissu cellulaire et de graisse. Cet amas cellulo-adipeux renferme dans sa masse un système de lames élastiques, qui naissent de la ligne blanche et de l'aponévrose abdominale et qui viennent, d'autre part, se terminer à la face profonde du derme. Nous allons, tout à l'heure, retrouver ce tissu élastique dans l'épaisseur des grandes lèvres.

c. *Vaisseaux et nerfs.* — Les *artères* du mont de Vénus proviennent des honteuses externes, branches de la fémorale. — Les *veines* se portent vers le triangle de Scarpa et se jettent, soit dans la saphène interne, soit directement dans la fémorale. — Les *lymphatiques* se rendent aux ganglions superficiels de l'aine. — Les *nerfs* émanent des branches génitales du plexus lombaire, qui débouchent, comme on le sait, par l'orifice externe du canal inguinal.

2° Grandes lèvres. — Les grandes lèvres sont deux replis cutanés, situés en arrière du mont de Vénus et constituant avec cette dernière saillie le plan superficiel de la vulve. Elles mesurent en moyenne 7 ou 8 centimètres de longueur sur 2 ou 3 centimètres de largeur. Leur épaisseur, mesurée à leur partie moyenne, est de 15 à 20 millimètres.

a. *Configuration et rapports.* — Allongées d'avant en arrière, aplaties transversalement, les grandes lèvres nous présentent chacune deux faces, deux bords et deux extrémités. — La *face externe*, convexe, répond à la face interne de la cuisse dont elle est séparée par un sillon nettement accusé, le *sillon génito-crural* (fig. 1656,1). Elle a une coloration foncée qui rappelle celle du scrotum, et est recouverte de poils analogues à ceux du mont de Vénus, mais cependant plus rares et plus courts. — La *face interne* plane ou légèrement concave est en rapport, quand la vulve est fermée, en partie avec la grande lèvre du côté opposé, en partie avec la petite lèvre correspondante. Un sillon profond, le *sillon labial* (4), sépare l'une de l'autre la grande et la petite lèvre. Dans sa moitié inférieure, la peau qui revêt la face externe des grandes lèvres présente à peu près les mêmes caractères que ceux de la face externe : elle est foncée et ombragée de poils; ces poils, toutefois, sont à la fois beaucoup plus rares et plus courts que sur la face opposée. Dans sa moitié supérieure au contraire, elle est rosée, lisse, humide ; de plus, elle est ordinairement glabre ou ne possède que quelques poils follets. — Le *bord supérieur* ou *bord adhérent* répond aux branches ischio-pubiennes, auxquelles il est rattaché par de nombreux tractus conjonctifs. A son niveau, la grande lèvre se confond avec les parties molles des régions voisines. — Le *bord inférieur* ou *bord libre*, plus mince que le précédent, est arrondi, légèrement convexe d'avant en arrière, recouvert de poils comme la face externe. C'est lui qui, en s'adossant sur la ligne médiane avec le bord homonyme de la grande lèvre du côté opposé, délimite superficiellement la fente vulvaire. — Les *deux extrémités* se distinguent en antérieure et postérieure (supérieure et inférieure quand le sujet repose dans le décubitus dorsal). En se réunissant deux à deux sur la ligne médiane, ces extrémités constituent ce qu'on appelle les *commissures de la vulve*. La commissure antérieure, relativement épaisse, arrondie en forme d'arcade, assez peu marquée, se continue avec la partie postérieure du mont de Vénus. La commissure postérieure, plus connue sous le nom de *fourchette*, est mince, mieux détachée et partant beaucoup plus apparente. Au-devant d'elle, du côté du vagin, se voit une petite dépression appelée *fossette naviculaire* (fig. 1655, 10).

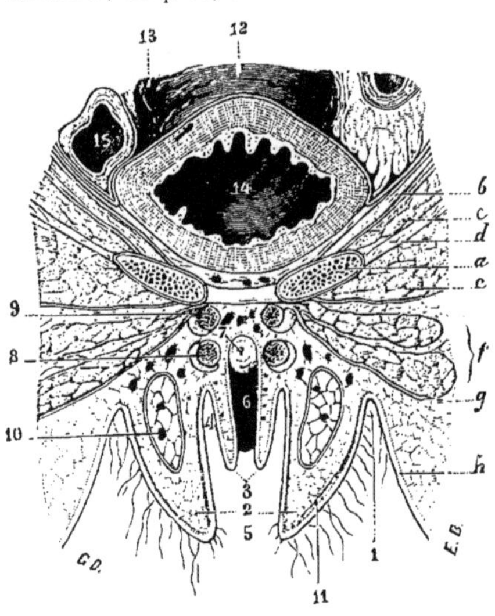

Fig. 1656.

Coupe transversale de la vulve, faite perpendiculairement à la longueur des grandes lèvres et passant immédiatement au-dessus du méat (segment postérieur de la coupe vu par sa face antérieure).

a, branches descendantes du pubis réunies par le ligament sous-pubien. — *b*, releveur de l'anus, avec son aponévrose. — *c*, obturateur interne avec son aponévrose. — *d*, aponévrose du trou ischio-pubien. — *e*, obturateur externe. — *f*, adducteurs de la cuisse. — *g*, aponévrose fémorale. — *h*, peau de la cuisse.

1, sillon génito-crural. — 2, grandes lèvres. — 3, petites lèvres. — 4, sillon labial. — 5, espace interlabial. — 6, orifice inférieur du vagin. — 7, méat urinaire. — 8, bulbe du vagin, recouvert en dehors par le constricteur de la vulve. — 9, racine des corps caverneux, recouverte en partie par l'ischio-caverneux. — 10, sac élastique des grandes lèvres, comblé par un paquet graisseux. — 11, dartos vulvaire. — 12, vagin. — 13, plexus veineux du vagin. — 14, vessie. — 15, une anse intestinale.

Les grandes lèvres varient beaucoup dans leur aspect extérieur, suivant l'âge et le degré d'embonpoint des sujets. Chez les enfants et chez les jeunes filles vierges, de même que chez les adultes qui jouissent d'un certain embonpoint, elles sont épaisses, fermes, résistantes : elles sont, dans ce cas, directement appliquées l'une contre l'autre et la fente vulvaire est complètement fermée. Au contraire, chez les femmes âgées et chez les femmes amaigries, surtout chez celles qui ont eu de nombreuses grossesses, les grandes lèvres sont minces, flasques, comme flétries et, de ce fait, l'espace qui les sépare est constamment entre-bâillé.

b. *Structure.* — Au point de vue de leur structure, les grandes lèvres se composent de cinq couches distinctes et superposées. En allant de dehors en dedans, nous rencontrons tout d'abord le revêtement cutané, remarquable par ses longs poils, par un épiderme mince et fortement pigmenté dans sa couche profonde, par sa richesse en glandes sudoripares et en glandes sébacées. La peau est doublée sur sa face interne par une couche de fibres musculaires lisses, qui sont les homologues des fibres dartoïques du scrotum et qui, par leur ensemble, constituent ce que l'on appelle le *dartos de la femme* ou *dartos labial*. Toutefois, ce plan musculaire est moins épais que chez l'homme. Il est aussi moins étendu. On ne le rencontre, en effet, que sur une partie de la surface extérieure des grandes lèvres : sa face externe, son bord inférieur et une partie seulement de sa face interne.

Au-dessous du dartos, nous rencontrons une couche de tissu cellulaire plus ou moins riche en graisse et, au-dessous de cette nappe cellulo-adipeuse, une couche de faisceaux élastiques diversement entre-croisés et formant membrane. Cette membrane élastique, que Broca avait prise à tort pour l'équivalent du dartos, me paraît être l'homologue chez la femme de cette membrane, à la fois fibreuse et élastique, que nous avons décrite chez l'homme sous le nom de tunique fibreuse des bourses. Elle se dispose ici, dans l'épaisseur de la grande lèvre, sous la forme d'une poche allongée d'arrière en avant (fig. 1656, 10), dont le fond est situé au voisinage de la fourchette et dont l'ouverture répond à l'orifice externe du canal inguinal : nous la désignerons, avec Sappey, sous le nom de *sac élastique* de la grande lèvre.

Ce sac élastique renferme dans son intérieur une masse de tissu cellulo-adipeux, qui est plus ou moins abondant suivant les sujets, mais qui ne disparaît jamais entièrement, même chez les femmes les plus amaigries. Il est à peine besoin de faire remarquer que c'est aux variations quantitatives de cette masse adipeuse distendant plus ou moins le sac élastique qui les contient, que sont dues les variations de consistance, indiquées ci-dessus, que nous présentent les grandes lèvres aux divers âges et chez les femmes d'embonpoint différent. Dans le tissu cellulo-adipeux du sac élastique de la grande lèvre, vient se terminer en grande partie, l'éventail tendineux du ligament rond (p. 1059). On y trouve encore parfois, à sa partie supérieure et chez le fœtus seulement, l'extrémité interne de ce canal séreux, dépendance du péritoine, que l'on désigne sous le nom de canal de Nuck (p. 1060).

c. *Vaisseaux et nerfs.* — Les *artères*, destinées aux grandes lèvres, proviennent de deux sources : des honteuses externes, branches de la fémorale ; de l'artère périnéale inférieure, branche de la honteuse interne. — Les *veines* se distinguent en superficielles et profondes : les veines superficielles accompagnent les artères précitées et se rendent, les unes à la fémorale, les autres à la honteuse interne ; les veines profondes, suivant un trajet ascendant, s'unissent aux veines du bulbe et, avec celles-ci, se jettent dans le plexus vaginal. Nous rappellerons en passant qu'à la partie antérieure des grandes lèvres, aboutissent les veines du ligament rond, lesquelles à ce niveau s'anastomosent avec les veines de la paroi abdominale et les honteuses externes. — Les *lymphatiques* se rendent aux ganglions superficiels de l'aine. — Les *nerfs* émanent, en partie de la branche périnéale du honteux interne, en partie des branches génitales du plexus lombaire.

3° **Petites lèvres**. — Les petites lèvres ou *nymphes* sont encore deux replis cutanés, aplatis transversalement, situés en dedans des grandes lèvres (fig. 1655, 6). Leur longueur est en moyenne de 30 à 35 millimètres, leur largeur de 10 à 15 millimètres, leur épaisseur de 4 ou 5 millimètres.

a. *Configuration extérieure et rapports*. — Orientées dans le même sens que les grandes lèvres, les petites lèvres nous offrent à étudier, comme ces dernières, deux faces, deux bords et deux extrémités. — La *face externe*, plane ou légèrement convexe, répond à la face interne de la grande lèvre correspondante, dont elle est séparée par le sillon labial. — La *face interne*, plane également, répond à la fente vulvaire et s'applique directement, quand cette fente est fermée, contre la petite lèvre du côté opposé. — Le *bord supérieur* ou *bord adhérent*, adossé au bulbe du vagin, se continue avec les parties molles du voisinage. — Le *bord inférieur* ou *bord libre*, plus mince que le précédent, est convexe, irrégulièrement dentelé, flottant librement dans la fente vulvaire. — L'*extrémité antérieure*, un peu avant d'atteindre le clitoris, se divise en deux feuillets secondaires, l'un antérieur, l'autre postérieur (fig. 1655) : le postérieur (6'), relativement court, se dirige vers la face postérieure du clitoris et s'y insère en formant, avec celui du côté opposé, le *frein du clitoris ;* l'antérieur, beaucoup plus long, passe en avant du clitoris et, en se réunissant sur la ligne médiane avec le repli similaire du côté opposé, il forme à l'organe érectile une sorte d'enveloppe demi-cylindrique que l'on désigne sous le nom de *capuchon du clitoris* ou *prépuce* (4). Ce repli préputial est relativement peu développé dans nos races européennes. Chez certains peuples de l'Asie et de l'Afrique, il atteint une longueur beaucoup plus considérable et quelques-uns d'entre eux, notamment les Abyssins, pratiquent la circoncision chez la femme aussi bien que chez l'homme. — L'*extrémité postérieure*, plus mince que l'antérieure, comme effilée, se perd insensiblement sur la face interne de la grande lèvre correspondante, le plus souvent à sa partie moyenne ou à l'union de son tiers moyen avec son tiers postérieur. Plus rarement, elle s'étend jusqu'à la commissure postérieure et se réunit sur la ligne médiane avec celle du côté opposé, formant alors la petite dépression que nous avons signalée plus haut sous le nom de fossette naviculaire.

Les petites lèvres présentent, quant à leurs dimensions, de nombreuses variétés. — Elles varient tout d'abord suivant les âges : c'est ainsi que, chez la nouveau-née, elles débordent en bas les grandes lèvres, tandis que plus tard, comme nous l'avons vu, elles sont débordées par elles. — Elles varient ensuite suivant les individus : sur la plupart des sujets, elles répondent à la partie profonde des grandes lèvres ; sur quelques-uns, cependant, elles descendent jusqu'au bord libre de ces dernières ; sur d'autres, elles le dépassent. A propos de ce dernier cas, nous ferons remarquer que la partie de la petite lèvre qui s'est ainsi extériorisée, qu'on me permette cette expression, présente tous les caractères du tégument externe et, comme la face externe de la grande lèvre, revêt une coloration brune que Paul Dubois comparait à celle de l'aréole du sein pendant la grossesse. — Les petites lèvres sont encore sujettes à des variations ethniques : on connaît ces peuplades du sud de l'Afrique, les Boschimans, où les replis en question atteignent 15 ou 20 centimètres de longueur et, sous le nom impropre de *tablier des Hottentotes*, descendent parfois jusqu'à mi-cuisse.

b. *Structure.* — Les petites lèvres sont formées par un double feuillet tégumentaire, emprisonnant au centre du repli une mince couche de tissu conjonctif, riche en fibres élastiques, mais dépourvu de graisse. Quant à l'enveloppe tégumentaire elle-même, les histologistes sont loin d'être d'accord sur sa nature. Les uns, avec Kölliker et Gerlach, la considèrent comme muqueuse ; d'autres, comme Carrard (1884), la rattachent franchement à la peau. En réalité, la membrane de revêtement des nymphes est une membrane de transition entre la muqueuse du vestibule et la peau des grandes lèvres. Comme telle, elle emprunte ses caractères à l'une et à l'autre : par sa coloration rosée, par son aspect lisse et humide, par l'absence de poils et de glandes sudoripares, par l'absence au-dessous d'elle d'une couche graisseuse, elle appartient aux formations muqueuses ; d'autre part, elle se rattache nettement au tégument externe par la nature de son épithélium, dont les cellules superficielles ou desquamantes sont lamelleuses et dépourvues de noyau, par la présence dans quelques-unes de ses papilles de véritables corpuscules du tact, et enfin par sa richesse en glandes sébacées.

Ces glandes, qui paraissent plus particulièrement développées chez les femmes brunes, occupent à la fois les deux faces des petites lèvres. Toutefois, elles sont plus nombreuses sur la face externe. Martin et Léger (*Arch. gén. de Médecine*, 1862), sur cette dernière face, en ont rencontré 135 en moyenne par centimètre carré, tandis que la face interne n'en présentait, dans un même espace, que 28. Elles sont très volumineuses et offrent ce caractère remarquable, bien mis en lumière par les recherches de Wertheimer, qu'elles apparaissent tardivement, restent stationnaires jusqu'à la puberté, augmentent alors de volume et atteignent leur plus grand développement pendant la grossesse. Comme celles des grandes lèvres, elles sécrètent une matière épaisse, blanchâtre, onctueuse, rappelant le smegma préputial et jouant vraisemblablement chez les animaux le rôle d'excitant génésique.

c. *Vaisseaux et nerfs.* — Les *artères* des petites lèvres proviennent des mêmes sources que celles des grandes lèvres. Pas plus que dans ces dernières, elles ne présentent la disposition qui les caractérise dans les tissus érectiles. — Les *veines* forment entre les deux feuillets tégumentaires un réseau qui est ordinairement très développé. Elles se mêlent en partie aux veines superficielles des grandes lèvres, en partie à celles du bulbe du vagin. — Les *lymphatiques*, extrêmement multipliés, se rendent aux ganglions de l'aine. — Les *nerfs* émanent de la branche périnéale du honteux interne. Leur mode de terminaison n'est pas encore nettement élucidé. On trouve dans le chorion muqueux des petites lèvres, outre des terminaisons nerveuses libres, des corpuscules de Meissner et des corpuscules de Krause. CARRARD y a signalé encore la présence de corpuscules nerveux spéciaux, présentant une grande analogie avec ceux qui ont été décrits par IHLDER dans la langue des oiseaux.

§ II. — ESPACE INTERLABIAL

Entre les formations labiales que nous venons de décrire, se trouve un espace que nous désignerons sous le nom d'*espace interlabial* ou *canal vulvaire*. C'est l'orifice d'entrée des voies génitales. Cet espace, limité latéralement par la face interne des grandes et des petites lèvres, est circoncrit en avant par le clitoris, en arrière par la commissure postérieure de la vulve surmontée de la fossette naviculaire. Dans les conditions ordinaires, lorsque la vulve est fermée, l'espace interlabial, purement virtuel, se trouve réduit à une simple fente allongée d'avant en arrière. Lorsqu'au contraire les formations labiales ont été fortement écartées les unes des autres, il revêt la forme d'un large entonnoir (fig. 1655), mesurant à sa base 6 à 7 centimètres de longueur sur 20 à 25 millimètres de largeur. Le fond de l'entonnoir vulvaire, de forme elliptique ou ovalaire, nous présente successivement en allant d'avant en arrière : 1° le *vestibule;* 2° le *méat urinaire;* 3° l'*orifice inférieur du vagin*, rétréci chez la femme vierge par l'*hymen*.

1° Vestibule. — On donne le nom de vestibule à une petite région triangulaire (fig. 1655, 7), délimitée à droite et à gauche par les petites lèvres, en avant par le clitoris, en arrière par le méat urinaire et l'orifice inférieur du vagin. Cette région, lisse et unie, de coloration rosée, rectiligne d'avant en arrière, concave dans le sens transversal, est formée par une muqueuse dermo-papillaire qui se continue insensiblement, d'une part avec le revêtement cutané des petites lèvres, d'autre part avec les muqueuses de l'urèthre et du vagin. Au-dessus d'elle, se trouvent deux formations essentiellement vasculaires, le bulbe et le clitoris.

En regardant attentivement la région du vestibule, on distingue assez fréquemment sur la ligne médiane, entre le clitoris et le méat urinaire, une bandelette longitudinale qui a été signalée par POZZI, en 1884, sous le nom de *bride masculine du vestibule*. — Elle est si mince et si bien incrustée dans le derme vestibulaire qu'elle ne fait, dans la plupart des cas, aucun relief. Elle se distingue assez bien, cependant, par sa teinte un peu plus pâle que celle des tissus avoisinants et aussi par la netteté rectiligne de ses bords, bien différents des sillons irréguliers produits par le plissement de la muqueuse. Sa largeur est de 4 ou 5 millimètres. — La bride masculine de POZZI est à peu près constante chez l'enfant nouveau-née et chez la jeune femme dont la vulve n'a pas encore été déformée par les accouchements. En haut, elle s'étend jusqu'aux corps caverneux du clitoris ; en bas elle se dédouble à la manière d'un Y renversé (λ) pour entourer le méat urinaire et se continuer ensuite, quand l'hymen existe, avec la partie supérieure de cette dernière formation. Elle présente parfois une rainure médiane, dont l'étendue et la profondeur varient beaucoup suivant les sujets. — Quant à sa signification morphologique, la bride vestibulaire doit être considérée (Pozzi) comme l'homologue chez la femme de la partie antérieure du corps spongieux de l'urèthre qui, chez elle, ne s'est pas développée en canal (l'urèthre de la femme n'ayant pas de portion spongieuse) et n'est pas devenue érectile.

La muqueuse du vestibule est entièrement dépourvue de glandes qui lui appartiennent en propre. On en trouve bien un certain nombre au voisinage du méat urinaire. Mais ces glandes, homologues des glandes prostatiques de l'homme, appartiennent, de ce fait, à la muqueuse uréthrale. Nous les retrouverons dans l'article suivant.

2° **Méat urinaire.** — Le méat urinaire a été décrit plus haut (voy. *Urèthre*, p. 920). Nous rappellerons ici seulement : 1° que c'est un orifice arrondi, de 3 ou 4 millimètres de largeur ; 2° qu'il occupe la ligne médiane ; 3° qu'il est situé immédiatement en arrière du vestibule ; 4° qu'au-dessous de lui, à une distance de 2 ou 3 millimètres seulement, se trouve une saillie arrondie, le *tubercule vaginal*, repère important pour le chirurgien quand il s'agit de pratiquer le cathétérisme de l'urèthre sans découvrir la femme.

3° **Orifice inférieur du vagin, hymen.** — Cet orifice, par lequel le vagin s'ouvre dans le canal vulvaire, diffère beaucoup, quant à son aspect extérieur, suivant qu'on l'examine chez la femme vierge ou chez la femme déflorée. Chez cette dernière, surtout après un premier accouchement, c'est un orifice ovalaire à grand axe antéro-postérieur, sur le pourtour duquel la muqueuse vaginale se continue directement, d'une part avec la muqueuse du vestibule, d'autre part avec le revêtement cutané des formations labiales. Chez la femme vierge, au contraire, on voit surgir de la ligne de soudure vulvo-vaginale une sorte de membrane qui se porte vers le centre de l'orifice et le rétrécit d'autant : cette membrane a reçu le nom d'hymen.

a. *Conformation extérieure de l'hymen.* — L'hymen (de ὑμήν, membrane) est donc une cloison incomplète qui se dresse à la limite respective des deux conduits vaginal et vulvaire, placée horizontalement quand le sujet est debout, verticalement quand celui-ci repose dans le décubitus dorsal.

Sa forme, comme celle de tous les organes à fonctions mal définies, est éminemment variable. Nous pouvons cependant ramener le plus grand nombre de ces variétés à l'un des trois types suivants : le type semi-lunaire, le type annulaire, et le type labié. — L'*hymen semi-lunaire* ou *falciforme* (fig. 1657, A) a la forme d'un croissant à concavité antérieure, dont le bord convexe occupe, selon les cas, la moitié, les deux tiers ou les trois quarts de l'orifice vulvo-vaginal. Ses deux extrémités ou cornes se perdent insensiblement à droite et à gauche du tubercule vaginal, séparées de ce tubercule par un intervalle qui varie naturellement avec le degré de développement de la membrane. Il n'est pas rare de voir les deux extrémités du croissant arriver au contact l'un de l'autre sur la ligne médiane, le plus souvent au-dessous du méat urinaire, quelquefois au-dessus de cet orifice. Cette disposition sert de transition au type suivant. — L'*hymen annulaire* ou *circulaire* (fig. 1655, 14) revêt, comme son nom l'indique, la forme d'un diaphragme percé d'un trou. Cet orifice, *orifice hyménéal* (9), occupe le centre de la membrane ou se trouve situé sur un point plus ou moins excentrique : dans ce dernier cas, il est placé habituellement entre le centre et le tubercule vaginal, ce qui fait que l'hymen, tout en étant circulaire, est plus large dans son segment postérieur que dans

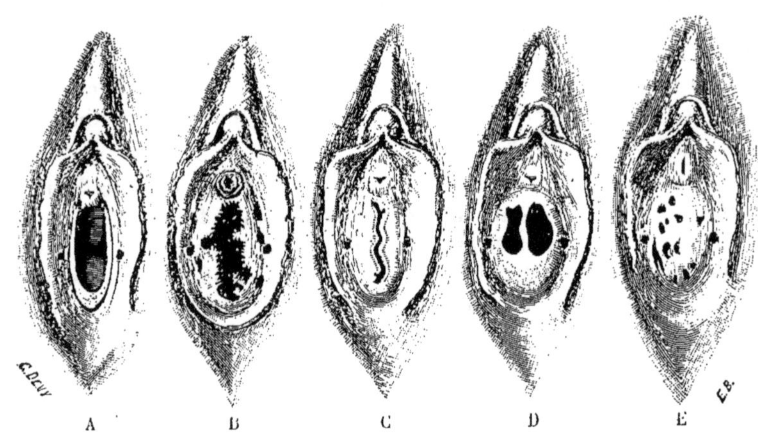

Fig. 1657.

Variations morphologiques de l'hymen : A, hymen semi-lunaire ou falciforme; B, hymen frangé (d'après LUSCHKA); C, hymen bi-labié ; D, hymen bi-perforé (d'après ROZE); E, hymen cribriforme (d'après ROZE).

son segment antérieur. Quant à ses dimensions, l'orifice hyménéal n'est pas moins variable : sur certains sujets, il présente à peine 2 ou 3 millimètres de diamètre ; sur d'autres, il a, à peu de chose près, les mêmes dimensions que l'orifice vulvo-vaginal lui-même et, dans ce cas, l'hymen se trouve réduit à un simple bourrelet de la muqueuse disposé en forme d'anneau sur le pourtour de l'orifice précité. — L'*hymen labié* ou *bi-labié* (fig. 1657, C) se compose de deux parties latérales ou lèvres, séparées l'une de l'autre par une fente médiane à direction antéro-postérieure. Ces lèvres, on le conçoit, sont d'autant plus mobiles que la fente qui les sépare est plus étendue en longueur. Quand cette fente s'étend de la fourchette au tubercule vaginal, elles flottent librement à l'entrée du vagin, se rabattent soit en dedans soit en dehors à la manière de volets et peuvent ainsi, sans subir de déchirure, permettre les rapprochements sexuels.

L'hymen, quel que soit le type auquel il appartient, nous présente toujours deux faces et deux bords. — La *face inférieure* ou *externe*, convexe, répond aux formations labiales de la vulve, qui s'appliquent directement sur elle quand celle-ci est fermée. — La *face supérieure* ou *interne* regarde la cavité vaginale. Sur elle, se continue, mais en s'atténuant toujours plus ou moins, les saillies rugueuses, soit longitudinales, soit transversales, que nous avons décrites plus haut sur les parois du vagin. — Le *bord libre* circonscrit l'orifice hyménéal. Il est mince, rarement uni, le plus souvent irrégulièrement festonné ou dentelé, quelquefois même divisé en franges multiples qui, si on n'était prévenu, pourraient être considérées comme le résultat de déchirures de l'hymen (fig. 1657, B). Cette disposition frangée se rencontre de préférence sur les hymens labiés. — Le *bord adhérent* (*base* de certains auteurs) répond à la partie la plus épaisse de l'hymen. En haut, il se continue sans ligne de démarcation aucune avec la surface intérieure du vagin. En bas, du côté de la vulve, il est séparé des formations labiales par un sillon circulaire, le *sillon vulvo-hyménéal*. Ce sillon, toujours très accusé, est souvent interrompu, de distance en distance, par de petites brides transversales et plus ou moins saillantes, qui vont des petites lèvres à l'hymen et qui, quand elles sont très rapprochées, circonscrivent entre elles de petites dépressions en cæcum, les *fossettes vulvo-hyménéales*.

Parmi les nombreuses anomalies que présente l'hymen, nous rappellerons les suivantes. — L'hymen peut avoir deux orifices égaux ou inégaux. Ces deux orifices sont ordinairement uxtaposés dans le sens transversal et séparés l'un de l'autre par une bandelette médiane (fig. 1657, D). Une pareille disposition coïncide dans bien des cas, le plus souvent peut-être, avec un vagin double ou cloisonné. Accompagné ou non d'un vagin cloisonné, l'hymen bi-perforé trouve son explication dans ce fait que la cloison médiane résultant de la soudure des extrémités inférieures des canaux de Müller, au lieu de se résorber et de disparaître, a persisté chez l'adulte. — Dans un cas de vagin bi-perforé observé par Delens (*Ann. d'hyg. et de méd. légales*, 1877) les deux orifices étaient superposés au lieu d'être juxtaposés. Chacun d'eux mesurait 7 ou 8 millimètres de largeur. — On a vu l'orifice hyménéal remplacé par une série de petits orifices irrégulièrement disséminés à la surface de l'hymen (fig. 1657, E), qui, de ce fait, revêtait l'aspect d'un crible ou d'une pomme d'arrosoir (*hymen cribriformis*). — Par contre, on rencontre parfois des hymens imperforés. Une pareille malformation, en s'opposant à l'écoulement du flux menstruel, peut entraîner des conséquences graves. Dans un cas de ce genre, une incision cruciale de l'hymen pratiquée par Tillaux donna issue à 4 litres et demi d'un sang noirâtre, analogue à celui des hématocèles. — Enfin, il résulte de quelques faits bien constatés que l'hymen peut congénitalement faire défaut, fait très important, que devra toujours avoir présent à l'esprit le médecin légiste, quand il s'agira de déclarer si une femme a eu ou n'a pas eu de rapports sexuels.

b. *Structure de l'hymen*. — L'hymen est formé par un repli muqueux, entre les deux feuillets duquel s'interpose une couche de tissu conjonctif très riche en fibres élastiques. Cette couche fibro-élastique, qui constitue comme le squelette de l'hymen, renferme dans sa trame de nombreux vaisseaux, des ramifications nerveuses et, d'après certains auteurs (Ledru, Budin), des fibres musculaires lisses, qui se continuent en haut avec la tunique musculeuse du vagin. Toutefois, l'existence de ces éléments contractiles n'est pas admise par tous les histologistes. Tourneux et Herrmann, notamment, considèrent l'hymen comme un simple repli muqueux, entièrement dépourvu de fibres musculaires.

Les deux feuillets muqueux, qui constituent l'hymen, appartiennent l'un et l'autre aux muqueuses dermo-papillaires. Ils présentent de nombreuses papilles, de forme conique, simples ou ramifiées, mesurant de 150 à 300 μ de longueur, et sont recouverts sur leur face libre par un épithélium pavimenteux stratifié. L'hymen, analogue en cela au vagin, ne possède aucune trace de glandes.

La couche fibro-élastique de l'hymen varie beaucoup quant à son développement. A côté des hymens minces, peu résistants, se déchirant avec la plus grande facilité au moment des premiers rapprochements sexuels, on rencontre des hymens épais et charnus, remarquables par leur résistance, cédant difficilement à la pression du membre viril et parfois même nécessitant une intervention chirurgicale.

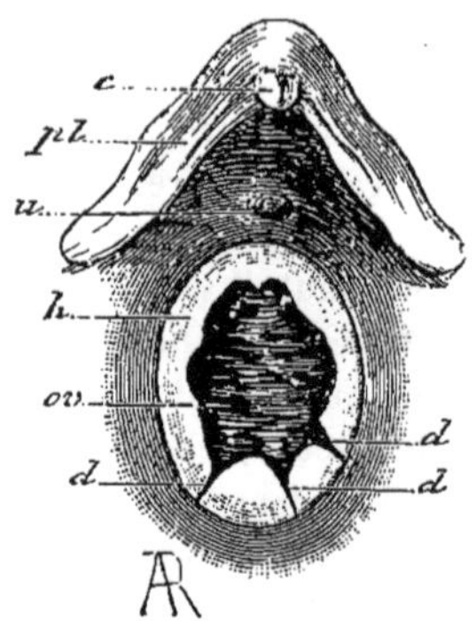

Fig. 1658.

Eclatement de l'hymen après les premiers rapprochements sexuels, (d'après BUDIN).

c, clitoris. — pl, petites lèvres. — u, méat urinaire. — h, extrémité antérieure du vagin. — d, d, d, trois déchirures. — ov, orifice vaginal.

Destinée de l'hymen, formation des caroncules myrtiformes. — Au moment des premiers rapprochements sexuels, l'orifice hyménéal, quand la membrane hymen est souple et élastique, peut se dilater d'une façon suffisante pour que la pénétration du pénis s'effectue avec facilité et sans douleur. Dans ce cas, on le conçoit, il n'y a pas d'écoulement sanguin et l'hymen persiste, quoique atténué dans ses dimensions, jusqu'au premier accouchement. J'ajouterai que les faits de ce genre sont beaucoup moins rares qu'on ne le pense généralement et je n'en veux pour preuve que cette statistique de BUDIN qui, dans l'espace de trois mois, à la clinique d'accouchement de la faculté de médecine de Paris, a constaté 13 fois la présence d'un hymen intact sur 75 primipares. Que devient alors cette croyance si profondément enracinée dans l'esprit des masses que la présence d'un hymen est pour la femme un signe certain de sa virginité, et n'est-ce pas le cas de répéter que cette virginité n'est pas une formation anatomique, mais, comme l'a dit BUFFON, « un être moral, une vertu qui ne consiste que dans la pureté du cœur ».

Les choses, cependant, ne se passent pas toujours ainsi. Le plus souvent même, l'hymen se déchire au premier coït, qui devient ainsi plus ou moins douloureux et s'accompagne d'un écoulement sanguin plus ou moins considérable, quelquefois même d'une véritable hémorrhagie. Mais, contrairement à l'opinion émise par bon nombre d'auteurs, l'hymen n'est

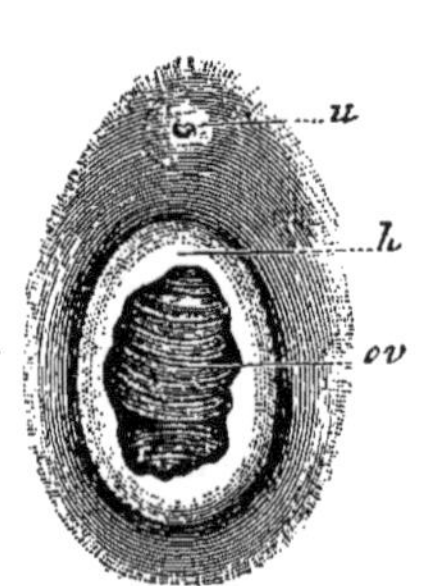

Fig. 1659.

Orifice hyménéal avant l'accouchement (d'après BUDIN).

u, méat urinaire. — h, hymen, dont les bords, malgré les rapprochements sexuels, ne présentent aucune déchirure. — ov, orifice hyménéal.

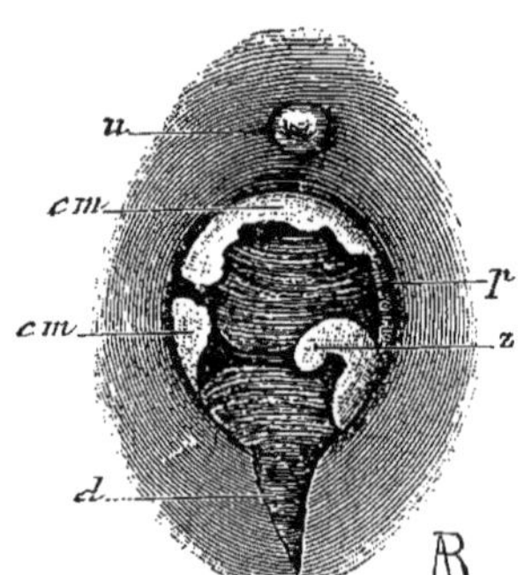

Fig. 1660.

Orifice hyménéal après l'accouchement (d'après BUDIN).

u, méat urinaire. — d, déchirure. — z, lambeau hyménéal détaché et flottant. — cm, caroncules myrtiformes. — p, plaie.

nullement détruit et, comme dans les cas où il n'a eu à subir aucune déchirure, il persiste, partiellement du moins, jusqu'au premier accouchement. A ce moment, la tête fœtale, agrandissant démesurément l'orifice vulvo-vaginal, déchire à son tour la membrane hymen. Mais les déchirures faites par la tête du fœtus, au moment de l'accouchement, sont autrement profondes que celles produites par le pénis, lors du premier ou des premiers rapprochements sexuels : elles s'étendent jusqu'à la vulve et le plus souvent même intéressent cette dernière.

D'autre part, l'hymen n'a pas été seulement déchiré. Avant que la déchirure se produise, il a été fortement distendu et contusionné par suite de la pression plus ou moins prolongée, exercée sur lui par les parties fœtales en présentation. De ce fait, la plus grande partie des lambeaux se gangrènent et tombent, laissant à leur place une plaie qui se cicatrise à plat. Les parties de l'hymen qui échappent à cette destruction gangréneuse se rétractent et forment sur le pourtour de l'orifice vulvo-hyménéal un certain nombre de formations irrégulières, les unes mamelonnées et par conséquent peu saillantes, les autres plus allongées, demi-flottantes, parfois plus ou moins pédiculées, etc. C'est à ces débris cicatriciels de l'hymen qu'on donne le nom de *caroncules myrtiformes* ou *hyménéales* (fig. 1660, *cm*).

Le nombre et la situation des caroncules n'est pas moins variable que leur forme. Le plus souvent, il en existe une médiane et une ou plusieurs latérales, occupant, comme leur nom l'indique, la première la partie médiane antérieure ou médiane postérieure de l'anneau vulvo-vaginal, les autres les parties latérales de cet anneau.

§ III. — Organes érectiles

L'appareil érectile de la vulve comprend : 1° un organe médian, le *clitoris*, 2° deux organes latéraux, les *bulbes du vagin*. Nous verrons au cours de notre description, d'une part que le clitoris répond assez bien au pénis, d'autre part que les bulbes du vagin représentent chacun une moitié du bulbe de l'urèthre. Les organes érectiles de l'appareil génital sont donc disposés suivant le même type dans les deux sexes. L'embryologie, du reste, nous démontre qu'ils ont une origine identique et, s'il existe chez l'adulte des différences si marquées, ces différences sont la conséquence d'adaptations fonctionnelles s'effectuant au cours du développement.

A. — Clitoris

Le clitoris est un organe érectile impair et médian, situé à la partie supérieure et antérieure de la vulve. Il est, chez la femme, l'homologue considérablement réduit du pénis de l'homme.

1° Conformation extérieure. — Si nous suivons le clitoris d'arrière en avant, de son extrémité profonde vers son extrémité superficielle, nous constatons qu'il prend naissance par deux moitiés latérales qui constituent ses *racines*. Ces racines, effilées en forme de cône comme celles des corps caverneux de l'homme, occupent la loge inférieure du périnée, où elles se fixent par leur bord supérieur à la lèvre antérieure des branches ischio-pubiennes. Obliquement ascendantes, elles convergent l'une vers l'autre, arrivent au contact sur la ligne médiane et s'adossent alors pour former un organe unique de forme cylindrique : c'est le *corps* du clitoris.

Ainsi constitué, le corps du clitoris suit pendant quelque temps encore la direction de ses racines, je veux dire qu'il se porte obliquement en haut et en avant. Puis, se coudant brusquement, un peu en avant de la symphyse, il se dirige en bas et en arrière, diminue graduellement de volume et se termine par une extrémité mousse et légèrement renflée, à laquelle on donne le nom de *gland*. La portion pré-symphysienne du clitoris forme donc avec la portion initiale, comme le pénis du reste, un angle à sinus postéro-inférieur, que nous désignerons sous le nom d'*angle clitoridien*. A ce niveau, le clitoris est maintenu en position par un ligament suspenseur qui, par sa disposition et par sa structure, rappelle exactement celui de l'homme : ici encore (fig. 1625, 13), il se détache de la symphyse pubienne et de la ligne blanche abdominale, descend vers le clitoris, se dédouble en atteignant cet organe, le contourne latéralement, se reconstitue au-dessous de lui et, finalement, se perd sur les parois du sac élastique des grandes lèvres.

Du reste, le corps du clitoris revêt une forme assez régulièrement cylindrique. Il présente parfois sur sa face inférieure un sillon médian qui peut s'étendre jusqu'à son extrémité antérieure et rend celle-ci bifide. Ce sillon est évidemment l'équivalent de la gouttière uréthrale du pénis, et nous rappellerons que c'est à son niveau que se développe la bride masculine de Pozzi, signalée ci-dessus comme étant l'homologue de l'urèthre spongieux.

2° Dimensions. — Le clitoris, à l'état de flaccidité, mesure en moyenne de 60 à 70 millimètres, qui se répartissent ainsi : 30 à 35 millimètres pour les racines, 25 à 30 millimètres pour le corps, 6 ou 7 millimètres pour le gland. Son diamètre est de 6 ou 7 millimètres.

Le clitoris est, comme les corps caverneux de la verge, susceptible d'entrer en érection. Mais cette érection est incomparablement moins parfaite que chez l'homme : l'organe, s'il devient turgescent, n'acquiert jamais cette rigidité qui caractérise le pénis à l'état d'érection; ses dimensions se modifient peu et sa courbure persiste.

Comme on le voit, le clitoris est une formation bien rudimentaire, si on la compare aux corps caverneux de l'homme. Dans certains cas, cependant, on l'a vu acquérir des dimensions insolites : la portion libre mesurait 5 centimètres de longueur dans un cas de Cruveilhier, et elle pourrait atteindre, d'après Tarnier et Chantreuil, jusqu'à 13 centimètres. C'est à des anomalies de ce genre qu'on doit attribuer la plupart des cas de prétendu hermaphrodisme.

3° Rapports. — Envisagé au point de vue de ses rapports, le clitoris se divise en deux portions : une portion cachée et une portion libre. — La *portion cachée*, comprend les racines et la partie postérieure du corps. Elle est profondément située au-dessus des grandes lèvres, immédiatement en rapport avec le squelette de la région. — La *portion libre*, formée par le gland et par une toute petite partie du corps, est recouverte en avant et sur les côtés par un repli cutané qui dépend des petites lèvres et qui constitue le *capuchon* ou *prépuce* du clitoris (fig. 1655, 4). Les relations réciproques du gland clitoridien et de son prépuce rappellent exactement ce que l'on observe chez l'homme. Tout d'abord, le prépuce recouvre le gland mais sans lui adhérer : ici, comme chez l'homme, il existe entre les deux formations une sorte de *cavité préputiale*. De plus, le gland est enveloppé par une muqueuse dermo-papillaire qui, à la partie postérieure de l'organe, se réfléchit sur le prépuce pour tapisser sa face profonde. Enfin, pour compléter l'analogie, la face postérieure du clitoris donne naissance à un repli qui, sous le nom de *frein* (fig. 1655,6'), rattache le cylindre érectile aux petites lèvres.

4° **Structure.** — Le clitoris se compose de deux moitiés symétriques, les *corps caverneux du clitoris*, lesquels présentent la même structure que ceux de la verge. Comme ces derniers, ils sont essentiellement constitués par une enveloppe fibreuse ou albuginée, renfermant dans son intérieur un tissu érectile (voy. *Verge*, p. 980). Comme ces derniers encore, ils sont séparés l'un de l'autre par une cloison médiane incomplète, à travers les fissures de laquelle le système vasculaire d'un côté communique librement avec celui du côté opposé.

Le gland du clitoris est constitué par un noyau central de nature conjonctive, recouvert extérieurement par une muqueuse dermo-papillaire. Ainsi constitué, il diffère des corps caverneux, qui appartiennent manifestement aux formations érectiles. Il diffère également du gland du pénis qui, lui aussi, est un organe érectile ; mais il n'est pas exact de dire, assertion que l'on trouve un peu partout dans les auteurs, qu'il n'est nullement l'équivalent morphologique de ce dernier. L'embryologie nous démontre, en effet, comme l'ont établi les recherches récentes de Retterer, que le gland se délimite, du côté des corps caverneux, exactement de la même manière chez la femme et chez l'homme. Sans doute, le gland féminin n'a ni urèthre ni corps spongieux, deux formations que nous rencontrons dans le gland masculin. Mais il en possède tous les autres éléments : l'extrémité antérieure des corps caverneux et le manchon tégumentaire (voy. p. 984). Ces deux éléments anatomiques, pour être mal différenciés et rudimentaires, n'en existent pas moins avec leur signification nette et précise. Le gland du clitoris est donc l'homologue du gland du pénis : s'il ne représente pas la totalité de ce dernier, il en représente une bonne partie, sa partie supérieure ou dorsale.

Quant au prépuce, il est formé, comme chez l'homme, par un feuillet cutané, doublé sur sa face profonde d'un feuillet muqueux, qui n'est que la continuation de la muqueuse du gland. Quelques auteurs ont même décrit, dans la muqueuse balano-préputiale de la femme, des formations glandulaires analogues aux glandes de Tyson (p. 987), mais l'existence de ces glandes est encore incertaine : Tourneux et Herrmann les rejettent formellement.

5° **Vaisseaux et nerfs.** — *a*. Les *artères* destinées au clitoris et à son prépuce sont au nombre de quatre, deux de chaque côté : ce sont les *artères caverneuses* et les *artères dorsales du clitoris*, branches terminales de la honteuse interne. Ces artères, quoique bien plus petites, nous présentent le même mode de distribution que chez l'homme.

b. Les *veines* présentent dans leur origine, dans leur trajet et dans leur terminaison, la plus grande analogie avec la disposition qu'on observe chez l'homme. Ici encore, nous pouvons les diviser en supérieures, inférieures, antérieures et postérieures. — Les *supérieures* forment deux plans, un plan superficiel et un plan profond, aboutissant chacun à une veine dite dorsale. La *veine dorsale superficielle* aboutit à la saphène interne et, de là, à la fémorale. La *veine dorsale profonde* se rend, à travers l'aponévrose périnéale moyenne, au plexus de Santorini. — Les *inférieures*, ordinairement de petit calibre, descendent dans un plexus veineux qui se trouve situé entre le clitoris et la bulbe du vagin (*plexus intermédiaire* de Kobelt). — Les *antérieures*, issues de l'extrémité libre des corps caverneux, se rendent en parties aux veines dorsales; les autres se mêlent aux veines inférieures et, comme elles, aboutissent aux plexus intermédiaires.— Les *postérieures* proviennent des racines des corps caverneux et de leur angle de réunion; elles se rendent en partie aux veines bulbeuses, en partie au plexus de Santorini.

c. Les *nerfs* émanent du honteux interne. Sous le nom de *nerfs dorsaux du clitoris*, ils cheminent d'arrière en avant sur la face dorsale de l'organe, abandonnent chemin faisant quelques fins rameaux aux corps caverneux et viennent se terminer dans le gland, où semble s'être concentrée la sensibilité exquise, toute spéciale du reste, dont jouit le clitoris. On a signalé dans le gland, comme appareils nerveux terminaux, des corpuscules de Pacini, des corpuscules de Meissner, des corpuscules de Krause et, enfin, des corpuscules spéciaux qui ont été signalés pour la première fois par Krause et auxquels Finger a donné plus tard le nom de *corpuscules de la volupté* (*Wollustkörpchen*). Ces derniers corpuscules, longs de 150 à 200 μ, occupent la base des papilles. Ils sont remarquables en ce qu'ils ont une enveloppe très épaisse et présentent des espèces d'étranglements qui donnent à leur surface un aspect irrégulier et comme mamelonné.

B. — Bulbes du vagin

Au nombre de deux, l'un droit, l'autre gauche, les bulbes du vagin sont des formations érectiles, développées sur les parties latérales de l'urèthre et du vagin (fig. 1661 et 1662,5). A eux deux, ils représentent le bulbe uréthral de l'homme qui, chez la femme, a été séparé en une moitié droite et une moitié gauche par l'interposition du conduit vaginal. Nous savons du reste que, même chez l'homme, le bulbe se trouve divisé par un septum médian en deux moitiés latérales.

1° Dimensions. — Le volume des bulbes vaginaux varie beaucoup suivant les sujets. Leurs dimensions moyennes sont les suivantes : leur longueur, 30 à 35 millimètres; leur largeur ou hauteur, 12 à 15 millimètres; leur épaisseur, représentée par leur diamètre transversal, 8 à 10 millimètres.

2° Conformation extérieure et rapports. — Kobelt comparait les bulbes à deux sangsues gorgées de sang. Chacun d'eux revêt assez bien la forme d'un ovoïde à base postérieure, légèrement aplati de dehors en dedans. Il nous offre à étudier par conséquent deux faces, deux bords et deux extrémités. — La *face externe*, convexe, regarde les branches ischio-pubiennes, dont elle est séparée par une distance moyenne de 8 à 10 millimètres. Elle est recouverte par le muscle constricteur du vagin. — La *face interne*, concave, embrasse successivement dans sa concavité le canal de l'urèthre, l'orifice inférieur du vagin et enfin, tout à fait en arrière, la glande vulvo-vaginale. — Le *bord antérieur* répond à la base des petites lèvres. — Le *bord* *postérieur* repose dans toute son étendue sur l'aponévrose périnéale moyenne, à laquelle il est uni par des tractus conjonctifs. — L'*extrémité postérieure* ou *base*, assez régulièrement arrondie, descend ordinairement jusqu'au voisinage de la fosse naviculaire. Assez souvent, le bulbe s'arrête au niveau d'une ligne transversale passant par le milieu de l'orifice vaginal, comme aussi, dans certains cas, on le voit, atteignant des dimensions inso-

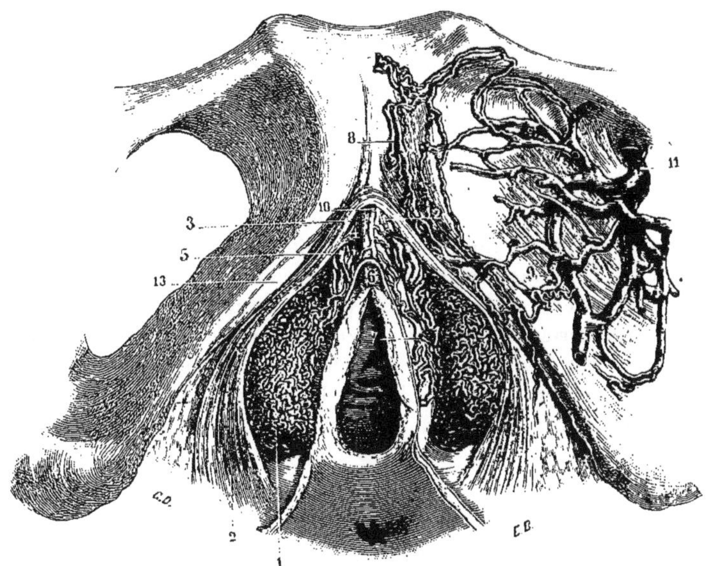

Fig. 1661.

Le bulbe du vagin et le système veineux du clitoris vus de face (imitée de Kobelt).

1, bulbe du vagin. — 2, muscle constricteur de la vulve. — 3, portion antérieure de ce muscle. — 4, sa portion postérieure passant sous le clitoris. — 5, réseau intermédiaire. — 6, gland du clitoris — 7, veines qui viennent des petites lèvres. — 8, veines qui montent vers les veines sous-tégumenteuses de l'abdomen. — 9, veines communiquant avec la veine obturatrice. — 10, veine dorsale du clitoris. — 11, veine obturatrice. — 12, racine droite du clitoris. — 13, corps caverneux.

lites, dépasser la limite de la fosse naviculaire et se prolonger plus ou moins loin dans l'épaisseur du périnée. — L'*extrémité supérieure* ou *sommet*, très mince et comme effilée, est située dans la région vestibulaire, entre le méat urinaire et le clitoris. A ce niveau, le bulbe se continue directement avec celui du côté opposé, ou lui est uni tout au moins par des canaux veineux qui vont de l'un à l'autre. Il existe là, entre les bulbes et le clitoris, un riche réseau veineux, que Kobelt a désigné sous le nom de *réseau intermédiaire* (fig. 1661,5), et à la constitution duquel concourent à la fois des veines bulbeuses et des veines clitoridiennes. Ce plexus établit ainsi de larges communications entre la circulation veineuse du bulbe et celle du clitoris et, de ce fait, rend ces deux circulations plus ou moins solidaires l'une de l'autre.

3° **Structure.** — Le bulbe du vagin est un organe érectile, mais un organe érectile beaucoup moins parfait que le clitoris et surtout que les corps caverneux de l'homme. Il diffère de ces derniers en ce que son albuginée est très mince, réduite parfois pour ainsi dire à une simple enveloppe conjonctive. Il en diffère encore en ce que ses éléments contractiles sont bien moins abondants et que ses canaux veineux ne présentent pas exactement la disposition et la structure qui les caractérisent dans les vrais tissus érectiles. Le bulbe du vagin est donc un appareil érectile imparfait et si, dans certaines conditions physiologiques, il devient plus ou moins turgescent sous l'influence de la réplétion sanguine, il ne présente jamais d'érection au sens précis du mot.

4° **Vaisseaux et nerfs.** — Le bulbe vaginal reçoit une *artère bulbeuse*, branche de la honteuse interne. — Les *veines* se disposent en deux réseaux (GUSSENBAUER) : un réseau superficiel, constitué par un lacis de veines très volumineuses ; un réseau profond, formé par des vaisseaux beaucoup plus fins. Les veines bulbeuses communiquent largement avec tous les réseaux du voisinage, réseau vaginal, réseau du clitoris, réseaux des grandes et des petites lèvres, etc. Elles se condensent d'ordinaire en cinq ou six troncs, véritables veines efférentes du bulbe, qui se séparent de l'organe au niveau de son bord postérieur et surtout au voisinage de sa base, et qui se rendent, après avoir perforé l'aponévrose périnéale moyenne, à la veine honteuse interne. — Des *nerfs*, remarquables par leur ténuité, sont apportés au bulbe par l'artère bulbeuse. Ils se terminent sur les fibres musculaires lisses et sur les vaisseaux.

Voyez, au sujet de la vulve et de l'hymen, parmi les travaux récents (1879-1892) : BUDIN, *Rech. sur l'hymen et l'orifice vaginal*, Prog. méd., 1879 ; DU MÊME, *Nouvelles rech. sur l'hymen et l'orifice vaginal*, et *Sur une disposition particulière des petites lèvres chez la femme*, in Obstétrique et Gynécologie, 1886, p. 322 et 331 ; MARTINEAU, *Des déformations de la vulve produites par la défloration*, Union méd., 1880; KLEINWACHTER, *Zur Anat. und Pathol. des Vestibulum Vaginæ*, Prag. méd. Wochenschr., 1883; WERTHEIMER, *Rech. sur la structure et le développement des organes génitaux externes de la femme*, Journ. de l'Anatomie, 1883 ; POZZI, *De la bride masculine du vestibule chez la femme et de l'origine de l'hymen*, etc. Bull. de la Soc. de Biologie, 1884, p. 42 et Mém. de la Soc. de Biologie, 1884, p. 21 ; KÖLLIKER u. BENDER, *Zur Anat. der Clitoris*, Sitz. d. Wurzb. phys.-méd. Gesellsch., 1884 ; CARRARD, *Beitrag zur Anat. und Pathol. der kleinen Labien.*, Zeitschr. f. Geburtsh. u. Gynäk., 1884 ; DOHRN, *Die Bildungsfehler des Hymens*, Zeitschr. f. Geburtsh. u. Gynäk., 1885 ; DE ROCHEBRUNE, *De la conformation des organes génitaux externes chez les femelles des singes anthropomorphes du genre Troglodytes*, C. R. Acad. des Sc., 1886 ; BALLANTYNE, *The labia minora and hymen*, Edinb. med. Journal, 1888 ; EICHBAUM, *Untersüch. über den Bau u. die Entwick. der Clitoris der weibl. Hausthiere*, Arch. f. wiss. u. prakt. Thierheilkunde, 1886 ; KRYSINSKI, *Eine seltene Hymenanomalie*, Virchow's Arch. 1888 ; WEBSTER, *The nerve-endings in the labia minora and clitoris*, Edinb. med. Journ. 1891.

ARTICLE VI

GLANDES ANNEXÉES A L'APPAREIL GÉNITAL DE LA FEMME

A l'appareil génital de la femme se trouvent annexées, comme chez l'homme, un certain nombre de formations glandulaires. Ce sont : 1° les *glandes uréthrales* et *péri-uréthrales* qui, comme leur nom l'indique, se développent dans la paroi uréthrale ou dans son voisinage ; 2° les *glandes vulvo-vaginales,* qui occupent les parties postéro-latérales de l'orifice inférieur du vagin.

§ I. — Glandes uréthrales et péri-uréthrales (prostate femelle)

Sur la surface intérieure de l'urèthre, de préférence sur sa paroi inférieure et ses parois latérales, viennent s'ouvrir de nombreuses formations glandulaires, appelées *glandes uréthrales.* Elles se disposent en rangées linéaires, dirigées parallèlement à l'axe du canal : chaque rangée comprend trois, cinq, huit et jusqu'à dix orifices. La forme de ces glandes est très variable : les unes ne sont que de simples dépressions de la muqueuse, les autres des glandes en grappe parfaitement développées et, entre ces deux types extrêmes, se rencontrent toutes les variétés intermédiaires. Nous ajouterons que c'est au voisinage du méat qu'elles sont à la fois plus nombreuses et plus développées : elles peuvent atteindre dans cette région jusqu'à 2 millimètres et demi et 3 millimètres de longueur. Leur extrémité profonde se trouve située, suivant les dimensions de la glande, dans le chorion muqueux, sur la tunique musculeuse ou même dans l'épaisseur de cette tunique.

Les glandes uréthrales se rencontrent dans toute l'étendue du canal. Elles le dépassent même en avant et l'on en trouve toujours un certain nombre dans la région du vestibule, tout autour du méat. Nous désignerons ces dernières, pour les distinguer des précédentes, sous le nom de *glandes péri-uréthrales.*

Du reste, quelles que soient leur forme et leur situation topographique, les glandes précitées présentent partout la même structure : ce sont des masses épithéliales, arrondies ou tubuleuses, simples ou lobulées, à surface mamelonnée, creusées suivant leur axe d'une lumière centrale très étroite. Leurs parois, assez épaisses en général, mesurent dans certains cas 120 et même 150 μ. Elles sont formées de petites cellules sphériques ou allongées perpendiculairement à la surface, étroitement tassées les unes contre les autres, et limitées du côté de la lumière centrale, soit par des cellules pavimenteuses, soit par une couche de cellules prismatiques, rappelant exactement celles qui revêtent la muqueuse uréthrale (Tourneux et Herrmann).

Morphologiquement, ces glandes présentent la plus grande analogie avec les glandes prostatiques arrêtées dans leur développement et nous devons les envisager comme constituant chez la femme les homologues de ces dernières. Elles forment par leur ensemble la *prostate femelle*, une prostate, toutefois, étalée en surface et tout à fait rudimentaire. L'embryologie, du reste, établit cette homologie d'une façon indiscutable, comme l'a démontré Tourneux, et, d'autre part, les observations de Virchow (*Arch. für path. Anat.*, 1853) nous apprennent que les glandes uréthrales de la femme peuvent, tout comme les glandules prostatiques de l'homme, devenir le siège de ces concrétions azotées que nous avons déjà décrites à propos de la prostate et qui constituent de véritables calculs intra-glandulaires.

Canaux juxta-uréthraux ou *canaux de Skene*. — Indépendamment des glandes péri-uréthrales ci-dessus décrites, on rencontre encore dans la grande majorité des cas, dans la région du vestibule qui avoisine l'urèthre, deux conduits, l'un droit, l'autre gauche, qui viennent s'ouvrir au voisinage de la demi-circonférence postérieure du méat, tantôt sur les lèvres mêmes de cet orifice, tantôt au sommet de deux petites éminences placées un peu en arrière.

Ces *canaux juxta-urétraux*, signalés par SKENE en 1880, ont été bien étudiés depuis par SCHÜLLER en 1883 et par ALMASOFF, en 1890. Ils existent déjà chez la nouveau-née et même chez le fœtus, s'accroissent avec l'âge, atteignent chez l'adulte leur période d'état et s'atrophient après la ménopause, mais sans disparaître complètement. SCHÜLLER, en effet, les a rencontrés sur des sujets de soixante à quatre-vingts ans. D'après les observations d'ALMASOFF, elles augmenteraient de volume pendant la grossesse et ce serait au moment de la parturition qu'elles atteindraient leur maximum de développement. Leur existence est à peu près constante : KOCHS les a rencontrés dans une proportion de 80 p. 100. Sur 90 sujets examinés par ALMASOFF, les canaux de Skene existaient à droite et à gauche sur 83 et faisaient défaut sur 3 seulement. Les quatre autres sujets ne possédaient qu'un seul canal. Suivant leur degré de développement, les canaux de Skene permettent l'introduction d'une sonde n° 1, n° 2 ou n° 3 de l'échelle de Bowman ; dans un cas exceptionnel, ALMASOFF a pu introduire le n° 7. Leur profondeur varie ordinairement de 4 à 20 millimètres.

Un certain nombre d'anatomistes considèrent les canaux juxta-uréthraux de SKENE comme représentant les extrémités inférieures des canaux de Wolff, comme homologues par conséquent des canaux de Gartner. Mais, comme le fait remarquer SCHÜLLER avec juste raison, une pareille interprétation est peu conciliable avec ce double fait, que les conduits juxta-uréthraux font complètement défaut chez l'embryon et que, chez l'adulte, il en existe quelquefois trois dont deux latéraux et un médian. Nous savons, d'autre part, que les canaux de Gartner (p. 1091), quand ils persistent, doivent s'ouvrir dans le vagin et non à la vulve, au-dessus de l'hymen et non au-dessous.

L'étude histologique des canaux juxta-uréthraux, minutieusement faite par ALMASOFF, nous révèle dans ces formations de véritables glandes en grappe. On voit, en effet, le canal principal se diviser, un peu au delà de son orifice extérieur, en un certain nombre de branches secondaires, lesquelles aboutissent à des acini, avec membrane basale et revêtement épithélial caractéristique. Ces glandes se rattachent donc, par leur structure comme par leur situation, au groupe des glandes péri-uréthrales; elles en diffèrent seulement par leur développement qui est plus considérable; leur signification est exactement la même.

§ II. — GLANDES VULVO-VAGINALES

Les glandes vulvo-vaginales (HUGUIER), encore appelées glandes de Bartholin du nom de l'anatomiste qui les a le premier signalées dans l'espèce humaine, sont des glandes mucipares qui débouchent dans le fond du canal vulvaire (fig. 1662, 6). Elles sont, chez la femme, les homologues des glandes de Cowper.

1° Conformation extérieure et rapports. — Au nombre de deux, l'une droite, l'autre gauche, les glandes de Bartholin sont situées sur les parties latérale et postérieure du vagin, à 1 centimètre environ au-dessus de l'orifice inférieur de ce conduit. Elles reposent en partie dans l'espace angulaire que forment en s'adossant l'un à l'autre le vagin et le rectum.

Relativement petites chez l'enfant, les glandes vulvo-vaginales augmentent rapidement de volume à l'âge de la puberté, présentent leur maximum de développement chez l'adulte et s'atrophient ensuite graduellement dans la vieillesse, au fur et à mesure que s'éteint l'activité sexuelle : ces formations glandulaires ont donc une signification nettement génitale. Leur volume varie de celui d'un pois à celui d'une petite amande ; il est souvent différent à droite et à gauche. Elles mesurent, en moyenne, 12 ou 15 millimètres de long sur 8 ou 10 millimètres de large. Leur poids est de 4 ou 5 grammes.

Les glandes vulvo-vaginales ont la forme d'un ovoïde un peu aplati transversalement. Elles nous présentent, par conséquent, une face interne et une face externe. — La *face interne* répond au vagin auquel il est uni par un tissu cellulaire dense. — La *face externe* est en rapport : 1° avec le bulbe du vagin, qui souvent se creuse en fossette pour le recevoir ; 2° en arrière du bulbe, avec les faisceaux arqués du muscle constricteur.

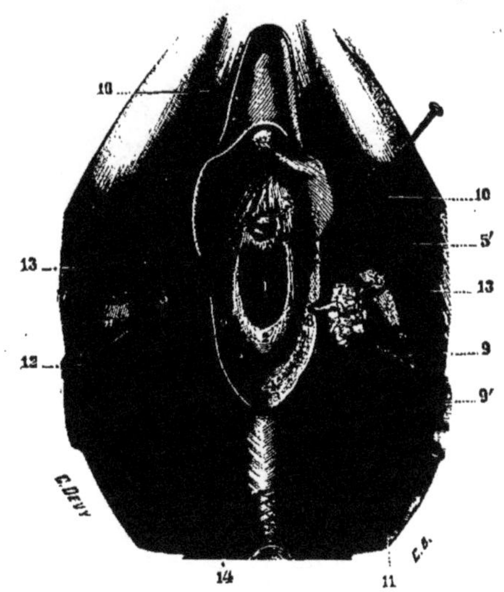

Fig. 1662.

La glande vulvo-vaginale ou glande de Bartholin.

(Le pointillé bleu indique les limites du bulbe du vagin.)

1, orifice inférieur du vagin. — 2, hymen. — 3, méat urinaire. — 4, sillon labio-hyménéal ; 4', fosse naviculaire. — 5, 5', bulbe du vagin, dont la partie inférieure a été réséquée a gauche pour découvrir : 6, la glande vulvo-vaginale ; 7, son conduit excréteur ; 8, orifice de ce conduit. — 9, 9', artères de la glande. — 10, constricteur de la vulve, réséqué en partie dans sa moitié gauche. — 11, transverse superficiel. — 12, ischio-bulbaire. — 13, ischio-caverneux. — 14, sphincter anal.

Le canal excréteur de la glande de Bartholin, large de 2 millimètres, long de 1 centimètre et demi à 2 centimètres, se dirige obliquement de haut en bas, d'arrière en avant et de dehors en dedans. Il vient s'ouvrir, par un orifice arrondi (fig. 1662,8), dans le sillon qui sépare les petites lèvres de l'hymen ou de ses débris caronculaires : on le rencontre d'ordinaire à la partie moyenne de l'orifice vaginal ou à l'union de son tiers postérieur avec ses deux tiers antérieurs. Cet orifice ordinairement tout petit, souvent même peu visible, est dans certains cas, au contraire, très apparent et suffisamment large pour permettre l'introduction d'un petit stylet. Il résulte de quelques observations (MARTIN et LÉGER, LANG, TROST) que le canal excréteur de la glande de Bartholin peut être double.

2° Structure. — Les glandes vulvo-vaginales sont des glandes en grappe et, comme telles, se décomposent en lobules et acini. Les lobules glandulaires (fig. 1663, *a*), sont disséminés dans une gangue conjonctive, relativement très développée, qui se continue à la périphérie de la glande, avec le tissu cellulaire du voisinage, et dans l'épaisseur de laquelle se trouvent de nombreuses fibres musculaires lisses. On y rencontre même, par places, quelques faisceaux striés dépendant du muscle constricteur.

Intérieurement, les lobules sont revêtus par une couche d'épithélium caliciforme, se rapprochant beaucoup de celui qui tapisse les glandes du col utérin. Ces lobules débouchent par un point rétréci dans des espèces de sinus revêtus d'épithélium cubique, et ces sinus à leur tour donnent naissance à des canaux excréteurs, à lumière assez étroite, tapissés par une seule rangée d'épithélium cylindrique (DE SINÉTY). Quant au canal excréteur commun, qui résulte de la réunion de tous les canaux excréteurs secondaires, ils présentent un épithélium prismatique, disposé sur plusieurs couches et

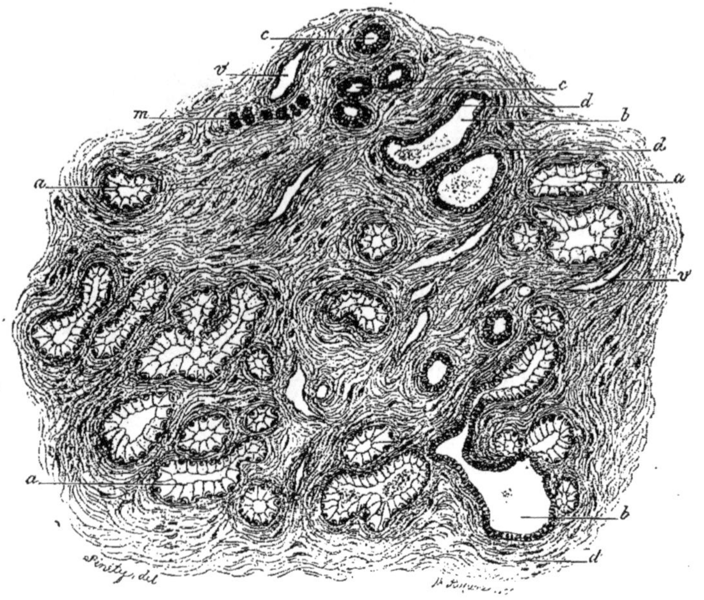

Fig. 1663.
Coupe de la glande vulvo-vaginale (d'après DE SINÉTY).

a, culs-de-sac glandulaires, tapissés d'épithélium caliciforme. — *b*, sinus dans lesquels débouchent les acini glandulaires. — *c*, canaux excréteurs. — *d*, fibres musculaires lésées. — *e*, fibres musculaires striées. — *v*, vaisseaux.

se transformant peu à peu, au voisinage de son orifice extérieur, en épithélium pavimenteux stratifié.

Le produit de la sécrétion des glandes de Bartholin est un liquide filant, onctueux, incolore ou légèrement opalin. Ce liquide, qui s'écoule principalement au moment du coït, a pour usages de lubrifier les parties génitales.

Dans un travail récent (1889) KULJABKO a noté que l'épithélium sécréteur de la glande vulvo-vaginale était différent, suivant que l'organe était à l'état de repos ou à l'état d'activité : dans le premier cas, cet épithélium serait plus haut que celui du canal excréteur ; dans le second, il serait au contraire plus bas. Suivant le même auteur, les glandes vulvo-vaginales renfermeraient, chez le rat, de véritables croissants de Gianuzzi.

3° **Vaisseaux et nerfs**. — Les *artères*, destinées à la glande de Bartholin, proviennent de la honteuse interne, soit directement, soit par l'intermédiaire de la bulbeuse. — Les *veines*, plus ou moins plexiformes, se rendent en partie aux veines honteuses, en partie aux plexus veineux du vagin et du bulbe. — Les *lymphatiques* aboutissent aux ganglions placés sur les côtés du rectum. — Les *nerfs* sont fournis par la branche périnéale du nerf honteux interne.

Voyez, au sujet des glandes vulvo-vaginales et des glandes uréthrales et périuréthrales : ROBERT, *Mémoire sur l'inflammation des follicules muqueux de la vulve*, Arch. génér. de médecine, 1841 ; HUGUIER, *Appareil sécréteur des organes génitaux externes chez la femme et chez les animaux*, Ann. des Sc. naturelles, 1850 ; MARTIN et LÉGER, *Rech. sur l'anat. et la pathol. des organes génitaux externes chez la femme*, Arch. génér. de méd., 1862 ; DE SINÉTY, *Histologie de la glande vulvo-vaginale*, Bull. de la Soc. de Biol., 1880 ; WASSILIEFF, *Ueber den histol. Bau der in äusseren Urogenitalorganem des Menschen, u. der Thiere Vorkommenden Drüsen*, Warschau, 1880 ; SKENE, *The anat. and. pathol. of two importants glands of the female urethra*, Amer. Journ. of Obstetrics, 1880 ; SCHÜLLER, *Ein Beitrag zur anatomie der weibl. Harnröhre*. Virchow's, Arch., 1883; LANG, *Bartholini'schen Drüsen mit doppelten Ausführungsgängen*, Wien. med. Jahrb. 1887 ; TROST, *Bartholini'sche Drüse mit doppelten Ausführungsgange*, Wien med. Blatter, 1888 ; TOURNEUX, *Sur la structure des glandes uréthrales (prostatiques) chez la femme*, etc., Bull. Soc. de Biol., 1888 ; KULJABKO, *Ueber den Bau der Bartholini'schen Drüsen*, Saint-Pétersbourg, 1889 ; ALMASOFF, *Ueber periurethrale Drüsen beim Weibe*, Tiflis, 1890.

ARTICLE VII

MUSCLES ET APONÉVROSES DU PÉRINÉE CHEZ LA FEMME

Le périnée de la femme présente la même forme et les mêmes limites que celui de l'homme. Il présente aussi la même constitution fondamentale et, si nous y observons un certain nombre de différences, ces différences ne sont jamais suffisamment profondes pour masquer les homologies. Elles sont naturellement inhérentes aux modifications que subit, dans cette région, l'appareil uro-génital et dont les principales sont la disparition de la prostate, l'apparition du vagin et son ouverture à la vulve, l'absence de l'urèthre antérieur, la division du bulbe en deux moitiés latérales, etc. Nous étudierons séparément, comme nous l'avons fait pour l'homme : 1° les *muscles;* 2° leurs *aponévroses*.

§ I. — MUSCLES DU PÉRINÉE

Les muscles du périnée chez la femme sont au nombre de neuf comme chez l'homme. Ils présentent, du reste, la même situation et portent le même nom.

1° Transverse du périnée. — Ce muscle, comme son homonyme chez l'homme, prend naissance sur la face interne de la tubérosité ischiatique par des fibres aponévrotiques auxquelles font suite les fibres musculaires. De là, il se porte en dedans et, arrivé sur la ligne médiane, se termine sur le raphé fibreux qui s'étend de l'anus à la commissure postérieure de la vulve, le *raphé préanal* ou *ano-vulvaire*. En se contractant de concert avec celui du côté opposé, il tend ce raphé fibreux et fournit ainsi un point fixe au muscle bulbo-caverneux, qui y prend la plus grande partie de ses insertions d'origine.

2° Ischio-caverneux. — Le muscle ischio-caverneux (*ischio-clitoridien* de certains auteurs) s'insère, en arrière, sur l'ischion et sur la branche ischio-pubienne qui lui fait suite. De là, il se porte obliquement en avant et en dedans, embrasse dans une sorte de demi-gaine la racine du corps caverneux correspondant et vient se terminer sur le clitoris au niveau de son coude : ses fibres s'insèrent à la fois sur la face supérieure et sur la face latérale de cet organe. L'ischio-caverneux abaisse le clitoris et, au moment du coït, applique le gland clitoridien contre la face dorsale du pénis.

3° **Bulbo-caverneux**. — Le bulbo-caverneux prend naissance, en arrière, sur le raphé ano-vulvaire, où ses faisceaux d'origine s'entremêlent toujours

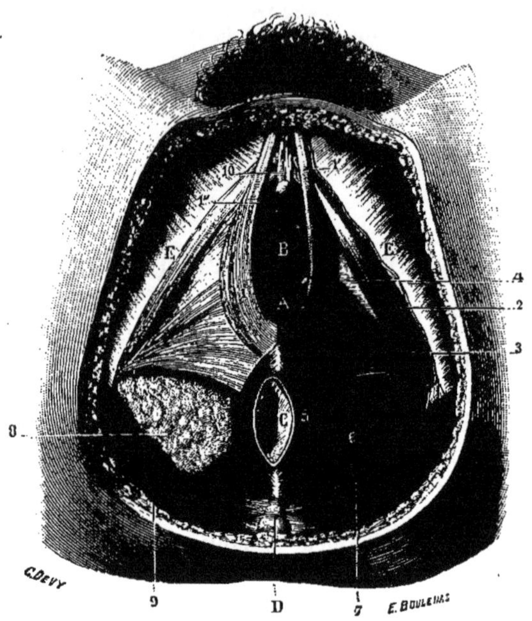

Fig. 1664.
Muscles du périnée de la femme.
(L'aponévrose superficielle a été conservée du côté gauche du sujet.)

A, vagin. — B, urèthre. — C, anus. — D, coccyx. — E, branches ischio-pubiennes. 1, constricteur vulvaire avec : 1' ses faisceaux internes et 1'' ses faisceaux externes. — 2, muscle ischio-caverneux, recouvrant les racines du clitoris. — 3, muscle transverse. — 4, aponévrose périnéale moyenne. — 5, sphincter externe de l'anus. — 6, releveur de l'anus. — 7, ischio-coccygien. — 8, tissu cellulo-graisseux de la fosse ischio-rectale. — 9, grand fessier. — 10, clitoris.

avec ceux du sphincter de l'anus. Du raphé ano-vulvaire, le muscle se dirige en avant, recouvre successivement la glande de Bartholin et le bulbe de l'urèthre, et arrive au coude du clitoris où il se termine en fournissant deux languettes tendineuses : l'une inférieure, qui s'insère sur la face dorsale du clitoris; l'autre supérieure, qui se fixe sur le côté correspondant du ligament suspenseur. Au-dessous du clitoris, le bulbo-caverneux présente un certain nombre d'autres insertions, qui se font sur les parties latérales du bulbe et sur la muqueuse vulvaire dans l'espace compris entre le clitoris et le méat.

Le bulbo-caverneux revêt dans son ensemble la forme d'un faisceau arqué, dont la concavité regarde la ligne médiane. Réunis l'un à l'autre, celui du côté droit et celui du côté gauche constituent un muscle impair et médian de forme annulaire qui embrasse l'extrémité inférieure du vagin, comme le sphincter anal embrasse celle du rectum : c'est le *muscle constricteur du vagin*, l'*orbicularis vaginæ*, le *constrictor cunni*, le *compressor bulborum*. Tous ces termes sont synonymes.

Les muscles bulbo-caverneux ont pour action : 1° de comprimer la veine dorsale du clitoris et de favoriser ainsi l'érection de cet organe ; 2° de l'abaisser et d'appliquer son extrémité libre contre le pénis dans l'acte de la copulation ; 3° de comprimer latéralement le bulbe et de chasser le sang qu'il contient du côté du vestibule, où se trouve, comme nous l'avons vu plus haut, le réseau veineux intermédiaire ; 4° de comprimer la glande de Bartholin et d'exprimer ainsi son produit de sécrétion dans le canal excréteur ; 5° de rétrécir l'orifice inférieur du vagin et, par conséquent, d'étreindre comme dans un anneau le corps étranger qui peut s'y trouver au moment de sa contraction (le pénis dans l'acte du coït). La contraction spasmodique du constricteur du vagin constitue ce qu'on désigne, en pathologie, sous le nom de *vaginisme inférieur*. Le resserrement de l'orifice vaginal est parfois tellement prononcé qu'on éprouve les plus grandes difficultés à introduire même le doigt. Quant aux rapprochements sexuels, ils sont particulièrement douloureux ou même impossibles.

Constricteur profond du vagin. — En dedans du constricteur formé par les deux bulbo-caverneux, Kobelt à décrit, chez certains animaux (jument, chatte, chienne, etc.), un deuxième constricteur, que Luschka, qui a signalé son existence chez la femme, a désigné sous le nom de *constrictor cunni profundus*. Ce muscle n'est pas constant, mais Lesshaft déclare l'avoir toujours trouvé chez les femmes nullipares. — Il prend naissance, en arrière, sur le raphé ano-vulvaire, ainsi que sur la paroi postérieure du vagin. Puis, il se dirige en avant, passe en dedans de la glande de Bartholin et du bulbe et vient se terminer, en partie sur la paroi antérieure du vagin, en partie sur le tissu cellulaire qui unit cette paroi à l'urèthre. D'après Lesshaft, quelques-uns de ses faisceaux se prolongent jusque sur l'extrémité antérieure des bulbes du vagin. — Comme le constricteur superficiel, le constricteur profond de Luschka a pour action de resserrer l'orifice vulvo-vaginal.

Ischio-bulbaire. — On donne ce nom à un petit muscle, inconstant, qui s'insère sur la tubérosité de l'ischion ou sur sa branche ascendante et qui, de là, se porte sur la face latérale du bulbe. Lesshaft, sur 80 sujets l'a rencontré 57 fois, 11 fois des deux côtés, 46 fois d'un côté seulement. Le muscle ischio-bulbaire s'observe également chez l'homme.

4° Muscle de Guthrie. — Il existe chez la femme, entre les deux feuillets de l'aponévrose périnéale moyenne, des fibres musculaires striées qui sont les homologues de celles qui constituent, chez l'homme, le muscle de Guthrie. Au muscle qu'elles forment nous donnerons le même nom qu'à celui de l'homme. Henle le décrit sous le nom de *transverse profond*.

Les fibres constitutives de ce muscle prennent naissance, comme chez l'homme, sur les branches ischio-pubiennes. Quelques-unes d'entre elles, cependant, semblent tirer leur origine de l'aponévrose périnéale moyenne.

Des branches ischio-pubiennes, ces fibres se dirigent en dedans, en suivant un trajet transversal ou plus ou moins oblique. Nous les distinguerons en postérieures, moyennes et antérieures. — Les *fibres postérieures* (*transversus profundus* de Lesshaft) se portent en arrière du vagin, prennent contact sur la ligne médiane avec celles du côté opposé, s'entre-croisent plus ou moins avec elles et, finalement, se fixent sur l'aponévrose périnéale moyenne. — Les *fibres moyennes* se dirigent vers les côtés du vagin : c'est le *transversus vaginæ* de Führer. Pour Lesshaft, le transversus vaginæ est un faisceau oblique, qui se rend à la paroi antérieure du vagin, entre ce canal et l'urèthre. Ce dernier anatomiste ne l'a rencontré que 17 fois sur 70 sujets. — Les *fibres antérieures*, enfin, se portent en avant de l'urèthre : elles constituent le *transversus urethræ* de LESSHAFT.

5° Muscle de Wilson. — WILSON a retrouvé chez la femme le muscle qu'il avait décrit chez l'homme et qui porte son nom. Ici encore, ce muscle prend naissance en haut, en partie sur le ligament sous-pubien, en partie sur les faisceaux fibreux qui entourent les veines du plexus de Santorini. De là, ses fibres se dirigent vers l'urèthre et viennent s'entre-croiser (LESSHAFT) avec leurs homologues du côté opposé, immédiatement au-dessous de l'urèthre, entre ce canal et la paroi antérieure du vagin. Elles se terminent là sur le tissu conjonctif de la région, exactement sur le point où se termine le transversus vaginæ.

6° Sphincter externe de l'urèthre. — Le sphincter externe de l'urèthre ou *sphincter strié* commence en haut au niveau du col vésical et s'étend de là jusqu'au méat. Il a par conséquent la même longueur que l'urèthre lui-même, mais sa disposition est bien différente dans sa partie supérieure et dans sa partie inférieure (fig. 1550, p. 922). — En haut, sur toute la portion libre de l'urèthre, il entoure complètement ce canal à la manière d'un manchon ou d'un anneau, emboîtant exactement le manchon ou anneau plus petit formé par le sphincter lisse. — Plus bas, quand l'urèthre adhère intimement au vagin, le segment postérieur de l'anneau disparaît et le sphincter externe, réduit désormais à sa moitié antérieure, revêt la forme d'un demi-anneau, dont la concavité embrasse la partie antérieure de l'urèthre et dont les deux extrémités s'insèrent, à droite et à gauche, sur la paroi du vagin (fig. 1654,6). — Comme on le voit, le sphincter externe de l'urèthre présente une configuration inverse chez l'homme et chez la femme : chez l'homme (p. 1014), par suite du développement de la prostate, il est annulaire à sa partie inférieure, demi-annulaire à sa partie supérieure; chez la femme, au contraire, à cause de la présence du vagin, il est annulaire en haut et demi-annulaire en bas.

7° Sphincter externe de l'anus. — Le sphincter externe de l'anus représente, comme chez l'homme, une sorte d'anneau disposé tout autour de la partie inférieure du rectum. D'après CRUVEILHIER, ce muscle serait un peu plus développé chez la femme que chez l'homme. Mais sa configuration, ses rapports, son mode d'origine et de terminaison sont exactement les mêmes dans les deux sexes.

8° Ischio-coccygien. — L'ischio-coccygien ne présente, chez la femme, aucune particularité digne d'être notée.

9° Releveur de l'anus. — Le releveur de l'anus, lui aussi, présente les plus grandes analogies avec celui de l'homme. Il a tout d'abord la même situation, la même forme, les mêmes insertions. Ses rapports sont également les mêmes, sauf pour ses faisceaux antérieurs ou pubiens qui, au lieu de longer les parties latérales de la prostate, croisent perpendiculairement les parties latérales du vagin à 2 ou 3 centimètres au-dessus de la vulve.

Sur les points où ils entrent en contact avec le vagin, les faisceaux pubiens du releveur, sans prendre insertion sur la paroi de cet organe, lui adhèrent d'une façon intime. On verrait même, d'après CRUVEILHIER, un certain nombre de fibres longitudinales du vagin, pénétrer entre les faisceaux correspondants du muscle releveur. Comme, d'autre part, ces faisceaux, ceux du côté droit et ceux du côté gauche, vont s'insérer sur la ligne médiane immédiatement en arrière du vagin, ce conduit se trouve inclus dans une sorte de boutonnière musculaire qui l'entoure sur tout son pourtour, excepté en avant où les faisceaux précités, au lieu de se rejoindre, restent séparés par un intervalle de 25 à 30 millimètres.

Il résulte d'une pareille disposition que, lorsque les releveurs de l'anus se contractent, le vagin, dans sa partie correspondant à ce muscle, se trouve comprimé latéralement, tandis que sa paroi postérieure est rapprochée de la symphyse pubienne. Si à ce moment le conduit vaginal est distendu par un corps quelconque, ce corps est nécessairement comprimé sur tout son pourtour, en arrière et sur les côtés par le muscle contracté, en avant par le bord inférieur de la symphyse. BUDIN, en introduisant dans le vagin des cylindres en cire à modeler et en les retirant ensuite, après avoir recommandé au sujet en expérience de contracter ses releveurs, a constaté tout autour des cylindres précités une sorte d'étranglement produit par la contraction du muscle. Dans un premier cas, le diamètre antéro-postérieur du cylindre, de 37 millimètres qu'il mesurait avant son introduction, était réduit à 26 millimètres. Dans un deuxième cas, il ne mesurait plus que 24 millimètres. Quant au diamètre transversal, il avait subi des réductions moins fortes, ce qui nous indique que la compression produite sur le vagin par le releveur s'exerce principalement dans le sens antéro-postérieur.

C'est à la contracture des faisceaux pubiens du releveur que l'on doit vraisemblablement rattacher le *vaginisme supérieur*. BUDIN rapporte un certain nombre de faits relatifs à des jeunes femmes chez lesquelles la contraction momentanée ou persistante du releveur empêchait l'introduction d'un spéculum, du doigt, du pénis. L'une d'elles, qui pourtant avait déjà eu deux accouchements à terme, pouvait même, pendant les rapports sexuels, en se contractant fortement, empêcher la sortie du membre viril (*penis captivus*). HILDEBRANDT, de son côté, dans les *Arch. für Gynäkologie* de 1872, rapporte l'histoire d'un mari qui, « juste au moment où il croyait terminer un coït jusque-là régulier, sentit tout à coup sa verge ou, pour mieux dire, son gland retenu fortement au fond du vagin, étreint et comme emprisonné dans un anneau. Chaque tentative qu'il faisait pour s'échapper restait infructueuse. Enfin, au bout de combien de minutes? (le mari ne pouvait le dire, car le temps de son emprisonnement lui avait semblé interminable), l'obstacle disparut de lui-même : il était libre. » HILDEBRANDT ajoute que, « en examinant la femme plusieurs semaines après, il ne constata rien d'anormal dans le vagin. » Il s'agissait donc là bien certainement de la contraction spasmodique d'un des anneaux musculaires qui entourent le vagin, probablement des faisceaux pubiens du releveur.

La contracture du releveur peut même dans certains cas, comme l'établissent plusieurs faits rapportés par BUDIN, devenir une complication de l'accouchement en faisant obstacle à la sortie du fœtus.

§ II. — APONÉVROSES DU PÉRINÉE

Les aponévroses du périnée de la femme présentent, comme les muscles, une homologie parfaite avec celles de l'homme. Ici, comme chez l'homme, nous rencontrons trois lames aponévrotiques, que l'on distingue en superficielle, moyenne et profonde :

1° Aponévrose périnéale superficielle. — L'aponévrose périnéale superficielle, de forme triangulaire, s'insère par ses bords latéraux sur la lèvre antérieure des branches ischio-pubiennes. — Sa *base*, qui forme la limite réciproque du périnée antérieur et du périnée postérieur, se réfléchit de bas en haut en arrière des deux muscles transverses, pour se continuer, au-dessus de ces muscles, avec l'aponévrose périnéale moyenne. — Son *sommet*, dirigé en avant, se perd insensiblement dans le tissu cellulaire du mont de Vénus. — Sa *face inférieure* répond au fascia superficialis et à la peau. — Sa *face supérieure* recouvre les racines du clitoris et les muscles transverse, ischio-caverneux et bulbo-caverneux. — Sa *partie médiane*, enfin, nous présente un large orifice, destiné à livrer passage au conduit vulvo-vaginal. Les bords de cet orifice, situés immédiatement en dedans des deux muscles bulbo-caverneux ou muscle constricteur du vagin, se perdent sur les parois de la vulve.

2° Aponévrose périnéale moyenne. — L'aponévrose périnéale moyenne ou ligament de Carcassonne s'insère, comme chez l'homme, sur la lèvre postérieure des branches ischio-pubiennes. Comme chez l'homme encore, elle se compose de deux feuillets, l'un supérieur, l'autre inférieur, dans l'intervalle desquels se trouvent les vaisseaux honteux internes et un certain nombre de faisceaux musculaires, à direction transversale ou oblique, que nous avons décrits plus haut. L'*orifice uréthral*, tout petit chez l'homme, acquiert chez la femme des dimensions considérables, car, outre l'urèthre, il laisse passer le vagin : il devient l'*orifice uréthro-vaginal.*

3° Aponévrose périnéale profonde. — L'aponévrose périnéale profonde ou pelvienne présente exactement la même disposition que chez l'homme, avec cette variante, cependant, que la prostate est remplacée ici par le vagin. Sur les points où elle entre en contact avec le vagin, l'aponévrose périnéale profonde adhère intimement à la tunique fibreuse de ce dernier conduit.

Voyez, au sujet des muscles et aponévroses du périnée chez la femme : LUSCHKA, *Die Muskulatur am Boden des weibl. Beckens*, Wien, 1861 ; HILDEBRANDT, *Ueber Krampf des Levator ani beim Coïtus*, Arch. f. Gynäkol., 1872; MOREL, *Appareil musculaire du canal de l'urèthre chez la femme*, etc. Revue méd. de l'Est, 1877, p. 27; BUDIN, *Quelques remarques sur la contraction physiologique et pathologique du muscle releveur de l'anus chez la femme*, Progr. méd., 1881; LESSHAFT, *Ueber die Muskeln und Fascien der Dammgegend beim Weibe*, Morphol. Jahrb., 1884; VARNIER, *Du détroit inférieur musculaire du bassin obstétrical*, Th. Paris, 1888; FALOT, *Anat. obstétricale de l'orifice pubio-périnéal*, Th. Lyon, 1889.

CHAPITRE IV

MAMELLES

Les mamelles, que l'on désigne encore sous le nom de seins, sont des organes glanduleux destinés à sécréter le lait. Ce sont elles qui, pendant toute la période que dure l'allaitement, assurent l'alimentation du nouveau-né et nous pouvons, à ce titre, les considérer comme de véritables annexes de l'appareil de la génération. Elles font défaut chez les ovipares; mais on les rencontre invariablement chez tous les vivipares, c'est-à-dire chez tous les animaux dont les petits, en naissant, non seulement sont incapables de se procurer eux-mêmes leur nourriture, mais encore ne sauraient se contenter des substances qui forment la base de l'alimentation de l'adulte et ont réellement besoin d'un liquide nourricier élaboré et apporté dans leur tube digestif par les générateurs.

L'existence des mamelles constitue, en zoologie, un caractère sériaire d'une importance considérable : leur présence, on le sait, caractérise tous les animaux qui forment la première classe des vertébrés, les *mammifères*.

Les mamelles existent également chez l'homme et chez la femme, mais avec des dimensions et une signification morphologique bien différentes. Nous les étudierons séparément dans l'un et l'autre sexe.

§ I. — La mamelle chez la femme

La femme, comme nous l'avons vu plus haut, retient dans son utérus l'ovule fécondé et lui fournit, pendant toute la durée de la gestation, les matériaux nécessaires à son développement. C'est encore à la femme, et à la femme seule, qu'incombe le soin d'alimenter le nouveau-né. Aussi l'appareil mammaire, en raison même de la fonction bien définie et essentiellement active qui lui est dévolue, arrive-t-il chez elle à un état de développement parfait, bien différent de celui de l'homme qui, comme nous le verrons plus loin, n'existe qu'à l'état rudimentaire.

A. — Considérations générales

1° Situation. — Les mamelles sont situées, chez la femme, sur la partie antérieure et supérieure de la poitrine, à droite et à gauche du sternum, en avant des muscles grand et petit pectoral, dans l'intervalle compris entre la troisième et la septième côte. Placés à la hauteur des bras, elles sont admirablement disposées pour que l'enfant, porté par sa mère, puisse facilement prendre le mamelon.

2° Nombre. — Le nombre des mamelles varie beaucoup suivant les espèces et il est à remarquer qu'il y a presque toujours une concordance entre ce nombre et celui des petits faits à chaque portée : on admet généralement qu'il existe autant de paires de mamelles que de petits, mais ce n'est pas là une règle absolue. Chez certains animaux de l'ordre des marsupiaux ou des rongeurs, on rencontre jusqu'à six ou sept paires de mamelles. On en compte cinq paires chez le chat, trois paires chez le blaireau et l'ours, deux paires seulement chez le lion et la loutre. Chez les singes, notamment chez les singes anthropoïdes, il n'en existe qu'une seule paire. L'homme ne nous présente également que deux mamelles symétriquement placées, l'une pour le côté droit, l'autre pour le côté gauche.

La réduction du nombre des mamelles est un fait tout à fait exceptionnel dans l'espèce humaine; par contre, les mamelles surnuméraires sont relativement assez fréquentes. Cette augmentation numérique des organes sécréteurs du lait peut porter sur le mamelon seul ou sur la glande tout entière : l'anomalie, dans le premier cas, est appelée *polythélie* (de πολὺς, beaucoup, et θηλὴ, mamelon) ; elle a reçu, dans le second, le nom de *polymastie* (πολὺς, beaucoup, et μαστὸς. mamelle).

Dans la *polythélie*, le ou les mamelons surnuméraires donnent du lait comme le mamelon principal. Tantôt, ils sont situés sur l'aréole même, à côté du mamelon principal (*polythélie sus-aréolaire*) ; tantôt, ils se développent en dehors de l'aréole, entre celle-ci et la circonférence de la glande (*polythélie exo-aréolaire* ou *sus-mammaire*).

La *polymastie*, encore appelée *multimammie*, est caractérisée, comme son nom l'indique, par l'apparition d'une ou plusieurs mamelles surnuméraires. Ces mamelles surajoutées sont toujours très variables dans leur développement : rudimentaires dans certains cas, elles atteignent dans d'autres des dimensions relativement considérables. Le plus souvent, pendant la période de lactation, elles augmentent de volume et sécrètent du lait comme les mamelles principales.

Un des traits caractéristiques des mamelles surnuméraires, c'est qu'elles se développent, non pas dans des régions quelconques, mais sur des points qui, chez les animaux, présentent des mamelles normales : la polymastie, chez la femme, devient ainsi la reproduction d'un type qui est constant dans la série zoologique et, de ce fait, acquiert toute la signification des anomalies dites réversives. A cet effet, et pour indiquer les différents sièges des mamelles surnuméraires, Williams a créé un sujet hypothétique qui posséderait sept paires de mamelles. Ces mamelles, toute théoriques, occupent les points suivants, en allant de haut en bas :

1° La *première paire*.	Dans le creux de l'aisselle ;
2° La *deuxième paire*.	Sur le bord antérieur de l'aisselle ;
3° La *troisième paire*.	Immédiatement au-dessus et un peu en dehors des mamelles normales ;
4° La *quatrième paire*	Sur le grand pectoral (ce sont les mamelles normales) ;
5° La *cinquième paire*	Au-dessous et un peu en dehors des mamelles normales ;
6° La *sixième paire*	Sur le thorax, entre les précédentes et l'ombilic ;
7° La *septième paire*	Sur la paroi abdominale.

Il existe donc, quant au siège, six paires de mamelles surnuméraires dont trois se développent au-dessus des mamelles normales et trois au-dessous. La littérature anatomique renferme aujourd'hui un nombre considérable de faits qui se rapportent à l'une ou l'autre des six paires sus-indiquées. — Des mamelles axillaires ou préaxillaires ont été observées par Leichtenstern, Quinquaud, Hausemann, d'Outrepont, Perreymond. Les mamelles surnuméraires répondant par leur situation à la cinquième paire de Williams sont de beaucoup les plus fréquentes : j'en ai publié moi-même un fait (fig. 1665) dans le *Bull. de la Soc. d'Anthropologie de Paris* de 1883. — Hamy et de Sinéty ont observé chacun un cas de mamelles surnuméraires se rapportant à la sixième paire de Williams. — Quant aux mamelles franchement abdominales, elles sont relativement très rares. Tarnier en a signalé un cas des plus remarquables : il s'agit d'une femme qui portait à la partie supérieure de l'abdomen, à peu près sur le trajet d'une verticale passant par les seins normaux, deux mamelles parfaitement développées. Bruce et de Mortillet ont observé des faits analogues chez l'homme.

Les limites assignées par le schéma de Williams aux mamelles surnuméraires sont de beaucoup trop étroites. On peut, en effet, rencontrer ces formations anormales, d'une part au-dessus de la première paire, d'autre part au-dessous de la septième. — Parmi les faits appartenant au premier groupe, nous signalerons les deux observations de Klob et de Puech, relatives à des mamelles surnuméraires situées sur l'épaule. Nous signalerons aussi, quoique un peu anciens peut-être, les deux cas de mamelles dorsales observés par Paulinus et par Salewsky. — Au deuxième groupe (mamelles situées au-dessous de la septième paire hypothétique de Williams) appartient le fait de Robert, relatif à une femme qui présentait une mamelle sur la face externe de la cuisse, un peu au-dessous du grand trochanter. J'ai observé moi-même, en 1885, chez une femme d'une quarantaine d'années, une petite mamelle surnuméraire, située sur la face antéro-interne de la cuisse droite, à 65 millimètres au-dessous du pli de l'aine sur le trajet d'une verticale passant par l'épine du pubis. A ces deux faits de mamelles crurales, il convient d'ajouter le fait, jusqu'ici unique, signalé par Hartung, d'une masse glandulaire de la grosseur d'un œuf d'oie située dans l'épaisseur de la grande lèvre gauche : elle possédait un mamelon rudimentaire et, d'ailleurs, l'examen microscopique révéla dans la glande précitée la même structure que dans la mamelle normale.

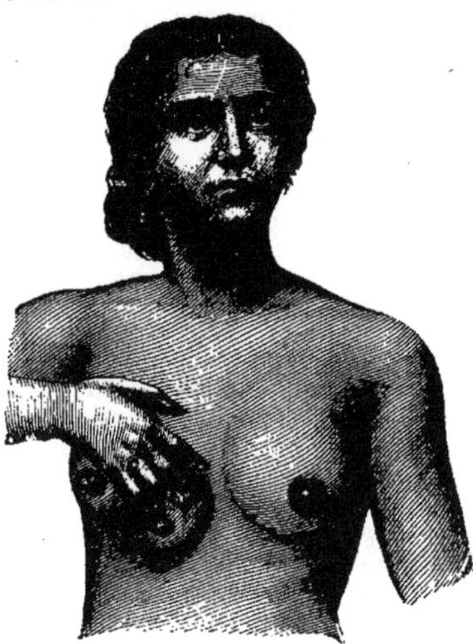

Fig. 1665.
Mamelle surnuméraire, située au-dessous du sein droit (jeune femme de vingt-quatre ans).

Toutes les variétés de mamelles surnuméraires que nous venons de signaler sont relatives à des formations latérales, je veux dire à des formations situées à gauche ou à droite de la ligne médiane. Des mamelles surnuméraires développées exactement sur la ligne médiane ont été observées, chez la femme, par Gorré et par Percy. Bartels en a signalé un cas chez l'homme.

Nous avons dit plus haut que les mamelles surnuméraires, chez la femme, se montraient sur des points où, chez les animaux, se développent les mamelles normales. Ceci est manifeste pour celles des mamelles surnuméraires qui répondent aux six paires hypothétiques de Williams. Il suffit, pour s'en convaincre, de jeter les yeux sur certaines espèces de l'ordre des insectivores qui présentent deux rangées de mamelles allant de la région de l'aisselle à la région inguinale. Mais la formule précitée est encore applicable aux formations plus rares qui se développent au-dessus ou au-dessous des paires de Williams. C'est ainsi que nous rencontrons des mamelles dorsales chez quelques rongeurs, notamment chez le *Capromys Fournieri*, chez le *Myopotamus coypus*, chez le *Lagostomus trichodatylus*. Les mamelles scapulaires existent normalement chez l'*Hapalemur griseus* (Beddard). Nous rencontrons des mamelles crurales chez le *Capromys Fournieri*. La mamelle vulvaire d'Hartung peut être considérée comme l'homologue de mamelles, semblablement placées, que l'on rencontre chez beaucoup de cétacés. Enfin, il n'est pas jusqu'aux mamelles médianes qui n'aient leurs formations correspondantes dans la série animale : on rencontre, en effet, des mamelles médianes chez quelques didelphiens, notamment chez le *Didelphys virginiana* (oppossum de Virginie).

Considérées au point de vue de leur nombre, les mamelles surnuméraires se réduisent le plus souvent à une seule glande, quelquefois à deux, beaucoup plus rarement à trois. Mais on peut en observer un plus grand nombre, et nous rappellerons, à ce sujet, le cas remarquable de Neugebauer qui, sur le même sujet, a rencontré jusqu'à huit mamelles surnuméraires, dont six au-dessus des mamelles normales et deux au-dessous. Toutes ces mamelles, y compris les normales, fournissaient du lait.

Le mode de fréquence des différentes variétés topographiques de la polymastie nous est indiqué par la statistique suivante que j'emprunte en grande partie aux mémoires de Leichtenstern et de Laloy. Sur 113 mamelles surnuméraires, 100 sont situées sur le thorax,

5 dans l'aisselle, 2 dans le dos, 2 sur l'épaule, 2 sur la cuisse, 1 sur les grandes lèvres. Des 100 cas de mamelles thoraciques, 93 (la presque totalité par conséquent), étaient situées au-dessous des mamelles normales ; 2 se trouvaient à la hauteur des normales et 4 au-dessus ; enfin, dans un cas, celui de NEUGEBAUER, les mamelles surnuméraires étaient placées, comme nous l'avons déjà vu, en partie au-dessus, en partie au-dessous.

La polymastie n'a pas été observée seulement dans nos races européennes. Les mamelles surnuméraires ont été signalées encore dans de nombreuses races exotiques, notamment chez une négresse, une Malaise, une Mongole, une Hindoue, etc. Il est probable que cette anomalie existe dans toutes les races, et il me paraît même rationnel d'admettre que, comme les anomalies réversives, elle est plus fréquente dans les races inférieures que dans nos races civilisées. Mais, sur ce dernier point, nous manquons encore d'observations suffisamment nombreuses pour asseoir une conclusion quelque peu précise.

Enfin, des faits relativement nombreux tendent à démontrer que la polymastie, analogue en cela à un grand nombre d'anomalies, est héréditaire. Cette influence de l'hérédité se manifesterait environ dans 1/13e des cas, d'après les observations analysées par LEICHTENSTERN. Pour ne citer qu'un seul fait, nous rappellerons cette famille observée par PÉTREQUIN, dans laquelle le père, ses trois fils et ses deux filles portaient chacun une mamelle thoracique surnuméraire.

Voyez, au sujet des mamelles surnuméraires, chez la femme et chez l'homme : GRUBER, *Ueber die männl. Brustdrüse*, Mém. de l'Acad. imp. de Saint-Pétersbourg, 1866 ; HANDYSIDE, Journ. of Anat. and Physiol., 1872; HARTUNG, *Ueber einen Fall von Mamma accessoria*, Th. Erlangen, 1875; LEICHTENSTERN, Virchow's Arch., 1878, t. LXXIII, p. 222; NOTTA, Arch. de tocologie, 1882; RAPIN, Revue méd. de la Suisse romande, 1882; DE MORTILLET, Bull. de la Soc. d'Anthrop., 1883; HAMY, Bull. de la Soc. d'Anthrop., 1885; BLANCHARD, *Sur un cas de polymastie et sur la signification des mamelles surnuméraires*, Bull. de la Soc. d'Anthrop., 1885; DU MÊME, *Sur un cas remarquable de polythélie héréditaire*, ibid., 1886; FAUVELLE, *Origine de la polymastie*, Bull. de la Soc. d'Anthrop., 1886; EDWARDS, Philos. med. News, 1886; NEUGEBAUER, Centrabl. f. Gynäkol., 1886; DE SINÉTY, *Deux cas de polymastie chez la femme*, Gaz. méd. de Paris, 1887 ; HAUSEMANN, Zeitschr. f. Ethnologie, 1890; HENNIG, *Ueber menschl. Polymastie und über Uterus bicornis*, Archiv. f. Anthrop., 1890; EVELT, *Ein Fall von Polymastie*, Arch. f. Anthrop., 1891; WILLIAMS, *Polymastism with special reference to Mammæ erraticæ*, Journ. of Anat. and Physiol., 1891; TESTUT, *Note sur un cas de mamelle surnuméraire*, Bull. de la Soc. d'Anthrop., 1883 ; DU MÊME, *Sur un cas de mamelle crurale*, ibid., 1891 ; LALOY, *Un cas nouveau de polymastie*, L'Anthropologie, 1892.

3° Volume. — A la naissance, les mamelles ne mesurent que 8 à 10 millimètres de diamètre. Elles sont encore, comme on le voit, tout à fait rudimentaires et elles conservent ce caractère jusqu'à la puberté. A ce moment, elles présentent un accroissement brusque, comme les organes génitaux, et arrivent en très peu de temps à leur état de développement parfait. Elles mesurent alors, en moyenne, 10 à 11 centimètres de hauteur sur 12 ou 13 centimètres de largeur et 5 ou 6 centimètres d'épaisseur.

Sous l'influence de la grossesse, les seins augmentent de volume. Ce gonflement, qui se manifeste d'ordinaire peu de temps après la fécondation, disparaît souvent vers le quatrième ou le cinquième mois, pour reparaître à la fin de la gestation (TARNIER). Vers le deuxième ou troisième jour qui suit l'accouchement, la sécrétion lactée s'établit et la glande mammaire entre véritablement alors dans sa période d'activité : le lait s'accumulant dans les alvéoles et dans les canaux excréteurs, elle devient plus dure, plus lourde, plus volumineuse. Elle peut acquérir ainsi un volume double ou même triple de celui qu'elle avait avant la grossesse. Enfin, quand l'allaitement est terminé, la mamelle revient à ses dimensions ordinaires. C'est pour elle la période de repos, et elle restera comme endormie jusqu'au jour où surviendra une deuxième grossesse, entraînant pour elle une nouvelle période de gonflement et de sécrétion.

Après la ménopause, la glande mammaire, devenue inutile, subit l'atrophie qui frappe à ce moment la plupart des organes génitaux. Leurs éléments histologiques, les éléments sécréteurs surtout, disparaissent en grande partie, et, quand ils ne sont pas remplacés par de la graisse, la glande tout entière subit dans ses dimensions une réduction considérable. Elle se trouve, dans certains cas, tellement réduite, qu'elle n'est plus représentée que par une petite masse de consistance fibreuse, située immédiatement au-dessous de la peau et rappelant jusqu'à un certain point le type infantile.

Comparées l'une à l'autre, les deux mamelles ne présentent que très rarement des dimensions identiques : l'inégalité est pour ainsi dire la règle. La différence volumétrique que l'on observe entre les deux organes, différence qui est tantôt en faveur du droit, tantôt en faveur du gauche, est parfois considérable : chacun sait qu'il existe des femmes qui ne nourrissent que d'un seul sein.

Les mamelles présentent dans leurs dimensions des variations ethniques, certainement très étendues, mais encore mal étudiées. En général, elles sont plus volumineuses dans les climats chauds que dans les climats froids, plus volumineuses aussi dans les contrées marécageuses et dans les vallées que dans les pays secs et montagneux (HUSCHKE). Parmi les races que caractérise un développement remarquable des seins, nous signalerons les peuplades de l'Afrique méridionale. Les boschimanes notamment, quand elles allaitent, ont des mamelles pendantes, plus ou moins pédiculées, suffisamment longues pour leur permettre de les rejeter par-dessus les épaules et de les donner ainsi à leur nourrisson qu'elles portent sur leur dos.

Le volume des mamelles nous présente encore de nombreuses variations individuelles, mais ces variations individuelles ne nous sont guère mieux connues que les variations ethniques. Il ressort, cependant, des quelques observations recueillies à ce sujet, que le développement des mamelles n'est en rapport, ni avec la taille, ni avec la constitution du sujet : on voit des femmes de haute taille et de constitution robuste, avec des seins d'un développement médiocre et, par contre, on observe assez fréquemment des femmes petites, maigres, d'aspect chétif, qui possèdent des seins dépassant la moyenne. Du reste, hâtons-nous de le dire, on aurait grand tort de juger une nourrice exclusivement d'après le volume du sein. Le sein se compose, en effet, comme nous le verrons plus loin, de deux éléments de valeur bien différente : un élément essentiel, qui est la glande mammaire elle-même; un élément tout à fait accessoire, qui est le tissu adipeux. Or, ces deux éléments ne se mélangent pas toujours dans une proportion égale et bien définie : sur certains sujets, la graisse est excessivement rare, et la mamelle alors est presque entièrement constituée par la glande (*mamelle glandulaire*) ; sur d'autres, au contraire, la glande est peu développée et la graisse domine manifestement (*mamelle graisseuse*). On conçoit, par conséquent, qu'à volume égal, une mamelle à type glandulaire aura toujours des aptitudes fonctionnelles supérieures à celles d'une mamelle à type graisseux. On conçoit même qu'une mamelle qui est relativement petite, mais qui possède peu de graisse, puisse fournir plus de lait qu'une mamelle qui est beaucoup plus volumineuse, mais dans laquelle domine l'élément adipeux.

Un fait intéressant que l'on trouve énoncé un peu partout et qui ressort de l'examen comparatif des femmes des villes et des femmes de la campagne, c'est que ces dernières ont des seins plus développés et incomparablement beaucoup plus aptes à l'allaitement. Ce fait provient de deux causes. — La première, c'est que les femmes des villes (je parle bien entendu de la femme qui occupe une certaine position sociale et non de la femme d'ouvrier), en consacrant la plus grande partie de leur temps, jusqu'à l'âge de seize à dix-huit ans, à leur éducation intellectuelle, dérivent ainsi, au profit de leur appareil cérébral, un certain nombre d'éléments qui auraient dû servir au développement des autres appareils, tout particulèrement de l'appareil génital. On arrivera certainement un jour à reconnaître qu'il y a comme une sorte de balancement entre le développement des fonctions cérébrales et celui des fonctions sexuelles, et que tout ce que l'on fait en faveur de l'un de ces deux facteurs est au détriment de l'autre. — La deuxième cause, c'est que, tandis que toutes les femmes de la campagne allaitent elles-mêmes leurs enfants, les femmes de la ville, pour une raison ou pour une autre, les nourrissent au biberon ou les confient à des nourrices mercenaires. Dans l'un et l'autre cas, leurs seins ne fonctionnent pas et, de ce fait, subissent naturellement le sort qui attend tous les organes devenus inutiles : ils s'atrophient. Sans doute, cette atrophie, si on la considère sur un seul sujet, est fort légère, peut-être même peu visible. Mais, l'hérédité aidant, elle se transmet de générateurs à descendants et, au bout d'un certain nombre de générations, devient très appréciable. « Nous avons eu l'occasion, écrit de Sinéty, d'observer des familles dont les enfants étaient nourris au biberon depuis plusieurs générations, et dont les femmes, quoique belles et vigoureuses en apparence, avaient des seins très peu développés. » Que de médecins, que d'accoucheurs pourraient confirmer les observations de de Sinéty ! Les mamelles s'atrophient donc peu à peu quand elles ne remplissent pas les fonctions qui leur sont dévolues, et il n'est pas irrationnel de penser que si nos femmes des villes continuent à ne pas allaiter leurs enfants, un jour viendra où leurs seins, leurs glandes mammaires tout au moins, se trouveront réduites aux proportions minuscules que nous présentent aujourd'hui celles de l'homme. Ce sera la conséquence fatale de cette grande loi morphologique, qui régit l'évolution des êtres, qu'un organe qui perd sa fonction, qui devient inutile par conséquent, s'atténue peu à peu phylogénétiquement et finit par disparaître.

4° Poids. — Le poids de la mamelle varie naturellement comme son volume. A la naissance, elle ne pèse que 30 à 60 centigrammes (Puech). Chez la jeune fille, en dehors de la lactation, leur poids moyen est de 150 à 200 grammes. Chez la nourrice, ce poids oscille d'ordinaire entre 400 et 500 grammes ; mais il peut atteindre jusqu'à 800 et 900 grammes.

5° Consistance. — Les mamelles sont fermes et élastiques chez la jeune fille vierge et chez la jeune femme nullipare. Elles perdent de leur consistance sous l'action des attouchements répétés et principalement sous l'influence des grossesses, surtout quand chacune de ces grossesses a été suivie d'une période d'allaitement. Chez les femmes qui ont eu de nombreux enfants, elles sont molles, flasques, plus ou moins pendantes au-devant de la poitrine.

B. — Conformation extérieure et rapports

La mamelle revêt l'aspect d'une demi-sphère, reposant sur le thorax par sa face plane et présentant sur le milieu de sa face convexe une saillie en forme de papille, appelé *mamelon*. Cette forme fondamentale nous offre de nombreuses variétés. Le diamètre antéro-postérieur, tout d'abord, peut s'allonger ou se réduire : dans le premier cas, nous avons la mamelle *conique* et la mamelle *piriforme;* dans le second cas, la mamelle *aplatie* ou *discoïdale*. Chez certains sujets, principalement chez les femmes grasses et chez les multipares, la mamelle, au lieu de se terminer en pointe, conserve jusqu'à son extrémité libre un diamètre à peu près invariable : elle revêt alors une forme plus ou moins *cylindrique*. Quelquefois même, la mamelle présente son plus petit diamètre au niveau de sa base et, dans ce cas, se trouve rattachée à la poitrine par une sorte de pédicule : elle est dite *pédiculée*. Quelle que soit sa forme, la mamelle nous offre toujours à considérer une face postérieure, une face antérieure et une circonférence.

1° Face postérieure. — La face postérieure, plane, repose sur le grand pectoral, et souvent aussi par sa partie inféro-externe sur le grand dentelé. La glande est séparée de ces muscles par leurs aponévroses d'abord, puis par le fascia superficialis auquel elle adhère intimement. Le fascia superficialis, à son tour, est uni à l'aponévrose sous-jacente par une couche de tissu cellulaire, qui, suivant les sujets, est très serré ou excessivement lâche : dans le premier cas, la mamelle est solidement fixée à la paroi thoracique, tandis que dans le second elle jouit de mouvements fort étendus. C'est cette couche de tissu cellulaire lâche, aréolaire, à grandes mailles, que Chassaignac a décrite comme une bourse séreuse, la *séreuse rétro-mammaire* ou *séreuse du sein*.

2° Face antérieure — La face antérieure ou cutanée, fortement convexe, répond à la peau. Dans la plus grande partie de son étendue, cette face est lisse et unie, de coloration blanchâtre, recouverte de poils de duvet. A sa partie moyenne se voit une région spéciale, formée par l'*aréole* et le *mamelon*.

a. *Aréole*. — L'aréole ou auréole (fig. 1666,2) est une région régulièrement circulaire, de 15 à 25 millimètres de diamètre, située à la partie la plus proéminente de la mamelle. Elle se distingue nettement des régions voisines par sa coloration qui est plus foncée. Elle s'en distingue encore par la présence, à sa surface extérieure, d'un certain nombre de petites saillies ou élevures, douze à vingt en moyenne, que l'on désigne sous le nom de *tubercules de Morgagni*. Ces élevures, qui donnent à l'aréole un aspect rugueux, sont ordinairement disséminées d'une façon irrégulière ; sur certains sujets, cependant, on les voit se disposer suivant une ligne circulaire dont le mamelon occupe le centre. Mais, quelle que soit leur disposition, les tubercules de Morgagni ont toujours la même signification : ce sont des

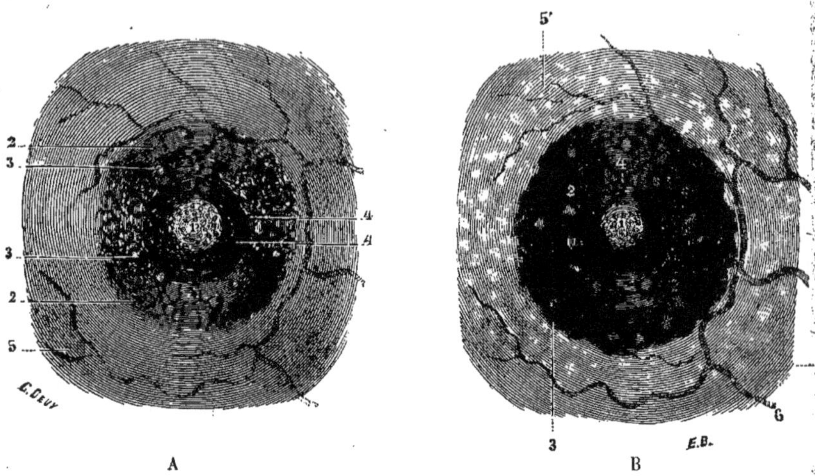

Fig. 1666.
Le mamelon et son aréole : A, chez une femme vierge; B, chez une femme enceinte.

1, mamelon. — 2, aréole. — 3, tubercules de Morgagni (fig. A) et tubercules de Montgomery (fig. B). — 4, sillons à la base du mamelon. — 5, peau du sein. — 5', aréole secondaire. — 6, cercle veineux de Haller.

glandes sébacées, qui présentent ici un développement tout particulier et qui, à leur niveau, soulèvent le tégument. Au centre de chacune d'elles se trouve un poil, presque toujours de petites dimensions.

L'aréole subit, sous l'influence de la grossesse, des modifications importantes. — Tout d'abord, elle change de couleur : rosée chez la jeune fille et chez la femme nullipare, elle prend, peu de temps après la fécondation, une teinte plus foncée, teinte qui varie, suivant les sujets, du jaune brun au brun noirâtre; elle est, chez la négresse, d'un beau noir d'ébène. — Puis, tout autour d'elle en apparaît une autre, qui s'étend plus ou moins loin du côté de la circonférence de la mamelle. Cette deuxième aréole (*aréole secondaire* des accoucheurs) se distingue de l'aréole décrite plus haut (*aréole primitive* ou *aréole vraie* des accoucheurs) en ce que sa coloration est un peu moins foncée et surtout moins uniforme. Si on la regarde de près, en effet, on constate qu'elle est parsemée çà et là de petits îlots de peau non pigmentée, formant autant de taches plus ou moins circulaires : de là les noms divers d'*aréole tachetée*, *mouchetée*, *tigrée*, *pommelée*, que l'on donne indistinctement à l'aréole secondaire. — Enfin, sous l'influence de la grossesse, les tubercules de Morgagni deviennent plus volumineux et forment à la surface de l'aréole des saillies semi-hémisphériques, qui mesurent de 2 à 4 millimètres de diamètre : les accoucheurs les désignent alors sous le nom de *tubercules de Montgomery*. Vers la fin de la grossesse, ces tubercules laissent sourdre, quand on les presse latéralement, un liquide qui présente tous les caractères du colostrum, ce qui a déterminé un grand nombre d'auteurs à les considérer comme des glandes mammaires rudimentaires ou bien comme des intermédiaires entre la glande mammaire et les glandes sébacées ordinaires. — Ils persistent pendant tout le temps que dure l'allaitement.

b. *Mamelon.* — Le mamelon se dresse, comme une grosse papille, au centre de l'aréole : il se dirige obliquement d'arrière en avant et un peu de dedans en dehors.

Considéré au point de vue de sa forme, il revêt ordinairement l'aspect d'un cylindre ou d'un cône, arrondi à son extrémité libre. Mais ce n'est pas là une disposition constante : on voit des mamelons semi-hémisphériques, des mamelons aplatis ou discoïdes, des mamelons plus volumineux à leur extrémité libre qu'à leur base, plus ou moins pédiculés par conséquent. D'autres fois, son sommet, au lieu d'être convexe, nous présente une dépression plus ou moins accusée, qui est le résultat d'une sorte d'invagination du tégument. Cette disposition peut s'exagérer et, dans ce cas, le mamelon tout entier est rentré dans la glande mammaire sous-jacente : à ses lieu et place, l'œil ne rencontre plus qu'une excavation plus ou moins profonde (*mamelon rentré*), rappelant assez bien la dépression ombilicale.

Les dimensions du mamelon ne sont pas moins variables. Habituellement, son développement est proportionnel à celui de la glande elle-même, mais ce n'est pas là une règle générale : on voit assez souvent de tout petits mamelons surmonter des mamelles bien développées et, vice versa, des mamelons volumineux coïncider avec des mamelles de petites dimensions ou même rudimentaires. Le mamelon nous présente, en moyenne, une longueur de 10 à 12 millimètres; sa largeur, mesurée au niveau de la base, est de 9 ou 10 millimètres.

Extérieurement, le mamelon est irrégulier, rugueux, parfois même comme crevassé. Il doit cet aspect à une multitude de rides et de papilles qui se dressent à sa surface. Sur son sommet se voient douze à vingt orifices, qui ne sont autres que les embouchures de canaux galactophores.

3° **Circonférence.** — La circonférence de la mamelle sépare la face antérieure de la face postérieure. A sa partie inférieure, elle répond à un sillon demi-circulaire, le *sillon sous-mammaire* (fig. 1667,14). A sa partie supérieure, rien ne l'indique extérieurement : à ce niveau, en effet, la face antérieure de la mamelle se continue insensiblement, dans la plupart des cas tout au moins, avec la paroi thoracique.

C. — Constitution anatomique

La mamelle se compose essentiellement des trois parties suivantes : 1° une glande, la *glande mammaire proprement dite ;* 2° une *enveloppe cutanée ;* 3° une *enveloppe cellulo-graisseuse.*

1° **Glande mammaire proprement dite.** — La glande mammaire, une fois débarrassée par la dissection des parties molles qui l'entourent, se présente à nous sous la forme d'une masse aplatie d'avant en arrière, à contour irrégulièrement circulaire, plus épaisse à la partie moyenne qu'à la périphérie, plus épaisse à sa partie inférieure qu'à sa partie supérieure (fig. 1667), revêtant en un mot la même configuration générale que la mamelle elle-même. Sa surface extérieure, fortement accidentée, nous présente çà et là des excavations plus ou moins profondes, séparées les unes des autres par des parties saillantes en forme de crêtes. Parties déprimées et parties saillantes sont partout recouvertes par une couche de tissu conjonctif; mais cette couche n'est ni suffisamment épaisse, ni suffisamment isolable pour mériter le nom, que lui donnent certains auteurs, d'*enveloppe fibreuse de la mamelle*. Si maintenant on divise la masse glandulaire en deux parties par une coupe horizontale ou verticale passant par le mamelon, on distingue sur la surface de coupe deux parties bien différentes : une partie périphérique, de coloration jaunâtre ou rougeâtre, molle, friable, formée manifestement par des grains glandulaires; une partie centrale, de coloration blanchâtre, comprenant, avec des grains glandulaires beaucoup plus rares, du tissu conjonctif et les conduits excréteurs de la glande.

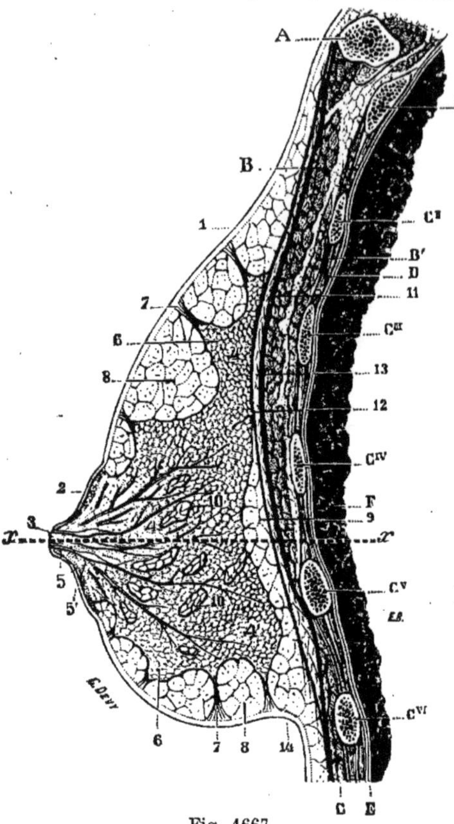

Fig. 1667.

Coupe verticale et antéro-postérieure de la mamelle droite (sujet congelé, vingt-deux ans; segment externe de la coupe).

CI, CII, CIII, CIV, CV, CVI, première, deuxième, troisième, quatrième, cinquième et sixième côtes. — A, clavicule. — B, grand pectoral. — B', petit pectoral. — C, grand oblique. — D, intercostaux. — E, plèvre. — F, poumons. — *xx*, plan horizontal, passant par le mamelon.

1, peau de la mamelle. — 2, aréole. — 3, mamelon. — 4, glande mammaire (portion centrale), avec 4' sa portion périphérique. 5, canaux galactophores, avec 5' leur sinus. — 6, crêtes de la glande mammaire. — 7, les cloisons fibreuses qui les continuent jusqu'au derme cutané. — 8, loges adipeuses, remplies de graisse. — 9, couche graisseuse rétro-mammaire. — 10, traînées graisseuses intra-mammaires. — 11, aponévrose du grand pectoral. — 12, fascia superficialis (ligament suspenseur de la mamelle). — 13, couche de tissu cellulaire lâche, située entre le fascia superficialis et l'aponévrose sous-jacente (séreuse de la mamelle). — 14, sillon sous-mammaire.

a. *Lobes, lobules, acini.* — La glande mammaire est une glande en grappe. Unique en apparence, elle se compose en réalité d'un certain nombre de glandes distinctes, que l'on désigne ordinairement sous le nom de *lobes*. Ces lobes, au nombre de douze à vingt, sont en contact réciproque par leur surface extérieure. Ils se pénètrent même plus ou moins par leur périphérie ; mais ils n'en conservent pas moins leur indépendance fonctionnelle et chacun d'eux, du reste, possède un canal excréteur qui lui appartient en propre. Les lobes à leur tour, comme dans toutes les glandes en grappe, se subdivisent en *lobules* et ceux-ci en *acini*.

Les acini de la glande mammaire se présentent sous la forme de petites masses, sphériques ou piriformes, mesurant en moyenne 130 à 150 μ de diamètre. Chacun d'eux est muni d'un canal excréteur, à l'extrémité duquel il est suspendu comme un fruit à son pédicule. Envisagés au point de vue de leur structure, les acini se composent d'une paroi propre, mince et hyaline, tapissée intérieurement par une seule rangée de cellules épithéliales. Ces cel-

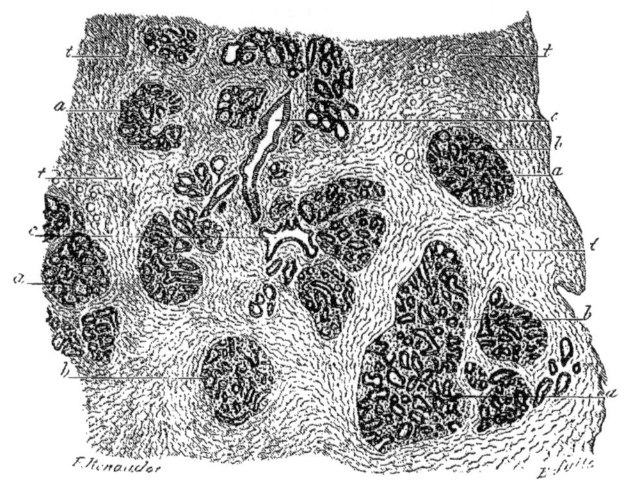

Fig. 1668.

Coupe de la mamelle d'une femme adulte en lactation (d'après DE SINÉTY).

a, lobule de la glande. — *b*, acini tapissés d'une couche d'épithélium cubique. — *c*, conduit excréteur. *t*, stroma formé de tissu conjonctif.

lules sont aplaties, pavimenteuses par conséquent, et possèdent à leur centre un noyau arrondi ou ovoïde. Elles subissent, à la fin de la grossesse et pendant toute la période de la lactation, des transformations spéciales qui aboutissent, suivant les cas, soit à la formation des corpuscules du colostrum, soit à la production des globules du lait.

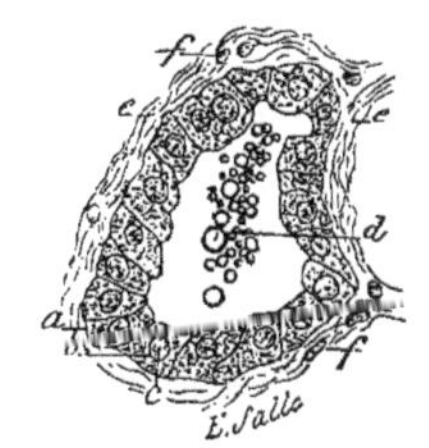

Fig. 1669.

Acinus de la mamelle d'une femme en lactation (d'après DE SINÉTY).

a, cellules épithéliales. — *b*, noyau. — *c*, nucléole. — *d*, globule du lait. — *e*, fibres conjonctives. — *f*, cellules du tissu conjonctif.

Chez le fœtus à terme et même chez l'enfant, les acini glandulaires n'existent pas et la glande mammaire, à ce stade de son évolution, se trouve réduite à ses canaux galactophores et à leurs ramifications, peu nombreuses encore et terminées en cul-de-sac. A l'âge de la puberté, les ramifications des galactophores se multiplient par une sorte de bourgeonnement des parties déjà formées et, à leurs extrémités, apparaissent des renflements, qui sont les rudiments des futurs acini. Les acini, en effet, n'acquièrent leur complet développement que dans la première grossesse, alors qu'ils ont à se préparer au rôle important qui leur incombera après l'accouchement.

a. *Formation du colostrum.* — Dans les derniers temps de la grossesse, le mamelon laisse sourdre une quantité plus ou moins considérable d'un liquide clair, d'une coloration jaunâtre, d'une consistance légèrement visqueuse : ce liquide a reçu le nom de *colostrum*. Sa production continue deux ou trois jours encore après l'accouchement, jusqu'au moment où s'établit franchement la sécrétion lactée. Si nous examinons le colostrum au microscope, nous y reconnaissons, baignant dans un liquide séreux, les deux éléments suivants (fig. 1670, A) : 1° des globules graisseux, analogues à ceux que l'on rencontre dans le lait normal ; ils diffèrent de ces derniers, cependant, en ce qu'ils sont un peu plus volumineux et qu'ils ont une tendance plus grande à s'accoler les uns aux autres; 2° des corps granuleux, sphériques ou ovoïdes, de 3 à 25 μ de diamètre, auxquels Henle a donné le nom de *corpuscules du colostrum*. Ces corpuscules sont constitués par des amas de gouttelettes graisseuses, entourés ou non d'une enveloppe albuminoïde. Un certain nombre d'entre eux, ordinairement les plus petits, possèdent un noyau, qui, comme le corpuscule lui-même, est arrondi ou ovalaire.

La signification des globules du colostrum a soulevé de nombreuses controverses et, malgré toutes les recherches entreprises sur ce sujet, la question n'est pas encore complètement résolue. On ne cite plus aujourd'hui que pour mémoire l'opinion émise par Henle, qui considérait les corpuscules du colostrum comme de simples amas de granulations graisseuses, sans enveloppe et sans noyau. Ces corpuscules, en effet, à l'un de leurs stades évolutifs, présentent toujours un noyau, et, de ce fait, ont manifestement une origine cellulaire. Pour les uns (Rauber), ce seraient des leucocytes, ayant subi la dégénérescence graisseuse. Pour d'autres, ce seraient des cellules de l'épithélium glandulaire lui-même, dont le protoplasma serait bourré de granulations graisseuses, et ici encore nous nous trouvons en présence de deux opinions : l'une, soutenue par Heidenhain, d'après laquelle les cellules épithéliales précitées absorbent ces granulations par une sorte d'intussusception; l'autre qui considère ces granulations comme se développant sur place dans l'épaisseur même du protoplasma cellulaire.

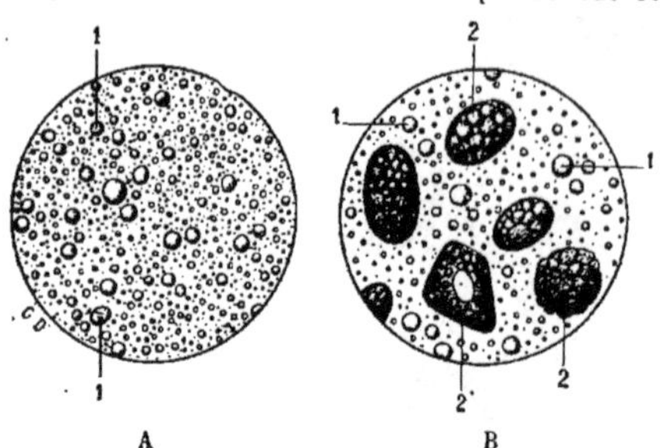

Fig. 1670.

Produits de la glande mammaire : A, une goutte de lait; B, une goutte de colostrum.

1,1. globules du lait. — 2,2. corpuscules du colostrum. — 2' un corpuscule du colostrum, au centre duquel se voit le noyau de la cellule primitive.

De ces différentes opinions, la dernière nous paraît de beaucoup la plus rationnelle : c'est aussi celle qui est le plus généralement acceptée. Dans les derniers temps de la grossesse, l'épithélium des acini glandulaires se multiplie de manière à remplir entièrement l'acinus. Les cellules centrales produisent au sein de leur protoplasma des granulations graisseuses qui, augmentant graduellement de nombre et de volume, finissent par occuper tout le corps cellulaire et masquer le noyau. En même temps que les cellules superficielles subissent cette dégénérescence graisseuse, il apparaît autour d'elles un liquide séreux sécrété par les cellules profondes. Ce liquide séreux, avec les cellules précitées transformées en corps granuleux, n'est autre que le colostrum. Il occupe tout d'abord la cavité même de l'acinus; puis, il s'engage dans les canaux excréteurs et, de proche en proche, gagne l'area cribrosa du mamelon pour s'écouler au dehors.

L'écoulement du colostrum s'effectue sous l'influence d'une sorte de vis à tergo, à laquelle s'ajoute plus tard, lors de l'allaitement, la succion exercée par le nouveau-né. L'acinus, une fois débarrassé des corpuscules du colostrum qui remplissaient sa cavité, ne renferme plus qu'une seule rangée de cellules appliquées contre sa paroi. Ce sont elles qui vont sécréter le lait.

b. *Sécrétion du lait.* — Le lait, comme nous le verrons plus loin, se compose essentiellement d'un liquide séreux tenant en suspension des globules de graisse. Ces globules prennent naissance dans le protoplasma des cellules glandulaires. Tous les auteurs sont assez bien d'accord sur ce point; mais les divergences commencent quand il s'agit d'expliquer la manière suivant laquelle ces globules, primitivement emprisonnés dans la cellule, s'en échappent pour tomber dans le sérum du lait. A ce sujet, deux opinions principales se partagent les faveurs des histologistes.

La première assimile la glande mammaire, fonctionnellement du moins, à une glande sébacée. Les cellules glandulaires se multiplieraient pendant toute la durée de la lactation, les profondes repoussant les superficielles. Celles-ci produiraient des globules graisseux; puis, une fois bourrées de ces globules, se détacheraient et éclateraient, jetant leur contenu dans la lumière de l'acinus. Le passage des globules graisseux dans le lait aurait donc pour conséquence la destruction complète des cellules dans lesquelles ces globules ont pris naissance. Une pareille explication est peu compatible avec le fait histologique, énoncé plus haut, que l'acinus, durant la période de lactation, ne possède qu'une seule rangée de cellules.

La deuxième opinion, soutenue par Heidenhain et par Partsch, peut être résumée comme suit. Les globules graisseux se développent de préférence dans la partie interne ou centro-acineuse de la cellule, entre son noyau et son extrémité libre. Cette partie de la cellule, au fur et à mesure que les globules se développent, se gonfle et fait saillie dans la lumière de l'acinus. Puis, quand sa distension a atteint son maximum, quand cette distension dépasse la résistance du corps cellulaire, celui-ci s'entr'ouvre à son point culminant et déverse son contenu adipeux dans la lumière de l'acinus. Mais la cellule ne meurt pas pour cela : le dégagement graisseux une fois effectué, le protoplasma se reforme au-devant du noyau et de nouveau apparaissent des granulations graisseuses qui subiront le même sort que les précédentes, je veux dire, augmenteront de volume, feront dans la lumière de l'acinus une saillie graduellement croissante et, finalement, s'échapperont de la cellule à travers une rupture de sa partie centro-acineuse. Nous devons ajouter que, dans certains cas, les globules graisseux, en sortant de la cellule où ils ont pris naissance, entraînent après eux une portion de protoplasma, qui les recouvre alors à la manière d'une petite calotte. Le noyau cellulaire lui-même peut, dans certains cas où il est très rapproché de l'extrémité libre de la cellule, suivre les globules graisseux et tomber dans l'acinus, où il ne tarde pas à disparaître par un processus régressif spécial, auquel FLEMMING et NISSEN ont donné le nom de *chromatolyse*. Il est probable que, dans ce cas, un deuxième noyau se forme dans la partie de la cellule qui est restée au contact de la paroi glandulaire ; ou bien encore, suivant l'opinion de NISSEN, le noyau, avant la rupture de la cellule, se divise en deux noyaux secondaires, l'un superficiel qui tombera dans l'acinus en même temps que les globules graisseux, l'autre profond qui restera pour constituer la nouvelle cellule.

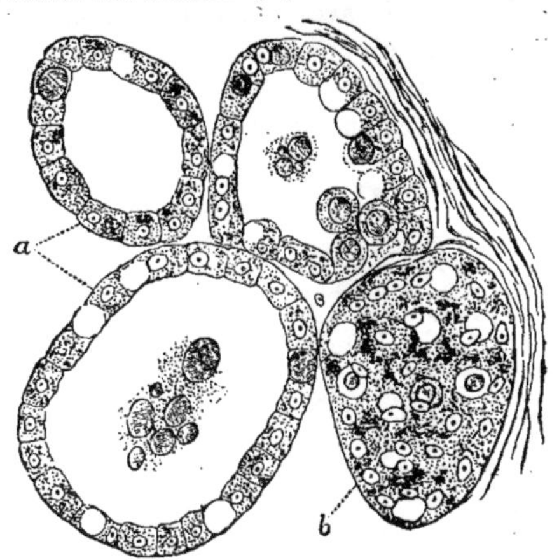

Fig. 1671.

Coupe transversale d'une glande mammaire de chatte à un degré avancé de gravidité (d'après KLEIN).

a, cellules épithéliales revêtant les alvéoles, vues de profil. — *b*, les mêmes, vues de face (plusieurs cellules épithéliales renferment un globule graisseux; dans la cavité de quelques-unes des alvéoles se voient des globules du lait et de la substance granuleuse).

b. *Canaux excréteurs.* — Les canaux excréteurs, au sortir des acini, se réunissent les uns aux autres pour former des canaux plus volumineux. Chaque lobule donne ainsi naissance à un canal excréteur unique, dit *canal lobulaire*. A leur tour, tous les canaux lobulaires se jettent, pour un même lobe, dans un canal collecteur commun : ce canal collecteur commun, qui résume, comme son nom l'indique, toute la circulation d'un lobe, est appelé *canal galactophore* (de γάλα lait, et φέρω je porte).

Les canaux galactophores (fig. 1672, 1), au nombre de douze à vingt comme les lobes glandulaires dont ils émanent, se dirigent tous vers la base du mamelon. Un peu avant de l'atteindre, chacun d'eux présente une dilatation fusiforme de 12 à 15 millimètres de long sur 6 à 8 de large : c'est l'*ampoule* ou le *sinus galactophore*. Le lait s'y amasse dans l'intervalle de l'allaitement et l'ensemble de ces sinus représente jusqu'à un certain point le réservoir que l'on rencontre sur le trajet de certains canaux excréteurs, l'uretère et les canaux biliaires par exemple. Au sortir de leur sinus, les canaux galactophores s'engagent dans le mamelon, le parcourent dans toute son étendue en suivant un trajet rectiligne et, finalement, viennent s'ouvrir à son sommet par des orifices arrondis, dont le diamètre est toujours inférieur à celui des canaux eux-mêmes. L'ensemble de ces orifices constitue, au sommet du mamelon, une sorte de crible ou de pomme d'arrosoir qui présente la plus grande analogie avec ce que l'on observe au sommet des papilles ou mamelons du rein : on pourrait l'appeler l'*area cribrosa* du mamelon.

Les canaux galactophores sont dépourvus de valvule. Contrairement aux assertions anciennes de Nuck et de Verheyen, émises de nouveau à une époque plus récente par Dubois et par J. Duval, ces canaux ne paraissent pas s'anastomoser entre eux au cours de leur trajet. Sappey, en se basant sur les résultats de nombreuses injections, rejette formellement l'existence de ces anastomoses. Les canaux galactophores sont tout aussi indépendants que les lobes mammaires où ils prennent leur origine. Chez beaucoup de mammifères, le sommet du mamelon présente, comme chez l'homme, des orifices multiples. Chez la vache, tous les canaux galactophores débouchent au contraire dans un réservoir central, lequel s'ouvre à l'extérieur par un orifice commun.

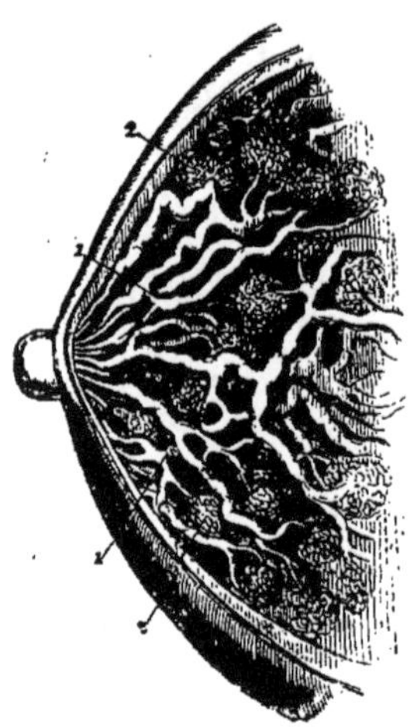

Fig. 1672.
Les globules de la glande mammaire et les conduits galactophores (d'après Playfair).

1. conduits galactophores.
2, lobules de la glande mammaire.

Histologiquement, les canaux excréteurs de la glande mammaire se composent de deux couches, l'une externe, l'autre interne. — La *couche externe* est formée par du tissu conjonctif, entremêlé d'un certain nombre de fibres élastiques. Quelques auteurs ont décrit autour d'elle ou dans son épaisseur des fibres musculaires lisses. Mais ces fibres ont été vainement cherchées par Eberth, par Henle et par Kölliker : leur existence est donc très incertaine. — La *couche interne* est constituée par des cellules épithéliales, disposées en une seule rangée et séparées de la couche conjonctive par une basale fort mince. Ces cellules épithéliales, examinées dans les canaux galactophores, sont franchement cylindriques : elles mesurent de 15 à 20 μ de hauteur et laissent au conduit une lumière relativement fort large. Dans les canaux excréteurs secondaires, elles sont polyédriques. Enfin, dans la partie des canaux excréteurs qui fait immédiatement suite à l'acinus, l'épithélium est pavimenteux, comme dans l'acinus lui-même.

c. *Tissu conjonctif interstitiel.* — Tous les éléments constitutifs de la glande mammaire sont unis les uns aux autres par un tissu conjonctif dense, de coloration blanchâtre, qui s'étend jusque dans les intervalles des acini. Il sert de substratum aux vaisseaux et aux nerfs. Ce tissu conjonctif renferme toujours des cellules adipeuses, souvent même, chez les sujets doués d'un certain embonpoint, de véritables lobules adipeux (fig. 1667,10). Il renferme aussi un certain nombre de leucocytes mono- ou polynucléés.

Ces derniers éléments se multiplient pendant la grossesse : on les voit alors traverser la membrane propre et venir se loger, soit entre les cellules de l'épithélium glandulaire, soit dans la lumière même de l'acinus.

Nous rappellerons, à ce sujet, que les leucocytes, ainsi émigrés, avaient été considérés par quelques histologistes comme devant former plus tard, à la suite d'une dégénérescence graisseuse, les corpuscules du colostrum.

Le stroma conjonctif de la mamelle ne s'accroît pas, durant la grossesse, comme le font les éléments essentiellement glandulaires. Les recherches de STEINHAUS, confirmées tout récemment par celles de DUCLERT, nous démontrent, au contraire, qu'il diminue d'importance. Il se réduit, entre les acini, à de rares fibrilles et à quelques cellules, et il arrive même que deux acini voisins soient directement au contact d'un de l'autre.

2° Enveloppe cutanée. — La peau recouvre la face antérieure de la glande mammaire dans toute son étendue. Arrivée au niveau de la circonférence, elle ne passe pas sur sa face postérieure, mais se continue sans ligne de démarcation aucune avec la peau du thorax : c'est donc, pour la glande, une enveloppe incomplète. Envisagée au point de vue structural, la peau de la mamelle est très différente suivant la région que l'on examine et, à cet effet, il convient de la diviser en trois zones concentriques : une zone périphérique, comprenant toute la partie de la peau qui se trouve située en dehors de l'aréole ; une zone aréolaire, répondant à l'aréole ; une zone mamillaire, comprenant la peau qui recouvre le mamelon.

a. *Zone périphérique.* — Dans sa zone périphérique, la peau de la mamelle ne nous offre aucune particularité importante : elle est mince, souple, très adhérente à la couche sous-jacente, doublée d'une forte couche de graisse que nous décrirons plus loin. Elle présente dans toute son étendue des follicules pileux de petites dimensions, auxquels sont annexés des muscles érecteurs bien développés et des glandes sébacées rudimentaires.

b. *Zone aréolaire.* — La peau de l'aréole diffère de la précédente en ce qu'elle est plus mince, plus mobile, plus fortement pigmentée, le plus souvent dépourvue de graisse sur sa face profonde. Mais ce qui caractérise essentiellement la peau de l'aréole, c'est qu'elle est doublée en dedans, du côté de la glande par conséquent, d'une couche de fibres musculaires lisses dont l'ensemble constitue le *muscle sous-aréolaire* ou *muscle de l'aréole.*

Ce muscle, de coloration blanc grisâtre ou rouge jaunâtre, a la même forme et la même étendue que l'aréole. Très développé au niveau de la base du mamelon où son épaisseur mesure de 1 millimètre 1/2 à 2 millimètres, il s'atténue graduellement au fur et à mesure qu'il s'en éloigne et se termine sur le pourtour de l'aréole par un bord très mince. Les faisceaux qui le constituent, pour la plupart circulaires, forment des anneaux concentriques à la base du mamelon. A ces faisceaux circulaires s'en ajoutent un certain nombre d'autres disposés en sens radiaire et croisant les précédents sous des angles divers. Toutes ces fibres, fibres circulaires et fibres radiées, s'insèrent à la face profonde du derme : le muscle de l'aréole devient ainsi un muscle peaucier à fibres lisses, analogue au dartos Envisagé au point de vue de son action, ce muscle, qui se contracte sous les influences les plus diverses (froid, émotion, simple attouchement), fronce la peau de l'aréole qui se rapproche du mamelon en formant des plis circulaires. En même temps, principalement par ses faisceaux centraux, il comprime le mamelon au niveau de sa base et le projette en avant, phénomène auquel J. Duval (*Th. de Paris*, 1861) a donné le nom de *thélothisme* (de θηλή mamelon, et ὠθέω pousser, d'où ὠθισμός, action de pousser en avant). Le muscle aréolaire agit aussi bien certainement, dans la période de lactation, sur les canaux galactophores : si ces canaux sont distendus, le muscle, par ses contractions rythmiques, tend à chasser le lait vers l'area cribrosa; si le muscle vient à se contracter spasmodiquement, il comprime les canaux galactophores comme le ferait un véritable sphincter et arrête ainsi l'écoulement du lait pendant tout le temps que dure sa contraction.

L'aréole nous présente des glandes fort nombreuses. Elles sont de trois ordres : glandes sudoripares, glandes sébacées, glandes mammaires accessoires. — Les *glandes sudoripares* sont situées au-dessous de la peau, entre la peau et le muscle de l'aréole. Elles sont remarquables par leur volume, par le degré d'enroulement de leur portion glomérulaire et par l'aspect variqueux de leur canal excréteur. — Les *glandes sébacées*, également très volumineuses, occupent les couches les plus superficielles du derme cutané. Ce sont elles qui, en s'hypertrophiant dans la grossesse, constituent ces élevures que nous avons décrites plus haut sous le nom de tubercules de Montgomery. Elles sont pour la plupart à lobules multiples et chacune d'elles possède, à titre d'annexe, un follicule pileux rudimentaire. — Les *glandes mammaires accessoires*, signalées depuis longtemps déjà par Meckel et Huschke, décrites à une époque plus récente par Duval, Henle, Luschka, Sappey, de Sinéty, sont profondément situées au-dessous du muscle aréolaire, entre ce muscle et les lobules de la glande mammaire principale. Leur nombre varie beaucoup suivant les sujets : sur 60 femmes examinées à ce point de vue par Pinard, 54 possédaient des glandes mammaires accessoires et leur nombre était, en moyenne, de quatre pour chaque sein. Leurs dimensions sont également fort variables : Delmas (*Mém. sur l'anat. et la pathol. du mamelon*, Bordeaux, 1860) les a vues atteindre le volume d'un grain de groseille. Quant à leur structure, elle est exactement la même que celle de la glande principale : comme cette dernière, elle se compose d'un certain nombre d'acini à épithélium cubique, auxquels fait suite un canal excréteur, revêtu intérieurement par un épithélium cylindrique. Pour compléter l'analogie, ce canal excréteur présente au cours de son trajet une dilatation ampullaire qui rappelle assez bien, avec des dimensions moindres bien entendu, le sinus ou ampoule des canaux galactophores. Les glandes mammaires accessoires deviennent ainsi des organes de transition entre les glandes sébacées de l'aréole et les lobes de la glande mammaire principale qui, comme nous le verrons en embryologie, ne sont elles-mêmes que des glandes sébacées à un degré de différenciation plus élevé.

c. *Zone mamillaire*. — La peau qui recouvre le mamelon, très mince comme celle de l'aréole, est remarquable par la multiplicité et le volume de ses papilles. Elle ne renferme ni follicules pileux, ni glandes sudoripares. Par contre, on y rencontre un grand nombre de glandes sébacées, composées chacune de plusieurs lobes.

Au-dessous des téguments se voit, comme sur l'aréole, un système de fibres musculaires lisses, dont l'ensemble constitue le *muscle mamillaire*. Ces fibres sont de deux ordres, les unes horizontales, les autres verticales. — Les *fibres horizontales* (fig. 1673, *m*) se disposent perpendiculairement à la direction des canaux galactophores. Elles forment tout d'abord au-dessous de la peau une couche continue que l'on retrouve sur toute la hauteur du mamelon. Cette couche, qui se compose presque exclusivement de fibres circulaires, se continue en bas avec les fibres circulaires de l'aréole, de telle sorte que le muscle

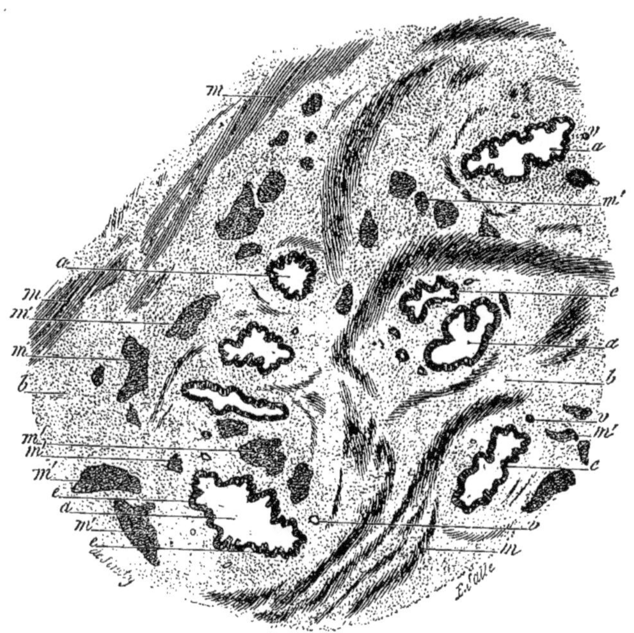

Fig. 1673.

Coupe transversale du mamelon (d'après DE SINÉTY).

a, coupes des canaux galactophores. — *e*, épithélium cylindrique qui les revêt. — *b*, tissu conjonctif. — *m*, faisceaux musculaires coupés dans le sens de leur longueur (*faisceaux horizontaux*). — *m'*, faisceaux musculaires coupés transversalement (*faisceaux verticaux* ou *longitudinaux*.) — *v*, coupe des vaisseaux.

aréolaire et le muscle mamillaire représentent en réalité, non pas deux formations différentes, mais deux portions différentes d'une seule et même formation. Par sa surface extérieure, la couche musculaire précitée répond à la peau et aux glandes sébacées, qui se creusent dans son épaisseur une loge plus ou moins profonde (MARCACCI). De sa surface intérieure partent de nombreux faisceaux qui, se portant de la périphérie au centre, s'entre-croisent dans tous les sens, de façon à former dans leur ensemble une sorte de treillis dans les mailles duquel passent les canaux galactophores. — Les *fibres verticales* ou *longitudinales* (fig. 1673, *m'*) prennent naissance dans le tissu cellulaire de la base du mamelon et, de là, s'étendent jusqu'à son sommet, où elles se terminent à la face profonde du derme. On les voit très nettement, sur des coupes horizontales du mamelon, sous la forme de faisceaux coupés en travers. Ces faisceaux, comme nous le montre la figure 1673, sont très différents de forme et de volume, mais ils cheminent tous dans le tissu cellulaire qui unit les uns aux autres les canaux galactophores. Nous devons ajouter que l'existence de ces faisceaux longitudinaux, s'étendant sans discontinuité de la base au sommet du mamelon, est mise en doute par Marcacci. Ce physiologiste, n'ayant pas rencontré ces fibres à tous les niveaux, incline à penser qu'elles ne sont que des fibres horizontales qui, à un moment donné, se seraient infléchies pour suivre quelque temps une direction verticale.

Des deux ordres de fibres qui entrent dans la constitution du muscle mamillaire, les fibres horizontales compriment les canaux galactophores et, de ce fait, ont les mêmes attributions que les fibres du muscle aréolaire : suivant leur mode de contraction, elles expulsent le lait ou remplissent, par rapport aux canaux précités, le rôle d'un véritable sphincter. D'autre part, en portant les parties périphériques du mamelon vers le centre, elles diminuent son diamètre et augmentent sa consistance, autrement dit, elles le rendent à la fois plus petit et plus dur : elles prennent ainsi une large part au phénomène que nous avons désigné plus haut sous le nom de thélothisme. Il est à peine besoin de faire remarquer que le thélothisme n'est nullement un phénomène d'érection : nous ne trouvons rien, en effet, dans la structure du mamelon, qui rappelle les dispositions caractéristiques des formations érectiles. Sans doute, dans le thélothisme, le mamelon se projette en avant et acquiert même cette rigidité particulière que l'on observe sur un organe à l'état d'érection; mais, en même temps, il se rapetisse, tandis que les vrais organes érectiles augmentent toujours de volume en passant de l'état de repos à l'état d'érection. Ce fait, à lui tout seul, ruine l'hypothèse d'une érection véritable pour expliquer les changements de position et de consistance que subit le mamelon dans le thélothisme. Ces changements, comme nous l'avons déjà dit, sont la conséquence de la contraction du muscle aréolaire et des fibres horizontales du muscle mamillaire.

Quant aux fibres longitudinales du mamelon, leur contraction a pour résultat d'attirer le sommet du mamelon du côté de la base, de déterminer sur ce sommet la formation d'une cupule et, à un degré plus avancé, de faire rentrer le mamelon tout entier au-dessous des téguments. Ces faisceaux longitudinaux sont donc les antagonistes de ceux qui produisent le thélothisme et nous rappellerons, à ce sujet, que de Sinéty a constaté leur prédominance anatomique sur des femmes atteintes de rétraction du mamelon.

3° Enveloppe cellulo-adipeuse. — Le panicule adipeux sous-cutané, en atteignant la glande mammaire, se divise en deux lames d'un développement fort inégal : une lame postérieure, plus mince, qui s'insinue entre la base de la glande et le fascia superficialis (fig. 1667 et 1674); une lame antérieure, beaucoup plus épaisse, qui s'étale sur la face convexe de la glande, entre elle et la peau. Cette dernière lame s'atténue graduellement, comme nous le montre les figures précitées, en allant de la circonférence vers le mamelon et disparaît complètement en atteignant l'aréole : le muscle aréolaire, ainsi que nous l'avons dit plus haut, repose directement sur les lobules glandulaires.

Il résulte d'une pareille disposition que la glande mammaire, sauf la partie qui répond à l'aréole, se trouve comprise dans un dédoublement de la couche cellulo-adipeuse sous-cutanée. Cette couche cellulo-adipeuse périmammaire se dispose suivant une modalité un peu spéciale, sur laquelle il importe d'être bien fixé, parce qu'elle nous donne l'explication d'un certain nombre de faits pathologiques. Nous avons vu plus haut (p. 1145) que la surface

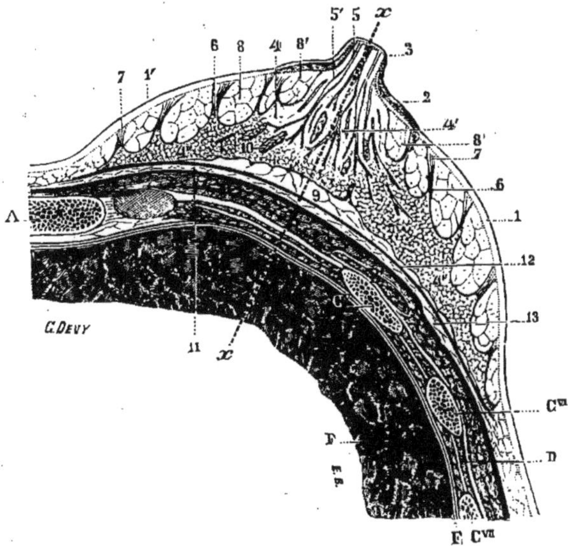

Fig. 1674.

Coupe horizontale de la mamelle droite (sujet congelé, vingt-deux ans; segment inférieur de la coupe).

C^{V}, C^{VI}, C^{VII}, cinquième, sixième et septième côtes. — *xx*, plan vertical passant par l'axe du mamelon.
A, sternum. — B, grand pectoral. — B', petit pectoral. — C, grand dentelé. — D, intercostaux. — E, plèvre. — F, poumon.
1, peau de la mamelle (bord axillaire). — 1', peau de la mamelle (bord sternal). — 8, 8', loges adipeuses sous-aréolaires. — Les autres chiffres comme dans la figure 1667, p. 1140.

extérieure de la glande mammaire, au lieu d'être lisse et unie, nous présentait des dépressions ou *fossettes*, alternant avec des parties saillantes appelées *crêtes*. Les crêtes donnent naissance à des lames conjonctives qui viennent s'insérer d'autre part, pour la face antérieure de la glande à la face profonde du derme cutané, pour la face postérieure au fascia superficialis. Ces lames conjonctives ont pour résultat tout d'abord de fixer la glande mammaire au tégument externe et au fascia superficialis, lequel, fixé de son côté à l'aponévrose sous-jacente et au bord antérieur de la clavicule, devient pour la mamelle une sorte d'appareil suspenseur. Mais elles ont pour résultat aussi de délimiter tout autour de la glande mammaire un système de loges, qui sont surtout bien développées sur sa face antérieure, mais qui existent aussi sur sa face postérieure (fig. 1667 et 1674, 8). C'est dans ces loges (*fosses adipeuses* de DURET) que se tasse le tissu adipeux.

Les loges adipeuses périmammaires, contenant et contenu, sont pour la plupart indépendantes, condition anatomique qui nous explique nettement ce double fait qu'un abcès sous-cutané reste habituellement circonscrit à la loge où il a pris naissance et que deux abcès sous-cutanés, quoique très voisins, se portent tous les deux vers la peau, au lieu de s'ouvrir l'un dans l'autre. Dans bien des cas, cependant, les blocs adipeux contenus dans les loges précitées, au lieu de s'arrêter à la lame conjonctive qui, dans le fond de la loge, recouvre la glande mammaire, pénètrent dans l'épaisseur de la glande elle-même : ils s'insinuent entre les lobules voisins et s'étendent parfois jusqu'à la couche adipeuse rétro-mammaire. Cette dernière disposition nous explique comment il se fait qu'un abcès superficiel, primitivement localisé dans sa loge adipeuse, fuse peu à peu, à travers les éléments de la glande, jusqu'à sa face postérieure, constituant alors cette variété d'abcès *en bouton de chemise*, dans laquelle deux poches, l'une sous-cutanée, l'autre sous-mammaire, communiquent l'une avec l'autre par un couloir intermédiaire creusé en plein tissu glandulaire.

D. — Vaisseaux et nerfs

1° Artères. — Les artères, destinées à la mamelle, proviennent de trois sources (fig. 1675) : de la mammaire interne, de la mammaire externe et des intercostales aortiques. — La *mammaire interne* (1), branche de la sous-clavière, est l'artère principale de la mamelle. Elle émet deux ou trois rameaux qui, après avoir perforé les muscles intercostaux et le grand pectoral, se portent vers la partie supéro-interne de la glande et se ramifient sur ses deux faces. — La *mammaire externe* ou *thoracique inférieure* (3), branche de l'axillaire, abandonne au côté externe de la glande deux ou trois rameaux, ordinairement plus petits que les précédents. A ces rameaux, s'ajoutent parfois quelques ramuscules (2') issus de la thoracique supérieure (2). — Les *intercostales*, enfin, fournissent à la mamelle un certain nombre de rameaux perforants, toujours très courts et très grêles. Ils abordent la glande par sa face postérieure.

Les branches artérielles précitées, plus ou moins flexueuses, se ramifient et s'anastomosent entre elles dans la couche cellulo-adipeuse qui entoure la glande mammaire, de façon à former à la surface extérieure de la glande un premier réseau à mailles irrégulières et fort larges. Ce réseau périmammaire donne naissance ensuite à deux ordres de rameaux, les uns cutanés, les autres glandulaires. Les rameaux cutanés, extrêmement grêles, se distribuent à la peau et à ses dépendances. Les rameaux glandulaires, de beaucoup les plus importants, pénètrent dans l'épaisseur de la glande elle-même, se divisent et se subdivisent dans les cloisons conjonctives interlobulaires et, finalement, se résolvent en un réseau capillaire très serré dont les mailles entourent les acini.

2° Veines. — Les veines, issues du réseau capillaire précité, se dirigent vers la surface antérieure de la glande où elles forment, au-dessous de la peau, un réseau à larges mailles, très visible pendant la période de lactation. A ce réseau aboutissent encore les nombreuses veinules provenant de la peau. Sous l'aréole, les veines superficielles se disposent ordinairement en

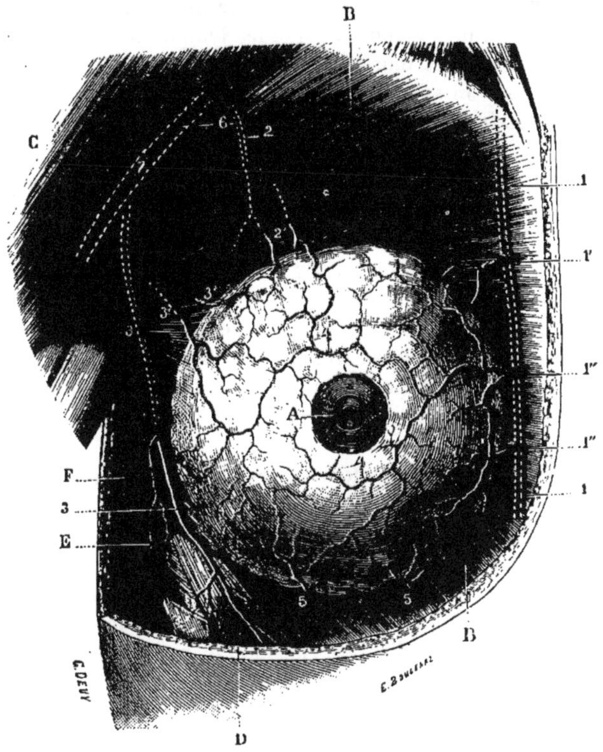

Fig. 1675.
Artères de la mamelle.

A, mamelon. B, B, grand pectoral. — C, deltoïde. — D, grand oblique. — E, grand dentelé. — F, grand dorsal.

1, 1, artère mammaire interne, suivant à l'intérieur de la cage thoracique le bord externe du sternum. — 1', branche perforante de cette artère, passant ensuite entre le grand pectoral et la face profonde de la glande. — 1'', 1'', deux branches perforantes abordant la mamelle par son bord interne, — 2, artère thoracique supérieure. — 2'. branches de la thoracique supérieure. — 3, artère thoracique inférieure ou mammaire externe, avec 3'. 3' deux rameaux destinés à la mamelle. — 4, 4, cercle vasculaire entourant l'aréole. — 5, 5, deux rameaux provenant des intercostales. — 6, artère axillaire.

une sorte de cercle, complet ou incomplet, connu sous le nom de *cercle veineux de Haller* (fig. 1675,4).

Le réseau sous-cutané de la mamelle communique largement, en haut avec le réseau superficiel du cou, en bas avec celui de la paroi abdominale. Les veines qui en émanent suivent le même trajet que les artères : les unes, se portant en dehors, aboutissent à la veine axillaire ; les autres, obliquant en haut et en dedans, se rendent à la veine mammaire interne.

A ces veines superficielles, veines principales, il convient d'ajouter un certain nombre de veines moins importantes, qui se dégagent de la couche profonde de la glande et se jettent, après avoir traversé les plans musculaires sous-jacents, dans les veines intercostales correspondantes.

3° **Lymphatiques.** — Les lymphatiques de la mamelle se divisent en deux groupes, les lymphatiques glandulaires et les lymphatiques cutanés. — Les *lymphatiques glandulaires* naissent autour des acini (Waldeyer, Kolessnikoff, Creighton), par un système de *fentes* creusées dans le tissu conjonctif interstitiel. D'après les observations de Labbé et Coÿne, ces fentes lymphatiques seraient séparées de l'épithélium sécréteur par une couche conjonctive entièrement dépourvue de lymphatiques. Au système de fentes précité font suite des canaux lymphatiques vrais, lesquels forment autour des lobules un riche réseau, le *réseau lobulaire*. Les troncules qui émanent de ce réseau se dirigent ensuite vers l'aréole et s'y condensent en un deuxième réseau, constitué par des canaux très volumineux, le *réseau sous-aréolaire*. — Les *lymphatiques cutanés* tirent leur origine de la peau du mamelon et de l'aréole où ils forment un réseau très fin, d'autant plus riche qu'on se rapproche davantage du mamelon. Les nombreux troncules qui naissent au sein de ce réseau aboutissent, après un trajet très court, au réseau sous-aréolaire ci-dessus décrit.

Le réseau sous-aréolaire est donc le rendez-vous commun des lymphatiques glandulaires et des lymphatiques cutanés. A son tour, il donne naissance à deux troncs, quelquefois trois, qui se dirigent en dehors du côté de l'aisselle. Ces troncs atteignent bientôt le bord inférieur du grand pectoral, le contournent, entrent dans le creux axillaire et s'y terminent dans un groupe de ganglions qui se trouvent situés sur la paroi thoracique, à la partie inférieure de l'angle dièdre formé par la rencontre des muscles pectoraux et grand dentelé.

Outre les troncs lymphatiques précités, qui aboutissent aux ganglions axillaires et qui sont admis par tous les auteurs, la mamelle nous présente encore un certain nombre d'autres lymphatiques qui se dirigent en dedans vers l'extrémité interne des espaces intercostaux, traversent ces espaces, pénètrent ainsi dans le thorax et se jettent dans les ganglions mammaires internes. Ces lymphatiques, signalés depuis déjà longtemps par Cruikshank, Huschke, Hyrtl, Arnold, Henle, ont été injectés tout récemment (1890) par Rieffel. On peut les désigner sous le nom de *lymphatiques mammaires internes*, par opposition aux précédents qui, se dirigeant vers l'aisselle, constituent les *lymphatiques mammaires externes*. Leur origine n'est pas encore nettement élucidée : les injections sus-indiquées de Rieffel, cependant, paraissent établir qu'ils naissent de la partie interne de la glande mammaire et peut-être aussi des téguments qui la recouvrent.

A propos des lymphatiques cutanés, nous ferons remarquer qu'un certain nombre d'entre eux peuvent franchir la ligne médiane et aboutir ainsi aux ganglions axillaires du côté opposé (Rieffel). Une disposition semblable existe sur bien des régions et nous l'avons décrite plus haut pour les lymphatiques de la verge. En ce qui concerne la mamelle, elle nous explique le retentissement possible d'un néoplasme de cette glande sur les ganglions axillaires du côté opposé. VOLKMANN en a rapporté un exemple qui est on ne peut plus démonstratif à cet égard. Il s'agit d'un noyau carcinomateux qui s'était développé sur la partie interne du sein gauche et qui, tandis que les ganglions axillaires du côté gauche étaient restés indemnes, avait déterminé l'infection de ceux du côté droit. L'examen histologique révéla, du reste, que l'infection ganglionnaire était exactement de la même nature que la tumeur primitive.

4° **Nerfs.** — Les nerfs de la mamelle, abstraction faite des filets sympathiques qui se rendent à la glande avec les artères, proviennent de trois sources : 1° des deuxième, troisième, quatrième, cinquième et sixième intercostaux ; 2° de la branche sus-claviculaire du plexus cervical ; 3° des branches thoraciques du plexus brachial. Ces nerfs se terminent vraisemblablement dans la peau, dans les fibres musculaires lisses de l'aréole et du mamelon, sur les vaisseaux et sur les éléments propres de la glande mammaire. Mais leur mode de distribution, comme aussi leur mode d'action sur la sécrétion lactée, nous est encore inconnue. WINKLER, qui a étudié les nerfs de la mamelle sur la lapine et sur la souris, les a vus se rendre aux vaisseaux et aux canaux excréteurs d'un certain volume, mais il n'a pu les suivre jusque sur les acini. Nous ne savons donc pas s'il existe ici, comme pour les autres glandes, des nerfs sécréteurs indépendants des nerfs vasculaires.

§ II. — LA MAMELLE CHEZ L'HOMME

L'homme possède, comme la femme, deux mamelles pectorales. Ces deux mamelles ont la même origine embryonnaire que chez la femme et, jusqu'à l'âge de treize ou quatorze ans, évoluent de la même façon. Deux ou trois jours après la naissance, et cela pendant deux ou trois semaines, elles produisent un liquide blanchâtre, connu sous le nom de lait des nouveau-nés ; puis, elles restent à peu près stationnaires jusqu'à l'âge de la puberté. A ce moment, elles deviennent le siège d'un travail intérieur, qui se traduit par un gonflement plus ou moins douloureux et par l'excrétion d'une petite quantité de liquide analogue au colostrum. Mais, tandis que ce travail aboutit chez la femme à la formation d'un organe parfaitement développé, il avorte entièrement chez l'homme : la glande, après cet effort impuissant vers une organisation supérieure, revient à ses dimensions infantiles et les conserve durant toute la vie. Chez l'enfant, le sein masculin est un organe non encore développé ; chez l'adulte, c'est un organe atrophié, rudimentaire. Il mesure à peine 20 à 25 millimètres de largeur, sur 3 ou 4 millimètres d'épaisseur.

Telle qu'elle est, la mamelle de l'homme nous présente, quoique avec des dimensions fort réduites, les mêmes parties fondamentales que celle de la femme : 1° un mamelon de 2 ou 3 millimètres de hauteur sur 4 ou 5 de diamètre, susceptible de présenter le phénomène de thélothisme ; 2° une aréole, circulaire ou elliptique, de 20 à 25 millimètres de diamètre, plus ou moins garnie de poils, possédant comme chez la femme des tubercules de Morgagni ; 3° au-dessous de la peau, une couche de fibres musculaires lisses, occupant à la fois l'aréole (*muscle aréolaire*) et le mamelon (*muscle mamil-*

laire); 4° une couche cellulo-adipeuse, dont l'épaisseur varie suivant l'embonpoint du sujet; 5° enfin, un corps glandulaire, aplati en forme de disque, d'une coloration grisâtre et d'une consistance fibreuse.

L'examen histologique nous révèle dans cette glande mammaire rudimentaire des canaux galactophores, courts, étroits, peu ou point ramifiés, s'ouvrant au sommet du mamelon par de tout petits orifices et se terminant à leur extrémité opposée par de petits renflements pleins. Nulle part on ne trouve d'acini bien caractérisés.

La présence de mamelles rudimentaires chez le mâle est un fait constant dans toute la série des mammifères. Il nous paraît rationnel d'admettre, avec DARWIN, que c'est là un fait d'atavisme et que primitivement les deux sexes, le mâle comme la femelle, ont pris part à l'allaitement des nouveau-nés. Une pareille hypothèse n'a rien que de très naturel. Actuellement encore, ne voyons-nous pas un certain nombre de poissons, de batraciens, d'oiseaux faire éclore les œufs pondus par les femelles? Ne voyons-nous pas encore, chez le pigeon (HUNTER) et peut-être aussi chez l'ibis d'Egypte (MILNE-EDWARDS), le mâle, comme la femelle, sécréter dans son jabot un produit particulier, assez analogue au lait, qu'il dégorge ensuite dans le bec de ses petits. Même dans la classe des mammifères, chez les didelphiens, nous rencontrons quelques espèces où les mâles possèdent aujourd'hui encore des rudiments de poches, indices manifestes qu'ils ont dû autrefois porter les petits comme les portent actuellement les femelles.

Enfin, il n'est pas inutile de rappeler que dans certains cas, assez rares il est vrai, mais parfaitement constatés, on a vu l'appareil mammaire du mâle présenter le même développement que chez la femelle et sécréter du lait. Le fait a été noté chez le bouc par ARISTOTE, par GEOFFROY SAINT-HILAIRE et par quelques autres observateurs. Il a été même observé chez l'homme, non pas seulement sur des sujets qui présentaient des signes plus ou moins accusés d'hermaphrodisme, mais sur des sujets parfaitement conformés d'ailleurs. MURAT et PATISSIER, dans leur article « *Mamelles* » du Dictionnaire en 60 volumes, rapportent l'histoire d'un marin qui, ayant perdu sa femme et se trouvant en pleine mer avec son enfant encore à la mamelle, cherchait à le tranquilliser en lui présentant le sein; au bout de trois ou quatre jours, il vit ses mamelles se gonfler et sécréter du lait. HUMBOLD, dans son voyage au nouveau continent, a rencontré un laboureur dont les mamelles, dans des circonstances à peu près semblables, se mirent à sécréter du lait. Cet homme avait un enfant, qui était nourri par sa femme. Celle-ci étant tombée malade et ayant dû interrompre l'allaitement, il prit lui-même l'enfant et lui donna le sein. Peu à peu, ses mamelles augmentèrent de volume et sécrétèrent du lait en quantité suffisante pour lui permettre de nourrir son enfant pendant cinq mois.

Nous ne pouvons pour l'instant indiquer les conditions dans lesquelles les mâles ont cessé d'aider leurs femelles dans l'allaitement des petits et, de ce fait, ont vu leurs mamelles s'atrophier comme organes devenus inutiles. On a pensé que ce pouvait être à la suite d'une diminution dans le nombre des petits : une pareille explication est tout hypothétique sans doute; mais elle n'est pas irrationnelle et mérite d'être signalée.

§ III. — LAIT

1° Caractères physiques. — Le lait, produit de sécrétion de la glande mammaire, est un liquide opaque, blanc bleuâtre, de saveur douce, d'odeur fade, de densité voisine de 1030, de réaction très légèrement acide.

Il est constitué par un liquide parfaitement transparent, jaune ambre comme de la lymphe, tenant en suspension: 1° des globules butyreux, dont le diamètre varie de 1 μ à 10 μ, et qui paraissent enveloppés d'une membrane albuminoïde, la *membrane haptogène*, dont l'existence est d'ailleurs contestée; 2° de fines particules de matières protéiques à l'état de granulations; 3° du phosphate tricalcique en suspension à l'état de grains extrêmement fins. C'est ce phosphate qui se dépose au fond des vases, dans lesquels on a abandonné longtemps du lait à l'abri des germes extérieurs; on voit alors se former lentement une couche parfaitement blanche de phosphate tribasique pur.

2° Composition chimique. — Malgré le nombre très considérable de recherches dont le lait a été l'objet, sa constitution chimique n'est encore que très imparfaitement connue. On trouvera ci-dessous les analyses de lait de femme effectuées par un certain nombre d'auteurs :

	TIDY	FILHOL ET JOLY	DIEL
Eau	86,27	87,8	86,32
Matières albuminoïdes	2,95	2,17	1,68
Graisse	5,37	4,5	2,59
Sucre de lait	5,13	5,5	5,79
Sels	0,22	0,18	0,23

a. *Matières albuminoïdes*. — Il paraît exister dans le lait, malgré les affirmations contraires de certains auteurs, plusieurs matières albuminoïdes, savoir : 1° la *caséine*, qui se coagule sous l'influence de la présure et de l'acide acétique, entraînant un peu de nucléine (pour le lait de femme les phénomènes sont beaucoup plus compliqués); 2° la *lactalbumine*, coagulable par la chaleur, et qui existe dans le petit lait préparé à froid par simple séparation de la caséine; 3° une matière albuminoïde capable de fluidifier l'empois sans le saccharifier, la *galactozymase* de Béchamp; 4° enfin des corps très voisins des peptones et peut-être identiques avec elles.

b. *Matières grasses*. — Dans le lait abandonné au repos, elles forment une couche blanche, surnageant le reste du liquide : c'est la *crème* que le barattage transforme en *beurre*. Le beurre est constitué à peu près exclusivement par des corps gras, dont le mélange est chez la femme plus fluide que chez la vache. Ces corps gras comprennent de l'oléine, une proportion élevée de palmitine, de la caproïne, de la caprine, de la capryline, de la butyrine, un peu de stéarine et de myristine.

c. *Sucre de lait* ou *lactose*. — Cette substance cristalline, blanche, dure, un peu sucrée, soluble dans l'eau, a pour formule $C^{12}H^{22}O^{11} + H^2O$. Elle provient de l'union, avec élimination d'une molécule d'eau, d'un glucose particulier, la *galactose*, avec le glucose ordinaire ou sucre de raisins. Dans l'aliment complet qu'est le lait, la lactose représente seule la grande classe des hydrates de carbone.

d. *Matières extractives*. — Le lait renferme encore des traces d'urée, de créatinine, d'alcool, d'acide acétique, d'acide lactique, etc., etc.

e. *Sels du lait*. — Voici des analyses des sels du lait de femme que Bunge a effectuées au cours de ses belles recherches sur la nutrition minérale. Elles ont trait à deux échantillons :

	1er SUJET	2e SUJET
Potasse	0,78	0,71
Soude	0,23	0,26
Chaux	0,33	0,34
Magnésie	0,06	0,06
Oxyde de fer	0,0003	0,006
Anhydride phosphorique	0,47	0,47
Chlore	0,43	0,44

Bunge a posé en principe que les variations dans la composition minérale des laits des diverses espèces animales étaient parallèles aux variations de la composition minérale de l'organisme entier des jeunes animaux.

A consulter, au sujet de la mamelle chez l'homme et chez la femme, outre les mémoires déjà indiqués plus haut (p. 1140) à propos des mamelles surnuméraires : Langer, *Ueber den Bau und d. Entwickel. der Milchdrüse*, Denk. d. Wien. Akad. 1851; Luschka, *Die Anatomie der männl. Brustdrüsen*, Müller's Arch. f. Anat. 1852; Duval (J.), *Du mamelon et de son aréole*, Th. de Paris, 1861; Hennig, *Ein Beitrag zur Morphol. der weibl. Milchdrüse*, Arch. f. Gynäk., 1871; Schwalbe, *Ueber der membran der Milchkügelchen*. Arch. f. mikr. Anat., 1872; Gegenbaur, *Bemerk. über die Milchdrüsenpapillen der Säugethiere*, Jen. Zeitschrift, 1873; Du même, *Zur genaueren Kenntniss der Zitzen der Säugethiere*, Morphol. Jahrb, 1875; Coÿne, *Lymphatiques mammaires*, Soc. de Biol., 1874 et Sud-Ouest méd., Bordeaux, 1880; Brès (M.), *De la mamelle et de l'allaitement*, Th. de Paris, 1875; Puech, *Les mamelles et leurs anomalies*, Paris, 1876; De Sinéty, *Des causes anatomiques de la rétraction des mamelons*, Soc. de Biol., 1876; Du même, *Sur le développ. et l'histol. comparés de la mamelle*, ibid., 1877; Kolessnikow, *Die Histologie der Brustdrüsen in der Kuh*. Virchow's Arch. 1877; Schmidt, *Zur Lehre von d. Milchsecr.*, Würzburg, 1877; Pinard. *Notes pour servir à l'histoire des glandes aréolaires*, Bull. Soc. anat.; Winkler, *Beitr. zur. Histologie und Nervenvertheilung in der Mamma*, Arch. f. Gynäk, 1877; Buchholtz, *Das Verhalten der Colostrumkörper bei unterlassener Säugung*, Göttingen, 1877; Creigthon, *Contrib. to the Physiol. and Pathol. of the breast*, London, 1878; Rauber, *Ueber den Ursprung der Milch*, etc., Leipzig, 1879; Jakowski, *Ueber der Milchdrüse des Menschen u. Thiere*, Warschau, 1880; Partsch, *Ueber den feineren Bau der Milchdrüse*, Diss. Breslau, 1880; Sorgius, *Die Lymphgefässe der weibl. Brustdrüse*, Th. de Strasbourg, 1880; Moullin, *The membrana propria of the mammary gland*, Journ. of Anat. and Physiol., 1881; Sæfftigen, *Anat. des glandes lactifères pendant la période de lactation*, Bull. de l'Acad. imp. des Sc. de Saint-Pétersbourg, 1881; Duret, *Notes sommaires sur certaines particularités anatomiques de la glande mammaire*, Bull. Soc. anat., 1882; Kitt, *Zur Kenntniss der Milchdrüsenpapillen unserer Hausthiere*, Deutsch. Zeitschr. f. Thiermedicin, 1882; Talma, *Beitrag zur Histogenese der weibl. Brustdrüse*, Arch. f. mikr. Anat., 1882; Marcacci, *Il musculo areolo-capezzolare*, Giorn. della R. Accad. di Med. di Torino, 1883; Klaatsch, *Zur Morphol. der Säugethierzitzen*, Morph. Jahrb, 1883; Nissen, *Ueber das Verhalten der Kerne in den Milchdrüsenzellen*, Arch. f. mikr. Anat., 1886; Coën, *Beitr. zur norm. u. pathol. Histol. der Milchdrüse*, Ziegler's Beiträge, 1887; Rieffel, *De quelques points relatifs aux récidives et aux généralisations des cancers du sein chez la femme*, Th. de Paris, 1890; Duclert, *Etude histol. sur la sécrétion du lait*, Montpellier, 1893.

CHAPITRE V

PÉRITOINE

Le péritoine (περιτόναιον, de περὶ, autour et τείνω, tendre, qui se tend autour) est une membrane séreuse, tapissant à la fois les parois de la cavité abdomino-pelvienne et la surface extérieure des organes qui y sont contenus. Il a pour fonctions, tout d'abord, de faciliter le glissement de ces organes, soit sur la paroi, soit sur la plupart des organes voisins. D'autre part, par les nombreux replis qu'il jette sur leur surface, il les maintient en position, ne leur permettant que des excursions peu étendues, de simples mouvements sur place. La séreuse abdomino-pelvienne nous est en grande partie connue. En étudiant en effet, dans les deux livres précédents, les organes digestifs et génito-urinaires, nous avons décrit, à propos de chacun de ces organes, la portion du péritoine qui s'y rattache. Nous avons donc étudié cette séreuse partie par partie et il nous suffira maintenant, pour avoir une notion exacte du tout, de réunir méthodiquement les descriptions éparses dans les pages qui précèdent. Cette description générale et synthétique nous montrera que le péritoine, comme toutes les autres séreuses, constitue une seule et unique membrane, partout continue à elle-même. Nous étudierons successivement : 1° sa *disposition générale ;* 2° son *trajet* et ses *rapports ;* 3° sa *constitution anatomique ;* 4° ses *vaisseaux* et ses *nerfs*.

§ I. — Disposition générale

La séreuse abdomino-pelvienne est, de toutes les séreuses viscérales, la plus vaste et la plus compliquée. Tandis que les autres séreuses, l'arachnoïde, les plèvres, le péricarde, n'enveloppent pour ainsi dire qu'un seul organe, la séreuse péritonéale est en relation avec une foule de viscères, qui sont très dissemblables par leur forme, leur volume, leurs moyens de fixité, leurs rapports avec les parois de la cavité qui les contient, etc. Aux uns, comme l'iléon, le péritoine fournit une gaine à peu près complète ; aux autres, comme aux reins, une simple lame de revêtement, s'étalant sur l'une de leurs deux faces sans prendre contact avec l'autre. D'autres organes ont avec la séreuse des rapports moins étendus encore ; tels sont la vésicule séminale et l'ovaire : la vésicule séminale qui n'est revêtue par elle qu'au niveau de sa base : l'ovair qui ne lui est rattachée que par son bord antérieur. Malgré cette complexité, réelle et profonde, le péritoine nous présente dans sa disposition générale tous les caractères des membranes séreuses, telles que les a définies Bichat : c'est un sac sans ouverture, enveloppant plus ou moins les viscères abdominaux et pelviens sans les recevoir dans sa cavité.

Pour prendre une bonne idée de la manière dont se comporte le péritoine par rapport à la cavité abdominale et à son contenu, figurons-nous pour un instant que cette cavité soit dépourvue de séreuse et qu'elle renferme néanmoins tous ses viscères, chacun d'eux occupant la position que nous lui connaissons, chacun d'eux se trouvant rattaché à la paroi abdominale, soit par des ligaments conjonctifs ou musculaires, soit par ses vaisseaux artériels et veineux. Supposons maintenant qu'une main, armée d'un pinceau, pénètre dans la cavité précitée et recouvre d'un vernis toutes les surfaces qui s'offriront à elle, c'est-à-dire : 1° les parois elles-mêmes ; 2° la partie de la surface extérieure des viscères qui sera libre dans la cavité ; 3° enfin, les pédicules ligamenteux ou vasculaires qui s'étendent du viscère à la paroi. Nous aurons ainsi, l'opération une fois terminée, une couche de vernis partout continue, d'une part revêtant par sa surface extérieure les parois abdominales et les viscères avec leurs pédicules, d'autre part délimitant par sa surface intérieure une cavité parfaitement close. Eh bien, cette couche de vernis mince et transparente, que l'on peut facilement se représenter comme étant une membrane, est l'image, toute schématique mais assez exacte, de la séreuse péritonéale.

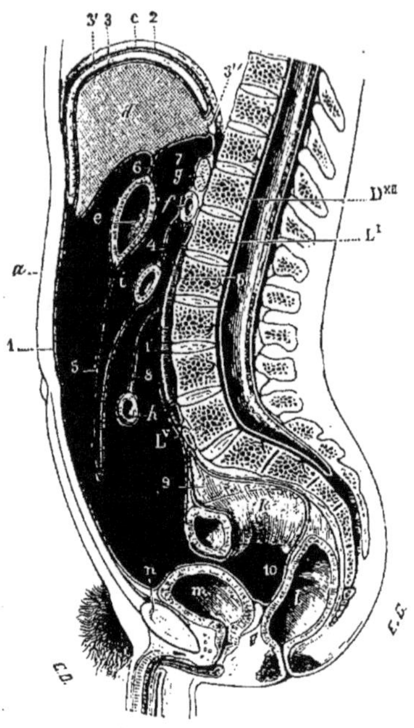

Fig. 1676.

Le péritoine, chez l'homme, vu sur une coupe vertico-médiane du tronc (segment droit de la coupe).

a, paroi abdominale antérieure. — *b*, paroi abdominale postérieure. — *c*, diaphragme. — *d*, foie. — *e*, estomac. — *f*, duodénum. — *g*, pancréas. — *h*, intestin grêle. — *i*, côlon transverse. — *k*, côlon ilio-pelvien. — *l*, rectum. — *m*, vessie. — *n*, symphyse pubienne.

1, 1', péritoine pariétal antérieur et postérieur. — 2, péritoine diaphragmatique. — 3, péritoine hépatique, avec 3' ligament suspenseur et 3'' ligament coronaire. — 4, mésocôlon transverse. — 5, grand épiploon. — 6, épiploon gastro-hépatique. — 7, arrière-cavité des épiploons. — 8, mésentère. — 9, mésocôlon ilio-pelvien. — 10, cul-de-sac vésico-rectal.

Ainsi entendu, le péritoine, analogue en cela à toutes les séreuses, comprend deux parties : l'une, pariétale, qui tapisse les parois de la cavité abdomino-pelvienne ; l'autre, viscérale, qui s'étale sur la surface extérieure des viscères. Ces deux parties sont habituellement désignées sous le nom de *feuillet pariétal* et de *feuillet viscéral*. Le feuillet pariétal et le feuillet viscéral sont réunis ensemble, sur les points les plus divers, par des lames de même nature qui engainent les ligaments et les pédicules vasculaires et qui, en s'étendant de l'un à l'autre, ramènent la membrane à l'unité.

Les viscères abdominaux et pelviens se trouvent ainsi rattachés à la paroi abdomino-pelvienne par des replis péritonéaux, qui sont toujours très variables dans leur forme et leurs dimensions, mais qui présentent tous ce caractère fondamental : qu'ils sont formés par deux feuillets séreux, interceptant entre eux du tissu conjonctif et des vaisseaux et se continuant, d'une part avec le péritoine viscéral, d'autre part avec le péritoine pariétal. — De ces replis séreux, les uns vont de la paroi abdominale à un segment quelconque du tube digestif. Chacun d'eux est désigné par un nom, formé d'un préfixe générique, *méso* (de μέσος, *milieu, qui est au milieu*), auquel on ajoute le nom même de l'organe avec lequel il est en rapport : c'est ainsi que le repli qui rattache le côlon ascendant à la paroi postérieure de l'abdomen est appelé *mésocôlon ascendant;* que le repli qui unit l'intestin grêle (ἔντερον) à la colonne lombaire a reçu le nom de mésentère (μέσο-ἔντερον), etc., etc. Les autres replis, ceux qui de la paroi abdomino-pelvienne se rendent aux viscères qui ne sont pas des segments du tube digestif, portent tout simplement le nom de *ligaments :* c'est ainsi, pour donner deux exemples, que ceux qui rattachent le foie aux parois abdominales sont désignés sous le nom de *ligaments du foie;* que ceux qui vont de la paroi pelvienne à l'utérus constituent les *ligaments de l'utérus*, etc., etc.

Outre les ligaments et les méso, le péritoine nous présente encore un troisième ordre de replis, qui s'étendent non plus de la paroi aux viscères, mais d'un viscère à un autre viscère : ce sont les *épiploons* (de ἐπὶ, sur et πλέω, je *flotte*, qui *flotte sur*). C'est ainsi que le large repli péritonéal qui unit la petite courbure de l'estomac à la face inférieure du foie est appelé *épiploon gastro-hépatique*. Nous trouverons de même un *épiploon gastro-splénique* entre la grosse tubérosité de l'estomac et le hile de la rate, un *épiploon gastro-colique* entre la grande courbure de l'estomac et le côlon transverse et, enfin, un *épiploon pancréatico-splénique* entre la queue du pancréas et le hile de la rate.

§ II. — Trajet et rapports

Pour étudier dans son ensemble le mode d'étalement du péritoine, soit sur la paroi, soit sur les viscères, nous le prendrons au niveau de l'ombilic et, suivant tout d'abord un trajet descendant, nous l'accompagnerons successivement sur la portion sous-ombilicale de la paroi abdominale antérieure. Puis, remontant sur la paroi abdominale postérieure, nous le suivrons le long de cette paroi jusqu'au bord antérieur du côlon transverse. Nous le laisserons là pour le moment et nous reviendrons à l'ombilic, notre point de départ. Cheminant alors en sens inverse, nous accompagnerons la membrane séreuse sur la portion sus-ombilicale de la paroi abdominale antérieure, sur la voussure diaphragmatique, sur les nombreux viscères qui occupent l'abdomen supérieur et nous arriverons ainsi sur le bord antérieur du côlon transverse, où nous souderons notre péritoine sus-ombilical avec celui déjà étudié dans l'abdomen inférieur ou sous-ombilical. Ce double trajet effectué, nous

nous reporterons au-dessous du foie, sur le point où se trouve l'hiatus de Winslow et, pénétrant dans cet orifice avec la séreuse, nous étudierons le vaste diverticulum qu'elle forme en arrière de l'estomac et que l'on désigne généralement sous le nom d'arrière-cavité des épiploons. Au cours de cette excursion, très longue et très complexe, nous rencontrerons à chaque pas des parties déjà connues et seulement quelques parties nouvelles. Nous insisterons surtout sur ces dernières. Sur les autres, nous passerons rapidement, pour éviter des redites inutiles; nous aurons soin, du reste, d'indiquer par des chiffres placés entre parenthèses les pages de ce volume où le lecteur trouvera des descriptions plus détaillées.

1° Péritoine sous-ombilical. — Le péritoine sous-ombilical s'étale successivement sur la paroi abdominale antérieure, sur l'excavation pelvienne, sur la paroi abdominale postérieure :

A. *Sur la paroi abdominale antérieure.* — En partant de l'ombilic, le péritoine descend vers l'excavation pelvienne, en tapissant régulièrement toute la portion sous-ombilicale de la paroi abdominale antérieure (fig. 1677). Dans cette première partie de son trajet, il passe en arrière de l'ouraque et des deux cordons fibreux qui, chez l'adulte, résultent de l'oblitération des artères ombilicales. Soulevé par ces trois cordons, l'un médian (1), les deux autres latéraux (2,2), il forme trois replis falciformes, les *petites faux du péritoine*, qui prennent naissance au niveau de l'ombilic et, de là, s'étendent en divergeant jusqu'à la partie supérieure de la vessie. Un peu au-dessus de la partie moyenne de l'arcade fémorale, le péritoine est encore soulevé, mais d'une façon moins sensible, par la portion initiale de l'artère épigastrique (4), qui, comme on le sait, décrit à ce niveau une courbe à concavité supéro-externe.

Si nous examinons maintenant par sa face postérieure la portion de la paroi abdominale qui s'étend des pubis à l'orifice interne du canal inguinal (fig. 1677), nous constatons, dans l'intervalle des replis formés par les trois cordons précités, un certain nombre de dépressions, plus ou moins profondes, que l'on désigne sous le nom de *fossettes inguinales*. Ces fossettes, au nombre de trois de chaque côté, se distinguent d'après leur situation en interne, moyenne et externe. — La *fossette inguinale interne* (*c*) est située entre le repli séreux formé par l'ouraque et celui déterminé par le cordon fibreux de l'artère ombilicale. Il répond à l'intervalle compris entre la ligne médiane et l'épine du pubis : on l'appelle encore, pour cette raison, *fossette sus-pubienne* ou *vésico-pubienne*. — La *fossette inguinale moyenne* (*b*) est située immédiatement en dehors du cordon fibreux de l'artère ombilicale. — La *fossette inguinale externe* (*a*), la plus externe de toutes comme son nom l'indique, se trouve placée en dehors et au-dessus de l'anse que forme l'artère épigastrique. Elle répond exactement à l'orifice interne du canal inguinal. A sa partie inférieure et interne se voient par transparence les éléments constitutifs du cordon spermatique qui, de la cavité abdominale, passent dans le canal inguinal.

La connaissance de cette région trouve en chirurgie des applications importantes. C'est, en effet, par l'une des trois fossettes sus-indiquées, véritables points faibles de la paroi abdominale, que s'échappe l'intestin pour constituer les hernies dites inguinales, et nous voyons immédiatement qu'on peut diviser ces hernies en trois grandes variétés suivant la fossette qui lui

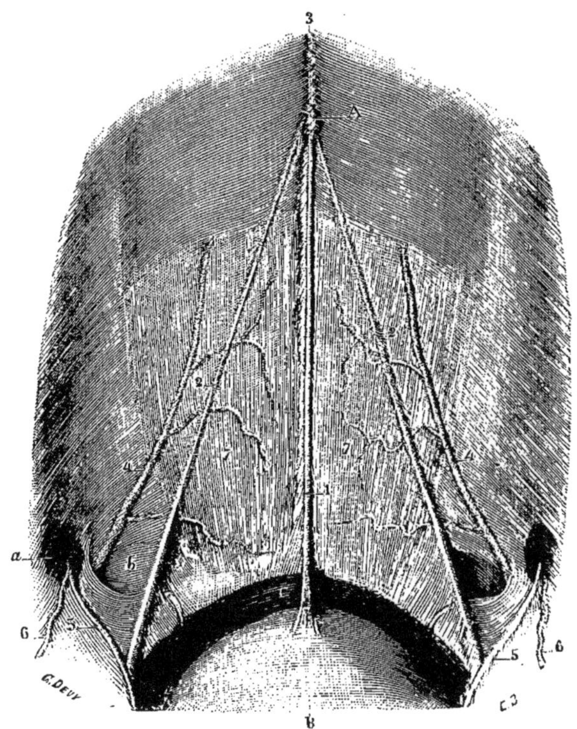

Fig. 1677.

La paroi abdominale antérieure, vue par sa face péritonéale.

A, ombilic. — B, vessie.
1, ouraque. — 2, 2, cordon de l'artère ombilicale oblitérée. — 3, cordon de la veine ombilicale (ligament falciforme). — 4, artère épigastrique. — 5, canal déférent. — 6, artère spermatique. — 7, face postérieure du muscle grand droit de l'abdomen, recouverte par le péritoine.
a, fossette inguinale externe. — *b*, fossette inguinale moyenne. — *c*, fossette inguinale interne ou vésico-pubienne.

livre passage : la *hernie inguinale interne*, la *hernie inguinale moyenne* et la *hernie inguinale externe*, s'engageant chacune dans la fossette de même nom.

B. *Dans l'excavation pelvienne.* — En abandonnant la paroi abdominale antérieure, le péritoine se jette sur la vessie, dont il revêt la face postérieure et la partie la plus élevée de ses faces latérales (p. 1676). A droite et à gauche du réservoir urinaire, le péritoine vésical se réfléchit sur les parois latérales de l'excavation pelvienne et, après les avoir tapissées de bas en haut, passe dans la fosse iliaque interne : il la revêt dans la plus grande partie de son étendue et, à sa partie supérieure, se soude au péritoine cæcal.

A la partie postérieure de la vessie, où il recouvre la base des vésicules séminales, le péritoine se comporte différemment chez l'homme et chez la femme. — *Chez l'homme* (fig. 1360), il se jette sur le rectum en formant le *cul-de-sac vésico-rectal*. Ce cul-de-sac, qui représente la partie la plus inférieure de la cavité abdominale est limité sur les côtés et en haut par deux petits replis de forme semi-lunaire qui, comme le cul-de-sac lui-même, s'étendent de la vessie au rectum : ce sont les *replis de Douglas*, désignés encore quelquefois sous le nom de *ligaments postérieurs de la vessie* (p. 883 et fig. 1530,8). — *Chez la femme* (fig. 1361), le péritoine en quittant la vessie se réfléchit sur l'utérus, en formant le *cul-de-sac vésico-utérin* (p. 1078). Il rencontre ordinairement l'utérus au niveau de l'isthme. De là, se portant de bas en haut, il tapisse la face antérieure du corps de l'organe dans toute son étendue, arrive à son extrémité supérieure ou fond, le contourne d'avant en arrière, s'étale ensuite de haut en bas sur sa face postérieure, rencontre la paroi postérieure du vagin et, après l'avoir revêtue dans une étendue de 15 à 20 millimètres, se réfléchit sur le rectum en formant le *cul-de-sac recto-vaginal* (p. 1078 et fig. 1624). Au niveau des bords latéraux de l'utérus, les deux feuillets péritonéaux qui tapissent la face antérieure et la face postérieure de cet organe, s'adossent l'un à l'autre et tous deux, ainsi réunis en une lame unique, se portent transversalement en dehors pour venir se fixer d'autre part sur les parois latérales de l'excavation : ce sont les *ligaments larges* (p. 1056), avec leur *aileron supérieur* enveloppant la trompe (p. 1051), leur *aileron antérieur* recouvrant le ligament rond (p. 1059), leur *aileron postérieur* revêtant à la fois le pédicule de l'ovaire et les deux ligaments utéro-ovariens (p. 1057). A la partie postérieure et inférieure de l'utérus, un peu au-dessus du cul-de-sac recto-vaginal, le péritoine forme deux replis semi-lunaires, l'un droit, l'autre gauche, qui, partant de la région de l'isthme, se portent sur la troisième, la deuxième ou la première vertèbre sacrée : ce sont les *replis de Douglas* ou *ligaments utéro-sacrés* (p. 1062 et fig. 1624). Morphologiquement, ces replis utéro-sacrés présentent la plus grande analogie avec les replis, ci-dessus décrits, qui unissent la vessie au rectum. Ils en diffèrent, cependant, en ce qu'ils sont plus résistants et qu'ils renferment entre leurs deux feuillets séreux un paquet plus ou moins développé de fibres musculaires lisses, qui constituent pour l'utérus un véritable ligament postérieur. On rencontre assez fréquemment, un peu en dehors du repli utéro-rectal, un deuxième repli, le *repli utéro-lombaire* (p. 1062) qui, se détachant de la face postérieure de l'utérus, à 8 ou 10 millimètres au-dessus de l'origine

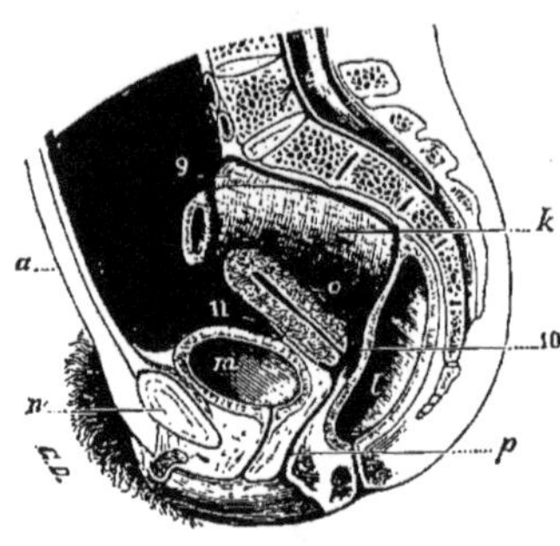

Fig. 1678.

Le péritoine, chez la femme, vu sur une coupe vertico-médiane du bassin. (Segment droit de la coupe.)

o, utérus. — p, vagin. — 10, cul-de-sac recto-vaginal. — 11, cul-de-sac vésico-utérin. Les autres indications (chiffres et lettres) comme dans la figure 1676.

au précédent, se porte en haut et en dehors pour venir s'insérer sur le côté correspondant de la cinquième vertèbre lombaire.

Arrivé sur le rectum, le péritoine revêt tout d'abord sa face antérieure, puis ses deux faces latérales (p. 569). Nous rappellerons, à ce sujet, que la séreuse n'est en relation qu'avec la moitié supérieure de la première portion du rectum (fig. 1368). La moitié inférieure de cette première portion et toute la portion anale n'ont aucune relation avec le péritoine.

C. *Sur la paroi abdominale postérieure.* — Au-dessus du rectum et de l'excavation pelvienne, le péritoine s'étale de bas en haut sur la paroi postérieure de l'abdomen jusqu'à la hauteur du côlon transverse. Si cette paroi ne présentait aucun viscère, la séreuse s'y étalerait d'une façon simple et régulière comme sur la paroi antérieure. Mais elle y rencontre sur le milieu le jéjuno-iléon et, sur les côtés, les portions ascendante et descendante du gros intestin. Il se soulève à leur niveau, de façon à les envelopper dans une partie plus ou moins considérable de leur circonférence.

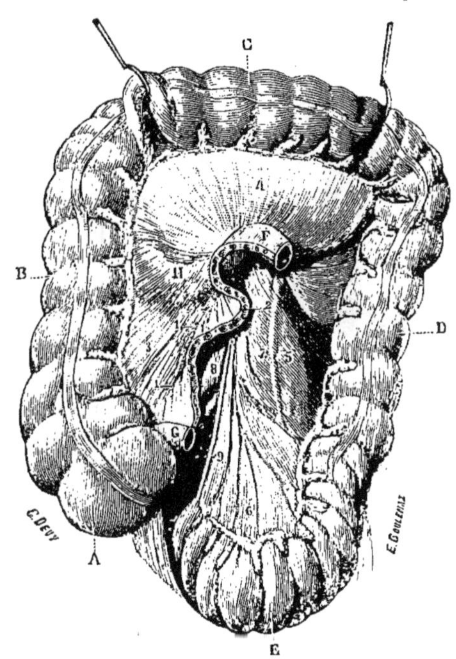

Fig. 1679.
Les mésocôlons et le mésentère, vue antérieure après résection de la plus grande partie de l'intestin grêle.

A, cæcum. — B, côlon ascendant. — C, côlon transverse. — D, côlon descendant. — E, côlon ilio-pelvien. — F, jéjunum. — G, portion terminale de l'iléon. — H, saillie du duodénum.
1, bord postérieur du mésentère. — 2, coupe du mésentère. — 3, mésocôlon ascendant. — 4, mésocôlon transverse. — 5, mésocôlon descendant. — 6, mésocôlon ilio-pelvien. — 7, uretère. — 8, artère iliaque primitive. — 9, artère sigmoïde.

a. Au jéjuno-iléon le péritoine fournit une gaine à peu près complète : il le revêt, en effet, sur tout son pourtour, son bord postérieur excepté. Au niveau de ce bord postérieur, les deux feuillets péritonéaux qui revêtent les deux faces latérales du conduit s'adossent l'un à l'autre, en formant ainsi, en arrière de l'intestin, un large repli, qui vient se fixer d'autre part sur la paroi postérieure de la cavité abdominale, suivant une ligne oblique qui s'étend depuis le côté gauche de la deuxième vertèbre lombaire (angle duodéno-jéjunal) jusqu'au côté interne du cæcum : ce repli, c'est le *mésentère* (p. 515). — Tandis que son bord antérieur présente exactement la même longueur que le jéjuno-iléon auquel il se fixe, son bord postérieur ou vertébral, beaucoup plus court, ne mesure que 16 à 18 millimètres. Ce bord postérieur répond successivement, en allant de haut en bas (fig. 1679) : 1° au côté interne de la quatrième portion du duodénum; 2° au duodénum lui-même, qu'il croise en même temps que l'artère mésentérique au point de jonction de la troisième et de la quatrième portions; 3° à l'aorte; 4° à la veine cave et aux vaisseaux iliaques primitifs du côté droit. — Le mésentère, comme tous les méso, se compose de deux feuillets, l'un droit, l'autre gauche, étalés l'un et l'autre sur les faces latérales de l'éventail vasculaire du jéjuno-iléon. Ces deux feuillets, qui se séparent en avant pour envelopper l'intestin, se séparent aussi en arrière pour fuir la ligne médiane et s'étaler de dedans en dehors sur la paroi postérieure de la cavité abdominale. Nous les suivrons séparément en commençant par le droit.

b. Le *feuillet droit du mésentère* (fig. 1679), après avoir revêtu la partie moyenne de l'aorte abdominale, la veine cave inférieure, le psoas, l'uretère, les vaisseaux spermatiques, la partie inférieure du rein droit, les artères et les veines coliques droites, arrive à la portion ascendante du gros intestin, constitué en bas par le cæcum, en haut par le côlon ascendant. — *Au niveau du cæcum*, le péritoine, dans la grande majorité des cas, recouvre l'organe sur tout son pourtour (p. 561). Plus rarement la séreuse forme en arrière du cæcum un repli plus ou moins développé, le *mesocæcum*, qui le rattache à la fosse iliaque. Enfin, dans des cas plus rares encore, elle passe tout simplement sur la face antérieure de l'organe et l'applique ainsi contre l'aponévrose iliaque. Sur l'appendice cæcal, le péritoine se comporte exactement comme sur une anse d'intestin grêle (p. 562) : il l'entoure sur presque tout son pourtour et, s'adossant à lui-même au niveau de l'un de ses bords, il forme un véritable méso, le *méso-appendice*, qui rattache le conduit en question, d'une part au côté interne du cæcum, d'autre part à la partie tout inférieure du mésentère. Rappelons en passant que le mésentère, en se réfléchissant de l'intestin grêle sur le cæcum, forme deux replis spéciaux, lesquels déterminent l'apparition de deux fossettes, la *fossette cæcale supérieure* et la *fossette cæcale inférieure* (p. 562). Rappelons encore qu'on rencontre assez fréquemment, à la partie postérieure et supérieure du cæcum, au niveau du point où le péritoine se réfléchit de la fosse iliaque sur ce dernier organe, une ou deux autres fossettes en forme de cul-de-sac, les *fossettes rétro-cæcales* (p. 564). — *Au niveau du côlon ascendant* (fig. 1679), le péritoine, abandonnant la paroi pour se jeter sur cet organe, revêt successivement sa face interne, sa face antérieure et sa face externe; puis, il se réfléchit de nouveau sur la paroi. La face postérieure du côlon, respectée comme on le voit par la séreuse, repose directement sur les organes sous-

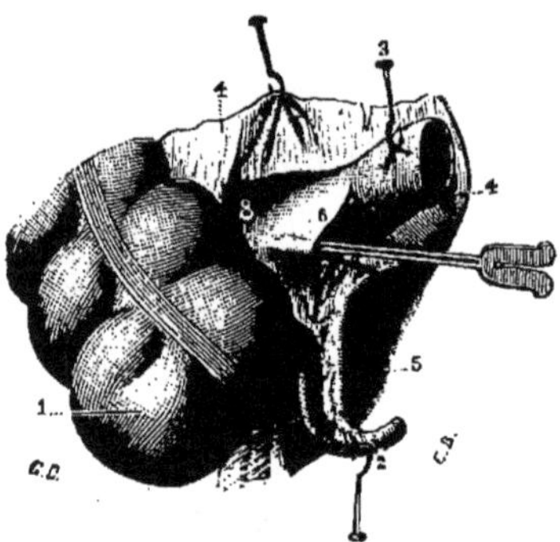

Fig. 1680.
Le méso-appendice et les deux fossettes cæcales supérieure et inférieure.

1, cæcum. — 2, appendice cæcal érigné en bas. — 3, iléon érigné en haut. — 4, mésentère. — 5, méso-appendice. — 6, repli iléo-appendiculaire. — 7, fossette cæcale inférieure ou iléo-appendiculaire. — 8, fossette cæcale supérieure.

jacents. C'est là la disposition ordinaire : on la rencontre 64 fois sur 100, d'après Treves. Plus rarement, le péritoine forme au côlon ascendant un court méso, le *mésocôlon ascendant*.

c. Le *feuillet gauche du mésentère*, après avoir tapissé de même de dedans en dehors le psoas, l'uretère, les vaisseaux spermatiques, la partie moyenne et inférieure du rein gauche, les vaisseaux coliques gauches, arrive à la portion descendante du gros instestin. Il se comporte différemment sur le côlon descendant et sur le côlon ilio-pelvien. — *Au niveau du côlon descendant*, le péritoine enveloppe ce conduit comme il l'a déjà fait pour le côlon ascendant. Le plus souvent (75 p. 100), il se contente de revêtir ses trois faces interne, antérieure et externe, sa face postérieure reposant directement sur la paroi abdominale; plus rarement (25 p. 100), il forme au conduit un court méso, le *mésocôlon descendant* (p. 566). — *Au niveau du côlon ilio-pelvien*, le péritoine se comporte comme suit. Sur la première portion du conduit, entre la crête iliaque et le bord externe du psoas (fig. 1681), il présente la même disposition que sur le côlon descendant. Sur toutes les autres portions du côlon ilio-pelvien, il se comporte absolument comme sur l'intestin grêle : il revêt successivement la face supérieure de l'intestin, son bord antérieur ou bord libre, sa face inférieure et, s'adossant à lui-même au niveau du bord postérieur, il forme un long et large repli, le *mésocôlon ilio-pelvien* ou *sigmoïde* (fig. 1681,6), qui vient se fixer d'autre part à la paroi postérieure de la cavité abdomino-pelvienne. Cette insertion pariétale, très irrégulière mais entièrement fixe, est représentée par une ligne deux fois coudée sur elle-même, en forme d'*S* par conséquent, qui s'étend du bord externe du psoas à la face antérieure de la troisième vertèbre sacrée, là où commence le rectum. Nous rappellerons, en passant, qu'au voisinage de l'insertion pariétale du côlon ilio-pelvien, au niveau de l'artère iliaque primitive gauche et un peu au-dessus de sa bifurcation, se trouve un orifice circulaire qui nous conduit dans une cavité en forme d'entonnoir : c'est la *fossette intersigmoïde* (p. 567 et fig. 1367).

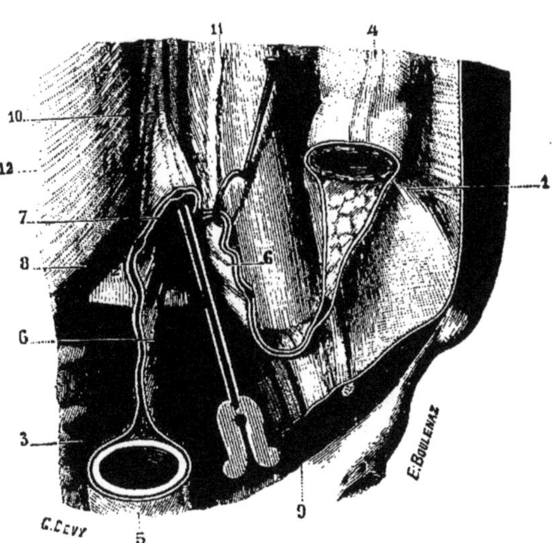

Fig. 1681.
Insertion pariétale du mésocôlon ilio-pelvien.

1, crête iliaque. — 2, cinquième vertèbre lombaire. — 3, troisième sacrée. — 4, côlon descendant, sectionné à son extrémité inférieure. — 5, rectum, sectionné à son extrémité supérieure. — 6, mésocôlon ilio-pelvien. — 7, fossette intersigmoïde. — 8, vaisseaux iliaques primitifs. — 9, vaisseaux iliaques externes. — 10, artères sigmoïdes. — 11, uretère gauche. — 12, feuillet inférieur ou feuillet gauche du mésentère.

d. Au delà des portions ascendante et descendante du gros intestin, le péritoine, devenu pariétal, tapisse les parois latérales droite et gauche de la cavité abdominale et se confond bientôt avec le feuillet de même nature, décrit précédemment, qui revêt la paroi antérieure.

e. Revenons maintenant en dedans des côlons ascendant et descendant et voyons comment se comporte le péritoine au niveau du côlon transverse. — Arrivé au niveau de la troisième vertèbre lombaire, le péritoine pariétal, représenté par les deux feuillets droit et gauche du mésentère, se réfléchit d'arrière en avant et de haut en bas pour se porter sur le bord postérieur du côlon transverse : il constitue ainsi le feuillet inférieur d'un large repli, le *mésocôlon transverse* (fig. 1676,4), qui unit ce dernier intestin à la paroi abdominale postérieure. — Dans ce trajet, le feuillet droit du mésentère revêt la face correspondante (la face inférieure) de la troisième portion du duodénum. Le feuillet gauche revêt de même dans sa moitié antérieure ou dans ses deux tiers antérieurs la quatrième portion ou portion ascendante de ce même duodénum, et nous rappellerons à ce sujet qu'il forme sur le flanc gauche de ce conduit deux petits replis falciformes, circonscrivant deux fossettes : ce sont les *fossettes duodénales*, que l'on distingue, d'après leur situation, en supérieure et inférieure (p. 516 et fig. 1334). — Au niveau de l'angle duodéno-jéjunal, point où se fait la soudure du duodénum avec le jéjuno-iléon et où se trouve l'extrémité supérieure ou racine du mésentère, les deux feuillets droit et gauche de ce dernier repli, jusque-là entièrement indépendants quoique adossés l'un à l'autre, se fusionnent en une lame unique (fig. 1335), qui constitue la partie moyenne du côlon transverse. Juste au niveau du point où s'effectue cette fusion, sur le dos de l'angle duodéno-jéjunal, se trouve dans certains cas (une fois sur six sujets environ) une nouvelle fossette, la *fossette duodéno-jéjunale* (p. 517).

f. Le feuillet inférieur du mésocôlon transverse est donc constitué par le feuillet droit et le feuillet gauche du mésentère, réunis l'un à l'autre au-dessus de l'angle duodéno-jujénal. Ce feuillet, en atteignant le bord postérieur du côlon transverse, revêt d'arrière en avant la face inférieure de cette portion du gros intestin et arrive bientôt sur son bord antérieur. Nous le laisserons là pour le moment ; nous sommes arrivés, du reste, à la limite postérieure de notre région sous-ombilicale. Nous le retrouverons tout à l'heure, en terminant la description du péritoine sus-ombilical.

2° Péritoine sus-ombilical. — Si nous reprenons le péritoine à l'ombilic et si nous le suivons maintenant en sens inverse, c'est-à-dire de bas en haut et d'arrière en avant (fig. 1676), nous le voyons d'abord tapisser toute la portion sus-ombilicale de la paroi abdominale antérieure, et de là passer sur la face inférieure de la voussure diaphragmatique.

a. Au niveau même de l'ombilic, il est soulevé, chez le fœtus, par la veine ombilicale et, chez l'adulte, par le cordon fibreux qui a remplacé ce vaisseau. Cet obstacle apporté au libre étalement de la séreuse a pour résultat la formation d'un vaste repli, orienté à peu près dans le sens sagittal, qui s'étend de la paroi antéro-supérieure de l'abdomen à la convexité du foie, t qui constitue le *ligament suspenseur* de ce dernier organe; on le désigne ncore sous le nom de *grande faux du péritoine* (p. 623). Ce repli ligamen- eux, de forme triangulaire, nous présente deux bords, un sommet et une ase : 1° un bord supérieur, convexe, qui s'insère successivement, d'abord ur la paroi abdominale à partir de l'ombilic, puis sur le diaphragme; 2° un ord inférieur, concave, qui se fixe à la face convexe du foie; 3° un sommet, ronqué, qui répond au côté antérieur de la veine cave inférieure; 4° une base u bord libre, qui s'étend obliquement d'avant en arrière et un peu de gauche droite, depuis l'ombilic jusqu'au bord antérieur du foie. C'est précisément long de ce dernier bord et dans l'intervalle des deux feuillets séreux, que hemine la veine ombilicale ou le cordon fibreux qui la remplace : ce cordon breux (fig. 1397,5), ainsi enveloppé par le péritoine, constitue le *ligament ond du foie* ou *ligament hépato-ombilical* (p. 623).

b. Sur le diaphragme, le péritoine tapisse d'avant en arrière la face infé- ieure de ce muscle, de chaque côté du ligament suspenseur, jusqu'au niveau u bord postérieur du foie. Là, il descend sur le foie en constituant le feuillet upérieur du ligament coronaire et des deux ligaments triangulaires droit et auche. Se réfléchissant alors d'arrière en avant, il tapisse la face supérieure u foie jusqu'à son bord antérieur, contourne ce bord et, après l'avoir con- ourné, s'étale d'avant en arrière sur la face inférieure du viscère.

c. Sur la face inférieure du foie, le péritoine se comporte différemment sur zone moyenne, sur la zone latérale droite et sur la zone latérale gauche . 624). — *Sur la zone latérale gauche*, c'est-à-dire à gauche du hile, le péri- ine revêt régulièrement d'avant en arrière toute la face inférieure du lobe auche du foie. Arrivé au niveau du bord postérieur, il le contourne de bas en aut, s'avance sur la face supérieure du foie dans une étendue de quelques mil- mètres seulement et rencontre alors la ligne d'insertion hépatique du feuillet périeur du ligament coronaire. Se réfléchissant alors en arrière et s'ados- nt à ce dernier feuillet, il se porte vers la paroi postérieure de l'abdomen en nstituant le feuillet inférieur du *ligament coronaire* (moitié gauche) et du *gament triangulaire gauche* (p. 625 et fig. 1400). Arrivé à la paroi abdomi- ale, il se réfléchit une dernière fois, cette fois de haut en bas, pour tapisser diaphragme. Nous ajouterons qu'à sa partie la plus interne, immédiate- ent à gauche de l'épiploon gastro-hépatique, il rencontre l'œsophage et scend sur lui d'abord, puis sur la face antérieure de l'estomac où nous le trouverons. — *Sur la zone latérale droite*, c'est-à-dire à droite du hile, péritoine tapisse de même la face inférieure du foie, y compris la face libre la vésicule biliaire (p. 654), jusqu'à son bord postérieur. Là, il se réfléchit bas et passe sur la paroi abdominale postérieure, en constituant le feuillet férieur du *ligament coronaire* (moitié droite) et du *ligament triangulaire oit* (p. 625 et fig. 1401). En atteignant la paroi abdominale, ce feuillet étale sur de nombreux organes (fig. 1682), qui sont en allant de dehors en dans : 1° la partie du diaphragme qui est située au-dessous du ligament iangulaire droit; 2° la face antérieure du rein droit, dans sa partie supéro- terne seulement (*ligament hépato-rénal*); 3° la face antérieure de la cap- ule surrénale; 4° la face antérieure de la deuxième portion du duodénum;

5° la face antérieure de la veine cave inférieure. Au niveau de la partie inférieure du rein droit, le péritoine se réfléchit brusquement en avant et se porte vers le bord postérieur de la portion transversale du côlon, en constituant une partie, la partie droite, du feuillet supérieur du mésocôlon transverse (p. 565). Rappelons en passant que le mésocôlon transverse donne naissance, à chacune de ses extrémités, au moment où il va se continuer

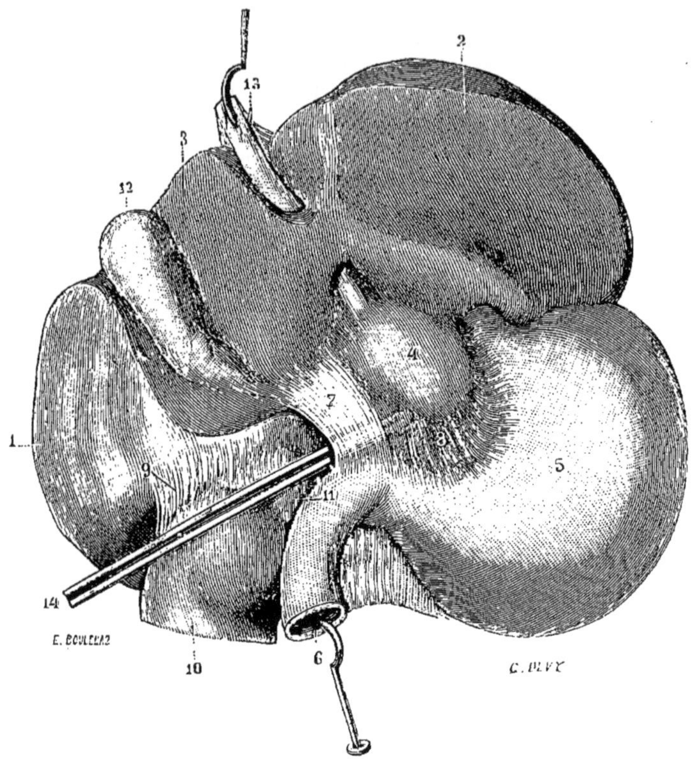

Fig. 1682.

L'épiploon gastro-hépatique, vu par sa face antérieure après soulèvement du foie.

1, lobe droit.— 2, lobe gauche. — 3, lobe carré. — 4, lobule de Spigel, vu par transparence à travers l'épiploon gastro-hépatique. — 5, estomac. — 6, duodénum. — 7, zone de l'épiploon gastro-hépatique contenant le pédicule du foie. — 8, zone absolument transparente du même épiploon, ne contenant ni vaisseaux, ni graisse (*pars flaccida*). — 9, ligament hépato-rénal. — 10, rein droit. — 11, capsule surrénale droite. — 12, vésicule biliaire. — 13, veine ombilicale. — 14, sonde cannelée pénétrant, par l'hiatus de Winslow, dans l'arrière-cavité des épiploons.

avec le péritoine des côlons ascendant et descendant, à deux petits replis triangulaires, comme lui disposés horizontalement et sur lesquels viennent se placer : sur celui du côté droit, la partie correspondante du foie (*sustentaculum hepatis* ou *ligament phrénico-colique droit*); sur celui du côté gauche, l'extrémité inférieure de la rate (*sustentaculum lienis*, *ligament phrénico-colique gauche* ou *ligament pleuro-colique*). — *Sur la zone moyenne*, c'est-à-dire en regard du hile, le péritoine revêt la face inférieure du foie jusqu'au niveau du sillon transverse et du sillon du canal veineux.

Là, au lieu de se prolonger, comme sur les deux zones précédentes, jusqu'au bord postérieur de l'organe, il se réfléchit en bas, s'applique sur le côté antérieur des nombreux canaux qui forment le pédicule hépatique et gagne la petite courbure de l'estomac, ainsi que le bord supérieur de la première portion du duodénum, en constituant le feuillet antérieur de l'*épiploon gastro-hépatique* ou *petit épiploon* (p. 493 et 626). Nous verrons bientôt quelle est la provenance du feuillet postérieur.

d. Le feuillet péritonéal, qui constitue le feuillet antérieur du petit épiploon, arrive sur la face antérieure de l'estomac au niveau de la petite courbure (fig. 1682). Il s'étale sur cette face, la recouvre dans toute son étendue et, arrivé à ses limites périphériques, se comporte comme suit. — *En haut*, au niveau du cardia, il se continue avec le feuillet péritonéal qui tapisse l'œsophage. — *A droite*, au niveau du pylore, il se continue de même avec le feuillet qui revêt la face antérieure de la première portion du duodénum. — *A gauche*, au niveau de la grosse tubérosité, le péritoine qui revêt la face antérieure de l'estomac se comporte différemment dans la région qui est placée en regard de la rate et dans la région qui est placée au-dessus. Dans la région qui répond à la rate, il rencontre les vasa breviora (t. II, p. 144) et, s'appliquant sur leur côté antérieur, il se porte vers la lèvre antérieure du hile de la rate en constituant le feuillet antérieur de l'*épiploon gastro-splénique* (p. 683). Puis, se réfléchissant en avant, il tapisse successivement la partie antérieure de la face interne de ce dernier organe, son bord antérieur, sa face externe, son bord postérieur et la partie postérieure de sa face interne, jusqu'à la lèvre postérieure du hile. Là, abandonnant la rate, il se porte en arrière en longeant le côté postérieur de la queue du pancréas et des vaisseaux spléniques, atteint la paroi abdominale au niveau du rein et, finalement, se recourbe de dedans en dehors pour tapisser le diaphragme. Entre le hile de la rate et la paroi abdominale postérieure, le feuillet péritonéal que nous venons de décrire constitue le feuillet postérieur du *ligament postérieur de la rate* (p. 684) dont le *ligament phrénico-splénique* (p. 684) et l'*épiploon pancréatico-splénique* (p. 684) ne sont que des dépendances. Au-dessus de la rate, dans l'intervalle qui sépare l'extrémité supérieure de cet organe du cardia, le feuillet péritonéal qui revêt la face antérieure de l'estomac se porte directement de la grande courbure à la partie correspondante du diaphragme, en constituant le feuillet supérieur du *ligament phrénico-gastrique*. Ce ligament continue en haut jusqu'à l'œsophage les deux ligaments ci-dessus décrits : l'épiploon gastro-splénique et le ligament phrénico-splénique. — *En bas*, au niveau de la grande courbure, le même feuillet péritonéal qui tapisse la face antérieure de l'estomac abandonne cet organe et descend vers le pubis en constituant le feuillet antérieur de l'*épiploon gastro-colique* ou *grand épiploon* (p. 493). Arrivé au pubis ou au voisinage du pubis (car le niveau auquel il s'arrête est très variable), il se recourbe en arrière et en haut et remonte jusqu'au bord antérieur du côlon transverse (fig. 1676,5). Il y rencontre le péritoine sous-ombilical que nous y avons laissé (p. 1172) : il se soude à lui, et ainsi se trouve établie, en arrière, la continuité entre les deux portions sous-ombilicale et sus-ombilicale de notre péritoine.

3° Péritoine intérieur de l'arrière-cavité des épiploons. — Lorsqu'on soulève le foie (fig. 1682), on aperçoit entre le sillon transverse de cet organe et le duodénum, immédiatement en arrière de la veine porte et du cholédoque, un orifice ovalaire, l'*hiatus de Winslow* (14), dans lequel on introduit facilement la pointe du doigt. Le péritoine, que nous avons laissé à dessein, dans nos descriptions précédentes, sur le pourtour de cet orifice, s'y invagine de droite à gauche, pour aller former en arrière de l'estomac un vaste diverticulum, connu sous le nom d'*arrière-cavité des épiploons* (fig. 1386,13). Ce feuillet péritonéal, ainsi invaginé dans l'hiatus de Winslow, en même temps qu'il forme le revêtement intérieur de cette cavité, constitue comme nous le verrons au cours de notre description, le feuillet postérieur des trois épiploons gastro-hépatique, gastro-splénique et gastro-colique. Nous étudierons successivement : 1° l'hiatus de Winslow; 2° le trajet du feuillet péritonéal qui s'y invagine; 3° l'arrière-cavité qu'il circonscrit; 4° les trois épiploons.

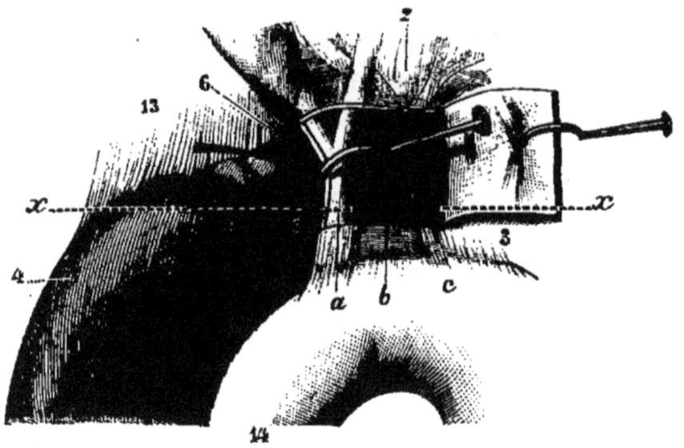

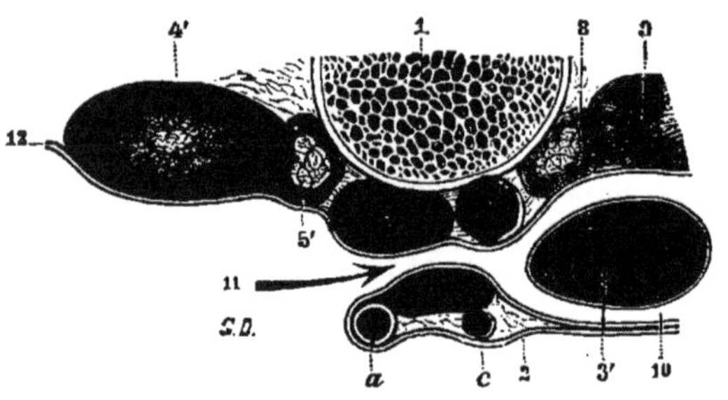

Fig. 1683.

L'hiatus de Winslow et l'épiploon gastro-hépatique : A, vue antérieure ; B, vus sur une coupe horizontale.

(La ligne *xx*, dans la figure A, indique le point sur lequel a été faite la coupe représentée dans la figure B.)

1, corps vertébral. — 2, épiploon gastro-hépatique, avec : *a*, canal cholédoque; *b*, veine porte; *c*, artère hépatique. — 3, lobule de Spigel, recouvert en avant par l'épiploon gastro-hépatique. — 3', le même, coupé en travers et entouré par le péritoine. — 4, rein droit. — 4', sa coupe. — 5, capsule surrénale droite. — 5', sa coupe. — 6, veine cave inférieure. — 7, aorte. — 8, capsule surrénale gauche. — 9, rein gauche. — 10, arrière-cavité des épiploons. — 11, hiatus de Winslow. — 12, feuillet pariétal du péritoine, tapissant la paroi abdominale postérieure. — 13, ligament hépato-rénal. — 14, première portion du duodénum.

A. Hiatus de Winslow. — L'hiatus de Winslow (fig. 1683,11) est un orifice allongé de bas en haut, regardant à droite, mesurant dans son plus grand diamètre de 20 à 30 millimètres. Il est limité : 1° en avant, par la veine porte et le cholédoque ou, ce qui revient au même, par le bord droit de l'épiploon gastro-hépatique ; 2° en arrière, par la veine cave inférieure ; 3° en haut, par la face inférieure du foie, représentée à ce niveau par le prolongement antérieur du lobe de Spigel (β de la fig. 1394); 4° en bas, par la première portion du duodénum et par la portion horizontale de l'artère hépatique qui, pour venir se placer dans l'épaisseur de l'épiploon gastro-hépatique, contourne d'arrière en avant la partie inférieure de l'orifice en question.

B. Péritoine intérieur de l'arrière-cavité. — Pour prendre une notion exacte de la disposition du feuillet péritonéal qui tapisse l'arrière-cavité des épiploons, nous allons faire deux fois le tour de cette cavité : la première fois, suivant un plan horizontal passant par l'hiatus de Winslow; la seconde fois, suivant un plan vertical, passant par la ligne médiane ou dans son voisinage :

a. Pour le premier tour, partons du bord antérieur de l'hiatus et reprenons-y le feuillet antérieur de l'épiploon gastro-hépatique que nous y avons laissé. Ce feuillet, après avoir contourné d'avant en arrière, la veine porte et le cholédoque (fig. 1686), se porte de droite à gauche vers le côté gauche de l'œsophage et la petite courbure de l'estomac en formant le feuillet postérieur de l'épiploon précité. Arrivé sur l'estomac, il s'étale sur sa face postérieure et la recouvre dans toute son étendue. Au niveau de la grosse tubérosité, il abandonne l'estomac, s'applique sur le côté postérieur des vasa breviora et, avec eux, gagne le hile de la rate en constituant le feuillet postérieur de l'épiploon gastro-splénique. Avant d'aller plus loin nous ferons remarquer que, au-dessus de la rate, dans l'intervalle compris entre le sommet de cet organe et l'œsophage, le péritoine gastrique se porte directement sur le diaphragme en formant le feuillet inférieur du *ligament phrénico-gastrique*, dont nous avons étudié plus haut (p. 1175) le feuillet supérieur. Du hile de la rate où nous l'avons laissé tout à l'heure, le péritoine se réfléchit en dedans et revêt tout d'abord la face antérieure du pancréas et des vaisseaux spléniques, en constituant le feuillet antérieur du *ligament postérieur de la rate* (p. 684). Il recouvre ensuite successivement la capsule surrénale gauche, l'aorte, la veine cave inférieure et atteint, au niveau de ce dernier organe, le bord postérieur de l'hiatus de Winslow, notre point de départ. Notre premier tour est effectué.

b. Pour le deuxième tour (fig. 1676), partons de la face postérieure de l'estomac et dirigeons-nous de bas en haut et un peu de gauche à droite. Le péritoine, arrivé au niveau de la petite courbure abandonne l'estomac et se porte alors vers la lèvre postérieure du hile du foie, en formant le feuillet postérieur de l'*épiploon gastro-hépatique* (p. 493). Là, il revêt d'avant en arrière le lobe de Spigel et, arrivé à son bord postérieur, se réfléchit en bas, le long de la paroi abdominale. Dans ce trajet descendant, il recouvre tout d'abord la face antérieure du pancréas. Puis, se réfléchissant en avant, il passe au-dessus des troisième et quatrième portions du duodénum et se porte vers le bord postérieur de la portion transversale du côlon, en constituant le feuillet supérieur du *mésocôlon transverse* (p. 565). Il revêt alors d'arrière en avant la face supérieure de cet intestin et arrive ainsi à son bord antérieur. Là, abandonnant le côlon transverse, il s'adosse au feuillet antérieur de l'*épiploon gastro-colique* et suit exactement le même trajet que ce dernier, en constituant le feuillet postérieur de cet épiploon. C'est ainsi qu'il descend vers le pubis et remonte ensuite vers la grande courbure, au niveau de laquelle il se sépare du feuillet antérieur pour s'étaler sur la face postérieure de l'estomac, d'où nous sommes partis.

C. Arrière-cavité des épiploons. — L'arrière-cavité des épiploons, circonscrite par le feuillet péritonéal dont nous venons d'étudier le trajet, est, comme on le voit, un vaste diverticulum de la cavité péritonéale, fortement aplati d'avant en arrière, qui s'étend en largeur depuis l'hiatus de Winslow jusqu'au hile de la rate et, en hauteur, depuis la partie la plus élevée du lobule de Spigel jusqu'à la partie la plus déclive du grand épiploon. Nous lui considérerons une partie principale et trois prolongements, que nous distinguerons, d'après leur situation, en inférieur, droit et gauche :

a. *Partie principale.* — La partie principale ou arrière-cavité proprement dite, se trouve située en arrière de l'estomac, entre la face postérieure de cet organe et la partie correspondante de la paroi abdominale postérieure.

b. *Prolongement inférieur.* — Le prolongement inférieur est l'espace compris entre les deux lames antérieure et postérieure de l'épiploon gastrocolique ou grand épiploon. Elle descend par conséquent, comme l'épiploon lui-même, jusqu'au voisinage du pubis, parfois même jusque dans l'excavation pelvienne.

c. *Prolongement gauche.* — Le prolongement gauche est cette espèce de cul-de-sac, ordinairement peu développé, qui est situé entre la grosse tubérosité de l'estomac et le hile de la rate, à la face postérieure de l'épiploon gastro-splénique.

d. *Prolongement droit.* — Le prolongement droit, beaucoup plus important que les précédents, comprend tout l'espace qui est situé en arrière de l'épiploon gastro-hépatique. Il représente une sorte de couloir transversal qui, par l'intermédiaire de l'hiatus de Winslow, fait communiquer l'arrière-cavité proprement dite avec la grande cavité péritonéale. Nous le désignerons sous le nom de *vestibule de l'arrière-cavité des épiploons* (*atrium bursæ omentalis* de His, *petite bourse épiploïque* de Huschke).

Le vestibule de l'arrière-cavité des épiploons, très développé dans le sens vertical, s'étend depuis le duodénum jusqu'au bord postérieur du lobule de Spigel. Par contre, il est très étroit d'avant en arrière, ses deux parois antérieure et postérieure étant très rapprochées et même directement appliquées l'une contre l'autre. Son extrémité droite répond à un orifice qui n'est autre que l'hiatus de Winslow. Son extrémité gauche est représentée, en allant de haut en bas, par le côté gauche de l'œsophage et du cardia, par un repli séreux que nous décrirons tout à l'heure et, au-dessous de ce repli, par un orifice, le *foramen bursæ omentalis*, qui fait communiquer l'arrière-cavité proprement dite avec son vestibule. Pour bien voir cet orifice, il faut inciser transversalement le petit épiploon, saisir avec une pince la partie inférieure de la petite courbure et l'attirer en avant. On constate alors que l'orifice en question regarde en haut et à droite, qu'il est elliptique plutôt que circulaire et, surtout, qu'il est beaucoup plus étroit que les deux cavités entre lesquelles il se trouve situé : sur un enfant de trois ans, j'ai trouvé 30 millimètres pour son plus grand diamètre, tandis que la hauteur du vestibule, mesurée au même niveau, était de 75 millimètres.

Le foramen bursæ omentalis est circonscrit : 1° en avant, par la moitié inférieure ou les deux tiers inférieurs de la petite courbure de l'estomac; 2° en bas et à droite, par un petit repli séreux qui s'étend de la première portion du duodénum à la face antérieure du pancréas et que je désignerai sous le nom de *ligament duodéno-pancréatique;* 3° en haut et en arrière, par un deuxième repli, celui-ci beaucoup plus important, qui s'étend de la partie supérieure de la petite courbure à la face antérieure du pancréas : c'est le ligament *gastro-pancréatique* de Huschke. Envisagé au point de vue de son trajet et de ses connexions, le ligament gastro-pancréatique prend naissance sur le côté droit du cardia et sur la portion de la petite courbure qui lui fait suite. De là, il se porte obliquement de haut en bas et de gauche à droite et vient se terminer sur le pancréas, un peu à droite de la ligne médiane. Morphologiquement, il est le résultat d'un soulèvement du péritoine pariétal déterminé par le passage de l'artère coronaire stomachique qui, comme on le sait, se rend du tronc cœliaque à la petite courbure. L'artère, accompagnée de sa veine, suit naturellement le bord libre du repli et c'est ce bord libre, concave en bas et en avant, qui délimite le foramen bursæ omentalis.

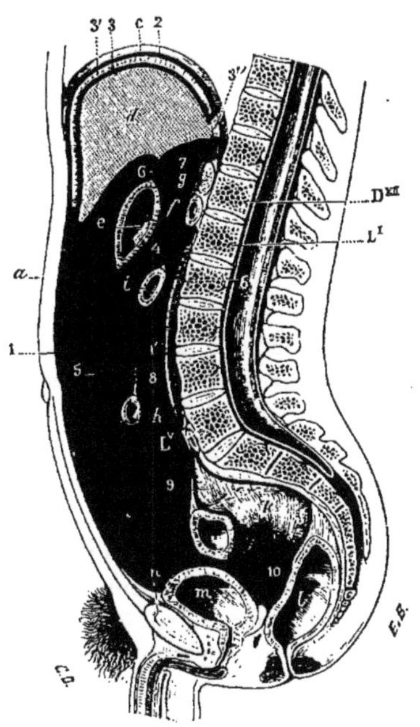

Fig. 1684.

Le péritoine, chez l'homme, vu sur une coupe vertico-médiane du tronc (segment droit de la coupe).

a, paroi abdominale antérieure. — *b*, paroi abdominale postérieure. — *c*, diaphragme. *d*, foie. — *e*, estomac. — *f*, duodénum. — *g*, pancréas. — *h*, intestin grêle. — *i*, côlon transverse. — *k*, côlon ilio-pelvien. — *l*, rectum. — *m*, vessie. — *n*, symphyse pubienne.

1, 1', péritoine pariétal antérieur et postérieur. — 2, péritoine diaphragmatique. — 3, péritoine hépatique, avec 3', ligament suspenseur et 3'', ligament coronaire. — 4, mésocôlon transverse. — 5, grand épiploon. — 6, épiploon gastro-hépatique. — 7, arrière-cavité des épiploons. — 8, mésentère. — 9, mésocôlon ilio-pelvien. — 10, cul-de-sac recto-vésical.

Le ligament gastro-pancréatique est quelquefois prolongé jusqu'au duodénum, soit par le repli duodéno-pancréatique signalé ci-dessus, soit par un autre repli, situé plus en dehors, qui répond à la portion horizontale de l'artère hépatique. Prolongé ou non à droite de la ligne médiane, ce ligament sépare à la manière d'une cloison le lobule de Spigel de la face postérieure de l'estomac et permet à ce dernier, comme le fait judicieusement remarquer Huschke, de se mouvoir de haut en bas ou de bas en haut sans prendre contact avec le foie.

D. Epiploons. — Nous venons de voir, en étudiant le feuillet péritonéal invaginé dans l'arrière-cavité épiploïque, cette portion du péritoine constituer le feuillet postérieur des trois épiploons gastro-colique, gastro-hépatique et gastro-splénique, l'autre feuillet étant formé par le péritoine sus-ombilical. Nous pouvons, maintenant que nous connaissons tous les éléments de ces épiploons, étudier dans une sorte de description synthétique, leur forme, leur disposition, leurs rapports et compléter ainsi la description, naturellement un peu sommaire, que nous en avons donnée à propos de l'appareil digestif.

a. *Epiploon gastro-colique ou grand épiploon.* — L'épiploon gastro-colique est ce long repli du péritoine qui relie l'estomac au côlon transverse. Il prend naissance (fig. 1684, 5) au niveau de la grande courbure, où il est formé par l'adossement des deux feuillets péritonéaux qui tapissent les faces antérieure et postérieure de l'estomac. De là, il se porte en bas, entre la paroi abdominale antérieure et le paquet des anses intestinales. Arrivé au pubis, il se réfléchit d'avant en arrière et de bas en haut et gagne le bord antérieur du côlon transverse. A ce niveau, ses deux feuillets constitutifs, jusque-là adossés, se séparent l'un de l'autre pour envelopper le côlon et former en arrière de lui le mésocôlon transverse.

Ainsi entendu, l'épiploon gastro-colique se compose de deux lames, l'une antérieure ou descendante, l'autre postérieure ou ascendante, qui se continuent réciproquement au point de réflexion de l'épiploon. Comme, d'autre part, ces deux lames se continuent encore l'une avec l'autre au niveau de leurs bords latéraux, elles interceptent entre elles un large espace en forme de cul-de-sac, qui n'est autre chose que le prolongement inférieur de l'arrière-cavité, ci-dessus décrit.

Chez le nouveau-né et même chez l'enfant, l'espace précité existe réellement et se laisse insuffler avec la plus grande facilité par l'hiatus de Winslow. Mais plus tard, les deux lames descendante et ascendante, qui le circonscrivent, s'unissent peu à peu par leurs faces correspondantes et finissent même par se fusionner d'une façon complète ou à peu près complète. La cavité primitive a complètement disparu et le grand épiploon se trouve maintenant réduit à une lame unique, traversée de sa face antérieure à sa face postérieure par de nombreux orifices, plus ou moins surchargée de graisse et tombant à la manière d'un tablier (*tablier épiploïque*, *grand tablier des épiploons*) au-devant de la masse intestinale (fig. 1685, F). C'est là la disposition qui le caractérise chez l'adulte et chez le vieillard.

De forme quadrilatère, le tablier épiploïque nous présente quatre bords : un bord supérieur, fixé à la grande courbure de l'estomac; deux bords latéraux, répondant aux côlons ascendant et descendant; un bord inférieur, enfin, généralement convexe, très irrégulier, parfois plus ou moins sinueux, descendant un peu plus bas à gauche qu'à droite, flottant librement au-dessus des pubis et des arcades crurales. Sur beaucoup de sujets, le grand épiploon, au lieu de s'étaler régulièrement au-devant de la masse intestinale, se déjette plus ou moins à droite ou à gauche. Ou bien encore il se replie sur lui-même et s'insinue en partie ou en totalité entre les anses grêles.

D'autres fois, il se renverse en haut et vient se loger au-dessous du diaphragme entre ce muscle et le foie. Dans ces différents cas, on le conçoit, les anses coliques et les anses grêles, n'étant plus recouvertes par l'épiploon, sont directement en contact avec la paroi abdominale antérieure.

Le processus en vertu duquel les deux lames descendante et ascendante

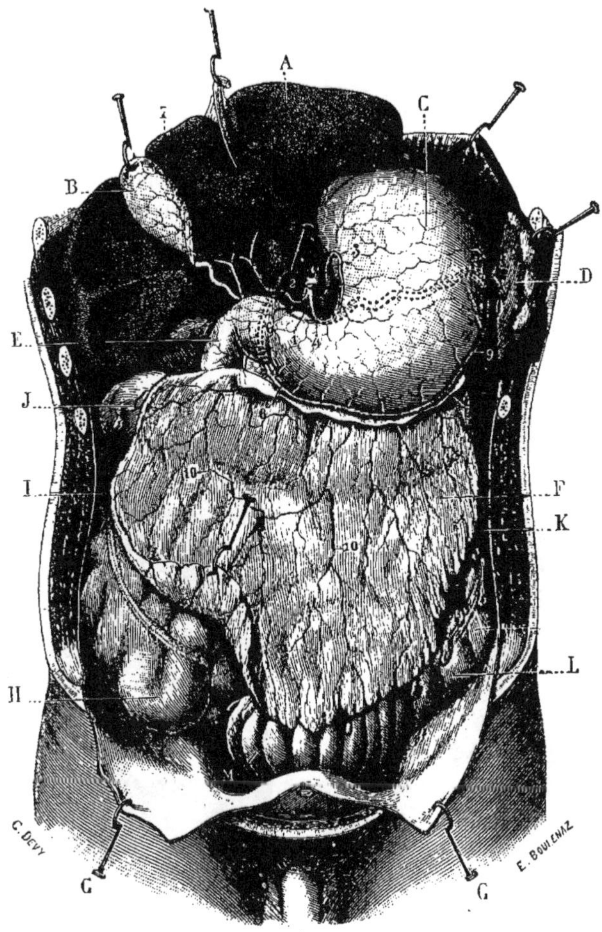

Fig. 1685.

Le tablier des épiploons, vu en place après ouverture de la cavité abdominale.

A, foie, érigné en haut. — B, vésicule biliaire. — C. estomac. — D, rate, érignée en dehors. — E, duodénum — F, grand épiploon. — G, diaphragme soulevé. — H, parois de l'abdomen, érignées en bas.

1, aorte. — 2, tronc cœliaque. — 3, artère coronaire stomachique. — 4, artère splénique. — 5, artère hépatique. — 6, artère pylorique. — 7, artère cystique. — 8, gastro-épiploïque droite. — 9, gastro-épiploïque gauche. — 10, 10, rameaux artériels du grand épiploon.

de l'épiploon se soudent graduellement l'une à l'autre n'est pas encore parfaitement élucidé. D'après Zörner, ce travail de soudure serait la conséquence du développement rapide de l'épiploon. Sous l'influence de l'extension considérable et rapide que prennent les lames épiploïques, la couche endothéliale, dont le développement est beaucoup plus lent, présente de loin en loin des solutions de continuité. A leur niveau, les faisceaux conjonctifs sous-jacents, ainsi mis à nu, se trouvent en contact avec les faisceaux conjonctifs de la lame opposée, privés eux aussi de leur revêtement endothélial. Des relations vasculaires s'établissent alors entre les deux couches conjonctives, et ces deux couches n'en forment bientôt plus qu'une seule. Baraban, qui récemment a repris la question, considère lui aussi comme une condition indispensable de la soudure des deux lames épiploïques la chute préalable de l'endothélium. Mais, pour lui, cette chute de l'endothélium, considérée comme normale par Zörner, se produirait toujours sous une influence pathologique. Or, comme la soudure des deux lames épiploïques est pour ainsi dire la règle, du moins chez l'adulte, nous devrions, si le fait énoncé par Baraban était exact, conclure qu'il n'existe qu'un très petit nombre de sujets qui possèdent un épiploon normal.

Nous avons dit plus haut que la lame postérieure ou ascendante du grand épiploon se fixait sur le bord antérieur du côlon transverse. C'est bien là, en effet, la disposition que

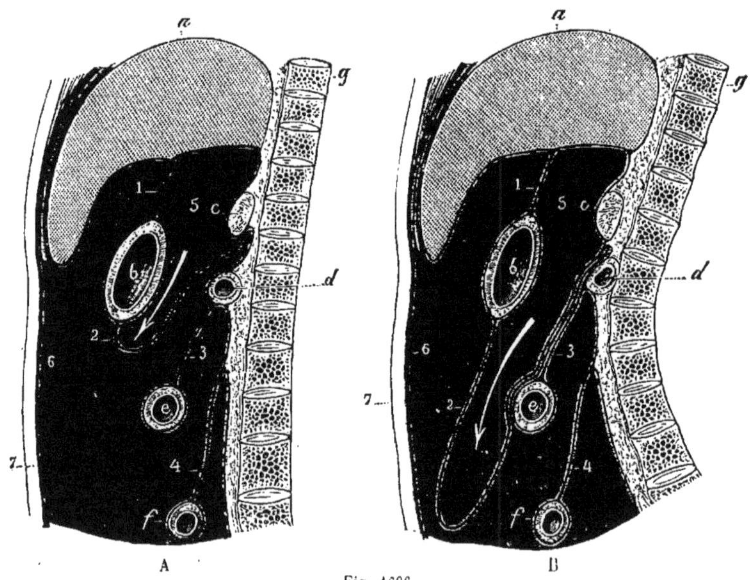

Fig. 1686.

Le grand épiploon et le côlon transverse, considérés chez l'embryon (A) et chez l'adulte (B).

A (chez l'embryon) : *a*, foie. — *b*, estomac. — *c*, pancréas. — *d*, duodénum. — *e*, côlon transverse. — *f*, intestin grêle. — *g*, colonne vertébrale. — 1, épiploon gastro-hépatique. — 2, mésogastre (futur épiploon gastro-colique). — 3, mésocôlon transverse primitif. — 4, mésentère. — 5, arrière-cavité des épiploons. — 6, péritoine hépatique.

B (chez l'adulte) : *a*, *b*, *c*, *d*, *e*, *f*, *g*, comme dans la figure précédente. — 1, épiploon gastro-hépatique. — 2, épiploon gastro-colique. — 3, mésocôlon transverse. — 4, mésentère. — 5, arrière-cavité des épiploons. — 6, péritoine hépatique.

(On voit nettement sur cette figure que le mésocôlon transverse de l'adulte (3) est le mésocôlon transverse primitif fusionné avec la partie correspondante de la lame ascendante du grand épiploon, et que, de ce fait, il est formé par quatre feuillets intimement accolés ; par suite de cet accolement, le grand épiploon semble venir se fixer sur le bord antérieur du côlon transverse.)

nous rencontrons chez l'adulte et même chez le nouveau-né (fig. 1684, 5). Mais il n'en est pas de même chez l'embryon. Chez ce dernier (fig. 1686, A), nous voyons la lame ascendante de l'épiploon passer au-dessus du côlon transverse et de son méso, et venir se fixer sur la paroi abdominale, suivant une ligne transversale passant par le pancréas. Là, ses deux feuillets s'écartent, le supérieur se portant en haut pour tapisser l'arrière-cavité des épiploons, l'inférieur se réfléchissant en bas et en avant pour former le feuillet supérieur du mésocôlon transverse. — A ce stade du développement embryonnaire, la partie toute postérieure ou racine du grand épiploon repose sur le mésocôlon transverse, mais en conservant toute son indépendance, en ne présentant avec le mésocôlon précité que de simples rapports de contiguïté. — Plus tard, les deux formations s'unissent peu à peu par un phénomène dit d'*accolement* ou de *coalescence*, et finissent par se fusionner jusqu'au niveau du bord antérieur du côlon transverse. Cet accolement débute, d'après TOLDT, dans la deuxième moitié du troisième mois et se fait de haut en bas et de droite à gauche. Il est habituellement terminé au commencement du cinquième mois, souvent plus tôt. — Par suite de cette transformation, représentée schématiquement dans la figure 1686, B l'insertion supérieure du grand épiploon se trouve reportée de la paroi abdominale postérieure sur le bord antérieur du côlon transverse. Mais cette insertion, comme nous le montre nettement la figure précitée, n'est qu'une insertion consécutive, qu'une insertion apparente. En réalité, elle est toujours située sur la paroi abdominale, et le feuillet supérieur du mésocôlon transverse, en dépit des apparences qui nous le présentent comme un feuillet simple, se compose de trois feuillets superposés et intimement fusionnés, savoir : 1° le feuillet antérieur de la lame ascendante du grand épiploon; 2° le feuillet postérieur de cette même lame ascendante; 3° enfin, le feuillet supérieur du mésocôlon primitif.

b. *Épiploon gastro-hépatique ou petit épiploon.* — L'épiploon gastro-hépatique est une lame mince, placée en direction frontale, qui s'étend de la face inférieure du foie à la face supérieure du duodénum et à la petite courbure de l'estomac (fig. 1682, 7 et 8). Il a une forme quadrilatère et nous présente, par conséquent, deux faces, l'une antérieure, l'autre postérieure, et quatre bords, que l'on distingue en supérieur, inférieur, droit et gauche. — La *face antérieure*, plane, continue la direction de la face antérieure de l'estomac. Elle est recouverte par le foie et ne peut être bien étudiée qu'à la condition de soulever ce dernier organe. — La *face postérieure*, également plane, délimite en avant le vestibule de l'arrière-cavité des épiploons. Elle est en rapport, dans la plus grande partie de son étendue, avec le lobule de Spigel. — Le *bord supérieur* s'insère successivement, en allant de droite à gauche : 1° sur les deux lèvres du sillon transverse du foie (hile); 2° sur cette partie du sillon antéro-postérieur qui loge le canal veineux ou, plus simplement, sur le sillon du canal veineux ; 3° sur cette portion du diaphragme qui se trouve comprise entre l'extrémité postérieure de ce dernier sillon et le côté droit de l'œsophage. L'épiploon gastro-hépatique, à son insertion supérieure, a, comme on le voit, un trajet très irrégulier. Il change, en effet, deux fois de direction : transversal dans sa portion initiale, il se dirige d'avant en arrière dans sa portion moyenne et, de nouveau, devient transversal dans sa portion terminale. — Le *bord inférieur* s'attache à la partie supérieure de la première portion du duodénum dans une étendue de 4 ou 5 centimètres. C'est le chiffre moyen que j'ai obtenu en mesurant l'étendue de cette insertion duodénale sur un certain nombre de sujets de vingt-cinq à soixante ans. J'ai rencontré comme minimum 43 millimètres, et comme maximum 52 millimètres. — Le *bord gauche*, sensiblement vertical, s'insère tout d'abord sur le côté droit de l'œsophage, puis sur la petite courbure de l'estomac depuis le cardia jusqu'au pylore. — Le *bord droit*, entièrement libre, forme la demi-circonférence antérieure de l'hiatus de Winslow. Il répond, par conséquent, au pédicule hépatique, plus particulièrement au canal cholédoque, et, au-dessus de ce canal, au col de la vésicule biliaire (fig. 1683.)

Un grand nombre d'auteurs donnent le nom de *ligament hépato-duodénal* à la portion du petit épiploon qui avoisine l'hiatus de Winslow et qui s'étend de la première portion du duodénum au hile du foie. De même, on désigne parfois sous le nom de *ligament phrénico-œsophagien* la portion de ce même épiploon qui se trouve comprise entre le diaphragme et l'œsophage. Un pareil morcellement du petit épiploon ne répond à aucun besoin, et les désignations précitées me paraissent devoir être abandonnées.

Le bord libre du petit épiploon est parfois prolongé sur la droite par un nouveau repli qui s'étend de la vésicule biliaire au côlon et qui, de ce fait, a été appelé *ligament hépato-colique* ou *cystico-colique*. Ce ligament se rencontre habituellement, à des degrés de développement divers, une fois sur six sujets. Il prend naissance en haut, comme son nom l'indique, sur le corps de la vésicule biliaire, un peu au-dessus du col. De là, il se porte en bas, croise la face antérieure du duodénum et vient se fixer sur le côlon transverse, soit au niveau de son coude hépatique, soit un peu en dedans de ce coude. Ainsi entendu, le ligament cystico-colique nous présente deux bords : un bord droit, qui est entièrement libre ; un bord gauche, qui se continue avec le bord libre du petit épiploon. Nous ajouterons qu'à son extrémité inférieure, le bord gauche se fusionne, dans certains cas, avec la portion correspondante du grand épiploon, avec cette portion qui se porte vers le coude hépatique du côlon et que HALLER, pour cette raison, a désignée sous le nom d'*épiploon colique*.

Le petit épiploon se compose, comme nous l'avons déjà vu, de deux feuillets adossés qui se continuent réciproquement au niveau du bord libre et qui se séparent au niveau des trois autres bords, en haut pour tapisser la face inférieure du foie, en bas et à droite pour s'étaler sur les deux faces antérieure et postérieure de l'estomac. Entre ces deux feuillets et immédiatement en dedans du bord libre de l'épiploon, cheminent les canaux cholédoque et cystique, la veine porte, la veine hépatique, un certain nombre de canaux lymphatiques et de filets nerveux (fig. 1683), tous organes qui se rendent au foie ou qui en proviennent et qui par leur ensemble constituent le pédicule de cet organe. A gauche du pédicule hépatique, les deux feuillets péritonéaux sont directement adossés l'un à l'autre et, de ce fait, l'épiploon nous apparaît sous la forme d'une lame excessivement mince, suffisamment mince, surtout chez le nouveau-né, pour laisser voir par transparence le lobule de Spigel qui est situé en arrière (fig. 1682, 4). Cette partie moyenne du petit épiploon (8), qui s'étale au-devant du lobule de Spigel, à la manière d'un rideau mince et flottant, a été appelé par TOLDT la *pars flaccida* de l'épiploon gastro-hépatique. La partie la plus élevée de ce même épiploon, celle qui est située immédiatement à droite du cardia et de l'œsophage, étant à la fois plus épaisse et plus fortement tendue, a reçu du même auteur le nom de *pars condensa*.

c. *Épiploon gastro-splénique.* — L'épiploon gastro-splénique unit la grosse tubérosité de l'estomac à la face interne de la rate. Il nous présente deux faces et quatre bords (fig. 1687). — De ses *deux faces*, l'une est antérieure, l'autre postérieure : la première constitue une portion de la paroi de la grande cavité péritonéale, et, de ce fait, se trouve en rapport avec les anses intestinales ; la seconde délimite, dans l'intervalle compris entre l'estomac et la rate, l'arrière-cavité des épiploons. — Les *quatre bords* se distinguent en interne, externe, supérieur et inférieur : l'interne répond à la grosse tubérosité de l'estomac ; l'externe au hile de la rate ; l'inférieur se continue avec la portion gauche du grand épiploon ; le supérieur se

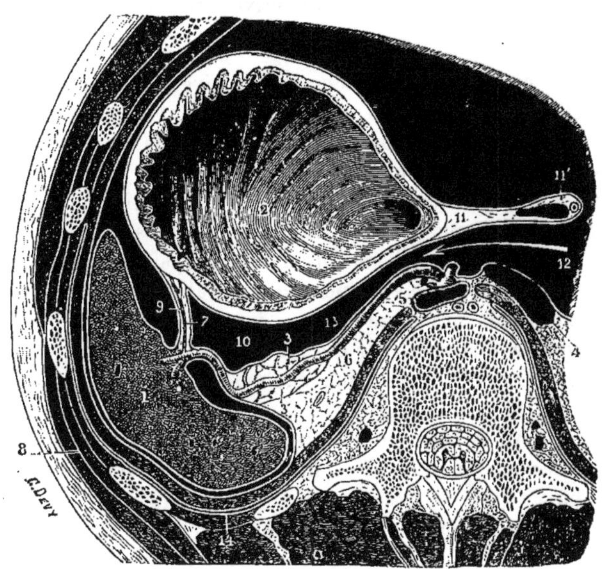

Fig. 1687.

Le péritoine gastrique et le péritoine splénique, vus sur une coupe horizontale du tronc passant par le hile de la rate.

1, rate. — 2, estomac. — 3. queue du pancréas. — 4, veine cave inférieure. — 5, aorte. — 6, artère splénique. — 7, vaisseaux courts. — 8, paroi thoraco-abdominale — 9, épiploon gastro-splénique. — 10, épiploon pancréatico-splénique. — 11, épiploon gastro-hépatique, avec 11', le pédicule du foie. — 12, hiatus de Winslow. — 13, arrière-cavité des épiploons. — 14, plèvre gauche.

continue, de même, avec la portion correspondante du ligament phrénico-gastrique.

L'épiploon gastro-splénique se compose, comme tous les épiploons, de deux feuillets adossés, entre lesquels cheminent les vaisseaux courts et l'artère gastro-épiploïque gauche. Ces deux feuillets se distinguent, ainsi que nous l'avons vu précédemment, en antérieur ou superficiel et postérieur ou profond. Au niveau de la grosse tubérosité, ils s'écartent l'un de l'autre pour tapisser les faces homonymes de l'estomac. Au niveau de la rate, ils se séparent de même pour s'étaler, l'antérieur sur la partie de la face interne de la rate qui est placée en avant du hile, le postérieur sur le côté antérieur du pancréas et des vaisseaux spléniques.

L'embryologie nous démontre nettement que l'épiploon gastro-splénique, comme le grand épiploon et le ligament phrénico-gastrique, est une dépendance du mésogastre primitif.

§ III. — Constitution anatomique

Le péritoine, comme toutes les séreuses, est formé par deux couches : une couche profonde de nature conjonctive; une couche superficielle de nature endothéliale.

1° Couche conjonctive.— La couche conjonctive ou trame de la séreuse est fort mince : elle mesure, en moyenne, de 100 à 110 μ pour le péritoine pariétal, de 50 à 60 μ pour le péritoine viscéral. Sa face superficielle sert de base à l'endothélium ; sa face profonde répond à une couche de tissu conjonctif lâche, le *tissu cellulaire sous-péritonéal*, qui unit la membrane séreuse aux organes sous-jacents. Cette couche sous-péritonéale, plus ou moins riche en graisse, varie beaucoup dans son épaisseur suivant les points où on la considère : assez développée en général sous le péritoine pariétal, elle est beaucoup plus mince au niveau des viscères et fait même défaut, en tant que couche distincte, sur quelques-uns d'entre eux, notamment sur le foie et sur la rate. Elle manque également, pour le péritoine pariétal, au niveau du centre phrénique.

Histologiquement, la lame conjonctive du péritoine se compose essentiellement de fibres conjonctives et de fibres élastiques, réunies par une substance amorphe :

a. Les *fibres conjonctives* se groupent en faisceaux plus ou moins volumineux, disposés parallèlement à la surface libre de la membrane. Ces faisceaux se bifurquent et s'entre-croisent un peu dans tous les sens, mais sans jamais s'anastomoser au sens propre du mot. Sur certains points répondant aux parties épaisses de la séreuse, les faisceaux conjonctifs se disposent sur plusieurs plans. Sur d'autres, notamment sur le grand épiploon où la membrane est très mince, ils ne forment plus qu'un plan unique. Encore convient-il d'ajouter que ce plan n'est pas continu : les faisceaux, plus ou moins écartés les uns des autres, circonscrivent entre eux de nombreux intervalles, au niveau desquels la trame de la séreuse se trouve réduite en réalité à une mince couche de substance amorphe. Aux faisceaux précités s'ajoutent çà et là des cellules de tissu conjonctif, d'autant plus nombreuses que la trame est plus épaisse : elles sont très rares ou font même complètement défaut sur le grand épiploon.

b. Les *fibres élastiques*, minces, ramifiées et fréquemment anastomosées entre elles, forment dans leur ensemble un riche réseau, dont les mailles sont généralement d'autant plus étroites qu'elles sont elles-mêmes plus minces et plus effilées. Ce réseau se rencontre dans toute l'épaisseur de la trame péritonéale, mais c'est au niveau de sa face profonde qu'elle présente son maximum de développement. Elle forme là comme une sorte de couche spéciale dont l'épaisseur varie de 10 à 30 μ. Cette *couche élastique sous-*

séreuse, signalée depuis longtemps déjà par ROBIN (*Journal de l'Anatomie*, 1864) et décrite à nouveau à une époque plus récente par BIZZOZERO et SALVIOLI (*Struttura delle sierose*, 1876) est d'autant plus épaisse que les parties sur lesquelles elle repose se trouvent plus exposées à des déplacements ou à des changements de forme : c'est ainsi qu'elle présente un développement considérable au niveau de l'intestin et qu'elle disparaît, au contraire, au niveau des organes qui, comme le foie, ne changent pas notablement de volume (ROBIN).

c. La *susbtance amorphe* remplit exactement tous les intervalles compris entre les éléments précédents. Elle forme à la surface libre de la trame conjonctive une mince couche hyaline (*basement membrane* de TODD et BOWMAN), épaisse de 1 à 3 μ. C'est à cette couche limitante hyaline, bien plus encore qu'au pavé endothélial qui la surmonte, que la séreuse est redevable de son aspect lisse et poli. Car, comme le fait remarquer ROBIN avec beaucoup de raison, cet aspect s'observe encore sur le cadavre après la chute de l'endothélium.

2° Couche endothéliale. — La couche épithéliale du péritoine est formée, comme sur toutes les séreuses, par des cellules aplaties, minces, transparentes, à contours polygonaux, disposées sur une seule rangée. Leurs bords, très irréguliers, sont tantôt rectilignes, tantôt ondulés ou même plus ou moins sinueux. Leur hauteur mesure à peine 1 ou 2 μ ; leur largeur est, en moyenne, de 45 à 50 μ. Chacune d'elles nous présente, soit à son centre, soit sur un point plus ou moins rapproché de ses bords, un noyau ovalaire, mesurant de 10 à 12 μ de longueur sur 4 ou 5 μ d'épaisseur. La hauteur du noyau est, comme on le voit, bien supérieure à celle de la cellule elle-même : il en résulte que celle-ci se renfle au niveau de son noyau et, de ce fait, revêt, quand on la regarde de profil, un aspect plus ou moins fusiforme.

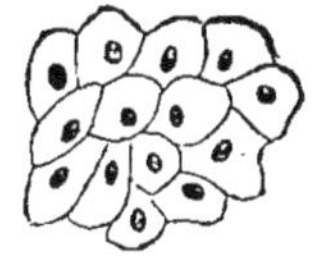

Fig. 1688. Endothélium du mésentère du chat (d'après KLEIN).

Au milieu des cellules endothéliales que nous venons de décrire, on rencontre de loin en loin d'autres cellules beaucoup plus petites, arrondies ou ovalaires, isolées ou disposées par groupes : comme les précédentes, elles se juxtaposent exactement par leurs bords et ne laissant entre elles aucun espace libre (fig. 1689, *b*). Ces cellules, bien décrites par KLEIN, par TOURNEUX et HERRMANN, ne sont pas des éléments spéciaux, mais se rattachent génétiquement aux plaques endothéliales au milieu desquelles elles se trouvent comme enclavées : si elles en diffèrent si notablement par leurs formes et par leurs dimensions, c'est qu'elles sont à un stade évolutif différent. Ce sont des centres de proliférations (*cellules germinatrices* de certains auteurs) et, comme telles, elles peuvent bourgeonner, soit intérieurement du côté de la cavité séreuse, soit extérieurement du côté du plan sous-péritonéal : dans ce premier cas, les bourgeons épithéliaux se traduisent à la surface de la séreuse par des sortes de nodules ou de villosités, disposition qui est fréquente sur le grand épiploon ; dans le second cas, ils forment ces petites dépressions qui criblent le péritoine du centre phrénique et auxquels RANVIER a donné le nom de *puits lymphatiques* (voy. t. II, p. 275).

Les cellules endothéliales des séreuses forment, on le sait, une nappe partout continue, je veux dire ne présentant aucune solution de continuité. La séreuse péritonéale, tout en se conformant à la règle dans la plus grande partie de son étendue, présente deux exceptions remarquables : son revêtement endothélial se trouve interrompu, en effet, d'une part au niveau du hile de l'ovaire et, d'autre part, sur la circonférence du pavillon de la trompe. Nous avons déjà signalé plus haut (p. 1037 et 1052) cette double disposition et nous ne saurions y revenir ici sans tomber dans des redites.

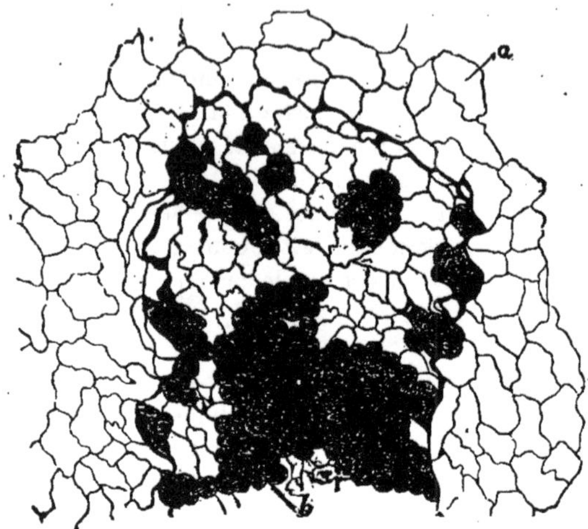

Fig. 1689.
Épiploon de lapin, imprégné au nitrate d'argent (d'après KLEIN).
a, cellules endothéliales ordinaires. — *b*, cellules germinatrices.

La séreuse péritonéale nous présente sur certains points de son étendue quelques particularités structurales que nous allons brièvement faire connaître :

a. *Grand épiploon*. — Chez le fœtus, et même chez le nouveau-né, le grand épiploon se compose de deux lames, l'une antérieure, l'autre postérieure, contiguës, mais entièrement indépendantes et s'écartant facilement l'une de l'autre par l'insufflation de l'arrière-cavité des épiploons. D'autre part, chacune d'elles est continue, c'est-à-dire ne présente aucune interruption, soit dans sa trame conjonctive, soit dans son endothélium. Plus tard, comme nous l'avons vu (p. 1180), les deux lames en question se soudent plus ou moins entre elles, en même temps qu'il s'y forme des trous. Ces trous, d'abord tout petits, s'agrandissent ensuite, de telle sorte que, lorsqu'ils ont atteint leurs plus grandes dimensions, l'épiploon se trouve transformé en une sorte de membrane fenêtrée ou réticulée.

RANVIER, qui a étudié minutieusement la forme, la situation, le mode d'origine et d'évolution des trous de l'épiploon, les attribue à l'action mécanique des cellules lymphatiques. Ces cellules, toujours en grand nombre dans la cavité péritonéale, se fixent, à un moment donné, sur l'une des faces de l'épiploon. Puis, elles pénètrent dans son épaisseur et, poursuivant leur marche en avant, s'échappent par la face opposée, laissant après elles une solution de continuité ou trou, qui répond exactement au chemin qu'elles ont suivi pour traverser de part en part la membrane.

Les rapports des trous épiploïques avec les cellules endothéliales qui revêtent l'une et l'autre des deux faces de l'épiploon sont très variables et, à cet effet, RANVIER admet les trois types suivants : 1° une ligne noire (après une imprégnation d'argent) marque la circonférence du trou, et sur cette ligne viennent se terminer les cellules marginales, soit de la face antérieure, soit de la face postérieure de l'épiploon ; 2° il n'existe pas de ligne noire sur la circonférence du trou et, dans ce cas, les cellules marginales de l'une des faces de la membrane se replient au niveau de cette circonférence pour aller tapisser la zone marginale de la face opposée ; 3° sur l'une des faces de l'épiploon, les cellules marginales se terminent exactement sur le pourtour du trou, tandis que, sur la face opposée, le trou se trouve situé au centre même d'une des plaques endothéliales de cette face. Ces différentes variétés s'expliquent nettement par le mode de progression des cellules lymphatiques à travers la membrane épiploïque : dans le *premier type*, on le conçoit sans peine, la cellule lymphatique a pénétré dans l'épaisseur de la membrane, au niveau d'un interstice cellulaire et, après avoir traversé la trame conjonctive, est sortie sur la face opposée au niveau d'un nouvel interstice ; dans le *troisième type*, la cellule lymphatique, après avoir pénétré dans l'épaisseur de la membrane, comme tout à l'heure, au niveau d'un interstice cellulaire, en est sorti en traversant une cellule ; quant au *deuxième type*, qui est de beaucoup le plus commun, il ne peut se comprendre, d'après RANVIER, qu'en admettant un remaniement consécutif du revêtement endothélial qui avoisine le trou. Nous ferons remarquer, en terminant, que les trous, que nous venons de décrire, se produisent toujours sur des points où il n'existe ni travées conjonctives, ni vaisseaux, par conséquent sur les parties les moins résistantes de l'épiploon, là où la membrane n'est, en réalité, constituée que par deux couches endothéliales interceptant entre elles une mince couche de substance amorphe.

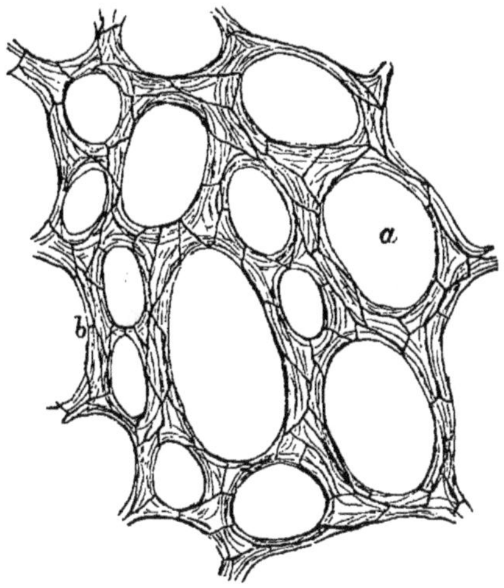

Fig. 1690.

Portion de l'épiploon du chat, vu de face après imprégnation d'argent (d'après KLEIN).

a, fenêtres ou trous ; *b*, trabécules conjonctives, recouvertes par l'endothélium.

Les cellules endothéliales ne nous présentent que leurs contours marqués par des lignes noires (lignes argentées) ; les noyaux, n'ayant pas été colorés, ne sont pas visibles.

Les trous épiploïques, une fois produits, peuvent sans doute se refermer par une sorte de soudure des parties momentanément écartées. Mais, le plus souvent, ils persistent pour devenir définitifs. Ils s'agrandissent alors par résorption des parties minces qui le circonscrivent, et ainsi s'établit, par un travail lent, mais continu, cette disposition fenêtrée ou réticulée qui caractérise l'épiploon de l'adulte.

Au point de vue structural, le grand épiploon présente encore cette particularité, mise en lumière par BARABAN, que les fibres élastiques paraissent y faire complètement défaut chez le nouveau-né. Mais elles s'y développent plus tard et on les y rencontre constamment chez l'adulte, non seulement à la surface des travées principales, mais aussi sur les travées les plus minces, sur celles qui sont dépourvues de vaisseaux et réduites à un seul faisceau conjonctif.

b. *Centre phrénique.* — Au niveau du centre phrénique, le péritoine repose directement, sans interposition d'une couche sous-séreuse distincte, sur les faisceaux tendineux du diaphragme, dans les interstices desquels cheminent, on le sait, de nombreux lymphatiques. C'est au niveau de ces interstices que la séreuse se déprime en doigt de gant pour former les *puits lymphatiques* de Ranvier, que nous avons déjà étudiés à propos des lymphatiques (voy. t. II, p. 275) et sur lesquels nous n'avons pas à revenir.

c. *Taches laiteuses.* — On rencontre, sur le grand épiploon d'un grand nombre d'animaux jeunes, des formations plus ou moins régulièrement circulaires, qui tranchent nettement par leur opacité relative sur la transparence de la membrane séreuse. RANVIER les a désignées sous le nom de *taches laiteuses*. Elles paraissent formées par des amas de cellules conjonctives auxquelles viennent se mêler une grande quantité de cellules lymphatiques. De ces taches laiteuses, les unes sont entièrement dépourvues de vaisseaux. Les autres, au contraire, nous présentent à leur surface et dans leur épaisseur un riche réseau capillaire. Ces capillaires, qui forment des anses caractéristiques, sont reliés aux réseaux du voisinage par une veine et une artère souvent uniques. « Pour donner naissance au réseau capillaire de la tache laiteuse, dit Ranvier, les artérioles se divisent, se subdivisent et aboutissent à des ramifications terminales qui se continuent à plein calibre avec les capillaires du réseau, de sorte que ce dernier semble être une émanation directe de l'artériole. Du côté des veines, il en est tout autrement, et, entre celles-ci et les capillaires qui s'y rendent, il y a toujours une limite tranchée. Au point où un capillaire débouche dans une veinule, celle-ci présente d'habitude une légère dilatation ; ou plutôt la veinule, conservant son calibre jusqu'à son extrémité, le capillaire vient s'y ouvrir, de telle sorte que, dans ce point, il y a entre les deux vaisseaux une différence notable de diamètre. »

On n'est pas encore bien fixé sur la signification anatomique des taches laiteuses. Tandis que certains histologistes (Ranvier) rattachent ces formations au système lymphatique, d'autres, basant leur opinion sur ce fait que les cellules conjonctives qui les constituent se transforment plus tard en vésicules adipeuses, les considèrent comme des lobules adipeux à la première période de leur évolution. Il résulte d'expériences faites par Kiener que, sur des animaux rendus tuberculeux, les taches laiteuses aboutissent à des tubercules.

§ IV. — Vaisseaux et nerfs

1° Artères. — Les artères nourricières du péritoine n'appartiennent pas en propre à cette membrane, mais leur sont fournies : 1° pour le feuillet pariétal, par les branches du voisinage ; 2° pour le feuillet viscéral, par les branches viscérales sous-jacentes. Elles forment tout d'abord, dans la couche conjonctive située au-dessous de la séreuse, un premier réseau visible à l'œil nu, le *réseau sous-séreux*. De ce réseau partent ensuite des vaisseaux très fins, qui pénètrent dans la trame même de la séreuse et s'y disposent en un deuxième réseau à mailles serrées, polygonales, régulièrement anguleuses, ayant trois ou cinq fois (Robin) le diamètre des capillaires limitants. Il est à remarquer que les capillaires sanguins n'atteignent jamais la limitante hyaline et s'en rapprochent même un peu moins que les capillaires lymphatiques.

2° Veines. — Les veines, issues du réseau capillaire précité, descendent dans la couche sous-séreuse et s'y terminent dans les troncs veineux, de provenances diverses, qui cheminent dans cette couche.

3° Lymphatiques. — Il est universellement admis aujourd'hui que le péritoine possède des lymphatiques lui appartenant en propre, distincts par conséquent des lymphatiques sous-séreux. Ces lymphatiques péritonéaux ont été signalés depuis longtemps déjà, sur le mésentère par Klein, sur le péritoine utérin par Mierzejewski, sur le péritoine du centre phrénique par Recklinghausen, Ludwig, Schweigger-Seidel, etc. (voy. t. II, p. 275).

Bizzozero et Salvioli, qui ont repris en 1876 cette étude des lymphatiques des séreuses, ont décrit et figuré sur le péritoine diaphragmatique, outre le réseau profond ou sous-séreux, un réseau superficiel placé dans la trame même de la séreuse, immédiatement au-dessous de la membrane limitante. Ce dernier réseau est constitué par des lacunes allongées, communiquant toutes les unes avec les autres à l'aide de canalicules très grêles, qui, pour la plupart, sont parallèles entre eux et disposés perpendiculairement au grand axe de la lacune. Bizzozero et Salvioli, du reste, ont constaté sur les parois de leurs lacunes, un revêtement endothélial complet et caractéristique.

Du réseau lymphatique superficiel ou intra-séreux partent des canaux plus ou moins volumineux, lesquels se rendent ensuite au réseau sous-séreux et, de là, à leurs ganglions. Ces ganglions varient naturellement suivant les régions du péritoine que l'on considère.

Quant aux relations intimes que présentent les lymphatiques superficiels avec l'endothélium de la séreuse (*stomates, puits lymphatiques*), le lecteur voudra bien se reporter à la page 275 du tome II, où cette question a déjà été étudiée.

4° Nerfs. — Les nerfs du péritoine, signalés depuis longtemps par HALLER, par GLISSON, par MALPIGHI, ont été décrits à nouveau à une époque plus récente par LUSCHKA et par BOURGERY. CYON, en 1868, a rencontré dans la membrane rétro-péritonéale de la grenouille des nerfs à double contour : ces nerfs, après s'être dépouillés de leur myéline, formaient un plexus, d'où s'échappaient des fibrilles terminales excessivement ténues. KLEIN, auquel j'emprunte cette dernière citation, signale également l'existence de fibres nerveuses sur le mésentère et sur le péritoine diaphragmatique. ROBIN, de son côté, a rencontré des corpuscules de Pacini dans le mésentère du chat. En 1872, L. JULLIEN a pu suivre jusqu'à leur terminaison les nerfs péritonéaux, sur le grand épiploon et sur le feuillet qui recouvre la face antérieure de l'estomac. Il a constaté tout d'abord, dans le derme de la séreuse, l'existence de troncs nerveux, suivant généralement le trajet des vaisseaux, s'anastomosant très peu, mais se divisant fréquemment. Chaque branche subit ensuite de nouvelles divisions, dont les plus ténues sont des fibres pâles de 2 ou 3 μ de diamètre. De distance en distance, ces fibres pâles présentent des renflements fusiformes, mesurant de 5 à 6 μ dans leur plus grande largeur, au delà desquels elles reparaissent avec leur diamètre primitif, pour se renfler de nouveau un peu plus loin et ainsi de suite. Finalement, elles se résolvent en un certain nombre de fibrilles d'une extrême ténuité, lesquelles se terminent par un renflement ovoïde ou piriforme. Ce corpuscule terminal, à son tour, donne naissance à son extrémité périphérique, je veux dire à l'extrémité opposée à celle qui est en continuité avec la fibrille nerveuse, à un ou plusieurs filets très grêles, terminés eux-mêmes par un petit renflement.

A consulter, au sujet du péritoine, outre les travaux déjà signalés à propos des viscères abdomino-pelviens (Livres VIII et IX) : BOCHDALECK, *Ueber den Peritonealüberzug der Milz und das Ligamentum pleuro-colicum*, Reichert's Arch., 1867; CLELAND, *On an abnormal arrangement of the peritoneum, with remarks on the development of the mesocolon*, Journ. of Anat. and Physiol., 1868; DU MÊME, *The peritoneum of human subject, illustrated with that of the whombat*, ibid., 1869; JULLIEN (L.), *Contrib. à l'étude du péritoine, ses nerfs et leurs terminaisons*, Lyon médical, 1892; FARABEUF, *Le système séreux*, Th. d'agrég., Paris, 1876; BIZZOZERO et SALVIOLI, *Sulla struttura e sui linfatici delle sierose umane*, Arch. per le scienze mediche, Torino, 1878; ALTMANN, *Transformations de l'épithélium séreux sur le mésentère de la grenouille*, Arch. f. med. Anat., 1879; TOLDT, *Bau und Wachtumsveränderungen des Gekröse des menschl. Darmkanales*, Wien, 1879; ZÖRNER, *Bau und Entwickelungen des Peritoneum nebst Beschreibung des Bauchfalles einiger Edentaten*, Halle, 1881; WALSHAM, *Abnormal peritoneal attachements of the small and large intestines*, St. Bartholomew's Hosp. Reports, 1881; DUBAR et REMY, *Absorption par le péritoine*, Journ. de l'anat. et de la physiol., 1882; BLANCHARD, *Quelques considérations sur la séreuse péri-*

tonéale, Th. Lyon, 1882; ANDERSON, *The arrangement of the peritoneum in man and others animals*, The Dublin quat. Journal of med. Sciences, 1883; GRENET, *Des injections de sang dans la cavité péritonéale*, Th. Paris, 1883; NIEMANN, *Ueber den Processus vaginalis peritonei beim weibl. Geschlechte*, etc., Th. de Göttingen, 1882; AYERS, *Untersüch. über Pori abdominales*, Morph. Jahrb., 1884; BATELLI, *Dello adattamento di alcune cellule endoteliali nelle membrane sierose*, Lo Sperimentale, 1884; LOCKWOOD, *On the development of the great omentum an transversum mesocolon*, Journ. of Anat. and Physiol., 1884; DU MÊME, *The development of the arteries of the abdomen and their relations to the peritoneum*, Proc. of roy. Soc. of London, 1885; TREVES, *Lectures in the anatomy of the intestinal canal and peritoneum in man*, Brit. med. Journal, 1885; FARABEUF, *Arrêt d'évolution de l'intestin*, Progr. méd., 1885; BRICON, *De l'épiploon cystico-côlique*, Progr. méd., 1888; TOLDT, *Die Darmgekröse und Netze im gesetzmæssigen und in gesetzwidrigen Zustand*, Wien, 1889; BARABAN, *Rech. sur la soudure des feuillets de l'épiploon humain*, Rev. méd. de l'Est, 1889; ROGIE, *Note sur l'évolution de la portion infra-duodénale du tube digestif et de son mésentère*, Lille, 1889; DU MÊME, *Anomalie du péritoine chez le nouveau-né*, Bull. de la Soc. anat.-clin. de Lille, 1889; DU MÊME, *Ligament pancréatico-splénique*, ibid., 1890; ROGIE et PÉRIGNON, *Anomalie d'évolution du péritoine*, etc., Lille, 1891; ANDERSON, *The planes of subperitoneal and subpleural connective tissue with their extensions*, Journ. of Anatom. and Physiol., 1890; JABOULAY, *La torsion intestinale arrêtée dans son excursion*, Prov. méd., 1891; PÉRIGNON, *Etude sur le développement du péritoine dans ses rapports avec l'évolution du tube digestif et de ses annexes*, Th. de Paris; 1892; SYMINGTON, *The relations of the peritoneum to the descending colon in the human subject*, Journ. of Anatom. and Physiol., 1892.

LIVRE X

EMBRYOLOGIE

On peut définir l'embryologie (de ἔμβρυον, embryon et λόγος, discours) : la science du développement des êtres. Le développement est la série des changements de forme par lesquels passe tout être vivant, pour arriver à l'état adulte, en partant d'un organisme très simple, l'œuf.

G.-F. Wolff, le créateur de l'embryologie, montra le premier (1759) que l'organisme est constitué au début par de simples lames planes, les *feuillets embryonnaires*, lesquels se recourbent sur eux-mêmes et se compliquent de mille manières pour engendrer les organes. C.-E. von Baer (1837) étendit et compléta l'œuvre de Wolff. Ses travaux, ceux de Pander, et plus tard ceux de Remak, conduisirent à la notion que le corps de l'embryon est formé de trois feuillets, un *feuillet externe* ou *ectoderme*, un *feuillet interne* ou *entoderme*, et enfin un feuillet intermédiaire aux deux précédents, le *feuillet moyen* ou *mésoderme*. En 1849, Huxley compara les deux couches cellulaires du corps des cœlentérés avec l'ectoderme et l'entoderme des embryons de vertébrés, et établit ainsi, le premier, que, même chez des animaux très éloignés les uns des autres, le corps est formé à l'aide de matériaux identiques ou tout au moins homologues. Cette idée fut développée ensuite avec beaucoup de succès par Hæckel dans sa théorie de la *Gastræa*, et on admet aujourd'hui que dans tout le règne animal, l'organisme procède de feuillets embryonnaires homologues entre eux.

En effet, chez tous les animaux métazoaires, les feuillets de même nom engendrent toujours des organes de la même catégorie : l'ectoderme produit partout le système nerveux et les organes des sens, ainsi que les épithéliums tégumentaires, en un mot des organes de la vie de relation; le mésoderme engendre les muscles volontaires et le squelette, organes de la vie de relation, puis les muscles lisses, le système uro-génital qui se rattachent à la vie végétative: l'entoderme donne exclusivement naissance à des organes de la vie végétative, système digestif, système respiratoire.

La place qui, dans cet ouvrage, est consacrée à l'embryologie ne comporte naturellement qu'un court résumé; mais si j'ai dû être bref sur bien des points, je me suis néanmoins toujours efforcé de mettre en lumière les idées générales qui dominent l'embryologie actuelle.

Le présent livre est divisé en cinq articles : dans le premier nous étudierons l'*œuf et les premières phases du développement;* cet article renferme un grand nombre de faits empruntés à l'embryologie comparée, et qui ne se rapportent pas directement à l'homme; mais il était impossible de les passer sous silence, la nature intime des premiers phénomènes du développement, chez l'homme, ne pouvant être bien comprise que par une étude comparative; le second article est consacré à la *formation du corps* et aux *annexes de l'embryon;* le troisième, aux *organes dérivés de l'ectoderme;* le quatrième, aux *organes dérivés de l'entoderme;* le cinquième, aux *organes dérivés du mésoderme.*

En réalité, à quelques exceptions près, un organe ne provient jamais d'un seul feuillet, car il comprend toujours, avec un tissu spécial, venu de l'un ou de l'autre des feuillets, une charpente conjonctivo-vasculaire fournie par le mésoderme. Mais le tissu propre de l'organe le caractérise seul, il en est l'élément spécifique, tandis que la charpente conjonctivo-vasculaire n'est en quelque sorte qu'un élément banal. On peut donc rattacher génétiquement chaque organe à un seul feuillet, à celui des trois qui a produit ses éléments propres. Ainsi se trouve justifié le mode d'exposition que nous avons adopté, et qui, du reste, est celui de la plupart des auteurs.

ARTICLE I

L'ŒUF ET LES PREMIÈRES PHASES DU DÉVELOPPEMENT

L'ovule, qui est tout d'abord une simple cellule périssable comme les autres cellules du corps dont il fait partie, devient, par le fait même de la fécondation, un organisme unicellulaire, doué d'une vie nouvelle et capable d'évoluer d'une manière propre. On peut désigner cet organisme sous le nom d'*œuf* ou de *germe*, en réservant le nom d'*ovule* ou d'*œuf ovarien* pour la cellule femelle non fécondée.

Les produits sexuels, spermatozoïde et ovule, qui par leur conjugaison donnent le germe, ont déjà été étudiés (voy. p. 947 et 1039). Nous ne reviendrons pas sur le spermatozoïde, mais l'ovule doit être décrit plus complètement que cela n'a été fait. Il est en effet le support, le substratum de tous les phénomènes embryologiques que le spermatozoïde met en train. Sa *structure* a une grande influence sur la marche de ce phénomène, elle doit être bien connue.

L'ovule, avant d'être apte à la fécondation, doit subir une série de changements connus sous le nom de *maturation;* puis il s'unit avec le spermatozoïde, dans l'acte de la *fécondation*, et bientôt après devient le siège de divisions répétées, dont l'ensemble constitue la *segmentation.* Enfin, les cellules produites par ces divisions s'ordonnent entre elles pour former les couches cellulaires connues sous le nom de feuillets germinatifs, d'où dérivent tous les organes du corps.

En suivant cet ordre, qui est celui dans lequel les phénomènes se succèdent en réalité, nous étudierons dans ce chapitre : 1° La *structure de l'œuf ovarien ;* 2° la *maturation de l'œuf ovarien;* 3° la *fécondation ;* 4° la *segmentation ;* 5° la *formation des feuillets.*

§ I. — Structure de l'œuf ovarien ou ovule

L'ovule est une simple cellule et, comme tel, possède une membrane d'enveloppe, un noyau et un corps protoplasmique. Nous étudierons d'abord l'ovule des vertébrés en général avec les différentes modifications qu'il peut présenter. Celles-ci sont en effet indispensables à connaître pour comprendre la segmentation et par suite la formation des feuillets. Cette étude faite, nous donnerons quelques détails particuliers sur l'ovule de l'homme.

1° Ovule en général. — La membrane d'enveloppe de l'ovule est généralement épaisse, transparente et assez solide. Elle peut être formée par une sécrétion de l'ovule lui-même, dans ce cas on l'appelle *membrane vitelline*, ou bien elle est sécrétée par les cellules folliculaires qui entourent l'ovule, c'est alors un *chorion.*

Le noyau *(vésicule germinative)* est volumineux ; il est pourvu d'une fine membrane, et renferme un contenu clair, qui ne se colore pas par les réactifs (*suc nucléaire*), au sein duquel est plongé un réseau d'une substance très facilement colorable, la chromatine ou nucléine. Sur divers points du réseau sont placées une ou plusieurs sphères colorables, ce sont les *taches germinatives* ou *nucléoles.*

Le corps protoplasmique a reçu le nom de *vitellus.* Il est formé de protoplasma renfermant une certaine quantité de matières nutritives que l'on a désignées par opposition au protoplasma sous le nom de *deutoplasma.* On dit aussi *vitellus formatif* ou *vitellus plastique* en parlant du protoplasma, *vitellus nutritif* en parlant du deutoplasma. Les matières nutritives contenues dans le vitellus sont des matières grasses et des mélanges de matières grasses et de matières albuminoïdes, contenant du phosphore et des sels minéraux. Elles se présentent sous les formes les plus diverses, tantôt avec l'apparence de petits grains semblables à des gouttes de graisse, mais doués de réfringences très diverses (mammifères) tantôt sous forme de petites plaques ou de tablettes (poissons), tantôt enfin sous la forme de sphères volumineuses et de structure compliquée (vitellus blanc des oiseaux). Le deutoplasma ne joue aucun rôle actif dans les phénomènes embryologiques, il est simplement destiné à pourvoir à l'alimentation du germe, il apporte même par sa présence au sein du protoplasma des obstacles aux mouvements moléculaires que ce dernier doit effectuer pour se diviser. Aussi la division d'un œuf, sa segmentation, est d'autant plus rapide et d'autant plus facile que cet œuf renferme moins de deutoplasma (Balfour).

La distribution du vitellus nutritif dans l'œuf ovarien a donc une grande importance, à cause de son influence sur la segmentation. On peut distinguer, chez les vertébrés envisagés en particulier, trois modes principaux de distribution du vitellus nutritif.

a. *Ovules alécithes.* — Les grains de deutoplasma manquent tout à fait, ou bien sont peu abondants et peu volumineux. Lorsqu'ils existent ils sont distribués à peu près uniformément au sein du protoplasma. En les considérant au point de vue de leur vitellus nutritif, Balfour avait donné à ces œufs le nom d'ovules *alécithes* (ἀ privatif λήκυθος, substance grasse). Les ovules rigoureusement alécithes, au sens littéral du mot, sont très rares; l'ovule des mammifères et de l'homme, que Balfour rangeait dans cette catégorie, est en réalité pourvu d'une quantité assez importante de vitellus nutritif. Il vaut donc

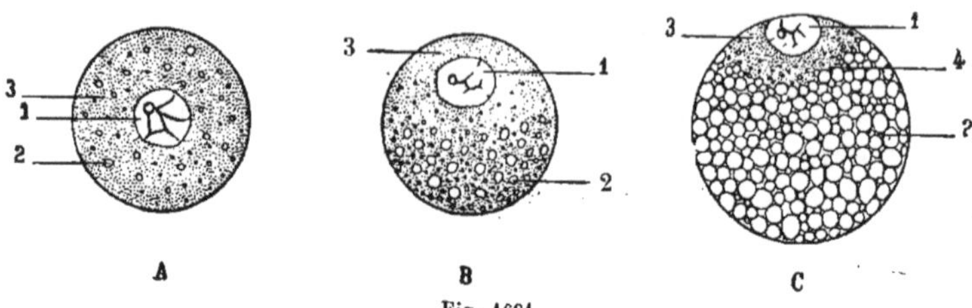

Fig. 1691.

Divers types d'ovules (*schématique*).

A, ovule alécithe. — B, ovule télolécithe. — C, ovule eutélolécithe.
1, vésicule germinative. — 2, vitellus nutritif (deutoplasma).— 3, vitellus formatif (protoplasma). — 4, zone intermédiaire entre le vitellus nutritif et le vitellus formatif.

mieux, pour éviter la confusion que l'étymologie pourrait faire naître, appeler cet ovule oligolécithe (ολιγος, peu nombreux, et λήκυθος) comme l'a proposé Prenant. Les ovules alécithes et oligolécithes sont toujours petits, leur diamètre ne dépasse guère 2 dixièmes de millimètre.

b. *Ovules télolécithes.* — Les grains vitellins sont plus volumineux et plus abondants. Ils ne sont pas répartis d'une manière uniforme dans le protoplasma, mais se pressent de préférence à un pôle de l'ovule, le pôle opposé ne renfermant que du protoplasma pur ou mélangé d'une très petite quantité de deutoplasma très finement divisé. L'ovule présente donc deux pôles, un pôle protoplasmique (*pôle germinatif* ou *pôle animal*), et un pôle dans lequel le protoplasma est très réduit en quantité par la surcharge de matières nutritives, (*pôle nutritif* ou *végétatif*). Dans les descriptions, on place d'habitude le pôle germinatif en haut. L'accumulation du protoplasma dans un pôle entraîne cette conséquence que le noyau, qui se place toujours là où le protoplasma est le moins encombré de matières nutritives, abandonne le centre de l'œuf et se rapproche du pôle supérieur. Ces ovules ont reçu le nom de télolécithes (τέλος fin, pôle, λήκυθος). Toutefois, la distinction entre les deux pôles n'est pas absolue, puisqu'il y a encore du protoplasma au pôle nutritif, et ces œufs ne répondent qu'imparfaitement à leur définition de télolécithes. Ils sont plus grands que ceux de la première catégorie, leur diamètre atteint ou dépasse 1 millimètre (amphibiens, cyclostomes).

c. *Ovules eutélolécithes.* — Il peut arriver que le deutoplasma remplisse entièrement le pôle inférieur de l'œuf qui ne renferme plus du tout de protoplasma. Ce dernier occupe exclusivement le pôle supérieur où il est disposé sous la forme d'un petit disque biconvexe que l'on appelle dans l'œuf de la poule, la *cicatricule.* Dans ce cas la distinction entre les deux pôles est très nette; le pôle végétatif ne renferme plus que des matières nutritives, le pôle animal ne renferme que du protoplasma. Nous avons affaire à un œuf télolécithe parfait ou eutélolécithe. Le diamètre de ces œufs est assez grand. Dans l'ovule de poule il mesure 30 millimètres.

2° Ovule de l'homme et des mammifères. — L'ovule des mammifères, découvert par Von Baer, en 1827, est très semblable à celui de l'homme. Ce dernier est sphérique, de petite taille, $0^{mm},17$ (Nagel). Sa membrane d'enveloppe est épaisse et transparente, à un faible grossissement elle paraît homogène et forme autour de l'œuf une zone claire se détachant bien sur le vitellus, d'où le nom de *zone pellucide* (von Baer). A un grossissement d'environ cinq cents fois, elle présente des stries radiales très fines dirigées à travers son épaisseur. A cause de cela on l'appelle maintenant *zone radiée.* Les cellules de la membrane granuleuse du follicule sont disposées autour de l'ovule en une sorte de couronne rayonnante (*corona radiata*). La plupart des auteurs sont d'accord aujourd'hui pour considérer la membrane de l'ovule comme sécrétée par les cellules du follicule, c'est donc un chorion. Mais comme on a aussi donné le nom de chorion à une des membranes formées plus tard autour de l'embryon, on désigne la membrane qui entoure l'ovule sous le nom de *prochorion*. Au-dessous du prochorion, Ed. Van Beneden a signalé, au moment de la maturation de l'œuf, une seconde membrane qui entoure directement le vitellus et qui, sécrétée par le vitellus lui-même, mérite véritablement alors le nom de membrane vitelline.

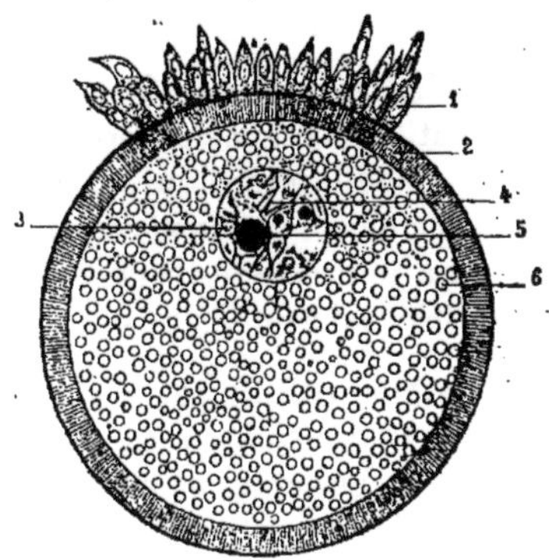

Fig. 1692.
Ovule de mammifère (Waldeyer).

1, cellules de la corona radiata. — 2, zone radiée. — 3, vésicule germinative. — 4, réticulum nucléaire. — 5, tache germinative. — 6, vitellus.

Le vitellus renferme une certaine quantité de deutoplasma situé principalement vers le centre de l'œuf, de manière à laisser à la périphérie le protoplasma à peu près pur, constituer une sorte d'écorce. Les granulations de vitellus nutritif rendent l'ovule des mammifères très fortement granuleux et assez opaque ; chez l'homme, par exception, le vitellus est très transparent et laisse facilement étudier les détails de structure (Nagel).

La vésicule germinative (noyau de l'ovule) a été retrouvée par Coste, en 1833, dans l'ovule des mammifères peu de temps après que Purkinje l'eut découverte pour la première fois dans l'œuf de la poule (en 1825). Son diamètre atteint presque le quart de celui de l'ovule. Elle renferme en général une tache germinative assez grosse, accompagnée de deux ou trois taches plus petites. Le noyau occupe généralement une position légèrement excentrique et tend à se rapprocher de la surface de l'ovule.

Ovule de la poule. — Comme le développement du poulet fournit des données très importantes à l'embryologie, nous dirons quelques mots sur la composition de l'œuf de poule. L'œuf de poule pondu présente, comme on le sait, trois parties : 1° la coquille ; 2° l'albumine, qui forme le blanc, et enfin 3° le jaune.

La coquille, organe de protection, est sécrétée par l'oviducte, de même que l'albumine qui sert à la nutrition. Le jaune seul correspond à l'œuf ovarien des mammifères. Il est enveloppé par une couche particulière d'albumine, prolongée de chaque côté par deux cordons tordus sur eux-mêmes, les *chalazes*, qui s'étendent au sein de l'albumine suivant le grand axe de l'œuf. Cette couche ou membrane chalazifère n'est pas une enveloppe propre de l'ovule. Au-dessous d'elle se trouve la véritable membrane ovulaire analogue à la zone radiée des mammifères. Le jaune est constitué par des couches concentriques d'une substance jaune d'or emboîtées les unes dans les autres et séparées par des lits très minces d'une substance plus pâle. Cette substance pâle, qui a reçu à cause de sa couleur le nom de *vitellus blanc*, recouvre toute la surface du jaune sous la forme d'une lame extrêmement mince, laquelle, arrivée au pôle supérieur de l'ovule, s'épaissit en une masse infundibuliforme le *noyau de Pander*, puis s'enfonce dans l'intérieur de l'œuf en formant un cordon étroit qui, arrivé au centre, se renfle en une sorte de sphère (*latebra*). Il y a dans l'épaisseur du jaune un certain nombre de lits de vitellus blanc, qui séparent comme on l'a vu les couches du jaune proprement dit ou vitellus jaune. Au pôle supérieur se trouve un petit amas lenticulaire de protoplasma, qui, dans un œuf pris dans l'ovaire, renferme la vésicule germinative. C'est la *cicatricule* de l'œuf, la partie principale, celle qui formera l'embryon. La cicatricule repose directement sur le vitellus blanc dont il est difficile de la délimiter exactement. En effet, à leur point de contact, protoplasma et vitellus blanc se mélangent et se pénètrent réciproquement, le protoplasma de la cicatricule se continuant sous la forme d'un réseau très délicat à travers une certaine épaisseur du vitellus blanc.

§ II. — Maturation de l'ovule

L'ovule, tel qu'il a été décrit ci-dessus, c'est-à-dire pourvu de sa vésicule germinative, n'est pas propre à être fécondé. Il doit au préalable subir une série de modifications qui constituent les phénomènes de la maturation. L'intelligence de ces phénomènes suppose la connaissance préalable de la division cellulaire indirecte ou *karyokinèse*. Comme cette question n'a pas encore été traitée dans le cours de cet ouvrage, nous l'exposerons ici brièvement.

1° Division cellulaire. — Il y a deux modes principaux de division cellulaire : 1° la *division directe*, qui s'effectue directement par un simple étranglement du protoplasma et du noyau sans changements importants dans la structure de ces parties ; 2° la *division indirecte*, qui suppose au préalable une série de modifications dans la structure du noyau et dans celle du protoplasma. On donne souvent à la division indirecte le nom de *karyokinèse*, ou mieux, conformément à l'orthographe française, de *caryocinèse* (καρυον, noyau, κίνησις, mouvement). On la désigne aussi quelquefois sous le nom de *mitose* (μιτον, filament) à cause de la structure filamenteuse que revêt à ce moment le noyau.

Pour étudier les phénomènes de la caryocinèse nous exposerons : 1° la structure du noyau à l'état de repos (*noyau quiescent*) ; 2° les phénomènes qui se rattachent plus directement à l'activité du noyau (*phénomènes nucléaires*) ; 3° ceux qui relèvent du protoplasma de la cellule (*phénomènes protoplasmiques*).

a. *Noyau quiescent.* — On peut décrire dans les noyaux au repos : 1° une *membrane d'enveloppe ;* 2° un contenu liquide clair, qui ne se colore pas par les réactifs (*suc nucléaire*) ; 3° une *charpente* formée par des filaments d'une matière protéique spéciale, la *plastine*, filaments qui renferment une substance très facilement et très énergiquement colorable par les réactifs, la *chromatine* (χρῶμα, couleur) ; 4° enfin des *nucléoles*.

On distingue deux sortes de nucléoles, les *nucléoles vrais* et les *nucléoles chromatiques*. Les nucléoles vrais sont des petits corps sphériques, très réfringents, et constitués par des substances diverses, autres que la chromatine ; ils jouent sans doute un rôle dans la nutrition, mais disparaissent comme par une sorte de fonte avant la division cellulaire. Les nucléoles chromatiques sont des petits corps irréguliers étoilés, résultant de l'accolement sur un même point de deux ou de plusieurs filaments de la charpente. Lorsque la charpente change de forme, les accolements des fils se défaisant, ces nucléoles disparaissent bien entendu, mais leur substance n'est pas détruite, elle se retrouve dans les fils chromatiques.

La charpente du noyau peut revêtir des formes multiples, mais qui se laissent à peu près toutes ramener à deux types : 1° type de la *charpente réticulée ;* 2° type de la *charpente polarisée.* — Dans le premier type (fig. 1693,A), les filaments, de grosseur variable, forment un réseau qui traverse le suc nucléaire et vient s'insérer sur la paroi du noyau, qui est, elle aussi, constituée par de la chromatine. Le noyau renferme des nucléoles vrais et des nucléoles chromatiques. — Dans la seconde forme (fig. 1693,B), les filaments chromatiques sont de deux ordres : Les premiers, *filaments primaires*, plus gros, sont disposés en anses dont les convexités sont tournées toutes vers le même pôle du noyau, à une certaine distance duquel elles s'arrêtent, laissant libre autour du pôle un espace que RABL nomme le *champ polaire*. Les seconds, *filaments secondaires*, plus fins, se portent des branches d'une anse aux branches voisines, créant ainsi entre les filaments primaires une foule d'anastomoses. Il en résulte que l'ensemble des filaments chromatiques forme ici aussi un réseau, mais les filaments principaux de ce dernier ont une orientation polaire; le noyau possède alors un axe qui passe par le centre du noyau et par le centre du champ polaire.

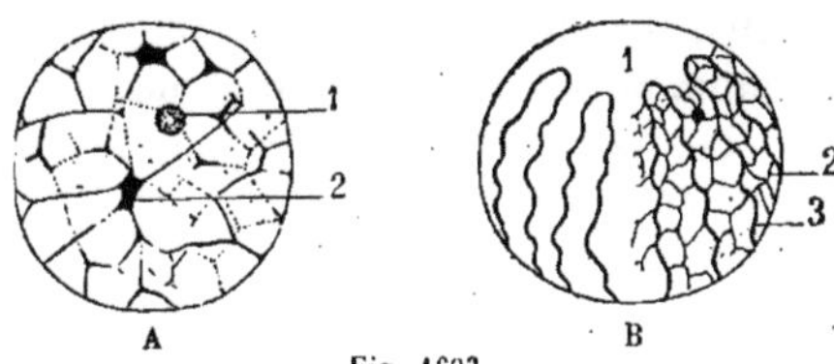

Fig. 1693.
Noyaux quiescents (*schématique*).

A, noyau à charpente réticulée : 1, nucléole vrai ; 2, nucléole chromatique. — B, noyau à charpente polarisée : 1, champ polaire ; 2, filaments secondaires ; 3, anses primaires.

b. *Phénomènes nucléaires*. — Le premier changement qui intervient dans le noyau lors de la caryocinèse est la disparition du réseau. Dans les cas où la charpente a la forme réticulée tout se passe comme si les nœuds du réseau, comparables à ceux d'un filet, se défaisaient, rendant au fil qui les a formés sa continuité primitive. La chromatine se dispose alors en un long filament entortillé que l'on appelle le *spirème* (σπειρημα, entortillement) ou peloton. Au début les tours du filament sont très nombreux et très serrés ; on dit alors que le noyau est au stade du peloton serré (fig. 1694, A). Plus tard, le filament revient un peu sur lui-même, se raccourcit et devient plus large ; il forme par conséquent un peloton moins serré, c'est le peloton lâche (fig. 1694, B). Enfin, ce peloton se sectionne lui-même en un certain nombre de fragments indépendants pliés en anses ou en V (fig. 1694, C) appelés *chromosomes* (WALDEYER).

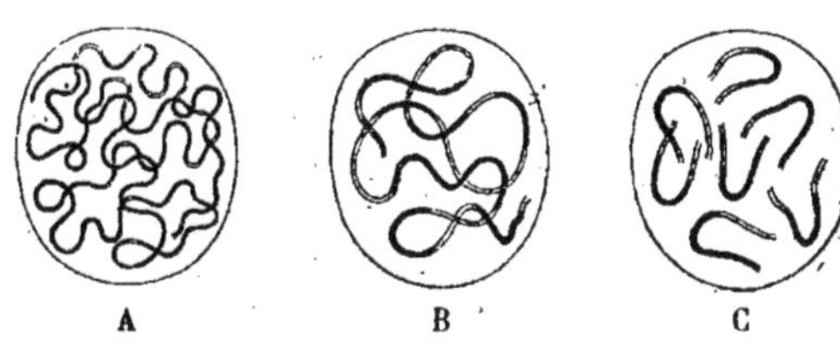

Fig. 1694.
Charpente d'un noyau en voie de division (*schématique*).

A, peloton serré. — B, peloton lâche. — C, chromosomes libres.

Dans le cas de noyaux à charpente polarisée les filaments secondaires se délient les uns des autres et rentrent dans les filaments primaires qui, devenus indépendants, constituent autant de chromosomes.

Il y a des cas où les chromosomes ne consistent pas en des anses, mais simplement en de petites sphérules ou en des bâtonnets larges et courts.

La membrane du noyau disparaît et l'on voit apparaître un *fuseau* formé par des filaments très délicats, hyalins, qui se colorent mal par les réactifs (*filaments achromatiques*). Les chromosomes se placent à l'équateur du fuseau (fig. 1695, A) et y dessinent une figure qui représente soit une étoile, soit une couronne ou même une plaque, suivant qu'on la regarde de face ou de profil, et que les chromosomes sont plus ou moins rapprochés les uns des autres. C'est l'*astroïde* de FLEMMING, la *couronne* ou la *plaque équatoriale* d'autres auteurs. Les rapports qui existent entre les chromosomes et les fils du fuseau ne sont pas compris de la même façon par tout le monde; pour les uns, chaque chromosome s'appuie par sa convexité sur un seul fil achromatique, et il y a juste autant de fils dans le fuseau que de chromosomes dans la plaque équatoriale; pour les autres, plusieurs fils achromatiques s'attachent à une seule anse.

Après la constitution de la plaque équatoriale, intervient le phénomène fondamental de la caryocinèse, *chaque anse chromatique se divise longitudinalement en donnant naissance à deux anses jumelles parfaitement égales*. On regarde la formation des anses jumelles comme une sorte de reproduction des chromosomes (Boveri).

Les anses jumelles se séparent l'une de l'autre en s'écartant d'abord par leur convexité, tandis qu'elles restent encore unies pour un certain temps par leurs extrémités libres (fig. 1695,B); puis chacune d'elles se dirige vers l'un des pôles du fuseau. La plaque équatoriale s'est dédoublée en deux plaques ou couronnes *semblables* et *égales*, qui s'éloignent l'une de l'autre en se rapprochant des pôles du fuseau : ce sont les *couronnes polaires*. Comme il y en a deux dans la cellule, et qu'elles ressemblent étroitement à l'astroïde d'où elles dérivent, Flemming désigne le stade de la caryocinèse où on les rencontre sous le nom de *dyastroïde*.

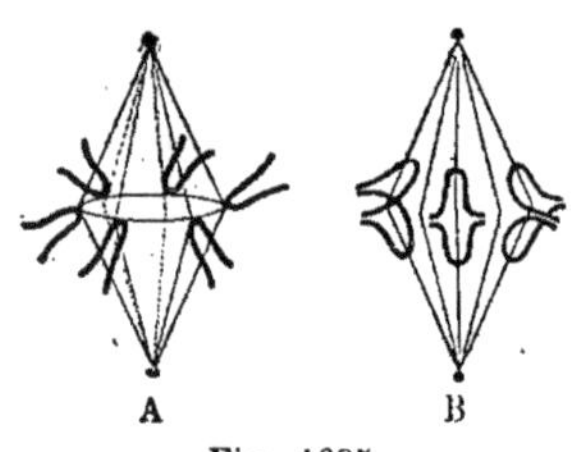

Fig. 1695.
Fuseaux nucléaires(*schématique*).

A, chromosomes disposés en une couronne équatoriale (astroïde). — B, dédoublement des chromosomes.

Lorsque les couronnes polaires sont arrivées assez près des pôles du fuseau, la reconstitution du jeune noyau commence. Dans le cas de noyaux à charpente polarisée, les choses se passent d'une manière très simple : les chromosomes des couronnes polaires sont disposés de telle manière que leurs convexités, tournées vers le pôle fusorial, délimitent un champ polaire. Le fuseau disparaît, une membrane délicate se forme autour des chromosomes et individualise le jeune noyau. Entre les chromosomes qui représentent les filaments primaires, apparaissent des filaments secondaires anastomotiques qui achèvent de compléter la charpente. Dans ce cas, les filaments primaires du noyau fils proviennent directement des filaments primaires du noyau père; on en a conclu que les chromosomes avaient une véritable individualité et qu'ils se transmettaient de génération en génération, sans perdre cette individualité (Boveri, Rabl).

Cette individualité des chromosomes est plus difficile à concevoir dans les noyaux à charpente réticulée. Dans ces derniers, les chromosomes des couronnes polaires s'unissent bout à bout en formant un filament continu et un peloton : on comprend, par suite, que chaque chromosome qui entre dans la constitution du peloton ne garde pas dans le noyau une place marquée comme cela a lieu dans le cas précédent. Le peloton ainsi formé est d'abord lâche, il devient ensuite plus serré et passe enfin à l'état de réseau.

Le noyau néoformé, pour se constituer, parcourt donc en sens inverse les mêmes étapes que le noyau préexistant a suivies pour se disloquer. On peut représenter la marche des faits dans le tableau suivant, qui se lit dans le sens des flèches :

	NOYAU PÈRE	NOYAU FILS	
Prophase ↓	Charpente réticulée (*repos*).	Charpente réticulée (*repos*).	↑ *Anaphase*
	Peloton serré	Peloton serré	
	Peloton lâche	Peloton lâche	
	Formation des chromosomes. . . .	Bipartition des chromosomes	
	PLAQUE ÉQUATORIALE *Métaphase.* →		

On a donné le nom de *prophase* à l'ensemble des phénomènes de dislocation, celui d'*anaphase* à l'ensemble des phénomènes de reconstitution, entre ces deux périodes, la phase de la plaque équatoriale (*métaphase*) peut être considérée comme un état d'équilibre et en quelque sorte de repos (BOVERI).

Le fuseau nucléaire est formé pour certains auteurs par le protoplasma cellulaire, pour d'autres par le noyau. Il agit soit en servant simplement de guide pour les chromosomes qui glissent le long de ses fils en se dirigeant de l'équateur vers les pôles, — dans ce cas le faisceau garde sa forme (fig. 1696,A), — soit en entraînant mécaniquement les chromosomes par une contraction de ses fils. Dans ce cas, chacune des anses reçoit, de chaque pôle du fuseau, un certain nombre de fils achromatiques qui s'attachent à elle et la tirent vers les pôles comme pourraient le faire des fibres musculaires (BOVERI). Dès que les anses jumelles sont produites, ces contractions des fils les séparent l'une de l'autre. Entre les anses jumelles ainsi écartées mécaniquement (fig. 1696,B), existe une substance ductile qui s'étire en un *filament d'union* étendu entre les chromosomes des couronnes polaires (ED. VAN BENEDEN, BOVERI).

c. *Phénomènes protoplasmiques.* — Aux deux pôles du fuseau se trouvent les *sphères attractives* de ED. VAN BENEDEN. Ce sont des masses qui comprennent, d'après cet auteur, trois couches emboîtées : 1° une couche externe qui se colore assez bien (*zone corticale*); 2° une couche moyenne hyaline, incolore (*zone médullaire*) ; 3° un *corps central* sphérique, fortement coloré, (fig. 1696, 1). Le corps central a reçu de BOVERI le nom de *centrosome*. Il m'a paru constituer la partie essentielle de la sphère attractive; les autres parties sont accessoires, opinion acceptée depuis par BALBIANI.

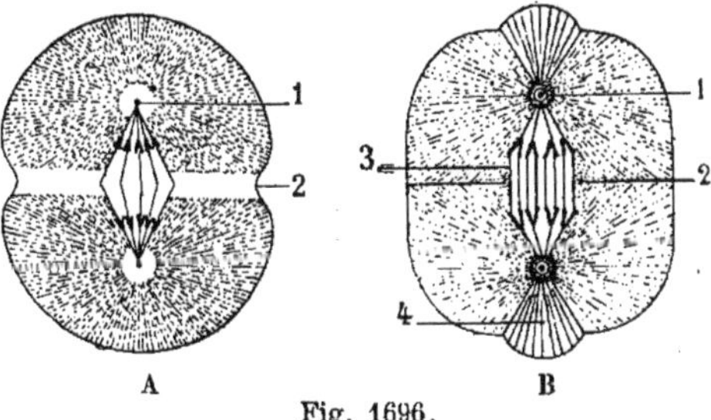

Fig. 1696.

Division cellulaire indirecte : A, division de la cellule par un sillon de segmentation ; B, division de la cellule par une plaque cellulaire (*schématique*).

1, centrosome; 1', sphère attractive. — 2, sillon de segmentation; 2', plaque cellulaire. — 3, filaments d'union. — 4, cône antipode.

Des sphères attractives partent une infinité de rayons protoplasmiques qui se dirigent tout autour d'elles comme les rayons lumineux qui émanent d'un astre, d'où le nom de soleils ou *asters* donné par FOL aux figures que l'on voit alors aux pôles du fuseau. Les rayons des asters se coupent suivant un plan qui passe par l'équateur du fuseau. Au niveau de leur intersection, les granulations protoplasmiques disparaissent, le protoplasma devient absolument hyalin; en même temps, la trace du plan d'intersection des rayons protoplasmiques se montre à la surface de la cellule sous la forme d'un léger sillon, bien souvent observé dans le cours de la segmentation des œufs, *sillon de segmentation*. Bientôt au sillon de segmentation fait suite une section nette qui partage en deux la cellule. Dans d'autres cas, la division s'obtient au moyen d'une *plaque cellulaire;* c'est une sorte de plaque formée par des épaississements des rayons protoplasmiques, siégeant à leur point d'intersection (fig. 1696, B).

Pendant que la division du protoplasma s'est effectuée, le fuseau s'est beaucoup allongé; sa partie moyenne s'est détruite et les noyaux fils se sont fortement écartés du plan de section dont ils étaient tout d'abord assez voisins. Il semble que les rayons de l'aster opposés aux fils du fuseau, *cônes antipodes* de ED. VAN BENEDEN (fig. 1696,4) n'ayant plus de contrepoids dans la résistance en sens inverse du fuseau, tirent sur les centrosomes et les entraînent avec le noyau. Ce déplacement des noyaux s'effectue toujours suivant l'axe du fuseau prolongé, de sorte que les deux noyaux une fois arrivés à leur place définitive sont situés sur une ligne perpendiculaire au plan de division. Les centrosomes sont situés sur cette même ligne derrière les noyaux. Chaque cellule nouvellement formée possède donc un corps protoplasmique, un noyau, un centrosome. Au début, les cellules qui viennent de se diviser ne possèdent que la moitié du protoplasma, la moitié de la chromatine, la moitié des sphères attractives de la cellule mère, mais toutes ces parties se complètent par la nutrition pendant le repos qui suit la division cellulaire et arrivent à égaler en quantité celles de la cellule mère. Si deux divisions se succèdent sans interruption, les noyaux de la première génération étant divisés avant d'avoir eu le temps de récupérer toute leur chromatine, les noyaux de la deuxième ne posséderont jamais que la moitié de la chromatine du noyau grand-père, car leurs noyaux pères, ceux de la première génération, ne possédaient eux-mêmes que la moitié de la chromatine du noyau paternel. Deux divisions qui se succèdent sans intervalle de repos amènent donc une réduction dans la quantité de la chromatine des noyaux de la deuxième génération (OSC. HERTWIG). On verra le rôle que joue cette réduction dans la maturation de l'ovule.

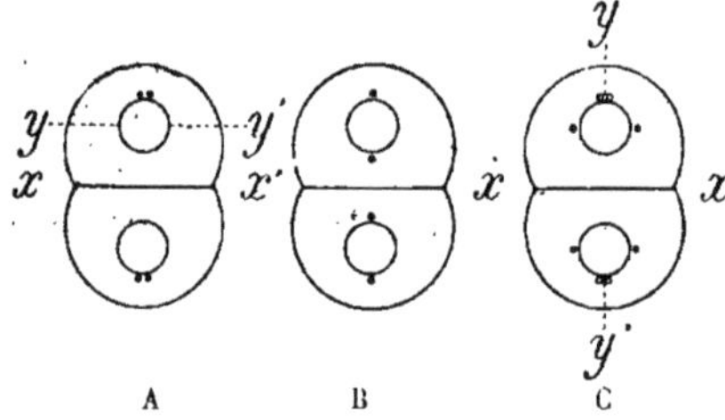

Fig. 1697.
Dédoublement et migration des centrosomes (*schématique*).

A, dédoublement des centrosomes. — B, position des centrosomes dans le cas d'une division parallèle à la première (suivant le plan y, y). — C, position des centrosomes dans le cas d'une division perpendiculaire à la première (suivant le plan y, y').

Lorsque la cellule fille doit se diviser à son tour, son centrosome se dédouble, ses deux moitiés se placent aux deux extrémités d'un même diamètre nucléaire et deviennent le lieu de formation des pôles d'un fuseau qui préside à la division nouvelle (ED. VAN BENEDEN, BOVERI, VIALLETON, KÖLLIKER, etc.). Soient deux cellules filles séparées l'une de l'autre par le plan de segmentation $x\ x'$, et dont les centrosomes viennent de se dédoubler (fig. 1697,A), si ces deux cellules doivent se diviser suivant un plan $y\ y'$ parallèle au premier, les centrosomes se placeront comme en B, même figure, c'est-à-dire que l'un d'eux restant immobile, l'autre décrira autour du noyau un arc de 180°. Si au contraire ces cellules doivent se diviser suivant un plan $y\ y'$ perpendiculaire au premier (fig. 1697,C), les centrosomes situés d'abord à la place où ils sont figurés par des cercles clairs devront se distribuer comme l'indiquent les cercles noirs pleins, c'est-à-dire que chacun d'eux se déplacera de 90°.

Les centrosomes de la première cellule du germe proviennent des centrosomes de l'ovule et du spermatozoïde (FOL). Ils se transmettent, comme on a vu plus haut, de génération en génération. Pour certains auteurs le centrosome paraît être un organe permanent de la cellule au même titre que le noyau (ED. VAN BENEDEN). Pour JULIN le centrosome est d'origine nucléaire, il disparaît généralement dès que la division cellulaire est achevée.

La position des centrosomes autour du noyau règle la place des fuseaux et par suite la direction des plans de division des cellules. Cette position paraît être en partie déterminée (O. HERTWIG) par la forme du corps cellulaire (l'axe du faisceau coïncide avec le grand axe de la cellule, une cellule allongée se divise en travers). Cependant, d'autres influences peuvent agir aussi sur la position des centrosomes et leur faire prendre une situation tout autre que celle prévue par la loi ci-dessus.

2° Phénomènes généraux de la maturation. — Les phénomènes de la maturation ont été observés de la manière la plus complète dans les œufs de certains échinodermes. Les voici, d'après Fol et O. Hertwig. Lorsque l'ovule approche de sa maturité, la vésicule germinative qui occupait tout d'abord le centre du vitellus gagne peu à peu la périphérie (fig. 1698, A), en même temps, son contour primitivement arrondi et régulier devient moins net; finalement elle semble disparaître, et à sa place on voit un fuseau présentant une plaque équatoriale formée par les chromosomes de la vésicule germinative.

Ce fuseau, *fuseau de direction*, est situé au pôle germinatif de l'ovule, son axe est d'abord horizontal ou si l'on veut parallèle à un plan tangent au

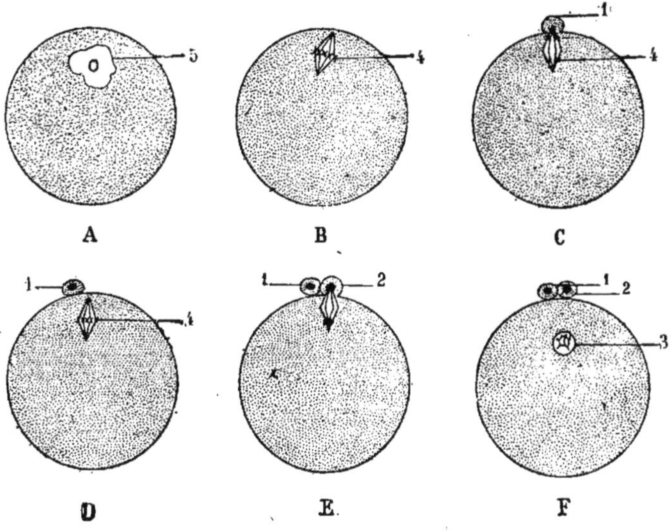

Fig. 1698.
Les différentes phases de la maturation (*schématique*).

A à F, les différentes phases dans leur ordre de succession.
1, premier globule polaire. — 2, second globule polaire. — 3, pronucléus femelle. — 4, fuseau de direction. — 5, vésicule germinative.

point de la surface dont il est le plus voisin. Peu à peu, le fuseau se redresse, c'est-à-dire qu'une de ses pointes se dirige vers la surface de l'ovule, tandis que l'autre abandonne la périphérie pour se porter vers le centre (fig. 1698, B). Lorsque ce mouvement est achevé, la pointe du fuseau située à la périphérie se soulève légèrement au-dessus de la surface de l'œuf, entraînant au-devant d'elle une petite parcelle de protoplasma qui forme comme un léger bourgeon. La plaque équatoriale se divise alors comme dans la caryocinèse ordinaire, donnant lieu à deux couronnes polaires, l'une supérieure, l'autre inférieure. La couronne polaire supérieure se porte dans le petit bourgeon protoplasmique, dans lequel elle ne tarde pas à reconstituer un noyau vrai (fig. 1698, C). Le bourgeon se sépare alors de l'ovule et constitue un corps cellulaire libre accolé à ce dernier, c'est le premier *globule polaire* (fig. 1698, D). La couronne polaire inférieure ne constitue pas un noyau au repos, mais autour d'elle se forme un second fuseau dont elle devient la plaque équatoriale, et qui se comporte comme le premier, c'est-à-dire dont la couronne polaire supérieure va fournir le noyau d'un second *globule polaire* qui prendra place à côté du premier. La couronne polaire inférieure du second fuseau forme alors la charpente chromatique d'un noyau qui passe au stade de repos et gagne le centre de l'ovule où il constitue le noyau propre de l'ovule mûr (fig. 1698 F). Ce noyau est le *pronucléus femelle*. A ce moment l'œuf est mûr. Sa maturation est liée, comme on le voit, à la formation des globules polaires, mais celle-ci n'est pas autre chose qu'une division cellulaire dans laquelle les deux cellules filles (ovule et globule polaire) sont d'un volume très inégal. Comme la seconde division cellulaire (formation du second globule polaire) commence avant que la chromatine de la couronne polaire inférieure du premier fuseau ait pu passer à l'état de noyau au repos, et récupérer pendant ce temps une quantité de chromatine égale à celle de la vésicule germinative, il en résulte que cette division a pour résultat d'enlever à l'ovule une certaine partie de la chromatine qu'il contenait primitivement. Le pronucléus femelle ne renferme, en effet que la moitié de la chromatine de la vésicule germinative, puisqu'il renferme la quantité de chromatine que possédait son noyau père, c'est-à-dire la couronne polaire inférieure de la première division et que celle-ci contenait exactement la moitié de la chromatine de la vésicule germinative. Cette réduction dans la quantité de substance chromatique que contenait l'ovule est le fait dominant de la maturation. Elle peut d'ailleurs s'effectuer par un procédé un peu différent de celui exposé ci-dessus. Nous verrons, après l'étude de la fécondation, quelle est sa portée physiologique.

Ed. van Beneden ne regarde pas la formation des globules polaires comme une division cellulaire du type régulier, mais bien comme un processus particulier, dans lequel le fuseau serait remplacé par une disposition spéciale à laquelle il donne le nom de *figure ypsiliforme;* mais ces idées n'ont pas été adoptées.

Globules polaires. — Les globules polaires sont de véritables corps cellulaires, puisqu'ils possèdent un noyau. Ils sont d'ailleurs susceptibles de se diviser chez certains mollusques. Ils occupent d'habitude le point où la segmentation de l'œuf commence et se montre la plus active. On a supposé qu'ils pouvaient déterminer la direction du premier plan de segmentation et à cause de cela on leur a donné le nom de *globules directeurs* ou *vésicules directrices*. Dans certains cas, comme je l'ai fait voir pour la seiche, loin d'avoir une position fixe par rapport au premier plan de segmentation, ils ont avec ce dernier des relations très variables qui semblent bien indiquer qu'ils n'exercent pas sur lui une action véritablement directrice.

Fol les a appelés *corpuscules de rebut*. Ils ne jouent en effet aucun rôle dans la constitution du corps de l'embryon, et disparaissent de très bonne heure, en général, avant la fin de la segmentation.

Maturation de l'ovule chez les vertébrés. — Ces phénomènes de maturation qui ont été observés principalement chez les animaux inférieurs, se retrouvent aussi chez les vertébrés. Parmi les mammifères Ed. van Beneden a observé chez le rat que la formation des globules polaires est en relation avec la disparition de la vésicule germinative. Le premier globule polaire se forme avant la rupture du follicule, et sa formation coïncide avec un retrait du vitellus qui détermine entre la zone pellucide et l'ovule un léger espace vide dans lequel se logent les globules polaires. Le second globule polaire se forme au moment où l'œuf entre dans les trompes.

§ III. — FÉCONDATION

La fécondation consiste dans l'union de l'élément sexuel mâle avec l'élément sexuel femelle. Soupçonnée depuis longtemps déjà, cette union n'est bien connue, dans ses phénomènes intimes que depuis une dizaine d'années. C'est aux recherches de FOL, de SELENKA, de HERTWIG, de ED. VAN BENEDEN que l'on doit les notions actuelles. La fécondation a été observée directement chez les échinodermes. Lorsqu'un œuf mûr est mis en contact avec des spermatozoïdes ceux-ci s'efforcent de pénétrer dans le vitellus en traversant la zone radiée (fig. 1699, A). Bientôt se forme à la surface du vitellus, en un point situé en face de la tête du spermatozoïde le plus profondément engagé dans la membrane vitelline, une petite protubérance (*cône d'attraction*) qui arrive finalement au contact du spermatozoïde. Ce dernier est pour ainsi dire attiré par le cône d'attraction qui rentre ensuite dans le vitellus, entraînant avec lui le spermatozoïde. A peine le spermatozoïde a-t-il pénétré dans le vitellus qu'il se forme sur toute la surface de ce dernier une membrane mince destinée à empêcher la pénétration d'autres spermatozoïdes. La queue du filament séminal disparaît.

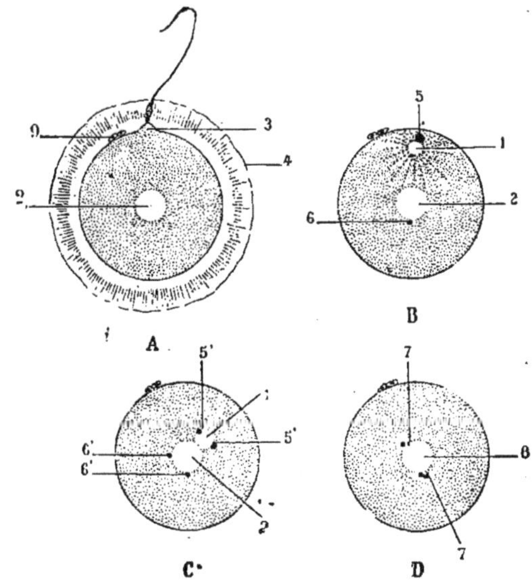

Fig. 1699.
Fécondation (*schématique*).

A, B, C, D, différents stades de la fécondation.
1, pronucléus mâle. — 2, pronucléus femelle. — 3, cône d'attraction. — 4, membrane vitelline. — 5, spermocentre; 5'5', les deux moitiés du spermocentre. — 6, ovocentre; 6'6', les deux moitiés de l'ovocentre. — 7, 7, centrosomes du premier noyau de segmentation. — 8, premier noyau de segmentation. — 9, globules polaires.

La tête du spermatozoïde arrivée dans le vitellus perd sa forme caractéristique pour prendre l'aspect d'un noyau auquel on donne le nom de *pronucléus mâle*, ou de noyau spermatique *Spermakern* (HERTWIG). Le pronucléus mâle se dirige de la périphérie, où il est situé tout d'abord, vers le centre du vitellus, où se trouve le *pronucléus femelle*. Ce dernier se déplace un peu à son tour et vient au devant du pronucléus mâle. Lorsqu'ils se sont rejoints, ces deux noyaux restent quelque temps au contact, puis se fusionnent en un seul noyau au repos (c'est-à-dire pourvu d'une membrane et de chromatine à l'état quiescent), et que l'on appelle le *premier noyau de segmentation*, parce qu'il va se diviser lors de la première segmentation de l'œuf.

Telles étaient les idées classiques admises à propos de la fécondation, lorsque Fol décrivit tout récemment (1890) chez les échinodermes, des phénomènes qui paraissent tenir une place importante dans l'acte de la fécondation, car Guignard les a retrouvés peu après Fol chez certains végétaux. Il s'agit du rôle que les centrosomes des cellules sexuelles jouent dans la fécondation, rôle déjà soupçonné par Flemming, Vejdowsky, Rabl, Boveri, mais élucidé par Fol. Voici ce qui se passe. Le pronucléus femelle est accompagné d'un centrosome que nous appellerons avec l'auteur l'*ovocentre;* le pronucléus mâle amène aussi avec lui un centrosome propre, le *spermocentre*. Au moment de la conjugaison des pronucléi, ces centrosomes se divisent chacun en deux, de sorte qu'il y a deux demi-ovocentres et deux demi-spermocentres. Chaque demi-centrosome s'unit à un demi-centrosome d'ordre opposé, c'est-à-dire un demi-ovocentre à un demi-spermocentre, et, comme tout cela se passe en même temps que la fusion des pronucléi s'opère, il en résulte que lorsque cette dernière est accomplie, le premier noyau de segmentation possède deux centrosomes mixtes (ovulo-spermatiques) qui deviennent les centres de la première division cellulaire. Les centrosomes se montrent donc comme des corps particuliers, des organes des cellules sexuelles, au même titre que les noyaux, et comme ces derniers se transmettent des géniteurs au descendant en se fusionnant entre eux.

La fusion des deux pronucléi en un noyau au repos n'est pas un phénomène indispensable dans la fécondation. Ed. van Beneden a montré que chez l'ascaris megalocephala les deux pronucléi constitués chacun par deux anses chromatiques s'approchent l'un de l'autre, puis lorsqu'ils sont arrivés au contact, ils ne se fusionnent pas en un noyau au repos, mais leur membrane propre disparaît, en même temps un fuseau se forme, à l'équateur duquel les deux anses chromatiques de chaque pronucléus se disposent en formant une couronne équatoriale comme cela a lieu pour les divisions cellulaires ordinaires. Il n'y a donc pas ici de premier noyau de segmentation, mais bien un *premier fuseau de segmentation* dont la plaque équatoriale est formée à la fois des chromosomes du pronucléus mâle et de ceux du pronucléus femelle. Ce n'est pas une disposition fondamentalement opposée à celle dans laquelle on a affaire tout d'abord à un premier noyau de segmentation, le stade de repos de ce dernier est tout simplement sauté.

La fécondation ne coïncide pas avec le moment de la pénétration du spermatozoïde dans l'ovule; en effet, l'élément mâle peut pénétrer dans l'ovule avant que la maturation soit achevée. Dans ce cas le pronucléus mâle reste au repos dans le vitellus jusqu'au moment où le second globule polaire étant formé, le pronucléus femelle a pris naissance. Lorsque les deux pronucléi sont constitués la fécondation est faite (Ed. van Beneden).

Le premier noyau de segmentation a reçu autrefois le nom de *noyau vitellin*. Comme l'on ignorait son origine aux dépens du pronucléus mâle et du pronucléus femelle, transformation ultime de la vésicule germinative, qui disparaissait totalement, croyait-on, on avait admis que le noyau vitellin se formait de toutes pièces au sein du protoplasma par *genèse* (Ch. Robin).

Bien avant les découvertes récentes qui ont fait connaître les phénomènes intimes de la fécondation, on avait vu des spermatozoïdes pénétrer à travers la membrane ovulaire. (mammifères, Barry, 1841), mais on ne les avait pas suivis plus loin.

Nombre d'observations faites tant chez des vertébrés que chez des invertébrés montrent que les phénomènes essentiels de la fécondation se passent partout à peu près de la manière ci-dessus décrite.

Théories de la fécondation. — On entend par théories de la fécondation les explications qui ont été proposées tant pour les phénomènes de la maturation (condition indispensable de la fécondation), que pour les phénomènes propres de la fécondation : nous examinerons les principales d'entre elles.

a. *Théorie de la sexualité des pronucléi.* — L'œuf fécondé résultant de l'union du spermatozoïde (mâle) et de l'ovule (femelle) peut être considéré comme hermaphrodite. Toutes les cellules du corps y compris les cellules sexuelles, dérivant de l'œuf, sont aussi hermaphrodites. La maturation consiste en ceci que les cellules sexuelles, jusqu'alors hermaphrodites, deviennent unisexuées en rejetant l'une des deux substances sexuelles qu'elles renfermaient. L'ovule rejette sa substance mâle sous la forme de globules polaires pour devenir purement femelle, et le spermatozoïde, par un phénomène analogue, devient exclusivement mâle. Sedgwick Minot est l'auteur de cette théorie, adoptée également par Balfour et Ed. van Beneden. Pour Ed. van Beneden, les pronucléi sont des demi-noyaux, des noyaux incomplets, qui doivent se compléter l'un par l'autre. Le complément que l'un d'eux apporte à l'autre a pour but de *remplacer* la substance que ce dernier a perdue au moment de la maturation. En un mot le pronucléus mâle apporte au pronucléus femelle la substance mâle que ce dernier a abandonnée aux globules polaires. La fécondation consiste dans le remplacement de la substance mâle de l'ovule par la substance mâle d'un autre individu, le spermatozoïde.

On a objecté à cette théorie qu'elle ne permet pas de comprendre comment une mère peut transmettre à son fils des caractères de ses propres ancêtres mâles, puisque son ovule aurait expulsé toute sa chromatine mâle.

b. *Théorie de Weismann.* — Weismann admet que l'ovule fécondé ou le germe renferme une substance spéciale, contenue dans le noyau et probablement représentée par la chromatine, substance qu'il nomme le *plasma germinatif*. Le plasma germinatif possède une structure très complexe; il est formé par des particules appelées les *déterminants*. Les déterminants sont les éléments qui dirigent l'évolution d'une cellule dans tel ou tel sens, il y a donc autant de déterminants dans le germe qu'il y aura chez l'adulte d'espèces cellulaires distinctes ou même de variétés de ces espèces.

Dans le cours du développement le plasma germinatif se divise entre les cellules de segmentation de manière à former deux lots parfaitement égaux en qualité et en valeur. Mais ces deux lots ont une destinée bien différente. L'un d'eux passe dans les cellules qui vont former le corps, dirige leur évolution histologique, et forme ainsi les divers tissus. A ce titre, on pourrait l'appeler, ainsi que le faisait Weismann dans ses premiers travaux, le *plasma histogène*, tout en se rappelant qu'il ne diffère en rien du plasma germinatif. L'autre lot reste intact et passe sans avoir subi de modifications dans les cellules sexuelles où il est conservé pour être transmis aux descendants. Si la reproduction parthénogénésique (par œufs non fécondés) était la règle, chaque individu serait produit par l'évolution d'un plasma germinatif qui se serait conservé identique depuis l'origine de l'espèce et se serait transmis avec une continuité et une intégrité parfaites à travers tous les membres successifs de cette espèce. Mais la reproduction sexuelle intervient et entraîne des modifications importantes dans la constitution du plasma germinatif. On sait que cette reproduction s'effectue par l'union des éléments sexuels de deux individus différents. Si les plasmas germinatifs paternel et maternel passaient entiers dans le germe, le volume du plasma de ce dernier croîtrait à chaque génération, ce qui est absurde. Aussi, avant toute fécondation, l'ovule aussi bien que le spermatozoïde subissent chacun une réduction dans la quantité de leur plasma germinatif, dont une moitié est enlevée (maturation). Le produit créé par l'union des deux parents possède donc exactement la quantité du plasma germinatif qui est caractéristique pour l'espèce. La réduction portant sur les plasmas germinatifs fait varier énormément leur composition, même pour les éléments sexuels d'un individu donné, car la substance enlevée n'est pas toujours la même. Il en résulte une grande variabilité dans la composition du plasma des descendants, variabilité d'où découlent une foule de variations de forme dont le sélection naturelle s'empare pour faire des espèces.

c. *Théorie de Osc. Hertwig.* — L'ovule comme le spermatozoïde subissent une réduction dans la quantité de leur chromatine. Cette réduction résulte de ce que, au moment de la maturation des éléments sexuels, il se fait deux divisions caryocinétiques se succédant sans intervalle de repos (voir p. 1204). Il n'y a pas lieu de rechercher si cette substance enlevée est mâle pour l'un des éléments et femelle pour l'autre. Il n'y a pas de substance mâle ni de substance femelle. Ce qu'on appelle la sexualité bien loin d'être une propriété essentielle et primitive est un ensemble de propriétés secondaires et acquises. L'ovule et le spermatozoïde ne représentent pas un être femelle et un être mâle, mais deux individualités d'une même espèce, dont chacune possède des caractères propres (grosseur pour l'ovule, mobilité pour le spermatozoïde, etc.) en rapport avec son mode de fonctionnement. La fécondation est le mélange, la fusion de deux individualités, l'individualité paternelle et l'individualité maternelle. Les globules polaires sont des ovules abortifs, ils ont surtout la signification de souvenirs ancestraux comme l'avait déjà dit GIARD.

A propos du rôle des centrosomes dans la fécondation, il faut remarquer que le cas rapporté plus haut, dans lequel les deux centrosomes, ovulaire et spermatique, paraissent avoir la même valeur et jouer le même rôle, n'est peut-être pas le mode typique de l'action de ces corps. Pour BOVERI, le rôle de l'ovocentre est tout à fait subordonné ou même nul, c'est le spermocentre qui est le seul important, et c'est lui qui fournit les centrosomes du premier noyau de segmentation.

§ IV. — SEGMENTATION

La segmentation de l'œuf est un simple phénomène de caryocinèse; elle emprunte toutefois un caractère particulier aux relations qui existent entre la direction des plans de division et l'axe de l'œuf. L'axe de l'œuf est déterminé dans. les œufs télolécithes par la distribution du vitellus nutritif et du vitellus formatif (voir p. 1196), dans les œufs alécithes il est représenté par le diamètre de l'œuf à l'extrémité duquel sont situés les globules polaires.

Les plans de division qui interviennent pour segmenter l'œuf ont deux directions principales : les uns passent par l'axe de l'œuf considéré comme vertical, on les appelle plans *méridiens*, les autres passent soit par l'équateur, soit par des cercles de latitude, on les appelle plans *équatoriaux*. Comme une des premières marques de la division cellulaire est la formation d'un sillon à la surface de la cellule (voy. p. 1202), on donne souvent aux plans de segmentation le nom de *sillons* de segmentation, en prenant la partie pour le tout et en sous-entendant que ces sillons traversent toute l'épaisseur de l'œuf.

Etudions quelques cas de segmentation.

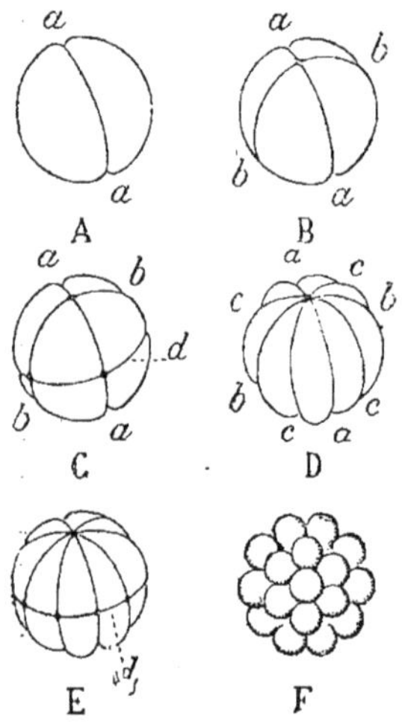

Fig. 1700.
Segmentation d'un œuf alécithe (*schématique*).

A à F, les différentes phases de la segmentation dans leur ordre de succession. — *a*, *a*, premier sillon méridien. — *b*, *b*, second sillon méridien. — c, *c*, troisième sillon méridien. — *d*, sillon équatorial.

1° Segmentation dans l'œuf alécithe. — C'est le cas le plus simple (fig. 1700). Le premier stade de la segmentation est caractérisé par l'apparition d'un sillon méridien *a*, qui partage l'œuf en deux moitiés hémisphériques, accolées par leur face plane. Au second stade, apparaît un plan également méridien, mais perpendiculaire au précédent *b* et qui divise l'œuf en quatre quartiers parfaitement égaux. Au troisième stade, deux cas peuvent se présenter. Deux plans méridiens *c c* (fig. 1700, D) se coupant à angle droit, divisent l'œuf en huit tranches égales, ou bien un plan équatorial *d* (fig. 1700, C), passant par l'équateur de l'œuf, divise en deux moitiés, une supérieure et une inférieure, les quatre quartiers existant au second stade.

Si les plans de division du troisième stade ont été méridiens comme dans le premier cas relaté ci-dessus, on trouve toujours au quatrième stade une division s'effectuant suivant une direction équatoriale (fig. 1700, E) et à partir de ce moment, plans méridiens et plans équatoriaux se succèdent régulièrement dans la segmentation, partageant l'œuf en une série de fragments de plus en plus petits. Le premier plan équatorial passe seul par l'équateur, les suivants passent par des cercles de latitude et se forment simultanément deux par deux, de même que les deux sillons *c c* dans un stade antérieur.

On appelle les cellules produites par la segmentation *blastomères*, ou encore *sphères de segmentation*, parce qu'elles prennent bien vite une forme sphérique au lieu de garder la forme de quartiers de sphères qu'elles possèdent tout d'abord.

Dans le cas où on a affaire à des œufs alécithes, tous les blastomères sont égaux entre eux, et comme l'œuf tout entier s'est divisé en blastomères, on dit que la segmentation est *totale* et *égale*, l'œuf est dit *holoblastique* (ὅλος entier, et βλαστός germe).

Comme on le voit, les divisions de l'œuf se font suivant des directions bien déterminées, mais à part ce caractère, elles s'accomplissent en suivant exactement les lois de la caryocinèse. En effet, lorsqu'on dit qu'au second stade un plan *b* divise l'œuf en quatre quartiers, c'est tout simplement une expression commode et brève pour exprimer le résultat obtenu; mais il n'y a pas en réalité un seul plan agissant sur toute l'étendue de la sphère comme le fait un couteau qui tranche un fruit, et chacune des deux cellules présentes à ce stade se divise, *indépendamment de l'autre*, par un plan vertical et méridien. Comme ces deux cellules sont hémisphériques, rigoureusement égales, et qu'elles doivent, suivant les lois de la caryocinèse, se diviser en deux moitiés égales aussi, il en résulte que le plan de division de l'une doit forcément coïncider avec le plan de division de l'autre. De même, au troisième stade, dans le premier cas, il n'y a pas seulement deux plans *c c*, mais bien quatre plans de division appartenant à quatre divisions cellulaires, et qui, pour les mêmes raisons que ci-dessus, coïncident deux à deux. Dans le second cas, le plan équatorial *d* résulte évidemment de quatre divisions partielles qui se confondent dans un même plan, parce que tous les éléments qu'elles partagent sont égaux entre eux.

2° Segmentation dans les œufs télolécithes. — Dans les œufs télolécithes tels que ceux des batraciens, la segmentation s'effectue comme dans le cas précédent suivant des méridens et des cercles de latitude, elle est totale, mais les blastomères sont inégaux, les uns sont plus petits (*micromères*), les autres plus gros (*macromères*).

L'inégalité des segments résulte de deux causes qui dépendent elles-mêmes toutes deux de la distribution relative du vitellus formatif et du vitellus nutritif. Ces deux causes sont : 1° la position excentrique du premier noyau de segmentation; 2° la quantité du vitellus nutritif à l'hémisphère inférieur de l'œuf. On sait que le premier noyau de segmentation est situé sur l'axe au-dessus du centre. Les noyaux des sphères de segmentation, engendrés par les premiers sillons méridiens, sont situés à la même hauteur que le premier noyau de segmentation (fig. 1701, B), car ils résultent de divisions de ce noyau s'effectuant au moyen de fuseaux horizontaux placés perpendiculairement sur l'axe de l'œuf, à la hauteur du premier noyau de segmentation. Ces noyaux se trouvent donc sur un cercle de latitude situé assez près du pôle supérieur. La première division qui s'effectuera suivant un plan équatorial, passant par ces noyaux, divisera donc les quartiers de sphère engendrés par les plans verticaux, et égaux jusqu'alors, en deux moitiés inégales : une supérieure plus petite, une inférieure plus grosse.

Un autre facteur intervient pour produire l'inégalité des blastomères dans les œufs télolécithes. C'est le vitellus nutritif. Balfour a montré que la segmentation d'un œuf est d'autant plus rapide que la portion qui se segmente renferme moins de vitellus nutritif.

Les micromères du pôle supérieur, ne renfermant que peu ou pas de deutoplasme, se diviseront donc plus rapidement et un plus grand nombre de fois dans un temps donné,

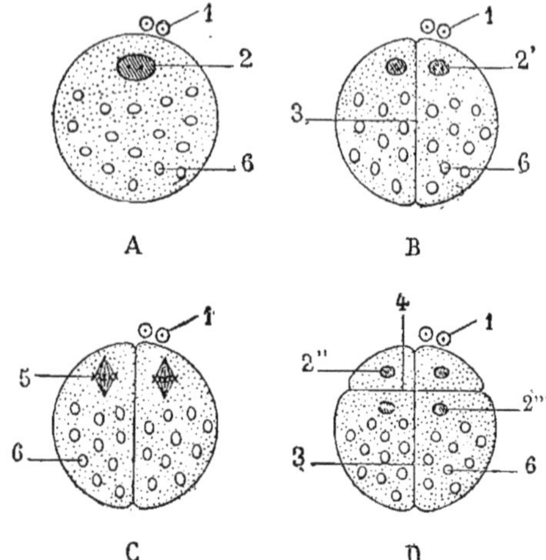

Fig. 1701.

Segmentation d'un œuf télolécithe (*schématique*).

A, l'œuf avant la division. — B, l'œuf divisé par un sillon vertical. — C, formation des fuseaux qui vont présider à la première division équatoriale. — D, première division équatoriale.

1, globules polaires. — 2, premier noyau de segmentation; 2'. noyaux des blastomères engendrés par les sillons méridiens; 2'', noyaux des micromères; 2''', noyaux des macromères. — 3, sillon méridien. — 4, sillon équatorial. — 5, fuseaux. — 6, vitellus nutritif.

que les macromères bourrés de vitellus nutritif, ce qui maintiendra et accroîtra l'inégalité entre ces deux ordres de blastomères. De tels œufs sont dits œufs à segmentation *totale* et *inégale*.

3° Segmentation dans les œufs eutélolécithes. — Si l'on applique à ces œufs la loi de Balfour sur la relation qui existe entre la rapidité de la segmentation et la quantité du vitellus nutritif, on voit que la quantité du vitellus nutritif étant ici infinie, puisque le pôle nutritif est uniquement composé de deutoplasma, la segmentation devra non seulement être très ralentie, mais encore cesser entièrement en dehors du pôle formatif qui renferme seul du protoplasma. En d'autres termes, le pôle supérieur de l'œuf se segmente seul, la segmentation est *partielle*. Dans ces œufs, à la limite entre le vitellus nutritif et le germe segmenté, on trouve une couche de noyaux qui semblent libres, c'est-à-dire qui sont semés au milieu de la masse de l'œuf, et n'appartiennent pas à des cellules isolables, ce sont les noyaux *vitellins*. On admet que les noyaux vitellins sont les frères des noyaux de segmentation, qui appartiennent aux cellules sus-jacentes, c'est-à-dire

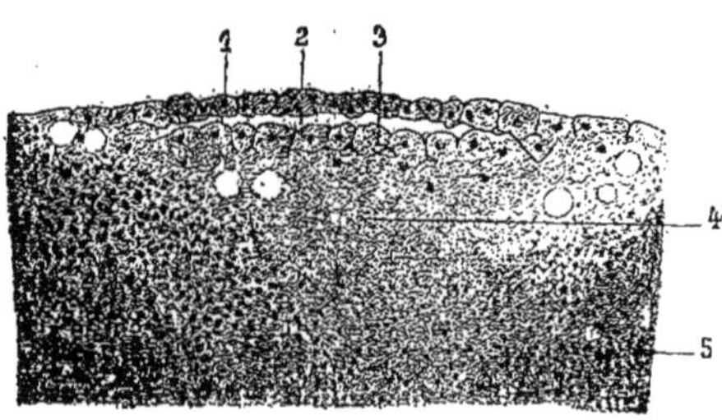

Fig. 1702.

Segmentation de l'œuf d'un oiseau, coupe verticale de la cicatricule, Mathias Duval.

1, ectoderme. — 2, cavité de segmentation. — 3, entoderme primitif. — 4, noyau de Pander. — 5, vitellus.

qu'ils sont nés de ces derniers par division ; seulement, comme ils sont placés dans une zone de l'œuf très pauvre en protoplasma, ce dernier, gêné par le vitellus nutritif, ne peut pas se diviser en territoires spéciaux autour de chaque noyau pour constituer comme dans le reste du germe des cellules de segmentation. Les noyaux vitellins sont surtout répandus à la périphérie du germe où ils forment avec le vitellus une sorte de tissu spécial, le *parablaste*, qui se continue avec l'entoderme proprement dit pour constituer le bourrelet *entodermo-vitellin*.

La segmentation partielle se rencontre, parmi les vertébrés, dans les œufs des sélaciens, des téléostéens, des reptiles et des oiseaux. Les œufs qui présentent ce mode de division ont reçu le nom de *méroblastiques* (μέρος, partie).

Il résulte des exemples signalés ci-dessus que la segmentation consiste simplement en une série de divisions caryocinétiques, dont la direction est fixe par rapport à l'axe de l'œuf, et dont la marche est fortement influencée par la présence du vitellus nutritif.

Remarques sur le premier plan de segmentation. — Le premier plan de division est, on l'a vu, méridien. On s'est demandé si ce plan pouvait passer par un méridien quelconque de l'œuf ou s'il était assujetti au contraire à suivre une direction déterminée. W. Roux a montré que chez la grenouille ce plan passe par la ligne de copulation des deux pronucléi, c'est-à-dire par la ligne qui joint ces deux noyaux marchant l'un vers l'autre. J'ai signalé chez la seiche un certain nombre de faits qui appuient aussi cette manière de voir. La direction du premier plan de segmentation paraît donc déterminée par les deux conditions suivantes : 1° le premier plan de segmentation passe par un méridien de l'œuf; 2° le méridien choisi est celui par lequel passe la ligne de copulation des pronucléi.

Pour un certain nombre d'animaux (ascidies, Chabry; batraciens, Roux, etc.), on sait que le premier plan de segmentation coïncide avec le plan de symétrie du corps, c'est-à-dire que l'une des sphères de segmentation qu'il détermine fournit les matériaux de toute une moitié du corps, la moitié gauche par exemple, tandis que l'autre sphère fournit les matériaux de la moitié droite. La bilatéralité du corps existerait donc dès la première segmentation. Chez la seiche, l'ensemble des cellules de segmentation, disposées sur une seule couche et formant une mince membane isolable (*blastoderme*), présente une symétrie régulière par rapport au premier plan de segmentation.

Des expériences de Chabry et de W. Roux avaient montré que si dans les œufs d'ascidies et de batraciens possédant deux blastomères (1er stade de segmentation), on tuait un des blastomères sans empêcher le développement de l'autre, ce dernier resté vivant produisait une *demi-larve*, c'est-à-dire un embryon réduit à sa moitié droite ou à sa moitié gauche, suivant que c'était le blastomère gauche ou le blastomère droit qui avait été détruit. Ces expériences pouvaient autoriser Chabry à dire : « que chaque blastomère contient en puissance certaines parties dont sa mort entraîne la perte irrémédiable, et que *les différentes parties de l'animal sont préformées dans les différentes parties de l'œuf* », loi que His soutient de son côté dans sa conception des *territoires germinatifs* (*Keimbezirke*).

Mais Driesch a montré récemment par de nouvelles expériences qu'un seul des deux premiers blastomères pouvait parfaitement, sans le concours de son congénère, produire une *larve entière*. Seulement, le volume total de cette larve est alors un peu inférieur à celui d'une larve produite dans les conditions ordinaires.

La loi de la préformation des parties est donc fortement compromise par les expériences de Driesch. Il semble que, dans le cas de la destruction de certains blastomères, les blastomères restants suppléent à ceux qui ont été détruits. Chabry laissait d'ailleurs prévoir un peu cela lorsqu'il ajoutait dans le travail cité : « Il m'a paru... que par la mort d'une cellule, *la puissance des survivantes était changée et qu'elles donnaient alors naissance à des parties que sans cela elles n'auraient pas produites.* »

§ V. — Résultats de la segmentation : formation des feuillets

Lorsque la segmentation est achevée, le germe est devenu un corps pluricellulaire, il revêt alors successivement des formes diverses que nous allons étudier.

1° Premières formes de l'embryon. — A la fin de la segmentation, un œuf alécithe consiste en une masse sphérique de cellules, toutes égales entre elles (fig. 1700, F). Ces cellules étant arrondies (sphères de segmentation), la surface de l'œuf segmenté n'est pas lisse, mais mamelonnée comme la surface d'une mûre, c'est pourquoi on donne à l'œuf arrivé à ce stade du développement le nom de *morula* (morula, petite mûre).

Bientôt au sein de la morula apparaît une cavité remplie de liquide, qui occupe le centre de l'œuf et qui s'accroît de plus en plus, de telle sorte que, finalement, elle est limitée par les cellules de segmentation disposées sur une seule couche. On donne alors à l'œuf le nom de *blastula* (*blastula*, petite vésicule). La cavité de la blastula s'appelle *cavité de segmentation* ou *cavité de von Baer*. D'une manière générale, on peut dire que la cavité de segmentation se développe à partir du point où apparaît le premier sillon équatorial, qui intervient, comme on sait, au troisième ou au quatrième stade de la segmentation. Ainsi dans les œufs alécithes, où le premier sillon équatorial passe exactement par l'équateur, la cavité de segmentation est très exactement centrale, dans les œufs télolécithes, au contraire, où le premier sillon équatorial est excentrique, c'est-à-dire passe par un cercle de latitude, la cavité de segmentation est excentrique aussi, et la blastula possède une paroi supérieure mince, et une paroi inférieure plus épaisse. Dans les œufs à segmentation partielle tels que celui du poulet, DUVAL place aussi la cavité de segmentation au point où est apparu le premier sillon équatorial (fig. 1702).

Lorsque la blastula est achevée, les cellules de l'hémisphère inférieur (opposé aux globules polaires) s'invaginent dans l'hémisphère supérieur, et l'on voit apparaître au pôle inférieur de la blastula une dépression, comme si on refoulait la paroi dans la cavité de segmentation. Cette dépression s'accentue de plus en plus, la cavité de segmentation s'efface et, finalement, la portion déprimée de la paroi blastuléenne vient s'accoler à la paroi restée inactive. Ce mouvement d'invagination peut s'expliquer principalement par des phénomènes de nutrition. Les cellules qui s'invaginent absorbent le liquide qui remplit la cavité de segmentation et créent ainsi au-devant d'elles une sorte de vide qu'elles viennent remplir elles-mêmes. Cette absorption est mise en évidence : 1° par la disparition du liquide qui remplissait la cavité de segmentation; 2° par cela même que si elle n'avait pas lieu, la présence

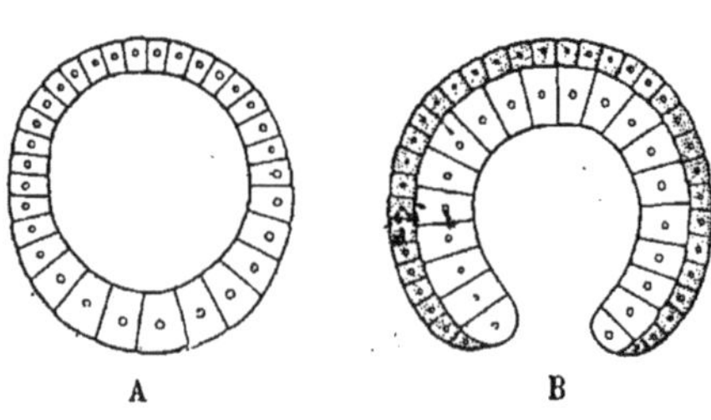

Fig. 1703.
Blastula et gastrula d'amphioxus (d'après HATSCHECK, *schématique*).

A, blastula. — B, gastrula.

du liquide s'opposerait d'une manière invincible à l'invagination; et 3° par les caractères histologiques des cellules invaginées qui se montrent fortement granuleuses, chargées de matériaux nutritifs comme toutes les cellules qui sont le siège de mouvements nutritifs importants. Enfin, il ne faut pas oublier que ces cellules sont celles qui seront plus tard, dans l'animal adulte, chargées des fonctions de digestion et d'absorption.

A la blastula sphérique a donc succédé une forme particulière semblable à une coupe largement ouverte et à double paroi, l'une externe répondant à l'hémisphère inactif de la blastula, l'autre interne répondant à l'hémisphère invaginé. L'ouverture de cette coupe se rétrécit un peu, et la forme générale de l'embryon devient celle d'un ovoïde ouvert à l'un des pôles. On donne à cette forme le nom de *gastrula* (*gastrula*, petit estomac). La gastrula est un sac à double paroi renfermant une cavité spacieuse, *cavité gastrique primitive* ou *archentéron* (ἀρχή, commencement, et ἔντερον, intestin), qui communique avec l'extérieur par l'orifice déjà indiqué, et que l'on nomme *blastopore* (βλαστός, germe, et πόρον, pore), ou *prostome* (πρὸ, pour πρῶτος, premier, στόμα, bouche).

La lame cellulaire qui forme la paroi externe de la gastrula a reçu le nom d'*ectoderme* (ἐκτὸς, en dehors, et δερμα, peau), et celle qui constitue la paroi interne, celui d'*entoderme* (ἐντὸς, en dedans).

Dans certains cas la gastrula abandonne les enveloppes de l'œuf et vit librement au dehors comme un petit individu particulier. Les cellules de sa paroi externe qui ont acquis des cils vibratiles fonctionnent comme appareil sensitivo-moteur, les cellules de sa paroi interne digèrent les aliments introduits dans l'archentéron par le blastopore. La gastrula peut donc être considérée comme un animal réduit à son tube digestif, d'où son nom; ou, plus exactement, on peut dire qu'elle représente une forme animale très simple, constituée par un petit corps sacciforme muni d'une bouche (blastopore) et dont la paroi se compose de deux couches distinctes, l'extérieure ou *ectoderme* étant plus spécialement chargée des fonctions de relation, l'interne ou *entoderme* étant dévolue aux fonctions nutritives.

Certaines formes animales vivantes reproduisent à très peu de chose près, à leur état adulte, le type de la gastrula. Les hydres d'eau douce, par exemple, peuvent être considérées comme des gastrulas autour du blastopore desquelles se sont développés des *tentacules*, simples prolongements digitiformes de la paroi du corps. Les couches limitantes du corps de l'hydre (ectoderme et entoderme), possèdent différentes sortes de cellules : (*cellules neuro-musculaires*, *cellules urticantes*, *cellules reproductrices*, etc.), dont l'apparition est liée à une division du travail bien plus avancée qu'elle ne l'était au début dans la gastrula simple. Beaucoup d'auteurs à la suite de HÆCKEL considèrent la gastrula comme la reproduction dans le cours du développement de l'espèce ou *ontogénie* (ὄντος, être, et γένεσις, naissance) d'une des formes sous lesquelles ont vécu les ancêtres des animaux qui la présentent dans leur développement, alors qu'ils évoluaient dans le cours des âges (*phylogénie* de φυλον rameau, et γένεσις, naissance).

Dans le cas d'œufs alécithes, la gastrula se forme par invagination de l'hémisphère inférieur dans l'hémisphère supérieur de la blastula, comme si l'hémisphère inférieur était poussé ou refoulé en dedans de l'autre. On dit alors que la gastrula s'est formée par *embolie* (ἐν en dedans, et βάλλω, je lance). Mais il est des cas ou l'embolie est irréalisable. Ainsi, dans les œufs télolécithes, les cellules de l'hémisphère inférieur étant beaucoup plus volumineuses que celles de l'hémisphère supérieur et la cavité de segmentation étant très petite, la moitié inférieure de l'œuf ne peut pas s'invaginer dans l'autre moitié, qui est incapable de la contenir. Voici alors ce qui se passe : Soit un œuf méroblastique, sa partie segmentée est constituée par deux couches de cellules dont la supérieure représente l'hémisphère supérieur de la blastula, tandis que l'inférieure avec le vitellus sous-jacent à elle représentent l'hémisphère inférieur. Ces deux couches cellulaires s'accroissent par leur bord et s'étendent peu à peu vers le pôle inférieur de l'œuf à une certaine distance duquel elles s'arrêtent, laissant une petite ouverture circulaire par laquelle le jaune est directement en rapport avec l'extérieur. Il en résulte une gastrula comme auparavant, mais une gastrula pleine, dont l'archentéron est rempli de vitellus nutritif. Plus tard, ce dernier sera absorbé et la cavité gastrique apparaîtra par là même. Dans ce cas, la gastrula est formée par extension des cellules à la surface du jaune et par recouvrement de ce dernier, ou par épibolie (ἐπὶ sur, βάλλω je lance).

2° Formation de l'ectoderme et de l'entoderme. — Les deux modes de formation de la gastrula exposés ci-dessus permettent de comprendre comment naissent les deux premiers feuillets germinatifs, ectoderme et entoderme. O. Hertwig, partant de la blastula typique d'un œuf alécithe, fait remarquer que primitivement toutes les cellules de la blastula sont identiques et que ce n'est qu'après l'achèvement de l'invagination que l'on peut distinguer deux couches différentes dont les caractères se distinguent de plus en plus. Pour lui, par conséquent, l'entoderme n'existe qu'après l'invagination, il est constitué par la portion de la blastula qui, invaginée, entoure la cavité gastrique.

Contrairement à cette manière de voir nous pouvons faire remarquer que la distinction des éléments destinés à former l'entoderme est facile à faire dès les premières segmentations, avant tout commencement d'invagination. On sait, en effet, que même dans des blastulas typiques, comme celle de l'amphioxus, on peut distinguer les cellules destinées à s'invaginer et à devenir l'entoderme, parce qu'elles sont plus volumineuses et plus granuleuses que les autres. Dans les œufs télolécithes cette distinction devient encore plus nette; dans ces œufs les micromères forment l'ectoderme tandis que les macromères forment l'entoderme. On peut donc dans quelques cas distinguer de bonne heure et avant tout commencement d'invagination, les matériaux destinés à former les deux feuillets, mais il faut ajouter que l'entoderme reçoit aussi des éléments qui lui sont apportés par l'invagination d'une partie des cellules de la surface. Dans la formation d'une gastrula épibolique telle que celle des œufs méroblastiques, les cellules de la couche profonde qui répondent aux macromères se multiplient moins rapidement que celles de la couche externe. Il en résulte que certaines cellules du bord de la couche externe se reploient en dessous en se mettant en continuité avec les cellules de la couche profonde ou, en d'autres termes, que les cellules superficielles du bord d'accroissement de la calotte cellulaire s'invaginent dans l'épibolie. De même dans les cas d'embolie, les cellules granuleuses et de grande taille qui représentent les macromères, ne s'invaginent pas seules, mais sont suivies dans ce mouvement par d'autres cellules.

Le feuillet interne d'une gastrula ou l'entoderme est donc formé de deux parties : 1° Par les macromères ou les cellules qui leur correspondent (on donne à cette partie de l'entoderme le nom d'*entoderme vitellin*); 2° par des micromères invaginés constituant l'entoderme d'invagination ou l'entoderme *gastruléen*.

Formation de la gastrula dans l'œuf de poule. — Nous avons étudié jusqu'ici des gastrulas appartenant à des animaux inférieurs, voyons maintenant comment est constitué la gastrula dans l'œuf de la poule qui est pris si souvent comme type dans le développement des animaux supérieurs. L'œuf de poule subit une segmentation partielle que la figure 1702, empruntée à Mathias Duval, fait suffisamment comprendre, et il arrive, à un moment donné, à l'état d'une gastrula épibolique. Mais il faut remarquer que dans cette gastrula la cavité occupée par le jaune ne répond pas seulement à la cavité intestinale de l'embryon, mais aussi à l'énorme espace destiné à loger le vitellus nutritif emmagasiné dans l'œuf pour subvenir aux premiers besoins de l'embryon isolé du monde extérieur par sa coquille. En d'autres termes, la cavité archentérique de la gastrula épibolique du poulet comprend à la fois la cavité digestive de l'animal futur et la cavité d'un vaste sac vitellin appendu comme une annexe à la face ventrale de l'embryon; le petit poulet se développe en effet sur un point très restreint de cette vaste gastrula, dont la majeure partie forme un sac, *sac vitellin*, *vésicule ombilicale*, renfermant le vitellus nutritif. Il existe une modification spéciale de l'épibolie, en relation avec la formation du corps en un point localisé et restreint de la gastrula tout entière. Au début du processus d'épibolie, alors que les feuillets sont réduits à une petite calotte cellulaire qui recouvre le sommet du jaune, *blastoderme*, en un point du bord d'accroissement qui correspond à l'endroit où se formera la région postérieure du corps de l'embryon, on voit se produire une invagination spéciale qui crée dans le bord d'enveloppement une petite échancrure (fig. 1704,A). A mesure que le blastoderme s'étend, cette échancrure s'allonge de plus en plus de manière à former comme une entaille linéaire dans le bord postérieur du blastoderme. Comme le montrent les figures successives de l'enveloppement du jaune de A à F, on voit que les deux bords de cette échancrure se réunissent bientôt et se soudent en formant un raphé longitudinal qui reste uni pendant un certain temps avec le bord d'enveloppement et continu avec lui.

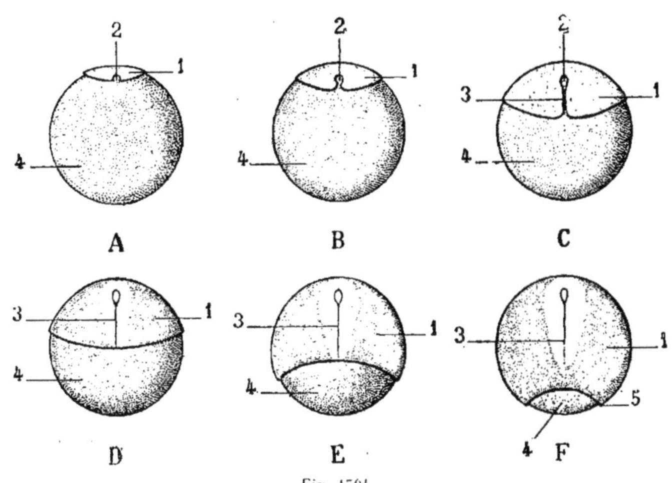

Fig. 1704.

Formation de la gastrula dans l'œuf de poule (*schématique*).

A à F, stades successifs de l'enveloppement du jaune par le blastoderme.
1, blastoderme. — 2, échancrure du blastoderme (futur canal neurentérique). — 3, ligne primitive (gastropore). — 4, jaune. — lécithopore.

A un certain moment ce raphé cesse d'être continu avec le bord d'enveloppement et se trouve isolé au sein du blastoderme, dans lequel il se montre sous la forme d'une ligne allongée que l'on appelle *la ligne primitive*. La formation de la ligne primitive aux dépens d'une échancrure du bord d'enveloppement de la gastrula épibolique, montre bien qu'elle n'est pas autre chose qu'une partie spécialisée de ce bord d'enveloppement ou du blastopore. Dans l'œuf de poule, le blastopore se dédouble donc en quelque sorte en un blastopore appartenant à la gastrula énorme remplie de vitellus nutritif, c'est le blastopore du vitellus ou *lécithopore* (λήκυθος vitellus) et un blastopore propre à l'embryon, lié à la formation du tube digestif de ce dernier et que l'on appelle *gastropore*. Aussi bien au niveau du gastropore qu'au niveau du lécithopore se forme une certaine quantité d'entoderme gastruléen.

3° Les feuillets et la ligne primitive chez le poulet. — Nous avons vu quelle est la signification morphologique de la ligne primitive, il faut étudier maintenant de plus près les feuillets cellulaires qui s'étendent sur le vitellus. Ces feuillets réunis constituent une lame assez mince, facile à isoler du jaune et que l'on appelle le *blastoderme*. Le blastoderme détaché du vitellus et examiné à l'œil nu ou à l'aide de faibles grossissements présente à considérer trois parties qui sont en allant de dehors en dedans : 1° l'*aire opaque ;* 2° l'*aire transparente ;* 3° la *ligne primitive*. L'aire opaque est une zone annulaire située à la périphérie du blastoderme, vue par transparence elle laisse difficilement passer la lumière et paraît sombre, de là son nom.

En dedans de l'aire opaque se trouve l'aire transparente, dont le contour est ovale ou piriforme, et qui, contrairement à la précédente, est claire et transparente.

La ligne primitive est située au milieu de l'aire transparente, elle marque en quelque sorte l'axe de symétrie du blastoderme. Elle a la forme d'une crête basse, assez large, rectiligne ou légèrement coudée, parcourue dans toute sa longueur par un sillon étroit, le *sillon primitif*. Partant du bord postérieur de l'aire transparente, la ligne primitive médiane traverse cette dernière suivant sa plus grande longueur, mais elle n'atteint jamais son bord antérieur dont elle reste toujours séparée par un certain intervalle. La ligne primitive occupe environ les trois quarts postérieurs du grand diamètre de l'aire transparente.

Il résulte de son mode de formation (voir plus haut, p. 1215), que l'on trouve à son extrémité antérieure un petit canal court qui traverse toute l'épaisseur

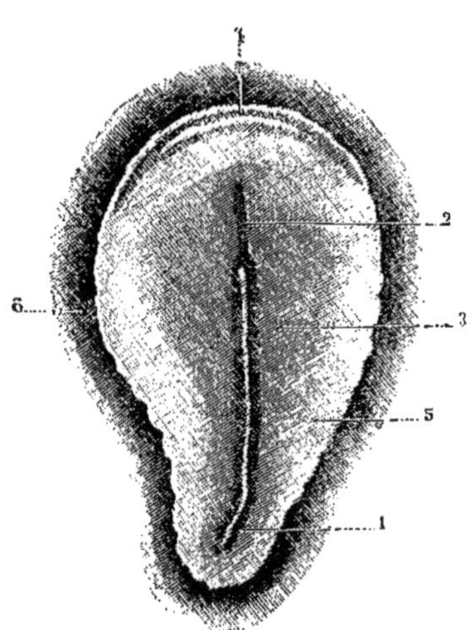

Fig. 1705.
Blastoderme de poulet, vu de face.

1, ligne primitive. — 2, prolongement céphalique de la ligne primitive. — 3, mésoderme vu par transparence et formant une zone plus foncée autour de la ligne primitive. — 4, replis semi-lunaires de l'aire transparente. — 5, aire transparente. — 6, aire opaque.

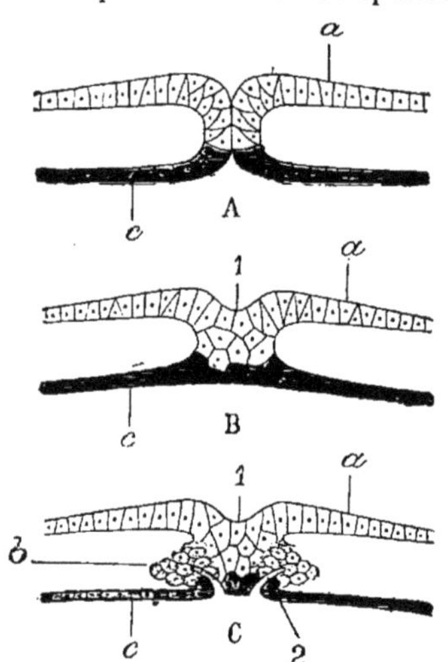

Fig. 1706.
Structure de la ligne primitive et formation du mésoderme (*schématique*).

A à C, stades successifs du développement de la ligne primitive. — *a*, ectoderme. — *b*, mésoderme. — *c*, entoderme.
1, sillon primitif. — 2, sacs cœlomiques.

du blastoderme et s'ouvre d'une part en dehors à la surface de l'ectoderme, d'autre part en dedans à la face interne de l'entoderme, ou si l'on préfère qui conduit de l'extérieur sur le vitellus. Dans la suite du développement l'ouverture externe de ce canal se trouve englobée dans la formation du système nerveux central. Il en résulte que le canal en question conduit alors de la cavité neurale de l'animal dans sa cavité digestive située à la face interne de l'entoderme, d'où le nom de *canal neurentérique* (νεῦρον nerf, et ἔντερον intestin) qu'on lui a donné.

Nous étudierons maintenant la structure de la ligne primitive sur des coupes transversales. On voit que la ligne primitive consiste en deux moitiés, ou deux lèvres accolées l'une à l'autre (fig. 1706, A). Au niveau de chaque lèvre l'ectoderme se reploie au-dessous pour se continuer avec le feuillet profond, en formant un entoderme gastruléen. Supposons les deux lèvres arrivées au contact l'une de l'autre, leurs bords contigus accolés forment une lame cellulaire verticale qui va de l'ectoderme à l'entoderme. Lorsque la soudure entre les deux lèvres est effectuée, elle est si intime que les cellules de l'une s'entremêlent et se confondent avec celles de l'autre, si bien qu'il n'est plus possible de distinguer ce qui appartient à chacune des deux moitiés. On a alors une figure telle que 1706, B, dans laquelle on voit l'ectoderme présentant un léger sillon (sillon primitif) et confondu en dessous avec une lame verticale de cellules qui se continuent avec lui sans qu'il soit possible de tracer entre eux une ligne de démarcation quelconque.

En dessous les cellules de la lame verticale se confondent aussi d'une manière inextricable avec les cellules de l'entoderme, ce qui revient à dire que la *ligne primitive n'est pas autre chose qu'une ligne suivant laquelle l'ectoderme et l'entoderme sont soudés l'un à l'autre et confondus.*

La ligne primitive ne reste que très peu de temps à l'état simple que nous venons de décrire. A peine est-elle formée, en effet qu'elle se complique pour engendrer un nouveau feuillet germinatif, le mésoderme.

4° **Origine du feuillet moyen.** — De chaque côté de la lame axiale formée par la soudure de l'ectoderme et de l'entoderme on voit naître par prolifération une lame cellulaire qui s'insinue entre le feuillet externe et le feuillet profond et constitue bientôt un troisième feuillet interposé aux deux premiers, le *mésoderme*. Le mésoderme naît donc des flancs de la ligne primitive par une moitié droite et une moitié gauche qui s'étendent assez vite sur les côtés et en arrière de la ligne primitive, mais dont l'accroissement dans la région antérieure est plus lent.

Il est très facile de se rendre compte que le mésoderme naît par prolifération des flancs de la ligne primitive, mais lorsqu'on veut préciser lequel des deux feuillets, ectoderme ou entoderme, joue le rôle principal dans sa production, on se heurte à des difficultés considérables qui font que les embryologistes ne sont pas tous d'accord sur ce sujet. Nous exposerons tout d'abord la manière de voir adoptée par un grand nombre d'auteurs, et d'après laquelle le mésoderme naît du feuillet interne, mais il ne faut pas se dissimuler que cette opinion, au lieu de s'appuyer sur des données objectives, est surtout basée sur la conviction que la marche du développement est essentiellement la même chez tous les vertébrés, et qu'elle doit copier ce qui se passe dans le développement de l'amphioxus, si bien étudié par A. Kowalewsky et par Hatscheck. Osc. Hertwig est actuellement le principal défenseur de cette théorie que son traité d'embryologie a rendue classique.

Dans l'amphioxus, après que l'embryon a atteint le stade gastrula, on voit naître sur les côtés de l'entoderme, à droite et à gauche de la ligne médiane, des diverticules creux produits par des évaginations de ce feuillet (fig. 1707). Ces diverticules s'isolent bientôt de l'entoderme et constituent alors de petits sacs, *sacs cœlomiques* (cœlome de κοιλον creux), interposés entre le feuillet externe et le feuillet interne. Ces sacs s'accroissent, leur cavité grandit, ils s'étendent sur les côtés depuis le système nerveux, en haut, jusque vers la ligne médiane en bas. Ils se divisent alors en deux moitiés superposées, l'une dorsale et l'autre ventrale (fig. 1707, C). La moitié supérieure ou dorsale forme ce que l'on appelle une protovertèbre qui donnera plus tard les muscles du tronc, la moitié inférieure reste creuse et présente à étudier deux feuillets : l'un externe appliqué en dedans de l'ectoderme et que l'on peut appeler lame *fibro-cutanée* ou *somatique* (σῶμα, corps) et l'autre interne accolé à l'entoderme et qui constitue la lame *fibro-intestinale* ou *splanchnique* (σπλάγχνον, viscère). La cavité comprise entre les deux lames fibro-intestinale et fibro-cutanée, et qui résulte du développement de la cavité des sacs cœlomiques, n'est pas autre chose que la cavité péritonéale. La paroi des sacs cœlomiques fournit donc chez l'amphioxus les protovertèbres et les lames fibro-intestinale et fibro-cutanée, c'est-à-dire le mésoderme qui dérive par conséquent de deux diverticules pairs de l'entoderme.

Le feuillet moyen apparaît chez les animaux supérieurs, comme deux expansions latérales de la ligne primitive (fig. 1708). Il n'est pas difficile de comprendre comment ces

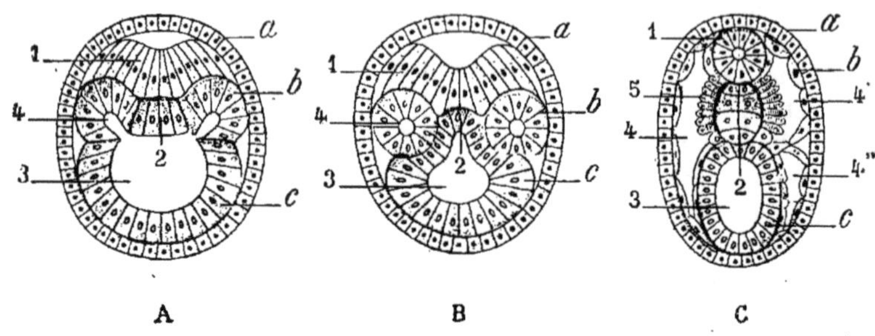

Fig 1707.
Formation du feuillet moyen chez l'amphioxus (d'après Hatschek, *schématique*).

A, B, C. trois stades successifs du développement. — *a*, ectoderme. — *b*, mésoderme. — *c*, entoderme.
1. moelle épinière. — 2. corde dorsale. — 3. intestin. — 4, cavité cœlomique; 4', portion supérieure (protovertébrale) de cette cavité; 4'', portion inférieure (péritonéale) de la même. — 5, ébauche des muscles.

expansions peuvent tirer leur origine d'un processus semblable à celui qui a produit les sacs cœlomiques. Imaginons, en effet, que le feuillet moyen naisse comme chez l'amphioxus par deux diverticules entodermiques. Ces diverticules se formant chez les vertébrés supérieurs au niveau de la ligne primitive, on aurait la figure 1706, C. Supposons nulle la cavité des sacs cœlomiques, nous obtiendrons alors une figure qui se rapprochera beaucoup de la coupe 1708. Mais effacer peu à peu la cavité des sacs cœlomiques revient simplement à dire que le mésoderme qui naît chez l'amphioxus sous la forme de diverticules creux apparait chez les amniotes sous la forme de bourgeons pleins. On sait que dans nombre de cas les ébauches d'un même organe peuvent être, chez différents animaux, des invaginations creuses ou des bourgeons pleins, et que cette différence de structure n'a jamais été un obstacle sérieux à la comparaison et à l'homologation entre eux des organes qui la présentent. Il en est de même ici, et l'on peut comparer l'ébauche massive du mésoderme des amniotes aux diverticules cœlomiques du feuillet interne, et dire que le feuillet moyen est produit, chez tous les vertébrés, par des bourgeons pleins ou creux de l'entoderme. Il est juste d'ajouter que Osc. Hertwig a décrit chez le triton des dispositions intermédiaires entre celles de l'amphioxus et celles des vertébrés supérieurs, et qui font que la comparaison entre les termes extrêmes de la série de ces animaux est plus solide et moins artificielle qu'elle ne pourrait le paraître d'après notre description.

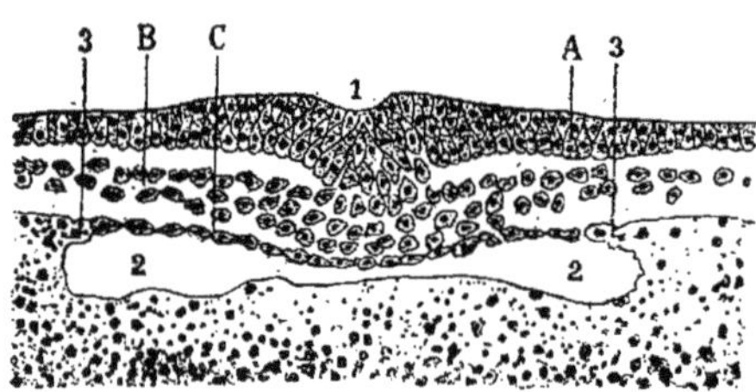

Fig. 1708.
Coupe transversale de la ligne primitive du poulet (d'après Mathias Duval).

A, ectoderme. — B. mésoderme. — C, entoderme.
1, sillon primitif. — 2, cavité sous-germinale (portion de la future cavité digestive). — 3, bourrelet ectodermo-vitellin.

L'origine entodermique du feuillet moyen n'est pas acceptée par tous les auteurs. Kölliker soutient que le mésoderme est engendré au niveau de la ligne primitive par prolifération de l'ectoderme. Bonnet et Keibel admettent aussi la participation de ce feuillet à la formation du mésoderme. Il est incontestable qu'une grande part du mésoderme naît par prolifération des cellules superficielles de la ligne primitive (fig. 1708) que l'on pourrait regarder comme ectodermiques, mais les partisans de l'origine entodermique du feuillet moyen répondent que la ligne primitive est un point de passage entre l'ectoderme et l'entoderme, une zone neutre, et que ces cellules superficielles n'appartiennent pas, à proprement parler, à l'ectoderme (Balfour, Math. Duval). Il faut noter aussi que certaines parties du mésoderme ne naissent pas de la ligne primitive, et apparaissent assez loin de cette dernière. Elles proviennent de l'entoderme. En effet, au début, chez le poulet, le feuillet interne est représenté par une masse de cellules non disposées en un feuillet (*entoderme primitif*), et qui se séparent plus tard en une portion supérieure qui fournit les éléments mésodermiques dont il vient d'être question, et en une portion inférieure qui donne l'entoderme définitif. Ces parties mésodermiques nées de l'entoderme primitif se confondent plus ou moins avec le mésenchyme primaire (voy. ci-dessous).

Enfin, Kleinenberg refuse au feuillet moyen la valeur d'un véritable feuillet blastodermique comparable à l'ectoderme et à l'entoderme, et le regarde simplement comme résultant de la fusion — très prononcée surtout chez les animaux supérieurs — d'un certain nombre d'ébauches organiques venues de l'ectoderme ou de l'entoderme. Ainsi, le système musculaire, qui comprend une grande partie du mésoderme des auteurs, dérive, pour Kleinenberg, de l'ectoderme, ainsi qu'il l'a montré pour les Annélides, et comme semblent le prouver les données de Kölliker rapportées plus haut. On verra, en effet, que les muscles naissent de cette partie du mésoderme qui tire son origine des cellules superficielles de la ligne primitive : or, l'on est parfaitement en droit de considérer cette partie de la ligne primitive comme ectodermique, car elle donnera le système nerveux (voir plus loin).

5° Structure de la ligne primitive. — Nous avons envisagé la ligne primitive en tant que blastopore et en tant que lieu d'origine du feuillet moyen, il importe maintenant d'examiner sa structure. On peut distinguer dans la ligne primitive, trois parties : une partie antérieure, une partie moyenne et une partie postérieure (fig. 1709). Les rapports des feuillets ne sont pas les mêmes dans ces trois parties.

a. *Partie antérieure.* — Cette partie répond au canal neurentérique ; à ce niveau l'ectoderme passe directement dans l'entoderme, c'est un des points où se forme, comme on l'a dit plus haut, de l'entoderme gastruléen. Il y a donc en ce point continuité manifeste des feuillets interne et externe, c'est la seule particularité que nous signalerons pour le moment.

b. *Partie moyenne.* — Cette région répond à la plus grande longueur de la ligne primitive, dont elle occupe au moins les trois quarts, immédiatement en arrière du canal neurentérique. A ce niveau les trois feuillets, ecto- méso- et entoderme sont confondus et il est impossible de fixer leurs limites respectives, la ligne primitive est épaisse (fig. 1709,6).

c. *Partie postérieure.* — En arrière, la ligne primitive devient moins épaisse par suite de l'absence du mésoderme sur une certaine étendue. On donne à cette partie de la ligne primitive le nom de *membrane anale* parce qu'elle sera employée plus tard à la formation de l'anus. La membrane anale est constituée par l'accolement de l'ectoderme et de l'entoderme, elle est limitée à droite et à gauche par le mésoderme divisé en deux lames, l'une accolée à l'ectoderme, l'autre à l'entoderme.

Théorie du mésenchyme. — Les cellules qui constituent la paroi des sacs cœlomiques sont disposées en rangées continues, à la manière des cellules épithéliales. Les frères Hertwig donnent le nom de mésoderme proprement dit ou de *mésoblaste* (*mésothélium* de Sedgwick Minot) à la portion du feuillet moyen qui possède cette structure épithéliale, et ils réservent le nom de *mésenchyme* à une portion du même feuillet, qui est constituée par des cellules étoilées ne se disposant jamais en un épithélium.

Chez certains animaux, la distinction entre le mésenchyme et le mésoblaste est facile à faire, ainsi chez les Echinodermes, pendant que l'entoderme engendre les sacs cœlomiques épithéliaux on voit naître sur certains points des feuillets primordiaux, et notamment au niveau du blastopore, des cellules qui se détachent une à une et isolément de leur point d'origine, et, sous la forme d'éléments ramifiés et étoilés, se répandent dans la cavité de segmentation qui n'a pas été oblitérée entièrement par la formation de l'archentéron. L'ensemble de ces cellules étoilées constitue le *mésenchyme primaire*, ainsi nommé parce qu'il existe dès le début du développement, et pour le distinguer du mésenchyme qui naît plus tard par un procédé analogue du mésoblaste épithélial, et auquel on réserve le nom de *mésenchyme secondaire*.

Dans l'embryon des amniotes, le mésoderme né le long de la ligne primitive répond au mésoderme épithélial ou mésoblaste. Le mésenchyme primaire est représenté par des cellules qui naissent à la périphérie du blastoderme dans le bourrelet entodermo-vitellin (Uskow), et s'insinuent entre ce dernier et l'ectoderme, puis se confondent avec le bord périphérique du mésoderme épithélial arrivé jusqu'à leur niveau. Nous verrons plus tard comment naît le mésenchyme secondaire.

Pour Osc. et R. Hertwig les différences qui existent entre le mésoblaste et le mésenchyme sont essentielles. En effet, le mésoblaste est un feuillet épithélial qui engendrera plus tard le revêtement épithélial du cœlome, l'épithélium des nombreuses glandes qui naissent de ce dernier (glandes génitales, urinaires, etc.), en même temps que les muscles dits épithéliaux (voir plus loin).

Au contraire, le mésenchyme est un tissu formé de cellules étoilées plongées au sein d'une substance fondamentale, molle et amorphe. Il engendrera exclusivement les tissus de substance conjonctive et le sang en même temps que les vaisseaux qui le renferment.

La distinction faite par les Hertwig est très justifiée en tant qu'elle sépare des ébauches distinctes (ébauche vasculo-conjonctive et épithélium péritonéal par exemple) que l'on avait jusqu'alors plus ou moins confondues dans un même feuillet, mais elle paraît moins bonne si l'on ne considère que sa valeur histologique, car il est évident que certaines parties qui auront, à un moment donné, une structure épithéliale, peuvent avoir, au début, un aspect mésenchymateux, comme cela arrive, par exemple, pour le mésoblaste des amniotes qui est constitué au début par des cellules étoilées.

6° Développement de l'œuf des mammifères. — L'œuf des mammifères est, comme on sait, pauvre en vitellus (oligolécithe). Sa segmentation est totale et subégale (Ed. van Beneden), c'est-à-dire que l'œuf tout entier se divise en segments légèrement inégaux.

La première division engendre deux blastomères qu'il est aisé de distinguer l'un de l'autre. L'un est clair, transparent, et plus volumineux que l'autre qui possède en outre un aspect granuleux caractéristique. Ces deux blastomères se divisent à leur tour, et le troisième stade de la segmentation une fois accompli, l'œuf consiste en huit blastomères, quatre clairs plus gros et quatre granuleux plus petits. Les blastomères clairs se multiplient alors plus rapidement que les autres; ils deviennent naturellement plus petits et tendent à envelopper l'ensemble des blastomères granuleux. Ils se comportent à peu près dans ce mouvement comme des micromères enveloppant une masse de vitellus par épibolie, et ils forment une couche externe qui s'étend peu à peu sur toute la surface de l'amas granuleux constitué par les blastomères de l'autre catégorie.

Pendant que ce mouvement épibolique s'effectue, il existe un point de la surface de l'œuf qui n'est pas encore occupé par les blastomères externes et qui représente d'une manière frappante le blastopore d'une gastrula épibolique. C'est pourquoi Ed. van Beneden a regardé cette forme lorsqu'il l'a décrite, comme représentant le stade gastrula dans l'évolution des mammifères. Il est plus exact de considérer cette disposition comme une ressemblance fortuite avec une gastrula, ressemblance due à la marche de la segmentation et au mode de groupement des blastomères.

Les blastomères clairs s'étendent finalement au-dessus du prétendu blastopore qui est ainsi comblé, et les sphères granuleuses sont alors complètement enfermées dans un sac clos dont elles occupent le centre. La segmentation peut être considérée comme terminée, elle s'est effectuée en soixante-dix heures environ, et pendant que l'œuf, toujours entouré de sa membrane vitelline ou prochorion, parcourait l'oviducte.

A la fin de la segmentation, l'œuf arrive dans l'utérus.

Les cellules externes continuant alors à se multiplier, la sphère close formée par elles s'accroît considérablement et devient une grande vésicule close dans l'intérieur de laquelle les cellules granuleuses restées à peu près inactives, et dont le nombre s'est peu accru, forment une petite masse accolée à un point de la paroi et qui est connue, depuis Bischoff, sous le nom d'*amas résiduel* de la segmentation. L'œuf constitue alors la *vésicule blastodermique*. Cette vésicule atteint bientôt un diamètre de 1 millimètre 5 dixièmes à 2 millimètres. Alors les cellules de l'amas résiduel au lieu de rester groupées en une masse compacte, tendent à s'étaler en dedans de la paroi de la vésicule blastodermique et à la doubler en quelque sorte.

Finalement, la vésicule blastodermique comprend une paroi formée de deux couches, une couche externe composée de cellules claires représentant l'ectoderme et une couche interne granuleuse qui représente l'entoderme primitif.

Au point de la vésicule blastodermique où s'attachait au début l'amas résiduel la paroi reste plus épaisse sur une certaine étendue, formant une aire ovale dans laquelle se développe plus tard l'embryon, et qui a reçu pour cela le nom d'aire embryonnaire. On voit bientôt apparaître sur l'aire embryonnaire une ligne primitive dont l'extrémité antérieure porte un petit renflement (*bouton de Hensen*) au niveau duquel existe souvent un canal neurentérique.

L'œuf de mammifère arrivé à ce stade de développement correspond évidemment à l'œuf de poule au stade décrit plus haut (p. 1215). Il suffirait en effet de remplir de vitellus nutritif la cavité de la vésicule blastodermique d'un mammifère pour obtenir une disposition exactement semblable à celle de l'œuf des oiseaux. La vésicule blastodermique est donc parfaitement comparable à l'œuf des oiseaux, l'absence de vitellus nutritif qui la distingue seule de ce dernier peut s'expliquer par la présence du placenta, qui, fournissant aux besoins de nutrition de l'embryon au fur et à mesure qu'ils se produisent, rend inutile l'accumulation dans l'œuf de matériaux nutritifs, accumulation qui est nécessaire dans l'œuf d'oiseau.

Il est à noter que l'ectoderme de la vésicule blastodermique, au niveau de l'embryon, ne fournit pas l'ectoderme de l'animal. Il forme simplement un ectoderme provisoire (*couche de Rauber*), qui tombe et est remplacé par un ectoderme définitif fourni par l'amas résiduel qui renferme par conséquent les éléments de tous les feuillets de l'embryon.

Si l'on veut retrouver dans le développement des mammifères les formes embryonnaires (gastrula et blastula) que nous avons décrites, il est clair que la gastrula devra se chercher au niveau de la ligne primitive (voy. *Développement de la gastrula du poulet*, p. 1215). Quant à la blastula, elle est représentée non pas, comme on l'a cru un moment, par la vésicule blastodermique, dont la cavité ne peut être une cavité de segmentation, puisqu'elle correspond à la cavité remplie par le jaune dans l'œuf de poule, mais bien par une petite fente située au sein de l'amas résiduel (LIEBERKÜHN) et correspondant évidemment à la cavité de segmentation que DUVAL a décrite dans la blastula lenticulaire du poulet (fig. 1702). Il résulte de tout cela que la forme gastrula de ED. VAN BENEDEN, qui n'a aucune relation directe avec la formation de la ligne primitive, et qui précède la blastula véritable représentée au sein de l'amas résiduel, ne peut pas être considérée comme une gastrula vraie. Il faut lui attribuer la valeur qui lui a été donnée plus haut (p. 1220). ED. VAN BENEDEN a d'ailleurs abandonné lui-même son ancienne opinion et sa manière de voir actuelle se rapproche beaucoup de celle qui est suivie ici.

Nous avons décrit la gastrula de l'œuf de poule — considéré comme type de celui des vertébrés supérieurs — conformément aux idées de BALFOUR, de HATSCHECK, etc., mais beaucoup d'embryologistes conçoivent cette gastrula d'une toute autre manière. La notion de la gastrula chez les Amniotes est encore en voie d'évolution et ne peut être fixée pour le moment.

ARTICLE II

DÉVELOPPEMENT DU CORPS DE L'EMBRYON ET DE SES ANNEXES

Chez les mammifères comme chez les oiseaux, les feuillets forment une grande vésicule, *vésicule blastodermique*, remplie par le jaune (oiseaux), ou par un liquide qui en tient lieu (mammifères). Une région très limitée de cette vésicule est employée à la formation du corps de l'embryon, on la désigne sous le nom d'*aire embryonnaire*. Le reste de la vésicule blastodermique (*aire extra-embryonnaire*) fournit les *annexes* de l'embryon. Nous étudierons dans ce chapitre : 1° la formation du corps ; 2° les annexes de l'embryon.

§ I. — FORMATION DU CORPS

La formation du corps se laisse comprendre aisément si l'on divise son étude en trois points : 1° différenciation des feuillets ; 2° rôle de la ligne primitive ; 3° formation des parois ventrales. Ces points connus, nous ajouterons quelques mots sur le développement des membres.

1° Différenciation des feuillets. — On entend, par différenciation des feuillets, les changements de structure qui se produisent dans les différents points de l'étendue d'un feuillet germinatif, doué jusqu'alors d'une structure identique dans toutes ses parties.

Un des premiers phénomènes de différenciation consiste dans l'apparition d'une petite tige cylindrique, qui, partant de l'extrémité antérieure de la ligne primitive, au-devant du canal neurentérique se dirige en avant en se glissant entre l'ectoderme et l'entoderme. C'est le *prolongement céphalique* de la ligne primitive, qui va former la *corde dorsale*.

Bientôt au niveau du prolongement céphalique se dessine à la surface du blastoderme une gouttière dont la corde dorsale occupe l'axe, et qui, limitée en avant par une ligne courbe à convexité antérieure, se continue en arrière autour de la portion antérieure de la ligne primitive qu'elle embrasse entre ses deux bords latéraux sur une assez grande longueur. Cette gouttière est formée par l'ectoderme qui s'est épaissi, et de plan qu'il était jusqu'alors, s'est déprimé sur la ligne médiane, tandis que de chaque côté de cette dernière il s'est relevé en formant des sortes de crêtes ou de replis appelés *lames dorsales*. Elle constitue la première ébauche du système nerveux central, et a reçu à cause de cela le nom de gouttière nerveuse ou de *gouttière médullaire* (voy. fig. 1739, B).

La gouttière médullaire se transforme bientôt en un tube, le *tube médullaire*, par le mécanisme suivant. Les lames dorsales sont formées de deux feuillets réunis à angle aigu, l'un externe mince se continue avec l'ectoderme général, c'est le feuillet ectodermique, l'autre interne épais est le feuillet médullaire. Les lames dorsales s'accroissent en s'avançant l'une vers l'autre sur la ligne médiane, de manière à refermer en dessus la gouttière qu'elles circonscrivent ; lorsqu'elles sont arrivées au contact, leurs feuillets de même nom s'unissent entre eux, les feuillets externes se fusionnent et recouvrent d'une lame continue les feuillets médullaires qui se sont soudés entre eux de leur côté et forment un tube clos qui se détache bientôt entièrement de l'ectoderme et se place au-dessus de lui.

La fermeture de la gouttière médullaire commence au niveau de la région cervicale, elle continue ensuite à s'opérer à partir de ce point tant en avant qu'en arrière.

La portion antérieure du tube médullaire s'élargit au niveau de trois points placés les uns derrière les autres et séparés par des régions restées étroites, constituant autant d'étranglements. Ces élargissements forment : 1° la *vésicule cérébrale antérieure ;* 2° la *vésicule cérébrale moyenne ;* 3° la *vésicule cérébrale postérieure.*

La portion postérieure encore ouverte de la gouttière médullaire dessine, autour de la ligne primitive qu'elle embrasse, une figure ovalaire allongée que l'on appelle le *sinus rhomboïdal*, bien qu'elle n'ait rien à faire avec la dilatation du canal épendymaire désignée sous ce nom et que l'on trouve au niveau de la moelle lombaire chez l'adulte.

Autour de la gouttière médullaire le mésoderme subit un épaississement assez marqué qui se traduit sur les embryons vus par transparence par une zone foncée circonscrivant la gouttière ; c'est la *zone rachidienne*, d'où naîtront plus tard diverses parties du rachis. En dehors d'elle s'en trouve une autre moins marquée, et qui correspond aux flancs de l'animal, c'est la *zone pariétale*. Sur les coupes transversales, ces zones répondent à des épaississements bien distincts du feuillet moyen. On voit en effet de chaque côté de la gouttière médullaire la zone rachidienne marquée par l'épaississement du mésoderme qui a reçu le nom de *lame protovertébrale*, tandis que les *lames latérales* représentent la zone pariétale. Entre la lame protovertébrale et la lame latérale, d'un même côté, existe une bande étroite de mésoderme désignée par Kölliker sous le nom de lame moyenne, et qui joue, comme on le verra plus tard, un grand rôle dans le développement de l'appareil excréteur.

Les lames latérales vont en s'amincissant graduellement vers la périphérie, de telle sorte qu'il n'existe pas d'abord de limite bien nette entre ce qui sera employé à la formation du corps de l'embryon, et les parties extra-embryonnaires, mais plus tard il apparaît sur les bords de l'aire pariétale un léger sillon, le *sillon marginal* (fig. 1733, 13), qui, se creusant de plus en plus, circonscrit nettement l'embryon.

De très bonne heure, au sein du mésoderme de la lame protovertébrale se différencient de petites masses cubiques paires, les *protovertèbres*. La première paire de protovertèbres naît un peu en avant de l'extrémité antérieure de la ligne primitive. Il s'en forme ensuite d'autres en avant et en arrière d'elle, de sorte que la zone rachidienne est bientôt constituée dans sa partie moyenne par une certaine quantité de segments cubiques, tandis que ses extrémités restent encore indivises. Les segments protovertébraux répondent aux unités morphologiques ou métamères dont le corps est formé, ils reçoivent souvent à cause de cela le nom de *somites* (σῶμα corps).

Un phénomène important intervient ensuite, c'est le clivage du mésoderme. Les lames latérales formées jusqu'alors de plusieurs strates de cellules disposées en une seule masse compacte se divisent par un plan parallèle à la surface du corps en deux lames distinctes dont l'une, la lame *fibro-cutanée* ou *somatique*, s'accole à l'ectoderme pour former avec lui la paroi primitive du corps ou *somatopleure* (σῶμα corps, πλευρὰ flanc), tandis que l'autre, la lame *fibro-intestinale* ou *splanchnique*, s'accole à l'entoderme en formant la *splanchnopleure* ou paroi primitive du tube intestinal.

La fente comprise entre ces deux lames est la grande cavité *pleuro-péritonéale* ou *cœlome*. Le cœlome n'apparaît pas d'un seul coup sur toute l'étendue des lames latérales, il ne se forme pas non plus d'une manière graduelle à partir d'un point, mais il résulte de la fusion d'une série de petites cavités fissurales qui naissent indépendamment les unes des autres au sein du feuillet moyen.

En se fondant sur l'embryologie des vertébrés inférieurs on a distingué plusieurs régions distinctes dans le cœlome. On a vu page 1217 que le feuillet moyen est représenté par l'épithélium des sacs cœlomiques disposés métamériquement les uns derrière les autres; chez les sélaciens chacun de ces sacs s'étrangle et se divise en trois chambres : la supérieure ou dorsale a reçu le nom d'*épicœlome;* la moyenne, de *mésocœlome;* l'inférieure ou ventrale, d'*hypocœlome*. Les cloisons transversales formées par l'accolement de la paroi postérieure d'un sac avec la paroi antérieure du sac suivant disparaissent au niveau de la portion inférieure (hypocœlome) des divers sacs cœlomiques qui se fusionnent en une seule cavité, la cavité pleuro-péritonéale ou *splanchnocœle*. — Les parties supérieure et moyenne des sacs cœlomiques gardent au contraire la disposition métamérique de ces derniers. La partie supérieure qui fournira les protovertèbres a reçu le nom de *myotome* et la portion du cœlome qu'elle contient s'appelle le *myocœle*. La partie moyenne, fournissant les matériaux du système rénal, s'appelle *néphrotome* (Rückert); sa cavité est le *néphrocœle*. — Les protovertèbres des animaux supérieurs répondent aux myotomes, la lame moyenne ou masse intermédiaire est formée par la fusion dans le sens longitudinal des néphrotomes.

La formation du cœlome ne se limite pas à l'étendue du corps de l'embryon, mais se prolonge au sein du mésoderme de l'aire extra-embryonnaire, de sorte que la cavité pleuropéritonéale se poursuit bien au delà du corps, formant ce que l'on appelle le cœlome externe.

L'embryon n'est, au début, qu'un épaississement local des feuillets. Sa partie antérieure se détache plus nettement de la surface générale de l'œuf à cause de la saillie que forment à ce niveau les vésicules cérébrales. L'ectoderme de l'embryon, soulevé par elles, s'infléchit brusquement au niveau du bord antérieur de la première vésicule pour redevenir ensuite horizontal et se continuer avec l'ectoderme extra-embryonnaire. La tête de l'embryon, qui commence à s'indiquer au niveau des renflements antérieurs du tube médullaire, forme ainsi un relèvement brusque de la surface des feuillets, et dont le bord antérieur surmonte à pic l'ectoderme extra-embryonnaire. Au niveau de l'extrémité postérieure du corps, le relief de l'embryon est bien moins marqué, et le profil du dos s'abaisse peu à peu et régulièrement sur la surface générale de l'œuf. L'entoderme est plan partout et ne présente au niveau du corps qu'une légère inflexion formant une gouttière ouverte en dessous : la *gouttière intestinale*, première ébauche de l'intestin futur. A ce stade du développement, l'embryon est largement ouvert en dessous et étalé à plat. Il n'a ni paroi ventrale, ni aucun des organes situés plus tard au-devant de la corde dorsale, c'est un animal réduit à son rachis. Une grande partie de ce rachis est formée par la portion de la ligne primitive comprise entre les replis médullaires; nous allons étudier maintenant le rôle que joue cette ligne dans la constitution du corps.

2° Rôle de la ligne primitive. — Les anciens auteurs, confondant la ligne primitive avec la gouttière médullaire, ne lui attribuaient naturellement aucun rôle particulier. Dursy, le premier, apprit à distinguer ces deux organes l'un de l'autre. Il montra que la gouttière médullaire se développe en avant de la ligne primitive, et, poussant les choses à l'extrême, il admit que l'embryon se forme tout entier au-devant de cette dernière, qui ne prend aucune part à sa constitution. Cependant, His, Waldeyer, Kölliker, tout en reconnaissant qu'une partie de l'embryon naît en avant de la ligne primitive, attribuaient à cette dernière la formation d'une grande partie du tronc, lorsque parut le traité de Balfour. Cet auteur voyant avant tout, dans la ligne primitive, le blastopore de la gastrula, lui refusa de nouveau une part dans la constitution du corps de l'embryon qui, pour lui, se développait exclusivement en avant de la ligne primitive et sans son concours.

Actuellement, on est revenu à une notion plus exacte de la valeur embryogénique de la ligne primitive, et l'on sait qu'elle forme une grande partie du rachis. Deux choses le prouvent : 1° le fait qu'elle est en grande partie englobée dans les replis médullaires; 2° le mouvement de recul qu'elle subit au fur et à mesure du développement. — Le premier fait est très probant, il est clair que tout ce qui est compris entre les replis médullaires est employé à la formation du système nerveux central. — Le *mouvement de recul de la ligne primitive* est aussi très significatif. Beaucoup d'auteurs en ont parlé:

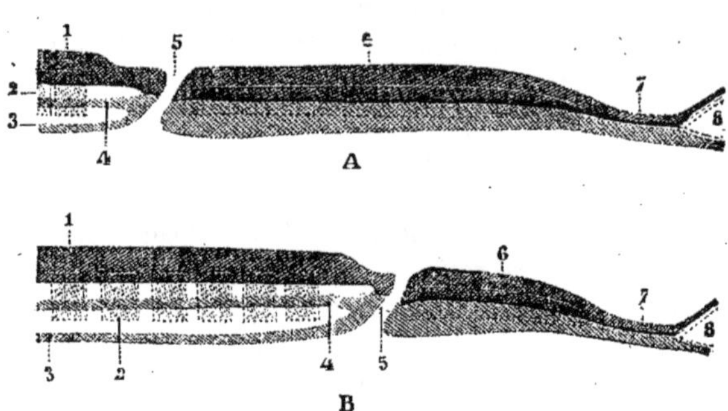

Fig. 1709.
Ligne primitive, coupes longitudinales : A, premier stade; B, second stade (*schématique*).
(Le pointillé rose représente la projection sur la ligne médiane par laquelle passent les coupes des parties mésodermiques qui existent de chaque côté de cette ligne)

1, gouttière médullaire. — 2, protovertèbres. — 3, entoderme digestif. — 4, corde dorsale. — 5, canal neurentérique. — 6, ligne primitive (partie moyenne). — 7, membrane anale (partie postérieure de la ligne primitive). — 8, cœlome.

on peut avec Osc. Hertwig le décrire de la manière suivante : « La ligne primitive se trouve, suivant le développement des blastodermes, dans la région cervicale, dans la région dorsale, dans la région lombaire, c'est-à-dire que son éloignement de la portion antérieure du tube médullaire s'accroît de plus en plus avec l'âge des embryons. » Ce mouvement de recul est dû à ce que la région antérieure de la ligne primitive se transforme sans cesse en les organes situés au-devant d'elle : tube médullaire, corde, protovertèbres. Sa masse, compacte, formée par les trois feuillets ectoderme, mésoderme et entoderme confondus, se clive sur la ligne médiane en une portion supérieure qui se rattache au système nerveux central, et une portion inférieure qui passe dans la corde et dans l'entoderme, sur les côtés elle engendre les masses protovertébrales. A mesure que, dans sa portion antérieure, elle se transforme de cette manière, elle s'accroît à sa portion postérieure (*zone d'accroissement*) par la formation de nouvelles cellules embryonnaires. Le tube médullaire, la corde, la zone segmentée du rachis s'allongent donc de plus en plus en empruntant les matériaux de cet accroissement à la ligne primitive. Le canal neurentérique qui siège primitivement à l'extrémité antérieure de cette ligne recule au fur et à mesure de ses transformations et occupe successivement des points différents.

La première et la seconde portion de la ligne primitive concourent seules à former les organes axiaux que nous venons de nommer, la portion postérieure (membrane anale) au niveau de laquelle manque d'ailleurs le mésoderme, ne participe jamais à cette formation. La membrane anale reste telle qu'elle était au début.

La ligne primitive est donc, au point de vue fonctionnel, une région spéciale, constituée par une masse compacte de cellules embryonnaires, et qui en avant fournit les organes axiaux (névraxe, corde, protovertèbres) par une différenciation progressive, tandis qu'en arrière elle s'accroît sans cesse par une sorte de bourgeonnement. Elle n'est pas sans analogie avec la région postérieure du corps de certaines annélides qui, constituée par une masse cellulaire insegmentée, bourgeonne incessamment de nouveaux segments qui entrent dans la composition du corps.

Le rôle de la ligne primitive dans la production du système nerveux et des protovertèbres montre aussi que l'on peut justement la considérer avec Kleinenberg comme une ébauche neuro-musculaire, c'est-à-dire comme le germe commun du système musculaire et du système nerveux.

S'il est incontestable que la ligne primitive fournisse par différenciation une grande partie du tronc, il n'en n'est pas moins vrai que l'on ne s'entend pas parfaitement sur la longueur du rachis qui lui doit son origine. O. Hertwig regarde le prolongement céphalique comme une simple transformation de la ligne primitive, qui, pour lui, s'étend en avant jusqu'au niveau du cerveau moyen. La portion du corps formée en avant de la ligne primitive consiste donc pour Hertwig simplement dans le cerveau antérieur; à partir du cerveau moyen toute la longueur du corps en arrière provient de la ligne primitive. Nous ferons remarquer que, s'il en est ainsi, toute la portion segmentée du corps — commençant justement au niveau du cerveau moyen, — répond à la région formée par la ligne primitive.

Kölliker regarde bien le prolongement céphalique comme une dépendance de la ligne primitive, mais il ne le considère pas cependant comme une simple transformation de cette dernière. Les somites qui apparaissent autour de ce prolongement, et toute la portion du corps qu'ils forment peuvent donc être considérés comme nés en avant de la ligne primitive. Cette portion du corps est, soit la portion postérieure de la tête, qui est segmentée comme on sait, soit à la fois cette portion de la tête et une longueur indéterminée de la région cervicale. Il est impossible de préciser davantage tant que l'on ne saura pas exactement le nombre des segments qui entrent dans la composition de la tête et le nombre des segments nés en avant de la ligne primitive. En somme, dans cette opinion, la portion insegmentée de la tête (cerveau antérieur) et un nombre indéterminé des segments qui suivent cette portion, se forment en avant la ligne primitive.

Théorie de la concrescence. — S'appuyant sur ce fait que la ligne primitive donne naissance à une grande partie du corps, et qu'elle-même est formée de deux moitiés d'abord séparées qui se réunissent ensuite sur la ligne médiane (voy. p. 1215), Osc. Hertwig considère la formation du corps comme le résultat d'un phénomène de *concrescence*. Il veut dire par là que chacune des moitiés droite et gauche du corps se forme indépendamment de sa congénère sur la lèvre correspondante du blastopore allongé que représente la ligne primitive, puis se soude à l'autre moitié en même temps que le blastopore se ferme. D'habitude la soudure du blastopore précède de beaucoup l'apparition des organes et est achevée avant qu'aucune trace d'organes (protovertèbres, moelle) soit visible. Mais il peut arriver qu'elle ne s'effectue pas, et l'animal est alors formé de deux moitiés séparées l'une de l'autre par une fente longitudinale s'étendant sur une longueur du corps plus ou moins considérable, monstruosité assez fréquente chez les poissons osseux.

La théorie de la concrescence a été formulée pour la première fois par His dans ses recherches sur le développement des téléostéens. Elle a été combattue par plusieurs auteurs, notamment par Balfour, mais, comme on vient de le voir, elle a été reprise tout récemment par O. Hertwig. Elle est également admise par Sedgwick Minot. Cette conception avait déjà été soutenue, d'une manière purement théorique, il est vrai, par l'anatomiste français Serres.

3° Formation des parois ventrales. — La formation des parois ventrales complète le corps de l'embryon qui prend ainsi peu à peu l'aspect qu'il aura chez l'adulte. Elle est précédée par la différenciation des extrémités céphalique et caudale, et elle est due principalement aux changements de forme d'un orifice dit *ombilic cutané*. Nous étudierons donc successivement pour comprendre l'origine des parois ventrales : 1° la différenciation de l'extrémité céphalique; 2° la différenciation de l'extrémité caudale; 3° l'ombilic cutané; 4° la fermeture de l'ombilic cutané.

a. *Différenciation de l'extrémité céphalique.* — Au début, la tête est simplement indiquée par une légère saillie de l'ectoderme soulevé par les vésicules cérébrales. Le bord antérieur de cette saillie est perpendiculaire au plan des feuillets; la tête a une paroi antérieure, une paroi supérieure, mais elle n'a point encore de paroi ventrale ou de front. Bientôt la vésicule cérébrale antérieure s'accroît beaucoup, et, toujours recouverte par l'ectoderme, fait une forte saillie en avant et au-dessus des feuillets. On peut alors distinguer à la tête une face frontale qui s'avance bien au delà du point où l'ectoderme de l'embryon se continue avec l'ectoderme extra-embryonnaire, et surplombe au-dessus de ce point; la tête s'isole ainsi et se différencie. La formation de l'extrémité céphalique résulte à la fois d'un accroissement des parties préexistantes et d'un bourgeonnement de parties nouvelles.

L'accroissement consiste dans une augmentation de volume des vésicules qui grandissent beaucoup sans changer très sensiblement de forme, il s'accompagne de flexions des vésicules cérébrales les unes sur les autres, dont l'étude est renvoyée plus loin. Le bourgeonnement consiste dans la production de parties nouvelles par une prolifération cellulaire intense se faisant en des points limités, au niveau desquels les cellules ne présentent pas encore de différenciation histologique avancée et ne sont pas disposées de manière à constituer une région de forme déterminée et persistante. On observe, chez le poulet, un bourgeonnement semblable au niveau de l'extrémité antérieure de la gouttière médullaire dont la longueur se trouve, grâce à ce travail de prolifération, considérablement augmentée. On voit donc que, aussi bien en avant (extrémité antérieure de la gouttière médullaire) qu'en arrière (zone d'accroissement de la ligne primitive) le bourgeonnement joue un grand rôle dans la formation du corps qui par conséquent n'est pas exclusivement due à un simple accroissement des parties de l'embryon, comme on est quelquefois tenté de le croire. L'accroissement est beaucoup plus rapide du côté dorsal que du côté ventral, ce qui force en quelque sorte l'embryon à se replier sur son axe transversal, de telle manière que son front et son extrémité caudale viennent presque au contact l'un de l'autre en avant. En même temps l'embryon, par suite de l'inégalité d'accroissement de ses deux moitiés latérales, subit aussi une torsion sur son axe longitudinal. L'ensemble des courbures qu'il décrit se rattache donc à une spire.

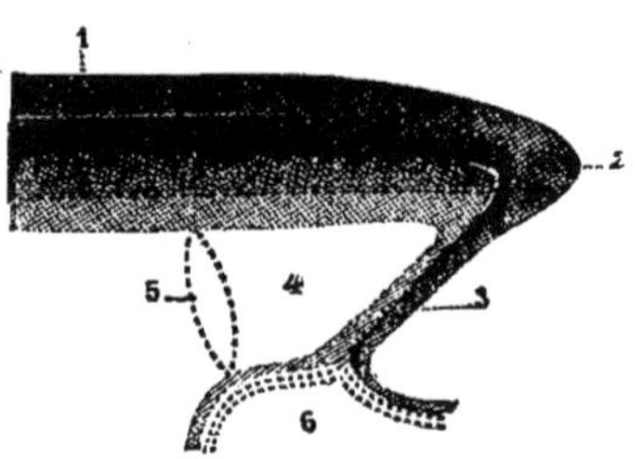

Fig. 1710.

Coupe longitudinale de la partie postérieure du corps : la membrane anale a basculé en dessous et en avant (*schématique*).

(Le pointillé rose représente la projection du mésoderme sur la ligne médiane.)

1, ligne primitive. — 2, bourgeon caudal. — 3, membrane anale. — 4, intestin postérieur. — 5, aditus posterior. — 6, cœlome.

b. *Différenciation de l'extrémité caudale.* — Lorsque l'extrémité antérieure du corps a ainsi pris naissance, la postérieure se forme à son tour. La membrane anale bascule en dessous et en avant autour de son extrémité antérieure comme charnière (fig. 1710), et à la suite de ce phénomène l'embryon possède une extrémité saillante en arrière, extrémité dont la face dorsale est formée par la ligne primitive, et la face ventrale par la membrane anale. L'extrémité postérieure du corps renferme un cul-de-sac entodermique que l'on appelle l'*intestin postérieur*. L'intestin postérieur est très court, il communique avec la cavité de l'entoderme par un orifice (fig. 1710,5) :

l'*aditus posterior*. En avant de la membrane anale, sur la face ventrale de l'intestin postérieur, naît un bourgeon entodermique creux : la vésicule allantoïde. L'intestin postérieur devient alors une sorte de carrefour commun dans lequel débouchent à la fois l'intestin proprement dit et l'allantoïde. On le désigne dès ce moment sous le nom de *cloaque interne* ou de *bursa pelvis* (His).

La membrane anale et la ligne primitive se rejoignent d'abord à l'extrémité postérieure du corps sous un angle aigu, mais plus tard le bourgeonnement de la ligne primitive continuant toujours, cette dernière forme en arrière et au-dessus de la membrane anale un prolongement épais, le *prolongement caudal*.

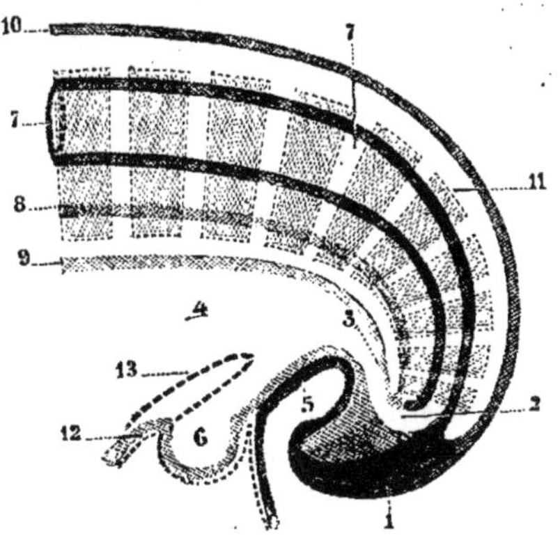

Fig. 1711.

Coupe longitudinale d'un embryon (*schématique*).

(Le pointillé rose représente la projection sur la ligne médiane par laquelle passe la coupe des parties mésodermiques qui existent de chaque côté de cette ligne.)

1, bourgeon caudal. — 2, canal neurentérique. — 3, intestin post-anal. — 4, intestin postérieur. — 5. membrane anale. — 6. allantoïde. — 7, tube médullaire. — 8, corde dorsale. — 9, paroi dorsale de l'intestin. — 10, ectoderme. — 11, protovertèbre. — 12, éperon périnéal. — 13, trajet de l'éperon périnéal dans sa descente.

La différenciation de la ligne primitive s'effectue dans le prolongement caudal comme dans le tronc, et l'on y trouve bientôt un tube médullaire, une corde dorsale, des protovertèbres, qui, bien différenciés en avant, se confondent en arrière avec la ligne primitive encore compacte. La queue renferme donc tous les éléments qui entrent dans la constitution du rachis. Elle renferme aussi un prolongement de l'intestin qui est situé au-devant de la corde dorsale. Ce prolongement peut être creux, il constitue alors l'*intestin postanal* qui s'ouvre en arrière dans le canal neural par le canal neurentérique (fig. 1711, 3). Mais O. Hertwig le considère plutôt comme un cordon plein ne fonctionnant jamais comme canal intestinal et auquel il donne le nom de *cordon entodermique*.

c. *Ombilic cutané*. — A ce stade du développement, la face dorsale de l'embryon, ainsi que ses extrémités, sont bien séparées des feuillets, mais sa face ventrale n'existe pas encore et se confond avec la vésicule blastodermique. En effet, du côté ventral, l'embryon est rattaché à cette vésicule par une sorte de pédicule à la fois très large et très surbaissé, qui s'insère sur le corps suivant une ligne passant, en avant au-dessous de la bouche, en arrière au-devant de la membrane anale, sur les côtés au milieu des flancs. Si l'on coupe ce pédicule de manière à détacher l'embryon de la vésicule blastodermique, on voit un large orifice ventral, qui a exactement l'étendue du pédicule lui-même, et à travers lequel les organes internes, cœur, tube digestif, apparaissent à nu. Cet orifice est l'*ombilic cutané*. A travers l'ombilic cutané passent des organes annexes du tube digestif, la vésicule ombilicale et la vésicule allantoïde, que nous étudierons plus loin; pour le moment, nous décrirons le tube digestif qui a pris une forme typique. On sait qu'au début l'entoderme forme dans l'embryon une gouttière largement ouverte en dessous, la *gouttière intestinale;* bientôt, à partir de l'extrémité antérieure, les deux moitiés latérales de cette gouttière s'infléchissent sur la ligne médiane (fig. 1739), s'accolent, se soudent l'une à l'autre et forment enfin un tube clos qui fournira plus tard la portion antérieure du tube digestif, c'est l'*intestin antérieur* ou *pharyngien*. L'intestin pharyngien est clos en avant et s'appuie par cette extrémité borgne contre une fossette de la face ventrale qui donnera plus tard naissance à la cavité buccale. En arrière, il se continue par l'*aditus anterior* avec la portion moyenne du tube digestif, au-dessous de laquelle se trouve appendu un vaste sac : *sac vitellin* ou *vésicule ombilicale*, formé par l'entoderme extra-embryonnaire. Par suite de la fermeture en-dessous de la gouttière intestinale, il se forme sur la face ventrale de l'intestin pharyngien une lame, *mésentère ventral*, résultant de l'accolement des deux moitiés de cette gouttière. Le sac vitellin est rattaché à l'intestin de l'embryon par un canal d'abord très large et très court : le canal vitellin (fig. 1713). Il est facile de passer de la vésicule ombilicale dans les extrémités antérieure et postérieure du tube digestif de l'embryon par l'intermédiaire de l'aditus anterior ou de l'aditus posterior, à cause de cela on donne souvent au premier de ces orifices le nom d'orifice pharyngo-ombilical, au second celui d'orifice intestino-ombilical. On appelle *ombilic intestinal* la section transversale du canal vitellin.

L'ombilic intestinal passe librement à travers l'ombilic cutané. Entre ces deux ombilics règne un espace annulaire qui les sépare l'un de l'autre et qui représente le jeu qui existe entre ces deux formations emboîtées l'une dans l'autre. Comme les deux ombilics ne sont pas exactement concentriques, il en résulte que l'espace annulaire dont nous venons de parler n'a pas en avant et en arrière les mêmes dimensions. En avant, il est large et constitue une sorte de loge divisée en deux moitiés, droite et gauche, par le mésentère ventral au sein duquel se développe bientôt le cœur, d'où le nom de *fosse cardiaque* donné à cette cavité (fig. 1713, 7). En arrière, l'intervalle qui sépare l'ombilic intestinal de l'ombilic cutané est beaucoup plus réduit ; il constitue simplement une fente étroite à travers laquelle passe le pédicule de l'allantoïde.

d. *Fermeture de l'ombilic cutané*. — Sur un embryon plus âgé que le précédent, le canal vitellin s'est fortement contracté, diminuant ainsi l'étendue de l'ombilic intestinal. L'ombilic cutané s'est aussi rétréci, comme si le pédicule ectodermique qui, au stade précédent, rattachait l'embryon à la vésicule blastodermique, avait été fortement serré par un lien circulaire. A mesure que cette constriction s'opérait, la base du pédicule ectodermique s'est refermée au-dessus des viscères, jusque-là à découvert, et leur a fourni une membrane recouvrante, premier rudiment de la paroi ventrale. Cette dernière est formée par la somatopleure, elle se présente sous l'aspect d'une membrane mince, la *membrana reuniens inferior* de Rathke, à laquelle on donne le nom de paroi primitive du corps. Les muscles et les os, qui entrent plus tard dans la constitution de la paroi définitive du corps, se développent au sein de la lame fibro-cutanée, en partant des protovertèbres, et se rapprochent graduellement de la ligne médiane ventrale. En pénétrant dans la lame fibro-cutanée, ces parties secondaires (os, muscles, etc., qui constituent ce que l'on appelait jadis les produits de la protovertèbre), la divisent en deux lames distinctes, entre lesquelles elles s'interposent. La lame externe fournit le derme cutané, l'interne donne le péritoine pariétal.

La formation des parois ventrales ne résulte pas, comme on l'a cru, du reploiement en dessous et de l'accolement des flancs droit et gauche qui se réuniraient sur la ligne médiane, ainsi que l'ont fait les deux bords de la gouttière pharyngienne. En effet, l'ombilic cutané n'est pas régulièrement ovale, mais un peu échancré en avant (MATHIAS DUVAL). Il se ferme donc plus rapidement sur la ligne médiane que sur les côtés, ce qui est incompatible avec le rabattement en dessous des flancs.

L'ombilic cutané devient de plus en plus étroit. Il laisse passer un certain nombre d'organes qui sont : 1° en avant, le pédicule du sac vitellin; 2° en arrière, le pédicule de l'allantoïde, auquel s'accolent les gros vaisseaux ombilicaux qui se rendent au placenta. Ces vaisseaux au nombre de trois sont englobés avec le pédicule de l'allantoïde dans une masse de mésoderme qui se soude au mésoderme du bord postérieur de l'orifice ombilical. Entre cette masse vasculo-allantoïdienne et le bord antérieur de l'ombilic règne un espace plus ou moins vaste suivant le stade du développement, et par lequel on peut passer aisément du cœlome interne, ou cavité pleuro-péritonéale, dans le cœlome externe.

Cet espace se réduit de plus en plus, le pédicule du sac vitellin s'atrophie entièrement, ainsi que celui de l'allantoïde. Le bord antérieur de l'ombilic se soude à la masse connectivo-vasculaire qui occupe le bord postérieur, et l'ombilic se réduit à un petit espace circulaire, comblé par la masse mésodermique que traversent les vaisseaux placentaires.

4° Développement des membres. — BALFOUR a montré que chez les sélaciens les membres apparaissent comme une différenciation d'une sorte de crête latérale (*crête de Wolff*), courant le long des flancs, et formant une sorte de nageoire comparable à la nageoire impaire qui règne le long du bord dorsal et du bord ventral chez ces animaux. Sur cette crête deux épaississements saillants se forment, et se projettent en dehors, tandis que la portion de la crête qui est interposée entre eux s'atrophie et disparaît. Ces épaississements correspondent au membre antérieur et au membre postérieur. Chacun d'eux est en rapport avec plusieurs somites, qui fournissent tous quelque chose au membre définitif. En effet, la musculature des membres vient des protovertèbres, comme cela a été démontré pour certains reptiles par KLEINENBERG, leur squelette est en rapport avec le squelette du tronc, et leurs nerfs appartiennent toujours à plusieurs paires rachidiennes.

Chez l'homme, les membres apparaissent sous la forme de petites saillies arrondies, constituées par une masse de tissu embryonnaire revêtue d'une couche ectodermique continue. Dans la masse embryonnaire qui constitue leur axe, il est impossible de distinguer tout d'abord les éléments qui deviendront musculaires des éléments squelettiques. Toutes les cellules se ressemblent étroitement et ne se distinguent que plus tard, par leur différenciation propre. Par conséquent, il ne peut être question de retrouver ici des ébauches musculaires distinctes, venues des protovertèbres, comme cela a été possible ailleurs.

Chez l'embryon de cinq semaines, l'ébauche du membre est divisée en deux parties, une partie distale qui deviendra la main ou le pied, et sur laquelle on distingue de légères incisures indiquant la trace des doigts, et une partie proximale. A six semaines, la partie proximale se divise en deux segments qui sont le bras et l'avant-bras, ou au membre postérieur, la cuisse et la jambe.

Les deux membres ont à ce moment la même direction. Le bord radial du membre supérieur et le bord tibial du membre postérieur, sont tournés du côté de la tête de l'embryon. Plus tard, ils tournent en sens inverse autour de leur axe longitudinal, et de telle manière que la face d'extension du bras se dirige en arrière, et celle de la cuisse en avant (pour la torsion des membres, voy. t. I, p. 324). Cinq somites probablement participent à la formation des membres; en effet, SCHWALBE a montré que les nerfs de la région radiale (axillaire et musculo-cutané) reçoivent leurs fibres des cinquième, sixième et septième nerfs cervicaux, tandis que ceux de la région cubitale (brachial cutané interne et cubital) les tirent du huitième nerf cervical et du premier nerf thoracique.

Dans le développement du squelette des membres, les pièces proximales (voisines de la racine du membre) se développent avant les pièces distales. La première phalange est différenciée avant la première apparition de la seconde et de la troisième.

§ II. — ANNEXES DE L'EMBRYON

Les annexes de l'embryon sont fournies par toute la portion des feuillets qui n'est pas employée à la formation du corps. Elles se séparent de l'animal au moment de sa naissance et sont rejetées dans le monde extérieur. Parmi les annexes on trouve des organes vésiculeux (sac vitellin, allantoïde), et des membranes qui entourent l'embryon. On peut décrire avec les annexes les parties qui, chez les mammifères, établissent les relations nutritives entre la mère et l'œuf, à savoir les caduques et le placenta. Nous étudierons dans ce paragraphe : 1° la vésicule ombilicale ; 2° l'allantoïde ; 3° les membranes fœtales ; 4° les caduques, et 5° le placenta.

1° Vésicule ombilicale. — Cette vésicule est formée par la portion de l'entoderme qui n'a pas été employée à la constitution du tube digestif. Elle est

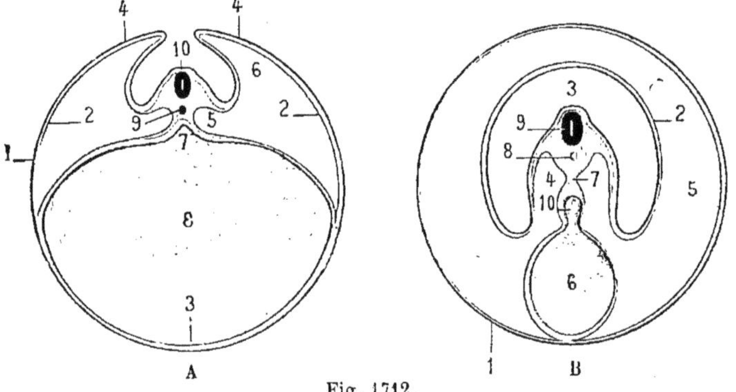

Fig. 1712.

Développement des enveloppes fœtales. Coupes transversales de l'œuf (*schématique*).

Fig. A : 1, ectoderme. — 2, mésoderme. — 3, entoderme. — 4, replis latéraux de l'amnios. — 5, cœlome embryonnaire. — 6, cœlome externe. — 7, gouttière intestinale. — 8, vésicule ombilicale. — 9, corde dorsale. — 10, moelle épinière.

Fig. B : 1, chorion. — 2, amnios. — 3, cavité amniotique. — 4, cœlome embryonnaire. — 5, cœlome externe. — 6, vésicule ombilicale. — 7, mésentère. — 8, corde dorsale. — 9, moelle épinière. — 10, gouttière intestinale.

unie à ce dernier par un pédicule, le *canal vitellin*. Au début la vésicule ombilicale est étroitement accolée à l'ectoderme de la vésicule blastodermique, parce que le feuillet moyen ne s'étend encore qu'à une petite distance en dehors de l'embryon. Plus tard ce feuillet, s'accroissant de plus en plus, s'interpose entre l'ectoderme et l'entoderme sur toute l'étendue de l'œuf. Il est constitué chez les mammifères par du tissu connectif muqueux renfermant une substance fondamentale abondante semée de cellules étoilées. L'ectoderme s'écarte de plus en plus du sac vitellin, par suite de l'accroissement de la vésicule blastodermique, et le tissu muqueux remplit tout l'intervalle qui existe entre la paroi de cette vésicule d'une part, le sac vitellin et l'allantoïde d'autre part, d'où le nom de *tissu interannexiel* (DASTRE) qui lui a été donné.

Bientôt le clivage du mésoderme qui a commencé au niveau de l'embryon se continue vers la périphérie, à travers le tissu interannexiel, qu'il divise en deux lames, l'une externe qui se rattache à l'ectoderme, l'autre interne qui s'accole à la vésicule ombilicale. Cette dernière se trouve ainsi séparée de l'ectoderme par une fente (*cœlome externe*) qui grandit de plus en plus, tant à cause de l'accroissement continu de la paroi de la vésicule blastodermique, que par suite de la diminution de volume de la vésicule ombilicale, résultant de l'absorption de son contenu.

Le vitellus nutritif renfermé dans le sac vitellin joue un grand rôle dans la nutrition des embryons qui ne sont pas, comme celui de l'homme, reliés à leur mère pendant tout le cours de leur développement. Contrairement à ce que l'on pourrait penser, le vitellus nutritif ne passe pas par le canal vitellin dans le tube digestif pour y être digéré directement; il est toujours absorbé par les nombreux vaisseaux qui rampent sur la vésicule ombilicale, après une sorte de digestion préalable que lui font subir les cellules entodermiques interposées entre lui et les vaisseaux absorbants. Il existe d'ailleurs chez des animaux de types très différents, poissons osseux, céphalopodes, etc., une disposition qui s'oppose au passage direct du vitellus dans le tube digestif : le canal vitellin est fermé par une lame de cellules entodermiques spéciales (*membrane péri-vitelline*, céphalopodes).

La vésicule ombilicale finit par s'atrophier complètement. Son pédicule, le canal vitellin, qui s'insère vers l'iléon, disparaît aussi sans laisser de traces.

2° Allantoïde. — La vésicule ombilicale se rencontre chez tous les embryons provenant d'œufs méroblastiques, tant invertébrés que vertébrés ; les mammifères en possèdent une parce qu'ils dérivent d'animaux à œufs méroblastiques — actuellement encore, l'œuf de l'ornithorhynque est méroblastique. — Au contraire, la vésicule allantoïde est propre aux reptiles, aux oiseaux et aux mammifères, d'où le nom d'animaux *allantoïdiens* sous lequel on réunit ces trois groupes, en les opposant aux batraciens et aux poissons qui n'ont jamais de vésicule allantoïde bien développée, animaux *anallantoïdiens* (α privatif).

L'allantoïde naît sur la face ventrale de l'intestin postérieur, sous la forme d'un bourgeon creux, placé sur la ligne médiane, juste en avant de la membrane anale (fig. 1711,6).

Contrairement à ce que l'on a dit, ce bourgeon est unique, impair et médian. Il peut prendre naissance avant même que la membrane anale ait basculé en dessous; il est alors placé en arrière du corps, et au lieu d'être tourné en bas, il est dirigé en haut. Dans ce cas, l'allantoïde, située immédiatement en arrière de la membrane anale, est placée dans le prolongement de la ligne primitive, aussi plusieurs auteurs la rattachent-ils à cette dernière.

Bientôt l'allantoïde s'allonge, s'engage à travers l'ombilic cutané, en arrière du canal vitellin et fait saillie dans le cœlome externe. On peut alors lui considérer deux parties : une partie renflée et un pédicule. La partie renflée est située dans le cœlome externe, en dehors de l'embryon; le pédicule, au contraire. est placé dans l'abdomen.

Le pédicule paraît un et simple, il importe cependant de lui distinguer deux segments, un segment antérieur et un segment postérieur. Le segment antérieur est formé par la partie de l'allantoïde située en avant de la membrane anale. C'est un tube entodermique doublé extérieurement de mésoderme, et qui traverse librement la cavité abdominale audevant de l'intestin. Le segment postérieur se forme de la manière suivante : au début, l'allantoïde, née en avant de la membrane anale, débouche dans le cloaque interne, au niveau de l'extrémité antérieure de cette membrane. Entre l'allantoïde et l'intestin existe un repli (fig. 1711,12), l'*éperon périnéal*. Dans la suite du développement l'éperon périnéal s'accroît en arrière et divise le cloaque interne en une partie intestinale et une partie allantoïdienne. Cette dernière répond précisément au segment postérieur du pédicule allantoïdien. Sa paroi postérieure est formée par le repli périnéal, sa paroi antérieure par la membrane anale (Keibel).

Le rôle de l'allantoïde est double. Sa portion vésiculeuse contribue à former le placenta chez les mammifères, un vaste sac respiratoire chez les oiseaux, elle disparaît avec les annexes. Le pédicule persiste en partie et forme un organe important de l'adulte, la vessie urinaire. Le segment postérieur de ce pédicule contribue sans doute à former une certaine partie du sac vésical (Keibel).

3° **Membranes fœtales.** — Ces membranes sont au nombre de deux, l'amnios et le chorion, elles enveloppent complètement l'embryon. Leur mode de formation est très simple; il convient d'étudier d'abord l'amnios.

a. *Amnios.* — Dès que l'embryon a acquis la forme représentée dans la figure 1713,11, il s'enfonce un peu dans l'œuf. L'ectoderme, se relevant pour se

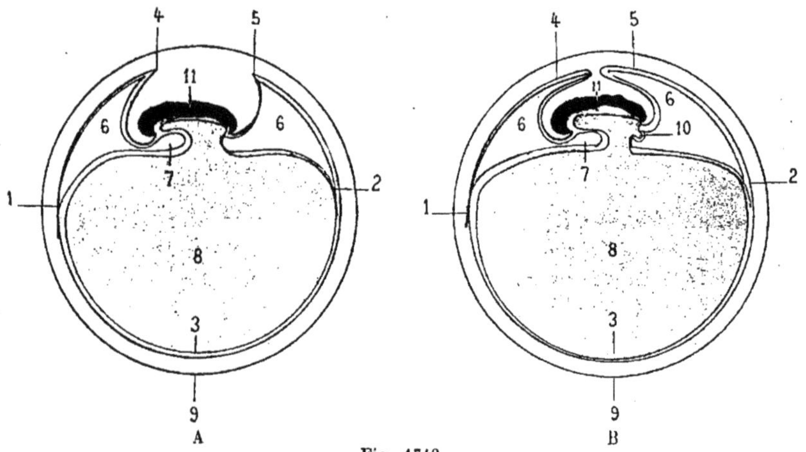

Fig. 1713.
Enveloppes fœtales : coupes longitudinales de l'œuf à deux stades successifs A et B (*schématique*).

1, ectoderme. — 2, mésoderme. — 3, entoderme. — 4, capuchon céphalique de l'amnios. — 5, capuchon caudal de l'amnios. — 6, cœlome externe. — 7, fosse cardiaque. — 8, vésicule ombilicale. — 9, membrane vitelline. — 10, vésicule allantoïde. — 11, embryon.

continuer avec la vésicule blastodermique, forme autour de lui un repli circulaire qui est l'amnios. Si l'on examine des coupes longitudinales (fig. 1713, A et B) on voit que, vers la tête, l'ectoderme forme une sorte de croissant ou mieux de calotte qui enveloppe peu à peu la tête comme le ferait un capuchon, c'est le *capuchon céphalique* de l'amnios. Il en est de même vers la queue où l'on peut distinguer bientôt un repli analogue, *capuchon caudal.* Sur les côtés des replis analogues, mais moins marqués, prennent naissance, ce sont les *capuchons latéraux.* Chaque capuchon amniotique formé par l'ectoderme doublé du feuillet cutané du mésoderme, comprend deux lames, l'une interne, *amnios proprement dit*, l'autre externe, *faux amnios*, et qui n'est autre chose que l'ectoderme de la vésicule blastodermique. Ces deux lames se réunissent sous un angle aigu qui forme le bord du capuchon. Les capuchons s'accroissent en recouvrant de plus en plus l'embryon, et finissent par arriver au contact. Ils se soudent alors, leurs lames internes se mettent toutes en continuité les unes avec les autres, et forment ainsi un sac clos qui renferme l'embryon (*sac amniotique* ou *amnios*); leurs lames externes, également soudées entre elles, forment une lame continue au-dessus de l'amnios, et ce dernier avec l'embryon se trouve ainsi inclus dans une grande sphère dont la paroi n'est autre que celle de la vésicule blastodermique énormément agrandie. Cette membrane, qui est ainsi devenue l'enveloppe la plus externe de l'embryon enfermé dans la cavité qu'elle circonscrit, a reçu de von Baer le nom de *membrane séreuse;* Turner l'appelle *membrane subzonale* parce qu'elle est située immédiatement sous la membrane vitelline ou zone radiée.

La réunion des capuchons amniotiques se fait au-dessus de la face dorsale de l'embryon. En marchant les uns vers les autres, ces capuchons circonscrivent un orifice appelé *ombilic amniotique* ou encore *ombilic dorsal* (fig. 1717,5). Au moment de la soudure des capuchons amniotiques l'ombilic dorsal se clôt, l'amnios reste encore rattaché à la membrane séreuse par un pédicule court, mais ce dernier se rompt bientôt et l'amnios devient libre au sein de la cavité circonscrite par la membrane séreuse.

L'amnios est un sac clos qui renferme l'embryon, et qui s'insère sur ce dernier au niveau de l'ombilic cutané. Il est d'abord presque accolé au corps de l'embryon, mais bientôt sa cavité se développe par l'apparition d'un liquide qui la remplit, le *liquide amniotique*.

Le *liquide amniotique*, *eau de l'amnios*, est assez voisin comme composition chimique du sérum sanguin très dilué, il renferme des chlorures de sodium et de potassium, des phosphates terreux, de l'albumine, du sucre; il contient aussi de l'urée. Son poids spécifique est de 1007 à 1010.

Le liquide amniotique est sans doute produit par le fœtus lui-même, puisqu'il existe chez les oiseaux qui se développent dans leur coquille, à l'abri de tout apport extérieur, mais il est possible que chez les mammifères, la mère prenne une part plus ou moins directe à sa formation.

L'amnios est constitué par une lame ectodermique doublée extérieurement de mésoderme. Sa couche mésodermique renferme quelques vaisseaux venus des artères allantoïdiennes, et des fibres lisses contractiles.

Le mode de formation de l'amnios est bien, d'une manière générale, tel que nous l'avons décrit ci-dessus, mais, envisagé dans ses détails, il présente de nombreuses variétés suivant les diverses espèces.

Chez le lapin, le capuchon céphalique n'est formé au début que par l'ectoderme, — non doublé d'une lame mésodermique — et auquel l'entoderme s'accole sur un certain trajet pendant un certain temps. On le distingue à cause de cela sous le nom de *proamnios* (Ed. van Beneden et Julin). Le proamnios enveloppe la tête de l'embryon comme le faisait le capuchon céphalique, mais à mesure que le développement se poursuit, il est peu à peu remplacé par le capuchon caudal qui s'accroît d'une manière prépondérante. D'autres fois les capuchons amniotiques se développent d'une manière inégale, et leur réunion, au lieu de se faire vis-à-vis du milieu du dos de l'embryon, a lieu sur les côtés. Si les capuchons céphalique et caudal se développent moins rapidement que les capuchons latéraux, l'ombilic dorsal au lieu d'être circulaire est allongé, et la suture amniotique est linéaire, etc., etc.

b. *Chorion*. — Le chorion peut être considéré comme formé par la somatopleure extra-embryonnaire. D'après Kölliker, sa formation est liée au développement de l'allantoïde, qui, pendant que le sac vitellin s'atrophie, grandit de plus en plus. A un moment donné, l'allantoïde atteint la face interne de la membrane séreuse; alors la couche de tissu conjonctif qui la double en dehors, s'étend en dedans de la membrane séreuse et s'accole avec elle, formant le *chorion*. Ce dernier est donc constitué histologiquement par une lame externe épithéliale (l'ectoderme de la membrane séreuse), et par une lame mésodermique (tissu conjonctif de l'allantoïde), qui devient rapidement très vasculaire. La portion vésiculaire de l'allantoïde, appliquée en dedans de la membrane séreuse s'atrophie bientôt, et il ne reste de l'allantoïde, en dehors de l'embryon, que le tissu mésodermique dont elle a doublé l'ectoderme. Le chorion se couvre de villosités, sortes de prolongements en doigt de gant qui hérissent sa surface, et qui sont constitués par un revêtement externe épithélial (l'ectoderme de la membrane séreuse), et par un axe de tissu connectivo-vasculaire fourni par le mésoderme de l'allantoïde. La distribution de ces villosités à la surface du chorion n'est pas homogène, ce qui permet de distinguer à cette membrane une portion riche en villosités touffues, ramifiées et bien vascularisées, le *chorion villeux*, *chorion touffu*, *chorion frondosum*, et une portion dans laquelle les villosités courtes et rares contrastent fortement avec celles du chorion villeux, ce qui lui a valu le nom de *chorion lisse*, *chorion læve*.

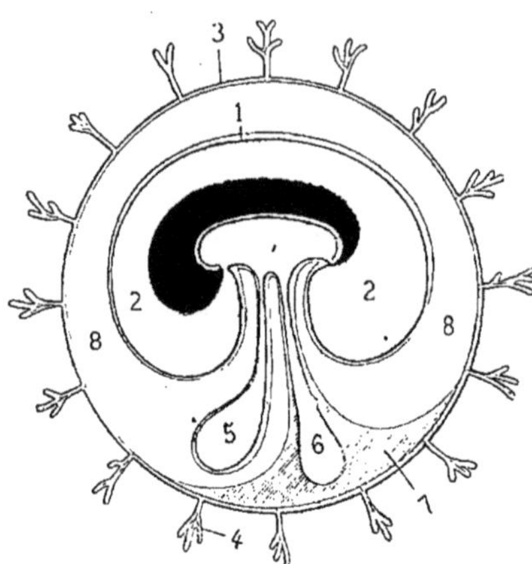

Fig. 1714.
Enveloppes fœtales : coupe longitudinale de l'œuf.

1, amnios. — 2, cavité amniotique. — 3. chorion. — 4, villosité choriale. — 5, vésicule ombilicale. — 6, vésicule allantoïde. — 7, mésoderme allantoïdien. — 8, cœlome externe.

4° **Membranes maternelles, caduques.** — Chez les oiseaux, le chorion est la plus externe des membranes de l'œuf; chez les mammifères, ce dernier est enveloppé par une membrane plus extérieure, fournie par la mère et qui est rejetée au dehors en même temps que les membranes fœtales, d'où le nom de *caduque*, *decidua*, sous lequel on l'a désignée.

La caduque présente plusieurs parties, ou, si l'on veut, on peut décrire plusieurs caduques : la *caduque vraie*, la *caduque réfléchie*, la *caduque sérotine* ou simplement la *sérotine*.

Lorsque l'œuf arrive dans l'utérus, la muqueuse utérine est fortement gonflée et épaissie; l'œuf s'attache par ses villosités en un point de cette muqueuse, — en général vers le fond de l'utérus, — à laquelle il adhère bientôt assez fortement. Tout autour de lui, la muqueuse utérine bourgeonne de manière à former une couche continue qui recouvre extérieurement le chorion et enveloppe l'œuf tout entier. La portion de la muqueuse utérine qui tapisse l'utérus en dehors du point d'attache de l'œuf s'appelle la *caduque vraie*, *decidua vera*, la portion de cette membrane qui se prolonge sur l'œuf et l'enveloppe est la *caduque réfléchie*, *decidua reflexa;* enfin la partie de la muqueuse comprise entre l'œuf lui-même et la matrice a reçu le nom de *sérotine*. L'origine de ces dénominations est la suivante : les anciens auteurs croyaient que la cavité de l'utérus était tapissée par une sorte d'exsudat plastique qui s'organisait et formait la caduque. Cet exsudat s'étendait sur toute la cavité utérine obturant l'ouverture des trompes, de sorte que, l'œuf arrivant par une de ces dernières, devait repousser au-devant de lui la caduque, la décoller d'avec la paroi utérine proprement dite et s'interposer entre elles deux. La portion repoussée prit le nom de caduque réfléchie, le reste constituait la caduque vraie. Par le mécanisme même que nous venons de décrire, on comprend qu'au début il n'y avait pas de membrane caduque entre l'œuf et la paroi utérine, mais il s'en formait une plus tard, d'où le nom de sérotine (tardive, de sero, tardivement) qui lui fut donné.

Au début, l'œuf ne remplit pas entièrement la cavité de l'utérus, et il existe entre la caduque vraie et la caduque réfléchie un assez large espace (fig. 1715). Plus tard, avec l'accroissement de l'œuf, cet espace s'efface, et la caduque réfléchie s'accolant à la caduque vraie ne forme plus avec elle qu'une seule membrane.

La caduque vraie présente une structure assez différente de celle de la muqueuse utérine. En premier lieu le revêtement épithélial de cellules cylindriques à cils vibratiles de cette dernière a disparu, la surface utérine est nue et privée d'épithélium. D'autre part les glandes utérines se sont énormément développées et s'enfoncent profondément dans le derme de la muqueuse très épaissi, dans lequel on trouve en outre de nombreuses cellules de forme particulière qui ont reçu le nom de *cellules de la caduque* ou *cellules déciduales*. Ce sont de gros éléments mesurant 30 à 40 μ, sphériques, à contours nets et qui rappellent parfois les cellules épithéliales. Les cellules de la caduque sont répandues un peu partout dans son épaisseur, mais elles sont plus abondantes vers la surface. Il résulte de cela que l'on peut distinguer dans la caduque vraie deux couches, une couche externe qui regarde la cavité utérine et qui est formée principalement par les cellules de la caduque, c'est la *couche cellulaire*, et une couche profonde renfermant les culs-de-sac des glandes utérines énormément développés et qui lui donnent un aspect spongieux, c'est la *couche spongieuse*. La caduque vraie est pourvue de vaisseaux.

La caduque réfléchie se compose essentiellement des mêmes éléments, toutefois elle ne renferme des glandes qu'au niveau où elle se continue avec la caduque vraie. Ailleurs elle n'en possède pas ou n'en montre que des vestiges insignifiants. Elle est donc surtout formée par des cellules déciduales semées au sein d'un tissu conjonctif particulier qui forme sa partie fondamentale; elle contient moins de grosses cellules que la caduque vraie. Dès le milieu de la grossesse elle ne renferme plus de vaisseaux.

Les deux caduques s'accolent intimement. La membrane caduque qui revêt extérieurement le chorion et l'accompagne lorsque celui-ci est expulsé avec le délivre, après l'accouchement, est composée à la fois de la caduque réfléchie et de la couche interne ou cellulaire de la caduque vraie intimement unie à la première. En effet, au moment de la délivrance la caduque vraie se fend au niveau de la limite de ses deux couches, sa couche externe s'en va avec le délivre, sa couche interne ou spongieuse demeure en place et régénère la muqueuse utérine avec sa structure normale.

Les particularités de structure de la sérotine seront étudiées ci-dessous, avec le placenta.

5° Placenta. — Le placenta a la forme d'un gâteau circulaire présentant une face inférieure ou fœtale, lisse, tapissée par l'amnios et au milieu de laquelle s'insère le cordon ombilical, et une face supérieure ou maternelle, convexe, formée d'un tissu rougeâtre un peu mou, et divisée en lobes polygonaux que l'on appelle cotylédons. Il est formé par l'intrication des villosités choriales du fœtus avec le tissu maternel de la sérotine. On peut donc lui décrire une partie fœtale et une partie maternelle.

La partie fœtale du placenta est constituée par les villosités choriales qui, dès leur base, se ramifient un grand nombre de fois, formant des arborisations touffues. Le chorion touffu prend seul part à la formation du placenta, les villosités du chorion lisse s'atrophient. Les villosités placentaires se terminent de deux façons : 1° par des prolongements libres; 2° par des prolongements qui se soudent au placenta maternel, les *crampons*. Les prolongements libres sont de formes très variées, cylindriques, piriformes, enroulés en crosse, etc., etc. ; leur longueur est également très variable. Ces prolongements sont excessivement nombreux et serrés les uns contre les autres, de sorte qu'ils forment à eux seuls presque toute la masse du placenta. Ils plongent dans de grandes lacunes sanguines que l'on étudiera bientôt et dont ils occupent presque toute l'étendue. Les *crampons* consistent en des tractus filiformes qui partent des villosités et se portent jusqu'au placenta utérin avec lequel ils se soudent d'une manière solide, de telle sorte qu'on ne peut pas séparer le placenta fœtal du placenta maternel. Ces crampons, bien étudiés par Langhans, se portent aussi bien latéralement sur les cloisons fournies par le tissu maternel et qui séparent entre eux les cotylédons placentaires, que verticalement vers la voûte du placenta formée par la sérotine et que nous apprendrons bientôt à connaître sous le nom de *membrane basale*.

Les villosités sont constituées par un revêtement épithélial externe, fourni par la membrane séreuse et de nature ectodermique, recouvrant un axe conjonctif dans lequel sont contenus les vaisseaux. Ceux-ci consistent en une artériole et en une veinule qui parcourent toute la longueur de la villosité, et arrivées à son extrémité s'anastomosent en boucle. De distance en distance, l'artère émet de petites branches qui viennent former au-dessous de la surface de la villosité un réseau capillaire extrêmement riche qui s'étend sur toute la longueur de cette dernière. Tous les vaisseaux forment un système parfaitement clos et indépendant.

Le placenta maternel est formé par la sérotine, il comprend deux lames principales, la lame basale et la lame obturante, reliées l'une à l'autre par des cloisons verticales (parois des cotylédons). La *lame* ou *membrane basale* est une couche de tissu de la sérotine qui se détache de l'utérus avec le placenta dont elle constitue la voûte. De cette lame partent des cloisons verticales qui descendent entre les villosités choriales et les séparent en un certain nombre de touffes distinctes renfermées dans autant d'alvéoles, dont elles constituent les parois concurremment avec les lames basale et obturante. Les grandes alvéoles correspondent aux cotylédons, ils peuvent être cloisonnés par des lames plus minces et plus courtes en alvéoles secondaires.

La *lame obturante* de Winkler est une couche de tissu maternel qui, partant du bord du placenta s'avance vers le centre de cet organe, sans toutefois l'atteindre, d'après Kölliker, de telle sorte qu'elle a la forme d'une membrane circulaire percée à son centre, ou d'un diaphragme d'optique. La lame obturante s'applique immédiatement en dessus du chorion. Les villosités la traversent, sans jamais s'en coiffer. Les cloisons intercotylédonaires descendues de la voûte du placenta viennent s'insérer sur la membrane obturante, de sorte que là où cette dernière existe, les villosités sont contenues dans des loges entièrement limitées par le placenta maternel, puisque leur toit, leurs parois latérales et leur plancher sont des parties de la sérotine.

La structure de toutes ces lames, basale, obturante, etc., est la même que celle de la couche cellulaire de la caduque vraie, mais on y rencontre en outre un élément histologique particulier, qui consiste dans des cellules géantes ou à

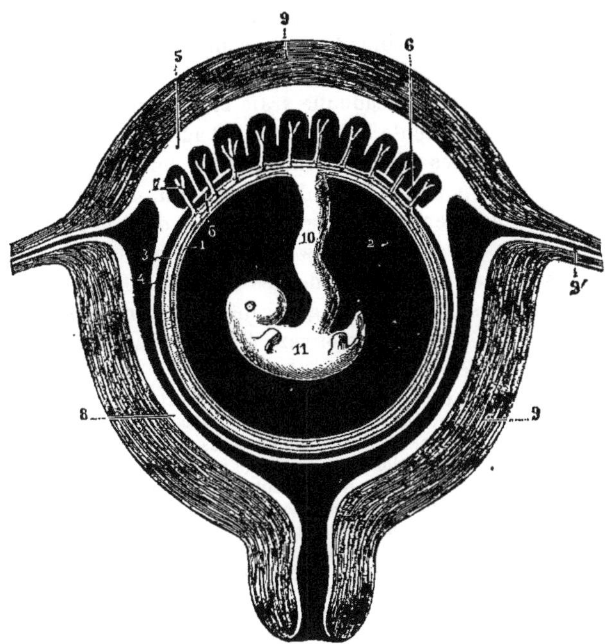

Fig. 1715.
Utérus gravide (*schématique*).

1, amnios. — 2, cavité amniotique. — 3, chorion. — 4, caduque réfléchie. — 5, plaque basale de la sérotine. — 6, lame obturante de la sérotine. — 7, villosité placentaire. — 8, caduque vraie. — 9, paroi de l'utérus. — 9', trompe. — 10, cordon ombilical. — 11, embryon.

noyaux multiples. Ce sont de grandes cellules qui peuvent mesurer jusqu'à plus d'un dixième de millimètre de diamètre, et qui renferment de nombreux noyaux arrondis. Dans ces derniers temps, on a signalé dans le placenta des rongeurs la présence non pas seulement de cellules géantes, mais d'une seule cellule géante énorme et formant à elle seule toute la partie du placenta considérée ci-dessus (Creighton, Laulanié, Mathias Duval). Le tissu formé par cette cellule est un *plasmodium*, ou, comme on dit encore, un *symplaste* (formé de cellules soudées, συν, avec).

Les vaisseaux du placenta utérin consistent dans des artères et dans des veines qui présentent des dispositions très spéciales. Les artères viennent des artères spirales de l'utérus ; arrivées dans la caduque placentaire, elles perdent leur paroi musculaire, et, réduites à leur tunique endothéliale, elles se ramifient un grand nombre de fois dans les cloisons placentaires, puis, tout à coup, sans jamais se continuer par des capillaires, elles s'ouvrent dans les alvéoles renfermant les villosités. Les veines naissent directement de ces alvéoles, elles reçoivent le sang par des trous percés à travers les cloisons placentaires dans l'épaisseur desquelles elles cheminent, et qui criblent leurs parois. Les unes accompagnent à peu près les artères et ressortent par la face convexe du placenta, mais le plus grand nombre se portent vers la marge de cet organe, où elles sont recueillies par un sinus veineux circulaire, plus ou moins continu, le sinus veineux ou *sinus coronaire* qui fait le tour du placenta. Le sinus coronaire déverse lui-même le sang qu'il renferme dans les veines de la caduque vraie et de la tunique musculaire de l'utérus. Les veines du placenta qui aboutissent au sinus veineux sont distribuées en deux groupes ; les unes naissent dans les cloisons placentaires, elles partent quelquefois de points éloignés de la marge du placenta, et après avoir suivi diverses cloisons, viennent s'ouvrir librement dans le sinus ; les autres naissent du plancher des alvéoles, elles forment de grandes lacunes anastomosées, situées au-dessous des pieds des villosités (*réseau veineux des lacunes sous-choriales*). La marche générale du sang maternel dans le placenta se fait de la face supérieure convexe à la face inférieure plane, et du centre vers la périphérie.

La description qui précède est faite principalement d'après les données de Kölliker. La nature des alvéoles dans lesquelles sont contenus les villosités fœtales et le sang maternel (*lacunes placentaires*) a donné lieu à de nombreuses discussions. Pour Kölliker ce sont des lacunes creusées par les villosités au sein de la sérotine ; elles ne sont pas limitées par un endothélium vasculaire et n'ont d'autre paroi que celle qui leur est fournie par les cellules de la sérotine elle-même. Le sang maternel en les parcourant cesse donc d'être contenu dans un système clos, et elles constituent un territoire spécial du système vasculaire, sans analogue dans le reste de l'économie. Pour d'autres auteurs, ces lacunes ne seraient que des capillaires maternels énormément dilatés, comparables en plus grand à ceux des systèmes érectiles, Léopold, O. Hertwig, etc. En faveur de cette opinion, Keibel a montré récemment, sur un fœtus humain de quatre semaines, que les villosités choriales présentaient en dehors de leur épithélium ectodermique et le recouvrant, un endothélium vasculaire répondant à la paroi des capillaires maternels. Cet endothélium semble disparaître dans le cours du développement.

Dans une étude très complète de l'évolution et de l'histogénèse du placenta des Rongeurs, Mathias Duval a montré que le tissu plasmodial, qui, dans ce placenta, correspond aux lames et aux cloisons fournies par la sérotine chez l'homme, dérive non pas du tissu maternel, *mais de l'épithélium de la membrane séreuse du fœtus*. Il lui donne, à cause de cela, le nom d'*ectoplacenta* (placenta ectodermique). L'ectoplacenta aborde le derme de la muqueuse utérine dépouillée de son épithélium, l'envahit et entoure directement les vaisseaux maternels. Puis, dans son épaisseur pénètrent les capillaires fœtaux venus des artères allantoïdiennes et qui ne sont séparés ainsi des vaisseaux maternels que par une très mince couche de tissu ectoplacentaire. Les données actuelles ne permettent pas de dire s'il en est de même chez l'homme. Les placentas des divers mammifères, « quoique servant tous à l'hématose, n'ont peut-être que des analogies histologiques très éloignées les uns avec les autres » (Mathias Duval).

6° Cordon ombilical. — A mesure que l'ombilic cutané se rétrécit, l'amnios qui s'insère sur lui, refoulé de toutes parts, forme autour du canal vitellin et du pédicule de l'allantoïde une sorte de manchon cylindrique, *gaine du cordon* (fig. 1714). Au début, ce manchon délimite une cavité, dépendance du cœlome externe, qui renferme : en avant, le canal vitellin, libre pendant tout son trajet dans la gaîne du cordon, en arrière le pédicule de l'allantoïde entouré des vaisseaux placentaires et soudé sur toute sa longueur à la gaine. Dans les premiers temps de la vie fœtale, une ou plusieurs anses de l'intestin pénètrent dans la cavité du cordon, mais elles ne l'occupent que temporairement. Bientôt cette cavité s'efface, la couche mésodermique de la gaine amniotique se soude au mésoderme très puissant qui entoure les vaisseaux placentaires et qui constitue le tissu particulier connu sous le nom de gelée de Wharton. A ce moment le cordon est constitué.

Etudié sur une coupe, le cordon nous présente en dehors un revêtement épithélial qui lui est fourni par l'ectoderme de l'amnios, en dedans la gelée de Wharton au sein de laquelle on trouve toujours les deux artères et la veine ombilicales, et si l'examen est fait de bonne heure, deux canaux étroits tapissés d'épithélium entodermique, qui répondent aux pédicules de la vésicule ombilicale et de l'allantoïde, mais bientôt les lumières des canaux s'effacent, leur épithélium disparaît et l'on ne trouve plus dans l'épaisseur du cordon que les vaisseaux ombilicaux. Ces derniers sont au nombre de trois : une veine et deux artères. Ces dernières s'enroulent en spirale autour de la veine. Le cordon ombilical ne renferme ni lymphatiques ni nerfs. Il a une longueur variant de 50 à 60 centimètres, mais qui peut atteindre jusqu'à 1^{m},20. Le cordon s'insère d'habitude au milieu du placenta. Lorsqu'il s'attache au bord de ce dernier, on dit que l'on a affaire à un *placenta en raquette*. Enfin les vaisseaux ombilicaux en arrivant vers le placenta peuvent, au lieu de rester réunis en une colonne unique, s'écarter plus ou moins les uns des autres. La substance du cordon s'étale alors en une membrane qui les réunit et le cordon s'insère sur le placenta par cette membrane. On a alors une *insertion vélamenteuse* du cordon.

7° Particularités propres à l'embryon humain. — Les descriptions que nous avons faites jusqu'ici représentent en quelque sorte une moyenne du développement, mais l'embryologie de chaque espèce prise en particulier montre des particularités intéressantes. A ce point de vue l'homme mérite une mention spéciale.

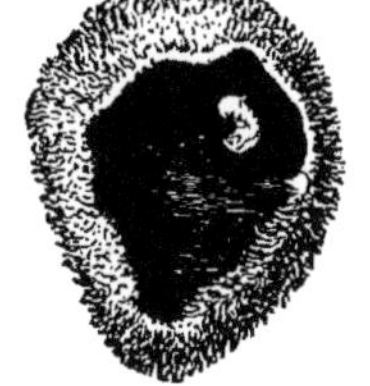

Fig. 1716. Œuf humain, troisième semaine (A. Thompson).

Les premiers stades de l'évolution de l'homme n'ont pas été suivis d'une manière régulière, la raison en est facile à comprendre; néanmoins on possède assez de renseignements sur ce sujet pour affirmer que, d'une manière générale et dans ses traits essentiels le développement de l'homme procède de la même façon que celui des Amniotes.

L'œuf a la forme d'une petite sphère, de diamètre variable, suivant le moment du développement. Les plus petits œufs observés avaient un diamètre de 5 à 6 millimètres. La surface de l'œuf est entièrement recouverte par des villosités (Allen Thompson) (fig. 1716), ou bien les villosités se trouvent seulement sur une zone assez large de part et d'autre de l'équateur, les deux pôles de la sphère sont nus (Reichert, Keibel).

Cette membrane villeuse qui limite l'œuf représente le chorion. Si l'on ouvre le chorion on tombe dans une très vaste cavité renfermant un tout petit embryon rattaché par sa partie postérieure à un point de la paroi. L'embryon porte appendu à sa face ventrale un sac vitellin volumineux ; il est enveloppé par un amnios encore étroitement appliqué contre le corps (fig. 1717). La cavité limitée par le chorion n'est autre que le cœlome externe; on voit que dans ce cas, ce dernier est excessivement développé.

L'amnios présente une particularité importante : le capuchon céphalique est très long et recouvre tout le corps, le capuchon caudal est au contraire peu développé. L'ombilic amniotique est reporté en arrière du corps, et la cavité amniotique, très restreinte encore, est effilée en arrière (fig. 1717).

L'allantoïde, au lieu de faire saillie librement dans le cœlome externe comme nous l'avons vu plus haut, s'applique contre le capuchon caudal de l'amnios, et, glissant le long de ce dernier, arrive facilement jusqu'à la paroi de l'œuf contre laquelle elle s'étale.

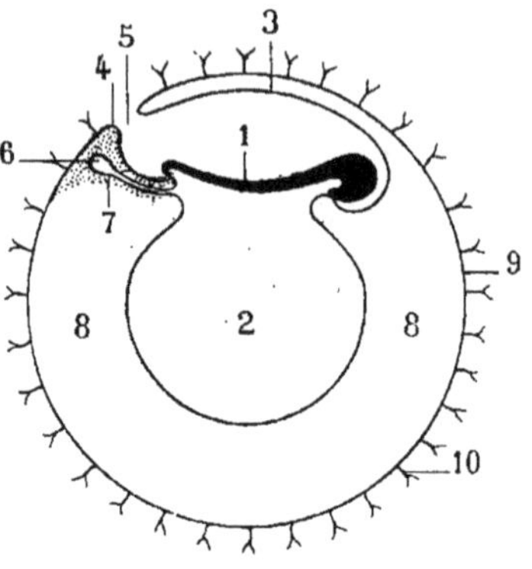

Fig. 1717.

Œuf humain (d'après His, un peu modifié).

1, embryon. — 2, vésicule ombilicale. — 3, capuchon céphalique de l'amnios. — 4, capuchon caudal. — 5, ombilic amniotique. — 6, allantoïde. — 7, pédicule ventral. — 8, cœlome externe. — 9, chorion. — 10, villosité choriale.

Il résulte de cette disposition que l'embryon est rattaché au chorion par un pédicule, le *pédicule ventral* (*Bauchstiel* de His), formé par la masse mésodermique qui accompagne l'allantoïde et ses vaisseaux, accolée au capuchon caudal de l'amnios.

Le pédicule ventral est d'abord très court, mais plus tard il s'allonge beaucoup et l'embryon perd les rapports si particuliers qu'il présentait avec le chorion. En effet, à mesure que l'embryon se développe, le pédicule ventral, situé d'abord en arrière du corps et dans son prolongement, est reporté sur la face ventrale, et passe dans la constitution du cordon ombilical dont il forme la moitié postérieure. Tout ce que nous avons dit de la formation du cordon ombilical est applicable à l'homme, il suffit de se rappeler simplement que l'allantoïde est toujours accolée à la gaine amniotique du cordon en arrière. Dans un embryon humain de 2 millimètres, Spee a signalé la présence d'un canal neurentérique.

Comme les autres embryons, l'embryon humain présente une courbure générale à concavité ventrale, ce qui tient à ce que le bord dorsal se développe plus activement. Cependant, à un moment donné du développement, il existe une courbure particulière, à concavité dorsale, siégeant à peu près vers le milieu du corps (His), mais elle s'efface bientôt.

ARTICLE III

ORGANES DÉRIVÉS DE L'ECTODERME

Les organes dérivés de l'ectoderme sont : 1° le système nerveux tout entier, central et périphérique ; 2° les parties épithéliales des divers organes des sens (œil, oreille, organe olfactif) ; 3° la partie épithéliale de la peau et les formations épithéliales (poils, glandes, etc.) qui s'y rattachent.

§ I. — Système nerveux

Le système nerveux central naît, comme on l'a vu, de l'ectoderme, par le reploiement en dessus et la transformation en un tube des lames médullaires. Au niveau de ces dernières l'ectoderme a subi des transformations particulières qui en ont fait un *neuro-épithélium*, c'est-à-dire un épithélium de nature nerveuse. Il s'est épaissi, ses cellules conservent encore l'ordonnance régulière caractéristique des épithéliums, mais leurs noyaux placés à diverses hauteurs et disposés sur deux ou plusieurs rangées, indiquent déjà une multiplication active, suivie d'un commencement de stratification des cellules, première étape des changements nombreux que va subir le neuro-épithélium pour engendrer les tissus qui entrent dans la constitution du névraxe. En se refermant sur elles-mêmes, les lames médullaires circonscrivent un canal qui court dans toute la longueur du système nerveux central et qui est le *canal de l'épendyme*.

Chez l'amphioxus le névraxe reste sur toute sa longueur à l'état d'un tube uniforme et d'égal diamètre ; chez tous les vertébrés il se différencie en une portion antérieure formée de plusieurs vésicules et qui donnera l'encéphale, et en une portion postérieure tubulaire qui fournira la moelle (fig. 1718). A l'axe cérébro-spinal ainsi constitué se rattache le système nerveux périphérique qui a avec lui d'étroites relations génétiques.

Nous étudierons dans le développement du système nerveux : 1° le développement de la moelle; 2° le développement de l'encéphale ; 3° le développement du système nerveux périphérique.

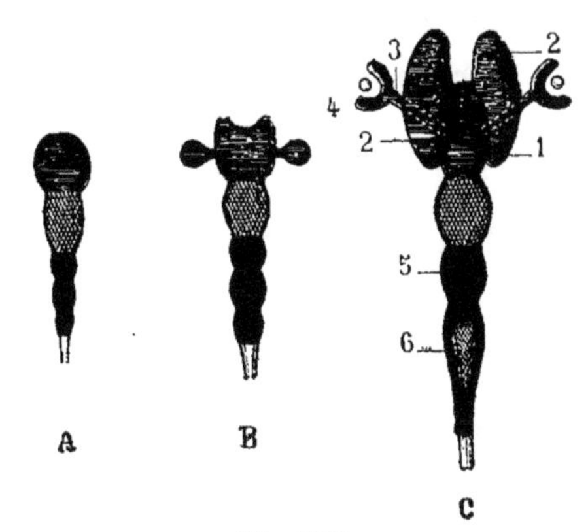

Fig. 1718.

Les trois premières vésicules cérébrales et les parties qu'elles engendrent : A, B, C, trois stades successifs du développement (*schématique*).

(La première vésicule (*cerveau antérieur*) est colorée en rouge; la deuxième vésicule (*cerveau moyen*) en violet; la troisième (*cerveau postérieur*) en bleu.)

1, cerveau intermédiaire (*thalamencéphale*). — 2, hémisphères cérébraux. — 3, vésicule optique. — 4, trou de Monro. — 5, cervelet. — 6, quatrième ventricule.

A. — Développement de la moelle

La moelle épinière a primitivement la forme d'un tube qui sur une section transversale présente un contour ovale (fig. 1732,1). Le neuro-épithélium qui constitue les parois de ce tube, est plus épais sur les côtés que sur les bords ventral et dorsal, de sorte que la voûte (répondant au bord dorsal), et le plancher (bord ventral) de la moelle, restent assez minces. En dehors du neuro-épithélium se trouve une membrane basale très mince, la *membrana prima* de Hensen. A ce moment, la moelle est tout entière constituée par les cellules du neuro-épithélium, mais bientôt apparaissent en son sein des différenciations qui permettent d'y distinguer trois sortes d'éléments : 1° les spongioblastes; 2° les neuroblastes; 3° les faisceaux blancs.

1° Spongioblastes. — Les spongioblastes sont des éléments cellulaires. Ils ont été ainsi nommés par His parce qu'ils forment un réseau spongieux dans lequel prennent place les éléments nerveux proprement dits, cellules et fibres. Ils possèdent des noyaux peu volumineux, leur corps protoplasmique émet une série de prolongements ramifiés qui, se soudant aux prolongements similaires venus des cellules voisines, constituent les mailles du réseau. Les spongioblastes forment en somme ce qui sera plus tard la névroglie (cellules et fibres). Ils dérivent du neuro-épithélium, la névroglie est donc elle-même d'origine épithéliale comme l'ont soutenu Renaut, Ranvier, Vignal.

Parmi les spongioblastes, les cellules qui limitent l'épendyme gardent pendant toute la vie un caractère très nettement épithélial. Elles forment une couche continue sur tout le pourtour du canal épendymaire. Elles sont allongées, et se terminent en dedans par une base plane qui forme la paroi du canal central, en dehors par un sommet étiré en fibre (*fibre radiale*), qui traverse l'épaisseur de la moelle dans le sens d'un rayon et sur laquelle viennent s'appuyer les fibres du tissu spongieux. Elles peuvent porter des cils vibratiles bien développés qui font saillie dans la cavité épendymaire.

2° Neuroblastes. — Ce sont des cellules du neuro-épithélium primitif qui se transforment en cellules nerveuses véritables, c'est-à-dire en éléments volumineux, plus gros que les spongioblastes, et munis d'un prolongement cylindraxile.

Tous ces éléments commencent à se développer avant l'arrivée des vaisseaux sanguins dans la moelle, mais plus tard ces vaisseaux pénètrent au milieu d'eux et apportent un puissant secours à leur nutrition et à leur développement ultérieur.

Après l'arrivée des vaisseaux, Ramon y Cajal a démontré l'existence, en dehors des cellules névrogliques d'origine épithéliale, de certains éléments de névroglie *d'origine vasculaire*, qui commencent à se développer à partir des parois des vaisseaux.

3° Faisceaux blancs. — Les faisceaux blancs de la moelle paraissent se développer, indépendamment les uns des autres, au sein d'un réseau fibrillaire périphérique engendré par les spongioblastes. Ils sont formés par le concours des cylindraxes venus des neuroblastes.

Le développement de la moelle s'accentue surtout sur les côtés, tandis qu'il reste en retard sur la ligne médiane. Il en résulte que les parties latérales débordent bien vite la voûte et le plancher de la moelle qui restent cachés au fond des sillons antérieur et postérieur produits par ce développement exubérant des côtés.

Le bord ventral de la moelle est constitué par des faisceaux transversaux de fibres commissurales qui forment au-devant du canal épendymaire une couche assez épaisse, la commissure blanche. En arrière vers le côté dorsal il n'y a pas de substance blanche mais une commissure grise. Le canal de l'épendyme change beaucoup de forme dans le cours du développement. Après avoir été aplati latéralement, et par suite allongé dans le sens dorso-ventral, sur les coupes, il devient circulaire. Kölliker pense que sa moitié postérieure se détruit; peut-être forme-t-elle le sillon postérieur?

Il faut se rappeler qu'une grande partie du névraxe naît en arrière de la gouttière médullaire par une transformation de la ligne primitive. A ce niveau le système nerveux ne se forme pas par un reploiement en dessus des lames médullaires, il naît aux dépens de la partie superficielle de la ligne primitive par une sorte de clivage de l'épaississement puissant que forme l'ectoderme au niveau de cette dernière. Cet épaississement n'est pas occupé par un large canal central, comme le reste du névraxe l'est par le canal de l'épendyme, mais on trouve simplement à sa partie supérieure un léger sillon (sillon primitif), et lorsque ce dernier s'est fermé, un petit canal étroit qui contrairement à l'épendyme est situé excentriquement dans le névraxe. Ce canal s'agrandira par la suite, sans doute par des glissements de cellules qui, abandonnant le côté ventral du névraxe, se porteront sur ses côtés latéraux. Ce mode de développement d'une partie de la moelle présente quelque analogie avec la formation de cet organe chez les poissons osseux.

La moelle est d'abord aussi longue que le rachis, elle dépasse même un peu la longueur du canal vertébral et se replie sur elle-même en S dans sa partie postérieure. Cette dernière toutefois, reste à l'état de neuro-épithélium, constituant un tube délié qui formera la partie épithéliale du *filum terminale*.

Plus tard le rachis s'allonge beaucoup, la moelle s'accroît d'une quantité bien moindre il en résulte que sa partie terminale et les racines rachidiennes qui en naissent, tirées vers le haut, parce que le point de passage de la moelle à travers le trou occipital peut être considéré comme un point fixe, remontent bien au delà du point où elles se trouvaient primitivement. C'est là ce que l'on a appelé l'*ascension* de la moelle. De l'ascension de la moelle résulte la formation de la queue de cheval qui est suffisamment expliquée par les données ci-dessus.

Le filum terminale, à un moment où les vertèbres les plus postérieures ne sont pas encore formées, est en rapports étroits avec la peau de la région coccygienne dont ne le sépare aucune lame osseuse. Après l'ascension de la moelle il peut rester quelques traces de cette disposition, sous la forme de traînées épithéliales qui siègent dans la profondeur de la peau et peuvent être l'origine de tumeurs mixtes (*tératomes*) de cette région (Tourneux et Herrmann).

B. — Développement de l'encéphale

La partie antérieure du névraxe, déjà renflée en trois vésicules, se courbe sur elle-même, ses parois se différencient, les vésicules primitives se compliquent et enfin chacune des parties qui résultent de cette complication, *vésicule secondaire*, donne naissance à une ou plusieurs des parties définitives de l'encéphale. Nous étudierons successivement : 1° les courbures de l'encéphale; 2° la différenciation de ses parois; 3° la formation des vésicules secondaires; 4° le développement de chacune de ces vésicules.

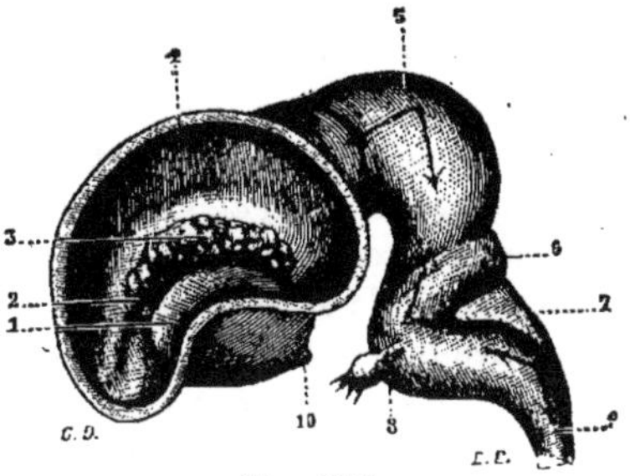

Fig. 1719.

Cerveau d'un embryon de veau de cinq centimètres de longueur, vue latérale (Mihalcovics).

1, corps strié. — 2, trou de Monro. — 3, plexus choroïdes des ventricules latéraux. — 4, pli d'Ammon. — 5, cerveau moyen. — 6, cervelet. — 7, toit du quatrième ventricule. — 8, pont de Varole. — 9, bulbe rachidien. — 10, infundibulum.
La flèche supérieure indique la courbure apicale; la moyenne, la courbure pontique; l'inférieure, la courbure nuchale.

1° Courbures de l'encéphale. — La longueur de l'encéphale s'accroît considérablement, surtout du côté dorsal dont l'accroissement est le plus marqué chez l'embryon, et comme l'espace dans lequel il est contenu (crâne primordial) ne s'accroît pas dans les mêmes proportions, l'encéphale subit forcément une série de courbures ou de flexions.

La première en allant d'avant en arrière est la courbure *faciale*. Elle se forme de la manière suivante : la base de la vésicule antérieure, au lieu de rester dans le prolongement de celle de la seconde vésicule, s'infléchit en dessous, en formant avec cette dernière un angle aigu ouvert en bas (fig. 1719). Par suite de cette flexion, le cerveau antérieur est abaissé et le cerveau moyen occupe le sommet de l'encéphale ; on appelle *éminence apicale* la saillie qu'il forme à ce niveau. La seconde courbure ou courbure *pontique* (Kölliker) est dirigée en sens inverse de la première, c'est-à-dire est ouverte en dessus, elle siège au niveau de ce qui deviendra le pont de Varole, d'où son nom. Enfin la troisième courbure, courbure *nuchale*, porte sur le point où l'encéphale se continue avec la moelle. Elle est ouverte en dessous comme la courbure faciale; mais, moins prononcée que cette dernière, elle forme simplement un angle obtus.

Il est clair que la courbure pontique, dirigée en sens inverse des deux autres, est jusqu'à un certain point compensatrice de ces dernières. Les courbures sont d'autant plus marquées que l'être est plus élevé dans la série des vertébrés.

2° Différenciation des parois. — Les parois de l'encéphale sont formées comme celles de la moelle par un neuro-épithélium, limité en dehors par la membrana prima de Hensen. Les différenciations histologiques sont les mêmes que dans la moelle, bien que les éléments qui en résultent soient groupés un peu autrement.

On a déjà vu que dans la moelle les formations nerveuse et névroglique se développent entre l'épithélium épendymaire d'une part et la membrana prima d'autre part, qu'elles tendent à écarter beaucoup l'un de l'autre. Il en est de même dans l'encéphale, mais à certains points ces différenciations ne se produisent pas et les parois de l'encéphale restent réduites simplement à l'épithélium qui le constituait au début.

Tandis que dans la moelle la substance blanche formait une écorce continue autour de la substance grise, dans le cerveau elle est réduite à des faisceaux de fibres plus ou moins puissants interposés entre des amas gris centraux (corps opto-striés) siégeant immédiatement en dehors de l'épithélium épendymaire et un manteau gris continu qui revêt toute la surface externe du cerveau.

3° Formation des vésicules secondaires. — Les trois premières vésicules se compliquent par la production de bourgeons ou par la formation de constrictions qui apparaissent à leur surface et les subdivisent en partie.

a. La *première vésicule* émet d'abord au niveau de son plancher deux bourgeons creux, les *vésicules optiques primitives*, qui passent dans la constitution de l'œil et que nous laisserons de côté pour le moment; puis on voit apparaître sur la surface de cette vésicule deux replis transversaux, siégeant l'un à droite, l'autre à gauche. Ces replis divisent la première vésicule en deux moitiés, l'une tout à fait antérieure, *cerveau antérieur proprement dit*, l'autre postérieure, *cerveau intermédiaire* ou *thalamencéphale*. Le cerveau antérieur ne reste pas longtemps simple, ses moitiés droite et gauche s'accroissent d'une manière prépondérante, tandis que son développement au niveau de la ligne médiane est presque nul. Il en résulte que le cerveau antérieur forme bientôt deux vésicules qui semblent implantées sur l'extrémité antérieure et supérieure du cerveau intermédiaire. Ces vésicules donneront les hémisphères cérébraux. — La *lame terminale, lamina terminalis*, qui, en avant, réunit ces vésicules, représente la partie médiane et antérieure du cerveau antérieur; pour d'autres auteurs, elle appartient au cerveau intermédiaire. Dans ce cas on regarde les vésicules des hémisphères cérébraux comme développées indépendamment l'une de l'autre, sous la forme de deux bourgeons creux de la partie antérieure du cerveau intermédiaire. Ceci n'a en fait pas d'importance pratique. Quoi qu'il en soit, les vésicules des hémisphères se développent bientôt énergiquement et dépassent le cerveau intermédiaire en avant, en dessus et en arrière, de sorte que celui-ci se trouve tout à fait entre elles et caché par elles.

b. La *seconde vésicule*, ou cerveau moyen, ne subit pas de changement.

c. La *troisième vésicule* se divise par une constriction transversale en deux parties, l'une antérieure qui est en contact avec le cerveau moyen, c'est le *cerveau pénultième*, l'autre postérieure, c'est le *cerveau postérieur proprement dit*.

Le canal de l'épendyme se poursuit dans toutes les vésicules cérébrales, il présente à leur niveau les dispositions suivantes : en arrière, dans le cerveau postérieur, il s'élargit fortement et forme le quatrième ventricule. Dans la seconde vésicule, cerveau moyen, il reste cylindrique et peu développé, formant l'aqueduc de Sylvius, passage étroit (*iter a tertio ad quartum ventriculum*), qui conduit du quatrième ventricule dans le troisième situé au devant de lui. Le troisième ventricule, ou ventricule moyen, est une cavité épendymaire creusée dans le cerveau intermédiaire. Il communique de chaque côté avec des cavités de même nature, développées dans les hémisphères cérébraux, et qui constituent les ventricules latéraux. On appelle *trous de Monro* les ouvertures qui permettent de passer du ventricule moyen dans les ventricules latéraux. Ces trous répondent primitivement à l'insertion des vésicules des hémisphères sur le cerveau intermédiaire, ils sont d'abord allongés d'avant en arrière et relativement très grands, et deviennent peu à peu circulaires et très étroits.

4° Développement des vésicules secondaires. — Après la formation des vésicules secondaires, le cerveau comprend cinq dilatations consécutives qui sont, en allant d'avant en arrière : le cerveau antérieur, le cerveau intermédiaire, le cerveau moyen, le cerveau pénultième et le cerveau postérieur. Nous étudierons les transformations de chacune de ces parties en allant d'arrière en avant, du simple au composé :

1° *Cerveau postérieur.* — Ses transformations sont très simples. Le plancher et les côtés latéraux s'épaississent beaucoup et forment la masse de substance nerveuse qui constitue le bulbe rachidien, dont les diverses parties, olives, corps restiformes, etc., se différencient peu à peu.

La voûte reste très mince sur la plus grande partie de son étendue où elle n'est formée que par son épithélium épendymaire accompagné de la membrana prima. Cet épithélium forme la membrane recouvrante, *membrana tectoria* du 4e ventricule ; il est doublé en dehors d'une couche connectivo-vasculaire, venue de la pie-mère, et qui fournit le plexus choroïde inférieur. Sur les côtés, la tectoria peut présenter des épaississements qui forment, d'une part les bandelettes, *tænias*, et d'autre part les pédoncules des lobules du pneumogastrique. En avant, la voûte du cerveau postérieur forme le *velum medullare posterius* qui unit le cervelet au plexus choroïde inférieur et dans lequel se différencie la valvule de Tarin ; en arrière, elle constitue le *verrou.*

2° *Cerveau pénultième.* — Il s'épaissit beaucoup sur tout son pourtour. Sa base fournit la protubérance annulaire ou pont de Varole, ses parois latérales donnent les pédoncules cérébelleux moyens, sa voûte forme le cervelet. En avant de ce dernier une partie de la voûte demeure mince, elle forme le *velum medullare anterius* qui unit le cervelet au cerveau moyen, et donne la valvule de Vieussens.

3° *Cerveau moyen.* — Il subit peu de modifications. Son plancher et ses parois latérales fournissent la substance perforée postérieure et les pédoncules cérébraux. Sa voûte d'abord mince (lame quadrijumelle), s'épaissit ensuite et se divise d'abord (3e mois) en deux moitiés droite et gauche par un sillon longitudinal et médian, puis, plus tard (5e mois), en quatre lobes, les tubercules quadrijumeaux, formés par l'apparition d'un sillon transversal qui tombe sur le premier à angle droit.

4° *Cerveau intermédiaire.* — Ses transformations, très importantes, sont étroitement liées à celles du cerveau antérieur, et ce n'est qu'artificiellement qu'on peut les étudier à part. Son plancher reste mince et forme l'*infundibulum*, dont le sommet est en rapport avec l'hypophyse. Ses parois latérales s'épaississent beaucoup et forment les couches optiques. Sa voûte reste simplement constituée par l'épithélium épendymaire qui forme la tectoria du ventricule moyen. Cet épithélium revêt les plexus choroïdes du ventricule moyen. Enfin, deux organes particuliers, l'*épiphyse* ou *glande pinéale* et l'*hypophyse* ou *corps pituitaire* se rattachent le premier à la voûte, le second au plancher du cerveau intermédiaire.

Fig. 1720.

Coupe vertico-médiane d'un embryon de lapin de 12 millimètres de longueur (MIHALKOWICS).

1. épiderme. — 2, invagination hypophysaire. — 3, corde dorsale. — 4, plancher du cerveau postérieur — 5. plancher du cerveau moyen. — 6, mésoderme de la base du crâne. — 6'. artère basilaire. — 7. plancher du cerveau intermédiaire. — 8, infundibulum.

L'*épiphyse* se développe comme une évagination en doigt de gant qui part de la voûte du cerveau intermédiaire au niveau où celle-ci se continue avec la lame quadrijumelle. Cette évagination se dirige d'avant en arrière et se renverse pour ainsi dire sur les tubercules quadrijumeaux. Son extrémité aveugle engendre un grand nombre de petits bourgeons clos (follicules), qui forment le corps de la glande; son pédicule forme sa base. — (Pour la signification morphologique de l'épiphyse, voy. t. II, p. 511-514.)

L'*hypophyse* naît de deux parties : 1° une partie fournie par l'ectoderme buccal ; 2° une partie venue de l'infundibulum. La première consiste en un diverticule creux de l'ectoderme buccal, qui, né en avant de la membrane pharyngienne se dirige de bas en haut et se place au-devant de l'extrémité antérieure de la corde dorsale légèrement infléchie à ce niveau (fig. 1720). Ce diverticule (*poche hypophysaire* ou de RATHKE) se sépare de l'ectoderme (fig. 701), et, vers la fin du deuxième mois, chez l'homme (HIS), il engendre une série de tubes épithéliaux qui constituent le lobe antérieur de l'hypophyse. La seconde partie (lobe postérieur) vient du plancher du cerveau intermédiaire sous la forme d'un petit diverticule creux dirigé en sens inverse du diverticule ectodermique, c'est-à-dire de haut en bas. — (Voy. pour plus de détails, t. II, p. 454.)

5° *Cerveau antérieur*. — Les hémisphères cérébraux dépassent bientôt en avant, en dessus et en arrière le thalamencéphale, qui se trouve ainsi situé au milieu d'eux. La portion de la paroi interne des hémisphères qui est en contact avec la paroi latérale du thalamencéphale, se soude avec elle et ne forme qu'une seule couche (fig. 737, 3) dans laquelle il est difficile de distinguer ce qui appartient au cerveau intermédiaire de ce qui vient du cerveau antérieur.

Les hémisphères sont séparés l'un de l'autre sur la ligne médiane par une fente (*scissure interhémisphérique*), qui pour le moment conduit jusque sur la voûte du thalamencéphale (fig. 737).

La paroi latérale externe de chaque hémisphère présente vers son bord inférieur une fossette profonde, *fosse de Sylvius* (fig. 723, 2 et fig. 738, 8), dont le fond se rapproche des parties situées sur la ligne médiane, si bien que les organes qui naîtront des transformations des couches profondes des parois de cette fossette, se rattacheront aux organes axiaux de l'encéphale. Nous distinguerons donc avec O. HERTWIG dans le cerveau antérieur des parties axiales, et des parties latérales ou mieux palléales, ainsi nommées parce qu'elles forment un manteau (pallium) autour des autres. Les parties axiales viennent de deux sources : 1° de la partie antérieure et médiane du cerveau antérieur qui unit en avant les deux hémisphères, c'est la lame terminale fournissant plus tard la lame sus-optique; 2° des parois de la fosse de Sylvius, ce sont les corps striés.

La portion palléale du cerveau antérieur a la forme d'un demi-anneau ouvert en dessous, et qui entoure la fosse de Sylvius. On lui distingue bientôt quatre lobes (frontal, pariétal, sphénoïdal et occipital) qui correspondent aux mêmes lobes de l'adulte. Un autre lobe très important, le *lobe olfactif*, apparaît à la cinquième semaine (His) sur le plancher du lobe frontal. Il est d'abord creux et très volumineux, plus tard son volume ne s'augmente plus, sa cavité disparaît, et au lieu de former un lobe véritable, il ne constitue plus chez l'homme que le nerf olfactif. Les cavités contenues dans les hémisphères droit et gauche forment les ventricules latéraux. Nous diviserons l'étude du développement des hémisphères en plusieurs points : 1° épaississements et transformations des parois ; 2° formation des plexus choroïdes; 3° apparition des commissures entre les deux hémisphères.

a. Les *parois des hémisphères* s'épaississent beaucoup et le neuro-épithélium qui les forme se différencie en les diverses sortes d'éléments que nous connaissons déjà. L'épaississement le plus marqué est celui qui se fait au niveau de la fosse de Sylvius qui proémine d'abord fortement dans la cavité du ventricule latéral (fig. 737, 8), puis se soude avec la paroi opposée, (fig. 738, 8), et entre en connexion avec les couches optiques. En cet endroit on trouve une série de noyaux gris, couche optique, noyau caudé et noyau lenticulaire du corps strié, avant mur, enfin écorce du lobule de l'insula, séparés les uns des autres par des faisceaux de substance blanche, c'est l'un des points où la distribution des divers éléments nés du neuro-épithélium est la plus compliquée.

Au-dessus de la fosse de Sylvius, l'épaississement des parois est moins marqué, et il se forme simplement une couche grise externe (manteau gris) et une masse interne de substance blanche (centre ovale de Vieussens).

La portion des parois qui regarde la grande scissure interhémisphérique reste encore mince dans sa partie inférieure (fig. 737, 12), fait qui est en rapport avec la formation ultérieure du septum lucidum.

b. Les *plexus choroïdes* sont formés par une portion restée mince de la paroi des hémisphères, et qui revêt un bourrelet de tissu conjonctif rempli de vaisseaux sanguins.

Contrairement à ce qui se passe pour les troisième et quatrième ventricule; cette portion restée mince n'occupe pas une surface étendue, mais bien une ligne étroite dessinant une sorte de fente.

Cette fente dans laquelle s'engage le tissu connectivo-vasculaire des plexus est marquée sur le cerveau par une ligne qui, partant du trou de Monro, en avant, se dirige en arrière et suit le bord interne du lobe sphénoïdal jusqu'à son extrémité antérieure, en contournant les pédoncules cérébraux. On peut distinguer à cette ligne deux portions, l'une, antérieure (fig. 738, 14), répond au sillon choroïdien qui divise la face supérieure des couches optiques en une partie externe et une partie interne; l'autre, postérieure (fig. 738, 7), répond à la partie latérale de la *grande fente cérébrale de Bichat*.

c. Les *commissures* sont des ponts de substance qui s'établissent entre les deux hémisphères. Jusqu'ici il était facile d'arriver jusque sur la voûte du thalamencéphale, en suivant la grande scissure interhémisphérique. Bientôt cela ne se peut plus parce que le corps calleux apparaît, formé par une bande de fibres transversales, se portant d'un hémisphère à l'autre, (fig. 738, 13). En même temps un peu au-dessous du corps calleux un autre plan constitué par des fibres transversales et surtout longitudinales, le *trigone* (fig. 738, 11). Entre le corps calleux et le trigone, les parois primitives des hémisphères restées très minces, forment une cloison, le *septum lucidum*, interposé aux deux ventricules latéraux. La cavité médiane qui siège dans cette cloison et que l'on a appelée parfois ventricule du septum n'est pas autre chose qu'une portion isolée de la fente interhémisphérique, elle n'a rien de commun avec les cavités épendymaires connues sous le nom de ventricules cérébraux, ce n'est pas un ventricule. Les formations commissurales, corps calleux et trigone, dont nous venons de parler sont des organes de perfectionnement qui n'apparaissent que chez les membres les plus élevés de la série des vertébrés. Les oiseaux n'ont pas de corps calleux.

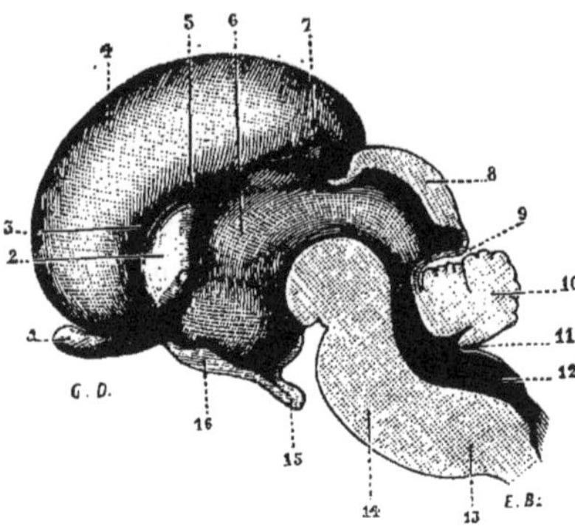

Fig. 1721.

Cerveau d'un embryon de veau de 15 centimètres en coupe vertico-médiane (MIHALKOWICS).

1, lobe olfactif. — 2, septum lucidum. — 3, corps calleux. — 4, hémisphère. — 5, trou de Monro. — 6, couche optique. — 7, glande pinéale. — 8, tubercules quadrijumeaux. — 9, voile médullaire antérieur. — 10, cervelet. — 11, voile médullaire postérieur. — 12, toile choroïdienne du quatrième ventricule. — 13, bulbe rachidien. — 14, pont de Varole. — 15, infundibulum. — 16, chiasma des nerfs optiques.

Deux autres commissures transversales se développent encore, c'est la commissure antérieure qui naît de la voûte du cerveau antérieur, et la commissure postérieure formée dans la voûte du thalamencéphale. La commissure grise n'est pas une commissure véritable.

Au-dessous du trigone se trouve une cavité aplatie de bas en haut, à laquelle on peut décrire une paroi supérieure et une paroi inférieure. La paroi supérieure est formée par la face inférieure du trigone, la paroi inférieure est formée par plusieurs parties différentes qui sont : sur la ligne médiane, la voûte du troisième ventricule, sur les côtés, la partie interne de la face supérieure des couches optiques, limitée par la membrana prima de HENSEN. Ces deux parois se réunissent latéralement sous un angle très aigu (fig. 755, 12), dans lequel s'engage le tissu connectivo-vasculaire des plexus choroïdes des ventricules latéraux. Cette cavité est en partie remplie par le tissu lâche de la pie-mère et par des vaisseaux (veines de Galien), elle répond à la partie moyenne de la grande fente cérébrale de BICHAT, telle qu'elle est décrite dans cet ouvrage, t. II, p. 459. Le développement montre clairement que cette cavité n'est qu'une portion de la fente interhémisphérique primitive isolée par le trigone.

La surface externe des hémisphères cérébraux se complique beaucoup par l'apparition des circonvolutions. Pour le développement de ces dernières, voyez t. II, p. 496.

C. — Développement du système nerveux périphérique

L'étude de ce développement peut être divisée en quatre parties : 1° développement des ganglions spinaux; 2° développement des racines rachidiennes et des nerfs en général; 3° développement des nerfs crâniens; 4° développement du système grand sympathique.

1° Développement des ganglions spinaux. — Jusque vers 1875, on croyait que les ganglions spinaux se développaient aux dépens de la portion interne des protovertèbres, c'est-à-dire du mésoderme, on sait maintenant (Marshall, Balfour) qu'ils naissent de l'ectoderme.

Au sujet de leur origine il y a deux opinions principales : 1° les ganglions spinaux naissent directement du tube médullaire ; 2° ils se forment indépendamment de ce dernier.

La première opinion, qui est celle de Balfour, de Marshall et d'un grand nombre d'auteurs admet que, suivant la ligne de réunion des replis médullaires sur la face dorsale de la moelle, il se forme une lame cellulaire engendrée par la prolifération des cellules de la moelle. Cette lame, *crête neurale*, s'étend sur toute la longueur de la moelle, et même sur l'encéphale, où elle cesse vraisemblablement au niveau du cerveau moyen. Elle engendre de chaque côté une série de bourgeons pleins, disposés métamériquement en face de chaque protovertèbre, et qui sont les rudiments des ganglions spinaux. Ces derniers sont donc reliés entre eux au début, dans le sens longitudinal, par la crête neurale; plus tard, la crête neurale s'atrophiant, ils deviennent indépendants les uns des autres.

La seconde opinion est soutenue par Beard. Pour cet auteur, les ganglions spinaux apparaissent déjà comme ébauches, avant la fermeture des lames médullaires. Ils naissent de l'ectoderme qui occupe l'angle formé par le passage des replis médullaires dans l'ectoderme général, et se montrent sous la forme de petits amas ganglionnaires métamériques, indépendants les uns des autres dans le sens longitudinal. Plus tard, lorsque le tube médullaire se ferme, ces ébauches ganglionnaires se séparant de l'ectoderme restent unies à la moelle.

Cette opinion se rapproche jusqu'à un certain point de la manière de voir de His, qui fait provenir les ganglions spinaux d'une bande ectodermique intermédiaire au tube médullaire et à l'ectoderme général, le *cordon intermédiaire* ou *zwischenstrang*, mais Beard soutient que ce que His appelle cordon intermédiaire n'a rien à faire avec les ganglions spinaux.

Quoi qu'il en soit, les ganglions spinaux viennent toujours de l'ectoderme soit directement (His, Beard), soit indirectement par l'intermédiaire des replis médullaires (Marshall, Balfour). Ils consistent en de petits amas cellulaires, placés entre la moelle et les protovertèbres (fig. 1733,2) et sont rattachés primitivement à la moelle par une mince traînée cellulaire qui disparaît plus tard.

2° Développement des racines rachidiennes et des nerfs en général. — La racine antérieure apparaît la première, sous la forme d'un cordon partant de la moelle. La racine postérieure se forme ensuite. On avait primitivement pensé que la traînée cellulaire, qui rattache l'ébauche du ganglion à la moelle, formait la racine postérieure, mais en remarquant combien l'attache définitive de cette racine à la moelle diffère de l'insertion sur cet organe de la traînée cellulaire en question, on admit que la racine postérieure était une néoformation, qui reliait à nouveau la moelle et le ganglion, après que ce dernier s'était séparé du tube médullaire. Il est à peine besoin d'ajouter que si la racine postérieure était réellement formée par la traînée cellulaire primitive, son apparition précéderait de beaucoup celle de la racine antérieure, puisque cette traînée cellulaire résulte du mode de formation des ganglions qui apparaissent de très bonne heure avant la fermeture de la moelle.

La constitution histologique de ces racines a une grande importance pour l'histogénèse des nerfs, elle a donné lieu à des discussions qui peuvent se résumer dans les deux opinions suivantes : 1° Balfour ayant constaté que les racines antérieures des embryons de sélaciens étaient composées de cellules, admit que ces cellules étaient venues de la moelle et se transformaient peu à peu sur place en fibres nerveuses. Ces données ont été confirmées récemment par divers auteurs, entre autres par Beard, pour qui les fibres nerveuses sont des sécrétions de cellules disposées en cordons, à peu près comme le sont les fibres musculaires; 2° d'autres auteurs, Remak, Kölliker, His, etc., pensent que les fibres nerveuses sont des prolongements partis des cellules des centres, et qui gagnent peu à peu la périphérie en végétant pour ainsi dire comme les rameaux d'un arbre qui grandit. Ces auteurs s'appuient entre autres faits sur celui-ci, que les racines antérieures de la moelle se montrent toujours dès le début, chez les vertébrés supérieurs, *uniquement composées de fibrilles*. Pour ces auteurs, les rares noyaux cellulaires que l'on peut trouver à la surface ou au sein des cordons nerveux en voie de formation, appartiennent à des cellules mésodermiques destinées à former les gaines ou les cloisons interfasciculaires du nerf.

En présence des observations récentes qui confirment la nature cellulaire des racines antérieures chez les sélaciens, et comme d'autre part il n'est guère possible de nier le fait de la végétation des fibres nerveuses chez les animaux supérieurs, on pourrait penser que ce dernier mode d'histogénèse est une abréviation du processus histogénétique primitif, qui se rapprocherait de celui décrit par Balfour et par Beard.

Une nouvelle donnée doit entrer en ligne de compte dans l'histogénèse des nerfs, c'est le rôle que peuvent jouer dans la production de ces derniers des parties de l'ectoderme très éloignées du système nerveux central. Götte, Semper, Van Wijhe et Beard ont montré que l'ectoderme de la ligne latérale forme le nerf sous-jacent à cette dernière (nerf latéral, branche du pneumogastrique, Ichtyopsidés). Froriep et surtout Beard ont fait voir en outre que certains ganglions craniens (ganglions du facial, du glosso-pharyngien, du vague) s'unissent à certains épaississements de l'ectoderme de la région branchiale (organes des sens branchiaux) et que cet ectoderme épaissi contribue puissamment à former les branches nerveuses qui se rattachent à ces ganglions.

3° Développement des nerfs crâniens. — Par certains points de leur développement, les nerfs crâniens se rattachent aux nerfs spinaux. Ainsi plusieurs nerfs naissent de la crête neurale à peu près comme les racines rachidiennes postérieures et sont en rapport, comme celles-ci, avec un ganglion, ce sont : le trijumeau (*ganglion de Gasser*); le facial et l'acoustique fusionnés ou acoustico-facial (*ganglion acoustique*) ; le glosso-pharyngien (*ganglion d'Andersch*); le pneumogastrique (*ganglion plexiforme*). D'autres naissent du plancher de l'encéphale, sans être accompagnés de ganglions, à peu près comme les racines antérieures, ce sont : l'oculo-moteur commun, le pathétique, l'oculo-moteur externe, l'accessoire de Willis et l'hypoglosse.

On a fait des tentatives pour grouper ces nerfs par paires analogues aux paires rachidiennes, en tenant compte de ce fait que certains nerfs purement moteurs (hypoglosse) peuvent avoir transitoirement des racines sensitives pourvues d'un ganglion (Froriep). Mais on se heurte toujours à cette difficulté que certains nerfs moteurs, branche masticatrice du trijumeau, nerf facial, naissent manifestement au niveau de nerfs correspondant à des racines postérieures et par une ébauche commune avec ces derniers. Van Wijhe a proposé une explication assez séduisante de ce fait : on sait que les muscles de la tête viennent d'une double source : 1° des protovertèbres céphaliques analogues aux protovertèbres du reste du corps; 2° des segments musculaires (*branchiomères*) formés par le mésoderme des lames latérales au niveau des arcs branchiaux. Or, les nerfs moteurs aberrants, trijumeau (pars) et facial, innervent seulement les muscles dérivés des branchiomères, tous les autres nerfs moteurs, disposés suivant le type régulier, innervent des muscles protovertébraux. La présence de branches motrices spéciales et aberrantes serait donc en rapport avec la présence dans la tête, de certaines parties fournies par l'appareil branchial.

4° Développement du système grand sympathique. — Pour Remak, le système nerveux grand sympathique, comme tout le système nerveux périphérique du reste, était d'origine mésodermique. Bien que cette idée ne soit plus admise, on peut, avec Remak, distinguer chez le poulet quatre ébauches principales pour le système sympathique, ce sont : les *cordons limitrophes*, le *grand nerf intestinal*, les *nerfs médians* et les *nerfs génitaux*. Les cordons limitrophes fournissent la chaine ganglionnaire sympathique ; le grand nerf intestinal qui s'étend le long de l'insertion du mésentère sur l'intestin, du duodénum au cloaque, donne les nerfs et les ganglions intestinaux ; les nerfs médians servent à établir une connexion entre le grand nerf intestinal et le plexus cœliaque, et, par l'intermédiaire de ce dernier, le relient avec la chaîne ganglionnaire elle-même ; enfin, les nerfs génitaux, siégeant à la partie interne du corps de Wolf, fournissent des nerfs aux capsules surrénales, aux organes génitaux, etc., etc.

Balfour le premier montra que chez les Sélaciens le grand sympathique se laisse rattacher à l'ectoderme. Il naît, en effet, d'après lui, sous la forme de petits amas cellulaires latéraux, placés sur le trajet des racines spinales.

Schenck et Birdsall, Onodi, Beard font dériver le sympathique de la partie inférieure des ganglions spinaux qui se détacherait de ces derniers et formerait une série de petites ébauches qui, placées les unes derrière les autres, d'avant en arrière en série discontinue, ne tarderaient pas à se relier entre elles pour former les cordons limitrophes. Ces deux manières de voir, bien que différant un peu entre elles dans les détails, aboutissent à cette conclusion que le sympathique naît du système nerveux central, et, par l'intermédiaire de ce dernier, de l'ectoderme. On peut donc admettre à la suite de cela que tout le système nerveux, central, périphérique et sympathique est formé par le feuillet externe.

Cependant des recherches récentes de Fusari sur l'origine du sympathique chez les oiseaux et les mammifères donnent des résultats un peu différents; voici leurs principales conclusions : les premières ébauches des cordons limitrophes sont indépendantes des ganglions spinaux et se développent probablement aux dépens des protovertèbres. Elles forment un cordon continu. Les *rami communicantes* naissent plus tard par un prolongement cellulaire qui va du cordon limitrophe vers les nerfs spinaux. La structure des ganglions spinaux diffère beaucoup de celle des ganglions sympathiques. Le grand nerf intestinal apparaît indépendamment des ébauches du sympathique avec lesquelles il entre ultérieurement en rapport. L'aspect de ce nerf est très différent de celui des cordons sympathiques. Peut-être le nerf intestinal constitue-t-il un système primitivement indépendant tant du système encéphalo-rachidien que du grand sympathique.

§ II. — Organe de la vision

L'œil est formé en grande partie par l'ectoderme ; en effet, sa membrane sensorielle, la rétine, et le plus important de ses systèmes dioptriques, le cristallin, viennent tous deux de ce feuillet, soit directement (cristallin), soit indirectement par l'intermédiaire du système nerveux central (rétine).

Nous avons vu que de la base du thalamencéphale naissent deux vésicules latérales, les *vésicules optiques primitives*, qui se dirigent en dehors vers l'ectoderme de la tête. Ces vésicules sont creuses et leur cavité communique par le pédicule également creux, qui les rattache au cerveau intermédiaire, avec le troisième ventricule dont elle n'est qu'un prolongement. Au point où la vésicule optique vient toucher l'ectoderme, celui-ci forme une petite invagination en fossette, rudiment du cristallin, et simultanément la vésicule optique se transforme; son fond, opposé à son pédicule, est refoulé en dedans, et peu à peu la vésicule optique prend l'aspect d'une coupe à double paroi, la *cupule optique*. Le cristallin vient s'enchâsser dans l'ouverture de cette coupe, dont les deux feuillets interne et externe s'accolent bientôt l'un à l'autre, effaçant entièrement la cavité dont la vésicule optique était creusée.

Les deux lames qui forment la paroi de la cupule ont une destinée différente, l'interne fournira la rétine, l'externe donnera la couche épithéliale pigmentée que l'on a longtemps rattachée à la choroïde et qui, par sa genèse, se lie comme on le voit à la rétine, puisqu'elle vient, comme cette dernière, de la vésicule optique primitive.

Le mésoderme se dispose autour de la cupule optique pour former les enveloppes soit vasculaire (choroïde), soit fibreuse (sclérotique) de l'œil. La peau située au-devant de la cupule optique se transforme en la cornée transparente, enfin, des organes accessoires viennent compléter l'appareil de la vision. Nous étudierons plus en détail : 1° le cristallin; 2° la cupule optique; 3° le nerf optique; 4° le corps vitré ; 5° les enveloppes de la cupule optique.

1° Cristallin. — Au point où va se former le cristallin l'ectoderme s'épaissit, ses cellules deviennent plus hautes, et les noyaux se disposent suivant des lignes de stratification superposées. Bientôt cette région épaissie s'infléchit un peu en formant une fossette, *fossette cristallinienne*, qui devient de plus en plus profonde, et se transforme par la soudure de ses bords en une vésicule, la *vésicule cristallinienne*. Les parois de cette vésicule sont d'épaisseur inégale, l'antérieure est plus mince, la postérieure est beaucoup plus épaisse. La cavité comprise entre ces deux parois tend à se réduire de plus en plus par le développement exubérant de la paroi postérieure, et prend sur les coupes la forme d'un croissant à concavité tournée en arrière, Cette cavité finit par disparaître, et le cristallin forme alors une sphère pleine dans laquelle on peut distinguer deux parties, une partie antérieure (tournée vers l'ectoderme de la tête), constituée par une lame de cellules peu élevées, une partie postérieure, formée par des cellules allongées, prenant l'aspect de fibres plus ou moins longues, mais gardant toujours une disposition épithéliale, et se continuant par des transitions insensibles avec les cellules de la partie antérieure. Ces deux parties sont séparées l'une de l'autre par une ligne très nette. La couche des cellules antérieures devient de plus en plus mince, elle consiste chez l'adulte en cellules aplaties, disposées sur un seul rang et formant ce que l'on appelle l'*épithélium antérieur du cristallin*.

Le cristallin est enveloppé par une membrane anhiste, la cristalloïde, divisée en cristalloïde antérieure et cristalloïde postérieure, et que l'on peut considérer comme une sécrétion cuticulaire des cellules du cristallin.

2° Cupule optique. — Pour étudier le développement de la cupule optique il convient d'examiner d'abord son mode de formation et ensuite la différenciation de ses parois.

a. *Mode de formation.* — On a dit souvent que le cristallin déprimait le fond de la vésicule optique, comme on déprime avec le doigt un ballon de caoutchouc. En réalité, les choses ne sont pas si simples. Si, en effet, le cristallin s'enfonçait simplement dans la vésicule optique dans le sens de l'axe de cette dernière, il la transformerait bien en une cupule, mais la production de la fente choroïdienne (voy. plus loin) resterait incompréhensible.

Supposons, au contraire, que le cristallin au lieu de se développer au contact du pôle de la vésicule optique se forme un peu en dessous de ce dernier

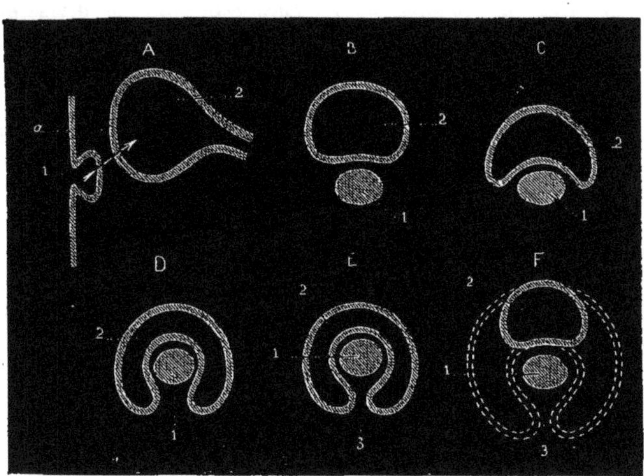

Fig. 1722.
Formation de la fente choroïdienne (*schématique*).

A, coupe passant par l'axe du système optique; B à F, coupes perpendiculaires à cet axe (voir le texte). *a*, ectoderme. — 1, cristallin. — 2, vésicule optique. — 3, fente choroïdienne.

(fig. 1722, A), et que la vésicule, d'abord petite, s'accroisse surtout par les bords latéraux (fig. 1722, F), comme le montre le pointillé, de manière à embrasser le cristallin en dessous, la vésicule prendra alors la forme d'une cupule ouverte à la fois en avant, pour recevoir le cristallin, et en dessous suivant une ligne longitudinale au niveau de laquelle existe une fente plus ou moins large suivant le moment du développement (fig. 1722, 3), et qui conduit de l'extérieur dans la cavité de cette cupule, c'est la *fente choroïdienne.* Cette dernière s'étend non seulement sur toute la portion renflée des vésicules optiques, mais elle se prolonge encore sur leur pédicule, sous la forme d'une gouttière creusée à la face inférieure ou ventrale du pédicule.

Il y a d'autres manières de comprendre la formation de la fente choroïdienne. On peut l'expliquer en admettant que le cristallin, déprimant réellement la vésicule optique, effectue son mouvement de bas en haut et de dehors en dedans, comme l'indique la flèche dans la figure 1722, A. Dans ce cas, la fente choroïdienne serait un reste du passage du cristallin. On a aussi rapporté l'origine de cette fente à l'intervention du corps vitré, masse mésodermique qui déprimerait la face inférieure de la vésicule optique depuis la partie antérieure ou voisine du cristallin jusque sur son pédicule. Dans ce cas, le cristallin se logerait à la fois dans l'ouverture de la cupule et dans la partie antérieure de cette fente, qu'il aurait pu contribuer d'ailleurs à former lui-même, concurremment avec le corps vitré. Si l'on admet cette double invagination du corps vitré et du cristallin, il faut bien se souvenir qu'elle se fait simultanément pour ces deux organes, il n'y a *jamais invagination du corps vitré dans la cupule optique déjà formée*, comme on pourrait le croire d'après certaines descriptions; car, s'il en était ainsi, la paroi de la cupule optique ne serait plus formée de deux, mais bien de quatre couches. Le corps vitré pénètre dans la cupule optique par la fente choroïdienne. A un moment donné, les bords de la fente choroïdienne s'affrontent l'un à l'autre et se soudent, mais le pigment qui entoure de toutes parts la cupule optique manque encore pendant quelque temps au niveau de la suture qui apparaît comme une étroite bande blanche sur la cupule optique foncée. Plus tard, le pigment se forme aussi à ce niveau, il ne reste plus de trace de la fente choroïdienne, sauf dans certains cas de malformations, *coloboma*, où cette fente persiste plus ou moins.

b. *Différenciation des parois.* — La cupule optique se divise en deux régions, l'une antérieure, qui répond au cristallin, l'autre postérieure, en rapport avec son pédicule; ces deux régions sont séparées l'une de l'autre chez l'adulte par la ligne ondulée connue sous le nom d'*ora serrata*.

La partie antérieure, située en avant de l'ora serrata, reste formée de deux feuillets cellulaires très minces répondant respectivement à la lame interne (rétinienne) et à la lame externe (pigmentaire) de la cupule optique. Ces deux feuillets ne subissent pas de différenciations histologiques importantes, et sont composés chacun d'un seul rang de cellules. Le feuillet externe se charge tout d'abord de pigment noir, puis le feuillet interne devient également pigmenté au moins dans sa portion la plus antérieure, en rapport avec ce qui formera plus tard l'iris. La portion antérieure de la cupule optique fournit la couche épithéliale pigmentée de l'iris (*uvée*) et la couche épithéliale du corps et des procès ciliaires.

Fig. 1723.

Coupe horizontale d'un œil de lapin âgé de dix-huit jours, d'après Kölliker.

1, nerf optique. — 2, petite aile du sphénoïde. — 3, 3'. muscles droits supérieur et inférieur. — 5, épithélium pigmenté de la rétine. — 6. portion rétinienne de la cupule optique. — 7, enveloppe conjonctive de la cupule optique. — 8. portion ciliaire de la cupule optique. — 9. ébauche du pigment de l'iris. — 10. corps vitré. — 11, passage de l'artère centrale de la rétine dans le corps vitré. — 12, rudiment de l'iris. — 13, membrane pupillaire. — 14, tissu propre de la cornée. — 14', épithélium antérieur de la cornée. — 15, paupière inférieure. — 16, paupière inférieure. — 17, cristallin. — 17', épithélium du cristallin.

Le fond de la cupule optique, en arrière de l'ora serrata, subit des modifications très grandes. Son feuillet externe reste mince et composé d'un seul plan de cellules qui se chargent de pigment noir, il constitue l'*épithélium pigmenté*, que l'on rattache à la rétine. Le feuillet interne devient au contraire très épais, ses cellules se disposent sur plusieurs rangées superposées, elles ne prennent jamais de pigment et se différencient en plusieurs formes cellulaires qui engendrent les couches de la rétine. Les couches de la rétine, que nous n'étudierons pas en détail, sont comprises entre deux lames anhistes très fines, la limitante interne en contact avec le corps vitré, la limitante externe qui regarde l'épithélium pigmenté. Si l'on veut comparer ces membranes aux formations homologues qui existent dans les centres nerveux, on voit que la limitante interne répond à la *membrana prima de Hensen*, tandis que la limitante externe représente le cuticule qui tapisse le canal de l'épendyme.

La couche des cônes et des bâtonnets se développe tard, dixième jour chez le poulet, et même après la naissance chez les chats et les lapins, qui naissent aveugles (Max Schultze). Les cônes et les bâtonnets apparaissent sous la forme de petites saillies situées sur l'extrémité périphérique des cellules visuelles.

3° **Nerf optique**. — Le nerf optique est formé par le pédicule de la vésicule optique. La formation de la fente choroïdienne et son prolongement sur le pédicule optique, font que la paroi inférieure du pédicule se continue directement avec le feuillet rétinien de la cupule optique, ce qui n'aurait pas lieu sans cela.

Dans la gouttière du pédicule prennent place du tissu conjonctif et un vaisseau ; la gouttière se referme, le vaisseau englobé par elle devient l'artère centrale de la rétine. Les parois du pédicule s'épaississent, leurs cellules prolifèrent et forment une masse cellulaire qui fournit le tissu de soutien du nerf, et peut-être même des fibres nerveuses, cependant la plupart des auteurs admettent que les fibres nerveuses du nerf ne se forment pas sur place, aux dépens des cellules du pédicule, mais qu'elles viennent du cerveau (His, Kölliker), ou bien de la rétine elle-même (W. Müller).

4° **Corps vitré**. — Le tissu mésodermique qui pénètre dans la cupule optique fournit d'une part le corps vitré, d'autre part des vaisseaux qui forment la majeure partie de la membrane vasculaire du cristallin.

Le corps vitré peut être considéré comme du tissu connectif lâche dont la substance fondamentale, extrêmement abondante et très riche en eau, ne renferme que quelques rares cellules étoilées et des leucocytes.

Les vaisseaux situés dans la cupule optique y arrivent par plusieurs voies. L'un d'eux, le plus important peut-être, est l'artère hyaloïdienne, prolongement de l'artère centrale de la rétine qui traverse le corps vitré dans le canal de Cloquet, et vient s'épanouir sur la face postérieure du cristallin. Les autres sont des anses vasculaires qui pénètrent soit par la fente choroïdienne, soit par la fente circulaire qui règne entre le bord antérieur de la cupule optique et le cristallin. Ces derniers sont en rapports étroits avec l'iris. Tous ces vaisseaux forment un lacis serré autour du cristallin, *membrane vasculaire péricristallinienne*, et contribuent puissamment à sa nutrition. La portion antérieure de la membrane vasculaire du cristallin, placée au niveau de la pupille et plus ou moins reliée à l'iris (par les vaisseaux signalés ci-dessus), a reçu le nom de *membrane pupillaire*. La couche vasculaire qui enveloppe le cristallin se flétrit et disparaît d'habitude avant la naissance, la membrane pupillaire peut cependant persister (*atrésie de la pupille*). Au corps vitré se rattachent la membrane hyaloïde et la zone de Zinn dont le développement est mal connu.

5° **Enveloppes de la cupule optique**. — On comprend, sous le nom d'enveloppes de la cupule optique, la cornée transparente, la sclérotique et la choroïde :

a. *Cornée transparente*. — La cornée n'est pas autre chose, au point de vue morphologique, que la portion de la peau (épiderme et derme) qui est située au-devant du cristallin.

Chez les mammifères, lorsque le cristallin s'est séparé de l'ectoderme, il s'interpose entre eux une couche de mésoderme qui comble l'intervalle qui les séparait, et se continue d'une part avec le mésoderme, qui enveloppe la cupule optique, d'autre part avec celui qui va former le derme de la tête. A un moment donné une fente se produit au sein de cette lame mésodermique qui se divise en deux parties, l'une postérieure très mince, située au-devant du cristallin, contribue à former la membrane pupillaire, l'autre antérieure mince forme le tissu conjonctif de la cornée avec toutes ses différenciations. La fente ainsi produite devient la chambre antérieure de l'œil, divisée plus tard par l'apparition de l'iris en chambre antérieure et chambre postérieure. L'épithélium qui tapisse les faces antérieure (cornéenne) et postérieure (irienne) de la chambre antérieure est formé par des cellules mésodermiques.

b. *Choroïde, sclérotique.* — Ces deux membranes, ainsi que la partie mésodermique de l'iris, sont produites par de simples différenciations histologiques du tissu connectif embryonnaire qui enveloppe la cupule optique.

Annexes de l'œil. — Parmi les annexes de l'œil, nous décrirons seulement les paupières, la glande lacrymale et les voies lacrymales.

Les paupières sont deux replis de la peau comprenant une lame mésodermique centrale et un revêtement ectodermique sur leurs deux faces. La lame mésodermique engendre toutes les parties squelettiques (cartilages tarses), vasculaires, musculaires qui entrent dans la constitution des paupières. L'ectoderme du bord libre engendre les glandes de Meibomius et les cils, suivant un mode très voisin de celui qui est employé pour la formation des glandes sébacées et des poils à la surface de la peau. Sur la face postérieure des paupières l'ectoderme prend des caractères particuliers et constitue l'épithélium conjonctival. Les deux paupières apparaissent d'assez bonne heure, elles sont d'abord libres et très écartées l'une de l'autre, elles s'accroissent ensuite et s'étant rapprochées l'une de l'autre, se soudent par leur bord libre (l'épithélium seul participe à la soudure), puis elles se séparent à nouveau.

La glande lacrymale se forme par bourgeonnement de l'épithélium conjonctival de l'angle externe de l'œil. Ces bourgeons, d'abord pleins, se ramifient un grand nombre de fois et se creusent ensuite.

Le canal lacrymal se forme au niveau de la *gouttière lacrymale*, étendue entre l'angle interne de l'œil et la cavité nasale, et située entre le bourgeon maxillaire supérieur et le bourgeon nasal externe (fig. 1726,2). Il apparaît chez les mammifères sous la forme d'un cordon épithélial plein, engendré par l'épithélium du fond de la gouttière, puis qui se sépare de ce dernier et se creuse ensuite d'une lumière (Born, Legal). Les points lacrymaux dépendent du cordon qui engendre le canal lacrymal.

§ III. — Organe auditif

L'appareil auditif comprend, on le sait, trois parties : l'oreille interne, l'oreille moyenne et l'oreille externe. L'oreille interne en constitue la partie fondamentale. Elle existe seule chez les poissons ; l'oreille moyenne et l'oreille externe sont des appareils de perfectionnement qui se développent peu à peu dans les différents groupes d'animaux et atteignent chez les mammifères leur état le plus parfait. L'épithélium de l'oreille interne avec les cellules sensorielles qu'il renferme vient de l'ectoderme, c'est pour cela que nous décrirons l'appareil auditif au nombre des organes dérivés de ce feuillet. Nous étudierons d'abord : 1° l'oreille interne, puis 2° l'oreille moyenne et, enfin, 3° l'oreille externe.

1° Oreille interne. — La forme la plus simple d'un appareil auditif comparable à celui des vertébrés, est celle que l'on rencontre chez les mollusques. Chez ces animaux l'oreille consiste en un petit sac clos, sphérique, *otocyste*, constitué par un épithélium cilié, doublé en dehors d'une couche conjonctive, et renfermant dans son intérieur des petites pierrules calcaires, *otolithes*. Ce sac auditif, placé assez profondément au-dessous de la peau, est rattaché par un long nerf aux ganglions cérébroïdes.

Au début de sa formation, l'oreille interne des vertébrés se rapproche beaucoup des otocystes (fig. 1724). Elle consiste en une petite fossette ectodermique qui s'enfonce de plus en plus dans le mésoderme, puis se sépare bientôt de l'ectoderme et prend place sur les côtés du cerveau postérieur, sous la forme d'une petite vésicule piriforme, la vésicule auditive. Cette dernière se complique bientôt par une série de bourgeonnements ou de plissements de sa paroi. Tandis que s'ébauche ainsi le rudiment épithélial de l'oreille interne, qui, doublé d'une lame conjonctive, constitue le labyrinthe membraneux; le mésoderme qui l'entoure subit aussi des différenciations importantes qui aboutissent à la formation du labyrinthe osseux et des espaces périlymphatiques. Nous étudierons donc dans le développement de l'oreille interne deux points principaux : 1° différenciation de l'ébauche épithéliale; 2° différenciation du tissu mésodermique.

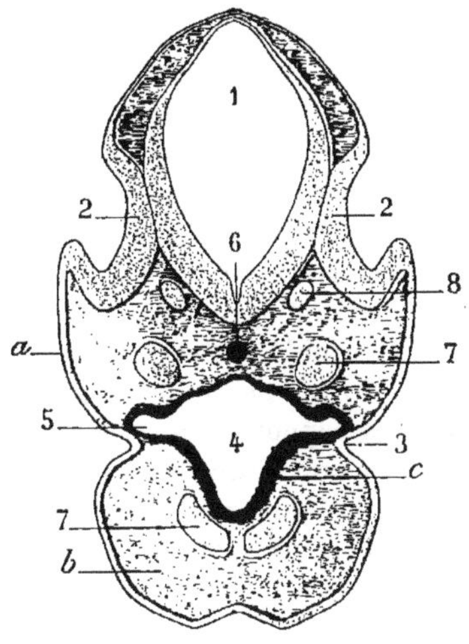

Fig. 1724.
Coupe transversale de la tête d'un embryon de poulet.

a, ectoderme. — *b*, mésoderme. — *c*, entoderme.
1, cerveau postérieur. — 2, invagination ectodermique donnant l'oreille interne. — 3, sillon branchial et sa membrane clôturale. — 4, pharynx. — 5, poche branchiale. — 6, corde dorsale. — 7, 7, arc aortique. — 8, veine jugulaire primitive.

a. *Différenciation de l'ébauche épithéliale.* — La vésicule auditive est située sur les côtés du cerveau postérieur. En dedans d'elle se trouvent le ganglion et le nerf acoustique nés, on s'en souvient (voy. p. 1252) aux dépens du cerveau postérieur, de la même manière que naissent les racines postérieures et leurs ganglions. La vésicule auditive est piriforme, sa pointe est tournée en haut, sa partie supérieure, effilée, représente le pédicule qui la rattachait à l'ectoderme et devient plus tard le *recessus du labyrinthe* ou *canal endolymphatique*. Chez certains sélaciens, même à l'état adulte, le canal endolymphatique très allongé débouche à la surface de la tête par un petit orifice, de sorte que chez ces animaux l'oreille interne garde toujours ses connexions primitives avec l'ectoderme.

On peut considérer à la vésicule auditive deux parties, l'une inférieure, l'autre supérieure, qui se développent différemment. La partie inférieure pousse un diverticule conique qui se recourbe bientôt sur lui-même, embrassant dans sa concavité le ganglion nerveux du nerf auditif; c'est le *canal cochléaire*. Il s'allonge de plus en plus, se recourbe comme une sorte de corne, puis finalement s'enroule sur lui-même en décrivant les tours de spire caractéristiques du limaçon membraneux. La partie supérieure produit les canaux semi-circulaires. Ces derniers se forment à l'aide d'un mécanisme très spécial, intéressant à connaître non seulement en lui-même, mais parce qu'il montre l'innombrable variété de moyens dont le développement dispose pour réaliser la formation des organes. Chaque canal se développe de la manière suivante : de la surface de la vésicule auditive s'élève un diverticule aplati, semi-circulaire, ayant la forme d'un demi-disque creux, assez épais, implanté sur la vésicule elle-même. Bientôt les deux faces latérales de ce demi-disque s'accolent l'une à l'autre sur toute la partie de leur étendue comprise entre leur insertion à la vésicule auditive et une ligne courbe parallèle à leur bord, et située un peu en dedans de ce dernier. Cet accolement efface la cavité du disque qui se trouve remplacé maintenant par une lame pleine, creusée suivant son bord externe d'un canal qui débouche dans la cavité de l'oreille interne par ses deux extrémités. Les parois accolées se fusionnent intimement, puis se résorbent. A la place d'un demi-disque, on a finalement un canal libre disposé en anse sur la vésicule auditive.

Les ébauches discoïdes des deux canaux semi-circulaires verticaux se confondent en partie; il en résulte que les canaux qui leur succèdent ont une partie de leur trajet commune, et s'ouvrent dans la cavité du vestibule par une ouverture unique.

La portion moyenne de la vésicule auditive qui reste après la formation du canal cochléaire et des canaux semi-circulaires se différencie à son tour. Elle est divisée par une constriction transversale en deux parties, l'une supérieure en rapport avec les canaux semi-circulaires, c'est l'*utricule*, l'autre inférieure en relation avec le canal cochléaire, c'est le *saccule*. La séparation qui se fait ainsi entre l'utricule et le saccule est complète, et isolerait absolument ces deux vésicules l'une de l'autre si elles ne se trouvaient mises en rapport indirectement par le canal endolymphatique de la manière suivante : la constriction qui divise le labyrinthe se fait juste en face du point d'abouchement du canal endolymphatique et se prolonge sur une certaine longueur de ce dernier, le divisant en deux branches qui forment avec la portion restée indivise un Y renversé. On peut passer de la cavité de l'utricule dans la branche utriculaire, puis dans la branche droite de l'Y et de celle-ci dans le saccule par la branche sacculaire. Le saccule est rattaché au canal cochléaire par un tube étranglé très fin, le *canalis reuniens* de Hensen. Toutes les cavités de l'oreille interne communiquent donc entre elles.

L'épithélium qui tapisse l'oreille interne est d'abord cylindrique, plus tard il devient cubique bas, dans les points où il n'existe pas de terminaisons du nerf acoustique. Là au contraire où doivent apparaître des éléments sensoriels (taches et crêtes acoustiques, organe de Corti), cet épithélium s'épaissit beaucoup et engendre les diverses formes de cellules que l'on y rencontre par simple différenciation histologique. L'origine de la *poussière auditive* n'est pas connue. Fol a observé chez les mollusques que les otolithes se forment dans des cellules épithéliales de la paroi qui se chargent de calcaire, puis abandonnent leur place et tombent dans la cavité labyrinthique, mais on ne sait pas si ces données sont applicables aux vertébrés.

b. *Différenciation du mésoderme*. — L'oreille interne est enveloppée au début de cellules mésodermiques toutes semblables entre elles. Plus tard, ces cellules se groupent en couches spéciales présentant divers états de différenciation. On peut alors reconnaître dans le mésoderme trois formations principales : 1° une couche de cellules appliquée en dehors de l'épithélium et qui formera plus tard la couche fibreuse du labyrinthe membraneux; 2° des amas de tissu conjonctif à l'état muqueux, c'est-à-dire formé de rares cellules étoilées, semées dans une substance fondamentale très abondante, et possédant à cause de cela un aspect gélatineux; 3° une couche de cellules mésodermiques située en dehors des amas muqueux et se confondant plus ou moins avec la masse de tissu embryonnaire dans laquelle va se former le rocher.

Il n'y a rien à dire sur la couche mésodermique qui forme la tunique fibreuse du labyrinthe.

Le tissu muqueux est, au contraire, d'une importance extrême. Il entoure le vestibule sur presque toute son étendue, et enveloppe en partie les canaux semi-circulaires et le canal du limaçon; étudions-le dans ces derniers points. Autour des canaux semi-circulaires, il forme une masse qui, sur les coupes transversales, a l'aspect d'un croissant embrassant le canal dans sa concavité. Il n'existe donc que sur la paroi inférieure et sur les parois latérales du canal et fait entièrement défaut au niveau de sa paroi supérieure. A un moment donné, ce tissu muqueux se creuse de vacuoles, puis se résorbe et disparaît, laissant à sa place un liquide, la *périlymphe*, contenu dans l'espace périlymphatique. L'espace périlymphatique a exactement la forme de la masse du tissu muqueux qui existait avant lui. Il n'est donc développé qu'en dessous du canal semi-circulaire, par sa paroi supérieure ce dernier est accolé au labyrinthe osseux (voy. t. III, fig. 1265); quelques restes du tissu connectif constituent les brides qui cloisonnent l'espace périlymphatique.

Au niveau du canal cochléaire, il apparaît deux bandes de tissu muqueux qui se placent sur les faces opposées de ce canal et le suivent dans toute sa longueur, se réunissant l'une à l'autre au niveau de son extrémité. Sur les coupes du limaçon, ces bandes forment deux nodules situés de part et d'autre du canal cochléaire qui a pris un aspect légèrement triangulaire; elles se résorbent, et à leur place se forment les rampes vestibulaire et tympanique du limaçon.

Le tissu mésodermique situé en dehors des espaces périlymphatiques et des rampes du limaçon se confond plus ou moins, avons-nous dit, avec le tissu embryonnaire du rocher, voici plus exactement quel est son rôle : lorsque le rocher devient cartilagineux, ce tissu mésodermique lui forme un périchondre, puis au sein de ce périchondre, et tandis que le cartilage du rocher s'ossifie, se développe de l'os fibreux qui forme une enveloppe propre au labyrinthe. Au début, cette formation osseuse est indépendante du rocher et peut facilement être énucléée chez les jeunes individus, où l'on peut extraire ainsi le labyrinthe osseux du rocher avec lequel il fait corps intimement plus tard.

L'axe du limaçon (columelle) est occupé par le nerf cochléen et le ganglion spinal, et par une masse de tissu connectif. Ce dernier se transforme partiellement en os fibreux et fournit ainsi la lame spirale. La columelle osseuse, la lame des contours, la lame spirale sont donc des os d'origine fibreuse, c'est-à-dire nés dans le tissu conjonctif sans être précédés par du cartilage.

2° Oreille moyenne. — L'oreille moyenne se développe aux dépens de la première fente branchiale. URBANTSCHITSCH a bien soutenu le contraire, mais son opinion n'a pas prévalu. L'oreille moyenne nous fournit donc un exemple du transfert d'un organe d'un appareil à un autre, cas du reste assez fréquent. La fente branchiale destinée primitivement à la respiration est passée au service de l'appareil auditif.

Comme on le verra plus loin, toute fente branchiale comprend une *poche branchiale*, diverticule entodermique du tube digestif qui s'avance vers l'extérieur et vient à la rencontre d'une petite fossette ectodermique d'habitude peu profonde. Le fond de la poche branchiale s'accole à celui de la fossette ectodermique, puis la membrane commune qui résulte de cet adossement se perfore et l'on a ainsi un canal qui traverse latéralement le cou et fait communiquer le pharynx avec l'extérieur. Au niveau de la première fente branchiale, l'entoderme ne s'accole pas étroitement à l'ectoderme, mais ces deux feuillets sont séparés l'un de l'autre par une lame de tissu connectif, et il se forme ainsi entre l'oreille moyenne et l'extérieur une membrane qui, contrairement à celle qui clôt les fentes branchiales, ne se perfore jamais, c'est la *membrane du tympan*. Le tissu connectif placé entre l'ectoderme et l'entoderme forme bientôt une masse gélatineuse de tissu muqueux qui se développe beaucoup et s'interpose entre les parois du labyrinthe d'une part et l'ectoderme d'autre part, occupant ainsi l'espace dans lequel se creusera plus tard la *caisse* du tympan. Dans ce tissu connectif prennent place la corde du tympan et les osselets de l'ouïe qui se développent dans son épaisseur. A un moment donné, ce tissu muqueux se résorbe peu à peu et disparaît; l'entoderme pharyngien qu'il maintenait éloigné de l'ectoderme de la membrane du tympan se rapproche de ce dernier et tapisse la cavité qui se forme entre le labyrinthe et le tympan lui-même au fur et à mesure de la disparition du tissu muqueux. Dans ce mouvement, l'entoderme pharyngien recouvre les osse-

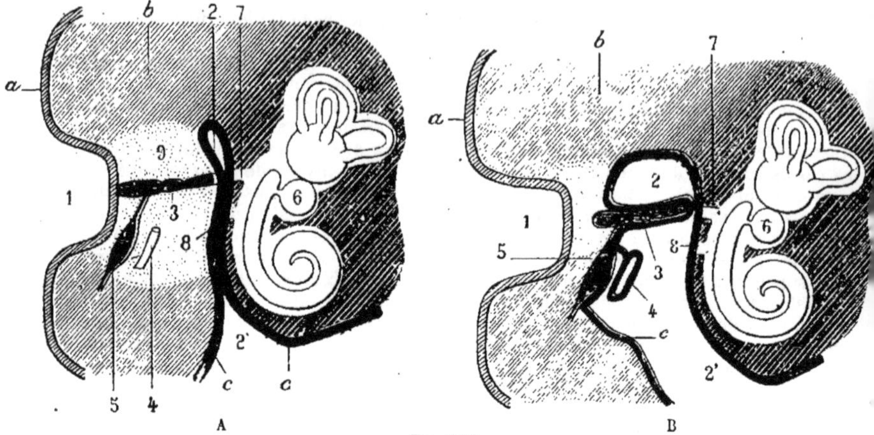

Fig. 1725.

Développement de l'oreille moyenne : A, B, deux stades successifs du développement (*schématique*).

a, ectoderme. — *b*, mésoderme. — *c*. entoderme.
1. conduit auditif externe. — 2. cavité de la caisse du tympan. — 2', trompe d'Eustache. — 3. chaîne des osselets. — 4, corde du tympan. — 5, muscle du marteau. — 6, oreille interne. — 7, fenêtre ovale. — 8, fenêtre ronde. — 9, tissu muqueux.

lets de l'ouïe qui, dégagés du tissu muqueux, semblent libres au sein de la cavité de la caisse, mais qui, en réalité, sont revêtus par l'épithélium entodermique, comme l'intestin dans la cavité abdominale est revêtu par le péritoine.

3° Oreille externe. — L'oreille externe se forme d'une manière très simple. L'épaississement des parties avoisinant la fossette ectodermique dont nous avons parlé transforme cette fossette en un canal assez long, le *conduit auditif externe*, puis les bords de l'ouverture de ce canal, qui appartiennent respectivement, l'antérieur au premier arc branchial, le postérieur au second arc, fournissent par un développement propre le pavillon de l'oreille. Une série de six tubercules se développe sur le pourtour de l'orifice externe, et chacun de ces tubercules s'accroissant de plus en plus, et se fusionnant plus ou moins avec ses voisins forme une partie du pavillon définitif (tragus et antitragus, hélix, etc.).

§ IV. — ORGANE OLFACTIF

L'appareil olfactif se développe, comme tous les organes des sens supérieurs, aux dépens de l'ectoderme. Il se montre au début sous la forme de deux épaississements de l'ectoderme de la face antérieure de la tête, les *champs nasaux* de HIS, puis l'ectoderme ainsi différencié s'enfonce, formant deux petites fossettes, les *fossettes olfactives*. Ces fossettes profondes, dans leur partie supérieure, sont moins développées vers le bas, et se continuent de ce côté par une gouttière (*sillon nasal*), qui aboutit sur le bord supérieur de l'orifice buccal. Les lèvres de ce sillon s'épaississent et forment les *bourrelets nasaux externes* et *internes*. Ces derniers, *processus globulaires* de His, apparaissent comme des expansions latérales d'une lame médiane qui descend du front sur la cavité buccale primitive dont elle forme sur la ligne médiane le bord supérieur, et qui a reçu le nom de *bourgeon frontal* ou de *prolongement fronto-nasal;* ils sont séparés l'un de l'autre par une échancrure qui divise le bord inférieur du bourgeon frontal. Au-dessous du bourrelet nasal externe dont elle est séparée par le sillon lacrymal, se trouve la branche maxillaire du premier arc branchial, destinée à former plus tard la portion de la face répondant au maxillaire supérieur. Le sillon lacrymal aboutit à la cavité des fosses nasales, dans laquelle il se déverse en quelque sorte; c'est là un rapport important expliquant bien dès maintenant les rapports qui existent chez l'adulte. Bientôt la branche maxillaire

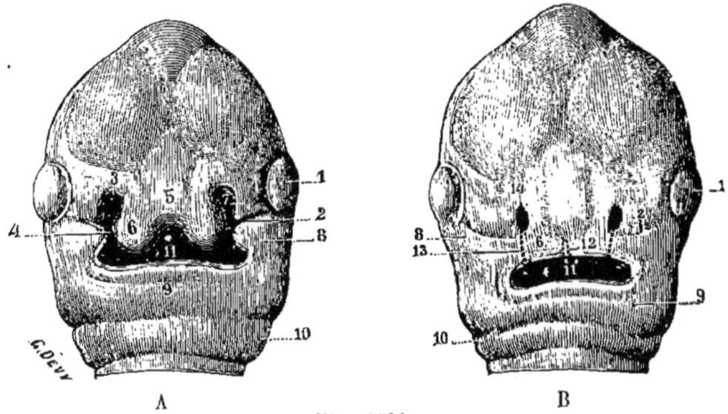

Fig. 1726.

Développement de la face : A, premier stade; B, second stade (*schématique*).

1, œil. — 2, sillon lacrymal. — 3, fossette olfactive. — 4, sillon nasal. — 5, prolongement fronto-nasal. — 6, processus globulaire. — 7, bourgeon nasal externe. — 8, branche maxillaire supérieure du premier arc viscéral. — 9, branche mandibulaire du même arc. — 10, second arc viscéral. — 11, bouche. — 12, ligne de soudure des deux processus globulaires. — 13, ligne de soudure du bourgeon maxillaire supérieur avec le processus globulaire du même côté. — 14, orifice externe des narines.

supérieure se développe, passe, à la manière d'un pont, au-devant de la gouttière nasale et vient s'accoler au bourgeon nasal interne. Il en résulte que la gouttière nasale est transformée en un canal, et que l'appareil olfactif présente deux ouvertures, l'une antérieure située à la surface de la tête et qui répond à l'orifice primitif de la fossette olfactive, l'autre postérieure, située derrière la branche maxillaire du premier arc branchial et qui débouche dans la cavité buccale. Cette dernière ouverture peut être considérée comme l'ouverture postérieure des fosses nasales, elle est à ce moment située immédiatement en arrière du maxillaire supérieur, position qu'elle occupe chez certains animaux (batraciens) pendant toute la vie. Dans ce cas, la cavité des fosses nasales, très réduite, n'est pas autre chose que celle du canal nasal. Mais chez les embryons des animaux supérieurs les choses ne restent pas en cet état. Les deux canaux nasaux se creusent en dessus et se transforment en deux fentes étroites et allongées qui s'étendent d'avant en arrière. Ces deux fentes (*fentes palatines* de Dursy), séparées l'une de l'autre par la *cloison*, formée par la substance du bourgeon frontal intermédiaire aux deux fossettes primitives, s'ouvrent largement dans la bouche, de telle sorte qu'il existe une seule cavité naso-buccale, impaire et unique dans sa partie inférieure qui communique avec le dehors par la bouche, paire dans sa partie supérieure qui débouche à l'extérieur par les orifices externes de l'appareil olfactif. Deux lames partant du bord interne de l'arc maxillaire supérieur pour se diriger en dedans vers la cloison, *lames palatines*, interviennent alors et cloisonnent la cavité naso-buccale en deux étages superposés, le supérieur répondant aux fosses nasales, l'inférieur à la bouche proprement dite. Les lames palatines ne s'étendent pas sur toute la longueur de la cavité naso-buccale, mais s'arrêtent en arrière à une certaine distance de la paroi postérieure de cette dernière. Il résulte de leur formation que l'orifice postérieur des fosses nasales, situé au début immédiatement en arrière du maxillaire supérieur, est reporté fortement en arrière.

Les lames palatines peuvent ne pas se souder sur la ligne médiane et l'on a la malformation connue sous le nom de *fissure palatine*. La cloison palatine ne sépare pas d'une manière absolue la cavité des fosses nasales d'avec la cavité buccale. Il existe chez la plupart des mammifères un étroit conduit faisant communiquer ces deux cavités, c'est le canal de Stenon représenté chez l'homme par le canal incisif qui, on le sait, n'existe que sur le squelette et est comblé pendant la vie par des parties molles.

La partie inférieure du champ nasal se différencie de bonne heure (His) en un petit organe particulier, ébauche de l'*organe de Jacobson*. Cette ébauche se sépare ensuite du champ nasal, prend place à la partie antérieure et inférieure de la cloison et forme enfin l'organe sensoriel sus indiqué, innervé par une branche du nerf olfactif.

L'épithélium olfactif n'occupe, on le sait, que la portion supérieure des fosses nasales, c'est cette portion seulement qu'il convient de regarder comme l'organe olfactif. La cavité des fosses nasales est une voie d'entrée de l'air permettant à ce dernier de gagner l'appareil respiratoire sans passer par la bouche. Cette cavité, tapissée d'un épithélium ectodermique, se complique de deux manières : 1° par l'apparition des cornets, prolongements de la paroi qui font saillie en dedans; 2° par la formation des sinus, cavités creusées secondairement au sein du squelette des parois, et qui s'ouvrent dans la cavité nasale dont le revêtement muqueux s'étend sur elles et les tapisse.

Après que le bourgeon maxillaire supérieur a atteint le prolongement nasal interne et que l'orifice externe de l'appareil olfactif est ainsi formé, cet orifice est d'abord situé à fleur de tête, de même que le nez qui ne fait pas encore saillie. Bientôt cette saillie apparaît par le développement des prolongements nasaux externes et de la portion du bourgeon frontal située en dessus des prolongements nasaux internes. Ces derniers ne prennent en effet aucune part à la constitution du nez, et à cause de cela, His a substitué au nom que nous leur avons donné juqu'ici d'après Kölliker, le nom de prolongements ou *processus globulaires*. Les processus globulaires se réunissent sur la ligne médiane, comme nous le verrons plus loin (voyez *Face*), formant la portion médiane (incisive) du bord supérieur de la bouche. La portion du bourgeon frontal située en dessus d'eux forme le dos du nez et sa cloison, les prolongements nasaux externes forment les parois latérales et les ailes du nez. Le sillon lacrymal, qui s'étendait d'abord entre le bourrelet nasal externe et l'arc maxillaire, s'efface après que l'épithélium de sa partie profonde a engendré le canal lacrymal et disparaît.

Tout récemment, Hochstetter, puis Keibel ont soutenu que les prolongements nasaux tels qu'ils ont été décrits ci-dessus n'étaient pas des formations distinctes et individualisées, mais de simples modulations de la surface du visage, et que les sillons qui les séparent sont artificiels et produits par la chute d'un épithélium qui les comble à l'état normal. Ainsi le sillon nasal n'existe pas sur le vivant et on peut le faire apparaître en balayant l'épithélium.

§ V. — Parties épithéliales de la peau et leurs dérivés

Après avoir fourni le système nerveux et les organes que nous avons déjà décrits, l'ectoderme forme le revêtement épithélial de la surface du corps, c'est-à-dire l'épiderme. L'épiderme, uni à une lame mésodermique (le derme), constitue la peau sur laquelle naissent une série d'organes soit saillants (poils, ongles), soit rentrants (glandes), que l'on peut considérer comme des annexes de la peau.

Nous étudierons tout d'abord le développement de la peau, puis celui de ses annexes.

1° Développement de la peau. — L'épiderme est une simple transformation de l'ectoderme primitif. Ce dernier consistait d'abord (fig. 1732) en une seule couche de cellules hautes, mais bientôt il présente deux couches superposées : l'une, profonde, formée de cellules cubiques, répond au corps muqueux de MALPIGHI, l'autre superficielle, formée de cellules plates, répond aux couches cornées de l'épiderme (KÖLLIKER). L'épiderme s'épaissit par multiplication de ses strates; dans la couche superficielle se rencontrent des cellules dont le noyau s'atrophie, et qui desquament, formant à la surface du corps un enduit onctueux, le *smegma embryonum* ou *vernix caseosa*. Une partie de ce vernis tombe dans le liquide amniotique avec des poils du lanugo, et ces débris, avalés avec l'eau de l'amnios par le fœtus, se retrouvent dans le méconium.

Le derme est constitué de prime abord par des cellules embryonnaires du tissu conjonctif. D'où viennent ces cellules? Sur les flancs et du côté ventral, elles sont fournies par la couche la plus superficielle de la lame fibro-cutanée, qui à ce niveau est immédiatement accolée à l'épiderme; du côté dorsal, au niveau des protovertèbres où manque la lame fibro-cutanée, le derme est néanmoins (KÖLLIKER) formé par des cellules venues de cette lame et qui, partant du point où la somatopleure confine aux protovertèbres, se sont insinuées entre ces dernières et l'épiderme, formant une mince lame aux dépens de laquelle naît le derme cutané de la région dorsale. Pour la plupart des auteurs, au contraire, le derme dorsal est fourni par la couche externe des protovertèbres.

Le derme est séparé de l'épiderme par une couche mince anhiste, *membrane basale*, qui, chez les vertébrés inférieurs, surtout, acquiert une réelle importance. Cette lame est au début parfaitement lisse, et la face externe du derme embryonnaire, supposée dépouillée de l'épiderme qui la revêt, se montrerait absolument plane sur toute son étendue; mais bientôt cette surface se hérisse d'une série de prolongements coniques, les papilles. Toutes les formations papillaires que l'on rencontre dans le derme ne sont pas saillantes à sa surface, il en est qui sont situées profondément dans son épaisseur, ce sont les papilles des poils.

2° Annexes de la peau. — Les annexes de la peau sont, chez l'homme : les poils, les ongles, les glandes sudoripares, les glandes sébacées et enfin les mamelles. Les dents rentrent aussi parmi ces organes, mais nous rattacherons leur étude ainsi que celle de la bouche (invagination ectodermique), à l'histoire du tube digestif.

a. *Poils.* — A partir du troisième mois de la vie fœtale, chez l'homme, on voit partir de la face profonde de la couche de Malpighi des bourgeons épithéliaux pleins, cylindriques ou légèrement renflés à leur partie terminale, et qui s'enfoncent dans l'épaisseur du derme. Ces bourgeons sont destinés à fournir les poils ; leur extrémité enfoncée dans le derme se met bientôt en contact avec un petit nodule du tissu mésodermique qui va constituer la papille du poil. Ce nodule est formé de cellules rondes, embryonnaires, il semble déprimer le fond du bourgeon épidermique et s'en coiffer comme d'une calotte; bientôt il présente à son intérieur des vaisseaux sanguins, et la papille est ainsi définitivement constituée. Le cylindre épithélial, bourgeon du corps muqueux, subit de son côté des changements importants. A sa périphérie, les cellules qui se continuent d'ailleurs avec celles du corps muqueux prennent la forme et la distribution des éléments de ce dernier, et constituent la gaine externe du poil ; parmi les cellules centrales, celles qui se trouvent immédiatement au-dessus de la papille se multiplient avec une grande énergie et forment un faisceau d'éléments allongés, qui se groupent en une tige cylindrique, la tige du poil. Cette dernière s'accroît incessamment par la prolifération des cellules qui coiffent la papille, et qui engendrent, en même temps que la tige, les gaines internes du poil. Les cellules de l'axe du germe pileux, situées au-dessus du poil naissant sur la papille, se chargent de graisse et disparaissent faisant ainsi une sorte de chemin pour l'éruption du poil (Götte).

Les poils sont caducs, ils meurent par atrophie de la papille et tombent, soit arrachés, soit repoussés au dehors par un poil de remplacement qui, profitant de leur gaine externe, suit le même chemin qu'eux.

Les premiers poils qui apparaissent chez le fœtus (cinquième mois), sont extrêmement fins et délicats (poils follets, *lanugo*), ils sont très répandus à la surface du corps, mais ne tardent pas à tomber, soit pendant le cours même de la vie fœtale, soit après la naissance.

Les poils de remplacement naissent d'habitude sur un germe formé par une prolifération de la gaine externe de la racine de l'ancien poil, et qui se développe comme l'a fait le premier germe pileux. On comprend facilement alors comment il se fait que le poil de remplacement emprunte la gaine de celui qui l'a précédé. Ce mode de développement des poils de nouvelle formation présente de grandes analogies avec la production des dents de la seconde dentition.

Götte et Kölliker ont aussi prétendu que, même après la naissance, des poils peuvent se former directement par des germes venus du corps muqueux de Malpighi, comme lors de la première apparition du système pileux; il est incontestable qu'il en est bien ainsi dans la peau qui couvre la ramure des cerfs et qui se renouvelle avec cette dernière (Kölliker).

b. *Ongles.* — Les ongles commencent à se former vers le troisième mois de la vie intra-utérine, un peu plus tôt dans les extrémités antérieures (mains) que dans les extrémités postérieures. Leur apparition est précédée par la formation *du lit de l'ongle*, c'est-à-dire de l'aire sur laquelle va se développer la lame unguéale. Cette aire est limitée par des bourrelets antérieur latéraux et postérieur, formés par des replis de la peau; le repli postérieur est le plus marqué, c'est à son niveau que se formera la racine de l'ongle. L'épiderme, dans l'étendue du lit de l'ongle, subit des modifications très importantes, son corps muqueux s'épaissit beaucoup, ses couches cornées sont aussi très épaisses et forment une membrane particulière qui recouvre entièrement le lit de l'ongle jusqu'au cinquième mois, où elle disparaît, c'est l'*éponychium* de Unna. Le *périonyx* est un reste de l'éponychium. Entre le corps muqueux et l'éponychium, au quatrième mois, apparaît une mince lame cornée que l'on peut considérer comme le premier rudiment de l'ongle, cette lame est très mince, souple, à peine plus résistante que les couches cornées elles-mêmes, elle est formée de cellules du corps muqueux imprégnées de kératine, fournie elle-même par de l'éléidine située dans les cellules superficielles du corps muqueux (CURTIS). Cette lame sera remplacée par une série d'autres qui évolueront successivement, de la même manière qu'elle, disparaissant avec l'éponychium. L'ongle définitif est formé par une couche répondant au stratum lucidum de l'épiderme (CURTIS), sa substance cornée provient non pas de l'éléidine, mais bien d'une matière particulière dite *onychogène* (RANVIER).

En somme, le développement de l'ongle se réduit à une différenciation histologique se produisant au niveau d'une aire spéciale limitée par des bourrelets et connue sous le nom de lit de l'ongle.

c. *Glandes sudoripares.* — Les glandes sudoripares apparaissent au cinquième mois sous la forme de bourgeons épithéliaux de la couche profonde de l'épiderme. Ces bourgeons, cylindriques, pleins, s'enfoncent dans le derme assez profondément. Arrivée dans la partie inférieure du derme, leur extrémité se recourbe en crosse, puis l'accroissement continuant avec énergie, elle se replie sur elle-même un grand nombre de fois, formant le peloton connu sous le nom de glomérule de la glande sudoripare. La lumière de ces glandes se creuse assez tard, au septième mois.

d. *Glandes sébacées.* — Les glandes sébacées sont, en règle générale, des annexes des poils. Elles naissent comme des bourgeons latéraux sur les germes pileux alors que ces derniers ont déjà atteint un développement assez avancé, c'est-à-dire présentent une papille bien formée. Elles apparaissent sous la forme de renflements latéraux de l'épithélium de la gaine externe des poils. Ces renflements sont d'abord pleins et formés par des cellules toutes semblables entre elles, puis les cellules centrales se chargent de graisse et fournissent la matière sébacée qui imprègne le poil.

Des glandes sébacées peuvent naître directement de l'ectoderme, c'est-à-dire sans être annexées à des germes pileux. C'est ainsi que les glandes sébacées de la muqueuse des lèvres, du prépuce et du gland apparaissent comme des bourgeons pleins de l'épithélium cutané, qui se ramifient un certain nombre de fois, et prennent l'aspect d'une petite glande en grappe. Ces glandes fournissent une transition toute naturelle vers les glandes mammaires.

e. *Glandes mammaires.* — D'après un travail récent de O. SCHULTZE, les mamelles ne se développent pas isolément sur les points de la peau où on les trouve plus tard, mais elles naissent sur une ébauche épithéliale commune, qui a la forme d'une ligne saillante étendue sur les parois latérales du corps, de la racine du membre antérieur (aisselle) jusqu'à celle du membre postérieur (pli de l'aine). Cette ligne, formée par un épaississement du corps de Malpighi a reçu de SCHULTZE le nom de *ligne mammaire* (*Milchlinie*). Elle présente bientôt des renflements ovalaires qui la rendent moniliforme, puis, les ponts épithéliaux formés par la ligne mammaire qui unissaient ces différents renflements disparaissant, ces derniers deviennent indépendants les uns des autres et constituent les *points mammaires*. Au niveau de chacun d'eux, l'épiderme forme une dépression à la constitution de laquelle prennent part non seulement ses couches profondes, comme cela avait lieu dans les glandes que nous avons étudiées jusqu'ici, mais encore ses couches superficielles cornées. Cette dépression a reçu le nom de *champ glandulaire* (Huss). De la face profonde de l'épiderme du champ glandulaire naissent çà et là des bourgeons pleins qui se ramifient et se développent largement, formant une série de lobes glandulaires (glandes mammaires), qui débouchent isolément les uns à côté des autres dans l'étendue du champ glandulaire. Chez l'homme, le champ glandulaire, d'abord légèrement déprimé, comme on l'a vu, forme après la naissance une saillie assez marquée qui constitue le mamelon et son aréole; chez les animaux pourvus d'un pis, il se creuse au contraire davantage et forme la cavité du pis (Klaatsch).

ARTICLE IV

ORGANES DÉRIVÉS DE L'ENTODERME

Dans l'embryon très jeune, l'entoderme forme un tube clos à ses extrémités antérieure et postérieure, à la face ventrale duquel se trouvent les vésicules ombilicale et allantoïde (voy. art. II, p. 1232). Bientôt, le tube digestif se met en communication avec l'extérieur de la manière suivante : à la face inférieure de la tête se forme une fossette ectodermique dirigée d'avant en arrière, et dont le fond ne tarde pas à s'accoler au cul-de-sac pharyngien, c'est l'*invagination buccale* ou le *stomodœum* (στόμα bouche, δύω j'enfonce).

Le fond du stomodœum accolé à l'entoderme pharyngien forme d'abord une cloison membraneuse, la *membrane pharyngienne*, mais cette membrane se résorbe bientôt et dès lors l'intestin communique librement avec l'extérieur par la bouche.

Au niveau de l'extrémité postérieure de l'embryon une communication s'établit aussi avec le dehors par un procédé que l'on a souvent comparé schématiquement à celui qui détermine la formation de la bouche, en disant que, de même que l'ectoderme fournit le stomodœum en avant, il donne en arrière le *proctodœum* (πρωκτός, anus), mais en réalité l'ouverture postérieure se forme d'une manière un peu spéciale, comme nous le verrons plus loin. Bien que le stomodœum et le proctodœum soient d'origine ectodermique, nous rattacherons leur étude à celle du feuillet interne, car leurs relations avec ce dernier sont trop intimes pour qu'il soit possible de les en séparer.

Le tube digestif, maintenant ouvert à ses deux extrémités, subit une série de transformations. Sa région antérieure ou pharyngienne devient le siège de la production d'une série de fentes, *fentes branchiales*, en relation avec les arcs branchiaux dont l'importance est si grande dans la formation de la face et du cou. En arrière de la région pharyngienne, la portion digestive du canal intestinal subit des changements importants dans son calibre et dans sa longueur suivant les différents points. Enfin une série d'organes annexes apparaissent comme des appendices du tube entodermique, ce sont les poumons, le foie, le pancréas.

Renvoyant pour l'étude de l'entoderme dans les premiers stades à l'article II (p. 1228-1230), nous étudierons successivement ici : 1° la bouche et le stomodœum; 2° l'anus et le proctodœum; 3° les arcs branchiaux en général; 4° les arcs branchiaux chez l'homme et leurs dérivés, *a*, face, *b*, cou, *c*, organes annexes de la cavité buccale, *d*, organes annexes des poches branchiales; 5° la portion digestive proprement dite du tube entodermique; 6° les organes annexes de ce dernier, le poumon, le foie et le pancréas.

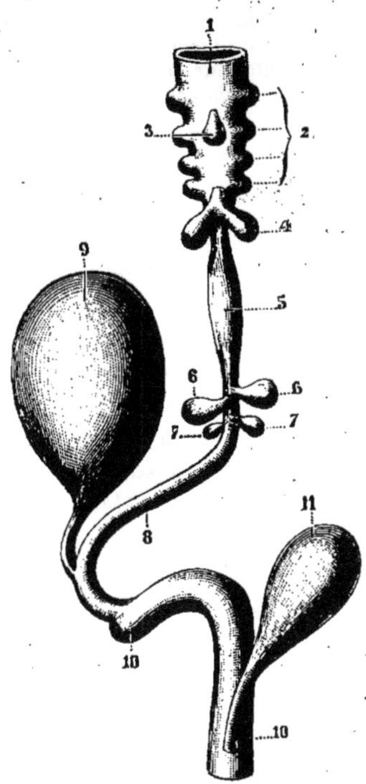

Fig. 1727.

Vue d'ensemble des formations entodermiques (*schématique*).

1, pharynx. — 2, poches branchiales. — 3, ébauche impaire de la glande thyroïde. — 4, poumons. — 5, estomac. — 6, 6, bourgeons hépatiques. — 7, 7, bourgeons pancréatiques. — 8, intestin grêle. — 9, vésicule ombilicale. — 10, 10, gros intestin. — 11, allantoïde.

§ I. — La bouche et le stomodœum

Le stomodœum est une fossette légèrement aplatie de haut en bas, située entre ce qui sera plus tard la base du crâne et le plancher du premier arc branchial. On lui donne quelquefois le nom de bouche primitive, celui de stomodœum convient mieux : 1° parce qu'il évite toute confusion avec le blastopore ou bouche primitive qui n'a rien à faire avec l'invagination buccale; 2° parce que le stomodœum ne répond pas intégralement à ce qui sera plus tard la bouche définitive, et qu'il importe de ne pas identifier absolument ces deux parties l'une avec l'autre.

Limité en haut et en bas comme il a été dit ci-dessus, le stomodœum est borné en arrière par la membrane pharyngienne formée par l'accolement intime de l'épithélium ectodermique de l'invagination buccale avec l'épithélium entodermique du pharynx, entre lesquels n'existe aucun élément mésodermique.

Sur les coupes verticales passant par le plan médian, on voit la membrane pharyngienne s'insérer sur la base du crâne. En avant de cette insertion se trouve, sur la voûte du stomodœum, une fossette ectodermique, dirigée de bas en haut, la *poche hypophysaire* ou *de Rathke*, qui forme ultérieurement le lobe antérieur de l'hypophyse. En arrière de la membrane pharyngienne existe une autre fossette, parallèle à la poche de Rathke, mais de nature entodermique, c'est la *poche de Seessel*.

La membrane pharyngienne se perce bientôt en son centre d'un trou qui fait communiquer la bouche avec le pharynx, mais cette communication est encore étroite, et le reste de la membrane pharyngienne forme entre ces deux cavités une sorte de diaphragme, le *voile pharyngien*. Enfin ce dernier se résorbe à son tour, et la bouche et le pharynx se continuent sans interruption l'un dans l'autre.

Le stomodœum formera à la fois les fosses nasales (les fossettes olfactives s'ouvrent en effet largement dans le stomodœum et se confondent en partie avec lui) et la cavité buccale de l'adulte; voyons quelle part on peut lui attribuer dans la constitution de la bouche définitive. Il y a à ce sujet deux opinions. Pour Kölliker, la membrane pharyngienne s'insère au niveau de ce qui fournira plus tard les piliers postérieurs du voile du palais, par conséquent le stomodœum, comme la bouche définitive, est limité en arrière par les piliers du voile du palais, et la bouche et le stomodœum ont à peu près la même étendue. Pour His, le stomodœum est beaucoup moins vaste, la membrane pharyngienne, en effet, loin de s'insérer au niveau des piliers, s'attache bien plus en avant, au plancher de l'arc maxillaire inférieur, de sorte que la bouche définitive est formée non seulement par le stomodœum, mais par une partie du pharynx entodermique située derrière celui-ci.

§ II. — L'anus et le proctodœum

L'ouverture postérieure du tube digestif ne se forme pas au moyen d'une invagination ectodermique allant au-devant du cul-de-sac intestinal, mais bien aux dépens de la *membrane anale* (voy. art. I, p. 1219). Cette membrane forme la paroi antérieure du cloaque interne, lequel est une sorte de carrefour commun où aboutissent, d'une part le tube digestif, d'autre part le pédicule de la vésicule allantoïde et les conduits génitaux. Le cloaque interne se divise à un moment donné en deux canaux situés l'un devant l'autre. Le canal postérieur continue le trajet du tube digestif dont il constitue la partie terminale, l'antérieur (canal *uro-génital*), répond au pédicule de la vésicule allantoïde. A ce dernier se rattachent les conduits génitaux dont on parlera plus loin. Ces deux canaux intestinal et urogénital conduisent sur la face interne de la membrane anale qui les ferme en avant (fig. 1736, A).

De mince qu'elle était tout d'abord, la membrane anale est devenue très épaisse et forme comme un bouchon épais, placé sur les orifices du tube digestif et du canal uro-génital, c'est le *bouchon cloacal* de Tourneux dans lequel on peut distinguer deux parties : 1° une partie uro-génitale; 2° une partie anale, la seule dont nous nous occuperons pour le moment.

Le bouchon cloacal est constitué par des cellules étroitement serrées les unes contre les autres, et qui, formées aux dépens de la membrane anale, viennent à la fois de l'ectoderme et de l'entoderme. Bientôt quelques lacunes apparaissent dans l'épaisseur du bouchon cloacal, comme si les cellules qui constituent ce dernier s'écartaient les unes des autres. Ces lacunes grandissent, s'unissent à d'autres semblables, et finalement forment au sein du bouchon cloacal une lumière qui fait communiquer la cavité de l'intestin avec l'extérieur; l'orifice anal est constitué.

L'orifice anal est situé au fond d'une petite dépression formée par des bourrelets sur lesquels Retterer a appelé l'attention. Ces bourrelets sont constitués par un épaississement mésodermique revêtu de l'ectoderme. Retterer en distingue deux principaux, un postérieur, le *repli anal postérieur*, qui entoure la moitié postérieure de l'orifice, un antérieur, le *repli anal antérieur*, fourni par la lame qui sépare l'orifice uro-génital de l'anus, lame qui a reçu de cet auteur le nom de repli *ano-génital*. La dépression constituée par ces bourrelets représente l'invagination ectodermique correspondant, jusqu'à un certain point, à l'invagination buccale, et que l'on a appelée le *proctodœum*. Chez les mammifères le proctodœum est très court.

§ III. — Arcs branchiaux en général

Les arcs branchiaux sont produits par des différenciations des parois du cou. Le cou est d'abord extrêmement court, néanmoins pour mieux faire comprendre la formation des arcs branchiaux nous lui avons donné dans les schémas figure 1728 une grande longueur. Comme le montrent les schémas, qui sont faits d'après des coupes frontales, le cou comprend une cavité (cavité du pharynx) et une paroi. Sur les côtés antérieur et latéraux, cette paroi, très mince, peut être considérée au début comme formée par l'accolement de l'entoderme pharyngien à l'ectoderme du corps, ces deux feuillets n'étant séparés l'un de l'autre que par une quantité insignifiante de mésoderme. A ce moment la paroi du cou est lisse et unie aussi bien en dehors sur sa face ectodermique qu'en dedans sur sa face entodermique ; bientôt sur les côtés du cou, le mésoderme s'épaissit fortement en certains points, soulevant en

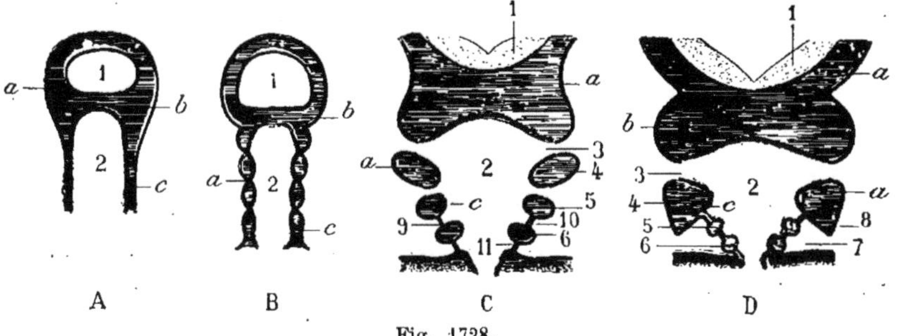

Fig. 1728.

Arcs branchiaux : A, paroi primitive du cou, mince et lisse ; B, épaississements mésodermiques dans la paroi, formation des arcs ; C, arcs branchiaux, période d'état ; D, régression des arcs, formation de la paroi définitive du cou (*schématique*).

a, ectoderme. — *b*, mésoderme. — *c*, entoderme.
1, cerveau. — 2, pharynx. — 3, fente branchiale. — 4, 5, 6, deuxième, troisième et quatrième arcs branchiaux. — 7, sinus précervical. — 8, opercule. — 9, membrane clôturale de la fente branchiale. — 10, sillon branchial. — 11, poche branchiale.

dehors l'ectoderme, refoulant en dedans l'entoderme, tandis que ces deux feuillets restent encore accolés l'un à l'autre en dessus et en dessous du point où l'épaississement mésodermique s'est produit. Ces épaississements se produisent sur les côtés du cou suivant des lignes transversales régulièrement espacées et disposées d'avant en arrière, de l'extrémité céphalique vers l'extrémité caudale. Ils forment sur les côtés du cou une série de bourrelets saillants séparés les uns des autres par des sillons, ce sont les arcs branchiaux ou viscéraux. Sur les coupes frontales (fig. 1728), les arcs se montrent comme des cercles entre lesquels on distingue de petites lames formées par une membrane résultant de l'accolement de l'entoderme et de l'ectoderme, et que l'on appelle la *membrane clôturale* parce qu'elle ferme le sillon situé entre deux arcs consécutifs. De part et d'autre de la membrane clôturale se trouvent deux fossettes ; en dehors une fossette ectodermique peu profonde, qui répond au sillon branchial, en dedans une fossette entodermique beaucoup plus développée, et à laquelle on donne le nom de *poche branchiale*.

La membrane clôturale se résorbe d'habitude, et le sillon branchial, qu'elle fermait, est remplacé par une *fente branchiale* qui conduit de l'extérieur dans la cavité du pharynx.

Un arc branchial est, en somme, constitué par une masse de mésoderme entourée par un épithélium, ectodermique du côté externe, entodermique du côté interne. Ces masses mésodermiques que l'on retrouve dans chaque arc peuvent être considérées comme des segments distincts du feuillet moyen, plus ou moins comparables aux protovertèbres. On a donné à ces segments le nom de *branchiomères* (βράγχια branchie, μέρος partie). Chacun d'eux engendre des muscles spéciaux, les muscles branchiaux, qui, contrairement aux autres muscles striés, ne dérivent pas des protovertèbres, et méritent, par conséquent, une place spéciale dans la musculature du corps. De plus, chaque arc viscéral possède un squelette propre, formé par une ceinture cartilagineuse ou osseuse composée de plusieurs pièces placées bout à bout, et un gros vaisseau sanguin (*arc aortique*).

On voit par là que l'ensemble des arcs viscéraux forme un système autonome qui possède ses muscles propres, son squelette et ses vaisseaux. On donne souvent à ce système le nom de système des arcs viscéraux, ou, brièvement, de système viscéral ou branchial.

Chez les animaux qui respirent par des branchies, des lamelles très fines et très vascularisées naissent sur la surface des poches branchiales et servent à l'hématose du sang qui leur est apporté par l'arc aortique correspondant. Chez l'homme il n'y a jamais de branchies, néanmoins le système viscéral, dont les différentes parties sont profondément modifiées et ont changé de fonction, fournit à l'organisme un nombre important de pièces.

§ IV. — Arcs branchiaux chez l'homme et leurs dérivés

Chez l'homme, comme chez les mammifères, il y a quatre arcs branchiaux. Le premier, le plus antérieur, a reçu le nom d'arc maxillaire ou d'arc facial. Il est bifurqué en avant et présente deux branches, entre lesquelles est située l'ouverture buccale. La branche supérieure, courte, forme la partie externe du bord supérieur de la bouche, dont la partie moyenne est formée par le bourgeon frontal, c'est la *branche maxillaire supérieure* du premier arc. La branche inférieure forme le bord inférieur de la bouche, on lui donne le nom de *branche maxillaire inférieure* ou *mandibulaire* du premier arc. La fente qui sépare l'arc maxillaire du suivant est la première fente branchiale. Le second arc est désigné sous le nom d'*arc hyoïdien;* le troisième et le quatrième n'ont pas de noms particuliers et sont désignés par leur numéro d'ordre. La seconde fente branchiale est située entre le deuxième et le troisième arc et ainsi de suite.

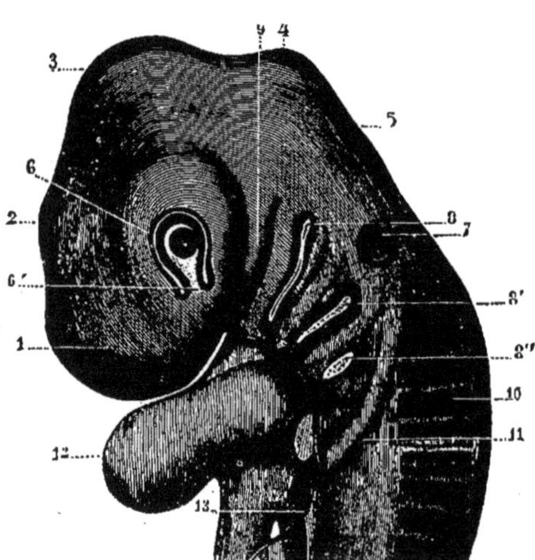

Fig. 1729.

Partie antérieure d'un embryon de poulet âgé de trois jours (d'après Kölliker).

1, région du cerveau antérieur. — 2, région du cerveau intermédiaire. — 3, région du cerveau moyen. — 4, région du cerveau postérieur. — 5, région de l'arrière-cerveau. — 6, œil. — 6', fente choroïdienne. — 7, vésicule auditive. — 8, 8', 8", première, deuxième et troisième fentes branchiales. — 9, premier arc branchial. — 10, protovertèbre. — 11, veine jugulaire. — 12, cœur. — 13, bord de la paroi antérieure recouvrant le cœur.

On discute encore pour savoir si les fentes branchiales existent bien réellement chez l'homme, ou bien s'il n'y a que des sillons branchiaux, la membrane clôturale ne se résorbant pas. Il est probable que les deux premières fentes, au moins, existent.

Le premier arc du côté droit se réunit sur la ligne médiane ventrale à celui du côté gauche; il en est de même, d'après KÖLLIKER, pour le second arc, mais les suivants ne s'étendent jamais aussi loin en avant, et ils laissent entre eux, sur la ligne médiane, un espace, *espace mésobranchial* (HIS) dans lequel la paroi est restée lisse et a conservé sa structure primitive.

1° Formation de la face. — La face résulte du développement du bourgeon fronto-nasal et du premier arc viscéral. On a vu (développement de l'appareil olfactif, art. III, p. 1263) que le bourgeon fronto-nasal possède deux prolongements, les *processus globulaires* (HIS), qui, séparés tout d'abord, viennent se réunir sur la ligne médiane, pour former la portion moyenne du bord supérieur de l'ouverture buccale. Les portions externes de ce dernier sont formées, à droite et à gauche, par les branches maxillaires supérieures, qui, passant au-devant du sillon nasal, viennent se souder aux processus globulaires. Le bord inférieur de la bouche est constitué en entier par les branches maxillaires inférieures, droite et gauche, du premier arc, qui sont réunies l'une à l'autre sur la ligne médiane. Ceci montre que, dans la face, le système viscéral fournit les parties qui correspondent sur le crâne osseux au maxillaire supérieur et à la mandibule, tandis que la région répondant à l'os intermaxillaire ou incisif est fournie par le prolongement fronto-nasal.

2° Formation du cou. — Le cou se forme aux dépens des deuxième, troisième et quatrième arcs viscéraux, de la manière suivante. Le développement et les dimensions de ces arcs sont de plus en plus réduits en allant d'avant en arrière, de telle sorte que l'arc hyoïdien déborde beaucoup les deux arcs suivants, qui paraissent, à cause de cela, enfoncés dans une dépression située entre l'arc hyoïdien d'une part, la paroi du corps d'autre part, et à laquelle on donne le nom de *sinus précervical* (HIS). De l'arc hyoïdien, part bientôt un petit prolongement, le *processus operculaire* (fig. 1728, D), qui, passant au-devant du sinus précervical, finit par se souder à la paroi du corps, fermant ainsi le sinus et le transformant en une cavité close de toutes parts.

Le processus operculaire, comme l'opercule des poissons osseux, recouvre les derniers arcs branchiaux qui ne sont dès lors plus visibles extérieurement. La forme extérieure du cou est achevée. Des parties importantes, muscles, pièces squelettiques apparaissent dans l'épaisseur du cou, nous les étudierons plus loin.

Tant que la soudure de l'opercule à la paroi du corps n'est pas achevée, on peut pénétrer dans le sinus précervical par un trou plus ou moins large. Ce trou persiste dans certains cas, après la naissance, et on a la malformation connue sous le nom de *fistule congénitale*. Les tumeurs appelées kystes branchiaux sont aussi en relation avec les fentes branchiales.

3° Organes annexes de la cavité buccale. — Nous décrirons sous ce titre d'annexes, la langue, les glandes salivaires, les amygdales et les dents.

a. *Langue.* — La langue se forme au moyen de deux ébauches qui naissent sur le plancher de la bouche. La première, antérieure, a reçu de His le nom de tubercule impair. Le tubercule impair se forme aux dépens du premier arc viscéral et engendre toute la partie de la langue située en avant du V lingual. La seconde ébauche, postérieure, est constituée par deux bourrelets qui apparaissent au niveau des deuxième et troisième arcs branchiaux, elle forme la racine de la langue. Ces deux ébauches se réunissent l'une à l'autre suivant le V lingual. A la pointe du V se trouve une dépression profonde, le *foramen cæcum*, qui est en rapport avec le développement de la glande thyroïde (His).

b. *Glandes salivaires.* — Les glandes salivaires se forment au moyen de bourgeons épithéliaux pleins qui, partis de l'épithélium buccal, s'enfoncent dans le tissu mésodermique sous-jacent, se ramifient un grand nombre de fois et se creusent ultérieurement d'une lumière. La sous-maxillaire apparaît chez l'homme vers la sixième semaine, la parotide vers la huitième et la sublinguale un peu plus tard. Les glandules de la muqueuse des lèvres, de la langue et du palais, n'apparaissent que plus tard, vers le quatrième mois.

c. *Amygdales.* — Les amygdales se développent au niveau de la deuxième fente branchiale. D'après Retterer, elles sont formées par une prolifération de l'épithélium buccal, qui s'enfonce dans le mésoderme sous la forme d'un bourgeon plein. Ce bourgeon épithélial est ensuite séparé du tissu qui lui a donné naissance par des végétations de tissu conjonctif et de vaisseaux, qui le sectionnent en outre en territoires distincts formant les follicules. Il y a donc à ce niveau une intrication et un mélange des éléments épithéliaux et des éléments mésodermiques.

d. *Dents.* — Les dents peuvent être considérées comme des papilles de la muqueuse buccale ossifiées (O. Hertwig). Elles se développent toujours au niveau d'un organe particulier, l'*organe adamantin* ou organe de l'émail, fourni par l'épithélium buccal, et qui engendre l'émail dont elles sont revêtues.

Au début, les bords de l'ouverture buccale sont simples, c'est-à-dire qu'au lieu d'être subdivisés en lèvres et en gencives, ils consistent en un bourrelet indivis répondant à l'arc viscéral par lequel ils sont formés. Bientôt on voit apparaître sur ce bourrelet un sillon qui le divise en deux moitiés parallèles : l'une, antérieure, est la lèvre; l'autre, postérieure, est le bourrelet gingival. Le sillon labio-gingival est formé, d'après Pouchet et Chabry, par le clivage d'une lame épithéliale qui, partie de la surface du bourrelet primitif, s'est enfoncée dans la profondeur de ce dernier, le subdivisant en deux moitiés, et à laquelle ils donnent le nom de *mur plongeant* (fig. 1730, A). Si l'on poursuit le mur plongeant sur les côtés du maxillaire, on voit qu'il se continue avec un épaississement épithélial qui, lui, n'est plus situé entre la lèvre et la gencive comme l'était le précédent, mais bien sur le bourrelet gingival lui-même. C'est la *crête dentaire*, bien connue. Soit du mur plongeant, soit de la crête dentaire, mais toujours en définitive de l'épithélium buccal dont ces organes ne sont que des modifications locales, on voit partir une lame épithéliale continue, la *lame dentaire* qui s'enfonce dans le mésoderme. Cette lame porte à son bord libre des épaississements disposés régulièrement les uns derrière les autres et qui sont les ébauches des organes adamantins. Les organes adamantins possèdent tout d'abord une forme assez analogue à celle d'une gourde; puis chacun d'eux se met en rapport avec une petite masse de tissu mésodermique, véritable papille embryonnaire, qui soulève au-devant d'elle le fond de la gourde dont elle se coiffe pour ainsi dire comme d'un bonnet. A partir de ce moment on trouve les ébauches des parties principales de la dent : 1° l'*organe adamantin,* 2° la *papille dentaire.*

L'*organe* adamantin présente un corps élargi et une partie effilée, ou *col,* qui le rattache à l'épithélium buccal. Le corps est formé de deux parois, l'une interne, l'autre externe, et d'un contenu. La paroi interne, celle qui est appliquée contre la papille, est constituée par un épithélium cylindrique à cellules hautes, d'une admirable régularité; ce sont ces cellules qui sécrètent l'émail. La paroi externe est formée par un épithélium dont les cellules sont moins hautes et se colorent plus fortement par les réactifs que celles de la paroi interne. Il y a d'ailleurs entre ces deux ordres de cellules des transitions ménagées au niveau du point où la paroi interne se continue avec l'externe. Le contenu de l'organe de l'émail, *masse muqueuse* de Huxley, est formé par des cellules étoilées, dont l'aspect rappelle un peu celui des cellules conjonctives, mais qui sont en réalité de véritables cellules épithéliales, comme le prouve leur origine aux dépens de la masse, tout entière épithéliale, du germe de l'émail.

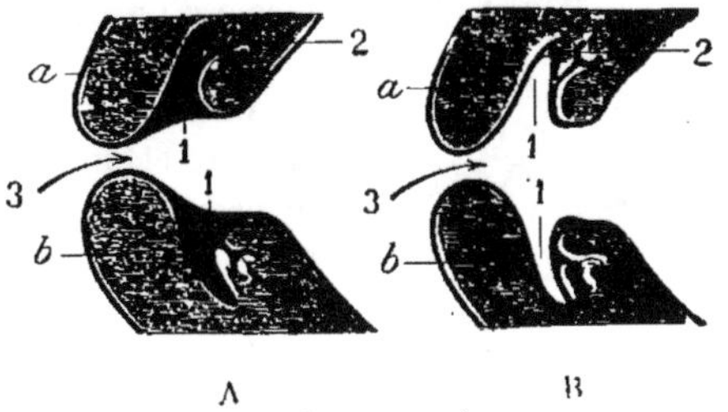

Fig. 1730.

Formation des lèvres, des gencives et des dents (d'après Pouchet et Chabry, *schématique*).

A, bourrelet entourant l'orifice buccal. — *a*, ectoderme, — *b*, mésoderme. — 1, mur plongeant. — 2, 2, germes dentaires. — 3, orifice buccal.
B, bourrelet différencié en levre et en gencive. — *a*, ectoderme. — *b*, mésoderme. — 1, 1, sillon labio-gingival. — 2, 2, germes dentaires. — 3, orifice buccal.

La *papille* comprend, en allant de dehors en dedans : 1° une couche amorphe, membrane préformative de Raschkow; 2° une couche formée de cellules spéciales, les *odontoblastes,* dans laquelle on ne trouve jamais de vaisseaux, et enfin 3° une masse centrale de tissu mésodermique embryonnaire, abondamment pourvue de vaisseaux sanguins.

La membrane préformative répond à une membrane basale ou vitrée. Malgré son nom, elle ne joue aucun rôle dans la formation de la dent (Kölliker).

La couche des odontoblastes (ὀδούς, dent; βλαστός, germe) est constituée par des cellules d'abord arrondies, placées les unes à côté des autres à la surface de la papille, de manière à former à celle-ci un revêtement continu. Ces cellules présentent plusieurs analogies avec les ostéoblastes que l'on trouve dans le développement du tissu osseux. Quittant leur forme arrondie, elles émettent par leur pôle périphérique un prolongement fin d'où partent des branches latérales qui se dirigent en dehors parallèlement les unes aux autres, en traversant une substance claire qui s'interpose, au fur et à mesure de leur développement, entre l'émail et la rangée des odontoblastes. Cette couche claire va devenir l'ivoire, les prolongements fins (*fibres de Tomes*) des odontoblastes qui la traversent, occupent dans l'ivoire des canalicules très fins (*canalicules de l'ivoire*). La couche des odontoblastes ne renferme jamais de vaisseaux.

Ces derniers sont confinés, avec les nerfs de la dent, dans la partie centrale de la papille qui devient ultérieurement la pulpe dentaire.

A partir d'un certain moment, l'organe adamantin et la papille sont enveloppés sous une membrane commune de tissu conjonctif qui se développe autour d'eux (*follicule dentaire*). Le follicule isole l'organe adamantin de l'épithélium qui lui a donné naissance en sectionnant pour ainsi dire son col.

Le germe dentaire se développe ensuite davantage et la dent fait éruption (voy. p. 456). Le cément est fourni par le périoste alvéolo-dentaire.

La dent dont nous venons de parler est une dent de lait. Les dents de remplacement se forment par un procédé identique; leur organe adamantin est fourni par un bourgeon épithélial qui naît sur le col de l'organe de l'émail de la dent de lait et évolue comme l'a fait ce dernier, c'est-à-dire forme avec le concours d'une papille un germe dentaire qui se place en dedans du précédent et se développe comme lui.

4° Organes annexes des fentes branchiales. — Sous ce nom sont compris le thymus et la glande thyroïde qui dérivent en grande partie de l'épithélium entodermique des poches branchiales.

a. *Thymus.* — Chez les poissons, le thymus est formé par l'épithélium de la portion dorsale des fentes branchiales, qui constitue des cordons glandulaires, distincts au début, mais bientôt fusionnés en un cordon longitudinal. Chez les mammifères, il nait de l'épithélium de la portion ventrale de la troisième poche branchiale (P. de Meuron). Le thymus présente au débu la forme d'un cordon à parois très épaisses, et creusé d'une lumière très fine. Ce cordon s'allonge de haut en bas, et son extrémité inférieure, dépourvue de lumière et massive, vient se mettre au contact avec le péricarde. Sur cette extrémité apparaissent une série de bourgeons pleins, semblables aux acini d'une glande en grappe, puis peu à peu, ce mode de bourgeonnement se propage jusqu'à l'extrémité supérieure du thymus dont l'ensemble offre à ce moment l'aspect d'une véritable glande en grappe. Bientôt le tissu conjonctif et les vaisseaux sanguins pénètrent entre les différents acini et les séparent les uns des autres. Du tissu lymphoïde se développe autour des acini, formant la majeure partie de l'organe complètement développé, tandis que les restes de l'épithélium, réduits en quelque sorte à un rôle subordonné, constituent les *corpuscules* de Hassal.

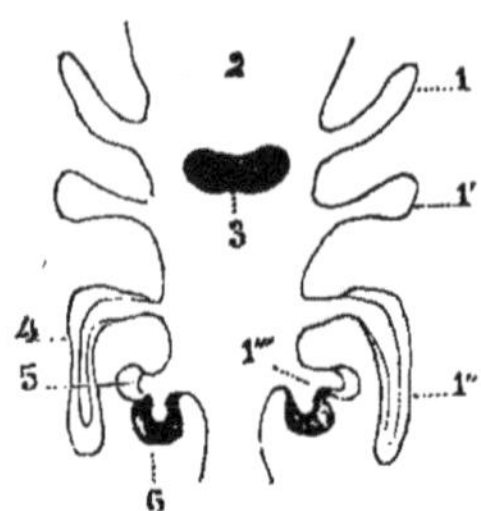

Fig. 1731.
Développement du corps thyroïde et du thymus chez le poulet (d'après de Meuron).

1, 1', 1'', 1''', première, deuxième, troisième et quatrième poches branchiales. — 2, pharynx. — 3, ébauche impaire du corps thyroïde. — 4, ébauche du thymus (mammifères). — 5, seconde ébauche du thymus (oiseaux). — 6, ébauche paire du corps thyroïde.

Telle est la manière de voir de beaucoup d'auteurs (His) ; pour Tourneux et Herrmann, au contraire, le tissu adénoïde se développe au sein même du tissu épithélial sans que ce dernier disparaisse; car il est représenté dans le thymus développé par les cellules contenues dans les mailles du tissu adénoïde. Il y a là un cas de pénétration réciproque de tissu épithélial et de tissu connectif, comme cela se voit dans les amygdales. Le thymus s'accroît chez l'homme jusque vers la deuxième année, puis il s'atrophie.

His avait pensé à un moment donné que le thymus était fourni par l'ectoderme du sinus précervical; depuis il s'est rallié à l'origine entodermique de cet organe.

b. *Glande thyroïde.* — La glande thyroïde naît aux dépens d'une ébauche impaire à laquelle se réunissent deux autres ébauches paires. *L'ébauche impaire* consiste en une petite fossette épithéliale de la paroi antérieure du pharynx, située sur la ligne médiane, au niveau du deuxième arc branchial. Cette fossette se détache ensuite de l'épithélium qui lui a donné naissance, et se transforme en une vésicule épithéliale à parois épaisses, dont la lumière disparaît par la suite, et qui fournit, après des changements histologiques importants survenus dans sa constitution primitive, la partie moyenne (isthme) de la glande thyroïde (His). — Les *ébauches impaires* naissent sous la forme d'évaginations de l'épithélium de la quatrième poche branchiale, qui se détachent bientôt de cette dernière et viennent se mettre en relation avec l'ébauche impaire. Elles forment les lobes latéraux du corps thyroïde (His).

L'ébauche impaire reste pendant un certain temps en communication avec la surface de la langue par un canal, le *canal thyréoglosse.* Plus tard, ce canal disparaît, sauf au niveau de son embouchure où il persiste sous la forme d'un trou borgne, le foramen cæcum. Kastschenko soutient que l'ébauche impaire fournit la majeure partie du corps thyroïde (isthme et lobes latéraux), et que les ébauches paires ne jouent qu'un rôle insignifiant.

Pour Christiani, ces derniers seraient l'origine des glandes thyroïdes accessoires bien connues.

§ V. — Portion digestive de l'entoderme

Au début, le tube entodermique est très court. Sa portion moyenne se porte légèrement en avant formant un angle ou un V ouvert en arrière, et dont le sommet est occupé par la vésicule ombilicale. Les deux branches du V sont très courtes. L'une d'elles qui répond à la moitié supérieure du tube digestif présente à considérer de haut en bas la bouche, la région pharyngienne percée par les fentes branchiales, et enfin une portion assez courte tout d'abord, s'étendant entre l'ébauche de l'appareil respiratoire et la vésicule ombilicale. Dans cette dernière portion vont se développer l'œsophage, l'estomac, le duodénum et une grande partie de l'intestin grêle. L'autre branche du V présente moins de parties différentes sur son trajet. Après avoir regagné la paroi dorsale de l'abdomen, elle ne tarde pas à se jeter dans le vaste cloaque interne, auquel His donne le nom de *bursa pelvis*. Cette branche fournit la fin de l'intestin grêle et tout le gros intestin ; il ne faut pas oublier toutefois que la portion terminale de ce dernier naît, sur une étendue difficile à préciser, du dédoublement du cloaque interne en canal intestinal et en canal uro-génital.

a. *Œsophage*. — L'œsophage se développe par un accroissement interstitiel de la portion comprise entre l'estomac et le pharynx, car au début ces deux dernières régions se suivent presque immédiatement.

b. *Estomac*. — L'estomac apparaît sous la forme d'un renflement présentant un bord postérieur convexe, et un bord antérieur légèrement concave. Ces deux bords répondent respectivement à la grande et à la petite courbure.

Au début, ces deux courbures sont donc situées dans le plan vertical médian antéro-postérieur et les deux moitiés de l'estomac sont symétriques par rapport à ce plan. Plus tard l'estomac subit une torsion à la suite de laquelle son bord postérieur convexe (grande courbure) est porté à gauche, tandis que son bord antérieur concave (petite courbure) est tourné à droite. En même temps, les faces latérales de l'estomac deviennent l'une antérieure et l'autre postérieure, et les nerfs pneumogastriques qui les longent, les suivant dans leur déplacement, perdent leur disposition paire primitive, et se placent l'un en avant, l'autre en arrière de l'estomac. Ce mouvement de torsion a eu en même temps pour effet de porter légèrement à droite la partie initiale de l'intestin grêle (duodénum). Les diverses parties du mésentère qui rattachent ces différents segments du tube digestif à la colonne vertébrale s'allongent plus ou moins ou au contraire se rétractent pour se prêter à leur disposition nouvelle.

c. *Intestin*. — L'intestin se développe aux dépens de la portion du tube entodermique qui est situé au-dessous de l'estomac. Au tube disposé en V a fait suite une anse allongée à concavité postérieure, et dont le sommet dirigé en avant est contenu dans la cavité du cordon ombilical.

Les deux branches de cette anse, parallèles entre elles, se continuent l'une dans l'autre au niveau de son sommet, marqué par l'insertion du canal vitellin devenu très étroit. On peut distinguer une branche supérieure en rapport avec l'estomac et une branche inférieure qui se continue avec le cloaque interne. La branche supérieure est d'un calibre égal dans toute son étendue. A quelque distance de l'insertion du canal vitellin, la branche inférieure se renfle bientôt, et présente un léger cul-de-sac, première ébauche du cæcum. Toute la partie de la branche inférieure comprise en dessous de ce cul-de-sac se transformera en gros intestin.

L'anse ainsi constituée se tord bientôt sur elle-même, de telle manière que la branche inférieure devient supérieure et croise l'autre à laquelle elle était jusqu'ici parallèle. Le gros intestin se place ainsi en avant de l'intestin grêle; le point d'entre-croisement correspond au duodénum. A partir de ce moment, la disposition réalisée chez l'adulte commence à se dessiner, et l'on voit que le gros intestin forme une sorte de courbe dans laquelle sont comprises les anses de l'intestin grêle, qui se développent peu à peu par simple allongement de ce dernier. Toutefois, la portion initiale du gros intestin, au lieu de se trouver entièrement à droite, est encore assez voisine de la ligne médiane, et de plus elle se trouve située dans l'abdomen à une hauteur bien plus grande que chez l'adulte, car le cæcum est placé à ce moment sous le foie. En d'autres termes, il n'y a pas de côlon ascendant. Ce dernier se développe par un accroissement interstitiel de la partie comprise entre le côlon transverse et le cæcum. De plus, le cæcum lui-même s'accroît en longueur, de sorte que les rapports qui existent chez l'adulte ne tardent pas à se réaliser. L'appendice vermiculaire a d'abord le même diamètre que le cæcum lui-même, ce n'est que peu à peu, et après la naissance qu'il arrive à présenter avec ce dernier les différences de volume que l'on sait.

Développement histologique des tuniques du tube digestif. — Des trois tuniques intestinales, l'épithélium de la muqueuse seul et l'épithélium des glandes dérivent de l'entoderme. Le derme de la muqueuse, les muscles et le revêtement péritonéal proviennent de différenciations histologiques effectuées au sein de la lame fibro-intestinale du mésoderme.

Cette lame est d'abord très épaisse. Un des premiers indices de la différenciation consiste dans l'apparition des vaisseaux, venus de l'aorte, puis se forment les muscles annulaires les premiers, et ensuite les muscles longitudinaux (troisième et quatrième mois). En même temps, la couche péritonéale devient distincte, enfin, entre les deux couches musculaires on voit se dessiner une assise spéciale qui est peut-être l'origine du *plexus myentérique* d'Auerbach, et que Kölliker propose d'appeler à cause de cela *tunica nervea*.

L'épithélium est au début formé d'un seul plan de cellules pavimenteuses qui se transforment plus tard en cellules cylindriques disposées sur une seule assise. Cet épithélium cylindrique se stratifie ensuite, puis finalement redevient simple et unistratifié.

Les glandes de l'estomac et de l'intestin commencent à se montrer à partir du troisième mois. Elles se produisent d'une manière très particulière. Des plis, entrecoupés dans divers sens, s'élèvent à la surface de l'épithélium, et ne tardent pas à se souder entre eux par leur base, circonscrivant ainsi des petites fossettes tapissées par l'épithélium (Kölliker). Peu à peu la soudure des plis entre eux gagne leur extrémité libre et amène la formation d'une série de tubes épithéliaux placés les uns à côté des autres. Lorsque les plis se soudent ainsi jusqu'à leur extrémité, la surface interne de la muqueuse est criblée par une infinité de trous, orifices des tubes épithéliaux glandulaires, mais elle ne présente pas de villosités (estomac, gros intestin). Au contraire, il est des portions du tube digestif (intestin grêle) où les plis se développent énormément et ne se réunissent entre eux que par leurs parties profondes, d'où il résulte que leurs sommets libres forment une série de prolongements (villosités) implantés sur les intervalles qui séparent entre eux les tubes glandulaires.

Quoi qu'il en soit, on voit que les glandes gastriques et intestinales sont toujours, à quelque stade du développement qu'on les considère, constituées par des tubes creux, contrairement aux autres glandes, dont la première ébauche consiste en un germe plein.

§ VI. — Organes annexes du tube entodermique

Ces organes (organes respiratoires, foie, pancréas) présentent dans leur développement de nombreux traits communs. Tous trois se forment à la manière des glandes, par le bourgeonnement répété d'un tube épithélial né sur l'entoderme.

1° Organes respiratoires. — En arrière de l'ébauche impaire de la glande thyroïde, on voit le tube pharyngien très large, se diviser peu à peu par une constriction effectuée sur ses faces latérales en deux tubes placés l'un au-devant de l'autre. Le tube postérieur (voisin de la colonne vertébrale) est l'œsophage, l'antérieur est le premier rudiment de l'appareil respiratoire. Bientôt la constriction latérale s'accuse, et finalement elle sépare entièrement ces deux tubes l'un de l'autre, sauf au haut où le tube respiratoire s'ouvre dans le tube digestif. L'ébauche de l'appareil respiratoire pousse par sa partie postérieure deux petits diverticules creux, pairs, rudiments des poumons, et l'on peut alors distinguer dans cet appareil deux parties : en haut un conduit impair et médian qui fournira le larynx et la trachée, en bas ou en arrière, deux petits sacs creux, légèrement lobés à leur surface, aux dépens desquels se développeront à la fois les bronches et les alvéoles pulmonaires, et que l'on peut considérer comme les poumons proprement dits.

a. *Poumons.* — Les rudiments pulmonaires sont des petits sacs creux, dont la paroi est formée par un épithélium cylindrique régulier, qui conserve le même aspect dans toute l'étendue de l'appareil respiratoire, aussi bien dans le tube trachéen que dans le fond des diverticules pulmonaires. Cet épithélium fournira tous les revêtements épithéliaux que l'on rencontre dans le poumon adulte (épithélium bronchique et endothélium alvéolaire), il constitue le *poumon épithélial* par opposition au poumon conjonctif et sanguin fourni par le mésoderme. En effet le rudiment épithélial du poumon est revêtu par un feuillet mésodermique, portion de la lame splanchnique, au sein duquel il se développe. Ce feuillet mésodermique donnera naissance à tous les tissus non épithéliaux que l'on trouve dans le poumon adulte, c'est-à-dire aux vaisseaux, au tissu conjonctif, aux muscles et aux cartilages des bronches, et enfin à la plèvre viscérale, dont nous reparlerons à propos des séreuses.

Les petits sacs pulmonaires primitifs portent à leur surface des bourgeons creux faisant une légère saillie (*vésicules primitives*), et qui sont au nombre de trois sur le poumon droit, de deux seulement sur le poumon gauche, Chacune de ces vésicules produisant par bourgeonnement un grand nombre de vésicules secondaires qui se ramifient à leur tour, engendre un des lobes du poumon de l'adulte. On voit donc que le nombre de ces derniers est déjà indiqué, pour chaque poumon, dès le début de l'évolution, puisqu'il y a autant de vésicules primitives que de lobes futurs.

Le bourgeonnement des vésicules pulmonaires se fait avec une grande régularité. Sur chaque vésicule naît un diverticule creux qui s'allonge bientôt et prend la forme d'un Y ou d'un T, dont les extrémités supérieures sont légèrement renflées en boules. Chacune de ces extrémités donne lieu à un bourgeonnement analogue, et ce phénomène se poursuivant, le poumon se développe ainsi par un procédé qui rappelle beaucoup la formation des glandes en grappes, à ceci près, que chez ces dernières il s'agit de bourgeons pleins, tandis que les ramifications de poumon sont toujours creuses.

A un moment donné le bourgeonnement s'arrête et le poumon est constitué par une série de tubes creux de calibre décroissant, terminés par de petites ampoules. Les portions tubulaires deviennent les bronches; les vésicules renflées qui terminent ces dernières répondent aux *infundibula*. Sur leurs parois naissent une série de bourgeons qui, cette fois, ne se pédiculisent plus, mais communiquent largement avec la cavité de l'infundibulum tout autour de laquelle ils forment une série de logettes alvéolaires, les *alvéoles pulmonaires*.

Simultanément ont eu lieu, dans les différentes régions de l'appareil, des changements de forme de l'épithélium qui, resté cylindrique dans les bronches, s'est, en outre, stratifié et muni de cils vibratiles dans la plus grande partie du parcours de ces dernières. Dans les alvéoles, l'épithélium forme un revêtement pavimenteux de cellules, disposées sur un seul rang, et d'abord assez hautes, mais qui s'aplatissent considérablement au moment de la naissance et prennent un caractère endothélial.

b. *Larynx et trachée.* — Le larynx et la trachée se développent aux dépens du tronc commun de l'arbre respiratoire. On s'est demandé si les cartilages de ces conduits provenaient du squelette viscéral, où bien s'ils devaient être considérées comme de formation spéciale. Bien qu'il y ait à ce sujet quelques divergences entre les auteurs qui se sont occupés de la question, l'on peut admettre que quelques-uns au moins des cartilages du larynx (cartilages arythénoïdes et cartilage thyroïde) proviennent de l'appareil squelettique des derniers arcs viscéraux. Le cricoïde et les anneaux cartilagineux de la trachée sont des différenciations de l'enveloppe fibreuse de la muqueuse respiratoire, et n'ont rien à faire avec le squelette viscéral. Les muscles intrinsèques du larynx dérivent de la musculature primitive du tube digestif (Wilder).

2° Foie. — Le foie naît sur la face ventrale du tube digestif, immédiatement en avant de l'insertion sur ce dernier de la vésicule ombilicale. Au moment de son apparition, troisième jour (poulet), deuxième semaine (homme) le tube digestif est encore très court et la vésicule ombilicale communique avec lui par un orifice très large. L'ébauche du foie est donc comprise dans la très courte portion du tube digestif, située entre le cœur en avant et l'orifice pharyngo-ombilical ou aditus anterior en arrière. A ce niveau l'entoderme est entouré par une masse de mésoderme très épaisse à laquelle on a donné quelquefois le nom de *renflement hépatique* (Kölliker), et dans laquelle vont se développer les tubes hépatiques épithéliaux venus de l'entoderme.

Cette masse mésodermique est fournie par le feuillet fibro-intestinal, elle s'étend en avant et se soude à la paroi antérieure du corps formant le *mésentère antérieur* ou ventral. Elle donnera le tissu conjonctif hépatique, peu abondant d'ailleurs, au sein duquel les veines et les capillaires veineux se développent par bourgeonnement des parois de la veine omphalo-mésentérique (Kölliker), elle fournira en outre la capsule de Glisson, le revêtement péritonéal, et enfin les ligaments du foie.

Il y a donc dans le foie comme dans le poumon une intrication de parties épithéliales et de parties mésodermiques, mais ici l'intrication va plus loin encore, car les parties épithéliales perdent finalement leur continuité entre elles et sont en quelque sorte fragmentées et séparées les unes des autres par les vaisseaux et le tissu conjonctif.

La première ébauche épithéliale du foie est un tube creux aveugle, qui pousse sur la paroi ventrale du tube digestif en s'enfonçant au sein du mésentère ventral. Bientôt un second tube pareil au premier naît à quelque distance au-dessous de lui. Entre les deux passe la veine omphalo-mésentérique. Ces deux tubes engendrent par leur extrémité aveugle des cordons épithéliaux pleins qui se ramifient au sein du mésoderme et s'anastomosent entre eux ; les cordons venus de l'un des tubes hépatiques s'unissent à ceux fournis par l'autre, en passant au-devant de la veine omphalo-mésentérique qui se trouve ainsi englobée en quelque sorte dans le foie. Ainsi se forme au sein du mésentère ventral un organe constitué par un réseau de cordons épithéliaux, *foie réticulaire*, dans les mailles duquel se trouvent les capillaires veineux bourgeonnés par la veine omphalo-mésentérique, et un peu de tissu conjonctif.

Bientôt le réseau hépatique est transformé par des cellules qui pénètrent çà et là dans l'épaisseur de ses travées, dont elles interrompent plus ou moins la continuité. Ces cellules engendrent des capillaires sanguins, qui découpent en quelque sorte, les cordons hépatiques dans lesquels ils sont logés, et détruisent ainsi le réseau primitif. A la suite de ces phénomènes, les cellules hépatiques se groupent en lobules suivant le mode connu chez l'adulte.

Tous les cordons hépatiques du réseau primitif ne se transforment pas en lobules hépatiques, un grand nombre d'entre eux fournissent l'épithélium des canaux biliaires situés en dehors des lobules. Les anastomoses bien connues que l'on trouve au niveau du hile du foie, entre les gros canaux biliaires, répondent précisément aux anastomoses des cordons primitifs dont ces canaux dérivent.

Les deux tubes hépatiques primitifs forment, chez l'adulte, les canaux hépatiques droit et gauche qui viennent s'ouvrir dans le canal cholédoque.

D'après l'opinion commune, ce dernier ne vient pas de l'ébauche hépatique, il est fourni par une évagination en doigt de gant du point de la muqueuse intestinale où aboutissaient les tubes hépatiques primitifs. C'est en réalité un diverticule de l'intestin sur lequel la vésicule biliaire se forme ensuite. Contrairement à cette manière de voir, la vésicule biliaire se développe chez le poulet sous la forme d'un diverticule né sur l'un des deux canaux hépatiques primitifs qui forme le canal cholédoque (MATH. DUVAL, FÉLIX).

3° Pancréas. — Le pancréas apparaît un peu après le foie, il naît sous la forme de trois ébauches distinctes, une dorsale et deux ventrales, qui se fusionnent généralement entre elles.

Chez l'homme il naît (HAMBURGER) de deux diverticules épithéliaux de l'entoderme, qui forment deux ébauches distinctes d'inégale grosseur, comprenant chacune : 1° un petit renflement, rudiment de la glande, et 2° un pédicule, rudiment du canal excréteur. Le pédicule de la plus petite ébauche d'abord séparé du canal cholédoque ne tarde pas à s'unir à lui. Le pédicule de la plus grande débouche un peu plus haut, en un point plus rapproché du pylore.

Dans la seconde moitié du deuxième mois les deux ébauches se fusionnent l'une avec l'autre, en même temps le conduit excréteur de la plus grande s'atrophie, ou bien s'il persiste forme le canal excréteur accessoire ou de Santorini, tandis que celui de la petite ébauche devient le canal excréteur unique, ou principal, canal de Wirsung.

Les ébauches épithéliales du pancréas se ramifient et s'anastomosent comme celles du foie, mais le réseau qu'elles forment n'est jamais aussi complet que dans cet organe, et l'on trouve toujours des cordons libres terminés en cul-de-sac. Enfin les cordons pancréatiques ne sont jamais entièrement découpés par les vaisseaux sanguins.

Corde dorsale. — La corde dorsale est généralement rattachée à l'entoderme. Chez l'amphioxus (fig. 1707, p. 1218), l'entoderme présente sur la ligne médiane dorsale une gouttière qui se transforme en un cylindre plein (corde dorsale) et se détache du feuillet qui l'a engendrée (HATSCHECK). Il en est de même chez les vertébrés anallantoïdiens. On considère la portion du feuillet interne consacrée à la formation de la corde comme un territoire à part dans ce feuillet, et on lui donne le nom d'entoderme chordal ou de *chordentoblaste*.

Chez les animaux supérieurs, l'entoderme ne se plisse pas sur la ligne médiane pour former la corde, mais cette dernière naît en avant du canal neurentérique, et très probablement aux dépens de l'entoderme gastruléen invaginé, sous la forme d'un cordon cellulaire présentant à sa partie postérieure un canal très court, le *canal cordal*. Ce cordon forme la partie antérieure de la corde dorsale. La partie postérieure, et aussi une grande longueur de la corde proviennent du clivage de la ligne primitive (voy. p. 1226). Conformément à ce qui existe pour les vertébrés inférieurs, on rattache généralement la corde dorsale à la partie profonde ou entodermique de la ligne primitive, cependant quelques auteurs la rapportent à la partie superficielle de la ligne primitive, c'est-à-dire à la portion ectodermique de cette dernière (Keibel).

ARTICLE V

ORGANES DÉRIVÉS DU MÉSODERME

Quelle que soit la valeur réelle de la théorie du mésenchyme des frères Hertwig, il est commode de diviser avec eux le feuillet moyen en deux parties : 1° une partie formée d'un tissu épithélial, le *mésothélium* de Sedgwick Minot qui limite le cœlome et ses divers compartiments (myotomes, néphrotomes); 2° une partie formée d'un tissu lâche, à cellules étoilées, le *mésenchyme* (O. et R. Hertwig). De ces deux parties naissent des organes bien différents. Le mésothélium engendre les muscles striés volontaires, les épithéliums des organes génito-urinaires, l'endothélium des séreuses. Le mésenchyme donne naissance uniquement aux tissus du groupe conjonctif (tissu conjonctif proprement dit, tissus fibreux et squelettique), et au tissu musculaire lisse. On a attribué aussi au mésenchyme l'origine du système vasculaire, mais il est plus probable que ce système provient de germes spéciaux distincts du mésenchyme proprement dit.

Le mésenchyme doit être distingué en *mésenchyme primaire* qui apparaît au moment de la formation des feuillets (p. 1219), et en *mésenchyme secondaire* né par prolifération du mésothélium. Nous verrons en effet que dans tous les points de son étendue l'épithélium mésodermique peut engendrer du tissu mésenchymateux. Conformément à cette subdivision nous étudierons : 1° les dérivés du mésoderme épithélial (mésothélium); 2° les dérivés du mésenchyme ; 3° en appendice, le système vasculaire.

§ I. — Dérivés du mésoderme épithélial

Les dérivés du mésoderme épithélial sont : 1° le système musculaire fourni par l'épithélium des myotomes; 2° les organes génito-urinaires dérivés des néphrotomes ; et, 3° enfin, le système séreux formé par l'épithélium du cœlome.

A. — Système musculaire

Les muscles striés proviennent des protovertèbres ou myotomes. Dans les conceptions embryologiques basées sur les données de Hatscheck (amphioxus) et développées par O. Hertwig, van Wijhe, etc., le myotome est la portion supérieure ou dorsale des sacs cœlomiques. Il renferme chez les vertébrés inférieurs une cavité d'une durée très éphémère, le *myocœle*. Les protovertèbres des amniotes sont de petits corps cubiques comprenant une paroi épithéliale épaisse (fig. 1732,2), et une masse centrale de cellules rondes, le noyau de la protovertèbre. Les transformations nécessaires pour passer de la protovertèbre aux muscles définitifs peuvent être distribuées dans trois stades : 1° stade épithélial ; 2° stade de la plaque musculaire ; 3° stade de la formation histologique des fibres musculaires.

1° Stade épithélial. — C'est celui que nous venons de décrire plus haut, et dans lequel la protovertèbre est en effet uniquement épithéliale.

2° Stade de la plaque musculaire. — Ce stade résulte de ce que le bord inférieur de la protovertèbre perd sa constitution épithéliale et engendre par prolifération une assez grande masse de cellules arrondies que surmonte comme une voûte la paroi protovertébrale supérieure, restée épithéliale (fig. 1733). Cette voûte épithéliale se reploie légèrement en dessous, de

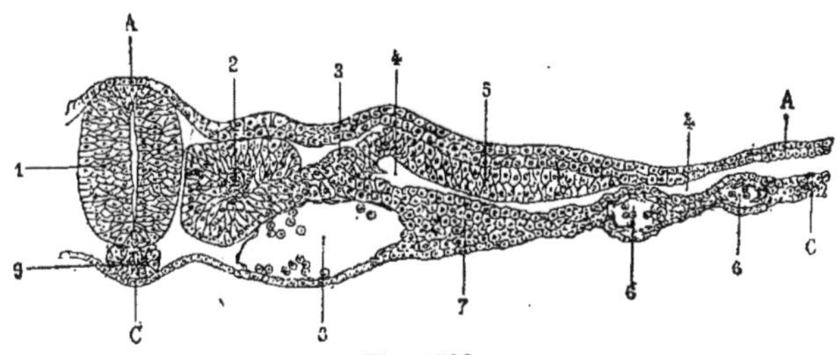

Fig. 1732.

Coupe transversale de la région dorsale d'un embryon de poulet de quarante-cinq heures, réduite (d'après Balfour).

A, ectoderme. — C, entoderme.
1, moelle épinière. — 2, protovertèbre. — 3, canal de Wolff. — 4, 4, cœlome (cavité pleuro-péritonéale). — 5, lame somatique du feuillet moyen. — 6, 6, vaisseaux. — 7, lame splanchnique du feuillet moyen. — 8, aorte. — 9, corde dorsale.

manière à se continuer avec la masse des cellules rondes, puis, celles de ces dernières cellules qui sont en contact avec elle se modifient et forment une lame spéciale distincte, la *plaque musculaire*. La protovertèbre est donc formée maintenant, en allant du côté dorsal au côté ventral : 1° d'une lame épithéliale ; 2° de la plaque musculaire ; 3° d'une masse de mésenchyme qui fournira le squelette et répond au *sclérotome* (voir plus loin, *squelette*).

La plaque musculaire est formée de cellules allongées, fibroïdes, dirigées dans le sens de la longueur de l'embryon. Elle s'accroît incessamment par l'apport que lui fournissent les bords reployés de la lame épithéliale. C'est elle qui donnera les muscles par simple différenciation de ses cellules.

La lame épithéliale perd à un moment donné sa disposition régulière et son caractère histologique spécial, et ses cellules se transforment en cellules mésenchymateuses qui engendrent le derme cutané dans la région dorsale.

3° Stade de la formation histologique des fibres. — Les grandes cellules allongées des plaques musculaires présentent bientôt la forme de cylindres protoplasmiques possédant un ou plusieurs noyaux. Dans les couches périphériques de ces cylindres apparaissent comme de fines baguettes les fibrilles musculaires primitives, qui à partir de ce moment se développent graduellement jusque vers le centre, de telle manière que le corps cellulaire tout entier est envahi par la substance contractile, le protoplasma étant réduit à de petites masses périnucléaires.

Les plaques musculaires de chaque moitié du corps s'accroissent beaucoup par leurs bords dorsal et ventral, et elles viennent au contact l'une de l'autre sur la ligne médiane du dos, tandis que du côté ventral elles s'enfoncent dans la lame somatique, qu'elles clivent, voy. p. 1230, pour atteindre aussi le milieu des parois ventrales. Il se forme ainsi des

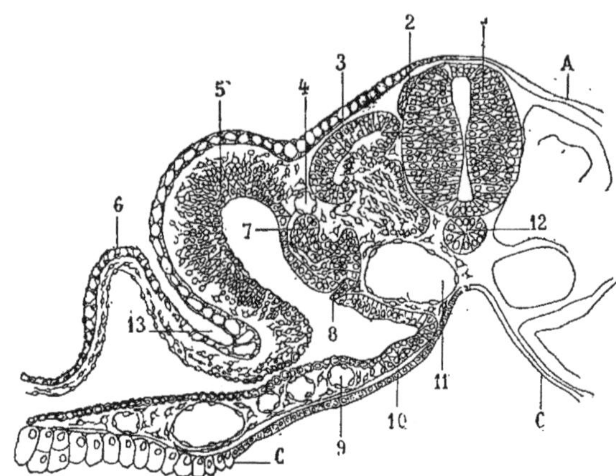

Fig. 1733.

Coupe transversale du tronc d'un embryon de canard pourvu de 24 protovertèbres environ (réduite d'après BALFOUR).

A, ectoderme. — B, entoderme.

1, moelle. — 2, ganglion spinal. — 3, portion épithéliale de la protovertèbre. — 4, veine cardinale. — 5, lame somatique du mésoderme. — 6, amnios. — 7, canal de Wolff. — 8, canal du corps de Wolff avec son ouverture péritonéale. — 9, vaisseau. — 10, mésoderme qui va former la suture mésentérique. — 11, aorte. — 12, corde dorsale. — 13, sillon marginal.

masses musculaires dorso-ventrales qui rappellent la disposition permanente des muscles chez les vertébrés inférieurs (poissons). C'est aux dépens de ces masses musculaires que se développent les muscles de l'adulte. Les muscles des membres viennent de bourgeons envoyés dans ces derniers par les plaques musculaires (KLEINENBERG).

Il y a des protovertèbres dans la région céphalique. Elles paraissent fournir plusieurs muscles de la tête, tels que les muscles moteurs des yeux, et quelques-uns des muscles qui vont du crâne à la ceinture scapulaire. Les autres muscles de la tête, et en particulier ceux des mâchoires et de l'appareil hyoïdien viennent des arcs viscéraux.

Nous avons vu (p. 1272) qu'en se développant les arcs branchiaux isolent certaines parties du mésoderme des lames latérales. La formation de ces arcs a lieu parfois après que le cœlome s'est déjà développé dans cette partie. Il en résulte que l'on trouve dans chaque arc une cavité, portion du cœlome, limitée par l'épithélium cœlomique. Cette masse mésodermique isolée, *branchiomère*, se comporte comme une protovertèbre et engendre les muscles dont nous venons de parler.

Dans la région céphalique on trouve donc à la fois du côté dorsal des protovertèbres, et du côté ventral des branchiomères. Ces derniers ne coïncident pas avec les protovertèbres, mais alternent avec elles.

B. — SYSTÈME URO-GÉNITAL

Les organes génitaux et les organes urinaires sont encore plus étroitement reliés entre eux pendant leur développement que chez l'adulte. Nous étudierons : 1° les organes urinaires, 2° les glandes sexuelles, 3° les canaux excréteurs qui sont communs à ces deux sortes d'organes, 4° les organes génitaux externes, et en appendice, 5° les capsules surrénales.

1° Organes urinaires. — Le système urinaire ou excréteur est représenté dans le cours du développement des vertébrés par trois sortes d'organes qui se succèdent : 1° le *rein céphalique*, *rein antérieur* ou *pronéphros*; 2° le *rein primitif*, *corps de Wolff* ou *mésonéphros*; 3° le *rein définitif* ou *métanéphros*.

a. *Pronéphros.* — Le pronéphros consiste en un canal longitudinal (*canal segmentaire*, *canal du pronéphros*) étendu depuis le cœur en avant, jusque vers le cloaque dans lequel il s'ouvre. L'extrémité antérieure de ce canal présente un certain nombre (de 1 à 5) de tubes ciliés placés à angle droit sur son trajet et qui s'ouvrent librement dans la cavité péritonéale par une sorte d'entonnoir pourvu de cils. Au voisinage de l'ouverture de ces tubes se trouve un renflement saillant de la paroi abdominale dans lequel est contenu un riche bouquet vasculaire; c'est le *glomérule* du pronéphros. Il est à remarquer que ce glomérule est indépendant des tubes ciliés et simplement placé dans leur voisinage.

Le pronéphros s'observe à l'état adulte chez quelques poissons osseux, il est très développé dans les embryons qui mènent une vie larvaire d'assez grande durée, tels que les embryons d'amphibiens. Chez les amniotes l'existence de sa partie antérieure est très éphémère, et l'on peut dire qu'il est représenté simplement par son canal excréteur longitudinal.

Ce canal, qui est chez eux la première ébauche du système excréteur, apparaît de très bonne heure, il a reçu le nom de *canal de Wolff*. Le canal de Wolff se présente chez l'embryon de poulet de deux jours sous la forme d'un cordon cellulaire plein, rattaché à la lame moyenne (fig. 1732, 3). Aussi l'a-t-on considéré pendant longtemps comme une simple différenciation funiculaire du feuillet moyen. Cependant, plusieurs auteurs depuis Hensen, 1866, ont trouvé des relations étroites entre l'ectoderme et lui, et toute une série d'embryologistes le regardent comme d'origine ectodermique.

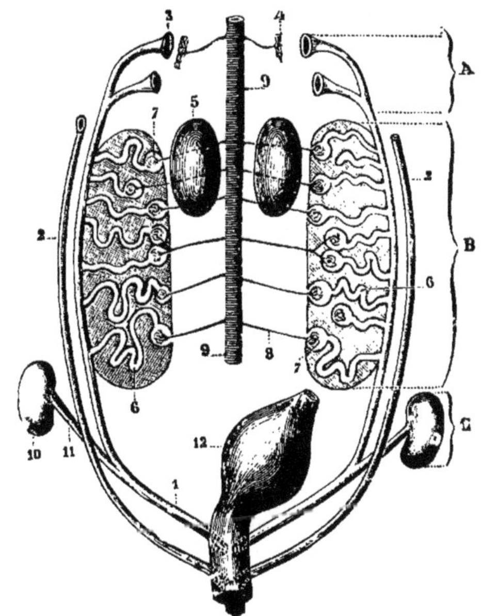

Fig. 1734.
Ensemble des divers appareils excréteurs qui se succèdent dans le cours du développement (*schématique*).

A, pronéphros. — B, mésonéphros (corps de Wolff). — C, métanéphros (rein définitif).
1, canal de Wolff. — 2, canal de Müller. — 3, entonnoir péritonéal du pronéphros. — 4, glomérule du pronéphros. — 5, glande génitale. — 6, canalicule du mésonéphros. — 7, glomérule du mésonéphros. — 8, artère du mésonéphros. — 9, aorte. — 10, ébauche du rein. — 11, uretère. — 12, vessie urinaire (allantoïde).

b. *Mésonéphros.* — En arrière de l'extrémité antérieure du pronéphros, on voit apparaître, dans l'épaisseur de la *lame moyenne*, une série de tubes disposés métamériquement dans les cas typiques. Ces tubes, *tubes du corps de Wolff*, se forment par des invaginations de l'épithélium péritonéal qui s'enfoncent dans le mésenchyme en se recourbant en S. Dans la figure 1733,8, on voit un de ces tubes encore relié à la surface péritonéale sur laquelle il s'ouvre par une légère fente appelée le *néphrostome.*

Chez les vertébrés inférieurs, le néphrostome est très développé et peut persister pendant toute la vie, mais chez les amniotes il disparaît; les tubes du corps de Wolff se séparent de la surface péritonéale et se logent dans le mésenchyme subjacent. Ils se soudent ensuite par une de leurs extrémités au canal de Wolff, tandis que sur leur extrémité opposée (extrémité juxta-péritonéale), se développe un glomérule de Malpighi. Chez l'homme, on distingue dans les tubes du corps de Wolff deux parties, l'une plus large, formée de grandes cellules, commence au glomérule, c'est la partie sécrétante; l'autre plus étroite, limitée par un épithélium cubique est un véritable canal excréteur qui débouche dans le canal de Wolff (NAGEL). Les tubes du corps de Wolff se compliquent beaucoup, soit par un simple allongement, soit par la production de tubes secondaires.

En somme, le corps de Wolff est formé par une série de tubes flexueux, munis d'un glomérule, et qui rappellent les tubes contournés du rein. Il constitue un organe allongé qui occupe toute la longueur de la cavité abdominale. Il persiste pendant toute la vie chez les vertébrés anallantoïdiens où il forme l'appareil rénal; chez les amniotes, il ne fonctionne que pendant une courte période de la vie embryonnaire et ne tarde pas à s'atrophier, à peu près entièrement dans sa partie inférieure (*urinaire*) qui donne le parovarium et le paradidyme, moins complètement dans sa partie supérieure (*génitale*) d'où viennent le corps de Rosenmüller et le *rete testis.*

Chez les sélaciens, les tubes du corps de Wolff sont formés par une simple différenciation des néphrotomes, la cavité de ces derniers (néphrocœle) devient la lumière des tubes, et leurs parois forment l'épithélium sécréteur (RÜCKERT).

Les glomérules de Malpighi se forment de la manière suivante : un bouquet de capillaires se met en rapport avec une anse du tube contourné en S ; celle-ci l'entoure et se referme peu à peu sur lui de manière à ne plus laisser qu'un étroit passage pour le pédicule des vaisseaux. Ces derniers se trouvent alors, par rapport à l'épithélium du tube, dans la même situation qu'un organe par rapport à sa séreuse, c'est-à-dire qu'ils sont recouverts par une lame épithéliale (lame viscérale de la séreuse) et font saillie dans une cavité (lumière du tube), limitée par la lame pariétale de la séreuse représentée ici par l'épithélium de la face opposée du tube excréteur. L'épithélium qui recouvre les vaisseaux s'aplatit, l'épithélium pariétal fait de même, et l'on a un véritable glomérule, c'est-à-dire un bouquet de capillaires, revêtu d'un épithélium plat (endothélium), et faisant saillie dans un tube glandulaire qui s'est dilaté en forme d'ampoule pour le recevoir.

c. *Métanéphros.* — Le rein définitif existe chez les seuls amniotes, il apparaît de très bonne heure, dès que le corps de Wolff est constitué et il naît du canal de ce dernier sous la forme d'un bourgeon creux qui se dirige en haut. Le pédicule de ce bourgeon fournira l'uretère. Sa partie supérieure engendre le rein; elle s'élargit en prenant la forme du bassinet du rein, puis elle produit un certain nombre de bourgeons secondaires, les futures *pyramides.* Il y aura autant de pyramides dans le rein que l'on trouve de canaux greffés sur le bassinet.

Ces canaux s'accroissent et se branchent en Y ou en T. L'une des extrémités de la branche transversale du T se recourbe en crosse et devient le siège de la formation d'un glomérule par un procédé identique à celui que nous avons vu plus haut, l'autre extrémité se redresse dans le sens de la barre droite du T, s'allonge et se bifurque comme l'a fait la première. Les branches de bifurcation se comportent à leur tour comme les précédentes et ainsi se forment sur le parcours des tubes rénaux des glomérules qui siègent à différentes hauteurs. Les tubes contournés de la substance corticale sont produits par une différenciation des tubes papillaires dont ils ne sont que la partie terminale (Kölliker).

D'autres auteurs, A. Sedgwick, Balfour, pensent que les tubes contournés naissent *indépendamment* des conduits papillaires, par une différenciation du tissu de la *lame moyenne* dans laquelle plongent ces derniers. O. Hertwig faisant observer que le développement indépendant et isolé des tubes sécréteurs (*canaux contournés*) et des tubes excréteurs (*canaux papillaires*) du rein rappellerait ce qui a lieu pour le corps de Wolf dans lequel les tubes excréteurs naissent indépendamment du canal, adopte aussi cette manière de voir.

2° Glandes sexuelles. — A leur première apparition, les glandes sexuelles sont identiques dans les deux sexes. Leur ébauche consiste dans ce que l'on appelle l'*éminence germinale*, ou *génitale*, sorte de repli saillant situé de chaque côté du mésentère, entre ce dernier et le corps de Wolff. L'éminence germinale est constituée par une masse mésodermique revêtue d'une couche épithéliale, portion de l'épithélium cœlomique, dont elle se distingue du reste par des caractères histologiques spéciaux. Cet épithélium, *épithélium germinatif* (Waldeyer), est en effet formé de cellules cylindriques hautes qui lui donnent une assez grande épaisseur, et entre lesquelles on trouve des cellules volumineuses arrondies, les *ovules primordiaux*. A l'état indifférent, représenté par l'ébauche que nous venons de décrire, fait bientôt suite une période de différenciation sexuelle, et l'éminence génitale fournit soit un ovaire, soit un testicule.

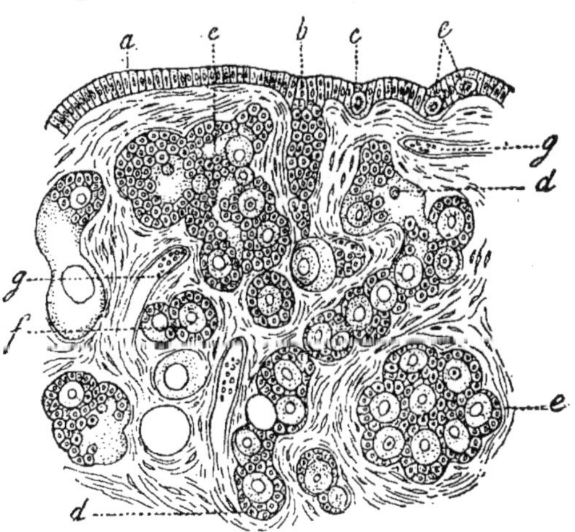

Fig. 1735.
Coupe de l'ovaire d'un enfant nouveau-né (d'après Waldeyer).

a, épithélium germinatif. — *b*, tube ovarique à son début. — *c*, ovule primitif dans l'épithélium. — *d*, *d*, tube ovarique renfermant des follicules en voie de formation. — *e*, *e*, groupe d'ovules sur le point de se séparer en follicules. — *f*, follicule déjà isolé. — *g*, *g*, vaisseaux.

a. *Ovaire.* — Pour constituer l'ovaire, les ovules primordiaux entourés de cellules de l'épithélium germinatif s'enfoncent dans le mésoderme de l'éminence génitale en formant des cordons pleins, les *cordons glanduleux* de Valentin et de Pflüger. Ces ovules primordiaux peuvent se multiplier par division (Kölliker), et forment des cordons de plus en plus allongés, composés d'une file axiale d'ovules primordiaux superposés, et d'un revêtement de cellules épithéliales fourni par les cellules de l'épithélium germinatif qui ont accompagné les ovules primordiaux. Les cordons de Pflüger se multiplient et se soudent les uns aux autres en formant un réseau dont les lacunes sont occupées par du tissu conjonctif. Leur production peut se prolonger jusqu'à la naissance, mais en général elle cesse plus tôt. L'épithélium germinatif après qu'il a engendré ces cordons glanduleux perd toutes relations avec eux et prend des caractères histologiques plus simples; il forme à la glande génitale un revêtement de cellules cylindriques dans lequel on ne trouve plus d'ovules primordiaux.

Les cordons de Pflüger sont découpés en courts segments contenant chacun trois ou quatre ovules primordiaux revêtus de leur enveloppe épithéliale (*nids d'ovules*). Ce morcellement des cordons continue jusqu'à ce qu'ils soient enfin réduits à des segments très simples composés d'un seul ovule primordial toujours pourvu de son revêtement épithélial, et qui constituent les *follicules de Graaf*. D'après le mode de développement qui a été décrit ci-dessus, l'épithélium qui revêt l'ovule, et qui fournira plus tard la *membrane granuleuse* du follicule, viendrait comme l'ovule lui-même de l'épithélium germinatif.

Une opinion toute différente a été émise sur son origine. Kölliker a fait remarquer que l'on peut trouver des groupes d'ovules primordiaux *nus*, c'est-à-dire en contact direct avec le stroma de l'ovaire. D'autre part, il trouve dans le hile de cet organe et dans la substance médullaire, des cordons formés de petites cellules épithéliales semblables à celles de la membrane granuleuse. Ces *cordons médullaires* sont anastomosés entre eux; ils s'avancent par leur extrémité périphérique vers la substance corticale, et viennent se mettre en rapport avec les groupes d'ovules primordiaux nus, auxquels ils fournissent leur revêtement épithélial. Dans cette manière de voir l'ovule et la membrane granuleuse du follicule proviendraient de deux sources différentes, l'ovule de l'épithélium germinatif, et la membrane granuleuse des cordons médullaires venus eux-mêmes par bourgeonnement du corps de Wolff.

b. *Testicule.* — Dans le sexe mâle comme chez la femelle on trouve un épithélium germinatif (Waldeyer). Ce dernier prolifère abondamment et forme de nombreux cordons cellulaires renfermant de grosses cellules volumineuses identiques aux ovules primordiaux, mais que l'on appelle les *spermatomères*. Ces cordons se transforment plus tard en les canalicules séminifères. Chez l'homme où Nagel a pu observer les faits relatés ci-dessus, il existe de très bonne heure une grande différence entre les deux sexes qui sont très aisément reconnaissables.

Les *tubes droits* et le *réseau de Haller* sont engendrés par des cordons cellulaires venus du corps de Wolff, et identiques aux cordons médullaires de l'ovaire.

C'est là l'opinion adoptée par la majorité des auteurs, mais la part exacte que prend l'épithélium germinatif à la formation des tubes séminifères n'est pas encore entièrement déterminée. Kölliker pense que l'épithélium germinatif ne fournit que les spermatomères tandis que les cellules indifférentes des canalicules séminifères proviendraient des cordons cellulaires fournis par le corps de Wolff. Il y aurait dans ce cas quelque chose de comparable à ce qui a été décrit dans l'ovaire, les cellules indifférentes, homologues des cellules folliculaires, viendraient du corps de Wolf, les cellules sexuelles proprement dites de l'épithélium germinatif.

3° Canaux excréteurs. — Dès les premiers temps de l'existence du corps de Wolff un canal spécial, le *canal de Müller*, se développe, en connexion étroite avec lui. Le canal de Müller, lorsqu'il est complètement constitué, part de l'extrémité antérieure du corps de Wolff, sur le bord interne de ce dernier où il s'ouvre dans le péritoine par un ou deux orifices infundibuliformes. Il se place ensuite sur le bord externe du corps de Wolff, en dehors du canal de ce nom, et parcourt toute la longueur du rein primitif. Arrivé à la partie inférieure de ce dernier, il passe en arrière du canal de Wolff et s'accole à son congénère du côté opposé.

Le canal de Müller peut être considéré théoriquement comme produit par un dédoublement du canal de Wolff, et en réalité c'est bien ainsi qu'il se forme chez les vertébrés inférieurs, mais chez les mammifères son mode de développement est assez peu connu. Pour Kölliker, Egli, il naît sous la forme d'un cordon plein partant de l'épithélium péritonéal, au niveau de ce qui sera plus tard son extrémité antérieure et qui s'allonge peu à peu par un accroissement propre de son extrémité aveugle. Pour Waldeyer, il apparaît sous la forme d'une gouttière péritonéale courant sur la face externe du corps de Wolff et qui se ferme par la suite. D'après A. Sedgwick, il naît, au moins dans sa partie postérieure, par une sorte de dédoublement du canal de Wolff.

Quoi qu'il en soit, avec le canal de Müller la constitution des canaux sexuels est achevée ; en effet, le canal de Wolff cessant de servir à l'évacuation des produits sécrétés, au fur et à mesure que le rein primitif s'atrophie, devient un conduit exclusivement génital, et se partage avec le canal de Müller la fonction d'évacuer au dehors les produits sexuels. Nous étudierons successivement la formation des conduits sexuels : 1° chez le mâle ; 2° chez la femelle.

a. *Sexe mâle.* — Dans le sexe mâle le sperme est évacué par les canaux de Wolff. Ces derniers qui débouchaient primitivement dans l'intestin cloacal, se trouvent reportés par le cloisonnement du cloaque sur le pédicule de l'allantoïde dans lequel ils s'ouvrent, vers ce qui deviendra le *veru montanum*.

Les premières voies d'excrétion du sperme, c'est-à-dire les conduits qui unissent les canalicules séminifères au canal déférent (tubes droits, rete testis et cônes vasculeux), sont formées par des canalicules du corps de Wolff, persistants. Le canal de Wolff proprement dit fournit le canal de l'épididyme et le canal déférent. A sa partie inférieure il présente de légers diverticules qui donnent plus tard les vésicules séminales et les canaux éjaculateurs. Le canal de Müller resté sans usage s'atrophie, sauf à sa partie supérieure qui persiste formant l'hydatide non pédiculée, et à sa partie inférieure qui constitue l'utricule prostatique ou *utérus mâle*.

b. *Sexe femelle.* — Chez la femelle c'est le contraire qui se produit, le canal de Wolff s'atrophie dans sa majeure partie tandis que le canal de Müller persiste. L'ouverture péritonéale de ce dernier forme le pavillon de la trompe, sa partie moyenne forme la trompe, sa partie inférieure l'utérus et le vagin.

Le détail du développement est le suivant : les conduits de Wolff et ceux de Müller lorsqu'ils sont arrivés en dessous du corps de Wolff, se placent sur la ligne médiane et réunis les uns aux autres par une masse conjonctive épaisse, forment un cordon connu sous le nom de *cordon génital*. Dans ce cordon les deux canaux de Müller accolés l'un à l'autre occupent exactement le milieu; les canaux de Wolff écartés l'un de l'autre marchent isolément de chaque côté. Les deux conduits de Müller se soudent l'un à l'autre dans la partie moyenne de leur segment terminal, et si on les suit en commençant par en bas on voit qu'ils sont tout d'abord séparés et distincts, puis en remontant plus haut on les trouve unis et confondus en un seul, plus haut encore ils sont de nouveau séparés. Enfin leur soudure s'achève dans leur portion terminale et ils sont confondus dans toute leur partie inférieure qui forme l'utérus et le vagin.

Les canaux de Müller seuls engendrent donc toutes les voies génitales chez la femme, de même que ce rôle était dévolu aux seuls canaux de Wolff chez l'homme. Mais de même que chez le mâle on trouve encore quelques traces du canal perdu (canal de Müller), on rencontre aussi chez la femelle des restes du canal de Wolff. Ce sont le canal longitudinal de l'*organe de Rosenmüller* et les *canaux de Gartner* que nous avons déjà étudiés à propos des organes génito-urinaires (voy. p. 1090 et p. 1091).

Pour le mode de terminaison en dehors des conduits génitaux, nous renvoyons à l'étude des organes génitaux externes.

4° Organes génitaux externes. — Nous traiterons, avec ces organes, de quelques points qui n'ont été qu'indiqués jusqu'ici, et en particulier du

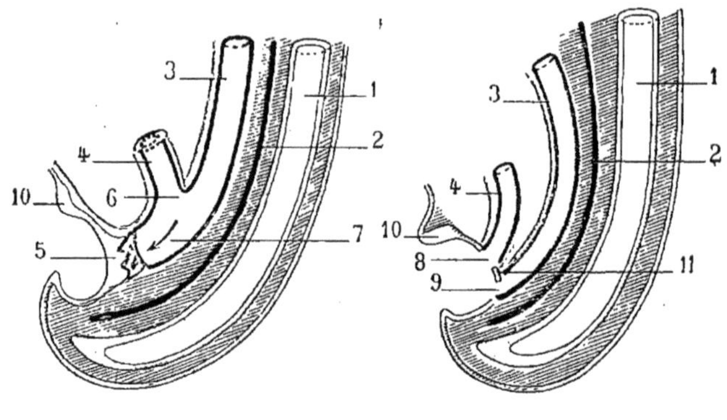

Fig. 1736.

Cloisonnement du cloaque : coupes sagittales de la partie postérieure du corps : A, premier stade (la flèche indique le chemin que suivra l'éperon périnéal) ; B, second stade (*schématique*).

1, moelle épinière. — 2, corde dorsale. — 3, intestin. — 4, allantoïde. — 5, bouchon cloacal. — 6, éperon périnéal. — 7, cloaque. — 8, ouverture urogénitale. — 9, ouverture anale. — 10, tubercule génital. — 11, périnée.

développement de la vessie urinaire. On a vu que l'éperon périnéal cloisonne le cloaque interne, et le divise en deux conduits, l'un antérieur qui répond en grande partie au pédicule de l'allantoïde, l'autre postérieur qui est en rapport avec l'intestin. Ce cloisonnement peut se suivre aisément sur les figures 1736, A et B.

D'après ces figures qui représentent des coupes passant par le plan vertical médian, il semble que le cloisonnement résulte de l'abaissement graduel de l'éperon périnéal, et c'est effectivement ainsi qu'il a été souvent expliqué.

Tout récemment, Retterer a montré que conformément aux anciennes données de Rathke, le cloisonnement du cloaque est produit par la fusion de deux replis verticaux nés sur les côtés du cloaque interne, les *replis de Rathke*, qui s'avancent l'un vers l'autre comme deux rideaux et divisent la cavité cloacale en deux chambres, l'une antérieure, uro-génitale, l'autre postérieure, intestinale. Ces replis se soudent l'un à l'autre, et leur soudure s'opère graduellement de haut en bas, ce qui explique bien l'apparence d'abaissement de l'éperon périnéal, ce dernier correspondant précisément à la portion soudée des *replis de Rathke*. L'existence des replis de Rathke chez l'homme a été démontrée par Keibel.

La portion de l'allantoïde qui est comprise dans le corps subit alors des modifications importantes, et se renfle dans sa portion moyenne pour former la vessie urinaire, laquelle se continue en haut par un canal très fin, l'*ouraque*, dû à la persistance de la portion du canal allantoïdien comprise entre la vessie et l'ombilic. L'ouraque se dirige vers l'ombilic à travers lequel il s'engage. Il est encore quelquefois perméable à la naissance, ou même plus tard dans certaines anomalies, mais d'habitude il se transforme en un cordon fibreux qui devient le ligament moyen de la vessie. La partie inférieure de l'allantoïde fournit le canal de l'urèthre tout entier chez la femme, ou seulement une portion de ce canal chez l'homme.

Les uretères nés, on s'en souvient (p. 1286), sur le canal de Wolff, se sont détachés de ce dernier et viennent s'ouvrir dans la partie inférieure de la vessie. Voici comment : le canal commun qui résulte de la fusion de l'uretère et du canal de Wolff devient très court, et finalement disparaît. L'uretère et le canal de Wolff s'ouvrent alors côte à côte dans l'allantoïde. La portion de l'allantoïde comprise entre eux et qui est d'abord presque nulle s'accroît beaucoup, formant la région vésicale connue sous le nom de *trigone*, puis la portion initiale de l'urèthre et les deux canaux sont ainsi reportés très loin l'un de l'autre.

Les canaux de Wolff et de Müller s'ouvrent primitivement sur les côtés du cloaque interne. Après le cloisonnement du cloaque ils débouchent dans la portion antérieure de ce dernier qui forme une sorte de sinus commun dans lequel arrivent les produits sexuels et les produits urinaires, le *sinus uro-génital* de J. Müller. Le sinus uro-génital peut être divisé en deux parties : 1° une partie supérieure ; 2° une partie inférieure. La partie supérieure ne reste pas sous la forme d'un sinus commun aux organes génitaux et aux organes excréteurs, mais à la suite du développement, on peut distinguer à sa place les parties suivantes : chez le mâle, un canal formé par le pédicule de l'allantoïde et dans la partie inférieure duquel s'ouvrent les canaux de Wolff ; chez la femelle deux canaux distincts, le conduit urinaire (allantoïde), et le canal génital formé par la fusion des conduits de Müller. Dans les deux sexes ces canaux viennent aboutir en face de la portion uro-génitale du *bouchon cloacal* de Tourneux ; leur orifice est fermé par la masse du bouchon cloacal : mais bientôt ce dernier se désagrège et il se produit une fossette ouverte à l'extérieur et au fond de laquelle débouchent le ou les canaux génito-urinaires. Cette fossette constitue le *vestibule uro-génital*. Le vestibule uro-génital correspond à la partie inférieure du sinus de même nom. C'est la portion la plus fixe de ce sinus, celle qui est le moins modifiée par les changements évolutifs, et qui répond toujours à la définition d'un sinus commun aux organes génitaux et aux organes urinaires.

Autour de l'ouverture du vestibule uro-génital apparaissent d'importants replis de la peau qui vont former les organes génitaux externes. Ce sont : 1° une petite saillie conique située au-dessus du vestibule, le *tubercule génital;* 2° deux gros bourrelets saillants qui, partant du tubercule génital, bordent latéralement le vestibule et viennent se confondre en arrière avec le périnée, les *bourrelets génitaux.*

Le tubercule génital est impair et médian, il est situé juste au-dessus du bouchon cloacal. Ce dernier lui envoie un prolongement sous la forme d'une lame verticale, *lame uréthrale* de Tourneux, qui s'enfonce dans la moitié inférieure du tubercule et la parcourt dans toute sa longueur. La lame uréthrale est composée, comme le bouchon cloacal, par une masse de cellules venues de la membrane anale. Elle se comporte comme le bouchon cloacal lui-même, c'est-à-dire qu'elle se désagrège en partie, et il se forme à sa place un sillon, le *sillon génital*, qui parcourt la face inférieure du tubercule génital. Le sillon génital qui se continue en arrière dans le vestibule uro-génital, dont il n'est en somme qu'un prolongement, est limité par deux replis saillants, les *replis génitaux.*

Le périnée est formé par la partie inférieure des replis de Rathke, à laquelle Retterer donne le nom de replis *ano-génitaux*, nom justifié par ce fait que toutes les parties qui se développent à leur niveau (bourrelets génitaux, repli anal antérieur) paraissent étroitement liées entre elles au point de vue de leur développement.

En prenant comme point de départ l'état ci-dessus décrit, il est facile de comprendre la formation des organes génitaux externes dans les deux sexes. — Chez la femme, les choses changent peu et ce sont surtout de simples différenciations histologiques qui ont à se produire pour aboutir à l'état parfait. Le tubercule génital se développe peu, il forme le *clitoris.* Son extrémité antérieure renflée constitue le *gland*, autour duquel un repli cutané se dispose en une sorte de *prépuce.* A leur tour, les bourrelets génitaux forment les *grandes lèvres*, les replis génitaux, les *petites lèvres.* L'*hymen* est formé par l'extrémité antérieure du vagin, saillante dans le vestibule, le vestibule uro-génital devient le vestibule du vagin, les *glandes de Bartholin* proviennent d'un bourgeonnement épithélial de ses parois. — Chez l'homme, le développement est un peu plus compliqué. Le tubercule génital s'accroît beaucoup, la lame uréthrale prend une importance considérable. Elle forme sur les coupes transversales une cloison verticale allant du milieu du tubercule jusqu'à son bord inférieur. Cette lame se détruit et ainsi se forme un vaste sillon ou mieux une gouttière profonde parcourant la face inférieure du tubercule devenu le *pénis.* Tout le long de cette gouttière les replis génitaux qui la bordent se soudent l'un à l'autre formant la portion spongieuse du *canal de l'urèthre.* Les replis génitaux se comportent de même au niveau du vestibule uro-génital pour former l'*urèthre membraneux.* Les bourrelets génitaux se soudent sur la ligne médiane et constituent le *scrotum.* La *prostate* apparaît sur la portion initiale de l'urèthre vers le deuxième mois. Quant aux *glandes de Cowper*, elles sont des productions de la paroi du vestibule uro-génital.

5° Capsules surrénales. — Le développement des capsules surrénales est encore peu connu. Pour beaucoup d'auteurs les deux substances, médullaire et corticale, qui les constituent auraient une origine différente. La substance médullaire viendrait des ganglions du sympathique, la substance corticale du tissu mésodermique situé à l'extrémité antérieure du corps de Wolff (Balfour, Kölliker, etc.). D'autres auteurs (Janosik, Mihalkowics) pensent que la substance corticale est formée par des produits de l'épithélium du cœlome, et en particulier de l'épithélium situé en avant du corps de Wolff et de l'éminence génitale. Weldon, allant plus loin encore, admet que les tubes de la portion antérieure du corps de Wolff participent à la formation des capsules surrénales. Ceci justifie la place que nous avons donnée à ces organes, à la la suite des organes génito-urinaires.

C. — Système des séreuses

Dans le système séreux nous décrirons à la fois les séreuses vraies, péritoine, péricarde et plèvres, et le diaphragme. Ce dernier par sa musculature striée mériterait peut-être une place à part, mais il est si intimement lié par son développement aux séreuses vraies qu'il y a tout avantage à le décrire avec elles.

Nous étudierons tout d'abord le péritoine, puis le diaphragme, et enfin, simultanément, le péricarde et les plèvres.

1° Péritoine. — Le péritoine pariétal est fourni par la lame la plus interne de la somatopleure, après que les produits de la protovertèbre (muscles et os) ont envahi cette dernière. Le péritoine viscéral provient des couches superficielles de la lame splanchnique. Il y a en outre à décrire dans le péritoine les *mésentères*. Embryologiquement on distingue deux mésentères : 1° le mésentère vrai, *mésentère dorsal*, et 2° le *mésentère ventral*.

a. *Mésentère dorsal.* — Au début, la gouttière intestinale est directement appliquée contre la corde dorsale (fig. 1732), il n'y a donc pas de mésentère.

Plus tard, ainsi que l'on peut le voir indiqué dans la figure 1733, 10, de chaque côté du corps une lame mésodermique s'insinue entre l'aorte primitive et l'entoderme. Ces deux lames s'avancent régulièrement l'une vers l'autre, et arrivées sur la ligne médiane, au-devant de la corde, elles se soudent, formant la *suture mésentérique* (Kölliker).

La suture mésentérique, une fois achevée, développe une lame mésodermique plus ou moins étendue, qui rattache l'intestin au rachis, c'est le mésentère vrai ou dorsal. Ce dernier s'étend depuis le cardia en haut jusque vers la partie terminale du gros intestin, mais en plusieurs points il peut rester très court, tandis qu'il atteint ailleurs des dimensions considérables. Il est très développé au niveau de l'estomac où il forme le mésogastre postérieur, dans lequel se développe la rate, par simple différenciation d'un amas de cellules mésodermiques.

Le mésogastre postérieur est d'abord vertical et médian comme l'estomac lui-même, puis il suit ce dernier dans son mouvement de torsion, et s'allonge beaucoup pour se prêter à ce mouvement. Il constitue alors une sorte de voile flottant, *rudiment du grand épiploon*, attaché d'une part à la ligne médiane de la paroi abdominale postérieure, d'autre part à la grande courbure de l'estomac, et, comme l'estomac s'est tordu de manière à diriger sa face latérale droite en arrière, entre cette face et la paroi postérieure du cœlome il existe dès maintenant une cavité, limitée à gauche et en bas par le grand épiploon. C'est une partie de l'arrière-cavité des épiploons.

Le grand épiploon forme en somme comme une bourse aplatie, dont le bord inférieur libre et flottant dépasse très peu la grande courbure de l'estomac. Cette bourse se compose naturellement de deux lames ou de deux feuillets. Bientôt son bord inférieur s'allonge par un accroissement propre de ses deux feuillets, et passe au-dessus des anses intestinales qu'il recouvre à la manière d'un tablier.

L'épiploon contracte ultérieurement des adhérences avec le côlon transverse, et le reste du mésentère dorsal subit de grandes modifications dans son étendue et dans son importance. Tous ces détails ont été étudiés dans le chapitre v, p. 1179.

b. *Mésentère ventral.* — Le mésentère ventral consiste en une lame mésodermique allant du bord ventral du tube digestif à la paroi ventrale. Il ne s'étend jamais au-dessous de l'ombilic. On peut lui considérer deux portions : 1° une portion *cardiaque* dont la formation est en rapport avec celle du cœur, et qui disparaît de très bonne heure sans jouer aucun rôle dans le développement des parties qui nous occupent ; 2° une portion *hépatique*, bien plus importante, et qui se forme de la manière suivante : le foie épithélial repousse au-devant de lui une masse de mésoderme splanchnique, le *renflement hépatique* (Kölliker), lequel vient s'unir à la somatopleure qui constitue la paroi ventrale primitive. D'après Mathias Duval, cette union ne se fait pas tout d'abord sur la ligne médiane, mais à droite et à gauche de cette dernière. Elle s'opère par l'intermédiaire de villosités mésodermiques qui recouvrent le renflement hépatique. Après qu'elle est achevée, il existe une lame mésodermique allant de la paroi antérieure du tube digestif à la paroi ventrale. Cette lame s'étend en haut jusqu'au-dessous du cœur, en bas elle s'arrête d'une part à l'ombilic, d'autre part au duodénum.

Le mésentère ventral peut être considéré comme une lame verticale tendue entre le bord antérieur de l'estomac (du cardia au pylore), d'une part, le diaphragme et la paroi ventrale d'autre part. Le foie se développe sur le milieu et dans l'épaisseur du mésentère ventral et le divise en deux parties : une antérieure comprise entre la paroi ventrale, le diaphragme et le foie lui-même, c'est le *ligament falciforme* ou *suspenseur* du foie, une postérieure comprise entre le foie et l'estomac, qui forme l'*épiploon gastro-hépatique* ou *mésogastre antérieur*.

L'épiploon gastro-hépatique participe à la torsion de l'estomac, il est donc dirigé transversalement. Son bord inférieur délimite avec le foie et le duodénum un petit orifice, l'*hiatus de Winslow*, qui conduit dans l'arrière-cavité des épiploons.

2° **Diaphragme.** — La première ébauche du diaphragme est formée par la réunion d'une série de lames mésodermiques que nous connaissons déjà en partie et qui sont : 1° le renflement hépatique ; 2° les mésocardes latéraux. Ces derniers sont étudiés longuement avec le cœur (voy. p. 1303), ils servent de chemin aux veines (*canaux de Cuvier*), qui ramènent le sang du corps au sinus veineux. Les mésocardes latéraux forment avec le renflement hépatique une masse transversale, *diaphragme primaire*, dont ils occupent les bords droit et gauche, tandis que le renflement hépatique en forme le centre.

Le diaphragme primaire constitue donc une cloison située en arrière du cœur, et qui va de l'intestin à la paroi antérieure du corps à laquelle elle se soude sur une étendue plus ou moins grande en avant et sur les côtés. En arrière, cette cloison n'atteint pas les parois dorsales de la cavité générale, et laisse de chaque côté de la colonne vertébrale, un espace libre par lequel il est facile de passer de la portion antérieure ou thoracique de cette cavité dans sa portion postérieure ou abdominale (fig. 1737,3). Plus tard, des parois postérieures du tronc partent des replis, *les piliers* de Uskow, qui se soudent en avant au diaphragme primaire et obturent les orifices que ce

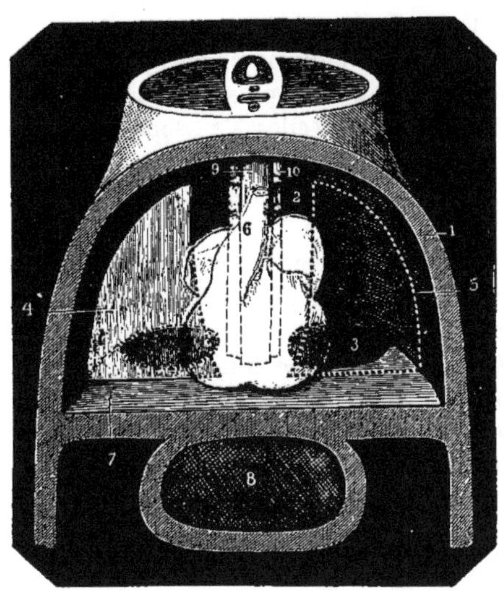

Fig. 1737.

Formation du diaphragme et du péricarde : région thoracique d'un embryon après ablation de sa paroi ventrale (*schématique*).

1, coupe de la paroi thoracique. — 2, gouttière costo-vertébrale. — 3, orifice postérieur du diaphragme primaire. — 4, membrane pleuro-péricardique. — 5, insertion de la membrane pleuro-péricardique qui a été enlevée. — 6, contours du cœur. — 7, diaphragme primaire. — 8, foie. — 9, œsophage. — 10, colonne vertébrale.

dernier présentait en arrière. Les poumons qui jusqu'alors pouvaient, grâce à ces orifices, s'étendre dans la cavité abdominale, sont maintenant entièrement enfermés dans la cavité thoracique. L'origine des fibres musculaires du diaphragme est peu connue.

Le foie épithélial se développe au sein du renflement hépatique. Toujours revêtu par le mésoderme, il se développe exclusivement du côté abdominal du renflement hépatique, en faisant de plus en plus saillie dans la cavité ventrale. Au fur et à mesure de son développement, il se dégage de plus en plus du diaphragme primaire, sans toutefois perdre jamais ses relations avec ce dernier ni avec la ligne médiane des parois ventrales; il leur reste constamment uni par des lames de tissu mésodermique qui constituent son *ligament suspenseur* et son *ligament coronaire*.

3° Péricarde et plèvres. — Ces deux parties sont en relation étroite entre elles, et leur développement doit être étudié simultanément.

Les canaux de Cuvier, contenus dans le diaphragme primaire, ont au début la même direction que ce dernier, c'est-à-dire se dirigent horizontalement de dehors en dedans. Mais bientôt ils se relèvent, entraînant avec eux une lame mésodermique empruntée au diaphragme primaire et qui s'élève au-dessus de lui. Il se forme ainsi deux lames verticales, membranes *pleuro-péricardiques* de Schmidt (fig. 1737, 4), constituant deux rideaux verticaux qui tendent à se fermer en arrière du cœur. Effectivement ces deux membranes, arrivées sur la ligne médiane, se soudent au tissu du médiastin et forment en arrière du cœur une cloison complète qui divise la cavité thoracique en deux chambres, dont l'une, simple, renferme le cœur, tandis que l'autre, formée de deux moitiés séparées par la colonne vertébrale et le médiastin, contient les poumons.

Les cavités pleurales communiquent encore pendant un certain temps par les orifices que nous avons signalés plus haut dans le diaphragme primaire avec la cavité abdominale, mais elles s'en séparent bientôt par le développement des *piliers* de Uskow.

Dès maintenant les *chambres pleurales* et *péricardique* sont constituées. Leurs parois sont formées par la paroi thoracique primitive, par le diaphragme, et enfin par la membrane *pleuro-péricardique* qui est commune à toutes deux. Elles prennent peu à peu la forme, les dimensions et les rapports qu'elles ont chez l'adulte.

Les plèvres pariétales sont formées à la fois par la couche la plus interne de la somatopleure de la cavité thoracique primitive, comme le péritoine, et par les faces pleurales du diaphragme et de la membrane pleuro-péricardique de Schmidt. Les plèvres viscérales naissent de la couche superficielle de la lame splanchnique qui enveloppe le poumon épithélial.

Le péricarde pariétal est formé en majeure partie par la membrane pleuro-péricardique et le diaphragme. Le péricarde viscéral vient des couches superficielles du mésoderme formant le tube cardiaque.

§ II. — Dérivés du mésenchyme

Les organes dérivés du mésenchyme sont les muscles lisses et les tissus squelettiques, en comprenant sous ce nom tous les tissus du groupe conjonctif.

A. — Système musculaire lisse

Le tissu musculaire lisse mérite à peine une mention spéciale, car son développement est purement histologique et paraît se faire par une simple différenciation de cellules mésenchymateuses. Cependant, His distingue avec soin les ébauches des fibres musculaires lisses d'avec celles du tissu conjonctif, et récemment Erick Müller a montré qu'une partie des protovertèbres fournit une ébauche distincte pour le tissu musculaire lisse de l'aorte. Dans les autres points de l'économie on n'a pas encore pu distinguer d'aussi bonne heure les ébauches musculaires lisses d'avec le mésenchyme ordinaire.

Nous étudierons plus longuement le système squelettique.

B. — Système squelettique

On peut envisager le système squelettique d'une manière plus large qu'on ne le fait d'habitude en anatomie descriptive, et comprendre sous ce nom, à la fois la charpente solide du corps et des organes (squelette proprement dit et tissu fibreux), et la charpente délicate qui entoure les parties élémentaires de l'organisme et leur sert à la fois de soutien et de milieu nutritif (tissu conjonctif lâche ou de la nutrition).

Le développement de ce dernier tissu est très simple. Partout où un organe se forme par bourgeonnement d'une surface épithéliale, ce qui est le mode le plus répandu, il s'enfonce dans l'épaisseur de la lame somatique ou de la lame splanchnique du feuillet moyen et s'y ramifie. Les cellules mésenchymateuses qui constituent ces lames occupent ainsi dès le début même de la formation des organes les intervalles compris entre leurs différents lobes ou lobules qu'elles séparent les uns des autres ; elles évoluent ensuite et forment le tissu connectif de l'organe auquel elles sont annexées. Dans l'étude du squelette proprement dit nous envisagerons successivement : 1° le squelette du tronc ; 2° le squelette de la tête ; 3° le squelette viscéral.

1° Squelette du tronc. — Le squelette naît, chez les vertébrés inférieurs, d'ébauches bien distinctes. RABL a montré, en effet, que chez les sélaciens, au niveau de la partie inférieure et interne de chaque protovertèbre, la lame splanchnique forme un petit bourgeon creux, le *sclérotome*, qui se glisse entre la protovertèbre d'une part, et la moelle et la corde d'autre part. Bientôt, ce bourgeon devient plein et massif, puis les cellules qui le constituent se multiplient activement et se transforment en éléments mésenchymateux qui se répandent entre la protovertèbre et le système nerveux. Le sclérotome a dès lors perdu la forme d'un bourgeon indépendant et l'on ne trouve plus à sa place qu'un amas de mésenchyme, destiné à fournir les tissus squelettiques.

Chez les mammifères on n'observe pas de sclérotomes distincts, mais le mode de développement du squelette n'est qu'une abréviation de celui que nous avons décrit ci-dessus. En effet, au niveau de leur bord inférieur en contact avec la corde et l'aorte, les protovertèbres perdent leur aspect épithélial et engendrent par prolifération une grande quantité de cellules mésenchymateuses qui se répandent entre le reste de la protovertèbre d'une part, et la corde et la moelle d'autre part (fig. 1730). Ces cellules continuant à se multiplier abondamment forment une masse épaisse tout autour de la corde dorsale (*investissement de la corde*). Une fois l'investissement de la corde achevé, celle-ci se trouve placée au milieu d'un amas de cellules embryonnaires, le *fourreau de la corde*. En même temps, d'autres cellules mésenchymateuses, venues comme les premières de la protovertèbre, se glissent entre cette dernière et le tube médullaire, et se disposent en une lame mince entourant le système nerveux central. Cette lame répond aux *arcs vertébraux membraneux* de KÖLLIKER, à la *membrana reuniens superior* de RATHKE.

Ainsi s'est constitué le *squelette membraneux* comprenant à la fois le fourreau de la corde et les arcs vertébraux. Le squelette membraneux ne participe pas à la segmentation des protovertèbres, il est absolument continu, et ne présente sur sa longueur aucune marque de division. Il envoie des prolongements latéraux qui fourniront les côtes. On peut aussi lui rattacher le squelette des membres.

Il persiste avec cette structure jusque vers le commencement du deuxième mois de la vie fœtale, chez l'homme. A ce moment, on voit apparaître métamériquement dans le fourreau de la corde de petits noyaux cartilagineux, résultant de la transformation *in situ* des cellules du fourreau. Ces noyaux cartilagineux (corps cartilagineux des vertèbres), sont séparés les uns des autres par des bandes de tissu resté mou.

Le cartilage envahit aussi les arcs membraneux, d'abord jusqu'à une certaine hauteur de telle sorte que le canal rachidien limité en avant et sur les côtés par du cartilage n'est fermé en arrière que par une lame membraneuse, puis, vers le quatrième mois, il gagne cette dernière et le canal rachidien est entièremement cartilagineux. Les arcs vertébraux cartilagineux sont parfaitement continus avec le corps cartilagineux de la vertèbre. Les portions du rachis restées membraneuses entre les segments cartilagineux consécutifs formeront les disques intervertébraux et les ligaments de la colonne vertébrale.

Au coccyx, les arcs vertébraux ne se développent que très peu ou même pas, et les dernières vertèbres se fusionnent latéralement pendant qu'elles sont encore à l'état cartilagineux (Rosenberg). Les vertèbres sacrées se fusionnent aussi.

Remak a fait remarquer que chez le poulet la segmentation du rachis cartilagineux ne correspond pas du tout à celle des protovertèbres, mais alterne avec elle, les disques intervertébraux répondant au milieu des protovertèbres.

La corde conserve sa forme au début, dans le rachis cartilagineux, mais bientôt elle s'atrophie dans l'épaisseur du corps des vertèbres, tandis qu'elle reste bien développée dans les disques intervertébraux et prend, pour cela, un aspect monoliforme. A mesure que le développement progresse, ses parties comprises dans le corps des vertèbres s'atrophient entièrement; au contraire, les renflements qu'elle présente au niveau des disques intervertébraux s'accroissent, et leurs éléments cellulaires subissent une modification particulière. Ils se transforment en une sorte de gelée molle et muqueuse qui occupe la cavité centrale, ronde ou ovale, creusée dans chaque disque intervertébral. Les parties gélatineuses de la corde persistent d'autant plus longtemps que les vertèbres s'ossifient plus tard. Dans l'apophyse odontoïde, la base du crâne et le coccyx qui restent longtemps cartilagineux, on en rencontre encore à la naissance (H. Müller).

2° Squelette cranien. — Le crâne est, comme la colonne vertébrale, d'abord membraneux, puis il devient cartilagineux et enfin osseux. Nous avons déjà vu (t. I, p. 164) qu'il existe des protovertèbres dans la région céphalique. Ces protovertèbres contribuent à former le squelette crânien.

Au début, ce dernier a la forme d'une capsule membraneuse que l'on appelle le *crâne primordial*. Le crâne primordial possède, comme celui de l'adulte, une base et une voûte, et on peut lui distinguer un segment *préchordal* dans lequel la corde dorsale n'existe pas, et un segment *chordal* contenant l'extrémité antérieure de la corde. Au début le segment préchordal est très court, parce que la vésicule cérébrale antérieure à laquelle il correspond est peu développée, mais il grandit plus tard avec elle.

Vers le deuxième mois de la vie fœtale commence la transformation cartilagineuse du crâne membraneux. Elle s'effectue d'un seul bloc pour toute la base et les parties latérales du crâne, mais ne s'étend jamais à la voûte, qui reste toujours membraneuse.

En un point de la base, sur une certaine étendue, le plancher membraneux du cerveau ne se transforme pas en cartilage, mais reste à l'état mou sur une région ovalaire placée exactement au-devant de la corde. Le cartilage de la base forme autour de cette région membraneuse deux bandes minces qui ont reçu le nom de *trabécules du crâne* ou de *piliers latéraux* (RATHKE). HUXLEY considérait les trabécules comme représentant des arcs branchiaux, mais KÖLLIKER et BALFOUR se sont élevés contre cette manière de voir, qui est abandonnée. C'est au niveau de l'espace compris entre les trabécules que se développe la *poche hypophysaire*, qui peut ainsi passer de la cavité buccale dans la cavité cranienne.

Le crâne cartilagineux est tout d'abord indivis, tous les segments que l'on distinguera plus tard chez l'enfant dans la base du crâne forment maintenant un tout continu. Le cartilage s'étend sur toutes les parties ci-dessus : 1° occipital tout entier, moins l'écaille; 2° sphénoïde avec ses ailes; 3° temporal (rocher); 4° ethmoïde; 5° cartilages du nez. Le frontal, le pariétal, l'écaille de l'occipital naîtront directement de la voûte membraneuse sans exister jamais à l'état cartilagineux (voyez *Ossification*, t. I).

La part qui revient au cartilage dans la constitution du crâne primordial est très variable; ainsi, chez le cochon, la voûte est en majeure partie cartilagineuse (SPÖNDLI).

Le crâne primordial présente un certain nombre de cloisons membraneuses qui divisent incomplètement sa cavité et qui sont en parfaite continuité de substance avec lui. L'une de ces cloisons, transversale, très peu développée, est située en avant du trou occipital, c'est le *pilier postérieur du crâne*. Plus en avant, au niveau de la terminaison de la corde, on en distingue une autre, le *pilier moyen* de RATHKE ou *pilier antérieur* de KÖLLIKER. Ces piliers formeront plus tard les lames membraneuses qui s'interposent entre les diverses parties de l'encéphale. Le pilier antérieur fournit, d'après KÖLLIKER, la tente du cervelet. Une lame analogue aux piliers, mais longitudinale, se forme aux dépens de la partie antérieure de la voûte cranienne et donne la faux du cerveau.

3° Squelette viscéral. — Le squelette de la face est en grande partie fourni par les arcs viscéraux, en effet en dehors des os du nez et de l'os incisif qui viennent du bourgeon frontal, le maxillaire supérieur et le maxillaire inférieur sont fournis par les deux branches du premier arc branchial.

Le squelette de la branche mandibulaire du premier arc consiste au début en un long style cartilagineux, *cartilage de Meckel*, qui s'étend de la cavité tympanique en arrière, jusqu'à la symphyse mandibulaire en avant. Ce cartilage semble jouer le rôle d'un tuteur pour le maxillaire inférieur qui se développe en dehors de lui comme un os de revêtement ou de membrane. Toutefois, à sa partie antérieure, le cartilage de Meckel s'ossifie en même temps que le maxillaire inférieur et se confond avec lui.

La partie postérieure du cartilage de Meckel donne naissance à deux des osselets de l'ouïe, l'*enclume* et le *marteau* (SALENSKY).

Le bourgeon frontal donne naissance aux cartilages du nez; le bourgeon nasal interne fournit l'intermaxillaire et le vomer, le bourgeon nasal externe le labyrinthe ethmoïdal, l'os unguis et les os propres du nez.

Les os que fournit le bourgeon maxillaire supérieur (maxillaire supérieur, palatin, lame interne de l'apophyse ptérygoïde), sont des os de revêtement par rapport aux cartilages des cavités naso-buccales, c'est-à-dire se développent dans une lame fibreuse (os membraneux) placée en dehors de ces cartilages et leur fournissant un revêtement. De plus, le palatin et la lame interne se développent dans le tissu fibreux d'une *membrane muqueuse*, la muqueuse buccale; on peut les distinguer des os de revêtement de la voûte cranienne qui proviennent en somme de plaques dermiques ossifiées, sous le nom d'os de revêtement *muqueux*.

Le deuxième arc branchial (arc hyoïdien) possède une tige cartilagineuse identique au cartilage de Meckel, c'est le *cartilage de Reichert* qui s'appuie en arrière sur la capsule cartilagineuse de l'appareil auditif, tout près du point où s'attache à cette dernière le cartilage de Meckel.

La partie postérieure du cartilage de Reichert se fusionne avec le rocher cartilagineux dont elle sort sous la forme de l'apophyse styloïde. Les ligaments qui rattachent cette apophyse aux petites cornes de l'os hyoïde, proviennent de la partie moyenne du cartilage de Reichert devenue fibreuse. Les petites cornes sont formées par sa partie inférieure.

Le cartilage de Reichert fournit donc les petites cornes de l'os hyoïde, ou comme on les appelle chez les animaux, les cornes antérieures. On sait que ces cornes sont composées chez beaucoup d'animaux d'une série d'osselets s'étendant de l'apophyse styloïde au corps de l'hyoïde. Cette disposition peut se rencontrer anormalement chez l'homme.

On a pensé que la partie postérieure du cartilage de Reichert pouvait fournir quelques-uns des osselets de l'ouïe. Huxley, s'appuyant sur des faits d'anatomie comparée, admettait que l'étrier et même l'enclume, provenaient du squelette du deuxième arc branchial. Mais Parker et Salensky ont montré que l'étrier naît indépendamment du squelette viscéral par une différenciation de la capsule auditive, et que la portion postérieure du cartilage de Reichert se fusionne avec le rocher. On a vu plus haut que l'enclume vient du cartilage de Meckel.

Le troisième arc branchial fournit le corps de l'os hyoïde et ses grandes cornes ou cornes postérieures des animaux.

L'ossification des différentes pièces cartilagineuses dont il a été question ici a été déjà étudiée à propos du squelette (voy. t. I, Ostéologie).

§ III. — Système vasculaire

Le système vasculaire est généralement rattaché au feuillet moyen, suivant l'opinion de Remak et de Kölliker, qui le considéraient comme une simple différenciation du mésoderme. Plusieurs auteurs et en particulier His ont soutenu que le système vasculaire se forme, au contraire, aux dépens d'une ébauche spéciale, aussi vieille que le feuillet moyen lui-même. Il paraît probable aujourd'hui que l'on peut rattacher génétiquement cette ébauche à l'entoderme. Bien que la question soit encore très controversée, nous appuyant sur l'autorité de divers embryologistes, tels que Mathias Duval et sur les travaux de Uskow, nous adopterons cette dernière opinion.

Pour plus de clarté nous diviserons cette étude en trois parties : 1° *origine des vaisseaux et du cœur;* 2° *développement ultérieur des vaisseaux et du cœur* chez l'embryon et chez le fœtus ; 3° *origine du sang.*

A. — Origine des vaisseaux et du cœur

Le cœur n'est, comme on sait, qu'une portion du système vasculaire spécialisée à un très haut degré. Il naît, comme les vaisseaux eux-mêmes, aux dépens d'ébauches spéciales, les *germes vasculaires* d'Uskow. Nous étudierons d'abord le développement des vaisseaux qui se forment les premiers.

1° Vaisseaux. — Les germes vasculaires, origine des vaisseaux, consistent en de petits amas protoplasmiques multinucléés de la nature des plasmodies, et qui prennent la forme de cordons cylindriques ou noueux. Ces cordons, d'abord isolés les uns des autres, se fusionnent ensuite en formant un réseau continu. Les germes vasculaires naissent chez le poulet dans le bourrelet entodermo-vitellin (voy. p. 1211) et dans la zone qui fait transition entre ce dernier et l'entoderme aplati de l'aire transparente. Ils se glissent ensuite entre la lame splanchnique du feuillet moyen et le feuillet interne. Au début ils sont tout à fait indépendants du mésoderme, qui passe au-dessus d'eux sans leur fournir aucune enveloppe. Plus tard ce feuillet les entoure entièrement et leur forme une gaine complète. A partir de ce moment ils sont situés en plein dans le feuillet moyen dont il est impossible de les séparer, c'est sous cet état qu'ils ont paru à REMAK et à KÖLLIKER être des cordons pleins formés de cellules mésodermiques.

Les germes vasculaires sont au début isolés et forment des îlots irréguliers, les *îlots de Wolff*. Mais ils ne tardent pas à s'allonger, à pousser des ramifications latérales et à s'unir les uns avec les autres, de manière à former un vaste réseau qui s'étend sur une grande partie du blastoderme.

Ce réseau est fort irrégulier tout d'abord. Il est formé de cordons de dimensions très variables ; à ses nœuds se trouvent les îlots de Wolff du stade précédent, réunis maintenant les uns aux autres par des isthmes étroits. Ses mailles sont occupées par le tissu embryonnaire du feuillet

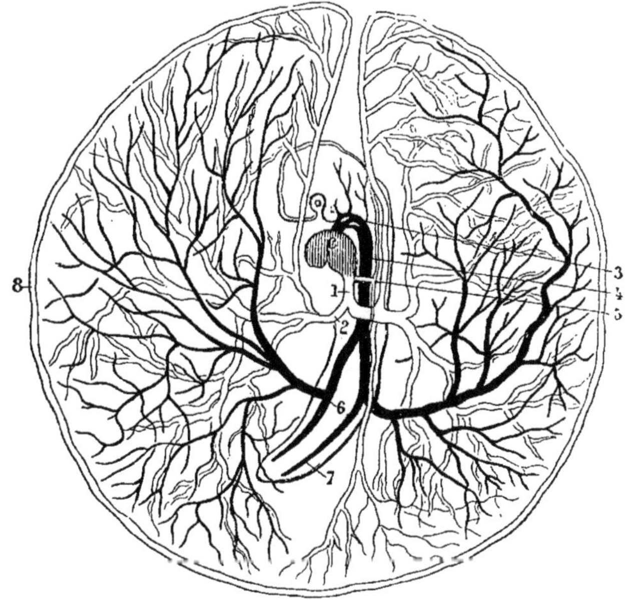

Fig. 1738.

Aire vasculaire du poulet (d'après BALFOUR).

C, cœur. — 1, sinus veineux. — 2, veines omphalo-mésentériques. — 3, arcs aortiques. — 4, aorte descendante. — 5, canal de Cuvier. — 6, artères vitellines. — 7, branches terminales des aortes. — 8, sinus terminal.

moyen constituant ce que l'on a appelé les *îlots de substance*. Les cordons protoplasmiques nucléés qui forment le réseau sont maintenant complètement entourés par les éléments du feuillet moyen. En même temps que s'opère la jonction des îlots de Wolff, la lumière des futurs vaisseaux commence à se former en leur sein par la production de vacuoles qui, nées çà et là dans l'épaisseur des germes vasculaires, ne tardent pas à se fusionner entre elles. Simultanément, la substance des germes vasculaires se réduit à une lame mince semée de noyaux, qui forme la paroi endothéliale du vaisseau. La lumière des vaisseaux se forme indépendamment de toute action mécanique du courant sanguin, elle est au début fort irrégulière, elle est même, par places, presque entièrement obstruée par des amas protoplasmiques multinucléés, restes de la substance des germes vasculaires appendus en un point de la paroi endothéliale. Ces amas correspondent à ce que Kölliker nomme les *berceaux des globules sanguins*. Ils font saillie dans la lumière des premiers vaisseaux et sont particulièrement volumineux et abondants dans la moitié postérieure de l'aire vasculaire chez le poulet.

En résumé, les premiers vaisseaux sont constitués par des canaux dont la paroi très mince est formée par une lame protoplasmique multinucléée. Cette lame, gardant les caractères histologiques du germe dont elle est provenue, n'est pas divisible en cellules distinctes, mais est absolument continue; on lui donne néanmoins le nom de membrane endothéliale du vaisseau. Pour plus de simplicité nous conserverons le nom, tout en rappelant qu'il ne s'agit pas d'un endothélium vrai.

Les premiers vaisseaux forment un réseau étendu sur une aire arrondie ou ovale, l'*aire vasculaire*, limitée par un vaisseau circulaire, le *sinus terminal*. L'aire vasculaire s'étend à la fois sur l'aire transparente et sur une partie de l'aire opaque, elle empiète aussi légèrement sur le corps de l'embryon.

Dans l'embryon de poulet que l'on peut prendre pour type, l'aire vasculaire est formée de deux moitiés ayant chacune la forme d'un demi-cercle, et placées symétriquement sur le côté droit et sur le côté gauche de l'embryon. Chaque demi-cercle présente à considérer un arc, formé par la moitié correspondante du sinus terminal, et une corde. La corde comprend deux moitiés distinctes, l'une antérieure constituée par un vaisseau (veine vitelline antérieure) qui vient du sinus terminal et aboutit au cœur en longeant la tête de l'embryon, l'autre postérieure formée par un vaisseau longitudinal placé dans le corps de l'embryon, au-devant des protovertèbres, parallèlement à la corde dorsale et un peu en dehors d'elle, l'*aorte primitive*.

L'aorte primitive constitue le bord interne de l'aire vasculaire; le sang qu'elle renferme passe aisément dans cette aire par l'intermédiaire des nombreux vaisseaux situés sur son bord externe. Après avoir parcouru l'aire vasculaire il est repris par le sinus terminal et par différentes veines qui aboutissent toutes à la veine omphalo-mésentérique du même côté, laquelle se jette dans l'extrémité postérieure du cœur. Les veines qui se rendent dans la veine omphalo-mésentérique sont : 1° les veines vitellines antérieures; 2° les veines vitellines latérales; 3° les veines vitellines postérieures (l'une de ces dernières peut manquer, c'est la droite, la veine vitelline postérieure gauche existe seule alors).

De l'extrémité antérieure du tube cardiaque part un vaisseau (*bulbe artériel*), qui se divise bientôt en deux branches, lesquelles se recourbent en arrière, après avoir embrassé entre elles le pharynx, et se continuent avec les aortes primitives. Tel est le système très simple que parcourt le sang pendant les premiers moments du développement; on désigne cette première circulation sous le nom de première circulation ou circulation de la veine omphalo-mésentérique.

Au fur et à mesure que le corps se délimite de mieux en mieux et que ses parois ventrales se forment, les aortes primitives que nous avons considérées comme le bord interne de l'aire vasculaire se séparent de plus en plus de cette dernière et ne communiquent plus avec elle que par un gros tronc, l'artère *omphalo-mésentérique* ou *vitelline*.

Le premier système vasculaire s'est formé tout entier au dépens des germes vasculaires aussi bien dans sa partie *intra-embryonnaire* que dans sa partie extra-embryonnaire (pour plus de détails voy. Vialleton, *Journ. Anat.*, 1892).

Les vaisseaux de l'aire vasculaire sont surtout destinés à l'absorption des matières nutritives contenues dans le sac vitellin, ils servent aussi à la respiration chez les oiseaux où ils sont très développés. Ces vaisseaux s'atrophient en même temps que la vésicule ombilicale se flétrit, ils disparaissent donc de bonne heure et ne jouent aucun rôle chez l'animal adulte.

2° Cœur. — L'étude du cœur peut être subdivisée en plusieurs points : 1° les rudiments cardiaques; 2° le tube cardiaque; 3° la situation topographique du cœur.

a. *Rudiments cardiaques.* — Le cœur se forme, comme les vaisseaux, aux dépens de germes vasculaires situés dans la splanchnopleure. Il peut apparaître dans cette lame, alors qu'elle est encore plane et ne s'est pas rabattue en dessous pour former le pharynx (fig. 1439, A). Dans ce cas, de chaque côté on voit un germe vasculaire placé entre l'entoderme et la lame splanchnique du mésoderme qu'il soulève fortement, et qui s'est épaissie à ce niveau. C'est le premier rudiment cardiaque constitué par un tube creux comprenant une lumière, future cavité cardiaque, limitée par une paroi mince, *endothélium cardiaque*, fourni par le germe vasculaire, et une lame mésodermique épaisse qui donne plus tard naissance à tous les tissus du cœur (portion conjonctive de l'endocarde, muscle cardiaque et péricarde viscéral). Sur certains blastodermes observés de face et par transparence, ces rudiments se voient aisément sous la forme de canaux placés au voisinage de la tête (lapin, Kölliker).

Lorsque la splanchnopleure se rabat en dessous pour constituer le pharynx, les deux rudiments cardiaques, d'abord séparés, se rapprochent l'un de l'autre, puis se soudent entre eux sur la ligne médiane. Leurs parois endothéliales s'accolent, puis la lame unique formée par leur accolement se résorbe et disparaît, et les cavités des deux rudiments se fusionnent en une seule (fig. 1739, C).

Fig. 1739.

Coupes transversales de la région cervicale d'un embryon montrant le développement du cœur : A, premier stade ; B, deuxième stade ; C, troisième stade (*schématique*).

a, ectoderme. — *b*, mésoderme. — *c*, entoderme.

1, moelle épinière. — 2, corde dorsale. — 3, paroi endothéliale du cœur. — 4, paroi mésodermique du cœur. — 5, mésentère cardiaque (mésocarde ventral). — 6, pharynx. — 7, arc aortique. — 8, cavité pleuro-péritonéale (cavité cervicale). — 9, lame somatique du mésoderme. — 10, lame splanchnique du mésoderme.

Il arrive souvent que les rudiments cardiaques ne se développent qu'après le pharynx. Ils sont alors d'emblée accolés l'un à l'autre sur la ligne médiane, audevant du pharynx, et la dualité primitive du cœur est bien moins facile à saisir, d'autant plus que la fusion de leurs deux lumières s'effectue de très bonne heure. Tel est le cas de l'embryon du poulet chez lequel Dareste a eu le mérite de montrer, pour la première fois, la double origine du cœur.

b. *Tube cardiaque.* — Une fois la fusion de ses deux moitiés opérée, le cœur a la forme d'un tube légèrement plié en S, et qui a deux extrémités. L'une, antérieure, donne naissance au système aortique, l'autre, postérieure, reçoit par les veines omphalo-mésentériques le sang de l'aire vasculaire. De par son mode de formation le cœur est relié à la fois au pharynx par une lame qui lui forme un véritable mésentère, le *mésocarde postérieur* ou *dorsal*, et à la paroi antérieure du corps par un mésentère analogue, *mésocarde antérieur* ou *ventral* (fig. 1739,5).

Les mésocardes antérieur et postérieur disparaissent bientôt par résorption sur toute l'étendue du tube cardiaque, qui dès lors est libre dans la plus grande partie de sa longueur, n'étant fixé à la paroi ventrale du pharynx que par ses deux extrémités.

Outre les mésocardes antérieur et postérieur, il existe de chaque côté un pont de substance qui relie la partie postérieure du cœur situé dans la splanchnopleure à la paroi latérale du corps formée par la somatopleure, c'est le *mésocarde latéral* découvert par Kölliker, et qui a une importance considérable, parce qu'il est la voie que suivent les vaisseaux pour ramener au cœur le sang de l'embryon.

L'origine du mésocarde latéral est assez discutée. Pour Uskow, il est formé par un point du mésoderme primitif qui a échappé au clivage destiné à engendrer le cœlome. Il est donc tout naturel que ce point forme un pont entre la lame somatique et la lame splanchnique du feuillet moyen, pont dans lequel s'engagera plus tard le tronc veineux qui ramènera au cœur le sang de l'embryon. Pour Ravn, sa formation est un peu différente : lorsque la veine omphalo-mésentérique se développe, elle fait à la surface de la splanchnopleure une telle saillie, que traversant toute la cavité du cœlome à cet endroit, elle arrive à toucher la lame somatique et à s'unir à elle. Le point de fusion forme le mésocarde latéral.

Pour des raisons morphologiques, on peut considérer l'ensemble des mésocardes antérieur et postérieur comme une seule lame verticale placée au-devant du pharynx et formant à ce dernier un mésentère ventral, au sein duquel se développerait le cœur. Le mésentère ventral au niveau du cœur est formé par l'accolement des splanchnopleures droite et gauche.

c. *Situation topographique du cœur*. — Le cœur est logé dans une portion de la cavité générale à laquelle on a donné le nom de *cavité pariétale* ou mieux, surtout lorsqu'il s'agit des premiers stades du développement, de *fosse cardiaque* (*fovea cardiaca*).

La fosse cardiaque est constituée par la partie antérieure de l'espace situé entre l'ombilic intestinal et l'ombilic cutané (fig. 1713,7), elle est limitée en dessus par la paroi ventrale du pharynx, en arrière par la paroi antérieure du canal vitellin, en dessous par la paroi supérieure de la vésicule ombilicale. En avant elle est fermée par la somatopleure.

La fosse cardiaque est divisée en deux moitiés par le mésentère ventral dans lequel nous avons vu que se développe le cœur. De chaque côté elle n'est pas fermée et se continue avec la portion du cœlome qui entoure le canal vitellin.

Plus tard, au fur et à mesure que l'ombilic cutané se referme (voy. Art. II, p. 1230), la paroi ventrale qu'il constitue se substitue à la paroi inférieure primitive de la fosse cardiaque qui était formée par une partie de la vésicule ombilicale, et le cœur se trouve alors logé dans la *cavité pariétale*, entre la paroi thoracique antérieure et le pharynx.

B. — Développement ultérieur des vaisseaux et du cœur

Nous étudierons successivement : 1° les vaisseaux en général ; 2° le système artériel ; 3° le système veineux ; 4° le cœur.

1° Vaisseaux en général. — Les vaisseaux du corps de l'embryon peuvent prendre naissance de plusieurs manières : 1° ou bien des germes vasculaires faisant partie du réseau intra-embryonnaire primitif et qui ne passent pas dans la constitution de l'aorte primitive sont employés à former les autres vaisseaux; 2° ou bien ces derniers se forment par des pointes d'accroissement analogues à celles qui ont été observées dans les vaisseaux de la queue des têtards, et qui partent toutes des aortes primitives, enfin, 3° les vaisseaux peuvent naître des cellules vaso-formatives de RANVIER.

Les vaisseaux se forment dans l'ordre suivant : premièrement les artères (aortes primitives), secondement les veines reliées aux premières par des troncs courts auxquels on ne peut guère donner le nom de capillaires. Les réseaux capillaires proprement dits ne se forment que tard, au fur et à mesure que les organes auxquels ils appartiennent se développent.

MATHIAS DUVAL a représenté dans son *Atlas d'Embryologie* (Pl. XVII, fig. 279) un germe vasculaire plein reliant l'aorte, perméable, à la veine cardinale perméable aussi. Ce germe en se creusant va devenir l'intermédiaire entre le système artériel et le système veineux. C'est aux dépens de pareils troncs communiquants très courts que se développeront plus tard un grand nombre des rameaux collatéraux des troncs primitifs.

Les capillaires peuvent se développer dans les différents organes par des éléments propres, indépendants du système vasculaire primitif, les *cellules vaso-formatives* de RANVIER. Ce sont des éléments allongés, de forme variable, souvent munis de branches latérales. Ces éléments s'unissent entre eux en formant un réseau d'abord plein, interposé entre une artériole et une veinule du voisinage. Ils se creusent ensuite d'une lumière, et forment ainsi des canaux perméables au sang. En même temps les cellules vaso-formatives engendrent dans leur sein des globules rouges sans noyau.

Les cellules vaso-formatives ont été étudiées surtout dans l'épiploon des jeunes mammifères. Elles diffèrent des germes vasculaires par leur forme et surtout par leur propriété d'engendrer des globules rouges sans noyau contrairement aux premiers qui donnent naissance à des globules nucléés. RAMON Y CAJAL a fait remarquer que ces cellules n'étaient peut-être que des fragments de réseaux capillaires en voie d'atrophie, et il n'est pas douteux qu'en nombre de cas cela ne soit vrai. Cependant la cellule vaso-formative décrite par RANVIER et SCHÄFER joue certainement un rôle dans le développement des capillaires, mais elle n'est pas le seul élément capable d'engendrer ces derniers, O. VAN DER STRICHT a fait remarquer que les nouveaux capillaires qui se développent dans le foie naissent aux dépens d'amas de cellules *distinctes* et *séparables*, dont les unes se jettent à la périphérie pour former la paroi, tandis que les centrales forment les globules contenus dans le vaisseau. Les cellules vaso-formatives sont surtout dévolues à la formation des réseaux capillaires, elles n'engendrent pas de gros troncs.

2° Système artériel. — Le système artériel est représenté au début par le seul système aortique qui revêt la forme suivante : de l'extrémité antérieure du cœur naît un tronc artériel court, qui se divise bientôt en deux branches, lesquelles s'écartent l'une de l'autre, embrassent chacune un des côtés du pharynx et se portent en arrière de ce dernier en décrivant à partir de leur origine un arc à concavité tournée en arrière, *arc aortique*. Arrivé en arrière du pharynx, chaque arc aortique se continue de chaque côté dans un vaisseau placé au-devant des protovertèbres, et par conséquent un peu en dehors de la ligne médiane, l'*aorte primitive*. Les deux aortes primitives sont, au début, absolument indépendantes l'une de l'autre, le système aortique est donc pair.

Les aortes paires communiquent largement au début avec les vaisseaux de l'aire vasculaire à laquelle elles se laissent aisément rattacher (voy. p. 1302), mais peu à peu elles se séparent de cette dernière et forment deux troncs indépendants. En effet, une portion de la lame splanchnique du feuillet moyen se glisse au-dessous et en avant des aortes pour aller former le mésentère, et simultanément elle les sépare d'avec le reste de l'aire vasculaire et les inclut en quelque sorte dans le corps de l'embryon auquel elles appartiennent en propre désormais.

Les deux aortes sont constituées au début simplement par leur paroi endothéliale née des germes vasculaires, et ne possèdent aucune enveloppe mésodermique. Bientôt elles se rapprochent l'une de l'autre et se soudent sur la ligne médiane. La cloison formée par l'accolement de leurs parois endothéliales venues au contact persiste encore quelque temps, puis elle disparaît et il n'y a plus qu'un seul tronc aortique volumineux, impair et médian, auquel le mésoderme forme plus tard une enveloppe complète, origine des tuniques musculaire et adventice. La fusion commence en avant, un peu au-dessous des arcs aortiques, et se continue peu à peu en arrière, où elle ne s'accomplit qu'assez tard.

En arrière du premier arc aortique, il s'en forme une série d'autres qui naissent comme des anastomoses transversales établies entre la portion dorsale et la portion ventrale de l'arc décrit par l'aorte (fig. 1740).

Il y a six paires d'arcs aortiques chez les mammifères, mais comme l'une d'entre elles s'atrophie de bonne heure sans fournir aucune branche à l'adulte, on n'en tient pas compte, et l'on n'en admet que cinq, il faut néanmoins connaître ce fait pour comprendre les différences de numérotage des arcs que l'on peut trouver chez les différents auteurs. Chaque arc aortique répond à un arc branchial ; si chez les mammifères leur nombre est plus grand que celui des arcs viscéraux, c'est que ces derniers ont subi une réduction plus considérable.

Les arcs aortiques ne gardent leur disposition primitive que chez les poissons. Chez ces animaux chacun d'eux forme le vaisseau afférent d'une branchie dans laquelle s'effectue l'hématose. Chez les autres animaux, ils subissent une série de transformations ; certaines de leurs parties s'atrophient, les autres persistent et forment quelques-uns des principaux troncs artériels.

Les figures 1740, A et B montrent le rôle de chacun de ces arcs. La portion transverse des deux premiers s'atrophie. Leur portion ventrale forme la carotide externe, leur portion dorsale

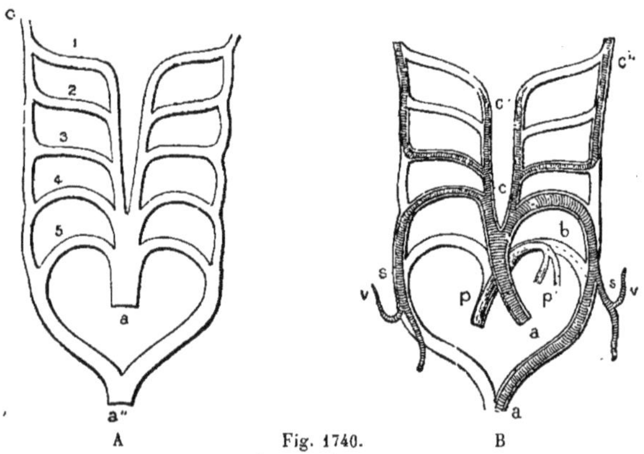

Fig. 1740.

Arcs aortiques :
A, disposition primitive; B, état définitif (d'après Rathke).

A : 1 à 5, les cinq arcs aortiques. — *a*, bulbe artériel. — *a*", aorte descendante. — *c*, carotide.
B : *a*, tronc aortique. — *b*, canal artériel. — *c*, carotide primitive. — *c'*. carotide externe. — *c''*, carotide interne. — P, artère pulmonaire. — *p*, ses branches. — *s*, artère sous-clavière. — *v*, artère vertébrale.

la carotide interne. — La portion transverse du troisième arc fournit le tronc qui unit la carotide externe à la carotide interne, et la portion ventrale donne le tronc commun des deux carotides du même côté, c'est-à-dire la carotide primitive. — Le quatrième arc a une destinée bien différente à droite et à gauche. A droite, la portion dorsale du cinquième arc, qui le relie à l'aorte s'atrophie, et le reste forme un vaisseau indépendant, l'artère sous-clavière, qui porte la carotide primitive du même côté formant avec elle le tronc brachio-céphalique. A gauche, le quatrième arc aortique se conserve dans son intégralité, et comme c'est le seul qui se continue avec l'aorte dorsale, tous les autres s'atrophiant dans l'une ou l'autre de leur partie, il devient la voie unique du cœur à l'aorte et constitue la crosse aortique. — Le cinquième s'atrophie, sauf du côté gauche, où il forme un tronc conduisant de l'aorte ventrale dans la crosse de l'aorte. Sur ce tronc naissent les artères pulmonaires comme deux collatérales. La portion du cinquième arc, comprise entre l'origine des pulmonaires et la crosse aortique, persiste pendant toute la vie fœtale, c'est le *canal artériel*, dont on a vu la destinée, tome II, page 62.

Le développement des autres troncs artériels est moins connu. Au début l'aorte émet des branches latérales disposées métamériquement Ce sont les *artères intersegmentaires*, ainsi nommées parce qu'elles passent entre les segments consécutifs. Beaucoup de ces artères s'atrophient, tandis que quelques-unes prennent un développement considérable. Ainsi, l'artère sous-clavière (dans le prolongement de sa portion fournie par les arcs aortiques) est formée par la sixième artère intersegmentaire cervicale (Hochstetter), tandis que les cinq autres avortent. Les intercostales représentent des artères intersegmentaires.

L'aorte donne en arrière deux grosses branches, les *artères ombilicales*, qui gagnent l'allantoïde et passent par l'ombilic pour se rendre au placenta. Au début, ces artères émettent deux branches, les *iliaques internes*, qui se distribuent aux viscères du bassin, et les *iliaques externes*, qui vont aux membres inférieurs. L'aorte se termine par un vaisseau grêle, l'artère *sacrée moyenne*. Après la naissance, les artères ombilicales s'atrophient, sauf dans leur partie située entre l'aorte et les artères iliaques, partie qui devient l'iliaque primitive.

Le tronc artériel placé en avant du cœur et qui fournit tous les arcs aortiques (*bulbe artériel*) se divise bientôt en deux troncs accolés, dont l'un conduit dans le cinquième arc aortique seul, et devient plus tard l'artère pulmonaire, et dont l'autre aboutit aux arcs situés en avant et forme l'origine de l'aorte.

3° Système veineux. — Ce système comprend des troncs veineux appartenant en propre à l'embryon, et des vaisseaux venant des annexes de ce dernier, la vésicule ombilicale et la vésicule allantoïde.

La première veine en date est la veine omphalo-mésentérique qui, née à la surface de la vésicule ombilicale, forme un énorme tronc pair qui passe dans la partie postérieure du cœur. Les veines propres du corps consistent en deux troncs longitudinaux pairs qui reçoivent le sang de la tête (*veines jugulaires*) (fig. 1741, 3), et en deux troncs également pairs qui amènent le sang de la partie postérieure du corps, les *veines cardinales*. A la hauteur du cœur, les jugulaires et les cardinales se jettent dans un tronc transversal, le *canal de Cuvier* (fig. 1741, 2), qui, passant par le mésocarde latéral, vient se jeter dans le tronc omphalo-mésentérique.

Au fur et à mesure que l'allantoïde se développe, de grosses veines, *veines allantoïdiennes* ou *ombilicales*, se forment, et, suivant les parois latérales du corps, viennent se jeter dans le tronc formé par la réunion des autres veines. Il y a donc en somme quatre paires de veines, une antérieure (veines jugulaires), et trois postérieures (veines cardinales, veines omphalo-mésentériques, veines ombilicales). La portion du tronc veineux commun comprise entre l'oreillette du cœur et le point d'abouchement des canaux de Cuvier des veines ombilicales et omphalo-mésentériques constitue le *sinus veineux* ou *sinus reuniens* de His. Comme les troncs des veines ombilicale et omphalo-mésentérique sont beaucoup moins importants que les canaux de Cuvier, ils peuvent être considérés comme de simples rameaux collatéraux de ces derniers.

Nous étudierons d'abord les changements subis par les veines du corps, puis ensuite ceux qui portent sur les veines des annexes.

a. *Veines du corps.* — Les veines jugulaires persistent formant le tronc commun des différentes jugulaires. Les canaux de Cuvier forment les veines caves supérieures qui, au début, sont au nombre de deux, et se réduisent ensuite à une seule, celle de droite. Ils deviennent à peu près verticaux d'horizontaux qu'ils étaient tout d'abord, et ils descendent dans le sillon veineux qui s'ouvre dans la portion droite de l'oreillette encore unique. Par leur redressement, les canaux de Cuvier forment avec le sinus une sorte de croissant à concavité supérieure dont ils constituent les cornes. Les deux cornes ne sont pas rigoureusement égales, ni semblablement disposées. La gauche, plus petite, contourne le cœur et se loge dans le sillon coronaire de ce dernier. Une anastomose transversale s'établit entre les deux canaux de Cuvier, conduisant le sang de celui de gauche dans celui de droite; aussi la portion de la veine cave supérieure gauche comprise entre cette anastomose et le sinus veineux perd de son importance et s'atrophie peu à peu. Ainsi disparaît la veine cave supérieure gauche, remplacée fonctionnellement par l'anastomose décrite ci-dessus, qui devient le tronc veineux *brachio-céphalique*. Toutefois la portion de la cave supérieure gauche qui contournait le sillon coronaire ne disparaît pas, elle reçoit les veines coronaires et forme le sinus coronaire qui conduit dans l'oreillette droite le sang veineux du cœur.

Les veines cardinales droite et gauche ont une destinée un peu différente; la partie inférieure de la veine cardinale droite entre dans la constitution de la veine cave inférieure; la partie correspondante à la veine cardinale gauche s'atrophie. La moitié supérieure de cette veine, qui était primitivement en connexion avec le canal de Cuvier gauche, se réunit avec la moitié correspondante de la veine cardinale droite par une anastomose transversale ou légèrement oblique, et constitue la veine *hémi-azygos* dont le sang est conduit par la *veine azygos* (moitié supérieure de la veine cardinale droite), dans la *v. cave supérieure droite.*

Le développement de la veine cave inférieure a été bien étudié par Hochstetter; d'après cet auteur, il importe de considérer à cette veine deux moitiés: l'une supérieure, l'autre inférieure. La moitié supérieure est constituée par un vaisseau d'abord très grêle qui naît sur la partie supérieure du *canal d'Arantius* (voyez plus loin la signification de ce terme) et qui passe entre l'aorte et les deux reins. Ce vaisseau atteint la v. cardinale droite au niveau du point où naît la veine rénale, et se fusionne avec elle (fig. 1741, C). A partir de ce moment, la partie inférieure de la v. cardinale droite est séparée de sa moitié supérieure qui forme comme nous l'avons vu l'azygos, et elle devient la voie principale de retour du sang de la partie postérieure du corps. En effet, les veines des membres qui n'étaient au début que des rameaux insignifiants des veines cardinales deviennent très grosses. Une anastomose transversale s'établit entre la veine iliaque gauche née sur la veine cardinale du même côté et la v. cardinale droite (fig. 1741, 11). Cette anastomose (*v. iliaque primitive gauche*) permet le passage du sang du membre gauche dans la v. cardinale droite, et la moitié inférieure de la v. cardinale gauche s'atrophie.

Il arrive parfois que cette anastomose s'établit assez haut, au niveau de la veine rénale. Toute la partie de la v. cardinale gauche située en dessous de la veine rénale persiste alors et l'on a deux veines caves inférieures, anomalie qui n'est pas très rare.

Comme on le voit, trois anastomoses transversales, établies entre les deux moitiés du système veineux primitivement pair, ont permis le transport du sang de la moitié gauche du corps dans la moitié droite et la formation d'un système veineux impair, ce sont : 1° L'anastomose qui apparaît entre les deux canaux de Cuvier (*tronc brachio-céphalique*); 2° l'anastomose entre les deux moitiés supérieures des v. cardinales (*hémi-azygos*), et enfin 3° l'anastomose entre les deux moitiés postérieures des v. cardinales (*v. iliaque primitive gauche*).

b. *Veines des annexes.* — Les veines des annexes ont une évolution très compliquée. Nous la décrirons brièvement d'après His. Au début les deux veines omphalo-mésentériques étaient les plus volumineuses de l'économie. Au fur et à mesure que le sac vitellin s'atrophie, leur importance diminue et elles forment finalement deux simples troncs accolés au tube intestinal (fig. 1741 A). Ces deux troncs s'anastomosent entre eux, puis une partie du plexus ainsi engendré s'atrophie et il reste une seule veine, *la veine porte* (fig. 1741 B). Le foie qui se développe sur le trajet de cette veine la sectionne en deux parties réunies par des capillaires qui se ramifient dans son épaisseur. La partie supérieure forme les veines sus-hépatiques, l'inférieure la veine porte.

Les veines ombilicales sont réunies dans le *pédicule ventral* (voy. art. II, p. 1242), en un seul tronc qui, arrivé vers les flancs, se divise en deux veines, lesquelles suivent les parois latérales du corps et viennent se jeter au-dessus du foie dans le sinus veineux. La partie supérieure de ces veines se sépare de la partie inférieure, parce que au niveau où elles passent des parois du corps dans le sinus veineux, il se développe sur leur trajet un réseau capillaire qui interrompt leur cours (fig. 1741 B). La v. ombilicale droite devient une veine épigastrique, et dans sa lumière le sang prend un cours opposé à celui qu'il avait jusqu'alors, c'est-à-dire va d'avant en arrière, du foie vers le bassin (fig. 1741, C).

Le v. ombilicale gauche entre en connexion avec le tronc-porte à son entrée dans le foie, et se prolonge par un canal indépendant, le *canal veineux d'Arantius* jusque dans le sinus veineux. Le veine cave qui débute comme simple rameau du canal d'Arantius

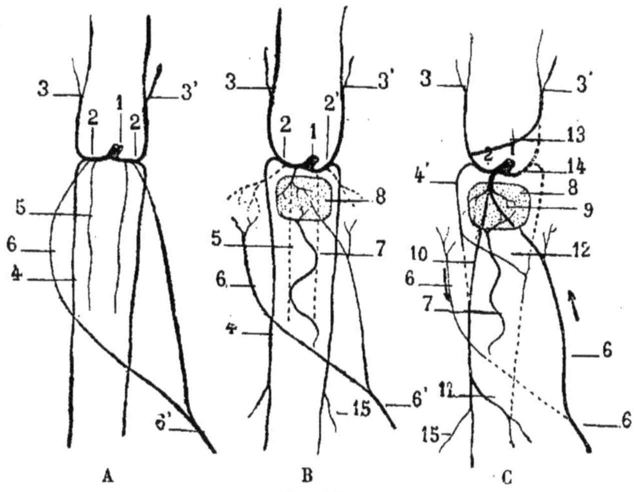

Fig. 1741.

Développement des veines : A, état primitif, système veineux symétrique ; B, formation de la veine porte ; C, état définitif, système veineux asymétrique (*schématique*).

1, sinus veineux. — 2, canal de Cuvier droit avec 2' canal de Cuvier gauche. — 3, 3', veines jugulaires droite et gauche. — 4, veine cardinale. — 4', veine azygos. — 5, veine omphalo-mésentérique. — 6, veine ombilicale droite et gauche. — 6', veine ombilicale dans le cordon. — 7, veine porte. — 8, foie. — 9, canal d'Arantius. — 10, veine cave inférieure. — 11, anastomose entre la partie inférieure des veines cardinales (iliaque primitive gauche). — 12, anastomose entre la partie supérieure des veines cardinales (hémiazygos). — 13, anastomose entre les veines jugulaires (tronc brachio-céphalique gauche). — 14, sinus coronaire. — 15, 15, veines des membres inférieurs. (Le pointillé indique les parties qui s'atrophient.)

devient ensuite le tronc principal qui reçoit le sang de ce dernier et le conduit dans le sinus veineux, puis dans l'oreillette. La veine ombilicale gauche et le canal d'Arantius qui lui fait suite s'oblitèrent après la naissance.

Pour bien comprendre le mode de terminaison de ces veines, il importe d'avoir présentes à l'esprit les modifications qui se passent au niveau de l'oreillette et qui sont exposées ci-dessous.

4° Cœur. — Après que les mésocardes antérieur et postérieur ont disparu, la portion moyenne du tube cardiaque s'allonge beaucoup, prend la forme d'une anse tournée du côté droit de l'embryon, et se divise par des constrictions transversales en une série de chambres, qui sont : 1° en arrière vers l'extrémité veineuse, l'*oreillette primitive;* 2° le *ventricule primitif*, répondant à la portion moyenne, et enfin, 3° en avant, vers l'extrémité antérieure, le tronc artériel dont la partie initiale renflée porte le nom de *bulbe artériel*.

L'oreillette primitive, continue en arrière avec le sinus veineux, est séparée du ventricule par un étranglement bien marqué, le *canal auriculaire;* de même entre le ventricule et le bulbe se trouve un rétrécissement observé par Haller sur le cœur vivant de l'embryon du poulet, et que l'on appelle pour cela le *détroit de Haller*. C'est au niveau de ce dernier que se formeront les valvules sigmoïdes.

Le cœur ainsi différencié s'allonge de plus en plus, et, pour trouver place dans la cavité pariétale, se recourbe sur lui-même d'une manière compliquée. Son extrémité veineuse s'élève en même temps et vient se placer à la même hauteur que l'extrémité artérielle. Les courbures du cœur représentent à peu près une S horizontale, ∽, comprenant une moitié postérieure ou auriculaire et une moitié antérieure ventriculaire, mais les deux moitiés de l'S ne sont pas contenues dans un même plan, et l'antérieure forme avec l'autre un angle plus ou moins aigu. Pour plus de simplicité, dans les schémas figure 1742, nous avons supposé toutes ces courbures dans le même plan.

Pour former le cœur définitif, le tube cardiaque subit une série de transformations, que nous étudierons dans l'ordre suivant : 1° transformations de

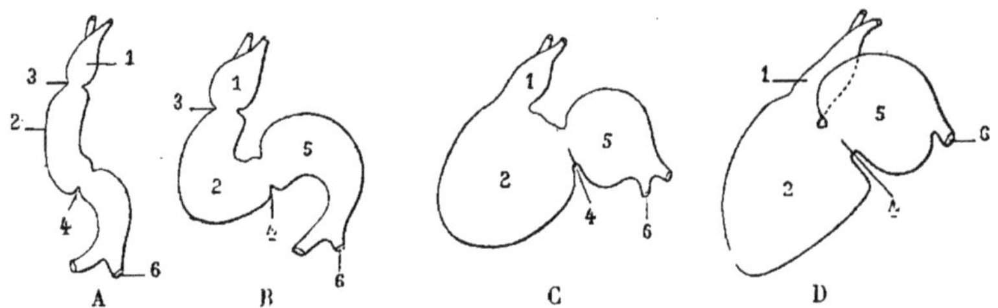

Fig. 1742.
Développement du cœur : courbures du tube cardiaque (*schématique*).

1, extrémité artérielle du cœur (bulbe artériel). — 2, ventricule. — 3, détroit de Haller. — 4, canal auriculaire. — 5, oreillette. — 6, extrémité veineuse du cœur.

l'oreillette primitive; 2° transformations du ventricule primitif; 3° transformations du bulbe artériel; 4° transformations histologiques de la paroi.

a. *Transformations de l'oreillette primitive.* — L'oreillette primitive est une simple dilatation ampullaire du tube cardiaque, bientôt elle devient bilobée et chacun de ses lobes, se séparant finalement de son congénère, répond à l'une des deux oreillettes de l'adulte. Le sinus veineux, qui se trouvait tout d'abord sur la ligne médiane, est reporté sur le côté droit, et s'ouvre désormais dans l'oreillette droite. L'oreillette gauche ne reçoit aucun vaisseau, sauf le tronc commun des veines pulmonaires, encore peu important.

Les phénomènes qui se passent au niveau de l'oreillette sont très complexes. Les cavités des deux oreillettes communiquent d'abord largement entre elles. Bientôt au niveau de l'étranglement qui sépare l'oreillette droite de la gauche, et en particulier sur le côté supérieur et postérieur de cet étranglement, apparaît une lame saillante qui s'apprête à cloisonner la cavité auriculaire et à séparer ainsi les deux oreillettes, c'est le *septum superius* de His, le *septum primum* de Born.

Le septum primum s'abaisse peu à peu dans la cavité auriculaire, son bord inférieur tourné vers le canal auriculaire est échancré en croissant, de telle sorte qu'il existe entre lui et le *septum intermedium* de His, qui cloisonne le canal auriculaire, un petit orifice qui fait communiquer les deux oreillettes, et que l'on a souvent pris pour la première trace du trou ovale, qui pendant la vie fœtale établit un passage entre les deux oreillettes. Mais Born admet que cette ouverture n'a rien à faire avec le trou ovale futur et l'appelle *ostium primum.* L'ostium primum s'oblitère, en effet, parce que le bord inférieur du septum primum atteint enfin le septum intermedium et se soude à lui. Déjà, avant que cette oblitération se soit effectuée, une perforation secondaire, *ostium secundum*

(Born), se fait dans la partie supérieure du septum primum. L'ostium secundum répond au *trou ovale*. Ce dernier s'oblitère à la naissance par le développement d'une lamelle *septum secundum* (Born), qui part de son bord supérieur et antérieur.

Le cloisonnement du canal auriculaire s'effectue par le *septum intermedium* de His, qui se forme de la manière suivante : le canal auriculaire s'enfonce dans la cavité ventriculaire comme le ferait un tube de lorgnette dans un autre; il est entouré dès lors par le tissu épais de la paroi ventriculaire, et en même temps s'aplatit d'avant en arrière. Sur chacune de ses faces, antérieure et postérieure, se forme un repli, le *bourrelet endocardique* (Schmidt), qui se dirige vers le repli du côté opposé, l'atteint et se soude à lui. La lame formée par l'union de ces deux replis est le septum intermedium qui divise le canal auriculaire en deux canaux répondant chacun à l'un des orifices auriculo-ventriculaires. Le cloisonnement du canal auriculaire est étroitement lié à celui de l'oreillette, et ne s'effectue pas lorsque la cloison inter-auriculaire ne s'est pas entièrement développée. Le cloisonnement de l'oreillette primitive est terminé, voyons maintenant comment se comportent les vaisseaux qui y aboutissent.

Le sinus veineux se jette dans l'oreillette droite, ses parois latérales, saillantes dans l'intérieur de cette dernière, forment deux replis valvulaires, l'un droit l'autre gauche, placés de chaque côté de l'orifice du sinus veineux. Dans leur partie supérieure, ces valvules s'unissent, formant une lame verticale, la fausse cloison auriculaire, *septum spurium* de His. Le sinus veineux passe peu à peu dans la constitution de l'oreillette et forme la partie de la paroi postérieure de cette dernière, dans laquelle il n'existe pas de muscles pectinés (His). L'absorption du sinus veineux par l'oreillette s'étend jusqu'au niveau de l'orifice de la veine cave inférieure, qui, dès lors, au lieu de déboucher avec la veine cave supérieure dans le sinus veineux, pénètre dans l'oreillette par un orifice propre situé au-dessous de celui de la veine cave supérieure. Pour la même raison, le sinus de la veine coronaire s'ouvre directement dans l'oreillette. Des valvules qui bordaient l'ouverture du sinus, la gauche a disparu en entier, la droite s'atrophie dans sa partie supérieure, tandis que sa partie moyenne fournit la *valvule d'Eustache*, et sa partie inférieure la *valvule de Thébesius*.

b. *Transformations du ventricule primitif.* — Le cloisonnement du ventricule s'opère par une lame épaisse de tissu musculaire, *cloison interventriculaire*, qui s'élève de la partie inférieure du ventricule primitif dans l'intérieur de ce dernier. La place de cette cloison est indiquée extérieurement sur la surface du cœur par un léger sillon, *sillon interventriculaire*. En arrière la cloison interventriculaire se soude au septum intermedium, et dès lors la séparation du ventricule en deux moitiés répond à la division identique de l'oreillette; mais en avant la cloison interventriculaire légèrement échancrée n'atteint pas encore la cloison du bulbe (voy. plus loin), et laisse entre cette dernière et son bord supérieur un petit orifice, *atrium interventriculare*, qui permet de passer d'un ventricule dans l'autre. Ce petit orifice répond au *pertuis de Panizza* du cœur des reptiles.

c. *Transformations du bulbe.* — Nous avons déjà vu que le bulbe artériel donne naissance à la fois à la partie initiale de l'aorte et à l'artère pulmonaire. La formation de ces vaisseaux est due à l'apparition d'une lame qui cloisonne la lumière du tronc primitif. Cette lame commence à se développer dans la partie supérieure du bulbe, puis elle descend peu à peu en se tordant sur elle-même en spirale (ce qui explique la torsion de l'aorte et de l'artère pulmonaire), et arrive au-devant de la cloison interventriculaire à laquelle elle se soude. La cloison bulbaire est disposée de telle manière que, le cloisonnement une fois achevé, le vaisseau qui est en rapport avec le ventricule droit conduit exclusivement dans le cinquième arc aortique, tandis que le vaisseau en rapport avec le ventricule gauche conduit dans les arcs aortiques situés en avant du cinquième.

Il peut arriver que la cloison du bulbe ne se soude pas à la cloison interventriculaire, alors le pertuis de Panizza persiste, avec son bord supérieur formé par le bord inférieur de la cloison du bulbe, et son bord inférieur limité par l'échancrure de la cloison interventriculaire (reptiles).

Chez l'homme, ce pertuis s'oblitère toujours, mais il ne se forme jamais de fibres musculaires à son niveau, et l'on peut reconnaître sa situation par le point de la paroi interventriculaire où ces fibres manquent.

d. *Transformations histologiques de la paroi, formation des valvules.* — Les parois du cœur sont formées par l'endothélium et par une couche de mésoderme. Le tissu mésodermique engendre le tissu conjonctif de l'endocarde, le muscle cardiaque et le péricarde viscéral. Les fibres musculaires sont disposées en travées lâches, séparées les unes des autres par des fentes entre lesquelles s'enfonce l'endothélium. Il se fait ainsi un tissu spongieux dont les cavités sont toujours limitées par l'endothélium cardiaque et sont remplies par du sang. Peu à peu ces cavités diminuent et disparaissent, peut-être sont-elles représentées chez l'adulte par ce qu'on appelle les *fentes de Henle*. Quoi qu'il en soit, la paroi devient compacte, mais sur sa face interne, on distingue toujours un réseau de faisceaux musculaires saillants (piliers des divers ordres), qui rappellent la structure primitive.

Les valvules auriculo-ventriculaires sont formées en majeure partie par du tissu musculaire devenu fibreux (Bernays, Gegenbaur). Ainsi les cordages tendineux qui rattachent la face inférieure des valvules aux muscles papillaires ne sont que des faisceaux musculaires ayant subi la transformation fibreuse, et à leur niveau, le cœur garde encore des traces évidentes de sa structure primitive, puisque ces cordages cloisonnent la cavité ventriculaire comme le faisaient les premières travées musculaires. La partie lamellaire des valvules est formée aussi par des plans musculaires transformés : le bord seul de ces valvules (*bordure marginale membraneuse*) est fourni par un bourrelet endocardique (Gegenbaur, Bernays).

Les valvules sigmoïdes naissent au moyen de bourrelets endocardiques. Avant le cloisonnement du bulbe, elles sont au nombre de quatre : deux latérales, une antérieure et une postérieure. La cloison bulbaire coupe par leur milieu les valvules antérieure et postérieure. Chaque orifice a alors trois valvules, une répondant à l'une des valvules latérales primitives et deux autres répondant chacune à une moitié des valvules antérieure et postérieure du stade précédent.

Circulation fœtale. — Les données anatomiques exposées ci-dessus permettent de résumer brièvement la circulation fœtale. Le sang arrive à l'oreillette droite par deux voies, la veine cave supérieure et la veine cave inférieure, on peut négliger le sinus coronaire. La veine cave supérieure ramène le sang veineux des parties antérieures. La veine cave inférieure contient du sang veineux fourni par les extrémités postérieures, par le foie, et du sang *artériel* venu du placenta par la veine ombilicale et le canal d'Arantius. — Le sang veineux de la veine cave supérieure passe directement dans le ventricule droit et de là dans les poumons en très petite quantité, tandis que sa majeure partie passe par le canal artériel dans la portion de l'aorte située en dessous de ce dernier. — Le sang mixte de la veine cave inférieure guidé par la valvule d'Eustache traverse le trou ovale, pénètre dans l'oreillette gauche où il se mêle avec la quantité insignifiante de sang veineux venu des veines pulmonaires, passe dans le ventricule gauche et dans l'aorte, d'où il se distribue à tout le corps. De ce que le canal artériel s'ouvre en dessous des principaux vaisseaux artériels de l'extrémité antérieure de l'embryon, il résulte que cette extrémité reçoit uniquement le sang mixte venu de la veine cave inférieure, tandis que tous les vaisseaux situés en dessous de lui reçoivent ce sang mixte additionné de la quantité de sang veineux fourni par la veine cave supérieure et qui traverse le cœur droit.

C. — Origine du sang

Le sang, on le sait, se compose de deux parties : 1° une partie liquide, le *plasma;* 2° une partie constituée par des éléments figurés, les *globules*.

1° Plasma. — Le plasma est produit par le liquide des vacuoles qui se creusent au sein des germes vasculaires pour former la lumière des vaisseaux (voy. ci-dessus, p. 1301). Etant donné la contiguïté immédiate, au début, des cellules entodermiques bourrées de grains de vitellus qu'elles digèrent, et des germes vasculaires, il n'est pas douteux que chez le poulet, le plasma est dû en grande partie à une élaboration du jaune par les cellules entodermiques qui transmettent aux premiers vaisseaux le liquide ainsi élaboré.

2° Globules. — Pour ce qui touche aux globules sanguins, laissant de côté les *plaquettes de Bizzozero*, nous ne parlerons que des globules rouges et des globules blancs.

a. *Globules rouges*. — Il y a, dans le cours de l'évolution de l'homme, deux sortes de globules rouges : 1° les *globules nucléés*, qui existent seuls chez l'embryon et que l'on rencontre encore jusque pendant le deuxième mois de la vie fœtale; 2° les *globules sans noyaux*, qui existent à partir de cette époque et caractérisent le sang de l'adulte.

L'origine des globules rouges nucléés est très claire, elle a lieu au niveau des *berceaux des globules sanguins* dans les îlots de Wolff. La formation des globules rouges sans noyaux est plus complexe.

Pour former les globules nucléés, les masses protoplasmiques multinucléées qui, dans les îlots de Wolff, constituent les berceaux de globules, se fragmentent peu à peu en petits corps globulaires munis chacun d'un noyau et qui tombent dans le plasma ambiant. Ces petits corps sont les premiers globules rouges, leur protoplasma peu abondant renferme des granulations nutritives et de l'hémoglobine Ces globules rouges se multiplient activement par division indirecte, et leur multiplication par ce procédé suffit à l'accroissement de nombre qu'ils doivent présenter. Leur multiplication est d'ailleurs facilitée par ce fait qu'ils se trouvent dans d'excellentes conditions pour qu'elle se produise abondamment, c'est-à-dire : 1° une immobilité presque absolue due à la lenteur du courant sanguin dans les capillaires de l'aire vasculaire où ils se rencontrent en grand nombre; 2° la présence de riches matériaux nutritifs fournis par le jaune, conditions qui favorisent manifestement les mitoses (O. van der Stricht).

L'origine des globules sans noyau est plus controversée. On peut admettre plusieurs sources de tels globules, ce sont : 1° les *cellules vaso-formatives*. On a vu que dans ces cellules, des globules rouges se forment au sein du protoplasma et tombent dans le courant sanguin. — 2° Les *cellules bourgeonnantes* de Malassez. Cet auteur a décrit dans la moelle osseuse des jeunes animaux (moelle rouge), des cellules arrondies ou ovales, possédant un noyau et un protoplasma chargé d'hémoglobine. Par leur périphérie, ces cellules émettent des bourgeons protoplasmiques globuleux, également chargés d'hémoglobine et qui, se détachant de leur cellule mère, vont constituer les globules rouges du sang. — 3° Les *érythroblastes*. On donne ce nom à des cellules du sang, formées d'un noyau et d'un protoplasma hyalin incolore ou chargé d'hémoglobine. Ces cellules, qui peuvent se multiplier un grand nombre de fois par division indirecte, expulsent leur noyau à un moment donné (O. van der Stricht), et forment ainsi des globules sans noyau. Pour van der Stricht, les organes dits hématopoiétiques (foie embryonnaire, rate fœtale, moelle rouge des os) ne contiendraient pas des cellules bourgeonnantes de

Malassez, mais bien des îlots d'érythroblastes qui, se trouvant dans d'excellentes conditions de reproduction (ralentissement du courant sanguin, abondance des matériaux nutritifs) se multiplieraient incessamment et engendreraient ensuite des globules rouges par expulsion de leur noyau.

b. *Globules blancs.* — On sait depuis longtemps que le sang circulant ne renferme pas de globules blancs pendant les premiers jours de la vie. On sait maintenant que les globules blancs sont engendrés par des cellules mésodermiques, qui, situées d'abord en dehors des vaisseaux, soit dans les *îlots de substance* de l'aire vasculaire, soit dans les îlots mésodermiques compris entre les travées épithéliales du foie primitif, se déplacent et pénètrent dans l'intérieur des vaisseaux (van der Stricht).

Système lymphatique. — On a peu de données sur l'origine du système lymphatique. D'après Kölliker, les vaisseaux lymphatiques se développent dans la queue du têtard aux dépens de cellules du mésenchyme qui se creusent et s'unissent les unes avec les autres.

A. Budge a étudié chez le poulet la formation du cœlome qui est en rapport étroit avec le système lymphatique. Il a vu que le cœlome est formé par un réseau de lacunes ou de canaux communiquants, creusés dans le mésoderme (comp. p. 1224); après que le cœlome s'est développé, quelques-uns de ces canaux s'enfoncent dans la somatopleure où ils deviennent de véritables lymphatiques. On ne possède pas de données sur le développement du canal thoracique.

Les ganglions lymphatiques naissent par des différenciations locales du mésenchyme, ils sont reconnaissables chez un embryon humain de trois mois (ganglions inguinaux, Chiewitz), et à trois mois et demi on distingue leur substance médullaire de la substance corticale.

TABLE DES MATIÈRES

DU TOME TROISIÈME

LIVRE VI

ORGANES DES SENS

CHAPITRE I. — **SENS DU TACT** 1

ARTICLE I. — **Conformation extérieure de la peau** 1

ARTICLE II. — **Constitution anatomique de la peau** 15

§ 1. Derme ou chorion 16
- *a.* Description morphologique 16
- *b.* Structure 18

§ 2. Epiderme 19
- *a.* Description morphologique 19
- *b.* Structure 21

§ 3. Vaisseaux et nerfs de la peau 25
- *a.* Vaisseaux sanguins 25
- *b.* Vaisseaux lymphatiques 26
- *c.* Nerfs et terminaisons nerveuses 26

ARTICLE III. — **Annexes de la peau** 32

§ 1. Glandes sudoripares 32
- *a.* Description morphologique 32
- *b.* Structure 34
- *c.* Glandes sudoripares spéciales 37
  - 1° Glandes sudoripares de l'aisselle 37
  - 2° Glandes cérumineuses 38
  - 3° Glandes ciliaires ou glandes de Moll 38
- *d.* Sueur 39

§ 2. Glandes sébacées 41
- *a.* Description morphologique 41
- *b.* Structure 43
- *c.* Matière sébacée 44

§ 3. Ongles 45
- *a.* Description morphologique 45
- *b.* Structure 47

§ 4. Poils 50
- *a.* Description morphologique 50
  - 1° Poil proprement dit 50
  - 2° Organe producteur du poil, follicule pileux 56
- *b.* Structure 58
  - 1° Poil proprement dit 58
  - 2° Follicule pileux 59
  - 3° Continuité du poil avec son follicule 62

4° Vaisseaux et nerfs du follicule pileux. 62
5° Poils tactiles. 63

CHAPITRE II. — **SENS DU GOUT**. 65

ARTICLE I. — **Conformation extérieure de la langue** 65

ARTICLE II. — **Constitution anatomique de la langue** 68

§ 1. Squelette de la langue 68
§ 2. Muscles de la langue. 69
§ 3. Muqueuse linguale 69
a. Conformation extérieure. 78
1° Disposition générale. 78
2° Papilles de la langue. 78
3° Répartition topographique des papilles. 81
b. Structure 82
1° Muqueuse proprement dite. 82
2° Glandes 83
3° Vaisseaux 85
4° Nerfs et corpuscules du goût. 86

CHAPITRE III. — **SENS DE L'OLFACTION**. 91

ARTICLE I. — **Du nez** 91

§ 1. Conformation extérieure 91
§ 2. Constitution anatomique 94
a. Squelette 94
b. Couche musculaire. 97
c. Revêtement extérieur ou couche cutanée 97
d. Revêtement intérieur ou couche muqueuse. 98
e. Vaisseaux et nerfs 98

ARTICLE II. — **Fosses nasales et pituitaire**. 98

§ 1. Narines 98
§ 2. Fosses nasales proprement dites, pituitaire. 100
a. Conformation extérieure. 101
1° Disposition générale. 101
2° Caractères physiques. 107
b. Structure de la pituitaire 108
1° Muqueuse proprement dite. 108
2° Glandes 110
3° Vaisseaux 111
4° Nerfs et terminaisons nerveuses 113
§ 3. Arrière-cavité des fosses nasales 115

CHAPITRE IV. — **SENS DE LA VUE** 116

ARTICLE I. — **Orbite et périoste orbitaire**. 116

ARTICLE II. — **Œil ou globe oculaire** 118
§ 1. Tunique fibreuse de l'œil. 121
a. Sclérotique. 122
b. Cornée. 126
§ 2. Tunique vasculaire de l'œil 136
a. Choroïde proprement dite 137
b. Zone ciliaire. 140
1° Muscle ciliaire. 141
2° Procès ciliaire 142
c. Iris 145
d. Vaisseaux et nerfs de la membrane irido-choroïdienne. . . . 151
1° Artères 151
2° Veines 153
3° Lymphatiques 154
4° Nerfs 155

§ 3. Tunique nerveuse de l'œil 156
a. Rétine proprement dite 157
b. Portion ciliaire de la rétine 174
c. Portion irienne de la rétine 175
§ 4. Cristallin. 176
§ 5. Corps vitré. 188
a. Membrane hyaloïde. 189
b. Zone de Zinn. 190
c. Canal de Petit 192
d. Humeur vitrée. 194
e. Canal central ou hyaloïdien 196
§ 6. Chambre de l'œil. 197
a. Chambre antérieure 197
b. Chambre postérieure. 198
c. Humeur aqueuse. 199

Article III. — **Annexes de l'œil**. 200

§ 1. Muscles de l'orbite. 200
a. Aponévrose ou capsule de Tenon. 200
b. Muscle releveur de la paupière supérieure 207
c. Muscles droits de l'œil. 208
1° Droit supérieur 210
2° Droit inférieur. 210
3° Droit interne. 211
4° Droit externe 211
d. Muscles obliques de l'œil. 217
1° Grand oblique 217
2° Petit oblique. 218
§ 2. Sourcils 220
a. Configuration extérieure 220
b. Constitution anatomique. 221
c. Vaisseaux et nerfs 222
§ 3. Paupières 222
a. Configuration extérieure 222
b. Constitution anatomique 228
c. Vaisseaux et nerfs 236
§ 4. Conjonctive 241
a. Configuration extérieure. 241
1° Conjonctive palpébrale. 241
2° Conjonctive du cul-de-sac 242
3° Conjonctive oculaire ou bulbaire. 243
b. Structure 244
c. Vaisseaux et nerfs 247
§ 5. Appareil lacrymal 252
a. Glandes lacrymales. 253
1° Configuration extérieure 253
2° Structure 256
3° Vaisseaux et nerfs 257
4° Larmes 258
b. Voies lacrymales proprement dites 258
1° Configuration extérieure 258
2° Structure 265
3° Vaisseaux et nerfs 268

CHAPITRE V. — **SENS DE L'OUÏE** 269

Article I. — **Oreille externe** 271

§ 1. Pavillon de l'oreille 271
a. Configuration extérieure 271
b. Constitution anatomique. 278
c. Vaisseaux et nerfs du pavillon 285
§ 2. Conduit auditif externe. 286
a. Configuration extérieure 286

b. Constitution anatomique 290
1° Portion osseuse 290
2° Portion fibro-cartilagineuse 292
c. Vaisseaux et nerfs du conduit auditif 295

Article II. — **Oreille moyenne** 296
§ 1. Caisse du tympan proprement dite 297
a. Paroi externe ou tympanique 298
b. Paroi interne ou labyrinthique 307
c. Paroi supérieure ou crânienne 311
d. Paroi inférieure ou jugulaire 312
e. Paroi postérieure ou mastoïdienne 313
f. Paroi antérieure ou tubaire 314
§ 2. Chaîne des osselets de l'ouïe 316
a. Description des osselets 317
b. Connexions des osselets 322
c. Appareil moteur des osselets 325
§ 3. Revêtement muqueux de la caisse 330
§ 4. Vaisseaux et nerfs de la caisse 333
§ 5. Cavités mastoïdiennes 336
§ 6. Trompe d'Eustache 339

Article III. — **Oreille interne** 349
§ 1. Labyrinthe osseux 350
a. Vestibule osseux 351
b. Canaux demi-circulaires osseux 357
c. Limaçon osseux 359
d. Conduit auditif interne 370
§ 2. Labyrinthe membraneux 371
a. Vestibule membraneux 371
b. Canaux demi-circulaires membraneux 377
c. Limaçon membraneux, canal cochléaire 379
1° Ligament spiral 380
2° Bandelette sillonnée 382
3° Membrane de Reissner 384
4° Membrane basilaire 385
5° Épithélium du canal cochléaire 386
6° Organe de Corti 387
§ 3. Liquide de l'oreille interne 396
a. Endolymphe 397
b. Périlymphe 398
§ 4. Terminaisons du nerf auditif 398
§ 5. Vaisseaux de l'oreille interne 403

LIVRE VII

APPAREIL DE LA DIGESTION

CHAPITRE I. — **TUBE DIGESTIF** 411

Article I. — **Bouche et ses dépendances** 411
§ 1. Parois de la bouche 413
a. Paroi antérieure : lèvres 414
b. Parois latérales : joues 419
c. Paroi supérieure : voûte palatine 422
d. Paroi inférieure : langue et région sublinguale 424
e. Paroi postérieure : voile du palais, amygdales 426

§ 2. Dents 437
a. Nombre, situation, moyens de fixité 437
b. Conformation extérieure 439
c. Disposition générale, arcades dentaires 448
d. Conformation intérieure et structure 450
e. Vaisseaux et nerfs 454
f. Développement 456

ARTICLE II. — **Pharynx** 460

§ 1. Considérations générales 461
§ 2. Mode de conformation et rapports 462
§ 3. Constitution anatomique 465
a. Aponévrose 466
b. Muscles 466
c. Muqueuse 470
§ 4. Vaisseaux et nerfs 473

ARTICLE III. — **Œsophage** 474

§ 1. Considérations générales 474
§ 2. Mode de conformation et rapports 476
§ 3. Constitution anatomique 480
§ 4. Vaisseaux et nerfs 482

ARTICLE IV. — **Estomac** 483

§ 1. Considérations générales 484
§ 2. Surface extérieure, rapports 487
§ 3. Surface intérieure, orifices 491
§ 4. Constitution anatomique 493
a. Tunique séreuse 493
b. Tunique musculeuse 494
c. Tunique celluleuse 495
d. Tunique muqueuse 495
§ 5. Vaisseaux et nerfs 501

ARTICLE V. — **Intestin grêle** 504

§ 1. Conformation extérieure et rapports 504
a. Duodénum 506
b. Jéjuno-iléon 511
§ 2. Conformation intérieure et constitution anatomique 514
a. Tunique séreuse 514
b. Tunique musculeuse 518
c. Tunique celluleuse 519
d. Tunique muqueuse 519
§ 3. Vaisseaux et nerfs 529

ARTICLE VI. — **Gros intestin** 534

§ 1. Conformation extérieure et intérieure 535
a. Cæcum 536
b. Côlon 545
1° Côlon ascendant 545
2° Côlon transverse 546
3° Côlon descendant 548
4° Côlon ilio-pelvien 549
c. Rectum 553
§ 2. Constitution anatomique 561
a. Tunique séreuse 561
b. Tunique musculeuse 569
c. Tunique celluleuse 572
d. Tunique muqueuse 572
§ 3. Vaisseaux et nerfs 573

ARTICLE VII. — **Anus** 581

CHAPITRE II. — **ANNEXES DU TUBE DIGESTIF** 585

ARTICLE I. — **Glandes salivaires** 585
§ 1. Glande parotide 586
a. Loge et aponévrose parotidienne. 586
b. Parotide proprement dite. 588
§ 2. Glande sous-maxillaire. 597
a. Loge sous-maxillaire. 598
b. Sous-maxillaire proprement dite. 598
§ 3. Glande sublinguale. 605
§ 4. Salive. 609

ARTICLE II. — **Foie** 611
§ 1. Considérations générales. 611
§ 2. Conformation extérieure et rapports 615
§ 3. Constitution anatomique 622
a. Enveloppes du foie. 622
b. Tissu propre du foie. 628
c. Conduits biliaires 636
d. Vaisseaux et nerfs 638
§ 4. Appareil excréteur de la bile 649
a. Conduits biliaires 650
b. Canal hépatique 650
c. Vésicule biliaire 651
d. Canal cystique 657
e. Canal cholédoque 660
§ 5. Bile 662

ARTICLE III. — **Pancréas** 666
§ 1. Considérations générales 666
§ 2. Conformation extérieure et rapports 667
§ 3. Constitution anatomique 670
§ 4. Vaisseaux et nerfs 675
§ 5. Suc pancréatique 677

ARTICLE IV. — **Rate** 678
§ 1. Considérations générales 679
§ 2. Conformation extérieure et rapports 681
§ 3. Constitution anatomique. 683
a. Enveloppes de la rate 683
b. Tissu propre de la rate 685
§ 4. Vaisseaux et nerfs 687

LIVRE VIII

APPAREIL DE LA RESPIRATION
ET DE LA PHONATION

ARTICLE I. — **Larynx** 691
§ 1. Considérations générales 692
§ 2. Conformation extérieure et rapports 696
§ 3. Conformation intérieure 698
§ 4. Constitution anatomique 704
a. Cartilages 704
b. Articulations et ligaments 713
c. Muscles 718
d. Muqueuse du larynx. 725

§ 5. Vaisseaux et nerfs 729

ARTICLE II. — **Conduit trachéo-bronchique** 733

§ 1. Trachée-artère 733
a. Considérations générales 733
b. Rapports 736
c. Constitution anatomique 738
d. Vaisseaux et nerfs 742
§ 2. Bronches 743

ARTICLE III. — **Poumons** 746

§ 1. Considérations générales 746
§ 2. Conformation extérieure et rapports 752
§ 3. Constitution anatomique 757
a. Lobules pulmonaires 757
b. Divisions bronchiques 761
c. Vaisseaux de l'hématose 766
d. Vaisseaux nourriciers 768
e. Nerfs 769
f. Tissu conjonctif 770

ARTICLE IV. — **Plèvres** 771

§ 1. Dispositions générales 771
§ 2. Topographie thoraco-pulmonaire 727
§ 3. Structure 782
§ 4. Vaisseaux et nerfs 783

ARTICLE V. — **Annexes de l'appareil respiratoire** 784

§ 1. Corps thyroïde 784
a. Considérations générales 784
b. Conformation extérieure et rapports 786
c. Constitution anatomique 789
d. Vaisseaux et nerfs 790
§ 2. Thymus 794
a. Considérations générales 794
b. Conformation extérieure et rapports 795
c. Constitution anatomique 798
d. Vaisseaux et nerfs 800

LIVRE IX

APPAREIL URO-GÉNITAL

CHAPITRE I. — **ORGANES URINAIRES** 805

ARTICLE I. — **Rein** 805

§ 1. Considérations générales 805
§ 2. Conformation extérieure et rapports 810
§ 3. Conformation intérieure, sinus du rein 815
§ 4. Constitution anatomique 816
§ 5. Vaisseaux et nerfs 831
§ 6. Stroma conjonctif et musculaire 840
§ 7. Urine 841

ARTICLE II. — **Capsule surrénale** 849

§ 1. Considérations générales 850
§ 2. Conformation extérieure 851
§ 3. Constitution anatomique 853
§ 4. Vaisseaux et nerfs 856

Article III. — **Canal excréteur du rein** 859
§ 1. Mode de conformation et rapports 859
a. Calices 859
b. Bassinet 860
c. Uretère 862
§ 2. Constitution anatomique 865
§ 3. Vaisseaux et nerfs 868

Article IV. — **Vessie** 869
§ 1. Considérations générales 869
§ 2. Conformation extérieure et rapports 873
§ 3. Conformation intérieure 880
§ 4. Constitution anatomique 882
§ 5. Vaisseaux et nerfs 890

Article V. — **Urèthre** 895
§ 1. Urèthre chez l'homme 895
a. Considérations générales 895
b. Conformation extérieure et rapports 900
c. Calibre 903
d. Conformation intérieure 906
e. Constitution anatomique 909
f. Vaisseaux et nerfs 916
§ 2. Urèthre chez la femme 918

CHAPITRE II. — **ORGANES GÉNITAUX DE L'HOMME** 924

Article I. — **Testicule** 924
§ 1. Considérations générales 925
§ 2. Conformation extérieure et rapports 929
§ 3. Constitution anatomique 933
a. Enveloppe fibreuse ou albuginée 933
b. Tissu propre 934
1° Canaux producteurs du sperme 935
2° Canaux excréteurs du sperme 938
§ 4. Les spermatozoïdes et leur mode de genèse 943
a. Spermatogenèse 943
b. Spermatozoïdes 947
§ 5. Vaisseaux et nerfs 948
§ 6 Sperme 950

Article II. — **Enveloppes du testicule** 952
§ 1. Conformation extérieure 952
§ 2. Constitution anatomique 953
a. Scrotum 953
b. Dartos 954
c. Tunique celluleuse 956
d. Tunique musculeuse, crémaster 956
e. Tunique fibreuse 958
f. Tunique vaginale 959
§ 3. Vaisseaux et nerfs 962

Article III. — **Voies spermatiques** 963
§ 1. Canal déférent 964
§ 2. Vésicule séminale 968
§ 3. Canal éjaculateur 972

Article IV. — **Verge ou pénis** 974
§ 1. Considérations générales 974
§ 2. Conformation extérieure et rapports 975
§ 3. Constitution anatomique 978
a. Organes érectiles 978
1. Corps caverneux 979
2. Corps spongieux 982

b. Enveloppes. 985
§ 4. Vaisseaux et nerfs 987

ARTICLE V. — **Glandes annexées à l'appareil génital de l'homme** 995

§ 1. Prostate 995
§ 2. Glandes de Cowper. 1003

ARTICLE VI. — **Muscles et aponévroses du périnée chez l'homme** 1007

§ 1. Muscles du périnée. 1007
a. Transverse du périnée 1007
b. Ischio-caverneux. 1009
c. Bulbo-caverneux 1009
d. Muscle de Guthrie 1011
e. Muscle de Wilson 1014
f. Sphincter externe de l'urèthre. 1014
g. Sphincter externe de l'anus 1017
h. Releveur de l'anus. 1018
i. Ischio-coccygien 1020
§ 2. Aponévroses du périnée 1021
a. Aponévrose superficielle 1021
b. Aponévrose moyenne. 1022
c. Aponévrose profonde. 1024

CHAPITRE III. — **ORGANES GÉNITAUX DE LA FEMME**. 1029

ARTICLE I. — **Ovaire**. 1030

§ 1. Considérations générales 1030
§ 2. Conformation extérieure et rapports 1036
§ 3. Constitution anatomique 1037
§ 4. Vaisseaux et nerfs 1041

ARTICLE II. — **Trompe utérine ou oviducte**. 1044

§ 1. Considérations générales. 1045
§ 2. Conformation extérieure et rapports 1046
§ 3. Conformation intérieure 1049
§ 4. Constitution anatomique. 1051
§ 5. Vaisseaux et nerfs 1052

ARTICLE III. — **Utérus ou matrice** 1054

§ 1. Considérations générales 1054
a. Situation 1054
b. Forme et division 1054
c. Nombre 1054
d. Moyens de fixité. 1055
1. Ligaments larges. 1056
2. Ligaments ronds 1059
3. Ligaments utéro-sacrés. 1062
e. Direction. 1063
f. Dimensions extérieures. 1070
g. Poids. 1070
h. Consistance 1070
§ 2. Conformation extérieure et rapports 1070
§ 3. Conformation intérieure, cavité utérine. 1074
§ 4. Constitution anatomique 1078
a. Tunique séreuse. 1078
b. Tunique musculeuse. 1079
c. Tunique muqueuse 1084
§ 5. Modifications physiologiques. 1087
a. Au moment de la menstruation 1087
b. Pendant la grossesse. 1088
c. Au moment de l'accouchement. 1089
§ 6. Vaisseaux et nerfs. 1092

Article IV. — **Vagin** 1098
§ 1. Considérations générales 1098
§ 2. Conformation et rapports 1102
§ 3. Constitution anatomique 1107
§ 4. Vaisseaux et nerfs 1108

Article V. — **Vulve** 1109
§ 1. Formations labiales 1110
a. Pénil ou mont de Vénus 1111
b. Grandes lèvres 1111
c. Petites lèvres 1114
§ 2. Espace interlabial 1116
a. Vestibule 1116
b. Méat urinaire 1117
c. Orifice inférieur du vagin, hymen 1117
§ 3. Organes érectiles 1121
a. Clitoris 1121
b. Bulbes du vagin 1124

Article VI. — **Glandes annexées à l'appareil génital de la femme** . . . 1126
§ 1. Glandes uréthrales et péri-uréthrales (prostate femelle) 1127
§ 2. Glandes vulvo-vaginales 1128

Article VII. — **Muscles et aponévroses du périnée chez la femme** . . . 1131
§ 1. Muscles du périnée 1131
a. Transverse du périnée 1131
b. Ischio-caverneux 1131
c. Bulbo-caverneux 1132
d. Muscle de Guthrie 1133
e. Muscle de Wilson 1134
f. Sphincter externe de l'urèthre 1134
g. Sphincter externe de l'anus 1134
h. Ischio-coccygien 1134
i. Releveur de l'anus 1134
§ 2. Aponévroses du périnée 1135
a. Aponévrose superficielle 1136
b. Aponévrose moyenne 1136
c. Aponévrose profonde 1136

CHAPITRE IV. — **MAMELLES** 1137
§ 1. La mamelle chez la femme 1137
a. Considérations générales 1137
b. Conformation extérieure et rapports 1143
c. Constitution anatomique 1145
1. Glande mammaire 1145
2. Enveloppe cutanée 1151
3. Enveloppe cellulo-adipeuse 1154
d. Vaisseaux et nerfs 1156
§ 2. La mamelle chez l'homme 1159
§ 3. Lait 1160

CHAPITRE V. — **PÉRITOINE** 1163
§ 1. Disposition générale 1163
§ 2. Trajet 1165
a. Péritoine sous-ombilical 1166
b. Péritoine sus-ombilical 1172
c. Péritoine intérieur de l'arrière-cavité des épiploons 1176
d. Epiploons 1179
1. Epiploon gastro-colique 1180
2. Epiploon gastro-hépatique 1183
3. Epiploon gastro-splénique 1184

§ 3. Constitution anatomique 1186
§ 4. Vaisseaux et nerfs 1190

LIVRE X

EMBRYOLOGIE

Article I. — **L'œuf et les premières phases du développement** 1194
§ 1. Structure de l'œuf ovarien 1195
§ 2. Maturation de l'ovule 1198
§ 3. Fécondation 1205
§ 4. Segmentation 1208
§ 5. Résultats de la segmentation : formation des feuillets 1211
a. Premières formes de l'embryon 1212
b. Formation de l'ectoderme et de l'entoderme 1214
c. Les feuillets et la ligne primitive chez le poulet 1215
d. Origine du feuillet moyen ou mésoderme 1217
e. Structure de la ligne primitive 1219
f. Développement de l'œuf des mammifères 1220

Article II. — **Développement du corps de l'embryon et de ses annexes.** 1222
§ 1. Formation du corps 1222
§ 2. Annexes de l'embryon 1232
a. Vésicule ombilicale 1232
b. Allantoïde 1233
c. Membranes fœtales 1234
d. Membranes maternelles 1236
e. Placenta 1237
f. Cordon ombilical 1240

Article III. — **Organes dérivés de l'ectoderme** 1242
§ 1. Système nerveux 1242
a. Moelle 1243
b. Encéphale 1245
c. Système nerveux périphérique 1251
§ 2. Organe de la vision 1253
§ 3. Organe auditif 1258
§ 4. Organe olfactif 1262
§ 5. Portions épithéliales de la peau et leurs dérivés 1264

Article IV. — **Organes dérivés de l'entoderme** 1268
§ 1. La bouche et le stomodœum 1269
§ 2. L'anus et le proctodœum 1270
§ 3. Arcs branchiaux en général 1270
§ 4. Arcs branchiaux chez l'homme et leurs dérivés 1272
a. Formation de la face 1273
b. Formation du cou 1273
c. Organes annexes de la cavité buccale 1273
1. Langue 1274
2. Glandes salivaires 1274
3. Amygdales 1274
4. Dents 1274
d. Organes annexes des fentes branchiales 1275
1. Thymus 1275
2. Thyroïde 1276
§ 5. Portion digestive de l'entoderme 1277
§ 6. Organes annexes du tube entodermique 1278
a. Organes respiratoires 1278

b. Foie 1280
c. Pancréas. 1281

ARTICLE V. — **Organes dérivés du mésoderme**. 1282
§ 1. Dérivés du mésoderme épithélial. 1282
a. Système musculaire strié. 1282
b. Système uro-génital 1284
1. Organes urinaires 1285
2. Glandes sexuelles 1287
3. Canaux excréteurs 1288
4. Organes génitaux externes 1290
5. Capsules surrénales 1293
c. Système des séreuses. 1293
1. Péritoine. 1293
2. Diaphragme 1294
3. Péricarde et plèvres 1295
§ 2. Dérivés du mésenchyme. 1296
a. Système musculaire lisse. 1296
b. Système squelettique. 1296
1. Squelette du tronc 1297
2. Squelette crânien. 1298
3. Squelette viscéral 1299
§ 3. Système vasculaire. 1300
a. Origine des vaisseaux et du cœur. 1300
b. Leur développement ultérieur 1304
c. Origine du sang 1312

FIN DU TOME TROISIÈME ET DERNIER

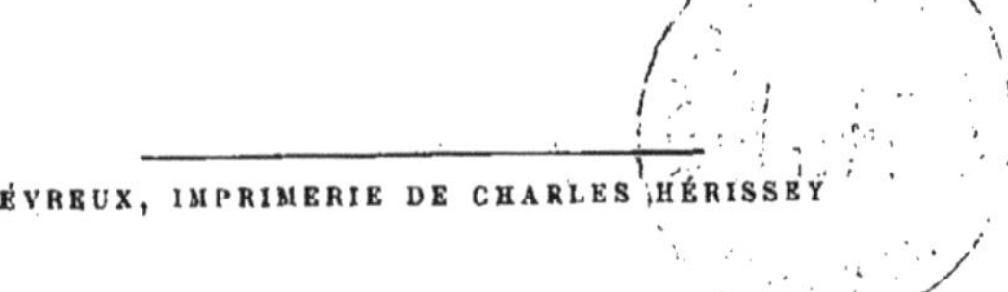

ÉVREUX, IMPRIMERIE DE CHARLES HÉRISSEY

13 Février, 1[illegible]

ÉVREUX, IMPRIMERIE DE CHARLES HÉRISSEY

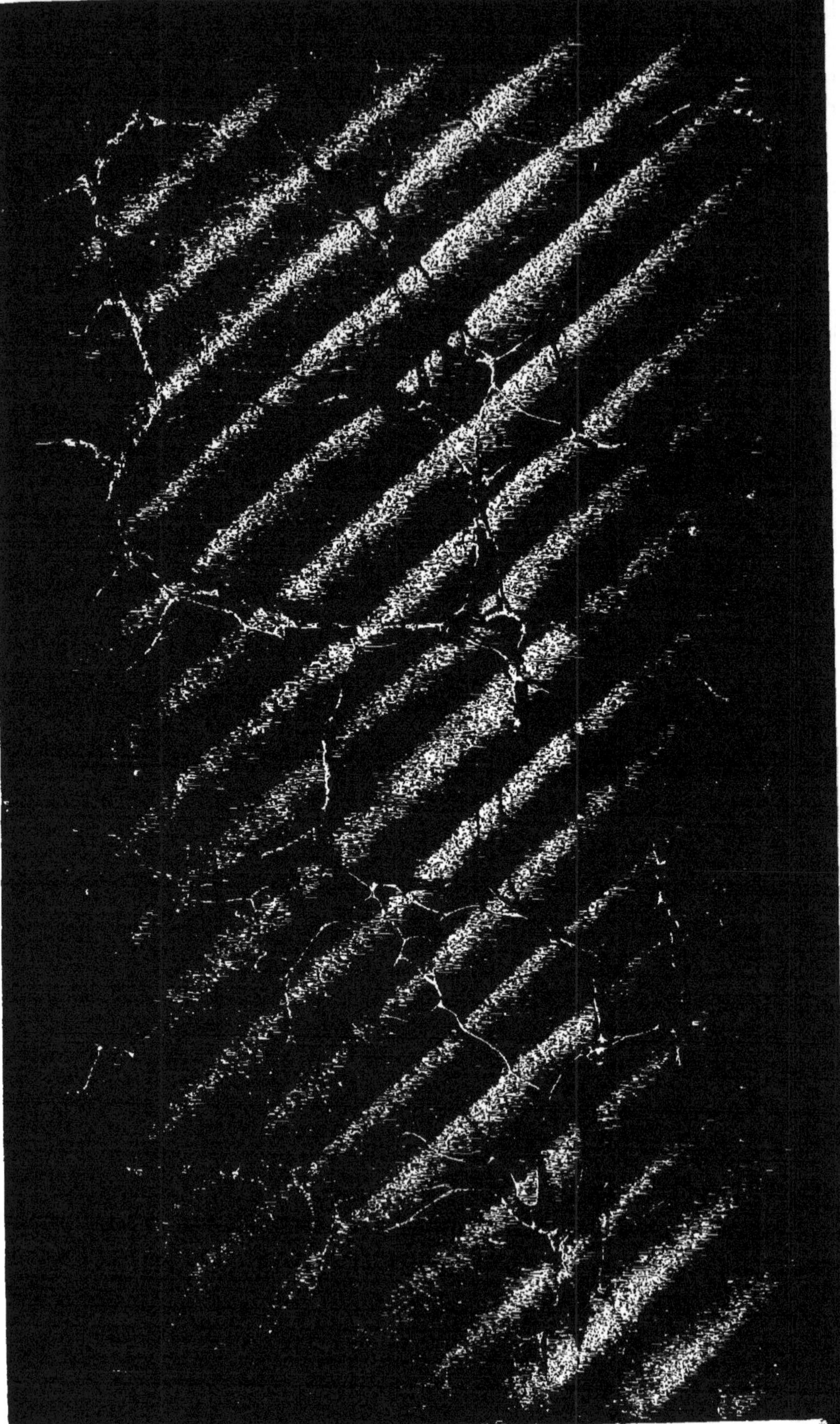

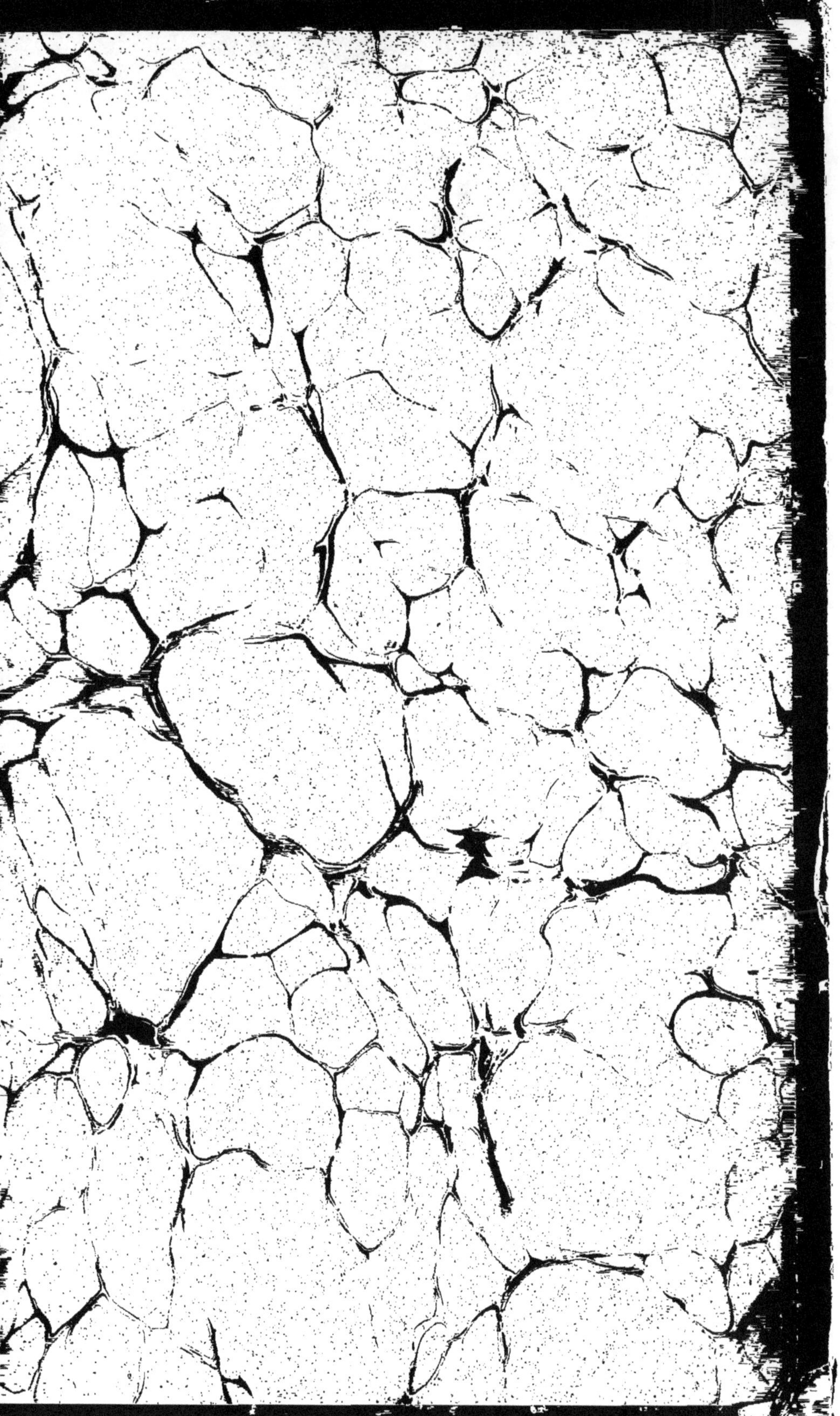

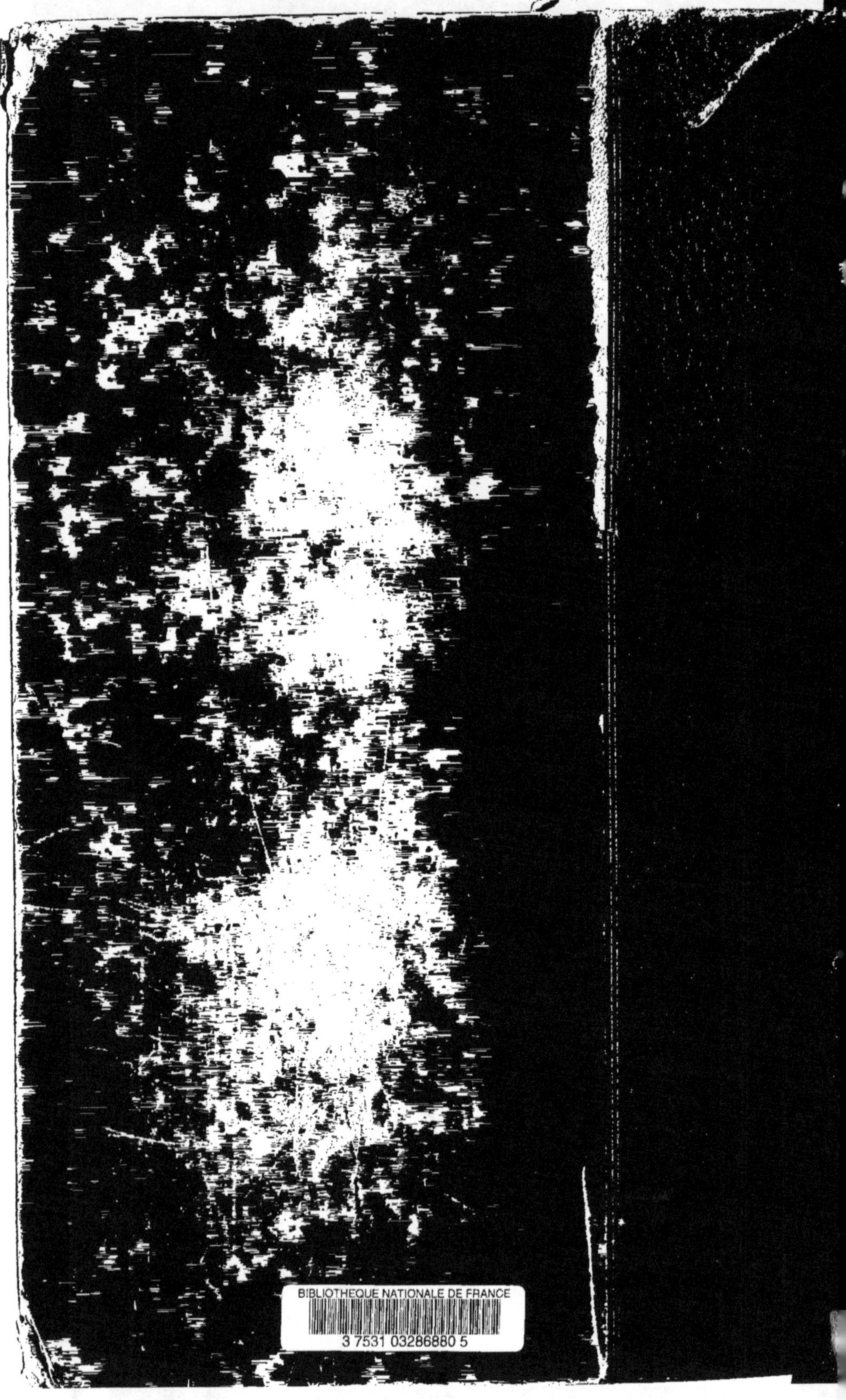

www.ingramcontent.com/pod-product-compliance
Ingram Content Group UK Ltd.
Pitfield, Milton Keynes, MK11 3LW, UK
UKHW021901260726
13966UKWH00006B/123